ATUALIDADES EM
NEFROLOGIA
— 13 —

ATUALIDADES EM NEFROLOGIA 13

Coordenadores
Jenner Cruz
Helga Maria Mazzarolo Cruz
Gianna Mastroianni Kirsztajn
Rodrigo Bueno de Oliveira
Rui Toledo Barros

Comissão Editorial
Maria Eliete Pinheiro
Ita Pfeferman Heilberg
Jenner Cruz
Irene de Lourdes Noronha
Yvoty Alves Santos Sens
Lucila Maria Valente
Kleyton de Andrade Bastos

Sarvier, 1ª edição, 2014

Projeto Gráfico/Capa
CLR Balieiro Editores Ltda.

Revisão
Maria Ofélia da Costa

Impressão/Acabamento
Brasilform Indústria Gráfica

Direitos Reservados
Nenhuma parte pode ser duplicada ou
reproduzida sem expressa autorização do Editor

sarvier

Sarvier Editora de Livros Médicos Ltda.
Rua dos Chanés 320 – Indianópolis
04087-031 – São Paulo – Brasil
Telefax (11) 5093-6966
sarvier@sarvier.com.br
www.sarvier.com.br

Dados Internacionais de Catalogação na Publicação (CIP)
(Câmara Brasileira do Livro, SP, Brasil)

Atualidades em nefrologia 13 / coordenadores
 Jenner Cruz...[et al.]. -- São Paulo : SARVIER,
 2014.

 Outros coordenadores: Helga Maria Mazzarolo
Cruz, Gianna Mastroianni Kirsztajn, Rodrigo
Bueno de Oliveira, Rui Toledo Barros.

 Vários colaboradores.
 Bibliografia.
 ISBN 978-85-7378-245-5

 1. Nefrologia 2. Rins – Doenças I. Cruz, Jenner.
II. Cruz, Helga Maria Mazzarolo. III. Kirsztajn,
Gianna Mastroianni. IV. Oliveira, Rodrigo Bueno
de. V. Barros, Rui de Toledo.

14-09384　　　　　　　　　　　CDD-616.61
　　　　　　　　　　　　　　　 NLM-WJ 300

Índices para catálogo sistemático:

1. Doenças renais : Medicina   616.61
2. Nefrologia : Medicina   616.61
3. Rins : Doenças : Medicina   616.61

ATUALIDADES EM NEFROLOGIA
— 13 —

Coordenadores

JENNER CRUZ
HELGA MARIA MAZZAROLO CRUZ
GIANNA MASTROIANNI KIRSZTAJN
RODRIGO BUENO DE OLIVEIRA
RUI TOLEDO BARROS

Comissão Editorial

Maria Eliete Pinheiro
Ita Pfeferman Heilberg
Jenner Cruz
Irene de Lourdes Noronha
Yvoty Alves Santos Sens
Lucila Maria Valente
Kleyton de Andrade Bastos

◆

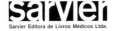

Sarvier Editora de Livros Médicos Ltda.

COLABORADORES

Adriano Soares Alves – Nefrologista. Médico Assistente do Serviço de Nefrologia do Hospital Dr. Carlos Macieira (MA).

Ana Karina Teixeira da Cunha França – Doutora em Saúde Coletiva pela Universidade Federal do Maranhão. Professora Adjunta I do Departamento de Ciências Fisiológicas da Universidade Federal do Maranhão.

Ana Ludmila Espada Cancela – Doutorado em Nefrologia pela Universidade de São Paulo. Pós-Graduação em Educação Permanente/Continuada em Saúde pelo Instituto de Ensino e Pesquisa do Hospital Israelita Albert Einstein. Coordenadora Médica da AMA Jardim Pirajussara pela Sociedade Beneficente Israelita Brasileira Albert Einstein.

Ana Mondadori dos Santos – Médica, graduada pela Universidade de Santo Amaro, São Paulo, SP. Mestre em Ciências, Tecnologia e Saúde, Programa de Bioengenharia e Bioterapia Molecular e Celular pela *Université Paris-5, Université Paris Descartes*, Paris, França.

Ana Paula Bazanelli – Nutricionista pela Pontifícia Universidade Católica de Campinas (PUCCAMP). Especialista em Nutrição aplicada às Doenças Renais pela Universidade Federal de São Paulo (UNIFESP/EPM). Mestre em Nutrição pela UNIFESP/EPM. Doutora em Ciências pela UNIFESP/EPM. Professora do Curso de Nutrição e do Curso de Tecnologia em Gastronomia da Universidade Presbiteriana Mackenzie.

Andrea Emanuela Chaud Hallvass – Nutricionista do Ambulatório de Doença Renal Clínica da Pontifícia Universidade Católica do Paraná (PUCPR). Especialista em Nutrição Clínica pela Universidade Federal do Paraná (UFPR). Mestre em Ciências da Saúde pela PUCPR. Doutoranda em Ciências da Saúde pela PUCPR.

Andréa Emilia Marques Stinghen – Doutorado em Ciências da Saúde, Área de Concentração Nefrologia, pela Pontifícia Universidade Católica do Paraná (PUC-PR). Pós-Doutorado pela *Université de Picardie Jules Verne*, Amiens, França. Professora Adjunta da Universidade Federal do Paraná.

Andrea Moro Caricilli – Graduação em Ciências Biológicas pela Universidade Estadual de Campinas (UNICAMP). Doutorado em Fisiopatologia Médica pela UNICAMP. **Pós-D**outorado pelo Departamento de Imunologia da Universidade de São Paulo, USP.

André Barros Albuquerque Esteves – Médico Voluntário do Programa de Transplante Renal da Disciplina de Nefrologia, Departamento de Clínica Médica, Faculdade de Ciências Médicas, UNICAMP.

André Luís Balbi – Professor Adjunto de Nefrologia da Faculdade de Medicina de Botucatu. Docente da Pós-Graduação do Programa Fisiopatologia em Clínica Médica da Faculdade de Medicina de Botucatu.

Angela Castoldi – Graduação em Ciências Biomédicas pela Universidade Luterana do Brasil, ULBRA. Mestrado em Nefrologia pela Universidade Federal de São Paulo (UNIFESP). Doutoranda no Departamento de Imunologia da Universidade de São Paulo, USP.

Antonio Carlos Seguro – Professor Livre-Docente do Hospital das Clínicas da Faculdade de Medicina da Universidade de São Paulo.

Antônio da Silva Novaes – Farmacêutico. Mestre em Ciências da Saúde, Farmacologia e Toxicologia. Doutorando em Medicina-Nefrologia pela Escola Paulista de Medicina, Universidade Federal de São Paulo (UNIFESP/EPM).

Barbara Perez Vogt – Nutricionista pela Universidade Estadual Paulista (UNESP). Especialista em Nutrição aplicada às Doenças Renais pela Universidade Federal de São Paulo (UNIFESP/EPM). Mestre e Aluna de Doutorado em Fisiopatologia em Clínica M**édica** pela Faculdade de Medicina de Botucatu (FMB/UNESP).

Bianca Ballarin Albino – Enfermeira do Serviço de Diálise da Faculdade de Medicina de Botucatu. Mestre em Fisiopatologia em Clínica Médica pela Faculdade de Medicina de Botucatu.

Camila Barbosa Lyra de Oliveira – Residência em Clínica Médica pelo Hospital Barão de Lucena, SUS-PE. Residência em Nefrologia pelo Hospital das Clínicas da Universidade Federal de Pernambuco (UFPE).

Camilla Neves Jacinto – Acadêmica de Medicina da Universidade Federal do Ceará (UFC). Membro da Liga de Prevenção da Doença Renal (UFC). Bolsista de Iniciação Científica do CNPq.

Carlos Alberto Mandarim de Lacerda – Professor Titular do Departamento de Anatomia da Universidade Estadual do Rio de Janeiro (UERJ). Pesquisador 1ª CNPq e Cientista FAPERJ. Membro Titular da Academia Nacional de Medicina.

Carlos Eduardo Poli de Figueiredo – Professor Titular do Departamento de Medicina Interna da Faculdade de Medicina da Pontifícia Universidade Católica do Rio Grande do Sul (PUCRS). Doutor em Transporte de Membrana Celular pela Universidade de Oxford, Inglaterra. Coordenador do Serviço de Nefrologia do Hospital São Lucas da PUCRS.

Carmen Tzanno Branco Martins – Doutora em Nefrologia pela Faculdade de Medicina da Universidade de São Paulo. MBA em Gestão em Saúde pela INSPER. Diretora de Grupo CINE-HDC-RENALCLSS. Diretora do Departamento de Diálise da Sociedade Brasileira de Nefrologia.

Carolina Moreira Kulak – Professora Adjunta do Departamento de Clínica Médica da Universidade Federal do Paraná (UFPR). Médica da Unidade de Metabolismo Ósseo do Serviço de Endocrinologia do Hospital das Clínicas da UFPR (SEMPR).

Carolina Nunes de Oliveira – Médica Residente de Nefrologia da Faculdade de Medicina do ABC.

Caroline de Azevedo Martins – Médica Nefrologista. Mestrado em Nefrologia e Doutorado em Fisiopatologia Clínica e Experimental pela Universidade Estadual do Rio de Janeiro (UERJ).

Cilene Carlos Pinheiro – Médica Coordenadora da Unidade de Terapia Intensiva do Hospital e Maternidade Santa Joana e Maternidade Pró Matre Paulista. Pós-Graduanda da Disciplina de Nefrologia da Faculdade de Medicina da Universidade de São Paulo (FMUSP).

Clarice Kazue Fujihara – Pesquisadora. Laboratório de Fisiologia Renal, Disciplina de Nefrologia, Departamento de Clínica Médica, Faculdade de Medicina da Universidade de São Paulo.

Clarice Silvia Taemi Origassa – Graduação em Biomedicina pelas Faculdades Metropolitanas Unidas (UniFMU). Mestrado em Ciências pela Universidade Federal de São Paulo (UNIFESP). Doutorado em Ciências pela UNIFESP. Pós-Doutorado pelo Departamento de Imunologia da Universidade de São Paulo (USP).

Claudia Maria de Barros Helou – Professora Livre-Docente em Nefrologia pela Faculdade de Medicina da Universidade de São Paulo, São Paulo. Médica Pesquisadora do Laboratório de Pesquisa Básica (LIM-12) da Disciplina de Nefrologia, Hospital das Clínicas da Faculdade de Medicina da Universidade de São Paulo.

Clévia dos Santos Passos – Licenciada Plena em Educação Física pela Universidade Federal de Sergipe (UFS). Mestre e Doutoranda em Medicina-Nefrologia pela Escola Paulista de Medicina da Universidade Federal de São Paulo (UNIFESP/EPM).

Cristhiane Favero de Aguiar – Graduação em Biomedicina pela Universidade Federal do Triângulo Mineiro (UFTM). Mestrado em Ciências-Medicina Translacional pela Universidade Federal de São Paulo (UNIFESP). Doutorado pelo Departamento de Imunologia da Universidade de São Paulo (USP).

Cristiane Bitencourt Dias – Doutora em Nefrologia pela Universidade de São Paulo. Médica do Serviço de Nefrologia do Hospital das Clínicas da Faculdade de Medicina da Universidade de São Paulo. Médica do Serviço de Clínica Médica do Hospital do Servidor Público Estadual. Professora do Curso de Medicina da UNICID.

Daniel Marchi – Médico Coordenador de Nefrologia do Hospital Estadual de Bauru desde 2010. Mestre em Fisiopatologia em Clínica Médica, área de atuação em Nefrologia pela Universidade Estadual Paulista "Julio de Mesquita Filho" (UNESP/Botucatu) em 2014. Título de Especialista em Nefrologia pela Sociedade Brasileira de Nefrologia.

Daniela Ponce – Doutora em Fisiopatologia em Clínica Médica pela Faculdade de Medicina de Botucatu. Docente do Curso de Pós-Graduação do Programa de Fisiopatologia em Clínica Médica da Faculdade de Medicina de Botucatu.

Daniel Rinaldi dos Santos – Professor Adjunto da Disciplina de Nefrologia da Faculdade de Medicina do ABC. Doutor em Nefrologia pela Escola Paulista de Medicina da Universidade Federal de São Paulo (UNIFESP/EPM). Atual Presidente da Sociedade Brasileira de Nefrologia.

Deborah de Alencar Oliveira – Professora do Departamento de Medicina (Disciplina de Nefrologia) do Centro Universitário do Estado do Pará. Nefrologista do Hospital Pronto-Socorro Municipal Mario Pinotti. Nefrologista do Hospital Porto Dias.

Denise Maria Avancini Costa Malheiros – Professora do Departamento de Patologia da Faculdade de Medicina da Universidade de São Paulo (FMUSP). Coordenadora da Patologia Renal da Divisão de Anatomia Patológica do Hospital das Clínicas da FMUSP.

Diogo Buarque Cordeiro Cabral – Médico Nefrologista. Mestrando da Disciplina de Nefrologia da Universidade Federal de São Paulo (UNIFESP).

Domingos Otavio Lorenzoni d´Avila – Professor Titular do Departamento de Medicina Interna da Faculdade de Medicina da Pontifícia Universidade Católica do Rio

Sul (PUCRS). Doutor em Medicina pela Universidade de São Paulo. Coordenador do Centro de Pesquisa Clínica do Hospital São Lucas da PUCRS.

Edison Régio de Moraes Souza – Professor Adjunto de Nefrologia da Universidade Estadual do Rio de Janeiro (UERJ).

Edmundo Pessoa de Almeida Lopes – Professor Associado e Coordenador da Disciplina de Gastroenterologia da Universidade Federal de Pernambuco (UFPE).

Eduardo Andraus Filho – Médico Nefrologista do Departamento de Clínica Médica do Hospital Universitário Júlio Muller da Universidade Federal de Mato Grosso e da Secretaria Municipal de Saúde de Cuiabá, MT.

Eduardo de Paiva Luciano – Médico Especialista em Nefrologia pela Universidade Federal de São Paulo (UNIFESP). Coordenador do Serviço de Nefrologia do Hospital Regional do Vale do Paraíba, Taubaté, SP.

Eliana Biondi Medeiros Guidoni – Doutora em Pediatria pela Faculdade de Ciências Médicas da Santa Casa de São Paulo (FCMSCSP). Professora Assistente do Departamento de Pediatria pela FCMSCSP. Médica Assistente do Serviço de Nefrologia Infantil do Departamento de Pediatria e Puericultura da Santa Casa de Misericórdia de São Paulo.

Elisangela Biazoto Massa – Médica pela Universidade de Ribeirão Preto. Residência em Clínica Médica pelo Hospital do Servidor Público Municipal de São Paulo. Residência em Nefrologia pelo Hospital São José de Joinvile. Nefrologista do Setor de Hemodiálise da Fundação Pró-Rim, Joinvile, SC.

Elizabeth De Francesco Daher – Médica pela Faculdade de Medicina da Universidade Federal do Ceará (FAMED-UFC). Mestrado e Doutorado em Medicina (Nefrologia) pela Faculdade de Medicina da Universidade de São Paulo (FMUSP). Professora Associada da Disciplina de Nefrologia do Departamento de Nefrologia Clínica e Coordenadora do Internato da Faculdade de Medicina da UFC. Chefe do Serviço de Nefrologia do Hospital Universitário Walter Cantídio da FAMED-UFC. *Voluntary Assistance Professor* da Universidade de Miami. Professora do Curso de Pós-Graduação em Ciências Médicas do Departamento de Medicina Clínica da Faculdade de Medicina da UFC. Orientadora da Liga de Nefrologia e Liga de Prevenção da Doença Renal da FAMED-UFC. Bolsista Produtividade em Pesquisa do CNPq (Nível 2).

Elizete Keitel – Professora Adjunta da UFCSPA, Departamento de Clínica Médica e Pós-Graduação em Patologia. Médica Nefrologista do Serviço de Nefrologia da Santa Casa de Misericórdia de Porto Alegre.

Elvino José Guardão Barros – Professor do Departamento de Medicina Interna da Faculdade de Medicina da Universidade Federal do Rio Grande do Sul (UFRGS), Porto Alegre, RS.

Elzo Ribeiro Júnior – Residência em Nefrologia pela Faculdade de Medicina da Universidade de São Paulo. Diretor do Grupo CINE-HDC-RENALCLASS.

Erika Bevilaqua Rangel – Mestrado e Doutorado em Nefrologia pela Universidade Federal da São Paulo (UNIFESP/EPM). Médica do Hospital Israelita Albert Einstein. Pós-Doutorado pelo *Interdisciplinary Stem Cell Institute, Miller School of Medicine, University of Miami*.

Erika Lamkowski Naka – Graduação em Medicina pela Universidade Federal do Paraná. Residência em Nefrologia pelo Hospital do Servidor Público Estadual do Estado de São Paulo. Doutora em Ciências da Saúde (Nefrologia) pela Universidade Federal de São Paulo (UNIFESP).

Erik Sementilli Cortina – Especialista em Nefrologia pela Sociedade Brasileira de Nefrologia. Nefrologista pela Santa Casa de Santos.

Euler Pace Lasmar – Professor Titular de Nefrologia da Faculdade de Ciências Médicas de Minas Gerais. Diretor do Serviço de Nefrologia e Transplante Renal do Hospital Universitário São José e do Hospital Mater Dei de Belo Horizonte, MG. Membro da Academia Mineira de Medicina.

Fabiano Klaus – Médico Nefrologista do Serviço de Nefrologia da Santa Casa de Misericórdia de Porto Alegre. Mestrado pelo Programa de Pós-Graduação em Patologia da Universidade Federal de Ciências da Saúde de Porto Alegre (UFCSPA).

Fátima Costa Matias Pelarigo – Especialista em Nefrologia pela Sociedade Brasileira de Nefrologia. Coordenadora do Instituto de Nefrologia de Mogi das Cruzes. Nefrologista do Instituto de Nefrologia de Suzano.

Fellype de Carvalho Barreto – Mestrado e Doutorado em Nefrologia pela Universidade Federal de São Paulo. Pós-Doutorado em Nefrologia pela *Université de Picardie Jules Verne*, Amiens, França. Membro do Comitê de Distúrbios do Metabolismo Ósseo e Mineral da Doença Renal Crônica da Sociedade Brasileira de Nefrologia. Professor de Nefrologia da Escola de Medicina e do Programa de Pós-Graduação em Ciências da Saúde da PUCPR.

Fernanda Teixeira Borges – Graduada em Ciências Biológicas, Modalidade Médica pela Universidade Federal de São Paulo (UNIFESP). Mestrado em Farmacologia e Doutorado em Ciências-Nefrologia pela UNIFESP. Pós-Doutorado na *Harvard Medical School*, Departamento de Matriz Extracelular. Professora Assistente da Universidade Cruzeiro do Sul e Pesquisadora Associada à Disciplina de Nefrologia da UNIFESP.

Flávio Teles de Farias Filho – Professor Adjunto de Nefrologia da Universidade Federal da Alagoas.

Francisca Ligia Cirilo Carvalho – Pediatra Especialista em Nefrologia e Terapia Intensiva. Médica Diarista da Unidade de Terapia Intensiva do Hospital Infantil Joana de Gusmão.

Gabriel de Almeida Ferreira – Acadêmico do Curso de Medicina da Universidade de Taubaté.

Gabriel Giollo Rivelli – Médico Assistente da Disciplina de Nefrologia, Departamento de Clínica Médica, Faculdade de Ciências Média, UNICAMP. Especialista em Nefrologia pela Sociedade Brasileira de Nefrologia.

Gabriel Joelsons – Mestre em Ciências Médicas. Programa de Pós-Graduação em Medicina, Ciências Médicas da Faculdade de Medicina da Universidade Federal do Rio Grande do Sul.

Geraldo Bezerra da Silva Junior – Doutor em Ciências Médicas pela Universidade Federal do Ceará. Especialista em Nefrologia pela Sociedade Brasileira de Nefrologia. Professor Adjunto do Curso de Medicina e do Mestrado de Saúde Coletiva da Universidade de Fortaleza. Professor Adjunto do Departamento de Medicina Clínica da Faculdade de Medicina da Universidade Federal do Ceará.

Geraldo José de Amorim – Médico Preceptor da Residência de Nefrologia do Hospital das Clínicas da Universidade Federal de Pernambuco.

Gianna Mastroianni Kirsztajn – Professora Adjunta Livre-Docente do Departamento de Medicina (Disciplina de Nefrologia) e Coordenadora do Setor de Glomerulopatias da Universidade Federal de São Paulo (UNIFESP).

Gilson Fernandes Ruivo – Doutor em Nefrologia pela Faculdade de Medicina da Universidade de São Paulo. Professor Assistente Doutor da Disciplina de Clínica Médica da Universidade de Taubaté. Coordenador da Liga de Nefrologia da Universidade de Taubaté, SP.

Grace Tamara Moscoso Solorzano – Professora e Pesquisadora da Faculdade de Medicina da *Universidad Espíritu Santo-Ecuador*. Chefe da Área de Nefrologia e Transplante Renal do Hospital Dr. Abel Gilbert Pontón. Coordenadora de Pesquisa da Fundação Renal Iñigo Alvarez de Toledo Filial Equador. Colaboradora de Pesquisa do Setor de Glomerulopatias da Universidade Federal de São Paulo (UNIFESP).

Heloísa Della Coletta Francescato – Doutora em Ciências Farmacêuticas pela Faculdade de Ciências Farmacêuticas de Ribeirão Preto da Universidade de São Paulo. Jovem Pesquisadora da FAPESP na Faculdade de Medicina de Ribeirão Preto da Universidade de São Paulo.

Hugo Abensur – Professor Livre-Docente de Nefrologia pela Faculdade de Medicina da Universidade de São Paulo. Médico Nefrologista do Hospital Beneficência Portuguesa. Atual Presidente da Sociedade de Nefrologia do Estado de São Paulo (SONESP).

Igor Denizarde Bacelar Marques – Especialista em Nefrologia pela Faculdade de Medicina da Universidade de São Paulo.

Ivan Carlos Ferreira Antonello – Professor Titular do Departamento de Medicina Interna da Faculdade de Medicina da Pontifícia Universidade Católica do Rio Grande do Sul (PUCRS). Mestre em Nefrologia pela Universidade Federal do Rio Grande do Sul. Doutor em Clínica Médica pela PUCRS.

Jacqueline Costa Teixeira Caramori – Professora Adjunta da Disciplina de Nefrologia do Departamento de Clínica Médica da Faculdade de Medicina de Botucatu da Universidade do Estado de São Paulo (FMB/UNESP).

Janaina Silva Martins – Médica Nefrologista e Professora Adjunta do Departamento de Clínica Médica da Universidade Estadual de Maringá (UEM).

Jarinne Camilo Landim Nasserala – Residente de Nefrologia pela Universidade Federal do Ceará. Residência em Clínica Médica pela Universidade Federal do Acre.

Jenner Cruz – Livre-Docente e Professor Titular Aposentado de Nefrologia do Curso de Medicina da Universidade de Mogi das Cruzes. Membro Emérito da Academia Paulista de Medicina. Médico Nefrologista da Casa do Renal Crônico do Instituto de Nefrologia de Mogi das Cruzes.

João Carlos Goldani – Médico Nefrologista do Serviço de Nefrologia da Santa Casa de Misericórdia de Porto Alegre. Coordenador do Curso de Medicina da UFCSPA. Doutorando no Programa de Pós-Graduação em Patologia da UFCSPA.

Jobson Lopes de Oliveira – Médico Graduado pela Faculdade de Medicina da Universidade Federal do Ceará.

Julia Maria Gera Abrão – Médica Nefrologista no Hospital Estadual de Bauru desde 2008. Mestre em Fisiopatologia em Clínica Médica, área de atuação em Nefrologia em 2011. Cursando o Doutorado pela Universidade Estadual Paulista "Julio de Mesquita Filho" (UNESP/Botucatu). Título de Especialista em Nefrologia pela Sociedade Brasileira de Nefrologia.

Juliana Busato Mansur – Mestranda em Nefrologia pela Escola Paulista de Medicina da Universidade Federal de São Paulo (UNIFESP/EPM). Médica Nefrologista do Ambulatório de Glomerulopatias da EPM/UNIFESP e do Ambulatório de Pós-Transplante Renal do Hospital do Rim.

Julio Toporovski – Professor Titular e Pleno do Departamento de Pediatria e Puericultura, Unidade de Nefrologia Pediátrica da Faculdade de Ciências Médicas da Santa Casa de São Paulo.

Laurent Metzinger – *Professor of Biochemistry, Faculty of Pharmacy, University of Picardie Jules Verne, France. Post-doctorat, Molecular Genetics Group, Institute of Molecular Medicine, University of Oxford, Oxford (U.K.). Doctor of Pharmacy (Université Strasbourg I), France. Doctor in Biologic Sciences of University Louis Pasteur (Université Strasbourg I), France.*

Leonardo de Abreu Testagrossa – Doutor em Ciências pela Faculdade de Medicina da Universidade de São Paulo (FMUSP). Médico Assistente da Divisão de Patologia do Hospital das Clínicas da FMUSP. Médico Patologista do Hospital Sírio Libanês de São Paulo.

Ligia Maria Claro – Farmacêutica, Bioquímica do Laboratório Experimental Multiusuário da Pontifícia

Universidade Católica do Paraná (PUCPR). Mestre em Ciências Farmacêuticas pela Universidade Federal do Paraná (UFPR). Doutoranda em Ciências da Saúde pela PUCPR.

Lisandre Romangnoli – Médica Estagiária em Nefrologia no Hospital Beneficência Portuguesa de São Paulo.

Loïc Louvet – *Researcher, INSERM Unit 1088, Faculty of Medicine/Pharmacy, University of Picardie Jules Verne (UPJV) Amiens, France.*

Luciana Aparecida Reis – Graduação pela Escola de Enfermagem Wenceslau Braz de Itajubá. Mestrado e Doutorado em Ciências, Nefrologia. Professora da Universidade Adventista de São Paulo. Pós-Doutorado pela Disciplina de Nefrologia, UNIFESP.

Luciana dos Santos Henriques – Mestre em Medicina pelo Instituto da Criança do Hospital das Clínicas da Faculdade de Medicina da Universidade de São Paulo (HC-FMUSP). Médica Assistente da Unidade de Nefrologia Pediátrica do Instituto da Criança do HC-FMUSP.

Luciane Mônica Deboni – Médica pela Universidade Federal de Santa Maria, RS. Residência em Nefrologia na Santa Casa de Porto Alegre, Porto Alegre, RS. Mestre em Nefrologia pela Universidade Federal do Rio Grande do Sul, Porto Alegre, RS. Nefrologista responsável pelo Setor de Transplantes Renais. Investigadora Principal do Centro de Pesquisa Clínica da Fundação Pró-Rim, Joinvile, SC. Coordenadora da Residência Médica em Nefrologia do Hospital Municipal São José e em Clínica Médica do Hospital Regional Hans Dieter Schmidt, Joinvile, SC.

Lucie Hénaut – *PhD in Science and Health, INSERM Unit 1088, Université de Picardie Jules Verne, Amies, France.*

Lucila Maria Valente – Médica Doutora em Nefrologia pela Universidade Federal de São Paulo (UNIFESP). Coordenadora da Residência Médica e do Serviço de Nefrologia da Universidade Federal de Pernambuco, Recife, PE.

Luís Henrique Bezerra Cavalcanti Sette – Residência em Clínica Médica pela Universidade Federal de São Paulo (UNIFESP) e em Nefrologia pela Universidade de São Paulo. Mestre em Ciências da Saúde pela Universidade Federal de Pernambuco (UFPE). Médico Nefrologista e Preceptor da Residência Médica de Nefrologia da Universidade Federal de Pernambuco (UFPE).

Luiz Antonio Miorin – Professor Adjunto de Nefrologia da Faculdade de Ciências Médicas da Santa Casa de São Paulo.

Luiza Pinto Simões – Especialista em Nefrologia pela Sociedade Brasileira de Nefrologia. Médica Nefrologista formada pela Faculdade de Medicina do ABC.

Luiz Flávio Couto Giordano – Nefrologista Assistente do Hospital Mater Dei e do Hospital Universitário São José, Belo Horizonte, MG. Mestre em Saúde Pública pela Universidade Federal de Minas Gerais.

Luiz Roberto de Souza Ulisses – Residente em Nefrologia: Transplante Renal da Disciplina de Nefrologia, Departamento de Clínica Médica, Faculdade de Ciências Médicas da UNICAMP. Especialista em Nefrologia pela Sociedade Brasileira de Nefrologia.

Marcel Rodrigues Gurgel Praxedes – Médico Nefrologista. Residente do Segundo Ano de Nefrologia do Hospital das Clínicas da Faculdade de Medicina da Universidade de São Paulo, SP.

Marcela Lara Mendes – Enfermeira do Serviço de Diálise da Faculdade de Medicina de Botucatu. Mestre em Fisiopatologia em Clínica Médica pela Faculdade de Medicina de Botucatu.

Marcia Barbosa Aguila – Professora Adjunta do Departamento de Anatomia da Universidade Estadual do Rio de Janeiro (UERJ). Pesquisadora 1D CNPq. Cientista FAPERJ.

Marcos Alexandre Vieira – Médico pela Universidade Católica de Pelotas, RS. Residência em Nefrologia no Hospital Evangélico, Curitiba, PR. *Observership* em Nefrologia e Nefrologia Intervencionista na *University of Miami,* Flórida, EUA. Mestre em Nefrologia pela Pontifícia Universidade Católica do Paraná, Curitiba, PR.

Marcos Roberto Colombo Barnese – Mestre em Nefrologia pela Universidade Estadual do Rio de Janeiro (UERJ). Título de Especialista pela Sociedade Brasileira de Nefrologia. Aluno de Pós-Graduação (Doutorado) pelo Departamento de Fisiopatologia Clínica Experimental da Universidade Estadual do Rio de Janeiro (UERJ).

Maria Carolina Neves – Ex-Médica Residente de Nefrologia do Hospital das Clínicas da Universidade Federal de Pernambuco, Recife, PE.

Maria Goretti Moreira Guimarães Penido – Professora Associada do Departamento de Pediatria da Faculdade de Medicina da Universidade Federal de Minas Gerais. Unidade de Nefrologia Pediátrica do Hospital das Clínicas da Faculdade de Medicina da Universidade Federal de Minas Gerais.

Maria Goretti Polito – Nefrologista. Doutora em Nefrologia pela Universidade Federal do Estado de São Paulo (UNIFESP).

Maria Helena Vaisbich – Mestre e Doutora em Medicina-Nefrologia pela Escola Paulista de Medicina, Universidade Federal de São Paulo (UNIFESP/EPM). Médica Assistente da Unidade de Nefrologia Pediátrica do Instituto da Criança do Hospital das Clínicas da Faculdade de Medicina da Universidade de São Paulo.

Maria Inês Gomes de Oliveira – Mestre em Ciências da Saúde. Médica Assistente do Serviço de Transplante Renal do Hospital Universitário da Universidade Federal do Maranhão.

Maria Magdalena Aray Andrade – Professora e Pesquisadora da Faculdade de Medicina da *Universidad Espíritu Santo-Ecuador.*

Marina Burgos da Silva – Graduação em Ciências Biomédicas pela Universidade Federal de São Paulo (UNIFESP). Mestrado em Nefrologia pela UNIFESP. Doutoranda pelo Departamento de Imunologia da Universidade de São Paulo, USP.

Mauricio Younes Ibrahim – Professor Associado do Departamento de Medicina Interna da Universidade Estadual do Rio de Janeiro (UERJ).

Miguel Ernandes Neto – Médico Nefrologista. Assistente de Nefrologia no Hospital Beneficência Portuguesa de São Paulo. Responsável pelo Programa de Diálise Peritoneal na Clínica Paulista de Nefrologia, Grupo Única, São Paulo, SP.

Mônica La Rocca Vieira – Médica Assistente de Radiologia da Santa Casa de Misericórdia de São Paulo.

Natalino Salgado Filho – Doutor em Medicina (Nefrologia) pela Universidade Federal de São Paulo (UNIFESP). Professor Associado do Departamento de Medicina I da Universidade Federal do Maranhão, São Luís, MA.

Nestor Schor – Professor Titular da Disciplina de Nefrologia do Departamento de Medicina da Universidade Federal de São Paulo (UNIFESP).

Niels Olsen Saraiva Câmara – Graduação em Medicina na Universidade Federal do Ceará. Mestrado em Nefrologia pela Universidade Federal de São Paulo. Especialização em Imunologia de Transplantes pela *Université de Tours*. Doutorado em Nefrologia pela Universidade Federal de São Paulo. Pós-Doutorado pelo *Imperial College*, Londres, Inglaterra. Livre-Docência pela Universidade Federal de São Paulo. Professor Titular do Departamento de Imunologia do Instituto de Ciências Biomédicas da Universidade de São Paulo, USP.

Nilzete Liberato Bresolin – Pediatra Especialista em Nefrologia e Terapia Intensiva. Mestre em Ciências Médicas pela Universidade Federal de Santa Catarina. Professora Assistente de Nefrologia Pediátrica da Universidade Federal de Santa Catarina. Presidente do Departamento de Nefrologia da Sociedade Catarinense de Pediatria. Coordenadora do Programa de Residência em Terapia Intensiva Pediátrica do Hospital Infantil Joana de Gusmão.

Pedro Henrique França Gois – Médico Nefrologista da UTI do Centro Médico de Campinas e da Clínica do Rim e Hipertensão, Campinas, SP. Doutorando em Nefrologia do Laboratório de Investigação Médica (LIM-12) da Faculdade de Medicina da Universidade de São Paulo.

Polianna Lemos Moura Moreira Albuquerque – Médica Nefrologista pela Universidade Federal do Ceará. Chefe do Centro de Assistência Toxicológica do Hospital Instituto Dr. José Frota, Fortaleza, Ceará. Mestre em Ciências Médicas pela Universidade Federal do Ceará.

Rafael Luiz Pereira – Graduação em Ciências Biológicas pela Universidade de Mogi das Cruzes (UMC). Mestrado em Biotecnologia pela UMC. Doutorado em Ciências pela Universidade Federal de São Paulo (UNIFESP). Pós-Doutorando em Imunologia pela Universidade de São Paulo (USP).

Rafael Oliveira Ximenes – Médico Gastroenterologista com Título de Especialista pela Federação Brasileira de Gastroenterologia. Pós-Graduando em Gastroenterologia na Faculdade de Medicina da Universidade de São Paulo. Médico Assistente do Pronto-Socorro do Hospital das Clínicas da Faculdade de Medicina da Universidade de São Paulo.

Rafael Weissheimer – Médico Nefrologista Especialista pela Sociedade Brasileira de Nefrologia. Preceptor de Clínica Médica do Hospital Universitário Cajuru. Professor da Escola de Medicina da PUCPR. Mestrando pelo Programa de Pós-Graduação da Escola de Medicina da PUCPR.

Raphael José Ferreira Felizardo – Graduação em Farmácia e Bioquímica pela Universidade Federal de Juiz de Fora (UFJF). Doutorando em Ciências pela Universidade Federal de São Paulo (UNIFESP).

Raquel Cruzeiro de Siqueira – Médica Nefrologista. Assistente de Nefrologia no Hospital Beneficência Portuguesa de São Paulo. Assistente da Equipe de Transplante Renal do Hospital Samaritano de São Paulo.

Rejane de Paula Bernardes – Nefropediatria pelo *Hospital Necker Enfants Malades* de Paris. Ex-Chefe do Serviço de Nefrologia Pediátrica do Hospital Pequeno Príncipe de Curitiba. Diretora Médica da Clínica Nefrokids de Curitiba.

Roberto Ceratti Manfro – Professor Associado do Departamento de Medicina Interna da Universidade Federal do Rio Grande do Sul.

Roberto Flávio Silva Pecoits Filho – Médico Nefrologista Especialista pela Sociedade Brasileira de Nefrologia. Chefe do Serviço de Clínica Médica do Hospital Universitário Cajuru. Chefe dos Serviços de Clínica Médica e Nefrologia do Hospital Marcelino Champagnat. Professor Titular da Escola de Medicina da PUCPR. *Fellowship* pela Universidade do Missouri. Doutor pela Faculdade de Medicina da Universidade de São Paulo. Pós-Doutorado pelo Instituto Karolinska. *Fellow da American Society of Nephrology* e da *American College of Physicians*. Coordenador do Programa de Pós-Graduação da Escola de Medicina da PUCPR. Vice-Presidente da Sociedade Latino-Americana de Nefrologia e Hipertensão. Diretor Científico da Sociedade Brasileira de Nefrologia. Líder do Comitê Diretivo dos Projetos do BRAZPD e CKDOPPS-Brazil. Editor Associado das Revistas *Nephron Clinical Practice* e do Jornal Brasileiro de Nefrologia.

Roberto Zatz – Professor Titular da Disciplina de Nefrologia do Departamento de Clínica Médica da Faculdade de Medicina da Universidade de São Paulo.

Rodolfo Balogh Junior – Especialista em Nefrologia pela Sociedade Brasileira de Nefrologia. Nefrologista pela Faculdade de Medicina do ABC.

Rodrigo Bueno de Oliveira – Professor Doutor I da Disciplina de Nefrologia do Departamento de Clínica Médica da Faculdade de Ciências Médicas (FCM) da Universidade Estadual de Campinas (UNICAMP), Campinas, Brasil. Pós-Doutorado pela *Université de Picardie Jules Verne (UPJV)*, Amiens, França. Doutor em Ciências, Programa de Nefrologia, pela Universidade de São Paulo (USP), São Paulo, Brasil. Médico Especialista em Nefrologia pelo Hospital das Clínicas da Faculdade de Medicina da Universidade de São Paulo (HC-FMUSP), São Paulo, Brasil.

Rogério Yasuo Matsuda – Residência em Nefrologia pela Faculdade de Medicina da Universidade Estadual de Marília, SP. Médico Nefrologista dos Institutos de Nefrologia de Mogi das Cruzes e de Suzano.

Ronaldo Fernandes Rosa – Médico Assistente de Cardiologia da Santa Casa de Misericórdia de São Paulo.

Ronaldo Maia – Urologista. Diretor Clínico do Hospital do Rim, São Paulo, SP.

Ronaldo Roberto Bergamo – Professor Titular da Disciplina de Nefrologia da Faculdade de Medicina do ABC.

Rosa Maria Affonso Moysés – Doutorado em Nefrologia pela Universidade de São Paulo. Médica Assistente do Hospital das Clínicas. Professora Livre-Docente da Faculdade de Medicina da Universidade de São Paulo. Membro do Comitê de Distúrbios do Metabolismo Ósseo e Mineral da Doença Renal Crônica da Sociedade Brasileira de Nefrologia. Bolsista do CNPq de Produtividade em Pesquisa (Nível 2).

Rosilene Motta Elias – Médica Assistente do Serviço de Nefrologia do Hospital das Clínicas da Faculdade de Medicina da Universidade de São Paulo, SP. Doutora em Ciências da Saúde pela Faculdade de Medicina da Universidade de São Paulo. Pós-Doutorado em Diálise Domiciliar e Medicina do Sono pela Universidade de Toronto, Toronto, Canadá.

Rui Alberto Gomes – Especialista em Nefrologia pela Sociedade Brasileira de Nefrologia. Doutor em Ciências pela Universidade Federal de São Paulo (UNIFESP). Professor de Nefrologia da Universidade de Mogi das Cruzes. Chefe da Disciplina de Clínica Médica da Universidade de Mogi das Cruzes. Médico Nefrologista do Instituto de Nefrologia de Mogi das Cruzes.

Samirah Abreu Gomes – Mestrado e Doutorado em Nefrologia pela Universidade Federal de São Paulo (UNIFESP-EPM). Pós-Doutorado pelo *Interdisciplinary Stem Cell Institute, Miller School of Medicine, University of Miami*.

Silvana Kesrouani – Especialista em Nefrologia. MBA em Gestão pela Universidade Federal de São Paulo (UNIFESP). Médica Gestora da Qualidade dos Institutos de Mogi das Cruzes e de Suzano.

Silvia Tereza Rodrigues Moreira Lima – Doutora em Fisiopatologia Clínica e Experimental pela Universidade do Estado do Rio de Janeiro. Professora Adjunta I do Departamento de Ciências Fisiológicas da Universidade Federal do Maranhão.

Sonia Kiyomi Nishida – Mestre em Imunologia pela Universidade Federal de São Paulo (UNIFESP). Biomédica do Setor de Glomerulopatias da UNIFESP.

Tárcio Teodoro Braga – Graduação em Biomedicina pela Universidade Federal do Triângulo Mineiro (UFTM). Doutorado pelo Departamento de Imunologia da Universidade de São Paulo (USP).

Teresa Cristina Alves Ferreira – Nefrologista. Mestre em Nefrologia pela Universidade Estadual do Rio de Janeiro (UERJ). Coordenadora do Serviço de Transplante Renal do Hospital Universitário da Universidade Federal do Maranhão.

Terezila Machado Coimbra – Professora Titular do Departamento de Fisiologia da Faculdade de Medicina de Ribeirão Preto da Universidade de São Paulo.

Thiago Fernandes Diaz – Residência em Nefrologia pela Faculdade de Medicina da Universidade de São Paulo. Médico Nefrologista da RENALCLASS e do Hospital Beneficência Portuguesa de São Paulo.

Thiago Gomes Romano – Professor Auxiliar de Ensino da Disciplina de Nefrologia da Faculdade de Medicina do ABC. Médico Intensivista do Hospital Sírio Libanês.

Thyago P. de Moraes – Médico Especialista em Nefrologia pela Sociedade Brasileira de Nefrologia. Preceptor de Clínica Médica do Hospital Universitário Cajuru. Professor da Escola de Medicina da Pontifícia Universidade Católica do Paraná (PUCPR). Coordenador da Disciplina de Nefrologia da PUCPR. Mestre pelo Programa de Pós-Graduação da Escola de Medicina da PUCPR. Doutor pelo Programa de Pós-Graduação da Escola de Medicina da PUCPR. *Fellowship* pela Universidade de Nottingham. Gerente do Projeto sobre Diálise Peritoneal do BRAZPD. Membro do Comitê de Educação da Sociedade Internacional de Diálise Peritoneal. Representante da Sociedade Internacional de Diálise Peritoneal para a América Latina.

Trycia Nunes Vieira da Silva Bueloni – Médica Nefrologista do Hospital Estadual de Bauru e Responsável Técnica do Centro de Terapia Renal Substitutiva. Mestre em Fisiopatologia em Clínica Médica pela Faculdade de Medicina de Botucatu.

Tuany Di Domenico – Mestre em Ciências Médicas. Programa de Pós-Graduação em Medicina, Ciências Médicas da Faculdade de Medicina da Universidade Federal do Rio Grande do Sul.

Valderez Raposo de Melo – Professora Adjunta do Departamento de Pediatria e Puericultura, Unidade de Nefrologia Pediátrica, da Faculdade de Ciências Médicas da Santa Casa de São Paulo.

Victor Galvão Moura Pereira – Especialista em Nefrologia pela Sociedade Brasileira de Nefrologia. Nefrologista pela Faculdade de Medicina do ABC.

Viktoria Woronik – Professora Assistente Doutora da Disciplina de Nefrologia da Faculdade de Medicina da Universidade de São Paulo.

Vinicius Andrade Oliveira – Graduação em Ciências Biológicas pelo Centro Universitário Fundação Santo André. Mestre em Microbiologia, Imunologia e Parasitologia pela Universidade Federal de São Paulo (UNIFESP). Doutorando do Departamento de Imunologia da Universidade de São Paulo (USP).

Vinícius de Oliveira – Médico Nefrologista. Mestrando da Disciplina de Nefrologia pela Universidade Federal de São Paulo (UNIFESP).

Viviane Calice da Silva – Médica pela Universidade Católica de Pelotas, RS. Especialização em Nefrologia pela Fundação Pró-Rim, Joinvile, SC. Titulada em Nefrologia pela Sociedade Brasileira de Nefrologia. Nefrologista da Fundação Pró-Rim, Joinvile, SC. Doutoranda de Pós-Graduação em Ciências da Saúde da Pontifícia Universidade Católica do Paraná, Curitiba, PR.

Weverton Machado Luchi – Médico Assistente do Serviço de Nefrologia do Hospital das Clínicas da Faculdade de Medicina da Universidade Federal do Espírito Santo (UFES). Doutorando em Nefrologia do Laboratório de Investigação Médica (LIM-12) da Faculdade de Medicina da Universidade de São Paulo.

PREFÁCIO

◆

O professor Jenner Cruz, mais uma vez, mostrou sua disponibilidade, dedicação e incansável trabalho na condução das "Atualidades em Nefrologia 13". Portanto, após 26 anos consecutivos estamos oferecendo não somente aos nefrologistas, mas a todos aqueles que necessitam de informações para acompanhar o contínuo avanço na nefrologia mais esta oportunidade com os 74 capítulos desta edição. A informação está facilmente acessível em nosso dia a dia e, apesar de todo o avanço tecnológico no seu acesso, nada ainda substitui a gratificação e o prazer de se verem reunidas, em formato de um livro, as atualizações em nefrologia, que poderão ser consultadas em qualquer lugar e qualquer hora.

Todos nós almejamos uma adequada condução e resolutividade no manuseio e orientação de nossos pacientes, não só na prevenção, como também na progressão e tratamento das doenças. Diante das mazelas decorrentes das falências dos sistemas de saúde, tanto público quanto da medicina suplementar, o simples fato de mantermos atualizados passa a ser de primordial importância para lutarmos por mudanças, exigindo acesso e saúde com qualidade para todos.

Agradecemos à colaboração de todos que contribuíram na elaboração de mais uma edição de "Atualidades em Nefrologia".

É um imenso prazer como presidente atual desta Sociedade apresentá-los mais esta importante contribuição na área Nefrológica. Desejo uma ótima leitura e que tenhamos continuidade deste excelente trabalho nos próximos anos, aguardamos sua colaboração.

Dr. Daniel Rinaldi dos Santos
Presidente da Sociedade Brasileira de Nefrologia

APRESENTAÇÃO

◆

Como acontece, desde o primeiro livro da série "Atualidades em Nefrologia", editado pela Editora Sarvier em 1988, eu escrevo a Apresentação e o Presidente da Sociedade Brasileira de Nefrologia escreve o Prefácio.

Este livro cresceu muito. Desta vez recebemos mais de 170 pedidos de colaboração. Desses escolhemos 98, mas, como alguns desistiram de escrever, ficaram apenas 74 capítulos. Provavelmente nós, os coordenadores, tivemos falhas em nossa escolha, porém os capítulos que restaram ficaram ótimos. Como sempre aprendi muito, embora não esteja de acordo com um ou outro aspecto do conteúdo aqui apresentado, o que, como todos sabem, é de responsabilidade de cada autor.

Nestes anos o mundo cresceu demais, e continua crescendo em uma velocidade alucinante. Em 1966, estive na sede da famosa firma Kodak, em Nova York, EUA, para adquirir produtos para um cunhado. Hoje, com as novas tecnologias a Kodak não existe mais. A saúde está em vésperas de um grande acontecimento. Ficamos sabendo que o estresse oxidativo, liberando, entre outras, as citocinas pró-inflamatórias, está implicado na geração da fibrose tecidual, quer na evolução de nossas enfermidades, quer em nosso envelhecimento.

Já foram identificadas mais de 200 dessas citocinas e, por novas técnicas imunológicas, estão sendo produzidos remédios para modular todas. São aqueles medicamentos terminados em *mab*, ou mabe na língua portuguesa. Porém esses medicamentos ainda precisam de ajustes, têm baixa tolerância.

Essas mudanças me trazem medo. Não de aumentar nossa longevidade, com saúde, para muito além de 100 anos, enchendo o mundo de idosos, e sim na organização de nossa sociedade. Para iniciar, nossos livros continuarão como tal?

Deus, de qualquer religião que acreditemos, quando fez o mundo deu ao homem e a todos os animais que criou o sentido inato da propriedade. Uma das primeiras cousas que uma criança fala é: isto é meu. Confiscar uma propriedade é um atentado contra a liberdade.

Temos o dever de amparar aqueles que, por qualquer motivo, sejam incapazes de suprir sua subsistência e dos seus. Devemos encorajar os que produzem, constroem e fazem o Brasil e o mundo prosperarem. É necessário diminuir a diferença entre as classes, sem proibir que muitos possam tornar-se muito ricos. A tarefa é grande. No Brasil, um quarto da população jovem, que deveria ser ativa, não trabalha nem estuda. Por não ter o que fazer, dedica-se ao vandalismo, ao roubo, às drogas e, pior, ao crime de morte.

Mas meu medo é maior ainda. Deus não deu a todos os seres a noção da família e da monogamia. Qual será nosso futuro sem a família que habituamos a conhecer e admirar, o pilar da sociedade e da felicidade?

Crescendo dessa forma, vamos querer povoar outros planetas. Planetas iguais à Terra ficam muito distantes, essa viagem seria impossível, a menos que Einstein tivesse tido razão, ele disse uma vez que seria possível viajar pelo espaço anulando o tempo.

Muitos podem julgar que estes pensamentos nada têm a ver com a apresentação de um livro, mas são sonhos de um velho professor extasiado com o progresso que, possivelmente, em breve atingirá nossos livros e nossa forma de ensinar.

Fazer mais este livro só foi possível pela enorme colaboração dos Professores Doutores Gianna Mastroianni Kirsztajn e Rodrigo Bueno de Oliveira, expoentes da nova geração de nefrologistas. Muito obrigado.

Muito obrigado também para a grande equipe da Editora Sarvier, agora capitaneada pelo Sr. Fernando Silva Xavier Junior, mas mantendo D. Maria Ofélia da Costa como nossa revisora, desde o primeiro livro.

Jenner Cruz

CONTEÚDO

◆

Seção 1
Doença Renal Crônica

1. RETROSPECTIVA DA PREVENÇÃO DA DOENÇA RENAL NO BRASIL E NO MUNDO: "CAMPANHA PREVINA-SE" E *WORLD KIDNEY DAY* 3
   Gianna Mastroianni Kirsztajn
   Edison Souza

2. COMPLEXO CONTEXTO DA SÍNDROME METABÓLICA E INFLAMAÇÃO NA DOENÇA RENAL CRÔNICA 7
   Barbara Perez Vogt
   Ana Paula Bazanelli
   Jacqueline Costa Teixeira Caramori

3. VASCULAR CALCIFICATION IN CHRONIC KIDNEY DISEASE: THE ROLE OF THE CALCIUM-SENSING RECEPTOR 13
   Lucie Hénaut
   Loïc Louvet
   Rodrigo Bueno de Oliveira

4. SÍNDROME DAS PERNAS INQUIETAS EM PORTADORES DE DOENÇA RENAL CRÔNICA 20
   Geraldo José de Amorim
   Lucila Maria Valente
   Luís Sette

5. OBESIDADE COMO FATOR DE RISCO PARA DOENÇA RENAL 27
   Carolina Nunes de Oliveira
   Luiza Pinto Simões
   Ronaldo Roberto Bergamo

6. TOXINAS URÊMICAS: MARCADORES OU ALVOS TERAPÊUTICOS 31
   Rodrigo Bueno de Oliveira
   Andréa Emilia Marques Stinghen
   Fellype de Carvalho Barreto

7. TOXINAS URÊMICAS LIGADAS A PROTEÍNAS: BASES EXPERIMENTAIS E EVIDÊNCIAS CLÍNICAS 39
   Andréa Emilia Marques Stinghen
   Roberto Pecoits-Filho
   Fellype de Carvalho Barreto

8. FOSFATO E DOENÇA CARDIOVASCULAR NA DOENÇA RENAL CRÔNICA 46
   Fellype de Carvalho Barreto
   Ana Ludmila Cancela
   Rosa Maria Affonso Moysés

9. INGESTÃO DE SÓDIO NO PACIENTE COM DOENÇA RENAL CRÔNICA 54
   Andrea Emanuela Chaud Hallvass
   Lígia Maria Claro
   Roberto Pecoits-Filho

10. TRATAMENTO DA DOENÇA RENAL CRÔNICA 61
    Jenner Cruz
    Silvana Kesrouani
    Fátima Costa Matias Pelarigo

SEÇÃO 2
EDUCAÇÃO EM NEFROLOGIA

11. EDUCAÇÃO EM NEFROLOGIA: O PROCESSO ENSINO-APRENDIZAGEM NA GRADUAÇÃO DA ESCOLA MÉDICA 73
    Ivan Carlos Ferreira Antonello
    Carlos Eduardo Poli de Figueiredo
    Domingos Otávio d'Avila

12. O ENSINO DA NEFROLOGIA NA FRANÇA E NO BRASIL: UMA AMOSTRAGEM SOBRE DUAS REALIDADES 78
    Rodrigo Bueno de Oliveira
    Jenner Cruz
    Rui Alberto Gomes

SEÇÃO 3
FISIOLOGIA-PATOLOGIA RENAL

13. METAIS PESADOS E NEFROTOXICIDADE 85
    Maria Magdalena Aray Andrade
    Grace Tamara Moscoco-Solorzano
    Gianna Mastroianni Kirsztajn

14. pH URINÁRIO EM DOENÇA RENAL CRÔNICA AVANÇADA 92
    Jenner Cruz
    Rui Alberto Gomes
    Rogério Yasuo Matsuda

15. O NOVO PAPEL DOS MACRÓFAGOS NA FISIOPATOLOGIA DAS DOENÇAS RENAIS 96
    Tárcio Teodoro Braga
    Cristhiane Favero de Aguiar
    Clarice Silvia Taemi Origassa

16. LIPIDÔMICA COMO BIOMARCADOR DE ATIVIDADE DAS DOENÇAS RENAIS 101
    Erika Lamkowski Naka
    Gianna Mastroianni Kirsztajn
    Niels Olsen Saraiva Câmara

17. ÁCIDOS GRAXOS DE CADEIA CURTA E INFLAMAÇÃO RENAL 105
    Vinicius Andrade-Oliveira
    Andrea Moro Caricilli
    Niels Olsen Saraiva Câmara

18. METABOLISMO DO ÁCIDO ÚRICO 112
    Victor Galvão Moura Pereira
    Rodolfo Balogh Junior
    Daniel Rinaldi dos Santos

19. ÁCIDO ÚRICO E RIM 126
    Pedro Henrique França Gois
    Weverton Machado Luchi
    Antonio Carlos Seguro

20. VAPTANS: O QUE DEVEMOS SABER SOBRE OS AQUARÉTICOS 140
    Victor Galvão Moura Pereira
    Rodolfo Balogh Junior
    Thiago Gomes Romano

21. RECEPTOR C-KIT (CD117) COMO MARCADOR DE UMA NOVA POPULAÇÃO DE CÉLULAS-TRONCO NO RIM 148
    Erika Bevilaqua Rangel
    Samirah Abreu Gomes

22. PROGRAMAÇÃO FETAL DO NÚMERO DE NÉFRONS NA VIDA ADULTA 156
    Carlos Alberto Mandarim-de-Lacerda
    Marcia Barbosa Aguila
    Mauricio Younes-Ibrahim

23. LIPOTOXICIDADE: UM MECANISMO FISIOPATOLÓGICO EM DOENÇAS RENAIS AGUDAS E CRÔNICAS 162
    Caroline de Azevedo Martins
    Marcos Roberto Colombo Barnese
    Mauricio Younes-Ibrahim

24. ASPECTOS FISIOLÓGICAS DA INTERDEPENDÊNCIA ENTRE O ESQUELETO E O SISTEMA ENDÓCRINO 168
    Janaina Silva Martins
    Carolina Moreira Kulak
    Jacqueline Costa Teixeira Caramori

25. MICROBIÓTICA E O RIM: UMA NOVA INTERFACE NA VIDA RENAL 175
    Angela Castoldi
    Marina Burgos da Silva
    Niels Olsen Saraiva Câmara

26. VESÍCULAS EXTRACELULARES: SUA ESTRUTURA, FUNÇÃO E POTENCIAIS USOS NAS DOENÇAS RENAIS 181
    Fernanda Teixeira Borges
    Nestor Schor

27. MicroRNAS: A BIGGER ROLE FOR SMALL RIBONUCLEIC ACIDS IN KIDNEY DISEASES 186
    Ana Mondadori dos Santos
    Rodrigo Bueno de Oliveira
    Laurent Metzinger

28. DIURÉTICOS TIAZÍDICOS E DOENÇA RENAL CRÔNICA AVANÇADA: HORA DE REVER ANTIGOS CONCEITOS.......... 192
   Flávio Teles
   Clarice Kazue Fujihara
   Roberto Zatz

Seção 4

Gestão-Administração-*Marketing*

29. GESTÃO DE QUALIDADE EM NEFROLOGIA 201
   Grace Tamara Moscoso-Solorzano
   Gianna Mastroianni Kirsztajn

30. ADMINISTRAÇÃO, *MARKETING* E GESTÃO DE CARREIRA: NOVOS DESAFIOS PARA O JOVEM NEFROLOGISTA.................................. 204
   Carmen Tzanno-Martins
   Elzo Ribeiro Jr
   Thiago Fernandes Diaz

Seção 5

Glomerulopatias

31. SÍNDROME NEFRÓTICA IDIOPÁTICA EM CRIANÇAS 211
   Luciana dos Santos Henriques
   Maria Helena Vaisbich

32. VINCRISTINA NA SÍNDROME NEFRÓTICA CORTICORRRESISTENTE E CORTICOSSENSÍVEL RECIDIVANTE FREQUENTE – ESTUDO DE 39 CASOS 217
   Valderez Raposo de Melo
   Eliana Biondi Medeiros Guidoni
   Julio Toporovski

33. NOVOS MECANISMOS NA PATOGENIA DA GLOMERULOSCLEROSE SEGMENTAR E FOCAL 221
   Rafael Luiz Pereira
   Raphael José Ferreira Felizardo
   Niels Olsen Saraiva Câmara

34. GLOMERULOPATIA COLAPSANTE NÃO ASSOCIADA AO HIV 230
   Maria Carolina Neves
   Lucila Maria Valente
   Eduardo Andraus Filho

35. GLOMERULOSCLEROSE SEGMENTAR E FOCAL APÓS O TRANSPLANTE RENAL.. 239
   Deborah de Alencar Oliveira
   Juliana Busato Mansur
   Gianna Mastroianni Kirsztajn

36. GLOMERULOPATIA COLAPSANTE PÓS-TRANSPLANTE RENAL 242
   Diogo Buarque Cordeiro Cabral
   Vinícius de Oliveira
   Gianna Mastroianni Kirsztajn

37. NOVA CLASSIFICAÇÃO DA GLOMERULONEFRITE MEMBRANOPROLIFERATIVA: APLICAÇÃO CLÍNICA E COMPREENSÃO DA PATOGÊNESE..... 247
   Cristiane Bitencourt Dias
   Leonardo Testagrossa
   Denise Malheiros

38. DOENÇA DO PODÓCITO EM LÚPUS ERITEMATOSO SISTÊMICO 251
   Cristiane Bitencourt Dias
   Viktoria Woronik

39. APLICABILIDADE DA PESQUISA DE PODOCITÚRIA.. 255
   Juliana Busato Mansur
   Sonia Kiyomi Nishida
   Gianna Mastroianni Kirsztajn

Seção 6

Hipertensão Arterial

40. HIPERTENSÃO RESISTENTE: DIAGNÓSTICO E TRATAMENTO 259
   Victor Galvão Moura Pereira
   Erik Sementilli Cortina
   Daniel Rinaldi dos Santos

41. IMPACTO DE UMA DIETA REGIONAL NOS VALORES PRESSÓRICOS E METABÓLICOS DE HIPERTENSOS NA ATENÇÃO PRIMÁRIA À SAÚDE 274
   Silvia Tereza Rodrigues Moreira Lima
   Ana Karina Teixeira da Cunha França
   Natalino Salgado Filho

42. EFEITO FARMACOLÓGICO DE PLANTAS MEDICINAIS NA HIPERTENSÃO ARTERIAL..................... 282
   Antônio da Silva Novaes
   Clévia dos Santos Passos

SEÇÃO 7
LESÃO RENAL AGUDA

43. PARTICIPAÇÃO DO SULFETO DE HIDROGÊNIO NA LESÃO RENAL........ 291
    Heloísa Della Coletta Francescato
    Terezila Machado Coimbra

44. LESÃO RENAL AGUDA POR PICADA DE COBRA.................................. 298
    Polianna Lemos Moura Moreira Albuquerque
    Camilla Neves Jacinto
    Elizabeth De Francesco Daher

45. LESÃO RENAL AGUDA NO PÓS-OPERATÓRIO IMEDIATO DO TRANSPLANTE HEPÁTICO 309
    Fabiano Klaus
    João Carlos Goldani
    Elizete Keitel

SEÇÃO 8
NEFROLOGIA CLÍNICA

46. UROLITÍASE EM CRIANÇAS E ADOLESCENTES: REVISÃO E ATUALIZAÇÃO 321
    Nilzete Liberato Bresolin
    Maria Goretti Moreira Guimarães Penido

47. HIV E RIM: ATUALIZAÇÃO 333
    Jarinne Camilo Landim Nasserala
    Geraldo Bezerra da Silva Junior
    Elizabeth De Francesco Daher

48. ACOMETIMENTO RENAL NA LEISHMANIOSE VISCERAL (CALAZAR): ATUALIZAÇÃO................ 343
    Elizabeth De Francesco Daher
    Geraldo Bezerra da Silva Junior
    Elvino José Guardão Barros

49. NEFROTOXICIDADE POR LÍTIO 350
    Geraldo Bezerra da Silva Junior
    Jobson Lopes de Oliveira
    Elizabeth De Francesco Daher

50. COMO ABORDAR E TRATAR A SÍNDROME HEPATORRENAL............... 357
    Rafael Oliveira Ximenes
    Claudia Maria de Barros Helou

51. PRÉ-ECLÂMPSIA *VERSUS* FATORES ANGIOGÊNICOS... 365
    Cilene Carlos Pinheiro
    Cristiane Bitencourt Dias

52. EMBOLIA POR COLESTEROL................ 371
    Lisandre Romagnoli
    Miguel Ernandes Neto
    Raquel Cruzeiro de Siqueira

53. NEFROTOXICIDADE DAS POLIMIXINAS: VERDADE OU MITO?.. 374
    Thiago Gomes Romano
    Ronaldo Roberto Bergamo

54. HEMATÚRIA NO ADULTO: DUAS VISÕES... 379
    Gianna Mastroianni Kirsztajn
    Maria Goretti Polito
    Ronaldo Maia

SEÇÃO 9
NEFROLOGIA INTENSIVA

55. SÍNDROME HEMOLÍTICO-URÊMICA EM UNIDADE DE CUIDADOS INTENSIVOS: ATUALIZAÇÃO 385
    Nilzete Liberato Bresolin
    Francisca Ligia Cirilo Carvalho
    Julio Toporovski

56. PREVENÇÃO E TRATAMENTO DAS COMPLICAÇÕES RENAIS NO PÓS-OPERATÓRIO DE CIRURGIA CARDÍACA 395
    Igor Denizarde Bacelar Marques
    Hugo Abensur

57. MÉTODOS DE DEPURAÇÃO RENAL E MANEJO DA INTOXICAÇÃO PELO PARAQUAT 402
    Elisangela Biazoto Massa
    Viviane Calice da Silva
    Marcos Alexandre Vieira

SEÇÃO 10
NEFROLOGIA PEDIÁTRICA

58. SÍNDROME DE ELIMINAÇÕES E REFLUXO VESICOURETERAL EM CRIANÇAS 409
    Rejane de Paula Bernardes

Seção 11
Transplante Renal

59. MÉTODOS MOLECULARES NO DIAGNÓSTICO NÃO INVASIVO DA REJEIÇÃO AGUDA DOS TRANSPLANTES RENAIS 419
Tuany Di Domenico
Gabriel Joelsons
Roberto Ceratti Manfro

60. A GRAVIDEZ E O TRANSPLANTE RENAL 429
Luiz Flávio Couto Giordano
Euler Pace Lasmar

61. MICROANGIOPATIA TROMBÓTICA EM RECEPTORES DE TRANSPLANTE RENAL 436
Gabriel Giollo Rivelli
Luiz Roberto de Sousa Ulisses
André Barros Albuquerque Esteves

62. PROTEINÚRIA PÓS-TRANSPLANTE RENAL: AVALIAÇÃO, DIAGNÓSTICO E TRATAMENTO 442
Luciane Mônica Deboni
Viviane Calice da Silva
Elisangela Biazoto Massa

63. ENXERTECTOMIA APÓS A PERDA FUNCIONAL: PRÓS E CONTRAS 451
Adriano Soares Alves
Maria Inês Gomes de Oliveira
Teresa Cristina Alves Ferreira

Seção 12
Diálise Peritoneal

64. GESTAÇÃO E DIÁLISE PERITONEAL 461
Juliana Maria Gera Abrão
Tricya Nunes Vieira da Silva Bueloni
Daniel Marchi

65. FALÊNCIA DE ULTRAFILTRAÇÃO EM DIÁLISE PERITONEAL 468
Miguel Ernandes Neto
Hugo Abensur

66. MARCADORES INFLAMATÓRIOS E METABÓLICOS E O RISCO CARDIOVASCULAR DE PACIENTES EM DIÁLISE PERITONEAL 472
Gabriel de Almeida Ferreira
Eduardo de Paiva Luciano
Gilson Fernandes Ruivo

67. REAVALIAÇÃO DO PERITÔNIO E ADEQUAÇÃO DA PRESCRIÇÃO DE DIÁLISE PERITONEAL PÓS-PERITONITE 476
Viviane Calice da Silva
Elisangela Biazoto Massa
Marcos Alexandre Vieira

68. MANEJO DOS DISTÚRBIOS DO METABOLISMO MINERAL EM DIÁLISE PERITONEAL 481
Rafael Weissheimer
Roberto Pecoits-Filho
Thyago P. de Moraes

Seção 13
Hemodiálise

69. NOVAS MODALIDADES EM HEMODIÁLISE: NOMENCLATURA E AVANÇOS DO ASPECTO RELAÇÃO TEMPO-FREQUÊNCIA 489
Marcel Rodrigues Gurgel Praxedes
Rosilene Motta Elias

70. ABORDAGEM DE MEDIDAS PROFILÁTICAS DE INFECÇÕES RELACIONADAS AO CATETER VENOSO CENTRAL PARA HEMODIÁLISE 494
Tricya Nunes Vieira da Silva Bueloni
Marcela Lara Mendes
Daniela Ponce

71. O PAPEL DA HEMODIÁLISE PROLONGADA NO TRATAMENTO DE PACIENTES COM LESÃO RENAL AGUDA 505
Bianca Ballarin Albino
André Luís Balbi
Daniela Ponce

72. HEMODIAFILTRAÇÃO *ON-LINE* DIÁRIA – APRIMORANDO A TERAPIA CONVECTIVA 512
Thiago Fernandes Diaz
Elzo Ribeiro Jr.
Carmen Tzanno-Martins

73. ESCORE DE CÁLCIO NA ESTRATIFICAÇÃO DE RISCO CARDIOVASCULAR DE PACIENTES EM HEMODIÁLISE ANALISADOS PELO FRAMINGHAM 517
Luiz Antonio Miorin
Ronaldo Fernandes Rosa
Mônica La Rocca Vieira

74. NÍVEIS SÉRICOS DE ENZIMAS HEPÁTICAS EM PACIENTES COM DOENÇA RENAL CRÔNICA EM HEMODIÁLISE 521
Luís Sette
Edmundo Pessoa de Almeida Lopes
Camila Barbosa Lyra de Oliveira

ÍNDICE REMISSIVO 529

Seção 1

Doença Renal Crônica

◆

1

RETROSPECTIVA DA PREVENÇÃO DA DOENÇA RENAL NO BRASIL E NO MUNDO: "CAMPANHA PREVINA-SE" E "*WORLD KIDNEY DAY*"

Gianna Mastroianni Kirsztajn
Edison Souza

INTRODUÇÃO

A doença renal crônica (DRC) vem chamando a atenção de estudiosos, autoridades governamentais e profissionais de saúde em todo o mundo, devido ao rápido aumento de sua prevalência, aliado à constatação de que o número de doentes sem diagnóstico é muito superior ao atualmente detectado e de que a DRC tem uma participação relevante no aumento do risco cardiovascular[1]. Ela é vista, hoje em dia, como um problema de saúde pública e tem a peculiaridade de ter um custo de tratamento muito elevado, em especial quando se fala em terapia renal substitutiva, o que torna sua prevenção a melhor solução[2].

Por muito tempo, encarou-se a DRC como um problema em evolução, dando-se ênfase ao tratamento "conservador" e à terapia renal substitutiva. Só mais recentemente, com a constatação de que a prevalência da DRC tomava proporções epidêmicas, a abordagem preventiva deixou de ser uma visão de poucos para tornar-se meta importante das entidades ligadas à Nefrologia em todo o mundo.

Em face do aumento alarmante na prevalência da DRC e do subdiagnóstico da doença, a gestão 2003-2004 da Sociedade Brasileira de Nefrologia (SBN), Diretoria sob a presidência do Dr. João Egídio Romão Jr., criou um grupo para trabalhar com a prevenção de DRC no Brasil, sob a coordenação da Dra. Gianna Mastroianni Kirsztajn, também integrante desta Diretoria. Assim surgiu a "Campanha Previna-se" em 2003, três anos antes da iniciativa internacional "*World Kidney Day*". Simbolicamente, por meio do "Previna-se", os nefrologistas brasileiros convidavam a população a prevenir-se de doenças renais.

Vale salientar que, no Brasil, iniciativas isoladas de prevenção das doenças renais já vinham sendo desenvolvidas há anos em algumas regiões do País; pode-se dizer, entretanto, que a primeira mobilização de âmbito nacional ocorreu quando a "Campanha Previna-se" se dirigiu a todo o território do nosso país, durante a Semana da Nefrologia de 2003.

Desde esse momento, dezenas de serviços de Nefrologia e centenas de voluntários começaram a trabalhar em todo o Brasil, levando adiante essa iniciativa de prevenção de DRC. Observou-se, a cada ano, adesão crescente a essa campanha, tanto no número de localidades participantes, quanto de Estados, a ponto de todos os estados brasileiros chegarem a registrar sua participação junto aos organizadores da campanha nacional.

O grupo de prevenção então criado trabalhava com recursos diversos de prevenção e coordenou as campanhas nacionais de 2003 a 2010, com os seguintes objetivos, que de um modo geral são apenas adaptações das abordagens preventivas que vêm sendo sugeridas pelos estudiosos da chamada "epidemia de DRC do século XXI": 1. divulgar o que é doença renal crônica (DRC) e como prevenir a doença; 2. alertar e conscientizar a população, autoridades e profissionais do setor de saúde sobre o problema; 3. fazer campanhas para a detecção da doença em fases iniciais; 4. identificar indivíduos de maior risco de progredir para insuficiência renal; 5. alertar os nefrologistas e médicos sem especialização em Nefrologia para realizar diagnóstico e intervenções precoces para prevenir a progressão da DRC.

Relembrando a trajetória dessa campanha, seu lançamento ocorreu em novembro de 2003 e era uma das prioridades da gestão 2003-2004, como já citado. Fez-se divulgação junto à mídia e à comunidade nefrológica.

A partir daí, várias regionais da SBN, serviços de Nefrologia e nefrologistas em seus hospitais e universidades desenvolveram atividades de conscientização da população. Desde o início, a organização da "Campanha Previna-se" passou a fornecer material de divulgação para todos os que se dispuseram a colaborar.

Em novembro de 2004, 68 localidades em todo o País oficializaram sua participação na campanha e, em novembro de 2005, 236 programações foram registradas como parte das atividades da campanha, durante a Semana da Nefrologia. Nessa época, o material de divulgação da campanha foi renovado e ampliado. Em 2005, criamos os personagens com formato de rins, contando em uma linguagem popular, em gibi, a história de um indivíduo com diabetes que desenvolveu DRC.

Depois do mutirão de 2005, a campanha ganhou vida própria, com várias propostas de atividade contínua, ao longo de todo o ano, não apenas em datas comemorativas, e fortaleceu-se ainda mais com o evento seguinte, que foi o primeiro "World Kidney Day" (Dia Mundial do Rim). Para participar deste evento, 110 localidades em todo o Brasil registraram suas programações.

Nos anos que se seguiram, a participação rapidamente aumentou, com 251 localidades em 2006, 551 em 2007, 725 em 2008 e mais de 700 em 2009. A campanha contínua manteve-se até 2010. Os organizadores do "Previna-se" chegaram a preparar materiais educacionais para 2011 (e para possível uso no "World Kidney Day" de 2012), assim como a participar de eventos relacionados à prevenção de DRC até 2011.

No que se refere ao material de divulgação, foram lançados no Congresso Brasileiro de Nefrologia, em Gramado, em 2006, os folhetos da "Creatinina" (e nova personagem, uma moça que representava a creatinina) e "Proteinúria" (e personagem para proteinúria/albuminúria), para a divulgação desses exames de triagem de doença renal junto à população.

A seguir descreveremos as principais estratégias propostas e/ou desenvolvidas pelos integrantes da "Campanha Previna-se" ao longo dos seus oito anos de existência, tema que também foi amplamente discutido em artigo publicado por nós na revista *Nephron*[3] e que foi agraciado com o Prêmio Saúde Abril na área de Prevenção em 2011.

A primeira estratégia da campanha de prevenção foi alertar os nefrologistas sobre o crescimento exponencial da DRC em todo o mundo[4]. Assim, desde 2003, a grande maioria dos nefrologistas brasileiros começou a receber informações geradas pelo grupo de prevenção por meio de informativos eletrônicos, jornais, suplementos especiais do JBN, convites para participar dos mutirões de prevenção e informação de que teriam acesso a material informativo gratuito sobre DRC e prevenção, para uso junto à população geral ou outros grupos.

A "disponibilidade de material informativo" foi uma segunda estratégia importante, que foi implementada em conjunto com a primeira. Esse material foi criado no Brasil por aquelas pessoas que se dedicaram à organização e à manutenção da "Campanha Previna-se". Foram folhetos, gibis, cartazes, broches, adesivos, marcadores de livros, entre outros. Os materiais orientavam sobre a DRC como uma condição frequentemente assintomática, descreviam os sintomas principais (quando presentes) e doenças renais comuns, recomendavam onde e como obter mais informações e a procurar um médico (sem menção a qualquer especialista) em caso de dúvida ou sintoma suspeito.

Vale salientar que, para a produção de material e desenvolvimento de eventos, o grupo contou com o apoio da indústria farmacêutica, ficando a cargo da SBN, em geral, o custo do envio do material pelo correio para aqueles que o solicitavam. Nas fases iniciais, arcou-se com o custo total desses envios; mas, posteriormente, tal custo foi parcial ou completamente absorvido pelo patrocínio externo, em diferentes momentos. O fornecimento do material sempre foi gratuito.

Entre os *slogans* criados por nós enquanto coordenadores da "Campanha Previna-se" citamos:

- "Eu cuido dos meus rins. E você?" (inicialmente como broche, em 2003).
- "Como anda sua creatinina?" (camiseta azul em 2004).
- "A doença renal pode ser silenciosa".
- "Você pode ter uma doença renal e não saber. Teste seus rins".
- "Faça exame de urina. Dose a creatinina no sangue" (camiseta azul).
- "Ao fazer o seu *check-up*, inclua exame de urina e creatinina sérica".
- "Teste seus rins. Como anda sua creatinina? Já fez exame de urina?"

Em campanhas concomitantes com o "World Kidney Day", utilizamos as seguintes chamadas:

- Camisetas pretas, com diferentes logotipos do "World Kidney Day", conforme o ano.
- Camiseta preta com os dizeres em vermelho e branco: "Rins em defesa da vida: Previna doenças renais". "Informe que é um doador de órgãos", adaptações feitas por nós do *slogan* original.
- Camiseta preta com os dizeres em vermelho e branco: "Proteja seus rins, salve seu coração".
- Adesivos para carros (com distribuição em diversos locais, inclusive em grandes pedágios): "Proteja seus rins. Salve seu coração".

Nossa terceira estratégia, também utilizada desde 2003, consistiu na utilização de todas as formas de comunicação para alertar a população sobre o grande aumento do número de indivíduos com DRC e as condições que mais frequentemente levavam à DRC, quais sejam, diabetes e hipertensão arterial.

Logo ficou evidente que isso não bastaria para a "educação" da população sobre o assunto. Assim, os mutirões de rastreamento surgiram como um recurso adicional de divulgação, como já enfatizado por outros[5]. O rastreamento na população geral não é considerado custo-efetivo, como um meio destinado estritamente à identificação de doentes.

Os mutirões de rastreamento tornaram-se muito importantes ao longo da campanha, primando pelo empenho dos organizadores e voluntários, criatividade, beleza e alcance.

Também desenvolvemos a história "Visitando o mundo dos rins", que foi transformada em filme educativo com a participação de talentosos colegas e suas equipes. Esse filme é um desenho animado, que se passa em um mundo no qual quase todos os seres e muitos objetos têm a forma de rins. As formas semelhantes a rins foram uma criação nossa, que teve o intuito de aproximar a população geral de noções sobre a morfologia e funcionamento dos rins e de cuidados com as doenças renais. Na história, fala-se de doenças renais mais comuns, sintomas e exames para a detecção da DRC; em visita a unidades básicas de saúde, enfatiza-se a necessidade de verificar pressão arterial em crianças e adultos, assim como a importância de passar por uma avaliação médica completa. O filme educativo continua disponível na *internet* e é de uso livre.

Outra abordagem utilizada em nossa campanha foi alertar outros profissionais de saúde, aqueles que não são especialistas em Nefrologia, sobre DRC, sua prevenção e tratamento. Afinal, muitos deles têm mais chance de flagrar a doença que o próprio especialista. Além disso, passava-se a informação de que os pacientes identificados deveriam ser encaminhados para clínicos gerais, médicos de família e pediatras, entre outros.

Vale ressaltar que, desde o início da "Campanha Previna-se" e, ao longo da sua existência, com a adesão de muitos adeptos das iniciativas de prevenção (inclusive por meio da atuação de professores universitários e do trabalho do Departamento de Epidemiologia e Prevenção de DRC da SBN), procurou-se alcançar os demais profissionais de saúde de várias formas, entre as quais a participação em seus congressos e publicações em suas revistas científicas.

Integramos forças de trabalho junto com a Sociedade Brasileira de Patologia Clínica e Medicina Laboratorial (SPBC), por exemplo, em prol da inclusão dos resultados das estimativas do ritmo de filtração glomerular (RFG) nos resultados de exames de creatinina sérica em todo o País, que se constituiu em estratégia adicional para o diagnóstico precoce. Orientação para os laboratórios redigida com nossa participação foi incluída no *site* da SBPC.

Além disso, a "Campanha Previna-se" produziu tabelas para a utilização em ambulatório, possibilitando obtenção fácil do RFG[6], as quais também foram distribuídas gratuitamente para médicos.

Embora a liberação rotineira da estimativa do RFG, quando solicitada a dosagem sérica da creatinina[7], não seja ainda adotada por todos os laboratórios, pode-se notar que médicos e patologistas clínicos estão cada vez mais cientes de que a utilização desse método é recomendável e facilmente disponível para a avaliação da função renal na prática diária. É possível observar que o número de laboratórios que divulgam estimativas do RFG vem crescendo em todo o País, ainda que não sejam obrigados a fazê-lo como em outros países[8]. Apesar de contribuir para o diagnóstico de DRC, não se deve, entretanto, deixar de ressaltar que o papel do relato rotineiro do RFG estimado, como um instrumento isolado para rastreamento, é controverso e tem limitações que devem ser conhecidas pelos médicos. Possivelmente é menos útil para a detecção do que para o acompanhamento e tomada de conduta em caso de DRC. Sabe-se que determinações de albuminúria contribuem mais para a identificação precoce da DRC, especialmente quando realizadas em populações de risco[9].

Em vários eventos desenvolvidos no Brasil ao longo desses anos de campanha, fez-se rastreamento para DRC, utilizando tiras reagentes para pesquisa de proteinúria e verificação de pressão arterial, entre outros recursos. Muitas vezes, essas campanhas também incluíram teste de glicemia capilar, em face da alta prevalência de diabetes como causa de DRC estágio 5. Raramente, utilizou-se da dosagem sérica de creatinina. Quando identificada proteinúria e/ou outras alterações clinicolaboratoriais em campanhas, os indivíduos eram encaminhados a serviços médicos (seja para unidades básicas de saúde, seja para serviços que estavam dando suporte especificamente ao evento em questão), com a recomendação de passar por avaliação clínica e, pelo menos, repetir o exame que se mostrou alterado no rastreamento.

Uma das características dessa campanha era a divulgação dos resultados das localidades envolvidas em campanhas voluntárias, muitas vezes apenas pela documentação fotográfica das atividades realizadas aliada a relatos breves dos eventos.

Ainda que o papel do rastreamento de DRC na população geral seja motivo de controvérsias, como já exposto, vem sendo cada vez mais reconhecido como um instrumento importante de saúde pública para promover a identificação precoce de indivíduos sob risco de desenvolver doença renal progressiva. É também uma oportunidade de educar a população, pacientes, profissionais de saúde e provedores de serviços sobre as complicações da DRC e os benefícios do cuidado precoce.

Nesse ponto, é importante tecer comentários adicionais sobre o "*World Kidney Day*", citado anteriormente. Esta iniciativa foi proposta em conjunto pela *International Society of Nephrology* (ISN) e pela *International Federation of Kidney Foundations* (IFKF) e veio a incentivar os trabalhos já existentes, como acontecia no Brasil, ou dar origem a programas de prevenção em todo o mundo.

O "*World Kidney Day*" procura conscientizar a todos sobre a importância dos rins para a saúde geral e reduzir a frequência e impacto da doença renal e problemas de saúde a ela associados em todo o mundo.

Além de apresentar uma série de informações no próprio *site* (http://www.worldkidneyday.com), integram esta iniciativa os esforços de nefrologistas de renome internacional, que têm publicado artigos em várias revistas científicas, desde a criação do "*World Kidney Day*", ampliando sua divulgação e fornecendo bases e argumentos a favor da instituição da prevenção da DRC.

De fato, o "*World Kidney Day*" tem sido um guia para nefrologistas, suas sociedades e associações, em todo o globo, orientando sobre o que fazer, que aspectos enfatizar, que atividades desenvolver, produzindo informativos e fornecendo modelos de materiais disponibilizados no seu *site* e que podem ser integralmente reproduzidos.

Os temas selecionados para o "*World Kidney Day*", ao longo dos anos em que vem sendo comemorado, dizem muito sobre os alvos dessa iniciativa, por isso os apresentamos no quadro 1.1.

Quadro 1.1 – Temas do "*World Kidney Day*" destacados a cada ano desde a sua criação.

Ano	Temas originais
2006	*Are your kidneys OK?*
2007	*CKD: common, harmful and treatable*
2008	*Your amazing kidneys!*
2009	*Protect your kidneys: Keep your pressure down*
2010	*Protect your kidneys: Control diabetes*
2011	*Protect your kidneys: Save your heart*
2012	*Donate – Kidneys for Life – Receive*
2013	*Kidneys for Life – Stop Kidney Attack!*
2014	*Chronic Kidney Disease (CKD) and Aging*

CONSIDERAÇÕES FINAIS

No âmbito mundial, acredita-se que o desenvolvimento de estratégias para detecção precoce e prevenção do envolvimento renal é a única saída realista a ser adotada para evitar uma crise iminente na saúde e na economia relacionada à saúde.

As estratégias propostas, inclusive pela Sociedade Internacional de Nefrologia (*Comission for the Global Advancement of Nephrology*), envolvem a obtenção de dados (bioestatísticos e demográficos) sobre DRC e o estabelecimento de programas de detecção precoce da DRC, assim como a realização de prevenção primária e secundária. Defende-se que esses programas devem ser multidisciplinares e para que de fato aconteçam precisarão contar com compromisso governamental e dos responsáveis por políticas de saúde.

Hoje está claro que a prevenção da DRC é uma meta de grande importância para a Nefrologia.

É possível dizer, numa avaliação retrospectiva, que a "Campanha Previna-se", iniciativa da gestão 2003-2004 da SBN, ao longo de seus cerca de oito anos de existência, contribuiu para a prevenção no Brasil, embora seu real impacto não possa ser devidamente dimensionado por nenhum de nós. Podemos apenas contabilizar os milhões de informativos distribuídos; podemos também mostrar o quanto esta ideia se espalhou pelo País, deixando de ser uma ação eventual, para transformar-se em realizações concretas, em muitas localidades. Podemos ainda dizer que essa campanha brasileira foi capaz, pelo menos, de chamar à atenção de nefrologistas e outros profissionais da área da saúde para o problema que a DRC hoje representa, desencadeando o posicionamento de muitos deles em suas áreas de atuação, o que se constitui em um primeiro passo rumo à verdadeira prevenção da DRC.

A "Campanha Previna-se" foi extinta na gestão 2011-2012 da SBN, por iniciativa da diretoria do período. A partir de então, o material informativo, os personagens de divulgação e a maioria dos *slogans* criados pelo grupo de prevenção também deixaram de ser utilizados pela SBN.

O "*World Kidney Day*", por sua vez, é um programa abrangente, de sucesso inquestionável, que atrai cada vez mais participações em todo o mundo e que certamente será mantido por muito tempo.

Agradecimentos

Gostaríamos de aproveitar este capítulo para agradecer a todos que ao longo do período de existência da "Campanha Previna-se" participaram deste esforço de prevenção, com desprendimento e criatividade, utilizando, da melhor forma possível, o material criado com grande esforço e fornecido gratuitamente durante toda a existência da campanha, assim como trocando ideias e informações que permitiram dar uma noção inicial da situação da DRC no País.

REFERÊNCIAS BIBLIOGRÁFICAS

1. Barsoum RS. Chronic kidney disease in developing world. *N Engl J Med* 2006; **354**: 997-999.
2. Mastroianni Kirsztajn, G. Prevenção de doenças renais: uma preocupação crescente. Med on line, 2006. http://www.medonline.com.br/gianna.html.
3. Mastroianni Kirsztajn G, Bastos MG, Burdmann EA. Strategies of the Brazilian chronic kidney disease prevention campaign (2003-2009). *Nephron Clin Pract* 2011;**117**: c259-c265.
4. Hamer RA, El Nahas AM. The burden of chronic kidney disease is rising rapidly worldwide. *Br Med J* 2006; **332**: 563-564.
5. Narva A. Screening is part of kidney disease education. *Clin J Am Soc Nephrol* 2007; **2**: 1352-1354.
6. Bastos MG. Practical method for evaluation of glomerular filtration rate. *J Bras Nefrol* 2006; **28** (Suppl 1): 21-24.
7. Moreira SR, Mastroianni Kirsztajn G. Estimated creatinine clearance in the laboratory routine. *J Bras Nefrol* 2006; **28**(Supl 1): 25-27.
8. McDonough DP. New Jersey's experience: mandatory estimated glomerular filtration rate reporting. *Clin J Am Soc Nephrol* 2007; **2**: 1355-1359.
9. Stevens LA, Coresh J, Greene T, Levey AS. Assessing kidney function: measured and estimated glomerular filtration rate. *N Engl J Med* 2006; **354**: 2473-2483.

2
COMPLEXO CONTEXTO DA SÍNDROME METABÓLICA E INFLAMAÇÃO NA DOENÇA RENAL CRÔNICA

Barbara Perez Vogt
Ana Paula Bazanelli
Jacqueline Costa Teixeira Caramori

◆

SÍNDROME METABÓLICA: DEFINIÇÕES E DIAGNÓSTICO

O termo síndrome metabólica (SM) descreve o conjunto de fatores de risco que inclui resistência à insulina, obesidade abdominal, pressão arterial (PA) elevada e dislipidemia e, consequentemente, risco aumentado para o desenvolvimento de diabetes[1], doença cardiovascular e mortalidade[2]; a frequência tanto na população brasileira quanto mundial é crescente, e deve-se, principalmente, ao aumento das taxas de obesidade[3].

A primeira descrição da SM foi feita no final da década de 1980 por Reaven[4], que a denominou "síndrome X" com os seguintes componentes: resistência à insulina, hiperglicemia, hipertensão arterial sistêmica, baixo nível de HDL-colesterol e alto nível de triglicérides, omitindo a obesidade abdominal. Várias denominações foram propostas subsequentemente, sendo que a mais comumente utilizada é "síndrome metabólica"[5].

Desde 1998, oito diretrizes para o diagnóstico de SM foram propostas por instituições e/ou grupos de especialistas, para identificar corretamente os indivíduos expostos a maior risco cardiovascular. A primeira delas foi a diretriz da Organização Mundial da Saúde (OMS)[6], que preconizava o uso da relação cintura-quadril ou índice de massa corporal (IMC) para a detecção da obesidade, pontos de corte para PA relativamente altos e para HDL-colesterol baixo. Posteriormente, em 1999, o *European Group for the Study of Insulin Resistance* (EGIR)[7] propôs nova diretriz que considerava a medida da insulina plasmática elevada componente obrigatório da SM e passou a utilizar a circunferência abdominal como medida antropométrica de obesidade abdominal, reduziu os pontos de corte de PA e aumentou os de HDL-colesterol e triglicérides. Em 2001, o *National Cholesterol Education Program – Adult Treatment Panel III* (NCEP-ATP III)[8] propôs diretriz que adotava a glicemia de jejum maior que 110mg/dL como pré-requisito, a qual, três anos mais tarde, passou a ser maior que 100mg/dL[9]. Os demais componentes (PA, HDL-colesterol, triglicérides e circunferência abdominal) mantiveram-se os mesmos[9]. Posteriormente, em 2003, a *American Association of Clinical Endocrinologists* (AACE)[10] também criou sua diretriz, que utiliza o IMC em substituição à circunferência abdominal como componente da SM. Em 2005, foram publicadas duas diretrizes: da *International Diabetes Federation* (IDF)[11] e *American Heart Association/National Heart, Lung and Blood Institute* (AHA/NIILBI)[12]. Ambas passaram a considerar não somente os pontos de corte, mas também o uso de medicação específica para as anormalidades metabólicas (anti-hipertensiva, hipoglicemiante e hipolipemiante) como preenchimento do critério. A diretriz da IDF passou a considerar a elevação da circunferência abdominal o componente obrigatório da SM e os pontos de corte dessa medida, que antes eram diferenciados somente pelo sexo, passaram a ser também diferenciados de acordo com o grupo étnico. Mais recentemente, em 2009, na tentativa de unificar as diretrizes existentes e padronizar o diagnóstico da SM, seis sociedades e organizações publicaram nova diretriz para SM na população geral: *Harmonizing Metabolic Syndrome* (HMS)[3]; proposta que não utiliza mais a circunferência abdominal elevada como componente obrigatório da SM, como preconizava a diretriz da IDF, mas utiliza os mesmos pontos de corte de acordo com sexo e grupo étnico.

GÊNESE DA SÍNDROME METABÓLICA: DA OBESIDADE À RESISTÊNCIA À INSULINA

Antes dos anos 1990, o tecido adiposo era considerado um órgão inerte com função de estoque de energia, isolamento térmico e protetor de danos mecânicos[13]. Com a descoberta da leptina e subsequente identificação de outros mediadores derivados do tecido adiposo, sugeriu-se que esse seja o órgão endócrino ativo que controla a homeostase energética[14].

Em estudos epidemiológicos, o ganho ponderal é um fator de risco independente para o desenvolvimento da SM[15]. Mas, com a descrição de "obesos metabolicamente saudáveis", ou seja, sem características da SM, e de indivíduos com IMC normal que preenchem os critérios de diagnóstico de SM, levantou-se o questionamento de que não seria simplesmente o excesso de peso corporal total que estaria relacionado à resistência à insulina. No entanto, são descritos ainda indivíduos com peso normal, ou até mesmo com baixa taxa de gordura corporal total, que apresentam diagnóstico positivo de SM devido à concentração de tecido adiposo intra-abdominal[16]. Portanto, a obesidade, particularmente do tipo visceral, pode ser considerada o elemento-chave no desenvolvimento da SM.

Os mecanismos fisiopatogênicos pelos quais a gordura visceral seria associada à resistência à insulina e à SM são motivo de controvérsia, questionando-se se a gordura seria causa ou consequência das anormalidades que compõem a síndrome. O comportamento metabólico da gordura intra-abdominal, mais sujeito à lipólise, parece diferir de outros tecidos gordurosos. Os ácidos graxos livres provenientes da lipólise na gordura visceral seriam liberados em grande quantidade na circulação portal e teriam papel definitivo na gênese da resistência tecidual à ação da insulina, tanto em nível hepático como periférico[16].

Assim, é bem estabelecido que o tecido adiposo visceral seja metabolicamente ativo e parece ter controle sobre o metabolismo lipídico, que efetivamente modularia a homeostase de glicose e de lípide[16]. O acúmulo de tecido adiposo é caracterizado por hiperplasia e hipertrofia dos adipócitos, os quais respondem ao recrutamento de macrófagos que, por sua vez, conduzem a um estado pró-inflamatório da própria gordura, que estimula a lipólise dos adipócitos, inibe a produção de triglicérides, aumenta a liberação de ácidos graxos livres e, assim, agrava a resistência à insulina sistêmica[13,17,18]. O tecido adiposo é ainda responsável pela secreção de inúmeras proteínas sinalizadoras, conhecidas como adipocinas, e é capaz de regular o metabolismo por meio desses mediadores: a excreção de adipocinas exerce o controle endocrinológico da sensibilidade à insulina e do comportamento alimentar e o sequestro de ácidos graxos livres como triglicérides[19]. Portanto, a inflamação e a resistência à insulina afetam todo o organismo, levando aos desarranjos metabólicos que caracterizam a SM. É importante salientar o conceito de que a obesidade está sempre associada com estado de inflamação crônica de baixo grau que contribui para essas complicações[19] (Fig. 2.1).

As taxas de obesidade também são crescentes entre os indivíduos com doença renal crônica (DRC). Kramer *et al*[20] analisaram dados de 662.639 pacientes adultos incidentes em diálise nos Estados Unidos entre 1995 e 2002 por meio dos dados do *United States Renal Data System* (USRDS), mostrando que o IMC médio aumentou de 25,7kg/m^2 entre os pacientes incidentes em 1995 para 27,5kg/m^2 entre os pacientes incidentes em 2002. Nesse período, a obesidade grau 1 aumentou 32%, enquanto a obesidade graus 2 e 3 aumentou 63%[20].

Noori *et al*[21] compararam o poder preditivo do IMC, circunferência abdominal e relação cintura-quadril no desenvolvimento de DRC ao seguir uma coorte de 3.107 adultos por 7 anos, maiores medidas de circunferência abdominal, ou seja, maior acúmulo de gordura nessa região foi associado positiva e independentemente com risco de desenvolver DRC. Obesidade geral, analisada pelo IMC, também foi associada positivamente com o risco de desenvolver DRC, mas essa associação foi mais fraca do que com a circunferência abdominal. Relação cintura-quadril não apresentou associação significativa.

Além de aumentar o risco para diabetes e hipertensão, que são as principais causas de DRC, a obesidade pode ser um fator de risco independente para a doença renal, como resultado da hiperfiltração glomerular e

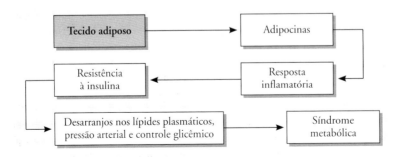

Figura 2.1 – Expressões de adipocinas são alteradas pela obesidade promovendo inflamação, resistência à insulina e, por fim, síndrome metabólica.

ativação do sistema renina-angiotensina[20]. Por isso, atualmente, as diversas relações entre obesidade e DRC vêm sendo amplamente estudadas.

SÍNDROME METABÓLICA NA DOENÇA RENAL CRÔNICA

A SM tem relação com DRC em seus diversos estágios, desde os mais precoces até a fase de terapia renal substitutiva. Thomas et al[22] realizaram revisão sistemática com metanálise para verificar se a SM estaria associada ao desenvolvimento da DRC, avaliada pelo ritmo de filtração glomerular < 60mL/min/1,73m², presença de microalbuminúria ou proteinúria. Dez estudos foram incluídos, totalizando 30.146 indivíduos. O risco de desenvolvimento de DRC encontrado foi 55% maior para aqueles que apresentavam SM e, quanto maior o número de componentes da SM, maior era o risco de desenvolvimento de DRC[22].

Cada um dos cinco componentes da SM pode contribuir para o desenvolvimento e progressão da DRC. A elevação da PA está associada à nefroesclerose e à ativação do sistema simpático, incluindo ativação simpática nos rins, além de causar interferência na hemodinâmica glomerular e mecanismos inflamatórios[23]. A gordura visceral está envolvida com resistência à insulina, ativação inapropriada do sistema renina-angiotensina e estresse oxidativo nos rins, ocasionando aumento da relação pressão/natriurese, sensibilidade ao sal, excesso de aldosterona, hipertensão glomerular, vasoconstrição e proliferação, disfunção e expansão da matriz endotelial[21]. A dislipidemia pode piorar a função renal por meio de vias de estresse oxidativo e inflamação, que causam dano endotelial e aterosclerose. A resistência à insulina é proposta como o mecanismo que associa a obesidade e a SM à doença renal por meio de diferentes vias, como a ativação do sistema renina-angiotensina com elevação da angiotensina II e aldosterona, que afetam, posteriormente, as vias de sinalização da insulina e formação de espécies reativas de oxigênio para destruir a função endotelial[23].

Para avaliar a associação entre SM e progressão da DRC nos estágios 3 e 4 para o estágio 5, Navaneethan et al[24] seguiram mais de 25 mil indivíduos por um tempo médio de 2,2 anos. A prevalência de SM encontrada nessa amostra foi de 60%. Não foi encontrada associação da SM com mortalidade, mas a SM aumentou em 33% o risco de evolução para o estágio 5 da DRC[24].

Portadores de DRC em diálise apresentam maior risco de morbidade e mortalidade cardiovascular quando comparados a indivíduos não renais crônicos. Os pacientes em diálise mais jovens têm mortalidade por causa cardiovascular 500 vezes maior do que a população geral da mesma idade e sexo, enquanto nos mais idosos essa taxa foi cinco vezes maior do que nos indivíduos com mesma idade e sexo[25].

Pacientes em diálise possuem múltiplas anormalidades metabólicas que podem acelerar a aterosclerose, como hipertensão arterial, dislipidemia e resistência à insulina, bem como fatores não tradicionais que são associados à uremia e à terapia dialítica[26]. Portanto, DRC avançada e SM possuem similaridades e múltiplas interações, incluindo intolerância à glicose ou resistência à insulina, hipertensão, dislipidemia, estado pró-inflamatório e pró-trombótico e, em alguns indivíduos, obesidade[27].

A estreita associação entre obesidade e resistência à insulina é particularmente grande quando há acúmulo de gordura abdominal. Citocinas secretadas pelos adipócitos podem modular diretamente a ação da insulina em tecidos, incluindo o músculo esquelético e o fígado[28]. Proporção significante de indivíduos com DRC em diálise é não obesa e apresenta resistência à insulina, indicando que a resistência à insulina não é dependente unicamente da obesidade na DRC[29]. Várias outras causas podem ser citadas, entre elas se destacam a acidose metabólica, as alterações endócrinas, como o hiperparatireoidismo, o aumento da produção de citocinas pró-inflamatórias e as espécies reativas de oxigênio[28]. Portanto, os pacientes com DRC podem desenvolver resistência à insulina mesmo que não apresentem acúmulo de gordura abdominal.

A prevalência de SM foi avaliada entre os pacientes com DRC prevalentes em hemodiálise, no Hospital das Clínicas da Faculdade de Medicina de Botucatu, utilizando três diretrizes para o diagnóstico[30]. Noventa e oito pacientes foram avaliados e a prevalência encontrada foi de 51% pela diretriz NCEP-ATP III, 66,3% pelo IDF e 75,3% por HMS. Dezesseis indivíduos (16,3%) tiveram diagnóstico positivo de SM por somente uma das diretrizes, enquanto 14 (14,3%) tiveram diagnóstico por duas das diretrizes. Entretanto, 48% da amostra teve diagnóstico positivo de SM diagnosticada por três diretrizes (n = 47)[30].

A frequência de SM em hemodiálise frequentemente é avaliada. Ucar et al[31], utilizando a diretriz NCEP-ATP III, encontraram prevalência de 51,8%, e Jalalzadeh et al[32], de 28,7% em 80 indivíduos em hemodiálise. Já Young et al[33] avaliaram 202 indivíduos incidentes nos dois métodos dialíticos e identificaram a prevalência de SM de 69,3% pela mesma diretriz. Ucar et al[31] também avaliaram a prevalência de SM pela diretriz IDF, cuja frequência encontrada foi de 36%. A prevalência de SM pela diretriz NCEP-ATP III verificada por Ucar et al[31] foi semelhante à encontrada em nosso serviço, já pelo critério IDF foi maior do que pelo NCEP-ATP III. Entretanto, a maior frequência foi pela diretriz HMS. Provavelmente, IDF e HMS diagnosticam mais indivíduos porque consideram o uso de medicação específica o preenchimento do componente da diretriz, além de utilizarem pontos de corte para circunferência abdominal específicos para etnia, que em alguns casos são mais baixos do que das outras diretrizes.

A alta prevalência de SM encontrada nos estudos deve-se à elevada frequência de diabetes e hipertensão arterial sistêmica nessa população, já que essas comorbidades são as principais causas de DRC em todo o mundo. Outras características comuns aos indivíduos com DRC são os baixos níveis de HDL-colesterol e os altos níveis de triglicérides[34,35], que também constituem componentes das diretrizes. Além disso, essa população utiliza medicamentos específicos para essas anormalidades metabólicas, e isso é considerado no preenchimento para os componentes da SM.

Young et al[33] avaliaram a prevalência de fatores de risco cardiovasculares que compõem a SM. Hipertensão foi a anormalidade mais comum (99%), seguida por HDL-colesterol reduzido (66%), alteração do metabolismo da glicose (47%) e obesidade abdominal (42%). Entre os pacientes cuja etiologia da DRC era hipertensão, 31% mostraram evidência de anormalidade no metabolismo de glicose, enquanto nos indivíduos com glomerulonefrites ou outros diagnósticos que não diabetes ou hipertensão como causas da DRC 22% apresentaram alterações relacionadas ao metabolismo de glicose. Vale destacar, segundo Young et al, que 69,3% da população observada apresentava três ou mais critérios para SM, com maior prevalência em mulheres (78% vs. 53%)[33].

INFLAMAÇÃO NA DOENÇA RENAL CRÔNICA

Diversos fatores relacionados com a uremia e ao próprio tratamento dialítico contribuem para o estado inflamatório crônico dos pacientes com DRC: diminuição da depuração de citocinas, aumento do estresse oxidativo, complicações infecciosas, bioincompatibilidade de membranas, infecção do acesso vascular e exposição às endotoxinas[36]. O acúmulo de gordura, particularmente na região abdominal, em pacientes com DRC também é fator associado positivamente ao aumento de inflamação sistêmica[37].

Por outro lado, a inflamação é um fator que pode estar presente na desnutrição energético-proteica, estado de depleção dos estoques corporais de proteína e energia[38], além de dieta inadequada, acidemia, perda de nutrientes para o dialisato, perda de sangue, resposta alterada aos hormônios anabólicos, como a insulina, aumento dos níveis de toxinas não excretadas, estresse oxidativo[38]. Entre tantos fatores citados como causas da desnutrição, a resistência à ação da insulina e a inflamação merecem destaque por também serem consideradas causas de SM. Shoji e Nishizawa propuseram que a DRC pode ser considerada uma condição única de presença de SM sem, obrigatoriamente, apresentar obesidade, por se tratar de indivíduos com múltiplas anormalidades como hipertensão, resistência à insulina e dislipidemia, mas, ao mesmo tempo, pode-se encontrar uma proporção considerável de desnutridos[39]. A *International Society of Renal Nutrition and Metabolism* (ISRNM) recomenda que pacientes em diálise tenham o IMC maior que 23kg/m^2, acima do recomendado para a população geral[38]. Adotando esse valor, em nossa experiência no Hospital Universitário, a prevalência de desnutrição entre os pacientes com síndrome metabólica variou de acordo com o critério utilizado, sendo de 4,1% pelo NCEP-ATP III, 5,1% pelo IDF e 14,3% pelo HMS.

Se a inflamação está associada com risco aumentado de mortalidade nos pacientes em hemodiálise crônica[36], parece relevante considerar que, consequentemente, a SM esteja associada com maior mortalidade. Por outro lado, alguns fatores de risco tradicionais, como maior IMC, níveis séricos de colesterol aumentados e hipertensão, podem estar associados com melhor sobrevida dos pacientes em diálise, um exemplo de "epidemiologia reversa"[40]. Diante do exposto, reflexões sobre o diagnóstico de SM, além de seus componentes, merecem ser avaliadas quanto aos efeitos da epidemiologia reversa.

MORTALIDADE ASSOCIADA À SÍNDROME METABÓLICA

A obesidade está associada à elevada síntese de citocinas pró-inflamatórias tanto na população geral quanto em diálise. O mecanismo de proteção conferido pelo IMC elevado nos pacientes em hemodiálise parece ser contrário ao seu efeito na doença cardiovascular, *diabetes mellitus* e hipertensão na população geral. O uso do IMC tem importantes limitações, como não distinguir os componentes do corpo e não diferenciar a distribuição regional de gordura, tendendo, assim, a superestimar a obesidade em indivíduos com grande quantidade de massa muscular ou com sobrecarga de volume, e, inversamente, a obesidade pode ser subestimada nos idosos e em pacientes com condições debilitantes[41]. Por essa razão, a influência positiva da obesidade na sobrevida dos pacientes em hemodiálise parece ocorrer devido à massa muscular aumentada[42]. Portanto, investigou-se se a presença de SM também oferece proteção na sobrevivência de indivíduos em hemodiálise, assim como já foi sugerido em relação à obesidade.

De fato, quando Stolic et al[42] acompanharam 284 pacientes em hemodiálise durante quatro anos para verificar a influência da SM no desfecho de hospitalizações, os autores encontraram que, entre os indivíduos com SM, 50% das hospitalizações foram por causa cardiovascular, sendo que 20% dessas resultaram em óbito.

A mortalidade associada à SM foi recentemente investigada por nós, em 98 pacientes prevalentes em hemodiálise, com tempo de tratamento dialítico médio de 64 meses, analisados por diferentes critérios de diagnóstico para SM. Então, observou-se que a SM interfere na sobrevida de pacientes em hemodiálise, particularmente se o diagnóstico for feito pela diretriz HMS (Fig. 2.2)[43].

Para avaliar variáveis que interferiram no desfecho, foram analisados três modelos multivariados de Cox, separadamente, para cada diretriz diagnóstica de SM. O diagnóstico de SM realizado pela diretriz NCEP-ATP III ou pela HMS associou-se independentemente com mortalidade após ajuste para idade, gênero, Kt/V e creatinina sérica. O risco de mortalidade foi 2,64 vezes maior para os pacientes com SM pela diretriz NCEP-ATP III e 3,15 vezes maior para os pacientes com SM pela diretriz HMS[43].

Em pacientes não diabéticos, Park et al[44] encontraram resultados semelhantes. A SM foi um fator independentemente associado com mortalidade, mesmo após ajuste para idade, sexo, albumina, hematócrito, duração

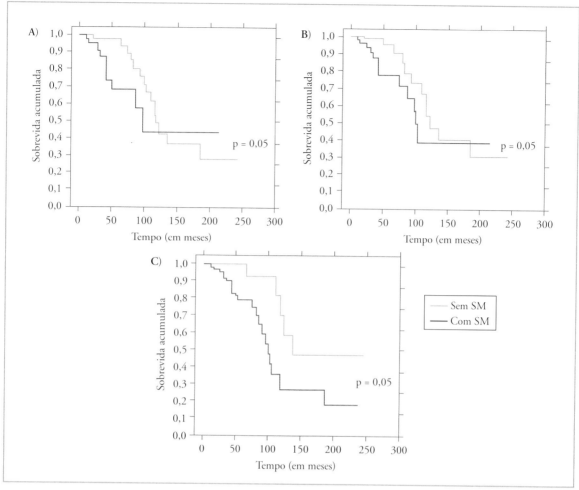

Figura 2.2 – Curvas de sobrevida dos pacientes quanto ao diagnóstico de SM, de acordo com diferentes diretrizes. **A)** NCEP-ATP III. **B)** IDF. **C)** HMS. SM = síndrome nefrótica.

da diálise e proteína C-reativa; entretanto, existem relações diferentes entre SM e desfechos nos métodos dialíticos. Atribui-se o papel da glicose do dialisato na causa de dislipidemia e no ganho de peso em indivíduos submetidos à diálise peritoneal[44].

CONSIDERAÇÕES FINAIS

Avaliar a condição que reúne hiperglicemia, resistência à insulina, obesidade abdominal e dislipidemia na DRC é importante por estreitar as relações entre esses componentes, aumentando a compreensão da fisiopatologia. A diretriz HMS mostrou associação com resistência à insulina, inflamação e mortalidade em nossa população em hemodiálise crônica, o que valoriza o esforço das entidades em unificar as diretrizes para o diagnóstico de SM. Assim, sugerimos que a HMS pode ser a diretriz adotada para o diagnóstico de SM na DRC.

Parece ser cada vez mais evidente que o excesso de peso avaliado pelo IMC não é o principal fator protetor contra a mortalidade em indivíduos com DRC. Ressaltamos o entendimento do papel da gordura visceral na fisiopatologia da SM, bem como o acesso a métodos práticos, inócuos, eficazes e de baixo custo para a identificação de indivíduos com adiposidade visceral e de alto risco cardiovascular. Essas atitudes poderão representar importantes passos para que a equipe multiprofissional suspeite, com facilidade, do risco para a SM, estabelecendo diagnóstico e intervenção precoces, minimizando o impacto sobre a mortalidade.

Agradecimentos

À Coordenação de Aperfeiçoamento de Pessoal de Nível Superior (CAPES) pela bolsa de mestrado concedida a Barbara Perez Vogt.

REFERÊNCIAS BIBLIOGRÁFICAS

1. Laaksonen DE, Lakka H-M, Niskanen LK *et al*. Metabolic syndrome and development of diabetes mellitus: application and validation of recently suggested definitions of the metabolic syndrome in a prospective cohort study. *Am J Epidemiol* 2002; **156**: 1070-1077.

2. Lakka H-M, Laaksonen DE, Lakka TA et al. The metabolic syndrome and total and cardiovascular disease mortality in middle-aged men. *JAMA* 2002; **288**: 2709-2716.
3. Alberti KG, Eckel RH, Grundy SM et al. Harmonizing the metabolic syndrome: a joint interim statement of the International Diabetes Federation Task Force on Epidemiology and Prevention; National Heart, Lung, and Blood Institute; American Heart Association; World Heart Federation; International Atherosclerosis Society; and International Association for the Study of Obesity. *Circulation* 2009; **120**: 1640-1645.
4. Reaven GM. Role of insulin resistance in human disease. *Diabetes* 1988; **37**: 1595-1607.
5. Alberti G. Introduction to the metabolic syndrome. *Eur Heart J* 2005; 7(Suppl D): D3-D5.
6. Alberti KG, Zimmet PZ. Definition, diagnosis and classification of diabetes mellitus and its complications. Part 1: diagnosis and classification of diabetes mellitus provisional report of a WHO consultation. *Diabet Med* 1998; **15**: 539-553.
7. Balkau B, Charles MA. Comment on the provisional report from the WHO consultation. European Group for the Study of Insulin Resistance (EGIR). *Diabet Med* 1999; **16**: 442-443.
8. Third Report of the National Cholesterol Education Program (NCEP) Expert Panel on Detection, Evaluation, and Treatment of High Blood Cholesterol in Adults (Adult Treatment Panel III) final report. *Circulation* 2002; **106**: 3143-3421.
9. Grundy SM, Hansen B, Smith SC Jr et al. Clinical management of metabolic syndrome: report of the American Heart Association/National Heart, Lung, and Blood Institute/American Diabetes Association conference on scientific issues related to management. *Circulation* 2004; **109**: 551-556.
10. Einhorn D, Reaven GM, Cobin RH et al. American College of Endocrinology position statement on the insulin resistance syndrome. *Endocr Pr* 2003; **9**: 237-252.
11. Alberti KGMM, Zimmet P, Shaw J. The metabolic syndrome--a new worldwide definition. *Lancet* 2005; **366**: 1059-1062.
12. Grundy SM, Cleeman JI, Daniels SR et al. Diagnosis and management of the metabolic syndrome: an American Heart Association/National Heart, Lung, and Blood Institute Scientific Statement. *Circulation* 2005; **112**: 2735-2752.
13. Torres-Leal FL, Fonseca-Alaniz MH, Rogero MM et al. The role of inflamed adipose tissue in the insulin resistance. *Cell Biochem Funct* 2010; **28**: 623-631.
14. Nishimura S, Manabe I, Nagai R. Adipose tissue inflammation in obesity and metabolic syndrome. *Discov Med* 2009; **8**: 55-60.
15. Ford SE, Giles WH. A comparison of the prevalence of the metabolic syndrome using two proposed definitions. *Diabetes Care* 2003; **26**: 575-581.
16. Ribeiro-Filho FF, Mariosa LS, Ferreira SRG. Gordura visceral e síndrome metabólica: mais que uma simples associação. *Arq Bras Endocrinol Metab* 2006; **50**: 230-238.
17. Axelsson J. The emerging biology of adipose tissue in chronic kidney disease: from fat to facts. *Nephrol Dial Transplant* 2008; **23**: 3041-3046.
18. Lyon CJ, Law RE, Hsueh WA. Minireview: adiposity, inflammation, and atherogenesis. *Endocrinology* 2003; **144**: 2195-200.
19. Calabrò P, Golia E, Maddaloni V et al. Adipose tissue-mediated inflammation: the missing link between obesity and cardiovascular disease? *Intern Emerg Med* 2009; **4**: 25-34.
20. Kramer HJ, Saranathan A, Luke A et al. Increasing body mass index and obesity in the incident ESRD population. *J Am Soc Nephrol* 2006; **17**: 1453-1459.
21. Noori N, Hosseinpanah F, Nasiri AA et al. Comparison of overall obesity and abdominal adiposity in predicting chronic kidney disease incidence among adults. *J Ren Nutr* 2009; **19**: 228-237.
22. Thomas G, Sehgal AR, Kashyap SR et al. Metabolic syndrome and kidney disease: a systematic review and meta-analysis. *Clin J Am Soc Nephrol* 2011; **6**: 2364-2373.
23. Tanner RM, Brown TM, Muntner P. Epidemiology of obesity, the metabolic syndrome, and chronic kidney disease. *Curr Hypertens Rep* 2012; **14**: 152-159.
24. Navaneethan SD, Schold JD, Kirwan JP et al. Metabolic syndrome, ESRD, and death in CKD. *Clin J Am Soc Nephrol* 2013; **8**: 945-952.
25. Foley RN, Parfrey PS, Sarnak MJ. Clinical epidemiology of cardiovascular disease in chronic renal disease. *Am J Kidney Dis* 1998; **32**(5 Suppl 3): S112-S119.
26. Schiffrin EL, Lipman ML, Mann JFE. Chronic kidney disease: effects on the cardiovascular system. *Circulation* 2007; **116**: 85-97.
27. Park S-H, Lindholm B. Definition of metabolic syndrome in peritoneal dialysis. *Perit Dial Int* 2009; **29**(Suppl 2): S137-S144.
28. Guarnieri G, Zanetti M, Vinci P et al. Insulin resistance in chronic uremia. *J Ren Nutr* 2009; **19**: 20-24.
29. Shinohara K, Shoji T, Emoto M et al. Insulin resistance as an independent predictor of cardiovascular mortality in patients with end-stage renal disease. *J Am Soc Nephrol* 2002; **13**: 1894-1900.
30. Vogt BP. Associações entre síndrome metabólica, inflamação, índices do estado nutricional e de distribuição de gordura corporal em pacientes em hemodiálise crônica. Dissertação de mestrado. Botucatu/FMB UNESP, 2013.
31. Ucar E, Huzmeli C, Guven O et al. Frequency of metabolic syndrome among hemodialysis patients according to NCEP-ATP III and IDF definitions. *Ren Fail* 2009; **31**: 221-228.
32. Jalalzadeh M, Mohammadi R, Mirzamohammadi F et al. Prevalence of metabolic syndrome in a hemodialysis population. *Iran J Kidney Dis* 2011; **5**: 248-254.
33. Young DO, Lund RJ, Haynatzki G et al. Prevalence of the metabolic syndrome in an incident dialysis population. *Hemodial Int* 2007; **11**: 86-95.
34. Maheshwari N, Ansari MR, Darshana MSL et al. Pattern of lipid profile in patients on maintenance hemodialysis. *Saudi J Kidney Dis Transplant* 2010; **21**: 565-570.
35. Arslan Y, Kiziltan G. Nutrition-related cardiovascular risk factors in hemodialysis patients. *J Ren Nutr* 2010; **20**: 185-192.
36. Avesani CM, Carrero JJ, Axelsson J et al. Inflammation and wasting in chronic kidney disease: partners in crime. *Kidney Int* 2006; **70**: S8-S13.
37. Axelsson J, Qureshi AR, Suliman ME et al. Truncal fat mass as a contributor to inflammation in end-stage renal disease. *Am J Clin Nutr* 2004; **80**: 1222-1229.
38. Fouque D, Kalantar-Zadeh K, Kopple J et al. A proposed nomenclature and diagnostic criteria for protein-energy wasting in acute and chronic kidney disease. *Kidney Int* 2008; **73**: 391-398.
39. Shoji T, Nishizawa Y. Chronic kidney disease as a metabolic syndrome with malnutrition-need for strict control of risk factors. *Intern Med* 2005; **44**: 179-187.
40. Kalantar-Zadeh K, Block G, Humphreys MH et al. Reverse epidemiology of cardiovascular risk factors in maintenance dialysis patients. *Kidney Int* 2003; **63**: 793-808.
41. Cuppari L. Diagnosis of obesity in chronic kidney disease: BMI or body fat? *Nephrol Dial Transplant* 2013; **28**(Suppl 4): iv119-iv121.
42. Stolic RV, Trajkovic GZ, Peric VM, et al. Impact of metabolic syndrome and malnutrition on mortality in chronic hemodialysis patients. *J Ren Nutr* 2010; **20**: 38-43.
43. Souza PL, Vogt BP, Barretti P et al. Associação de síndrome metabólica com mortalidade na doença renal crônica em hemodiálise. XVII Congresso Paulista de Nefrologia, 2013; Atibaia, Brasil. São Paulo: Sociedade de Nefrologia do Estado de São Paulo, 2013, p 3-4.
44. Park JT, Chang TI, Kim DK, et al. Metabolic syndrome predicts mortality in non-diabetic patients on continuous ambulatory peritoneal dialysis. *Nephrol Dial Transplant* 2010; **25**: 599-604.

3

VASCULAR CALCIFICATION IN CHRONIC KIDNEY DISEASE: THE ROLE OF THE CALCIUM-SENSING RECEPTOR

Lucie Hénaut
Loïc Louvet
Rodrigo Bueno de Oliveira

◆

INTRODUCTION

Cardiovascular disease (CVD) is the primary cause of mortality in patients with chronic kidney disease (CKD). Vascular calcifications (VC) are a common feature in these patients[1,2]. Their prevalence increases with the gradual loss of kidney function. Thus, VC are considered by many authors as an independent and strong predictor of death in association with vessel stiffness, arterial hypertension, left ventricular hypertrophy and cardiomyopathy[1,3].

Dysregulated mineral metabolism is one of the major events promoting VC development. Indeed, the abnormal mineral metabolism of CKD patients, including secondary hyperparathyroidism (SHPT) and disturbances of the endocrine system involved in its control, is known to facilitate the progression of VC. Therefore, the control of mineral metabolism is crucial to prevent VC development. In the parathyroid glands, the secretion of the parathyroid hormone (PTH) is regulated through the activation of the calcium sensing receptor (CaSR), a G protein-coupled membrane-bound receptor (GPCR). Thus, the CaSR recently appeared as a new therapeutic target to regulate calcium (Ca) and phosphate (P) disorders.

The recent design of synthetic allosteric modulators of the CaSR [especially calcimimetics, which increase CaSR sensitivity for Ca] has opened new fields of research and therapeutics possibilities. Until now, the calcimimetic cinacalcet appears as one effective drug to control serum PTH, Ca and P in hemodialysis patients[4,5]. The actual hypothesis suggests that this systemic action could probably inhibit the progression of VC[6,7]. As CaSR expression was recently reported in vascular cells[8], recent *in vitro* studies suggested that the activation of the vascular CaSR could locally reduce VC development[9,10].

The main objectives of the present chapter are: 1. to summarize the general pathogenesis of VC; and 2. to give an overview of the main studies performed during the last decade concerning the involvement of the CaSR on VC development, mainly related to CKD.

GENERAL MECHANISMS OF VASCULAR CALCIFICATION

VC is an active, highly regulated cellular process which shares similarities with endochondral ossification. The development of VC results from an imbalance between inducers and inhibitors of the calcification process[11]. Among the key events involved in VC development, alterations of P and Ca levels as well as inflammation or vascular injuries lead to osteo-chondrogenic differentiation of vascular smooth muscle cells (VSMCs). During this process, VSMCs lose their contractile phenotype, characterized by the expression of smooth muscle α-actin and smooth muscle heavy chain (SMMHC), to acquire osteo-chondrogenic gene expression [runx2, alkaline phosphatase (alp), osterix, type I collagen][11-13]. This phenomenon is frequently associated with a dramatic loss of mineralization inhibitors [e.g., fetuin A, matrix-Gla protein (MGP), sodium pyrophosphate (PPi)], the production and release of pro-calcifying matrix vesicles, and extracellular matrix remodeling (type I collagen synthesis and elastin degradation)[13-16]. In addition, this pro-calcifying environment promotes VSMCs apoptosis which favors the release of apoptotic bodies able to nucleate hydroxyapatite[16,17].

Key roles of P and Ca on vascular calcification
Clinical and epidemiological studies have shown a direct link between serum levels of Ca, P, and the development of VC[18-20] Strong correlation exists between P-Ca product and VC development[21]. Solubilized P and Ca have a high affinity to bind together, which leads to the formation of non-soluble complexes. Under physiological conditions, Ca and P concentrations are close to supersaturation in the serum. However, mineralization occurs only in bones and teeth, indicating that biomineralization is a highly regulated site-specific process[22]. In fact, the serum contains various small molecules, such as PPi and fetuin A, which prevent Ca-P precipitation. Fetuin A avoids phosphocalcic precipitations even in supersaturated conditions.

Mineralisation inhibition by Fetuin A is caused by the transient formation of soluble, colloidal particles, containing Fetuin A, Ca, and P which have been termed calciprotein particles (CPP). Initially amorphous and soluble, these particles progressively turn more crystalline and insoluble in a time and temperature dependent manner[23]. In pathologic situations like CKD, insoluble CPP are a consequence of a loss of serum mineral inhibitors[24,25]. This phenomenon may facilitate the clearance of mineral nanocrystals from the extracellular fluid[26], which may prevent seeding of extra-osseous mineralization.

There are two main well-known axes that regulate the homeostasis of Ca and P: 1. P–Fibroblast growth factor-23 (FGF23)–Klotho axis; and 2. Ca–Calcitriol–PTH axis. The next sections summarize the links established over the past decade between the main actors involved in Ca and P homeostasis and the formation of VC.

P–FGF23–Klotho axis
Hyperphosphataemia greatly contributes to cardiovascular morbidity and mortality of patients with CKD[18,27]. P transport through type III Na/Pi exchanger (Pit-1) induces VSMCs matrix mineralization through three main mechanisms: VSMCs phenotypic transition, apoptosis and matrix remodeling. Indeed, *in vitro* the presence of high P concentrations in the culture medium leads VSMCs to overexpress the bone morphogenic protein 2 (BMP-2). This action is associated with an increase in the expression of osteogenic proteins Runx2, osterix, ALP, and osteoprotegerin (OPN), and a decrease of the contraction marker SM22α[28-30]. High P also favors the activation of caspase-3 activity, and suppresses the expression of both growth arrest specific gene-6 (Gas6) and its receptor, which decreases VSMCs survival and favors their apoptosis[31,32]. In CKD patients, medial VC develops all along the elastic laminas. Therefore elastin degradation, induced by elastase or metalloproteases (MMPs), plays an important role in the initiation and progression of VC, and results in VSMCs osteogenic differentiation. By activating MMP9, high P favors the release of elastin degradation products which amplifies VSMCs calcification[33-35].

FGF23 and its co-factor Klotho play an essential role in the control of P and vitamin D[36]. Since, Klotho-deficient mice and FGF23 null mice were shown to exhibit soft tissue calcifications, numerous researchers suggested that dysregulation in FGF23–Klotho axis may impact VC progression[37]. Recently, Hu *et al* observed that transgenic uremic mice that overexpressed Klotho had enhanced phosphaturia, better renal function, and much less calcifications as compared with wild-type mice with CKD. Together, these informations suggest that the beneficial effect of Klotho on VC could be the result of a better control of renal function and serum P[38]. Interestingly, in the same study exposure to Klotho suppressed high P-induced mineralization in VSMCs and preserved their phenotype *in vitro*, suggesting a direct protective effect against VC. In 2013, Jimbo *et al* showed that exposure to FGF23 enhances P-induced VC by promoting osteoblastic trans-differentiation in the aortic rings from uremic rats[39]. However, the effects of FGF23 on VC are still widely debated[40].

Ca–Calcitriol–PTH axis
Sporadic hypercalcemia, which appears as a consequence of dialysis, vitamin D therapy, or the use of Ca-based P binder, is a common feature in patients undergoing dialysis[41]. Several studies have shown a correlation between high serum Ca and VC development in CKD patients[42,43]. The high capacity of Ca to favor mineralization could partly be attributed to its pro-apoptotic effect on VSMCs[16,17]. Ca also favors the formation of competent matrix vesicles, through an increase in annexin VI which interacts with phosphatidyl serins to forms complexes able to nucleate hydroxyapatite[15]. This phenomenon, together with the Ca-induced decrease in MGP content and the increase in MMP2 in matrix vesicles strongly promotes mineral development[14]. Contrary to P, Ca alone seems not to be involved in VSMCs transdifferentiation[10,13].

The role of vitamin D sterols on VC development seems highly dependent of its serum concentration[44]. In one hand, high vitamin D was reported to induce VC through an increase in serum Ca and P and the decrease of free serum fetuin A[45], as well as the local induction of VSMCs transition into osteoblast-like cells[46]. On the other hand, low doses of calcitriol were shown to prevent VC in ApoE$^{-/-}$ mice, probably through the regulation of bone formation[47], and to locally reduce inflammation and P-induced VSMCs mineralization by decreasing MMP2 expression and VSMCs conversion into osteoblast-like cells[48]. Additionally, the level of circulating vitamin D sterols was shown to influence circulating Ca, P, PTH, Klotho or FGF23, which could indirectly modulate VC development[44].

Conflicting results exist regarding the precise role of PTH on VC formation[49]. Indeed, physiological activation of PTH receptor (PTHR1) by its agonists (PTH or PTHrP) decreases peripheral vascular resistance and arterial blood pressure[50,51], which might protect against VC development. Interestingly, several studies linked high circulating PTH with hypertension[52-54], which is known to induce endothelial dysfunction and promote VC. Moreover, PTHrP was recently shown to reduce VSMC mineralization *in vitro*[55], and to block VSMC transdifferentiation into osteoblast-like cells[56]. Of note, these protective effects may be altered in patients with CKD where PTHR1 expression is down-regulated.

THE CALCIUM-SENSING RECEPTOR (CaSR)

Initially cloned of cells from the parathyroid glands, the CaSR is a GPCR, which is currently widely studied in various physiological processes and notably for its potential pivotal role in VC pathogenesis[57].

This 121-kDa protein has the characteristic structure of GPCRs, consisting of seven transmembrane helices, an intracellular C-terminal and an extracellular N-terminal domain. The CaSR is a low-affinity receptor, with a limited selectivity as it can be activated by numerous divalent and trivalent cations in addition to Ca, including Mg^{2+}, Al^{3+}, Sr^{2+}, Mn^{2+}, Ni^{2+}, Gd^{3+} and Ba^{2+}, and by polycationic compounds such as neomycin, spermine and numerous amino acids[58]. In clinical practice, many of these cations would never reach the necessary plasma concentration to exert a Ca mimetic effect, except Gd^{3+} and Mg^{2+} [49]. CaSR activation is also regulated by extracellular pH and ionic strength[59,60].

The recent design of synthetic allosteric modulators of the CaSR has opened new fields of research possibilities. Among them, calcimimetics and calcilytics, which respectively increase and decrease CaSR sensitivity for its agonists, are under investigations. Generally, stimulation of the CaSR by its agonists lead to the activation of G proteins, phospholipase C, inositide triphosphate (IP_3) cascade, the mobilization of intracellular Ca stores, and the activation of protein kinase C (PKC). Its activation also inhibits the adenylate cyclase signaling pathways and protein kinase-A (PKA)[61]. However, it is now accepted that through the activation of the same receptor different agonists are capable of producing agonist-specific active receptor states, leading to a bias in G-protein selection and intracellular pathway activation, resulting in various physiological effects[62].

As a result of its ability to sense very small deviation in extracellular Ca levels, the primary physiological function of the CaSR expressed by parathyroid cells is the maintenance of constant blood Ca levels, by suppressing PTH synthesis and secretion in response to any increase in the extracellular Ca levels. Of note, the CaSR is not only expressed in the parathyroid gland but also in tissues involved in the regulation of systemic Ca homeostasis, such as the kidney[63] where it increases urinary Ca excretion, the bones[64,65] where it decreases bone turnover, and in the intestine[66] where it decreases intestinal Ca absorption.

Over the last decades, many studies have reported its expression in a variety of tissues which are not classically involved in Ca homeostasis[67,68]. Thus, the CaSR is functionally expressed in the brain[69], the skin[70], but also in the cardiovascular system (e.g., heart[71], aortic endothelial cells[72] and smooth muscle cells[8,73]), where it acts in a pleiotropic manner, by regulating processes such as hormone secretion, gene expression, inflammation or cell death[67].

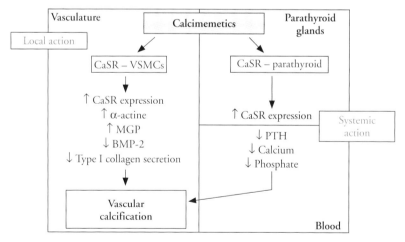

Figure 3.1 – Consequences of CaSR activation on vascular calcification: a schematic representation. The activation by calcimimetics of the CaSR expressed in parathyroid glands was shown to reduce both serum PTH and serum Ca and P levels in CKD patients undergoing SHPT. This systemic action is thought to reduce the progression of VC. In parallel, calcimimetics can directly activate the CaSR expressed by VSMCs. This activation triggers a decrease in the secretion of type I collagen, as well as in BMP-2 expression, and increases MGP and α-actin expression, which could prevents locally VC. The calcimimetic-induced CaSR expression could amplify these protective effects. PTH = parathyroid hormone, VSMCs = vascular smooth muscle cells, MGP = matrix gla protein; BMP-2 = bone morphogenetic protein 2; CaSR = calcium-sensing receptor.

Since the presence of the CaSR was shown in the vasculature[71,72,74], a significant number of studies have suggested that its local activation could affect VC development. In the next sections, we summarize the actual data concerning the consequences of an activation of the CaSR expressed either by parathyroid cells or VSMCs on VC induction. The main systemic and local effects by which CaSR activation could reduce VC are proposed and summarized in figure 3.1.

CALCIMIMETIC SYSTEMIC ACTIONS AND POTENTIAL ROLE ON THE VASCULAR CALCIFICATION

Over the past decade, experiments performed on uremic animals allowed researchers to assess the effect of calcimimetic-dependent CaSR stimulation on VC development.

In 2006, Lopez *et al* evaluated the effect of the calcimimetic R-568 alone or in combination with calcitriol on VC in uremic rats with SHPT[75]. Briefly, Sham-operated and 5/6 nephrectomized rats were treated from 14 to 56 days with vehicle, calcitriol (80ng/kg every other day), R-568 (1.5 and 3mg/kg/day), and both calcitriol and R-568. In this study, PTH concentrations in the plasma were significantly reduced by all treatments. Unlike what was observed with R-568, treatment with calcitriol induced significant VC. Simultaneous administration of R-568 and calcitriol reduced VC and improved animal survival.

Later, Koleganova *et al* evaluated the effect of a 12 weeks treatment with the calcimimetic R-568 (20mg/kg/day), calcitriol (30ng/kg/day) or vehicle on the vascular structure of subtotally nephrectomized Sprague-Dawley rats[76]. The aortic wall was significantly thicker in calcitriol-treated rats as compared with rats exposed to R-568. Contrary to calcitriol, the use of R-568 significantly slows media calcification. This effect was associated with an increase in CaSR, MGP and OPN expression and a decrease in BMP-2 and Pit-1 expression in the vessel wall, demonstrating a protective effect of R-568 on VC in these animals.

These results were confirmed in 2009 by Ivanovski *et al* who examined the effects of an 8 weeks feeding with the calcimimetic R-568 (1mg/kg/day), calcitriol or vehicle on the progression of aortic calcifications and atherosclerosis in uremic ApoE$^{-/-}$ mice[7]. They observed a decrease in serum Ca and P and parathyroid gland volume in uremic mice treated with R-568. These effects were associated with a delay in both aortic calcifications and atherosclerosis.

In 2008, Kawata *et al* examined the effects of an oral administration of cinacalcet hydrochloride (cinacalcet-HCl) (5 to 15mg/kg/day) for 41 days on aortic calcifications in 5/6 nephrectomized uremic rats fed with high P diet[6]. Cinacalcet-HCl suppressed calcification-related changes (namely, osteocalcin and osteopontin expression) by decreasing serum PTH, Ca, P and consecutively the Ca-P product. In this model parathyroidectomy suppressed calcifications. In the light of these data, the authors hypothesized that cinacalcet-HCl could inhibit aortic calcifications in uremic patients with secondary hyperparathyroidism by decreasing serum PTH levels.

In 2009, Lopez *et al* hypothesized that extra-skeletal calcifications could regress in animals with a reduced intake of P and treated with calcimimetics[77]. Extraosseous calcifications were induced by a high P diet (concentration equal to 1.2%) in 5/6 nephrectomized rats who received intra-peritoneal injection of calcitriol (80ng/kg/48h) for a period of 14 days. Later, dietary P was reduced to 0.6%, and rats were treated with vehicle, calcitriol (80ng/kg/48h), or a subcutaneous injection of the calcimimetic AMG-641 (1.5mg/kg/48h). The data showed that experimentally induced VC in uremic rats can be partially reversed by reducing P intake. Concomitant addition of AMG-641 may accelerate the regression process through an increase in urinary Ca excretion and the local activation of macrophages in the neighborhood of the calcified area, which could favor mineral phagocytosis and degradation. Confirming these observations, Henley *et al* demonstrated the same year that a 4 weeks administration of AMG-641 (3mg/kg/day) in uremic rats with SHPT decreases by 90% the rate of circulating PTH[78]. This effect is associated with a reduction of Ca-P product, a decrease of VC and a reduction of bone abnormalities associated with SHPT.

CALCIMIMETIC LOCAL ACTIONS AND POTENTIAL ROLE ON THE VASCULAR CALCIFICATION

In addition to their systemic effects, the calcimimetics also seems to exert a direct protective effect against VC on the vessel wall[7]. Of note, the CaSR is expressed by VSMCs[74], with lower expression in aortic tissue of CKD patients[8] and in atherosclerotic calcified arteries from non-CKD patients[9]. In support of this finding, CaSR down-regulation was observed in VSMCs *in vitro* induced to calcify with elevated Ca concentrations. These observations suggest that a pro-mineralizing environment decreases local CaSR expression, similar to that observed in parathyroid tissue of CKD patients with severe SHPT[79]. In the same model, the overexpression of the dominant negative form of the CaSR in VSMCs increased mineral deposition[9], suggesting a local protective role of the CaSR against VC. Confirming this hypothesis, stimulation by the calcimimetics R-568 of the CaSR expressed in VSMCs delayed both P and Ca-induced mineralization *in vitro*[7,9]. However, little is known about the mechanisms by which calcimimetics exert such inhibitory action.

In 2009, Ivanovski *et al* hypothesized that CaSR activation in VSMCs may elicit expression of an endogenous inhibitor of VC[7]. They demonstrated that a selective activation by the Calcimimetic R-568 of the CaSR expressed by human VSMCs (h-VSMCs) increases MGP expression. These data were confirmed in 2011 by Mendoza *et al* with AMG-641[80], and in 2013 by Ciceri *et al* who demonstrated that the calcimimetic Calindol can enhance MGP and decrease BMP-2 expression in P-induced calcification of rat VSMCs[81].

In 2013, our team tried to contribute to identify the cellular and molecular mechanisms by which the local activation of the CaSR expressed by VSMCs could prevent their mineralization[10]. We developed an *in vitro* model of calcification using primary VSMCs isolated from human aortas and exposed to high-Ca medium. Both calcimimetics AMG-641 or R-568 maintains α-actin expression in h-VSMCs, and reduces the secretion of an extracellular matrix rich in type I collagen, which decreases mineralization. Additionally, CaSR activation by either AMG-641 or R-568 enhances CaSR synthesis and promotes its maturation and export to the plasma membrane. We hypothesized that this calcimimetic-dependent overexpression of the CaSR could amplify the protective effects of CaSR activation on mineral deposition.

CALCIMIMETICS AND VASCULAR CALCIFICATIONS AT CLINICAL SETTING

Until now, few clinical studies have consistently evaluated the effects of calcimimetics on VC in CKD patients. The ADVANCE Study, was the main first randomized controlled trial established to compare the progression of vascular and cardiac valve calcifications in 360 prevalent hemodialysis patients with SHPT treated with either cinacalcet-HCl plus low-doses of vitamin D (cinacalcet group) or flexible doses of vitamin D alone (control group)[82].

During the trial, a better control of serum PTH, Ca and P levels was observed in patients from the cinacalcet group[4]. The patients from that group presented a 24% increase in the Agatston calcification score as compared with the 31% increase observed in the patients from the control group. This difference was not significant concerning coronary artery calcifications ($p = 0.073$), but was significantly different concerning aortic valve calcifications ($p = 0.014$). The evaluation of the volume of calcifications demonstrated a 22% increase of coronary calcifications in patients treated with cinacalcet, as compared with the control group (30%). This 8% difference between the two groups was significantly different ($p = 0.009$). Concerning the patients who presented an Agagston score >1,000 at the beginning of the study, only 37% show an increase in the Agatston score > 15% in the cinacalcet group, against 58% in the control group.

Thus, the ADVANCE study suggests the efficiency of cinacalcet to prevent cardiac valve calcifications, but does not allow to conclude clearly concerning its effect on coronary calcifications. However, the measure of vascular and cardiac valve calcifications was performed after 52 weeks of follow-up, which could be a period of time too short to observe significant differences in terms of vascular remodelling between groups. Besides, the differences between groups could have been reduced by the use of active vitamin D, which regulated PTH secretion and may have contributed to reduce VC.

In CKD patients suffering from SHPT, the presence of VC increases the cardiovascular risk. Thus, the EVOLVE study (Evaluation of Cinacalcet Therapy to Lower Cardiovascular Events) had been developed to evaluate the effects of the cinacalcet on cardiovascular mortality[83]. This multi-center randomized clinical trial was realized in 3,883 patients presenting a moderate-to-severe SHPT, and undergoing hemodialysis[84]. All patients received a therapy based on active vitamin D and P binders, and were randomly assigned to receive as a complement either cinacalcet or placebo. After the follow-up, the main result was that in an unadjusted intention-to-treat analysis, cinacalcet did not significantly reduce the risk of death or major cardiovascular events[85].

CONCLUSIONS

VC is a frequent and degenerative, which compromises vessel integrity and therefore increases mortality due to cardiovascular events[1]. Ca and P have a strong pro-calcifying potential[13]. Therefore, dysregulation of Ca and P metabolism increases the risk to develop VC. Currently, the calcimimetic cinacalcet is considered to be an effective drug to reduce both serum PTH and serum Ca and P levels in patients with CKD and SHPT. This action is thought to reduce the progression of VC[4].

In this regard, if encouraging results had been observed with animal models[7,77], until now the clinical trials failed to show a significant improvement in term of VC and cardiovascular events in patients treated with cinacalcet[4,85].

Since the CaSR was also identified in vascular structures, several *in vitro* studies demonstrated that the local activation by calcimimetics of the CaSR expressed by VSMCs could reduce VC development[9]. Particularly, CaSR activation was shown to increase MGP[80], an inhibitor of VC, and to decrease the secretion of a pro-calcifying matrix rich in type I collagen[10]. Recent studies demonstrated that the uremic milieu is responsible, at last partially, for a decrease of CaSR expression in the vascular wall[8,9]. This effect could decrease the protective effect of CaSR activation in the vessel wall. In the future it could be interesting to determine which factor and/or uremic toxin, modulated during CKD, could influence vascular CaSR expression, and consequently modulate VC.

Finally, none among a variety of available treatments (including calcimimetics) has been definitively proven to prevent or reverse VC and exert an impact on mortality at clinical scenario. Thus, the development of new approaches and the identification of new therapeutic targets (for example, such as MGP and type I collagen) would be of crucial importance to prevent and treat VC, as well clinical trials especially designed to prove the potential benefits of calcimimetics at clinical setting.

REFERENCES

1. London GM, Guerin AP, Marchais SJ *et al.* Arterial media calcification in end-stage renal disease: impact on all-cause and cardiovascular mortality. *Nephrol Dial Transplant* 2003; **18**: 1731-1740.
2. Drueke TB, Massy ZA. Chronic kidney disease: Medial or intimal calcification in CKD-does it matter? *Nat Rev Nephrol* 2011; 7: 250-251.

3. Chiu YW, Adler SG, Budoff MJ et al. Coronary artery calcification and mortality in diabetic patients with proteinuria. *Kidney Int* 2010; 77: 1107-1114.
4. Raggi P, Chertow GM, Torres PU et al. The ADVANCE study: a randomized study to evaluate the effects of cinacalcet plus low-dose vitamin D on vascular calcification in patients on hemodialysis. *Nephrol Dial Transplant* 2011; 26: 1327-1339.
5. Block GA, Raggi P, Bellasi A, Kooienga L, Spiegel DM. Mortality effect of coronary calcification and phosphate binder choice in incident hemodialysis patients. *Kidney Int* 2007; 71: 438-441.
6. Kawata T, Nagano N, Obi M et al. Cinacalcet suppresses calcification of the aorta and heart in uremic rats. *Kidney Int* 2008; 74: 1270-1277.
7. Ivanovski O, Nikolov IG, Joki N et al. The calcimimetic R-568 retards uremia-enhanced vascular calcification and atherosclerosis in apolipoprotein E deficient (apoE-/-) mice. *Atherosclerosis* 2009; 205: 55-62.
8. Molostvov G, James S, Fletcher S et al. Extracellular calcium-sensing receptor is functionally expressed in human artery. *Am J Physiol Renal Physiol* 2007; 293: F946-F955.
9. Alam MU, Kirton JP, Wilkinson FL et al. Calcification is associated with loss of functional calcium-sensing receptor in vascular smooth muscle cells. *Cardiovasc Res* 2009; 81: 260-268.
10. Henaut L, Boudot C, Massy ZA et al. Calcimimetics increase CaSR expression and reduce mineralization in vascular smooth muscle cells: mechanisms of action. *Cardiovasc Res* 2014; 101: 256-265.
11. Massy ZA, Drueke TB. Vascular calcification. *Curr Opin Nephrol Hypertens* 2013; 22: 405-412.
12. de Oliveira RB, Okazaki H, Stinghen AE et al. Vascular calcification in chronic kidney disease: a review. *J Bras Nefrol* 2013; 35: 147-161.
13. Shanahan CM, Crouthamel MH, Kapustin A, Giachelli CM. Arterial calcification in chronic kidney disease: key roles for calcium and phosphate. *Circ Res* 2011; 109: 697-711.
14. Kapustin AN, Davies JD, Reynolds JL et al. Calcium regulates key components of vascular smooth muscle cell-derived matrix vesicles to enhance mineralization. *Circ Res* 2011; 109: e1-e12.
15. Chen NX, O'Neill KD, Chen X, Moe SM. Annexin-mediated matrix vesicle calcification in vascular smooth muscle cells. *J Bone Miner Res* 2008; 23: 1798-1805.
16. Reynolds JL, Joannides AJ, Skepper JN et al. Human vascular smooth muscle cells undergo vesicle-mediated calcification in response to changes in extracellular calcium and phosphate concentrations: a potential mechanism for accelerated vascular calcification in ESRD. *J Am Soc Nephrol* 2004; 15: 2857-2867.
17. Proudfoot D, Skepper JN, Hegyi L et al. Apoptosis regulates human vascular calcification in vitro: evidence for initiation of vascular calcification by apoptotic bodies. *Circ Res* 2000; 87: 1055-1062.
18. Block GA, Hulbert-Shearon TE, Levin NW, Port FK. Association of serum phosphorus and calcium x phosphate product with mortality risk in chronic hemodialysis patients: a national study. *Am J Kidney Dis* 1998; 31: 607-617.
19. Goodman WG, Goldin J, Kuizon BD et al. Coronary-artery calcification in young adults with end-stage renal disease who are undergoing dialysis. *N Engl J Med* 2000; 342: 1478-1483.
20. Tentori F, Blayney MJ, Albert JM et al. Mortality risk for dialysis patients with different levels of serum calcium, phosphorus, and PTH: the Dialysis Outcomes and Practice Patterns Study (DOPPS). *Am J Kidney Dis* 2008; 52: 519-530.
21. Block GA, Klassen PS, Lazarus JM et al. Mineral metabolism, mortality, and morbidity in maintenance hemodialysis. *J Am Soc Nephrol* 2004; 15: 2208-2218.
22. Pasch A, Farese S, Graber S et al. Nanoparticle-based test measures overall propensity for calcification in serum. *J Am Soc Nephrol* 2012; 23: 1744-1752.
23. Heiss A, DuChesne A, Denecke B et al. Structural basis of calcification inhibition by alpha 2-HS glycoprotein/fetuin-A. Formation of colloidal calciprotein particles. *J Biol Chem* 2003; 278: 13333-13341.
24. Hamano T, Matsui I, Mikami S et al. Fetuin-mineral complex reflects extraosseous calcification stress in CKD. *J Am Soc Nephrol* 2010; 21: 1998-2007.
25. Smith ER, Ford ML, Tomlinson LA et al. Phosphorylated fetuin-A-containing calciprotein particles are associated with aortic stiffness and a procalcific milieu in patients with pre-dialysis CKD. *Nephrol Dial Transplant* 2012; 27: 1957-1966.
26. Herrmann M, Schafer C, Heiss A et al. Clearance of fetuin-A--containing calciprotein particles is mediated by scavenger receptor-A. *Circ Res* 2012; 111: 575-584.
27. Adeney KL, Siscovick DS, Ix JH et al. Association of serum phosphate with vascular and valvular calcification in moderate CKD. *J Am Soc Nephrol* 2009; 20: 381-387.
28. Steitz SA, Speer MY, Curinga G et al. Smooth muscle cell phenotypic transition associated with calcification: upregulation of Cbfa1 and downregulation of smooth muscle lineage markers. *Circ Res* 2001; 89: 1147-1154.
29. Chen NX, O'Neill KD, Duan D, Moe SM. Phosphorus and uremic serum up-regulate osteopontin expression in vascular smooth muscle cells. *Kidney Int* 2002; 62: 1724-1731.
30. Montes de Oca A, Madueno JA, Martinez-Moreno JM et al. High-phosphate-induced calcification is related to SM22alpha promoter methylation in vascular smooth muscle cells. *J Bone Miner Res* 2010; 25: 1996-2005.
31. Son BK, Kozaki K, Iijima K et al. Gas6/Axl-PI3K/Akt pathway plays a central role in the effect of statins on inorganic phosphate-induced calcification of vascular smooth muscle cells. *Eur J Pharmacol* 2007; 556: 1-8.
32. Jono S, McKee MD, Murry CE et al. Phosphate regulation of vascular smooth muscle cell calcification. *Circ Res* 2000; 87: E10-E17.
33. Bouvet C, Moreau S, Blanchette J, de Blois D, Moreau P. Sequential activation of matrix metalloproteinase 9 and transforming growth factor beta in arterial elastocalcinosis. *Arterioscler Thromb Vasc Biol* 2008; 28: 856-862.
34. Hosaka N, Mizobuchi M, Ogata H et al. Elastin degradation accelerates phosphate-induced mineralization of vascular smooth muscle cells. *Calcif Tissue Int* 2009; 85: 523-529.
35. Pai A, Leaf EM, El-Abbadi M, Giachelli CM. Elastin degradation and vascular smooth muscle cell phenotype change precede cell loss and arterial medial calcification in a uremic mouse model of chronic kidney disease. *Am J Pathol* 2011; 178: 764-773.
36. Shimada T, Kakitani M, Yamazaki Y et al. Targeted ablation of Fgf23 demonstrates an essential physiological role of FGF23 in phosphate and vitamin D metabolism. *J Clin Invest* 2004; 113: 561-568.
37. Kuro-o M, Matsumura Y, Aizawa H et al. Mutation of the mouse klotho gene leads to a syndrome resembling ageing. *Nature* 1997; 390: 45-51.
38. Hu MC, Shi M, Zhang J, Quinones H et al. Klotho deficiency causes vascular calcification in chronic kidney disease. *J Am Soc Nephrol* 2011; 22: 124-136.
39. Jimbo R, Kawakami-Mori F, Mu S et al. Fibroblast growth factor 23 accelerates phosphate-induced vascular calcification in the absence of Klotho deficiency. *Kidney Int* 2014; 85: 1103-1111.
40. Lindberg K, Olauson H, Amin R et al. Arterial klotho expression and FGF23 effects on vascular calcification and function. *PLoS One* 2013; 8: e60658.
41. Peacock M. Calcium metabolism in health and disease. *Clin J Am Soc Nephrol* 2010; 5(Suppl 1): S23-S30.
42. West SL, Swan VJ, Jamal SA. Effects of calcium on cardiovascular events in patients with kidney disease and in a healthy population. *Clin J Am Soc Nephrol* 2010; 5(Suppl 1): S41-S47.
43. Larsson TE, Olauson H, Hagstrom E et al. Conjoint effects of serum calcium and phosphate on risk of total, cardiovascular, and noncardiovascular mortality in the community. *Arterioscler Thromb Vasc Biol* 2010; 30: 333-339.
44. Drueke TB, Massy ZA. Role of vitamin D in vascular calcification: bad guy or good guy? *Nephrol Dial Transplant* 2012; 27: 1704-1707.

45. Price PA, Williamson MK, Nguyen TM, Than TN. Serum levels of the fetuin-mineral complex correlate with artery calcification in the rat. *J Biol Chem* 2004; **279**: 1594-1600.
46. Zebger-Gong H, Muller D, Diercke M et al. 1,25-Dihydroxyvitamin D3-induced aortic calcifications in experimental uremia: up-regulation of osteoblast markers, calcium-transporting proteins and osterix. *J Hypertens* 2011; **29**: 339-348.
47. Mathew S, Lund RJ, Chaudhary LR, Geurs T, Hruska KA. Vitamin D receptor activators can protect against vascular calcification. *J Am Soc Nephrol* 2008; **19**: 1509-1519.
48. Aoshima Y, Mizobuchi M, Ogata H et al. Vitamin D receptor activators inhibit vascular smooth muscle cell mineralization induced by phosphate and TNF-alpha. *Nephrol Dial Transplant* 2012; **27**: 1800-1806.
49. Torres PA, De Broe M. Calcium-sensing receptor, calcimimetics, and cardiovascular calcifications in chronic kidney disease. *Kidney Int* 2012; **82**: 19-25.
50. Bechara A, Helwig JJ, Bollack C. Action of parathyroid hormone on the secretion of renin and arterial pressure in the rabbit. *Arch Esp Urol* 1988; **41**: 255-263.
51. Fritsch S, Lindner V, Welsch S et al. Intravenous delivery of PTH/PTHrP type 1 receptor cDNA to rats decreases heart rate, blood pressure, renal tone, renin angiotensin system, and stress-induced cardiovascular responses. *J Am Soc Nephrol* 2004; **15**: 2588-2600.
52. Heyliger A, Tangpricha V, Weber C, Sharma J. Parathyroidectomy decreases systolic and diastolic blood pressure in hypertensive patients with primary hyperparathyroidism. *Surgery* 2009; **146**: 1042-1047.
53. Smith JC, Page MD, John R et al. Augmentation of central arterial pressure in mild primary hyperparathyroidism. *J Clin Endocrinol Metab* 2000; **85**: 3515-3519.
54. Hosoi M, Nishizawa Y, Morii H. PTH, PTHrP, and CGRP in hypertension research. *Nihon Rinsho* 1997; **55**: 1950-1957.
55. Huang Z, Li J, Jiang Z et al. Effects of adrenomedullin, C-type natriuretic peptide, and parathyroid hormone-related peptide on calcification in cultured rat vascular smooth muscle cells. *J Cardiovasc Pharmacol* 2003; **42**: 89-97.
56. Shao JS, Cheng SL, Charlton-Kachigian N, Loewy AP, Towler DA. Teriparatide (human parathyroid hormone (1-34)) inhibits osteogenic vascular calcification in diabetic low density lipoprotein receptor-deficient mice. *J Biol Chem* 2003; **278**: 50195-50202.
57. Brown EM, Gamba G, Riccardi D et al. Cloning and characterization of an extracellular Ca(2+)-sensing receptor from bovine parathyroid. *Nature* 1993; **366**: 575-580.
58. Saidak Z, Brazier M, Kamel S, Mentaverri R. Agonists and allosteric modulators of the calcium-sensing receptor and their therapeutic applications. *Mol Pharmacol* 2009; **76**: 1131-1144.
59. Quinn SJ, Kifor O, Trivedi S et al. Sodium and ionic strength sensing by the calcium receptor. *J Biol Chem* 1998; **273**: 19579-19586.
60. Quinn SJ, Bai M, Brown EM. pH Sensing by the calcium-sensing receptor. *J Biol Chem* 2004; **279**: 37241-37249.
61. Hofer AM, Brown EM. Extracellular calcium sensing and signalling. *Nat Rev Mol Cell Biol* 2003; **4**: 530-538.
62. Brennan SC, Thiem U, Roth S et al. Calcium sensing receptor signalling in physiology and cancer. *Biochim Biophys Acta* 2013; **1833**: 1732-1744.
63. Houillier P. Calcium-sensing in the kidney. *Curr Opin Nephrol Hypertens* 2013; **22**: 566-571.
64. Mentaverri R, Yano S, Chattopadhyay N et al. The calcium sensing receptor is directly involved in both osteoclast differentiation and apoptosis. *Faseb J* 2006; **20**: 2562-2564.
65. Chattopadhyay N, Yano S, Tfelt-Hansen J et al. Mitogenic action of calcium-sensing receptor on rat calvarial osteoblasts. *Endocrinology* 2004; **145**: 3451-3462.
66. Geibel JP, Hebert SC. The functions and roles of the extracellular Ca2+-sensing receptor along the gastrointestinal tract. *Annu Rev Physiol* 2009; **71**: 205-217.
67. Riccardi D, Kemp PJ. The calcium-sensing receptor beyond extracellular calcium homeostasis: conception, development, adult physiology, and disease. *Annu Rev Physiol* 2012; **74**: 271-297.
68. Diez-Fraile A, Lammens T, Benoit Y, D'Herde KG. The calcium-sensing receptor as a regulator of cellular fate in normal and pathological conditions. *Curr Mol Med* 2013; **13**: 282-295.
69. Yano S, Brown EM, Chattopadhyay N. Calcium-sensing receptor in the brain. *Cell Calcium* 2004; **35**: 257-264.
70. Tu CL, Chang W, Bikle DD. The role of the calcium sensing receptor in regulating intracellular calcium handling in human epidermal keratinocytes. *J Invest Dermatol* 2007; **127**: 1074-1083.
71. Wang R, Xu C, Zhao W, Zhang J et al. Calcium and polyamine regulated calcium-sensing receptors in cardiac tissues. *Eur J Biochem* 2003; **270**: 2680-2688.
72. Bonomini M, Giardinelli A, Morabito C et al. Calcimimetic R-568 and its enantiomer S-568 increase nitric oxide release in human endothelial cells. *PLoS One* 2012; **7**: e30682.
73. Molostvov G, Fletcher S, Bland R, Zehnder D. Extracellular calcium-sensing receptor mediated signalling is involved in human vascular smooth muscle cell proliferation and apoptosis. *Cell Physiol Biochem* 2008; **22**: 413-422.
74. Smajilovic S, Hansen JL, Christoffersen TE et al. Extracellular calcium sensing in rat aortic vascular smooth muscle cells. *Biochem Biophys Res Commun* 2006; **348**:1215-1223.
75. Lopez I, Aguilera-Tejero E, Mendoza FJ et al. Calcimimetic R-568 decreases extraosseous calcifications in uremic rats treated with calcitriol. *J Am Soc Nephrol* 2006; **17**: 795-804.
76. Koleganova N, Piecha G, Ritz E, Schmitt CP, Gross ML. A calcimimetic (R-568), but not calcitriol, prevents vascular remodeling in uremia. *Kidney Int* 2009; **75**: 60-71.
77. Lopez I, Mendoza FJ, Guerrero F et al. The calcimimetic AMG-641 accelerates regression of extraosseous calcification in uremic rats. *Am J Physiol Renal Physiol* 2009; **296**: F1376-F1385.
78. Henley C, Davis J, Miller G et al. The calcimimetic AMG-641 abrogates parathyroid hyperplasia, bone and vascular calcification abnormalities in uremic rats. *Eur J Pharmacol* 2009; **616**: 306-313.
79. Gogusev J, Duchambon P, Hory B et al. Depressed expression of calcium receptor in parathyroid gland tissue of patients with hyperparathyroidism. *Kidney Int* 1997; **51**: 328-336.
80. Mendoza FJ, Martinez-Moreno J, Almaden Y et al. Effect of calcium and the calcimimetic AMG-641 on matrix-Gla protein in vascular smooth muscle cells. *Calcif Tissue Int* 2011; **88**: 169-178.
81. Ciceri P, Elli F, Brenna I et al. The calcimimetic calindol prevents high phosphate-induced vascular calcification by upregulating matrix GLA protein. *Nephron Exp Nephrol* 2012; **122**: 75-82.
82. Floege J, Raggi P, Block GA et al. Study design and subject baseline characteristics in the ADVANCE Study: effects of cinacalcet on vascular calcification in haemodialysis patients. *Nephrol Dial Transplant* 2010; **25**: 1916-1923.
83. Chertow GM, Pupim LB, Block GA et al. Evaluation of Cinacalcet Therapy to Lower Cardiovascular Events (EVOLVE): rationale and design overview. *Clin J Am Soc Nephrol* 2007; **2**: 898-905.
84. Chertow GM, Correa-Rotter R, Block GA et al. Baseline characteristics of subjects enrolled in the Evaluation of Cinacalcet HCl Therapy to Lower Cardiovascular Events (EVOLVE) trial. *Nephrol Dial Transplant* 2012; **27**: 2872-2879.
85. Chertow GM, Block GA, Correa-Rotter R et al. Effect of cinacalcet on cardiovascular disease in patients undergoing dialysis. *N Engl J Med* 2012; **367**: 2482-2494.

4
SÍNDROME DAS PERNAS INQUIETAS EM PORTADORES DE DOENÇA RENAL CRÔNICA

Geraldo José de Amorim
Lucila Maria Valente
Luís Sette

INTRODUÇÃO

A síndrome das pernas inquietas (SPI) é um distúrbio sensório-motor descrito como uma necessidade incontrolável de mover as pernas, comumente associada a sensações desagradáveis nelas. Os sintomas da SPI são aliviados com a movimentação e apresentam característica circadiana, com ocorrência ou piora frequentes ao final do dia ou à noite, próximo à hora de dormir[1].

A SPI, também denominada doença de Willis-Ekbom, foi descrita em 1672 por Sir Thomas Willis, e em 1945 Karl Ekbom publicou o primeiro artigo científico sobre o tema e criou o termo em inglês *restless legs syndrome*[2,3].

DIVISÃO

A SPI é dividida em duas formas: primária ou idiopática e secundária.

SPI primária ou idiopática – caracteriza-se pela presença de história familiar, presente em cerca de 60% dos casos. Do ponto de vista genético, isso sugere uma herança autossômica dominante com penetrância variável.

SPI secundária – associa-se a condições ou doenças sistêmicas como a deficiência de ferro, o *diabetes mellitus*, a esclerose múltipla, a doença de Parkinson, a gravidez, as doenças reumatológicas, como o lúpus eritematoso sistêmico e a artrite reumatoide, e a doença renal crônica (DRC)[4].

DOENÇA RENAL CRÔNICA E SPI

Pesquisadores já correlacionaram a presença de SPI com desfechos desfavoráveis nos portadores de DRC. Nessa população de doentes, a SPI está associada à diminuição na qualidade do sono e de vida, bem como ao aumento de sintomas depressivos e da mortalidade[5-10].

Quanto à apresentação clínica da SPI secundária à DRC, sabe-se que nos pacientes em diálise ela se caracteriza por ter sintomatologia mais grave, quando comparada àqueles casos de SPI idiopática. Também nos pacientes em hemodiálise (HD) é mais prevalente a associação da SPI com a síndrome do movimento periódico dos membros (SMPM). A SMPM caracteriza-se por movimentos involuntários das pernas durante o sono e ocasiona despertares noturnos freqüentes, acarretando hipersonolência diurna e maior necessidade de prescrição de medicações indutoras ou mantedoras do sono nos pacientes acometidos[11].

EPIDEMIOLOGIA

A SPI primária ocorre em cerca de 5 a 10% da população adulta da Europa, dos Estados Unidos e do Brasil e é menos comum na população asiática[12,13].

A prevalência da SPI primária, em geral, é duas vezes mais frequente nas mulheres do que nos homens. Na população brasileira, um estudo que incluiu 1.150 indivíduos de área rural, a SPI também acometeu mais as mulheres[13,14].

Entre os pacientes com DRC, a prevalência da SPI é maior do que na população geral. Nos estudos realizados em pacientes em terapia renal substitutiva (TRS), independente da modalidade dialítica, foi observada uma prevalência que variou de 7 a 72%. Nesses estudos, foram utilizados os critérios diagnósticos da *International Restless Legs Syndrome Study Group* (IRLSSG)[15-19].

De forma contrária, a prevalência da SPI nos pacientes com DRC em tratamento conservador tem menor variação, cerca de 4 a 26%. Embora controverso, parece existir maior prevalência da SPI nos pacientes do sexo feminino que estão em HD e em tratamento conservador da DRC. Em pesquisa publicada por Araújo et al[7], que envolveu 400 pacientes em hemodiálise, observou-se que a frequência da SPI foi maior no sexo feminino e, de forma semelhante, Merlino et al[20], em estudo caso-controle que envolveu pacientes com DRC em tratamento conservador, também descreveram que o sexo feminino era preditor, independente de ocorrência da SPI.

Quanto à associação da SPI e a etiologia da DRC, alguns estudos sugerem uma correlação com doença glomerular. O estudo realizado por Filho et al[21] associou a SPI com glomerulonefrite como causa da insuficiência renal, bem como Libório et al[22] que, estudando pacientes com função renal normal, também encontraram associação entre SPI e a presença de doença glomerular. Outros autores não encontraram diferenças entre sexo, ou associações entre a etiologia da DRC e a presença da SPI[8,19,23].

Em nosso serviço, avaliamos 96 portadores de DRC para a presença da SPI, sendo 39 deles em HD e 57 em tratamento conservador da DRC. Observamos a frequência de SPI de 13% no grupo estudado, sendo de 16% nos pacientes em HD e de 11% nos pacientes com DRC em tratamento conservador. Neste estudo, a SPI correlacionou-se com a DRC secundária a doenças glomerulares[24].

DIAGNÓSTICO E QUADRO CLÍNICO

O diagnóstico da SPI é clínico, tanto nas formas primárias como naquelas associadas à DRC. Orientamos os médicos assistentes a levar em consideração a história e as queixas dos seus pacientes, de forma a evitar que a SPI tenha diagnóstico tardio, o que pode ocorrer especialmente no grupo com DRC que se apresenta com sintomas leves e/ou pouco frequentes.

A SPI é uma doença crônica que se caracteriza por uma sensação de desconforto nas pernas que ocorre preferencialmente no repouso e é aliviado com os movimentos. Em geral, os sintomas aparecem ou pioram ao final do dia, são mais intensos à noite, e aparecem cerca de 30 minutos após o paciente deitar-se. Frequentemente a sensação de desconforto é bilateral, sentida dos joelhos para baixo e na parte mais interna das pernas.

Nos casos graves, eles ocorrem em horário um pouco mais cedo, com o paciente sentado, e interferem de forma mais significativa nas atividades de rotina. Isso decorre da necessidade iminente do paciente em movimentar-se quando os sintomas aparecem, prejudicando atividades corriqueiras como reuniões, ir ao cinema ou teatro, e também nas sessões de hemodiálise.

É interessante notar que os termos usados para definir a sensação de desconforto nas pernas vão desde "agulhadas", até "prurido interno", irritação e inquietude. Vale ressaltar que a dor e a parestesia, típicas das neuropatias periféricas, estão ausentes na SPI. A frequência de cerca de 9% dos sintomas da SPI que ocorrem durante a sessão de HD deve ser ressaltada, pois pode interferir na duração e na qualidade das sessões de hemodiálise[4,7].

CRITÉRIOS DIAGNÓSTICOS

A *International Restless Legs Syndrome Study Group* (IRLSSG) padronizou em 1995 os 4 critérios para o diagnóstico da SPI que foram revisados posteriormente em 2003. Em 2012, após outra revisão, adicionou-se um novo critério (Quadro 4.1)[1,15,25].

Quadro 4.1 – Critérios diagnósticos da SPI.

- Necessidade de movimentar as pernas, associada ou não a uma sensação de desconforto ou incômodo nessas
- A necessidade de movimentar as pernas e qualquer sensação de desconforto inicia-se ou exacerba-se durante os períodos de inatividade ou descanso, como deitar ou sentar
- A necessidade de movimentar as pernas e qualquer sensação desconfortável têm alívio total ou parcial com o movimento, como caminhar ou mexer as pernas
- A necessidade de movimentar as pernas e a sensação desconfortável que aparece durante o repouso ou período de inatividade ocorrem ou pioram, em geral, mais ao final da tarde ou à noite do que durante o dia

CLASSIFICAÇÃO DA SPI

Os pacientes com o diagnóstico da SPI devem ser avaliados quanto à intensidade dos seus sintomas e, para esse fim, a IRLSSG disponibiliza um questionário que tem por função graduar a intensidade desses sintomas e também servir de parâmetro na avaliação de resposta ao tratamento instituído, sendo sua aplicação, portanto, imprescindível. O questionário que gradua a SPI tem 10 perguntas que atribuem valores numéricos aos sintomas descritos. Dessa forma, os pacientes com SPI podem ser classificados em portadores de formas muito graves, graves, moderadas ou leves da doença. Recentemente, a IRLSSG, traduzida como escala internacional de graduação da síndrome das pernas inquietas (EIGSPI), foi validada para o português do Brasil[26,27].

Outros critérios de suporte podem ser utilizados durante a elucidação diagnóstica da SPI (Quadro 4.2).

De acordo com o comportamento da doença ao longo do tempo, a SPI pode ser classificada em dois tipos[15]:

1. Cronicopersistente – sintomas, quando não tratados, ocorreram em média 2 episódios por semana no último ano.
2. Intermitente – sintomas, quando não tratados, ocorreram em média menos de 2 vezes por semana no último ano, com pelo menos 5 episódios durante a vida.

Outros achados associados à SPI incluem os distúrbios do sono, a insônia e os distúrbios do humor. Vale ressaltar que outros exames complementares, como a

Quadro 4.2 – Critérios de suporte para o diagnóstico da SPI.

- História familiar de SPI
- Resposta positiva ao tratamento com drogas dopaminérgicas
- Movimento periódico dos membros durante o sono ou descanso flagrado pela polissonografia ou outros dispositivos

polissonografia e a eletroneuromiografia, não são essenciais ao diagnóstico da SPI. Na SPI primária, a eletroneuromiografia, na maioria dos casos, é normal, e a polissonografia pode ser utilizada para excluir outros distúrbios do sono associados, além de avaliar a presença SMPM concomitante, principalmente nos casos resistentes ao tratamento medicamentoso. Vale salientar que a associação entre a SPI e a SMPM ocorre em cerca de 80% dos pacientes, e uma polissonografia negativa sugere a possibilidade de outra entidade clínica, que não a SPI, como a responsável pela sintomatologia do paciente[1,4,28].

Na SPI idiopática, a história familiar está presente em cerca 60% dos pacientes e a resposta ao tratamento com drogas dopaminérgicas, que pode chegar a 90% dos casos, sugere o diagnóstico da SPI. Nos casos de SPI relacionados à DRC, a história familiar é menos frequente[1,7,29].

Os distúrbios do sono, entre os quais se destaca a SPI, são comuns nos pacientes com DRC e influenciam negativamente na qualidade de vida, do sono e do humor naqueles em diálise e em tratamento conservador da DRC[5-7,9].

Alguns estudos demonstraram que os pacientes submetidos à HD e com SPI apresentam piores escores relacionados à qualidade do sono e de vida. Em geral, os pacientes dessas pesquisas apresentaram menor duração do sono, mais insônia e maior frequência de hipersonolência diurna[5,30].

De forma semelhante, outros pesquisadores observaram maiores escores de depressão e de hipersonolência diurna nos pacientes submetidos à HD[7]. Seguindo a mesma linha de pesquisa, Lee et al[19] incluíram na sua avaliação um grupo de pacientes com DRC em tratamento conservador, além dos pacientes em HD, e também encontraram piores escores de sono no grupo que apresentava a SPI.

Ressalta-se a importância do diagnóstico e tratamento dos pacientes com a SPI porque, além das consequências sobre a qualidade de vida e sobre o humor dos pacientes, os distúrbios do sono, como a SPI, induzem a elevação de citocinas pró-inflamatórias que podem estar envolvidas na elevada mortalidade cardiovascular dos pacientes com DRC[30].

Em nosso serviço, observamos maior correlação de hipersonolência diurna no grupo em HD com a síndrome, e esse resultado está de acordo com os encontrados em outros estudos[5,7,25,30]. Tornou-se interessante em nosso trabalho o fato de que nenhum dos pacientes havia sido abordado anteriormente sobre os sintomas da SPI[24].

FISIOPATOLOGIA E ACHADOS LABORATORIAIS

A fisiopatologia da SPI na DRC é discutível e as pesquisas apontam para alguns fatores relacionados à disfunção do sistema dopaminérgico, às alterações do metabolismo do ferro no sistema nervoso central, aos fatores genéticos e ao próprio estado urêmico.

A associação entre a SPI e a disfunção do sistema dopaminérgico foi sugerida pela observação da melhora dos sintomas da SPI idiopática que ocorria no grupo de pacientes tratado com baixas doses de L-dopa. Posteriormente, estudos que utilizaram tomografia convencional, PET-SCAN e tomografia computadorizada por emissão de fóton único (SPECT) demonstraram a presença de disfunção pré e pós-sináptica dos receptores D2 dopaminérgicos nos gânglios da base. Outros autores sugeriram também uma disfunção do trato reticuloespinhal tanto nas formas primárias da SPI como na associada à DRC[4,31].

As alterações no metabolismo do ferro também estão associadas à SPI secundária à anemia ferropriva e à DRC. Estudos em pacientes com DRC demonstraram a associação entre a presença de anemia e ferropenia à SPI. Vale ressaltar que a correção desses distúrbios com ferro venoso e eritropoietina promoveu a melhora dos sintomas da SPI nos pacientes, conforme foi demonstrado em alguns trabalhos, porém isso não é consenso, pois nem todos os autores conseguiram demonstrar o benefício do tratamento desses distúrbios com a finalidade de melhorar os sintomas da SPI[5,7,18,20,21,23,30,32,33].

Alguns autores identificaram a deficiência de ferro em regiões cerebrais, como na substância negra e nos núcleos da base nos pacientes com a SPI, e outros observaram a diminuição dos níveis de ferritina no líquido cefalorraquidiano. As pesquisas realizadas em necropsias descreveram alterações do metabolismo do ferro na barreira hematoencefálica, e isso incluiu baixos níveis de ferritina, proteína divalente metalotransportadora 1 (PDMT-1), ferroportina, do receptor da transferrina e da proteína reguladora do ferro (PRF-1) nos portadores de SPI em relação aos pacientes do grupo controle[33-38].

O ferro é cofator essencial da tirosina hidroxilase, a enzima que limita a produção da dopamina e, desse modo, o ferro parece ser o elo entre as alterações dopaminérgicas e o aparecimento da SPI[4].

Por outro lado, foi bem estabelecido o papel do fator genético na SPI idiopática. Os casos de SPI familiar ocorrem em cerca de 60% dos pacientes, isso sugere um padrão de herança autossômica dominante. Estudos que envolveram gêmeos univitelinos também corroboram essa hipótese, pois observaram elevada concordância nos casos. As avaliações genéticas identificaram loci relacionados à SPI idiopática nos cromossomos 2q, 9p, 12q, 14q e 20p. Os estudos populacionais com avaliação genômica encontraram associação da SPI com os loci gênicos: MEIS1 no cromossomo 2p, BTBD9 no cromossomo 6p, MAP2K5 e LBXCOR1 no cromossomo 15q e PTPRD no cromossomo 9p23-24. Na SPI associada à DRC, a história familiar tem pouca relevância, porém alguns estudos que envolveram pacientes em HD sugeriram que aqueles com SPI familiar e DRC podem ter maior frequência dos genes BTBD9 e MEIS1[39].

SPI NO PACIENTE COM DRC

A hipótese de que a uremia desempenha um papel importante no aparecimento e manutenção da SPI é corroborada pelo desaparecimento dos sintomas nos pacientes transplantados renais e que permanecem com função renal normal. Merlino et al[20] avaliaram 138 pacientes com DRC em tratamento conservador e demonstraram maior frequência da SPI nesse grupo em relação aos controles saudáveis. De forma semelhante, Aritake-Okada et al[8] também observaram maior frequência da SPI em pacientes com DRC em tratamento conservador nos estágios 3, 4 e 5. Os estudos publicados por Winkelmann et al[40] e por Molnar et al[41], que envolveram pacientes em HD submetidos a transplante renal bem-sucedido, descreveram o desaparecimento dos sintomas e seu recrudescimento associado à falência do enxerto renal. De forma distinta ao transplante bem-sucedido, a qualidade e a modalidade dialítica utilizadas pelo paciente não alteram o curso da doença[8,19,20].

Com relação a outras alterações presentes no estado urêmico, os estudos têm resultados variáveis, como, por exemplo, os baixos níveis do hormônio da paratireoide correlacionaram-se de forma positiva com a SPI no estudo de Collado et al[42], divergindo de outros pesquisadores que não descreveram essa correlação[7,20].

Na tentativa de correlacionar os distúrbios ósseos minerais da DRC com a SPI, uma pesquisa desenvolvida no Japão por Takahi et al[43] correlacionou a SPI com a hiperfosfatemia nos pacientes em HD e, da mesma forma, nosso grupo observou que os pacientes em tratamento conservador da DRC e com diagnóstico da SPI apresentavam maiores níveis séricos de fósforo do que os não portadores da SPI ($p = 0,007$)[24].

Em nosso estudo, realizado no Serviço de Nefrologia do Hospital das Clínicas da Universidade Federal de Pernambuco (HC-UFPE), que avaliou portadores de DRC, não encontramos relação entre a presença da SPI nos pacientes em HD e naqueles em tratamento da DRC com os níveis de hemoglobina, hematócrito, reposição de ferro e uso de eritropoietina. Entre os pacientes avaliados, também não foi encontrada associação entre o estágio da DRC e a presença da SPI[24].

TRATAMENTO DA SPI NOS PACIENTES COM DRC

O tratamento da SPI associado à DRC em pacientes em diálise deve ser baseado em quatro aspectos:

1. Medidas não farmacológicas.
2. Correção da anemia.
3. Terapia farmacológica.
4. Transplante renal.

Para indicarmos o tratamento da SPI, primeiro devemos avaliá-la de acordo com a presença e a intensidade dos sintomas e, para isso, utilizar a escala de gravidade da SPI[26].

A escala de gravidade que se aplica à SPI é uma escala numérica que leva em consideração o grau de desconforto referido pelo paciente e o impacto dos sintomas no seu cotidiano. Ela deve ser aplicada para orientar o início e a monitorização do tratamento prescrito[18,26].

Após a avaliação da gravidade dos sintomas da SPI, orienta-se, inicialmente, a adoção de medidas não farmacológicas. Essas medidas são aplicadas a todos os casos e têm benefícios comprovados naqueles que apresentam sintomas leves e intermitentes.

As medidas não farmacológicas que devem ser adotadas pelos pacientes com DRC e SPI compreendem desde mudanças de hábitos e de comportamento, até a prescrição de diálise individualizada, e requer uma equipe multidisciplinar orientada e motivada. No quadro 4.3 estão resumidas as orientações não farmacológicas para a condução do tratamento da SPI.

Quadro 4.3 – Tratamento não farmacológico da SPI em renais crônicos.

- Medidas comportamentais e eliminação de fatores agravantes
- Prescrição de exercício intradialítico
- Prescrição dialítica com dialisato a 36,5°C
- Diálise diária de curta duração e diálise no turno da noite comportamentais

As medidas comportamentais e de eliminação de fatores agravantes incluem: evitar cafeína, álcool e nicotina, suspensão de antidepressivos tricíclicos e recaptadores da serotonina, lítio, agentes neurolépticos e anti-histamínicos de efeito sedativo[8,18,44].

A realização de exercícios durante as sessões de HD para o tratamento da SPI vem sendo utilizada desde que as pesquisas de Sakkas et al[45] e de Giannaki et al[46] mostraram que os pacientes apresentaram diminuição da gravidade dos sintomas da SPI, melhoraram a qualidade do sono, os escores relacionados à depressão e a composição corporal com o aumento da massa magra[47].

A prescrição dialítica diferenciada com relação à temperatura do dialisato a 36,5°C foi associada a uma melhora dos sintomas da SPI, quando comparada ao uso na temperatura de 37°C[48].

A HD diária de curta duração e diálise no turno da noite também se mostraram benéficas no tratamento da SPI nos pacientes com DRC. Estudo conduzido por Jaber et al[49] demonstrou que a diálise diária de curta duração promoveu diminuição nos escores de gravidade da SPI e também foi mais eficaz que a terapia farmacológica na melhoria dos sintomas da SPI. Seguindo a mesma vertente de prescrição de diálise diferenciada, pesquisa realizada por Hsu et al[50] demonstrou que os pacientes submetidos à HD no turno da noite obtiveram melhora na qualidade do sono e redução da hipersonolência diurna[49].

Por outro lado, as publicações que envolveram pacientes com SPI e DRC demonstraram que a correção da anemia com eritropoietina e ferro venoso foi eficaz na melhora dos sintomas da SPI. Estudos de metanálise e *guidelines* para o tratamento da SPI idiopática e relacionada à DRC, no entanto, não endossam o uso de ferro por via intravenosa ou o recomendam apenas em casos refratários ou quando há deficiência de ferro documentada. Na prática diária, sugere-se que os pacientes em diálise tenham hemoglobina e estoques de ferro otimizados[4,32,33,51-54].

O tratamento de escolha para a SPI secundária à DRC é o transplante renal. Diversas publicações descreveram o desaparecimento completo dos sintomas dessa síndrome nos pacientes que recuperaram a função renal após serem submetidos a um transplante de rim bem-sucedido[40,41].

TRATAMENTO FARMACOLÓGICO DA SPI

Para indicar o tratamento farmacológico para um portador da SPI é importante classificar os sintomas conforme a intensidade e a frequência de acometimento. De acordo com a intensidade, os sintomas podem ser leves ou intermitentes, moderados e graves. Com relação à frequência, podem ser classificados como diários ou refratários[44].

Após a estratificação se elege a classe de droga ou a associação de drogas mais indicada para o caso. Atualmente, podemos tratar a SPI com a levodopa ou a carbidopa, com agonistas dopaminérgicos, benzodiazepínicos e ainda com alguns anticonvulsivantes e com a clonidina.

TRATAMENTO DAS FORMAS LEVES OU INTERMITENTES DA SPI

O tratamento da SPI leve ou intermitente pode ser iniciado com o uso da levodopa ou a carbidopa, que foram os primeiros fármacos a ter eficácia comprovada nos pacientes em HD com a SPI. Estão indicadas naqueles casos que ocorrem, por exemplo, durante as sessões de diálise. Vale lembrar que o uso desses fármacos está associado a efeitos colaterais comumente relatados durante as sessões de HD, como náuseas e hipotensão arterial. Além disso, deve-se ficar atento para a ocorrência do chamado fenômeno de exacerbação (*augmentation phenomena*). Esse efeito colateral caracteriza-se pelo aparecimento dos sintomas da SPI na manhã seguinte após o uso da medicação, com aumento da intensidade e ocorrência dos sintomas em outras partes do corpo antes não afetadas, como, por exemplo, os membros superiores. Esse fenômeno pode ocorrer em cerca de 80% dos pacientes que iniciam o uso da levodopa[4,44,55,56].

Vale lembrar que a clonidina, um bloqueador alfa-adrenérgico, também foi eficaz no tratamento das formas leves da SPI[57].

TRATAMENTO DAS FORMAS MODERADAS E GRAVES DA SPI

As drogas de eleição para o tratamento da SPI moderada e/ou grave e com sintomas diários são os agonistas dopaminérgicos ropinirole e pramipexol. Esses fármacos apresentam meia-vida prolongada, menor número de efeitos colaterais e principalmente menor ocorrência do fenômeno de exacerbação do que com outras drogas usadas no tratamento da SPI. Esses agonistas não derivados da *ergot* (ropinirole e pramipexole) foram testados em pacientes em HD com SPI e tiveram eficácia comprovada por meio da melhora dos escores de gravidade e menos efeitos colaterais[44,54]. Os pacientes tratados com ropinirole também apresentaram melhora dos escores relacionados à qualidade do sono e à depressão[45,54].

Como alternativa aos agonistas dopaminérgicos, o anticonvulsivante gabapentina pode ser usado nos casos graves da SPI, principalmente se os sintomas forem diários. A gabapentina foi eficaz em melhorar dos sintomas da SPI, dos escores de gravidade e da qualidade de sono nos pacientes que a utilizaram[44,54].

O clonazepam é uma outra alternativa útil para o tratamento da SPI, em especial para os casos intermitentes, bem como pode ser indicado em associação com outros fármacos nos casos graves e refratários ao tratamento. Vale ressaltar que um estudo não controlado que tratou 15 pacientes com SPI em HD com clonazepam observou pequena frequência de eventos adversos[58].

TRATAMENTO DOS CASOS REFRATÁRIOS

Nos casos da SPI refratária ao tratamento com agonistas dopaminérgicos, é recomendada a troca por outro agonista dopaminérgico ou pela gabapentina. A outra alternativa é a adição de um outro fármaco ao esquema inicial, que pode ser a clonazepam ou a própria gabapentina.

TRATAMENTO DO FENÔMENO DE EXACERBAÇÃO

Nos pacientes que desenvolvem o fenômeno de exacerbação pode ser tentada a prescrição e uso de um agonista dopaminérgico, e no caso de persistência dos sintomas a outra opção é a introdução da gabapentina[43,53,54].

De forma semelhante a outros fármacos utilizados nos pacientes com DRC, deve-se ficar atento para a necessidade de ajustes da dose desses medicamentos, bem como a vigilância dos efeitos adversos que, nesses casos, podem ser somados aos de outras medicações utilizadas nos pacientes renais crônicos[44]. O resumo do tratamento farmacológico da SPI nos portadores de DRC pode ser observado no quadro 4.4.

CONSIDERAÇÕES FINAIS

A síndrome das pernas inquietas é uma doença crônica e de prevalência elevada nos pacientes em DRC e, apesar

Quadro 4.4 – Tratamento farmacológico da SPI em portadores de DRC.

- Formas leves e intermitentes
  a) Agonistas dopaminérgicos (primeira linha)
  b) Levodopa ou carbidopa
  c) Clonazepam
- Formas moderadas e graves
  a) Agonistas dopaminérgicos
  b) Gabapentina
- Formas refratárias
  a) Substituir por outro agonista dopaminérgico ou pela gabapentina
  b) Adicionar clonazepam ou gabapentina ao esquema inicial
- Fenômeno exacerbação
  Substituir por um agonista dopaminérgico ou pela gabapentina

disso, frequentemente é subdiagnosticada. Sua fisiopatologia é multifatorial, mas muito relacionada ao estado urêmico. Vale ressaltar que a SPI é uma condição grave e que nos pacientes com DRC se associa a pior qualidade de sono e de vida, além de aumentar a mortalidade. O diagnóstico da SPI é clínico e o tratamento por meio de medidas farmacológicas e não farmacológicas é bem estabelecido. Desse modo, o nefrologista deve estar atento ao seu diagnóstico e estabelecer medidas adequadas ao controle dos sintomas.

REFERÊNCIAS BIBLIOGRÁFICAS

1. Allen RP, Pichietti D, Henning WA et al. Restless legs syndrome: diagnostic criteria, special considerations, and epidemiology. A report from the restless legs syndrome diagnosis and epidemiology workshop at the National Institutes of Health. Sleep Med 2003; 4: 101-119.
2. Chistopher J, Earley MB. Restless legs syndrome. N Engl J Med 2003; 348: 2103-2109.
3. Ekbom K. Restless legs syndrome. Arch Neurol 1999; 56: 1526-1527.
4. Silva Filho RC, Conti CF, Oliveira MM et al. Síndrome das pernas inquietas: revisão e atualização. Rev Neurocienc 2009; 17: 263-269.
5. Mucsi I, Molnar MZ, Ambrus C et al. Restless legs syndrome, insomnia e quality of life in patients on maintence dialysis. Nephol Dial Transplant 2005; 20: 571-577.
6. Unruh ML, Levey AS, D'Ambrosio C et al. Restless legs symptoms among incident dialysis patients: association with lower quality of life and shorter survival. Am J Kidney Dis 2004; 43: 900-909.
7. Araujo SMH, Sales de Bruin VM, Nepomuceno LA et al. Restless legs syndrome in end-stage renal disease: clinical characteristics and associated comorbidities. Sleep Med 2010; 11: 785-790.
8. Aritake-Okada S, Nakao T, Komada Y et al. Prevalence and clinical characteristics of restless legs syndrome in chronic kidney disease patients. Sleep Med 2011; 12: 1031-1033.
9. Szentkiralyi A, Molnar MZ, Czira ME et al. Association between restless legs syndrome and depression in patients with chronic kidney disease. J Psychosom Res 2009; 67: 173-180.
10. La Manna G, Pizza F, Persici E et al. Restless legs syndrome enhances cardiovascular risk and mortality in patients with ESRD undergoing long term hemodialysis treatment. Nephrol Dial Transplant 2011; 26: 1976-1983.
11. Krishnan AV, Kiernan MC. Neurological complications of chronic kidney disease. Nat Rev Neurol 2009; 5: 542-551.
12. Ohayon MM, O´Hara R, Vitiello MV. Epidemiology of restless legs syndrome: a synthesis of the literature. Sleep Med 2012; 16: 283-295.
13. Eckeli AL, Gitaí LLG, Fabíola D et al. Restless legs syndrome in the rural town of Cassia dos Coqueiros in Brazil. Sleep Med 2012; 12: 762-767.
14. Allen RP, Walters AS, Montplaisir J et al. Restless legs syndrome prevalence and impact: REST general population study. Arch Intern Med 2005; 165:1286-1294.
15. International Restless Legs Syndrome Study Group, 2012 revised diagnostic criteria. http://irlssg.org/diagnostic-criteria/ (accessed October 2013).
16. Bhowmilk D, Bhatia M, Gupta S et al. Restless legs syndrome in haemodialysis patients in India: a case controlled study. Sleep Med 2003; 4: 143-146.
17. Hui D, Wong T, Ko F et al. Prevalence of sleep disturbances in chinese patients with end-stage renal failure on continuous ambulatory peritoneal dialysis. Am J Kidney Dis 2000; 36: 783-788.
18. Kavanagh D, Siddiqui S, Geddes CC. Restless legs syndrome in patients on dialysis. Am J Kidney Dis 2004; 43: 763-771.
19. Lee J, Nicholl DD, Ahmed SB et al. The prevalence of restless legs syndrome across the full spectrum of kidney disease. J Clin Sleep Med 2013; 9: 455-459.
20. Merlino G, Lorenzut S, Gigli GL et al. A case control study on restless legs syndrome in nondialyzed patients with chronic renal failure. Mov Disorder 2010; 25: 1019-1025.
21. Filho G, Gorini C, Purysko A et al. Restless legs syndrome in patients on chronic hemodialysis in a Brazilian city; frequency, biochemical findings and comorbidities. Arq Neuropsiquiatr 2003; 61: 723-727.
22. Libório AB, Santos JP, Minete NF et al. Restless legs syndrome and quality of sleep in patients with glomerulopathy. BMC Nephrol 2013; 14: 113-118.
23. Pavan M, Sathish J. Restless legs syndrome in patients on chronic hemodialysis. Dial Transpl 2013; 34:139-142.
24. Amorim GA, Albuquerque Filho APL, Valente LM et al. Síndrome das pernas inquietas em pacientes com doença renal crônica em tratamento conservador e em hemodiálise (abstract). J Bras Nefrol 2012; 34 (Suppl 1): P305.
25. Walters AS. Toward a better definition of the restless legs syndrome. The International Restless Legs Syndrome Study Group. Mov Disorder 1995; 10: 634-642.
26. International Restless Legs Syndrome Study Group, 2012 Restless Legs Syndrome Rating Scale. http://irlssg.org/diagnostic-criteria/ (accessed October 2013).
27. Masuko AH, Carvalho LB, Machado MA et al. Translation and validation into the Brazilian Portuguese of the restless legs syndrome rating scale of the International Restless Legs Syndrome Study Group. Arq Neuropsiquiatr 2008; 66: 832-836.
28. Chesson A Jr, Hartse K, Anderson WM et al. Practice parameters for the evaluation of chronic insomnia. An American Academy of Sleep Medicine report. Sleep 2000; 23: 237-241.
29. Winkelman J, Wetter T, Collad-Seidel V et al. Clinical characteristics and frequency of the hereditary restless legs syndrome in a population of 300 patients. Sleep 2000; 23: 597-602.
30. Keller DM. Restless legs syndrome more prevalent among hemodialysis patients, correlates with CPR Levels. Medscape July 02, 2010. http:// www.medscape.com/viewarticle/724535 (accessed september 2013).
31. Akpinar S. Treatment of restless legs with levodopa plus benserazide. Arch Neurol 1982; 39: 739.
32. Roger SD, Harris DCH, Stewart JH. Possible relation between restless legs and anaemia in renal dialysis patients. Lancet 1991; 337: 1551.
33. Benz RL, Pressman MR, Hovick ET, Peterson DD. A preliminar study of the effects of correction of anemia with recombinant human erytropoietin therapy on sleep, sleep disorders, and daytime sleepiness in hemodialysis patients. Am J Kidney Dis 1999; 34: 1089-1095.
34. Allen RP, Earley CJ. Restless legs syndrome. A rewiew of clinical and pathophysiologic features. J Clin Neurophysiol 2001; 18: 128-147.
35. Jeffrey S. Iron deficiency in all brain regions underlies RLS. Medscape Jun 15, 2007. http:// www.medscape.com/viewarticle/558359_print (accessed August 2013).
36. Earley CJ, Connor JR, Beard JL et al. Abnormalities in CSF concentrations of ferritin and transferrin in restless legs syndrome. Neurology 2000; 54: 1698-1700.
37. Connor JR, Ponnuru P, Wang XS et al. Profile of altered brain iron acquisition in restless legs syndrome. Brain 2011; 134: 959-963.
38. Connor JR, Wang XS, Patton SM et al. Decreased transferrin receptor expression. By neuromelanin cells in restless legs syndrome. Neurology 2004; 62: 1563-1567.
39. Schormair B, Plag J, Kaffe M et al. MEIS1 e BTBD9: genetic association with restless legs syndrome in end stage renal disease. J Med Genet 2011; 48: 462-466.
40. Winkelman J, Stautner A, Samtleben W, Trendwalker C. Long-term course of restless legs syndrome in dialysis patients after kidney transplantation. Mov Disorder 2002; 17: 1072-1076.
41. Molnar MZ, Novak M, Ambrus C et al. Restless legs syndrome in patients after renal transplantation. Am J Kidney Dis 2005; 2: 388-396.

42. Collado-Seidel V, Kohnen R, Samtleben W et al. Clinical and biochemical findings in uremic patients with and without restless legs syndrome. *Am J Kidney Dis* 1998; **2**: 324-328.
43. Takahi J, Nishi T, Nangaku M et al. Clinical and psycholgical aspects of restless legs syndrome in uremic patients on hemodialysis. *Am J Kidney Dis* 2003; **41**: 833-839.
44. Breland L, Orsulak CD, Raymond CB et al. Treatment of restless legs syndrome in patients with chronic kidney disease: a focus medications. *CANNT J* 2010; **20**: 29-33.
45. Sakkas GK, Hadjigeorgiou GM, Karatzaferi C et al. Intradialytic aerobic exercise training ameliorates symptoms of restless legs syndrome and improves functional capacity in patients on hemodialysis: a pilot study. *ASAIO J* 2008; **54**: 185-190.
46. Giannaki CD, Sakkas GK, Karatzaferi C et al. Effect of exercise training and dopamine agonists in patients with uremic restless legs syndrome: a six-month randomized, partially double-blind, placebo-controlled comparative study. *BMC Nephrol* 2013; **14**: 194-197.
47. Giannaki CD, Hadjigeorgiou GM, Karatzaferi C et al. A single-blind randomized controlled trial to evaluate the effect of 6 months of progressive aerobic exercise training in patients with uraemic restless legs syndrome. *Nephrol Dial Transplant* 2013; **28**: 2834-2840.
48. Kerr PG, Van Bakel C, Dawborn JK. Assessment of the symptomatic benefit of cool dialysate. *Nephron* 1989; **52**: 166-169.
49. Jaber BL, Schiller B, Burkat JM et al. Impact of short daily hemodialysis on restless legs syndrome and sleep disturbances. *Clin J Am Soc Nephrol* 2011; **6**: 1049-1055.
50. Hsu CY, Lee CT, Lee YJ et al. Better sleep quality and less daytime symptoms in patients on evening hemodialysis: a questionare-based study. *Artif Organs* 2008; **32**: 711-716.
51. Sloand JA, Shelly MA, Feigin A et al. A double-blind, placebo-controlled trial of intravenous iron dextran therapy in patients with ESRD and restless legs syndrome. *Am J Kidney Dis* 2004; **43**: 663-669.
52. Trotti ST, Bhadriraju S, Becker LA. Iron for restless legs syndrome. *Cochrane Database Syst Rev* 2012; **5**: 46-55.
53. Garcia-Borreguero D, Kohnen R, Silber MH et al. The long-term treatment of restless legs syndrome/Willis-Ekbom disease: evidence-based guidelines and clinical consensus best practice guidance: a report from de International Restless Legs Syndrome Study Group. *Sleep Med* 2013; **14**: 675-684.
54. Aurora RN, Kristo DA, Bista SR et al. The treatment of restless legs syndrome and periodic limb movement disorder in adults-an update for 2012: practice parameters with an evidence-based systemic review and meta-analyses. *Sleep* 2012; **8**: 1039-1062.
55. Trenkwalder C, Stiasny K, Pollmacher T et al. L-dopa therapy of uremic and idiopathic restless legs syndrome: a double-blind crossover trial. *Sleep* 1995; **18**: 681-688.
56. Sandyk R, Bernick C, Lee SM et al. L-dopa in uremic patients with the restless legs syndrome. *Int J Neurosci* 1987; **35**: 233-235.
57. Ausserwinkler M, Shimidt P. Successful clonidine treatment of restless legs syndrome in chronic kidney insufficiency. *Schweiz Med Wochenschr* 1989; **119**: 184-186.
58. Read D, Feest T, Nassin M et al. Clonazepan: effective treatment for restless legs syndrome in uraemia. *Br Med J* 1981; **283**: 885-886.

5

OBESIDADE COMO FATOR DE RISCO PARA DOENÇA RENAL

Carolina Nunes de Oliveira
Luiza Pinto Simões
Ronaldo Roberto Bergamo

◆

INTRODUÇÃO

A obesidade pode ser definida como um acúmulo de tecido orduroso localizado ou generalizado, resultante de um balanço calórico positivo associado ou não a distúrbios genéticos ou endocrinometabólicos[1]. Estima-se que sobrepeso (índice de massa corporal – IMC $\geq 25kg/m^2$) e obesidade (IMC $\geq 30kg/m^2$) afetam hoje cerca de dois terços dos americanos, acometendo aproximadamente 31,1% dos homens e 33,2% das mulheres[2]. É uma doença universal de prevalência crescente que vem adquirindo proporções alarmantemente epidêmicas, sendo um dos principais problemas de saúde pública da sociedade moderna. Se antigamente corpos robustos eram sinal de riqueza e saúde, hoje sabemos que a obesidade se tornou uma doença, com valor prejudicial à saúde e risco aumentado para inúmeras doenças crônicas, como diabetes, dislipidemia, doenças cardiovasculares e cerebrovasculares, coagulopatias, artropatias degenerativas, neoplasias (mama, endométrio, vesícula biliar e próstata), esteatose hepática com ou sem cirrose, apneia do sono e doença renal[3-6]. Responde pelos custos de cerca de 1,5 bilhão de reais por ano com internações hospitalares, consultas médicas e medicamentos. Desse valor, 600 milhões são provenientes do governo via Sistema Único de Saúde e representam 12% do orçamento gasto com todas as outras doenças. Quanto à etiologia, estudos apontam que fatores externos socioambientais sejam mais relevantes na incidência de obesidade do que os fatores genéticos. Entre os principais fatores externos destacam-se a transição nutricional com a troca do padrão tradicional para o contemporâneo (preferência pelo consumo de produtos industrializados) e o estilo de vida urbano, marcado pelo sedentarismo. Esse fenômeno é decorrente de uma adaptação da sociedade ao processo de globalização mundial, cujo pilar é a formação de consumidores e centros comerciais em contrapartida à inversão de valores, costumes, relações com o trabalho, vida familiar e lazer na sociedade contemporânea. Nesse cenário, a obesidade pode ser compreendida como um efeito colateral secundário a essas mudanças[7].

A obesidade desempenha um papel importante no aumento da prevalência da doença renal crônica (DRC). A associação entre obesidade e doença renal começou a ser discutida a partir de uma relação preexistente bem estabelecida entre obesidade, diabetes e/ou hipertensão arterial, as duas principais etiologias de DRC[8,9]. Entretanto, múltiplos estudos tranversais e coorte demonstraram consistentemente a associação epidemiológica independente entre obesidade, síndrome metabólica e DRC precoce[10,11].

Os agravos à saúde e a epidemiologia da obesidade ilustram a importância e o impacto da doença em âmbito mundial. Tendo-se em vista a relação que existe entre obesidade e DRC, torna-se imprescindível a discussão dessas doenças com a finalidade de promover a implementação de medidas preventivas, bem como investimentos em novos estudos, complementação e/ou aperfeiçoamento das ferramentas terapêuticas atualmente disponíveis e consequente redução das taxas de incidência e prevalência mundiais.

O RIM DO PACIENTE OBESO

Apesar da disponibilidade de métodos mais acurados de avaliação, como a bioimpedância e a espectrofotometria por raios infravermelhos, a maioria dos estudos ainda utiliza o índice de massa corporal (IMC) para classificar os indivíduos com sobrepeso ou obeso. Assim, baseando-se na classificação da Organização Mundial da Saúde (OMS), podemos caracterizar um indivíduo com sobrepeso tendo IMC ≥ 25kg/m² e obeso IMC ≥ 30kg/m² [12]. É importante salientar que tal medida não infere o percentual de massa muscular ou gordura visceral, instrumentos importantes para avaliação do risco cardiovascular associado à obesidade[13].

Os métodos disponíveis para a avaliação do ritmo de filtração glomerular (RFG) foram desenvolvidos para pacientes com peso ideal. Assim, tanto a fórmula de Cockcroft-Gault como a equação de MDRD (*Modification of Diet in Renal Disease*) tornam-se ferramentas inadequadas para indivíduos obesos ou desnutridos, podendo haver uma margem de erro de 10mL/min/1,73m² [2,14].

Os efeitos da obesidade sobre o rim de animais experimentais e humanos incluem alterações estruturais e funcionais, tais como aumento do RFG e do fluxo plasmático renal (FPR) e hipertrofia renal[15,16]. A primeira evidência clínica de acometimento renal na obesidade é a presença de proteinúria, que geralmente precede o declínio do RFG[17]. Na década de 1980 e em 2000, estudos experimentais em ratos e em cães alimentados com dieta hipercalórica demonstraram ocorrência de aumento do RFG, FPR efetivo e da albuminúria. Em 2002, evidenciou-se em humanos aumento da prevalência de microalbuminúria de 9,5% nos indivíduos com peso normal do sexo masculino para 18,3% nos obesos de mesmo sexo. Em um estudo com uma amostra de 162 pacientes com glomerulonefrite por IgA confirmados por biópsia, aqueles que tinham IMC elevado apresentavam lesões renais mais graves, maiores níveis de proteinúria e evolução mais frequente para DRC, denotando também um valor prognóstico da obesidade sobre a progressão da doença renal[18,19].

FISIOPATOLOGIA

OBESIDADE COMO FATOR DE RISCO INDEPENDENTE PARA DRC

O tecido adiposo é uma grande fonte de mediadores inflamatórios, estresse oxidativo, proteínas específicas de adipócitos (leptina, resistina e adiponectina) e componentes do sistema renina-angiotensina-aldosterona (SRAA)[20]. Mecanismos distintos foram propostos para explicar a relação obesidade-DRC, incluindo: inflamação crônica, remodelamento vascular e lipotoxicidade renal[21]. Esses mecanismos podem ocorrer na ausência de hipertensão e/ou diabetes, embora tais comorbidades possam agravar os danos renais. Possivelmente, o melhor mecanismo que descreve a lesão renal induzida pela obesidade envolve os efeitos adversos secundários ao aumento da massa corporal e o subsequente aumento do RFG explicados pela teoria do néfron intacto[22]. Outro mecanismo proposto envolve a adiponectina, um hormônio produzido pelos adipócitos que regula o metabolismo da glicose e os lípides. Esta adipocitocina está diminuída na obesidade e sua relação é inversamente proporcional ao grau de albuminúria em pacientes obesos[20,23]. O resultado final destes mecanismos pode ser uma nefropatia proteinúrica, denominada glomerulopatia associada à obesidade (ORG), a qual, histologicamente, varia de uma glomerulomegalia isolada a uma glomerulosclerose segmentar e focal secundária[20].

A obesidade também se caracteriza por um estado inadequado de hiperaldosteronismo e volume extracelular expandido. Enquanto os ácidos graxos oxidados e as adipocinas estimulam a produção adrenal de aldosterona, a hiperglicemia e a resistência insulínica promovem uma deficiência no mecanismo de natriurese aumentando o volume extracelular. Esta interação entre ambos os mecanismos descritos anteriormente causam uma ativação dos receptores mineralocorticoides não epiteliais, resultando em efeitos pró-inflamatórios e fibróticos sobre os rins[23-25].

GLOMERULOPATIA RELACIONADA À OBESIDADE

Em 1974, foi descrita pela primeira vez a associação entre obesidade maciça e proteinúria nefrótica[26]. A glomerulopatia associada à obesidade (ORG) pode ser morfologicamente definida por uma glomerulosclerose segmentar e focal associada à glomerulomegalia (O-GESF) ou apenas por glomerulomegalia isolada (O-GM). A fisiopatologia da glomerulomegalia e/ou GESF induzida pela obesidade não está totalmente esclarecida. Envolve basicamente a insulinemia, os mecanismos inflamatórios e a lipotoxicidade direta. Em condições fisiológicas, a insulina promove uma redução da constrição da arteríola eferente. Nos estados de resistência à insulina, comumente associados à obesidade, o oposto ocorre e há aumento da resistência arteriolar eferente e consequente hipertensão hidrostática transcapilar[27]. A hiperinsulinemia também estimula a produção de citocinas, fatores de crescimento, bem como fatores de crescimento insulina-símile (IGF-1 e IGF-2), que podem causar hipertrofia glomerular[28]. A hiperlipidemia, por si só, exerce toxicidade podocitária direta, além de promover glomerulosclerose por meio de outros mecanismos, principalmente inflamatórios.

Em 2001, foi descrito o primeiro grande estudo clinicopatológico sobre associação entre glomerulopatia e obesidade[20]. Nessa revisão, foram analisadas 6.818 biópsias de rins nativos e verificou-se uma incidência de ORG de 0,2% entre 1986 e 1990 e 2% entre 1996 e 2000. O IMC médio entre os indivíduos portadores de ORG foi de 41,7kg/m². Compararam-se 71 portadores de ORG e 50 com glomerulosclerose idiopática (I-GESF). Pacientes com ORG eram mais idosos, em sua maioria caucasianos, tinham menor incidência de proteinúria nefrótica e síndrome nefrótica, maior albuminemia, menores níveis séricos de colesterol e menos edema. As biópsias renais dos portadores de glomerulopatia relacionada à obesidade revelaram glomerulomegalia, aumento e proliferação da matriz mesangial, hipertrofia podocitária, apagamento de pedicelos, fibrose intersticial e espessamento da membrana basal[20,29,30]. O número de podócitos foi similar ao de pacientes não obesos, entretanto, como o volume glomerular encontra-se aumentado, a densidade podocitária está diminuída. Esse alargamento glomerular ocasiona um estiramento mecânico e ativação do sistema renina-angiotensina-aldosterona (SRAA), provocando uma lesão podocitária que parece ser o fator desencadeante para o desenvolvimento de proteinúria e esclerose glomerular por hiperfiltração[30]. Além disso, como fator lesivo adicional, ocorre redução da densidade glomerular (número de glomérulos parcialmente esclerosados pela área renal cortical), provavelmente sinalizando uma hipertrofia renal[31].

TRATAMENTO

O tratamento da obesidade é complexo e multidisciplinar. Envolve mudanças do estilo de vida (reeducação alimentar, prática regular de atividade física), terapia auxiliar cognitivo-comportamental[32], combinada ou não ao tratamento farmacológico e/ou cirúrgico. A abordagem deve ser individualizada e a escolha do tratamento deve basear-se na gravidade da doença, tendo-se em vista o grau de obesidade e a presença de complicações associadas[33,34].

A perda de peso e a restrição salina são intervenções importantes para atenuar as lesões renais induzidas pela obesidade. Além da redução significativa da proteinúria, possibilitam melhor controle pressórico, redução da resistência insulínica e melhora do perfil lipídico[4,35,36]. A utilização concomitante de drogas antiproteinúricas da classe dos inibidores da enzima conversora de angiotensina (iECA), bloqueadores dos receptores AT1, antagonistas da aldosterona têm benefício adicional positivo sobre os mecanismos aldosterona-mediados e sobre o volume extracelular, possibilitando maior efeito nefroprotetor a longo prazo[37-39]. Histologicamente, demonstrou-se também em modelos animais (ratos obesos portadores de síndrome metabólica) melhora considerável da lesão podocitária e consequente queda dos níveis de proteinúria após a utilização de fármacos bloqueadores dos receptores mineralocorticoides da aldosterona[40-42].

Quanto ao tratamento cirúrgico, deve ser considerado quando IMC $\geq$ 40kg/m^2 ou IMC $\geq$ 35kg/m^2 associado a duas ou mais comorbidades e quando houver falha terapêutica ao tratamento conservador realizado regularmente há pelo menos 2 anos[43-45]. Análises retrospectivas recentes sugerem que a cirurgia bariátrica promove melhorias no RFG e redução da albuminúria em pacientes com doença renal preexistente, além de minimizar os níveis séricos de proteína C-reativa, sugerindo um benefício adicional sobre o mecanismo inflamatório[46-48].

CONCLUSÕES

A obesidade é uma doença de suma importância clinico-epidemiológica e encontra-se associada à instalação e à progressão da doença renal crônica por múltiplos mecanismos, independentes da hipertensão arterial e diabetes. Clinicamente, manifesta-se por proteinúria de graus variados decorrente basicamente de mecanismos pró-inflamatórios, fibróticos e alterações da hemodinâmica glomerular. Histologicamente, a glomerulopatia induzida pela obesidade (ORG) caracteriza-se por glomerulomegalia isolada ou glomerulomegalia associada à GESF secundária. O tratamento inicia-se com a implementação de medidas preventivas no período da infância e adolescência, bem como tratamento não famacológico, caracterizado pela perda ponderal obtida por mudança nos hábitos alimentares associada à prática regular de atividade física, restrição salina, bem como o uso de drogas antiproteinúricas inibidoras da enzima conversora de angiotensina (iECA) e bloqueadores dos receptores de angiotensina (BRA). O prognóstico a longo prazo da obesidade, avaliando-se gravidade da proteinúria, duplicação da creatinina e evolução para DRC terminal, é menos desfavorável quando comparado à GESF idiopática.

REFERÊNCIAS BIBLIOGRÁFICAS

1. Cunningham AS, Kramer MR, Narayan KMV. Incidence of childhood obesity in the Unite States. *N Engl J Med* 2014; **370**: 403-411.
2. Ogden CL, Carroll MD, Curtin LR *et al*. Prevalence of overweight and obesity in the United States. *JAMA* 2006; **295**: 1549-1555.
3. Mancini MC, Halpern A, Melo ME. Obesidade. In Lopes AC (ed). *Tratado de Clínica Médica*, 2ª ed. Roca: São Paulo, vol. II, 2009, pp 3533-3545.
4. Kiortis DN, Christou MA. Manegement of obesity-induced kidney diasease: a critical review of the literature. *Obes Facts* 2012; **5**: 821-832.
5. Fox CS, Larson MG, Leip EP *et al*. Predictors of new-onset kidney disease in a community-based population. *JAMA* 2004; **191**: 844-850.
6. Flegal KM, Graubard BI, Williamson DF *et al*. Cause-specific excess deaths associated with underweight, overweight and obesity. *JAMA* 2007; **298**: 2028-2037.
7. Lamounier JA, Parizzi MR. Obesidade e saúde pública. Cadernos de Saúde Pública 2007; **23**: 1497-1499.
8. Hall JE, Henegar JR, Dwyer TM *et al*. Is obesity a major cause of chronic kidney disease? *Adv Ren Replace Ther* 2004; **11**: 41-54.
9. Kramer H. Obesity and chronic kidney disease. *Contrib Nephrol* 2006; **151**: 1-18.
10. Griffin KA, Kramer H, Bidani AK. Adverse renal consequences of obesity. *Am J Physiol Renal Physiol* 2008; **294**: F685-F696.
11. Hollenberg NK. Obesity and the kidney: why is the kidney at risk? *Kidney Int* 2007; **71**: 187-188.
12. Godoy-Matos AF, Oliveira J, Guedes EP *et al* (eds). *Diretrizes Brasileiras de Obesidade. Associação Brasileira para o Estudo da Obesidade e da Síndrome Metabólica (ABESO)*, 3ª ed. São Paulo, 2009-2010, pp 9-10.
13. Pastorino M, Marino C, Tripep G *et al*. Abdominal obesity and all-cause and cardiovascular mortality associated in end-stage renal disease. *J Am Coll Cardiol* 2009; **53**: 1265-1272.
14. Friedman AN, Strother M, Quinney SK. Measuring of glomerular filtration rate in obese individuals without overt kidney disease. *Nephron Clin Pract* 2010; **116**: C224-C234.
15. Chagnac A, Weinstein T, Korzerts A *et al*. Glomerular hemodynamics in severe obesity. *Am J Physiol Renal Physiol* 2000; **278**: F817-F822.
16. Kasiske BL, Napier J. Glomerular sclerosis in patients with massive obesity. *Am J Nephrol* 1985; **5**: 45-50.

17. Kalaitzidis RG, Kostas C. The role of obesity in kidney disease: recent findings and potencial mechanisms. *Int Urol Nephrol* 2011; **43**: 771-784.
18. de Jong FE, Verhave JC, Pinto-Sietsma SJ, Hillege HL and PREVEND study group. Obesity and target organ damage: the kidney. *Int J Obes Relat Metab Disord* 2002; **26** Suppl 4: S21-S24.
19. Bonnet F, Deprele C, Sassolas A et al. Excessive body weight as a new independent risk factor for clinical and pathological progression in primary IgA nephritis. *Am J Kidney Dis* 2001; **37**: 720-727.
20. Kambham N, Markowitz GS, Valeri AM et al. Obesity-related glomerulopathy: an emerging epidemic. *Kidney Int* 2001; **59**: 1498-1509.
21. Praga M. Obesity – a neglected culprit in renal disease. *Nephrol Dial Transplant* 2002; **17**: 1157-1159.
22. Bagby SP. Obesity-initiated metabolic syndrome and the kidney: a recipe for chronic kidney disease? *J Am Soc Nephrol* 2004; **15**: 2775-2791.
23. Epstein M. Aldosterone as a mediator of progressive renal disease: pathogenetic and clinical implications. *Am J Kidney Dis* 2001; **37**: 677-688.
24. Hostetter TH, Ibrahim HN. Aldosterone in chronic kidney and cardiac disease. *J Am Soc Nephrol* 2003; **14**: 2395-2401.
25. Sato A, Saruta T. Aldosterone-induced organ damage: plasma aldosterone level and inappropriate salt status. *Hypertens Res* 2004; **27**: 303-310.
26. Weisinger JR, Kempson RL, Eldridge L et al. The nephrotic syndrome: a complication of massive obesity. *Ann Intern Med* 1974; **81**: 440–447.
27. Juncos LA, Ito S. Disparate effects of insulin on isolated rabbit afferent and efferent arterioles. *J Clin Invest* 1993; **92**:1981-1985.
28. Frystyk J, Skjaerbaek C, Vesto E et al. Circulating levels of free insulin-like growth factors in obese subjects: the impact of type 2 diabetes. *Diabetes Metab Res Rev* 1999; **15**: 314-322.
29. Serra A, Romero R, Lopez D et al. Renal injury in the extremely obese patients with normal renal function. *Kidney Int* 2008; **73**: 947-955.
30. Chen HM, Liu ZH, Zeng CH et al. Podocyte lesions in patients with obese related glomerulopathy. *Am J Kidney Dis* 2006; **48**: 772-779.
31. Tsuboi N, Utsunomiya Y, Kanzaki G et al. Low glomerular density with glomerulomegaly in obesity-related glomerulopathy. *Clin J Am Soc of Nephrol* 2012; **7**: 735-741.
32. Duchese M. Almeida PEM. Cognitive-behavioural therapy of eating disorders. *Rev Bras Psiquiatr* 2002; **24** (Suppl III): 49-53.
33. Jeffreys M, McCarron P, Gunnell D et al. Body mass index in early and mid-adulthood, and subsequent mortality: a historical cohort study. *Int J Obes Relat Metab Disord* 2003; **27**: 1391-1397.
34. Calle EE, Thun MJ, Petrelli JM et al. Body-mass index and mortality in a prospective cohort of U.S. adults. *N Engl J Med* 1999; **341**: 1097-1105.
35. Bolignano D, Zoccali C. Effects of weight loss on renal function in obese CKD patients: a systematic review. *Nephrol Dial Tranplant* 2013; **28** Suppl 4: iv82-iv98.
36. Rikki MT, Todd MB, Muntner P. Epidemiology of obesity, the metabolic syndrome and chronic kidney disease. *Curr Hypertens Rep* 2012; **14**: 152-159.
37. Morales E, Valero MA, Leon M et al. Beneficial effects of weight loss in overweight patients with chronic proteinuric nephropathies. *Am J Kidney Dis* 2003; **70**: 35-41.
38. Praga E, Hernandez E, Andres A et al. Effects os body-weight loss and captopril treatment on proteinuria associated with obesity. *Nephron* 1995; **70**: 35-41.
39. Praga M, Morales E. Obesity, proteinuria and progression of renal failure. *Curr Opin Nephrol Hypertens* 2006; **15**: 481-486.
40. Nagase M, Yoshida S, Shibata S et al. Enhanced aldosterone signaling in the early nephropathy of rats with metabolic syndrome: possible contribution of fat-derived factors. *J Am Soc Nephrol* 2006; **17**: 3438-3446.
41. Nagase M, Matsui H, Shibata S et al. Salt-induced nephropathy in obese spontaneously hypertensive rats via paradoxical activation of the mineralocorticoid receptor: role of oxidative stress. *Hypertension* 2007; **50**: 877-883.
42. Nagase M, Fujita T. Aldosterone and glomerular podocyte injury. *Clin Exp Nephrol* 2008; **12**: 233-242.
43. NIH Conference: Gastrointestinal surgery for severe obesity: National Institutes of Health Consensus Development Conference Statement. *Am J Clin Nutr* 1992; **55** (2 Suppl): 615S-619S.
44. Consensus Development Conference Panel. NIH conference: gastrointestinal surgery for severe obesity. *Ann Intern Med* 1991; **115**: 956-961.
45. Alvarado R, Alami RS, Hsu G et al. The impact of pre-operative weight loss in patients undergoing laparoscopic Roux-en-Y gastric bypass. *Obes Surg* 2005; **15**: 1282-1286.
46. Navaneethan SD, Yehnert H. Bariatric surgery and progretion of chronic kidney disease. *Surg Obes Relat Dis* 2009; **5**: 662-665.
47. Agrawal V, Khan I, Rai B et al. The effect of weight loss after bariatric surgery on albuminuria. *Clin Nephrol* 2008; **70**: 194-202.
48. Agrawal V, Krause KR, Chengelis DL et al. Relation between degree of weight loss after bariatric surgery and reduction in albuminuria and C-reactive protein. *Surg Obes Relat Dis* 2009; **5**: 20-26.

6
TOXINAS URÊMICAS: MARCADORES OU ALVOS TERAPÊUTICOS

Rodrigo Bueno de Oliveira
Andréa Emilia Marques Stinghen
Fellype de Carvalho Barreto

INTRODUÇÃO

A doença renal crônica (DRC) é uma enfermidade com elevada taxa de prevalência em todo o mundo e juntamente com outras doenças crônicas não transmissíveis são responsáveis por 25 milhões de mortes ao ano[1,2]. Atualmente no Brasil, aproximadamente 100 mil se encontram em tratamento dialítico, porém estima-se que existam mais de 10 milhões de brasileiros portadores de algum grau de disfunção renal[3].

Com a progressão da DRC, os rins perdem a capacidade de remover do organismo compostos tóxicos resultando em seu acúmulo no organismo. O acúmulo dessas "toxinas urêmicas" resulta em uma síndrome clínica denominada uremia, que é responsável por inúmeras consequências deletérias que resultam em maiores taxas de morbidade e mortalidade dessa população[4,5]. Existe relação direta de diversas toxinas urêmicas com doença cardiovascular (DCV), anemia, distúrbio mineral e ósseo da DRC (DMO-DRC), entre outras.

Nas últimas décadas observou-se progresso significativo no campo de estudo das toxinas urêmicas. Seu estudo permite explorar mecanismos fisiopatológicos desconhecidos da síndrome urêmica e o uso de uma determinada toxina urêmica como marcador específico de um processo fisiopatológico, ou até mesmo como alvo terapêutico para explorar intervenções clínicas dirigidas para modular o nível de determinada toxina urêmica em diversos fluidos biológicos.

Em ciências biológicas podemos definir, em termos gerais, um *marcador biológico* ou *biomarcador* como uma molécula, gene, enzima, hormônio ou célula específica, que por meio de uma medida padronizada (quantitativa ou qualitativa) possa indicar a ocorrência de determinado processo biológico, normal ou patológico, de um organismo ou sistema. A quantificação de um biomarcador pode ser usada, na prática clínica, com diversas finalidades como para o diagnóstico de determinada doença, identificação de riscos, estratificação de doentes, e identificar a gravidade ou progressão de uma determinada doença. *Alvo terapêutico* poderia ser definido como uma molécula, gene, enzima, hormônio ou célula específica, que é objeto de uma intervenção terapêutica, geralmente farmacológica, capaz de modificar uma resposta biológica patológica de um organismo ou sistema, resultando em redução de risco, gravidade ou progressão de determinada doença. Presta-se, ainda, para monitorar a eficiência de determinado tratamento ou evidenciar a cura. Frequentemente existe uma superposição de interpretação do uso de dada molécula, gene, enzima, hormônio ou célula específica como sendo um *marcador biológico* ou *um alvo terapêutico*.

Os objetivos deste capítulo são fornecer ao leitor um panorama diante do conhecimento atual sobre o potencial uso de toxinas urêmicas como marcadores biológicos ou alvos terapêuticos.

DEFINIÇÃO E CLASSIFICAÇÃO DE TOXINAS URÊMICAS

Atualmente já foram identificados mais de 100 compostos urêmicos[6], que, de acordo com suas propriedades físico-químicas e características de remoção por métodos dialíticos, são classificadas em:

- *Compostos pequenos solúveis em água com peso molecular de até 500Da*
  Têm como protótipos moléculas como ureia e creatinina e apresentam a característica de serem facilmente removidos por diálise. Os compostos desse grupo não apresentam necessariamente toxicidade funcional.

- *Compostos de peso molecular moderado com peso molecular superior a 500Da*
Os protótipos deste grupo são a β_2-microglobulina e a leptina. Essas moléculas só podem ser removidas por meio de métodos dialíticos que utilizam membranas de diálise de alto fluxo e eficiência. Muitos dos compostos neste grupo são peptídeos que afetam um grande número de orgãos e sistemas.
- *Compostos ligados a proteínas, em geral com baixo peso molecular*
Os protótipos deste grupo são os fenóis e os indóis, compostos difíceis de serem removidos por diálise. Apresentam diversas atividades tóxicas no organismo[7-9].

As *toxinas urêmicas* não são definidas simplesmente como substâncias presentes nos fluidos corporais dos pacientes urêmicos. Deve ser demonstrada também uma conexão entre a substância tóxica e um ou mais eventos biopatológicos ou clínicos. Para estabelecer essa conexão é necessário que a toxina obedeça a um postulado, semelhante ao postulado de Koch, modificado por Massry[10]. Nesse postulado, para um dado composto ser definido como uma toxina urêmica autêntica ele precisa: *ser quimicamente identificado e caracterizado; deve ser possível sua quantificação nos fluidos corporais; o nível desta toxina deve estar aumentado na uremia; deve ocorrer uma relação entre o nível da toxina nos fluidos corporais e um ou mais dos sintomas da uremia; deve existir uma redução dos níveis corporais da toxina quando houver melhora no quadro urêmico do paciente; a administração da toxina em modelo animal ou humano, em níveis semelhantes àqueles encontrados na uremia deve reproduzir a manifestação observada na uremia.*

Além desses critérios, um último deve ser acrescentado: um mecanismo biopatológico deve ser demonstrado a fim de explicar a ligação entre toxina e quadro urêmico[4].

MECANISMOS DE ACÚMULO DE TOXINAS URÊMICAS NO ORGANISMO

As toxinas urêmicas podem acumular-se nos fluidos corporais por meio de vários mecanismos, sendo possível a combinação entre eles: 1. por produção endógena, decorrente de processo metabólico, com consequente acúmulo em virtude de uma capacidade de excreção renal reduzida (por exemplo, a ureia); 2. produção endógena excessiva e/ou degradação deficiente (por exemplo, hormônio da paratireoide); 3. toxinas urêmicas provindas de fontes exógenas (por exemplo, fósforo da dieta); 4. redução ou deficiência de atividade de substâncias normalmente produzidas endogenamente como resultado da diminuição de síntese, aumento de degradação ou inibição biológica.

MODELOS DE ESTUDO *IN VITRO* DAS TOXINAS URÊMICAS

Para avaliar o impacto das toxinas urêmicas na DRC vários modelos *in vitro* têm sido utilizados, tais como o estudo de leucócitos a fim de avaliar a diminuição da resposta imune e estresse oxidativo[11,12], células endoteliais para avaliar o impacto na doença cardiovascular, proliferação e reparo tecidual[13-15], células musculares lisas para avaliar seu papel na aterosclerose[16,17], hepatócitos a fim de avaliar distúrbios metabólicos[18], fibroblastos para avaliar fibrose[19] e osteoblastos para estudos de DMO-DRC[20].

O impacto das toxinas urêmicas no organismo é bastante amplo, e muitos órgãos e sistemas podem ser afetados. A maioria das toxinas urêmicas descritas até o momento pode interferir em diversas vias de sinalização celular e, dessa forma, na resposta do organismo a expressão e produção de diversas moléculas[4]. Outros compostos de retenção urêmica, por sua vez, ainda não têm seu efeito tóxico comprovado, mas podem ser utilizados como marcadores de retenção urêmica[21]. Nos próximos parágrafos descreveremos algumas toxinas urêmicas que podem ser usadas como marcadores ou alvos terapêuticos.

UREIA

Ureia é um composto de baixo peso molecular (60Da), solúvel em água, que representa o típico exemplo da controvérsia que, por vezes, ainda paira sobre as toxinas urêmicas: marcador ou alvo terapêutico?

A ureia tem sido utilizada como marcador da função renal e de adequação dialítica há vários anos. Sua taxa de remoção está diretamente relacionada à sobrevida de pacientes dialíticos[22]. Apesar disso, poucos estudos demonstraram um efeito biológico nocivo direto desse composto, o qual pode ser, pelo menos em parte, atribuído ao aumento de osmolalidade causado pela concentração mais elevada da ureia[23]. Recentemente, em um estudo elegante, envolvendo: 1. o tratamento de adipócitos com ureia; 2. infusão de ureia em camundongos normais; e 3. camundongos urêmicos, D'Apolito *et al* demonstraram que a ureia *per se* é capaz de induzir a geração de estresse oxidativo e resistência à insulina[24]. Esses resultados sugerem fortemente que a ureia se comporta como uma toxina urêmica e não apenas como um marcador de função renal. Por outro lado, discute-se se a ureia é um bom marcador de adequação dialítica, uma vez que a concentração sérica da maior parte das toxinas urêmicas não se correlaciona com a adequação dialítica avaliada pelo Kt/V[25].

Em conjunto, esses achados reforçam o conceito de que a toxicidade urêmica e seu tratamento não são apenas uma questão de acúmulo e remoção de ureia, mas que outras toxinas contribuem significativamente para o desenvolvimento da síndrome urêmica e devem ser vistas com potenciais alvos terapêuticos.

FÓSFORO INORGÂNICO (Pi)

A sobrecarga de Pi e a hiperfosfatemia são achados comuns na DRC. Enquanto a sobrecarga pode ocorrer precocemente no curso da DRC, a hiperfosfatemia aparece, mais comumente, quando o ritmo de filtração glomerular está abaixo de 30mL/min/1,73m^2 [26]. O Pi é considerado uma toxina urêmica, tendo sido classicamente relacionado à fisiopatologia do hiperparatireoidismo secundário[27].

Todavia, a partir do final dos anos 1990, o interesse por essa toxina tornou-se crescente devido à associação entre níveis elevados de Pi (> 6,5mg/dL) e mortalidade[28]. Desde então, evidências crescentes relacionaram o Pi com a doença cardiovascular (DCV) e a alta mortalidade relacionada à uremia. Em estudo envolvendo 25.588 pacientes em hemodiálise, o Pi sérico de 3,6-5,0mg/dL associou-se com menor risco de mortalidade cardiovascular, enquanto níveis de Pi > 7mg/dL associaram-se com maior risco.[29] Uma meta-análise recente de 47 estudos de coorte (n = 327.644 pacientes) demonstrou que o risco de mortalidade aumenta 18% para cada aumento de 1mg/dL no P sérico, independente dos níveis séricos de hormônio paratireóideo (PTH) e cálcio (Ca)[30].

Um dos primeiros mecanismos sugeridos para explicar a associação entre Pi e mortalidade cardiovascular foi a calcificação vascular. Através de experimentos *in vivo*, foi demonstrado que o Pi é capaz de promover a transdiferenciação de células musculares lisas em células semelhantes a osteoblastos, participando ativamente do processo de calcificação vascular[31]. Desde então, diversos outros mecanismos de lesão cardiovascular têm sido atribuídos ao Pi, como aterosclerose[32], disfunção endotelial[33] e lesão cardíaca[34,35]. O conjunto desses achados aponta para o Pi como um agente causador de lesão, comprovando que o Pi é, além de um marcador de risco, um importante alvo terapêutico.

De fato, uma das principais preocupações do nefrologista é o controle adequado dos níveis séricos de Pi. Recentemente, as diretrizes do KDIGO (*Kidney Disease Improving Global Outcomes*) para os DMO-DRC recomendaram que os níveis de Pi devem ser mantidos dentro dos limites de normalidade para pacientes com DRC estágios 3-5 e 5D (estágio 5 em hemodiálise)[36]. No entanto, é importante notar que essas recomendações são baseadas em evidências consideradas fracas. Embora extremos, tanto para cima quanto para baixo, de níveis de Pi associam-se claramente com complicações graves, há uma extensa zona cinza, na qual a definição precisa de valores ideais de Pi, para os diferentes estágios da DRC, torna-se extremamente difícil. Vale ressaltar que, até o momento, nenhum estudo clínico randomizado demonstrou que a redução dos níveis de Pi se reflete em maior sobrevida. Não obstante, questiona-se cada vez mais se os valores alvos de Pi devem ser reduzidos, objetivando-se um controle ainda mais estrito.

O controle do Pi pode ser feito por meio de três medidas terapêuticas: restrição dietética, remoção pelo tratamento dialítico e uso de quelantes. Uma orientação dietética adequada é essencial para o controle adequado do Pi. Além disso, a quantidade de Pi na dieta ocidental, especialmente devido à presença de aditivos e conservantes, é elevada, resultando em exposição contínua a uma sobrecarga de Pi. O uso de quelantes para reduzir a absorção intestinal de Pi constitui-se em importante recurso terapêutico para o controle do Pi. Em nosso meio, os quelantes de Pi à base de Ca, carbonato de Ca e acetato de Ca, e o hidrocloreto de sevelamer são os únicos disponíveis, além do hidróxido de alumínio, cujo uso não é mais recomendado. Embora alguns estudos clínicos sugiram que o hidrocloreto de sevelamer possa retardar a progressão de calcificação vascular[37], outros estudos não foram capazes de demonstrar uma clara superioridade de um tipo de quelante sobre o outro[38].

A remoção de Pi pelo tratamento dialítico convencional é insuficiente para manter o balanço adequado de Pi[36]. Dessa forma, frequentemente utilizamos as 3 estratégias em associação para controle dos níveis séricos de Pi em pacientes com DRC em diálise: restrição dietética de Pi, quelantes de Pi e diálise. A tabela 6.1 mostra a massa de Pi extraída por semana de acordo com os diferentes métodos dialíticos.

HORMÔNIO DA PARATIREOIDE (PTH)

Níveis elevados de PTH, os quais podem ser encontrados desde os estágios iniciais da DRC[39], tornam esse hormônio uma toxina urêmica. Por ser um dos reguladores do metabolismo mineral, níveis altos do PTH possuem, caracteristicamente, efeitos deletérios no tecido ósseo, levando à doença óssea de alta remodelação, denominada doença óssea relacionada ao hiperparatireoidismo secundário ou osteíte fibrosa[27]. Por outro lado, acredita-se que fragmentos circulantes de PTH, cujos níveis também estão aumentados na DRC, possuem atividade

Tabela 6.1 – Estimativa da remoção semanal de P baseado em diferentes métodos dialíticos.

Método dialítico	Duração/frequência	Remoção de P (mg/sem)
HD convencional*	4h; 3x/sem	2.356 ± 864
HD curta diária*	2-3h; 6x/sem	2.452 ± 720
HD noturna*	6-8h; 6x/sem	8.000 ± 2.800
Hemodiafiltração	4h; 3x/sem	3.570 ± 270
Diálise peritoneal		
APD		2.739 ± 1.042
CAPD		2.790 ± 1.022

APD = diálise peritoneal automatizada; CAPD = diálise peritoneal ambulatorial contínua; sem = semana; *com capilar de alto fluxo.

biológica oposta aos efeitos da molécula intacta do PTH, contribuindo para a chamada resistência óssea à ação do PTH, frequentemente observada na uremia[39].

Além disso, devido à expressão difusa do receptor para PTH (PTH1R) em nosso organismo, o PTH em excesso pode ser tóxico para diversos órgãos e tecidos, notadamente o sistema cardiovascular. Estudos observacionais demonstraram uma associação entre PTH elevado e DCV em pacientes com DRC, como calcificação vascular[40], disfunção ventricular esquerda[41] e mortalidade[42]. Em estudos experimentais com modelo animal de DRC (nefrectomia 5/6 em ratos), níveis elevados de PTH associaram-se a calcificação vascular, hipertrofia e fibrose miocárdica[34,35]. Estudos recentes demonstraram ainda a relação entre PTH elevado e secreção de aldosterona e de norepinefrina, sugerindo novas vias fisiopatológicas pelas quais o PTH pode causar lesão cardiovascular[43,44].

Dessa forma, pode-se constatar que inúmeros estudos clínicos e experimentais dão apoio à hipótese de que o PTH age como uma toxina urêmica, com efeitos sistêmicos, diretos e indiretos. Portanto, o PTH é um importante alvo terapêutico para se evitar tanto complicações ósseas como cardiovasculares na DRC. O nível ideal de PTH a ser mantido na DRC é alvo de constantes debates e depende do grau de disfunção renal. O uso de ativadores dos receptores da vitamina D, como o calcitriol e o paricalcitol, e do calcimimético (cinacalcet), em conjunto com a redução dos níveis de Pi, são as principais estratégias terapêuticas para o controle dos níveis desse hormônio.

INDOXILSULFATO (IS)

O IS é uma toxina urêmica de baixo peso molecular (213,11Da), derivada do metabolismo intestinal do triptofano. É considerado o protótipo do grupo dos indóis e a maior fração dessa toxina circula no sangue ligada à albumina. Na DRC, o IS acumula-se com a perda progressiva da função renal[45]. Diversos estudos clínicos e experimentais demonstraram o papel do IS e nas complicações relacionadas à DRC. No sistema cardiovascular, o IS pode levar a disfunção endotelial, proliferação de células musculares lisas, hipertrofia de cardiomiócitos, fibrose miocárdica e calcificação vascular[45-49]. O IS também parece contribuir para a progressão da DRC ao estimular mecanismos pró-fibróticos, como a expressão do fator de crescimento transformador-beta 1 (TGF-β_1), inibidor de metaloproteinase tecidual 1 (TIMP-1) e pró-α_1-colágeno[50], além de suprimir a expressão de klotho e promover a senescência renal[51]. Em relação ao DMO-DRC, especula-se que o IS participe da fisiopatogenia da doença óssea adinâmica, por levar à disfunção osteoblástica, com menor expressão de PTH1R, e inibir a diferenciação e ativação osteoclástica[52,53].

Segundo o banco de dados do EUTox, as concentrações médias normal, urêmica e máxima urêmica do IS total é de 0,6mg/L, 53 mg/l e 236mg/L, respectivamente[54]. Embora os estudos clínicos tenham demonstrado uma relação direta entre concentração plasmática de IS e mortalidade, ainda não existe um nível-alvo proposto para essa toxina. Por ser ligado à proteína, o IS não é dialisável pelos métodos baseados apenas em difusão, mesmo quando capilares de alto fluxo são utilizados. Terapias dialíticas baseadas em estratégia convectiva, como a hemofiltração e a hemodiafiltração, são consideradas efetivas para remover as toxinas urêmicas ligadas à proteína, como o IS.

O AST-120 (Kremezin®) é um adsorvente, de uso oral, que se liga à forma precursora do IS ainda na luz intestinal, levando à menor geração e consequente redução dos níveis circulantes de IS. Estudos clínicos com número limitado de pacientes demonstraram que o uso do AST-120 associou-se a: 1. redução dos níveis de IS[55]; 2. menor progressão de DRC[56]; e 3. melhor sobrevida após início de terapia dialítica[57]. De forma semelhante, estudos *in vivo* com modelo animal de DRC demonstraram os efeitos benéficos em algumas complicações urêmicas, como CV (calcificação vascular), associados à redução dos níveis de IS secundária à administração do AST-120[58]. Apesar desses resultados iniciais animadores, os resultados de dois estudos clínicos, randomizados (*EPPIC study*), que avaliaram o uso do AST-120 adicionado à terapia padrão para DRC de moderada a grave, não demonstraram efeito benéfico da medicação sobre a progressão da DRC. Embora a análise de subgrupo tenha revelado tendência do AST-120 em reduzir a progressão naqueles pacientes aderentes ao tratamento com rápido declínio da função renal[59].

PARACRESILSULFATO (PCS)

Paracresilsulfato é outro protótipo de toxina urêmica ligada à proteína (peso molecular: 108Da), sendo da classe dos fenóis. O PCS compartilha algumas características com o IS: é derivado da metabolização de aminoácidos (tirosina e fenilalanina) na luz intestinal, passa por metabolização hepática, sua maior fração circula ligada à albumina (presumivelmente, no sítio II Sudlow) e remoção limitada pela diálise.

Foram demonstrados vários efeitos tóxicos do PCS por meio de experimentos *in vitro*. PCS é capaz de induzir a liberação de micropartículas endoteliais, sugerindo que essa toxina esteja envolvida diretamente na disfunção endotelial[60]. Além disso, o PCS ativa a produção de radicais livres pelos leucócitos, contribuindo para a inflamação presente na uremia[61]. Níveis elevados da fração livre de PCS estão associados à maior mortalidade global e cardiovascular em um estudo de coorte com pacientes com diferentes estágios de DRC[62].

Segundo o banco de dados do EUTox, as concentrações médias normal, urêmica e máxima urêmica do PCS total é de 1,9mg/L, 20,9mg/L e 41mg/L, respectivamente[54]. Por ser uma toxina ligada à proteína, as mesmas considerações do IS em relação ao tratamento dialítico aplicam-se para o PCS. Um estudo recente, envolvendo pacientes em diálise peritoneal, demonstrou um possível efeito benéfico do sevelamer na redução dos níveis de PCS, sugerindo que essa medicação possa ser uma eficiente estratégia terapêutica no controle dos níveis circulantes dessa toxina[63].

Para uma revisão mais detalhada sobre o metabolismo e efeitos do PCS e IS, o leitor deve reportar-se ao capítulo 7.

FATOR DE CRESCIMENTO DE FIBROBLASTOS-23 (FGF23)

O FGF23 foi descrito há mais de 10 anos por dois grupos independentes[64,65]. Esse hormônio secretado pelos osteócitos e osteoblastos é uma proteína constituída por 251 aminoácidos, cuja função principal é atuar na regulação do metabolismo mineral, particularmente sobre o Pi sérico, e nos níveis de calcitriol, por meio da inibição da reabsorção tubular renal de Pi e atividade da 1α-hidroxilase. FGF23 também atua nas glândulas paratireoides, onde inibe a secreção do PTH. As ações são mediadas por um cofator (klotho) que aumenta substancialmente a afinidade entre o FGF23 e o receptor (FGFR)[66,67].

Os níveis séricos de FGF23 elevam-se precocemente no curso da DRC, provavelmente devido a um estado primário de excesso de FGF23, resultado de uma combinação de aumento da produção e diminuição da degradação[68]. Quando o ritmo de filtração glomerular diminui, os níveis séricos de FGF23 aumentam continuamente, podendo atingir valores > 1.000 vezes acima do normal em pacientes com DRC estágio 5D. Além disso, o *clearance* renal residual e a remoção por diálise não parecem modificar os níveis séricos de FGF23 de forma significativa[69].

Inúmeros artigos mostraram associação positiva entre os níveis elevados de FGF23 e efeitos clínicos adversos, como progressão da DRC[70,71], hipertrofia ventricular esquerda[72], calcificação vascular[73] e mortalidade em populações de pacientes com DRC pré-dialítica e dialítica[74,75].

Considerando os efeitos do FGF23 em funções biológicas, naturalmente se espera encontrar evidências conclusivas que suportem uma relação causal. Entretanto, os dados experimentais atualmente disponíveis não permitem uma conclusão clara. Por exemplo, demonstrou-se que a neutralização completa da ação do FGF23 através de um anticorpo específico pode ser prejudicial, uma vez que agrava a hiperfosfatemia, calcificação vascular e mortalidade em modelo animal com DRC[76]. Essa observação sugere que o FGF23, assim como o PTH, provavelmente exercem efeitos benéficos nos estágios iniciais da DRC, mas que seu aumento excessivo decorrente da progressão da DRC, provavelmente, represente uma síndrome de má adaptação, com consequências deletérias.

Quanto à hipertrofia ventricular esquerda, evidências experimentais a partir dos estudos de Faul *et al* sugerem um efeito nocivo direto do FGF23[77]. Os autores demonstraram que a injeção intramiocárdica de FGF23 em ratos foi capaz de induzir hipertrofia cardíaca. Além disso, autores descreveram que elevados níveis de FGF23 foram independentemente associados à hipertrofia ventricular em uma corte multirracial de pacientes com DRC, fato que está alinhado com as descobertas de outros autores observadas na população geral[78]. No entanto, nem todos os estudos têm sido capazes de demonstrar associação de níveis elevados de FGF23 com calcificação vascular[79] ou mortalidade[72,80]. Aparentemente, inconsistências podem ser explicadas pelo pequeno tamanho da amostra de estudos, diferentes abordagens para ajustar fatores de confusão, falta de dados prospectivos e, finalmente, diferentes mecanismos de toxicidade do FGF23.

Portanto, ainda não está claro se o FGF23 é apenas um marcador da DMO-DRC, progressão da DRC e doença cardiovascular ou se, além dessa possível característica de um marcador biológico, também é um componente ativo e, portanto, um potencial alvo terapêutico. Para uma revisão mais detalhada sobre o FGF23, o leitor deverá referir-se a revisões específicas[81,82].

LEPTINA

O hormônio leptina é uma proteína secretada, composta de 167 aminoácidos (peso molecular = 16.000Da), expressa pelo tecido adiposo. Foi originalmente proposto como um fator antiobesidade. No entanto, a maioria dos indivíduos obesos sadios apresenta níveis elevados de leptina, o que resultou na hipótese da resistência à leptina[83]. As ações clássicas da leptina incluem o controle do comportamento alimentar, balanço energético, fertilidade e função imune. Recentemente, outras funções da leptina foram descritas, tais como sua influência na regulação da massa óssea e no sistema cardiovascular[84]. Na célula, a leptina pode estimular a atividade da fosfatase alcalina, assim como a proliferação, migração e calcificação das células musculares lisas dos vasos (VSMC)[85,86].

Embora estudos clínicos na população geral tenham demonstrado uma associação entre leptina e doença cardiovascular[87,88], o papel da leptina na DRC parece ser mais complexo. Um grupo de autores sugeriu que pacientes dialíticos com elevados níveis séricos de leptina teriam melhores desfechos clínicos comparados àqueles com níveis mais baixos de leptina[89]. Claramente, a relação entre o nível sérico de leptina e o índice de massa corporal em indivíduos com DRC parece ser um pouco mais complexa, pois outro grupo de pesquisadores não observou vantagem na sobrevida em pacientes obesos em diálise comparados a pacientes magros em hemodiálise[90].

Além da questão não resolvida do papel da leptina na evolução clínica de pacientes com DRC, a leptina parece estar associada à síndrome metabólica. Em um estudo clínico envolvendo 142 pacientes com DRC estágios 2-5 e 5D, seguidos por no mínimo 20 meses, o nível plasmático de leptina foi um fator independente da presença da síndrome metabólica, contudo sem influência sobre as taxas de mortalidade. Curiosamente, nesse estudo o PTH foi um fator preditor independente dos níveis plasmáticos de leptina[91]. Levando em consideração essas duas observações, pode-se especular que a leptina esteja mais relacionada a fatores metabólicos e do metabolismo mineral, e que indiretamente exerceriam maior impacto sobre a mortalidade. Essa hipótese ainda precisa ser comprovada em estudos clínicos futuros de longo prazo.

CONCLUSÕES

O estudo das toxinas urêmicas por diferentes grupos de pesquisadores em várias regiões do mundo tem avançado nas últimas duas décadas, contribuindo para a melhor compreensão dos mecanismos fisiopatológicos da DRC. Tal realidade vem mudando o paradigma do tratamento da DRC e suas complicações. Por exemplo, até alguns anos o tratamento dos DMO-DRC era restrito ao controle dos níveis séricos de Ca, Pi e PTH. Atualmente, questiona-se se a modulação dos níveis séricos de substâncias como FGF23, IS, PCS e leptina poderiam exercer impacto sobre desfechos clínicos como doença óssea e fraturas ou calcificação vascular, outras doenças cardiovasculares e mortalidade.

Importantes conceitos vêm sendo desafiados como, por exemplo, o nível sérico de normalidade de determinados compostos em diferentes estágios evolutivos da DRC. Evidências sugerem que o nível sérico, tido como normal de dado composto, pode não corresponder a uma condição saudável, sendo que, algumas vezes, o conceito de "sobrecarga" é mais adequado do que o de "concentração". Exemplo clássico é o do Pi no contexto da DRC, em que os níveis séricos de Pi podem estar dentro da faixa de normalidade, porém, já associado com elevados níveis de FGF23 ou leptina. Tal fato, provavelmente seria desencadeado por uma sobrecarga de Pi e mecanismos compensatórios descritos.

Em um futuro próximo acreditamos que presenciaremos aumento da compreensão dos mecanismos de ação das toxinas urêmicas, que permitirá aplicar estratégias para o diagnóstico precoce, predição de riscos e progressão de doenças por meio de *marcadores* e, então, o uso de fármacos dirigidos a novos *alvos terapêuticos*, provavelmente de maneira mais individualizada, para reduzir as expressivas taxas de morbidade e mortalidade associadas à DRC.

REFERÊNCIAS BIBLIOGRÁFICAS

1. El Nahas M. Cardio-Kidney-Damage: a unifying concept. *Kidney Int* 2010; **78**: 14-18.
2. Meijers BK, Claes K, Bammens B et al. p-Cresol and cardiovascular risk in mild-to-moderate kidney disease. *Clin J Am Soc Nephrol* 2010; **5**: 1182-1189.
3. Sesso RC. Relatório do censo brasileiro de diálise de 2011. *J Bras Nefrol* 2012; **34**: 272-277.
4. Glassock RJ. Uremic toxins: what are they? An integrated overview of pathobiology and classification. *J Ren Nutr* 2008; **18**: 2-6.
5. Himmelfarb J. Uremic toxicity, oxidative stress, and hemodialysis as renal replacement therapy. *Semin Dial* 2009; **22**: 636-643.
6. Vanholder R, Baurmeister U, Brunet P et al. A bench to bedside view of uremic toxins. *J Am Soc Nephrol* 2008; **19**: 863-870.
7. Vanholder R, Van Laecke S, Glorieux G. What is new in uremic toxicity? *Pediatr Nephrol* 2008; **23**: 1211-1221.
8. Vanholder R, De Smet R, Glorieux G et al. Review on uremic toxins: classification, concentration, and interindividual variability. *Kidney Int* 2003; **63**: 1934-1943.
9. Vanholder R, Argiles A, Baurmeister U et al. Uremic toxicity: present state of the art. *Int J Artif Organs* 2001; **24**: 695-725.
10. Massry SG. Is parathyroid hormone a uremic toxin? *Nephron* 1977; **19**: 125-130.
11. Schepers E, Meert N, Glorieux G et al. P-cresylsulphate, the main in vivo metabolite of p-cresol, activates leucocyte free radical production. *Nephrol Dial Transplant* 2007; **22**: 592-596.
12. Cohen G, Horl WH. Immune dysfunction in uremia: an update. *Toxins (Basel)* 2012; **4**: 962-990.
13. Stinghen AE, Goncalves SM, Martines EG et al. Increased plasma and endothelial cell expression of chemokines and adhesion molecules in chronic kidney disease. *Nephron Clin Pract* 2009; **111**: c117-c126.
14. Dou L, Bertrand E, Cerini C et al. The uremic solutes p-cresol and indoxyl sulfate inhibit endothelial proliferation and wound repair. *Kidney Int* 2004; **65**: 442-451.
15. Niwa T. Role of indoxyl sulfate in the progression of chronic kidney disease and cardiovascular disease: experimental and clinical effects of oral sorbent AST-120. *Ther Apher Dial* 2011; **15**: 120-124.
16. Maciel R, Bosquetti, B, Finco AB et al. P-cresol (PC) and p-cresylsulfate (PCS) stimulate chemoattractant protein-1 (MCP-1) expression in human vascular smooth muscle cells (VSMC), (abstract). *J Am Soc Nephrol* 2013.
17. Gunthner T, Jankowski V, Kretschmer A et al. Endothelium and vascular smooth muscle cells in the context of uremia. *Semin Dial* 2009; **22**: 428-432.
18. Tsujimoto M, Hatozaki D, Shima D et al. Influence of serum in hemodialysis patients on the expression of intestinal and hepatic transporters for the excretion of pravastatin. *Ther Apher Dial* 2012; **16**: 580-587.
19. Sun CY, Chang SC, Wu MS. Uremic toxins induce kidney fibrosis by activating intrarenal renin-angiotensin-aldosterone system associated epithelial-to-mesenchymal transition. *PLoS One* 2012; **7**: e34026.
20. Barreto FC, Barreto DV, Liabeuf S et al. Effects of uremic toxins on vascular and bone remodeling. *Semin Dial* 2009; **22**: 433-437.
21. Glorieux G, Schepers E, Vanholder RC. Uremic toxins in chronic renal failure. *Prilozi* 2007; **28**: 173-204.
22. Owen WF Jr, Lew NL, Liu Y et al. The urea reduction ratio and serum albumin concentration as predictors of mortality in patients undergoing hemodialysis. *N Engl J Med* 1993; **329**: 1001-1006.
23. Levine S, Saltzman A. Are urea and creatinine uremic toxins in the rat? *Ren Fail* 2001; **23**: 53-59.
24. D'Apolito M, Du X, Zong H et al. Urea-induced ROS generation causes insulin resistance in mice with chronic renal failure. *J Clin Invest* 2010; **120**: 203-213.
25. Eloot S, Van Biesen W, Glorieux G et al. Does the adequacy parameter kt/vurea reflect uremic toxin concentrations in hemodialysis patients? *PLoS One* 2013; **8**: e76838.
26. Levin A, Bakris GL, Molitch M et al. Prevalence of abnormal serum vitamin D, PTH, calcium, and phosphorus in patients with chronic kidney disease: results of the study to evaluate early kidney disease. *Kidney Int* 2007; **71**: 31-38.
27. Sampaio E, Lugon J, Barreto FC. Fisopatologia do hiperparatireoidismo secundário. *J Bras Nefrol* 2008; **30**: 6-10.
28. Block GA, Hulbert-Shearon TE, Levin NW, Port FK. Association of serum phosphorus and calcium x phosphate product with mortality risk in chronic hemodialysis patients: a national study. *Am J Kidney Dis* 1998; **31**: 607-617.
29. Tentori F, Blayney MJ, Albert JM et al. Mortality risk for dialysis patients with different levels of serum calcium, phosphorus, and PTH: the Dialysis Outcomes and Practice Patterns Study (DOPPS). *Am J Kidney Dis* 2008; **52**: 519-530.
30. Palmer SC, Hayen A, Macaskill P et al. Serum levels of phosphorus, parathyroid hormone, and calcium and risks of death and cardiovascular disease in individuals with chronic kidney disease: a systematic review and meta-analysis. *JAMA* 2011; **305**: 1119-1127.
31. Giachelli CM. Vascular calcification: in vitro evidence for the role of inorganic phosphate. *J Am Soc Nephrol* 2003; **14**: S300-S304.
32. Ellam T, Wilkie M, Chamberlain J et al. Dietary phosphate modulates atherogenesis and insulin resistance in apolipoprotein knockout mice--brief report. *Arterioscler Thromb Vasc Biol* 2011; **31**: 1988-1990.

33. Six I, Maizel J, Barreto FC et al. Effects of phosphate on vascular function under normal conditions and influence of the uraemic state. Cardiovasc Res 2012; 96: 130-139.
34. Neves KR, Graciolli FG, dos Reis LM et al. Adverse effects of hyperphosphatemia on myocardial hypertrophy, renal function, and bone in rats with renal failure. Kidney Int 2004; 66: 2237-2244.
35. Custódio MR, Koike MK, Neves KR et al. Parathyroid hormone and phosphorus overload in uremia: impact on cardiovascular system. Nephrol Dial Transplant 2012; 27: 1437-1445.
36. Pohlmeier R, Vienken J. Phosphate removal and hemodialysis conditions. Kidney Int Suppl 2001; 78: S190-S194.
37. Chertow GM, Burke SK, Raggi P, Treat to Goal Working Group. Sevelamer attenuates the progression of coronary and aortic calcification in hemodialysis patients. Kidney Int 2002; 62: 245-252.
38. Barreto DV, Barreto FC, de Carvalho AB et al. Phosphate binder impact on bone remodeling and coronary calcification—results from the BRiC study. Nephron Clin Pract 2008; 110: c273-c283 .
39. Iwasaki Y, Yamato H, Nii-Kono T et al. Insufficiency of PTH action on bone in uremia. Kidney Int Suppl 2006; 102: S34-S36.
40. Hernandes FR, Barreto FC, Rocha LA et al. Evaluation of the role of severe hyperparathyroidism on coronary artery calcification in dialysis patients. Clin Nephrol 2007; 67: 89-95.
41. Drüeke T, Fauchet M, Fleury J et al. Effect of parathyroidectomy on left-ventricular function in haemodialysis patients. Lancet 1980; 1: 112-114.
42. Block GA, Klassen PS, Lazarus JM et al. Mineral metabolism, mortality, and morbidity in maintenance hemodialysis. J Am Soc Nephrol 2004; 15: 2208-2218.
43. Tomaschitz A, Ritz E, Pieske B et al. Aldosterone and parathyroid hormone: a precarious couple for cardiovascular disease. Cardiovasc Res 2012; 94: 10-19.
44. Potthoff SA, Janus A, Hoch H et al. PTH-receptors regulate norepinephrine release in human heart and kidney. Regul Pept 2011; 171: 35-42.
45. Barreto FC, Barreto DV, Liabeuf S et al. Serum indoxyl sulfate is associated with vascular disease and mortality in chronic kidney disease patients. Clin J Am Soc Nephrol 2009; 4: 1551-1558.
46. Dou L, Bertrand E, Cerini C et al. The uremic solutes p-cresol and indoxyl sulfate inhibit endothelial proliferation and wound repair. Kidney Int 2004; 65: 442-451.
47. Lekawanvijit S, Adrahtas A, Kelly DJ, Kompa et al. Does indoxyl sulfate, a uraemic toxin, have direct effects on cardiac fibroblasts and myocytes? Eur Heart J 2010; 31: 1771-1779.
48. Muteliefu G, Enomoto A, Niwa T. Indoxyl sulfate promotes proliferation of human aortic smooth muscle cells by inducing oxidative stress. J Ren Nutr 2009; 19: 29-32.
49. Adijiang A, Goto S, Uramoto S et al. Indoxyl sulphate promotes aortic calcification with expression of osteoblast-specific proteins in hypertensive rats. Nephrol Dial Transplant 2008; 23: 1892-1901.
50. Niwa T. Uremic toxicity of indoxyl sulfate. Nagoya J Med Sci 2010; 72: 1-11.
51. Shimizu H, Bolati D, Adijiang A et al. Indoxyl sulfate downregulates renal expression of Klotho through production of ROS and activation of nuclear factor-κB. Am J Nephrol 2011; 33: 319-324.
52. Mozar A, Louvet L, Godin C et al. Indoxyl sulphate inhibits osteoclast differentiation and function. Nephrol Dial Transplant 2011; 27: 2176-2181.
53. Nii-Kono T, Iwasaki Y, Uchida M et al. Indoxyl sulfate induces skeletal resistance to parathyroid hormone in cultured osteoblastic cells. Kidney Int 2007; 71: 738-743.
54. Duranton F, Cohen G, De Smet R et al. European Uremic Toxin Work Group. Normal and pathologic concentrations of uremic toxins. J Am Soc Nephrol 2012; 23: 1258-1270.
55. Meijers BK, De Preter V, Verbeke K et al. p-Cresyl sulfate serum concentrations in haemodialysis patients are reduced by the prebiotic oligofructose-enriched inulin. Nephrol Dial Transplant 2010; 25: 219-224.
56. Ueda H, Shibahara N, Takagi S et al. AST-120 treatment in predialysis period affects the prognosis in patients on hemodialysis. Ren Fail 2008; 30: 856-860.
57. Fujii H, Nishijima F, Goto S et al. Oral charcoal adsorbent (AST-120) prevents progression of cardiac damage in chronic kidney disease through suppression of oxidative stress. Nephrol Dial Transplant 2009; 24: 2089-2095.
58. Iwasaki Y, Yamato H, Nii-Kono T et al. Administration of oral charcoal adsorbent (AST-120) suppresses low-turnover bone progression in uraemic rats. Nephrol Dial Transplant 2006; 21: 2768-2774.
59. Schulman G, Bel T, Beck GJ et al. EPPIC (Evaluating Prevention of Progression in Chronic Kidney Disease): results from 2 Phase III, Randomized, Placebo-Controlled, Double-Blind Trials of AST-120 in Adults with CKD (abstract). J Am Soc Nephrol 2012; 23: 7.
60. Meijers BK, Van Kerckhoven S, Verbeke K et al. The uremic retention solute p-cresyl sulfate and markers of endothelial damage. Am J Kidney Dis 2009; 54: 891-901.
61. Schepers E, Meert N, Glorieux G et al. P-cresylsulphate, the main in vivo metabolite of p-cresol, activates leucocyte free radical production. Nephrol Dial Transplant 2007; 22: 592-596.
62. Liabeuf S, Barreto DV, Barreto FC et al. Free p-cresylsulphate is a predictor of mortality in patients at different stages of chronic kidney disease. Nephrol Dial Transplant 2009; 25: 1183-1191.
63. Guida B, Cataldi M, Riccio E et al. Plasma p-cresol lowering effect of sevelamer in peritoneal dialysis patients: evidence from a Cross-Sectional Observational Study. PLoS One 2013; 8: e73558.
64. Yamashita T, Yoshioka M, Itoh N. Identification of a novel fibroblast growth factor, FGF-23, preferentially expressed in the ventrolateral thalamic nucleus of the brain. Biochem Biophy Res Commun 2000; 277: 494-498.
65. ADHR Consortium. Autossomal dominant hypophosphataemic rickets is associated with mutations in FGF-23. Nat Genet 2000; 26: 345-348.
66. Urakawa I, Yamazaki Y, Shimada T et al. Klotho converts canonical FGF receptor into a specific receptor for FGF23. Nature 2006; 444: 770-774.
67. Ben-Dov IZ, Galitzer H, Lavi-Moshayoff V et al. The parathyroid is a target organ for FGF23 in rats. J Clin Invest 2007; 117: 4003-4008.
68. Larsson T, Nisbeth U, Ljunggren O et al. Circulating concentration of FGF-23 increases as renal function declines in patients with chronic kidney disease, but does not change in response to variation in phosphate intake in healthy volunteers. Kidney Int 2003; 64: 2272-2279.
69. Isakova T, Xie H, Barchi-Chung A et al. Fibroblast growth factor 23 in patients undergoing peritoneal dialysis. Clin J Am Soc Nephrol 2011; 6: 2688-2695.
70. Fliser D, Kollerits B, Neyer U et al. Fibroblast growth factor 23 (FGF23) predicts progression of chronic kidney disease: the Mild to Moderate Kidney Disease (MMKD) Study. J Am Soc Nephrol 2007; 18: 2600-2608.
71. Titan SM, Zatz R, Graciolli FG et al. FGF-23 as a predictor of renal outcome in diabetic nephropathy. Clin J Am Soc Nephrol 2011; 6: 241-247.
72. Hsu HJ, Wu MS. Fibroblast growth factor 23: a possible cause of left ventricular hypertrophy in hemodialysis patients. Am J Med Sci 2009; 337: 116-122.
73. Desjardins L, Liabeuf S, Renard C et al. FGF23 is independently associated with vascular calcification but not bone mineral density in patients at various CKD stages. Osteoporos Int 2012; 23: 2017-2025.
74. Gutierrez OM, Mannstadt M, Isakova T et al. Fibroblast growth factor 23 and mortality among patients undergoing hemodialysis. N Engl J Med 2008; 359: 584-592.
75. Isakova T, Xie H, Yang W et al. Fibroblast growth factor 23 and risks of mortality and end-stage renal disease in patients with chronic kidney disease. JAMA 2011; 305: 2432-2439.
76. Shalhoub V, Shatzen EM, Ward SC et al. FGF23 neutralization improves chronic kidney disease-associated hyperparathyroidism yet increases mortality. J Clin Invest 2012; 122: 2543-2553.

77. Faul C, Amaral AP, Oskouei B et al. FGF23 induces left ventricular hypertrophy. *J Clin Invest* 2011; **121**: 4393-4408.
78. Mirza MA, Larsson A, Melhus H et al. Serum intact FGF23 associate with left ventricular mass, hypertrophy and geometry in an elderly population. *Atherosclerosis* 2009; **207**: 546-551.
79. Scialla JJ, Lau WL, Reilly MP et al. Fibroblast growth factor 23 is not associated with and does not induce arterial calcification. *Kidney Int* 2013; **83**: 1159-1168.
80. Olauson H, Qureshi AR, Miyamoto T et al. Relation between serum fibroblast growth factor-23 level and mortality in incident dialysis patients: are gender and cardiovascular disease confounding the relationship? *Nephrol Dial Transplant* 2010; **25**: 3033-3038.
81. de Oliveira RB, Moysés RM. FGF-23: state of the art. *J Bras Nefrol* 2010; **32**: 323-331.
82. Wolf M. Update on fibroblast growth factor 23 in chronic kidney disease. *Kidney Int* 2012; **82**: 737-747.
83. Considine RV, Sinha MK, Heiman ML et al. Serum immunoreactive-leptin concentrations in normal-weight and obese humans. *N Engl J Med* 1996; **334**: 292-295.
84. Friedman JM, Halaas JL. Leptin and the regulation of body weight in mammals. *Nature* 1998; **395**: 763-770.
85. Parhami F, Tintut Y, Ballard A et al. Leptin enhances the calcification of vascular cells: artery wall as a target of leptin. *Circ Res* 2001; **88**: 954-960.
86. Oda A, Taniguchi T, Yokoyama M. Leptin stimulates rat aortic smooth muscle cell proliferation and migration. *Kobe J Med Sci* 2001; **47**: 141-150.
87. Singhal A, Farooqi IS, Cole TJ et al. Influence of leptin on arterial distensibility: a novel link between obesity and cardiovascular disease? *Circulation* 2002; **106**: 1919-1924.
88. Wallace AM, McMahon AD, Packard CJ et al. Plasma leptin and the risk of cardiovascular disease in the west of Scotland coronary prevention study (WOSCOPS). *Circulation* 2001; **104**: 3052-3056.
89. Scholze A, Rattensperger D, Zidek W et al. Low serum leptin predicts mortality in patients with chronic kidney disease stage 5. *Obesity* 2007; **15**: 1617-1622.
90. de Mutsert R, Snijder MB, van der Sman-de Beer F et al. Association between body mass index and mortality is similar in the hemodialysis population and the general population at high age and equal duration of follow-up. *J Am Soc Nephrol* 2007; **18**: 967-974.
91. de Oliveira RB, Liabeuf S, Okazaki H et al. The clinical impact of plasma leptin levels in a cohort of chronic kidney disease patients. *Clin Kidney J* 2013; **6**: 63-70.

7

TOXINAS URÊMICAS LIGADAS A PROTEÍNAS: BASES EXPERIMENTAIS E EVIDÊNCIAS CLÍNICAS

Andréa Emilia Marques Stinghen
Roberto Pecoits-Filho
Fellype de Carvalho Barreto

INTRODUÇÃO

Atualmente, já foram identificados, de acordo com o banco de dados do *European Uremic Toxins Group* (Eu-Tox), quase 150 compostos urêmicos, que são classificados de acordo com suas propriedades físico-químicas e características de remoção por diálise em: 1. compostos pequenos solúveis em água, e não ligados a proteínas, com peso molecular (PM) de no máximo 500Da, tais como ureia; 2. moléculas médias, de PM moderado, na sua maioria peptídeos com mais de 500Da; e 3. compostos ligados a proteínas, em geral de baixo PM[1-3].

Entre esses compostos, os ligados a proteínas se destacam por seus efeitos biológicos *in vivo*, afetando muitos órgãos e tecidos. Uma das particularidades desses compostos é sua alta hidrofobicidade, um ponto crucial para que sua remoção por diálise não seja eficaz, uma vez que o dialisato é um meio hidrofílico. Os primeiros estudos que atentaram para os compostos urêmicos ligados a proteínas foram em drogas, para avaliar se a ligação desses compostos urêmicos ligados às proteínas, e simultaneamente ligados a drogas, afetaria de forma relevante o efeito biológico desses compostos na síndrome urêmica[4]. Posteriormente, estudos *in vitro* e *in vivo*, envolvendo ferramentas como a cromatografia de camada delgada (HPLC) e a espectrometria de massa, foram cruciais para a identificação de moléculas pequenas presentes no soro de pacientes, o que permitiu a avaliação de efeitos patológicos desses compostos em pacientes com doença renal crônica (DRC)[5].

A albumina sérica humana é a mais abundante proteína presente no plasma e uma das proteínas mais estudadas, sendo sintetizada no fígado e secretada para a corrente circulatória como uma cadeia simples não glicosilada, atingindo concentrações de 7×10^{-4}M (3,4 a 5,0g/dL). A albumina é mais conhecida por sua extraordinária capacidade de ligação, servindo como forma de transporte para uma ampla variedade de compostos disponíveis em concentração muito além de sua solubilidade no plasma, tais como as toxinas urêmicas[6]. Os indóis, representados pelo indoxilsulfato (IS), e os fenóis, representados pelo p-cresol e p-cresilsulfato (PCS), são exemplos de toxinas urêmicas transportadas pela albumina e que, em sua forma livre, acumulam-se no plasma de pacientes em hemodiálise com níveis séricos livres 20 vezes maiores que os observados em indivíduos sem DRC[5,7]. Recentemente, vários grupos demonstraram associações positivas entre os níveis séricos de p-cresol, PCS[8,9] e IS[10], e desfechos clínicos importantes, como doenças cardiovasculares (DCV) e mortalidade, em pacientes com DRC[11]. Por serem as toxinas urêmicas mais bem estudadas, e por sua importância na progressão da DRC e na síndrome urêmica, abordaremos, neste capítulo, as principais evidências clínicas e experimentais da toxicidade desses compostos.

METABOLISMO DAS TOXINAS URÊMICAS LIGADAS A PROTEÍNAS

P-CRESOL E P-CRESILSULFATO

O p-cresol (C_7H_8O), também denominado 4-metilfenol (PM: 108Da), é um composto fenólico, lipofílico e volátil[12], originário do metabolismo de aminoácidos, como a tirosina e a fenilalanina, a partir de fermentação pela microbiota bacteriana no intestino grosso[13]. A maioria dos estudos pioneiros com compostos fenólicos avaliou o p-cresol. Entretanto, descobriu-se que esse composto se encontra em concentrações muito pequenas no organismo, sendo logo metabolizado para seus conjugados pela microbiota intestinal. Durante sua passagem pela mucosa do cólon e pelo fígado, passa por processos de conjugação (sulfatação e glucoronidação), formando dois compostos: o PCS e o p-cresilglucoronidato[3,13,14] (Fig. 7.1). O PCS é considerado a toxina efetiva, tanto pelo seu nível significativamente aumentado, quanto pelo seu expressivo impacto biológico, o qual será descrito posteriormente[1].

Em indivíduos saudáveis, a concentração plasmática de p-cresol é baixa, cerca de 0,6mg/L, mas aumenta significativamente para 20,10mg/L no início da uremia e valores superiores a 40,7mg/L são frequentemente encontrados em estágios finais da DRC[14]. O p-cresol e seus conjugados podem estar presentes no plasma na forma livre ou ligada a proteínas (predominantemente albumina). Na forma livre, foi detectado em pacientes com DRC, na concentração máxima de 1mg/L, mas não em indivíduos saudáveis. De fato, a maioria do p-cresol gerado no intestino aparece *in vivo* na circulação como PCS, e evidências clínicas e experimentais sugerem que essa é a toxina efetiva[16-18]. Os valores de referência plasmáticos na forma livre e total utilizados para p-cresol e PCS obedecem aos descritos pelo EUTox e estão citados na tabela 7.1.

INDOXILSULFATO

O indoxilsulfato – IS (C8H7NO4S) – é uma toxina urêmica de baixo PM (213,21Da), derivada da dieta proteica. Provém do metabolismo do aminoácido triptofano, a partir de sua fermentação pelas bactérias intestinais (Fig. 7.2). O grupamento indol é absorvido para o

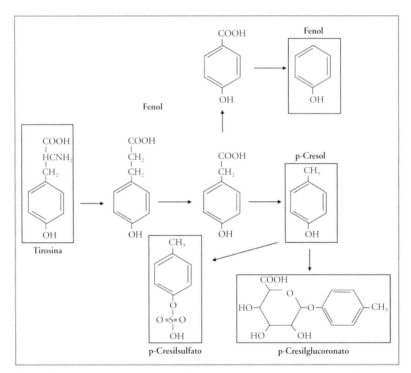

Figura 7.1 – A tirosina origina o p-cresol, que, por sua vez, passa por processos de conjugação, formando o p-cresilsulfato e o p-cresilglucoronidato[15].

Tabela 7.1 – Valores de referência (mg/L) para as toxinas p-cresol, p-cresilsulfato e indoxilsulfato nas formas livre e total.

Toxina	Normal	Urêmico	Máximo urêmico
p-cresol[22]	0,60 (± 1,00)	20,10 (± 10,30)	40,70
p-cresilsulfato (livre)[18]	0,08 (± 0,09)	1,75 (± 1,20)	2,60 (± 5,10)
p-cresilsulfato (total)[23]	1,90 (± 1,30)	20,90 (± 12,20)	41,00 (± 13,30)
Indoxilsulfato (livre)[24]	–	3,22 (± 1,21)	4,49 (2,67)
Indoxilsulfato (total)[25]	0,60 (± 5,40)	53 (± 91,50)	236

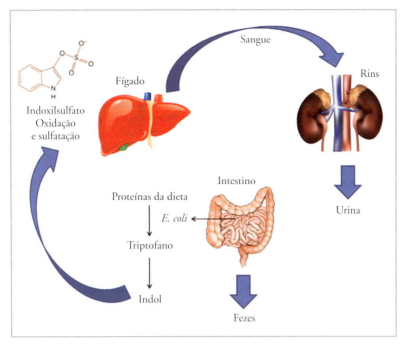

Figura 7.2 – Metabolismo do indoxilsulfato.

sangue a partir do intestino e metabolizado a IS no fígado, sendo normalmente excretado pela urina[19], com os valores médios urinários entre 50 e 70mg/dia em pessoas saudáveis. Entretanto, na DRC os níveis circulantes de IS livre aumentam consideravelmente, atingindo valores que variam de 3,22 a 4,49mg/L. No soro, aproximadamente 95% do IS é ligado à albumina[5], sendo eliminado principalmente por excreção tubular e, secundariamente, por filtração glomerular. Os valores de referência para o IS livre e total estão apresentados na tabela 7.1.

Níveis aumentados de IS competem pela ligação proteica ou excreção com outras moléculas. Estudos demonstram que o IS medeia sua toxicidade pela indução de genes envolvidos na inflamação e fibrose[20,21]. Os efeitos do IS em órgãos-alvo e tecidos serão descritos posteriormente.

EFEITOS DAS TOXINAS URÊMICAS LIGADAS A PROTEÍNAS

RINS

Devido à íntima associação entre o acúmulo de toxinas urêmicas e a perda de função renal, não é possível diferenciar, em estudos clínicos, o efeito tóxico desses compostos nos rins, independentemente da disfunção renal. Todavia, vários estudos experimentais, *in vitro* e *in vivo*, dão suporte à hipótese de que as toxinas urêmicas ligadas a proteínas são nefrotóxicas.

A administração de IS a ratos submetidos à nefrectomia 5/6 promoveu a progressão da DRC, acompanhada do aumento da expressão dos genes do fator de crescimento transformador-beta (TGF-β), do inibidor da metaloproteinase tecidual (TIMP)-1 e do pró-α_1-colágeno[22] e esclerose glomerular[23]. O IS e o PCS aumentam a expressão de genes inflamatórios em cultura de células tubulares proximais[24]. Além disso, foi também demonstrado por meio de cultura de células tubulares renais que o IS induz a transição epitélio-mesenquimal e a apoptose dessas células[25]. O IS e o PCS são ainda capazes de ativar o sistema renina-angiotensina-aldosterona, uma importante via associada à progressão da DRC[26]. A administração de IS a ratos hipertensos resultou em senescência de células renais, com menor expressão de klotho, maior fibrose intersticial e expansão mensangial, em comparação ao grupo controle[27]. A inibição da expressão do klotho, tanto pelo IS quanto pelo PCS, ocorre em decorrência da hipermetilação do DNA, indicando que modificações epigenéticas podem participar do mecanismo fisiopatológico da progressão da DRC[28].

Podemos então concluir que ambas as toxinas, IS e PCS, são capazes de promover a progressão da DRC através de diferentes mecanismos fisiopatológicos[29], sendo que a via fisiopatológica comum parece ser a indução do estresse oxidativo e redução do sistema antioxidante das células renais.

SISTEMA CARDIOVASCULAR

A mortalidade por doença cardiovascular em pacientes com DRC em hemodiálise é pelo menos cinco vezes mais elevada do que na população geral, mesmo após estratificação por idade, sexo, raça e presença de diabetes. Acredita-se que a retenção de resíduos de solutos orgânicos possa ser o elo entre a DRC e a DCV[30]. Em pacientes em hemodiálise, concentrações séricas de p-cresol livre e seus conjugados, p-cresilsulfato e p-cresilglucoronidato, foram associadas à DCV[9]. Outro estudo ainda demonstrou que o PCS está significativamente correlacionado com o desenvolvimento da aterosclerose e mortalidade em pacientes em diferentes estágios de DRC[18,31]. Uma associação direta entre IS, de um lado, e calcificação vascular e mortalidade, geral e cardiovascular, de outro, também foi observada[10]. Outros estudos clínicos também demonstraram que níveis elevados de IS estão associados a níveis elevados de interleucina-6 (IL-6), doença arterial coronariana, dano vascular e mortalidade[32].

Na célula, o PCS foi associado à produção de radicais livres por leucócitos e dano cardiovascular em pacientes com DRC[14]. Meijers *et al* demonstraram que o PCS induz o desprendimento de micropartículas endoteliais, mesmo na ausência de dano endotelial, sugerindo que esta toxina possa estar envolvida na disfunção endotelial observada nesses pacientes[33]. Verificou-se também que a atividade do *burst* respiratório de fagócitos é inibida por p-cresol, mas não é inibida por p-cresilsulfato[34].

Ensaios *in vitro*, desenvolvidos em células musculares lisas humanas (VSMC) em nosso laboratório, demonstraram que o p-cresol e o PCS, em concentrações urêmicas, induzem a expressão da proteína 1 quimioatratora de monócitos (MCP-1), uma importante quimiocina envolvida no processo aterogênico. Verificou-se também que, após estímulo com p-cresol e subsequente bloqueio da via do NFKβ (subunidade p-65), a expressão de MCP-1 é inibida, o que não ocorreu após tratamento com o p-cresilsulfato. Esses achados sugerem que a via NFKβ p65 é uma via reguladora importante na expressão dessa quimiocina[35]. Entretanto, estudos adicionais estão sendo realizados a fim de confirmarmos tais achados.

O IS pode também atuar como uma toxina vascular, promovendo a formação de radicais livres por meio de um desequilíbrio entre os mecanismos oxidantes e antioxidantes, estimulando a liberação de micropartículas e interferindo na capacidade de regeneração endotelial[10]. Dou *et al* demonstraram *in vitro* que o IS é um potente mediador do estresse oxidativo em células endoteliais, aumentando a atividade da enzima NADPH oxidase e diminuindo os níveis de glutationa[36]. Foi também demonstrado que o IS é capaz de estimular a proliferação das células da musculatura lisa vascular, de modo dependente de sua concentração[37]. Além disso, estudos *in vivo*, utilizando ratos Dahl hipertensos, sensíveis a sal, evidenciaram que o IS, administrado em conjunto com uma dieta rica em sal, promove espessamento da parede da aorta e calcificação aórtica, com co-localização de proteínas específicas de osteoblastos, como Cbfa-1, osteopontina e fosfatase alcalina, sugerindo sua participação no processo de calcificação vascular[38].

Mais recentemente, foi demonstrado que o coração é também um órgão-alvo do IS. O IS aumenta significativamente a síntese de colágeno em fibroblastos cardíacos de ratos recém-nascidos e a hipertrofia de cardiomiócitos, o que sugere que ele participa dos efeitos adversos da uremia sobre a remodelação cardíaca[39]. Além disso, ele agrava a fibrose cardíaca e a hipertrofia de cardiomiócitos por meio do aumento do estresse oxidativo e redução dos mecanismos antioxidantes em ratos hipertensos[40].

TECIDO ÓSSEO

O acometimento do tecido ósseo, cujo conjunto de alterações histológicas recebe a denominação de osteodistrofia renal, é uma característica marcante da DRC. Mais recentemente, tem-se demonstrado que, além dos hormônios e compostos diretamente ligados ao metabolismo mineral, como hormônio da paratireoide (PTH), vitamina D, FGF23, cálcio e fósforo, as toxinas urêmicas ligadas às proteínas possuem um papel relevante no desenvolvimento da osteodistrofia renal.

Inicialmente, demonstrou-se por meio de modelo animal (rato) de DRC, com níveis normais de PTH, que a formação óssea diminui de acordo com o grau de DRC, o que levou à hipótese de que toxinas urêmicas podem estar implicadas no desenvolvimento da osteodistrofia renal e, em especial, na doença óssea de baixa remodelação[41]. Corroborando com essa hipótese, a diminuição da concentração sérica dessa toxina através da administração do AST-120, um adsorvente intestinal de IS, melhorou a formação óssea desses animais[42]. Estudo *in vitro* utilizando cultura de osteoblastos de calvária de camundongos demonstrou que o IS, por meio do aumento do estresse oxidativo, causa disfunção osteoblástica, caracterizada pela supressão da produção de AMP cíclico intracelular em resposta ao PTH e por uma redução na expressão do receptor para PTH nessas células[43]. O IS é também capaz de afetar diferenciação e função osteoclásticas[44]. Em relação ao PCS, um estudo *in vitro* recente demonstrou que essa toxina é capaz de promover disfunção osteoblástica, por uma via diferente daquela do IS[45]. Finalmente, o acúmulo de toxinas urêmicas, incluindo o IS, parece interferir com a composição química do osso, levando à piora de suas propriedade mecânicas[46].

Apesar de os dados experimentais sugerirem fortemente que o IS e o PCS interfiram diretamente com o metabolismo ósseo, as evidências clínicas dessa associação ainda são escassas. Goto *et al* reportaram uma associação negativa entre IS e marcadores séricos da remodelação óssea, independente dos níveis de PTH, em uma coorte de 47 pacientes em hemodiálise, reforçando a hipótese de que o IS possa estar implicado no desenvolvimento da doença óssea de baixa remodelação[47]. Por outro lado, em uma análise *post hoc* de um estudo clínico que envolveu uma coorte de pacientes em diferentes estágios de DRC, submetidos à biópsia óssea, Barreto *et al* demonstraram que os níveis de IS se associaram positivamente com parâmetros histomorfométricos de formação óssea, como a superfície osteoblástica e a taxa de formação óssea[48]. Esses achados que, a princípio, contradizem os estudos experimentais prévios que associaram IS e supressão da remodelação óssea indicam a complexidade da fisiopatologia da osteodistrofia renal e sugerem que o desbalanço entre fatores estimuladores e inibidores da formação óssea é o determinante do tipo de doença óssea, de alta ou de baixa remodelação, que o paciente com DRC irá desenvolver.

INTERVENÇÕES TERAPÊUTICAS

As estratégias terapêuticas direcionadas para diminuir os níveis do IS e do PCS baseiam-se em reduzir a produção e/ou absorção intestinal e em aumentar a remoção através de métodos dialíticos de maior eficiência.

A ingestão de dieta pobre em proteína é considerada uma intervenção capaz de reduzir os níveis séricos das toxinas urêmicas ligadas a proteínas. De fato, recentemente, foi demonstrado que a redução da ingestão proteica, suplementada com cetoanálogos e aminoácidos essenciais, reduziu significativamente os níveis de IS em pacientes com DRC em tratamento conservador[49]. Outro ponto interessante que merece atenção é a influência da dieta vegetariana na produção das toxinas urêmicas. A excreção urinária de PCS e IS foi diminuída em 62% e 52%, respectivamente, em vegetarianos, em comparação com indivíduos que consumiram dieta normal[50]. Finalmente, pré e probióticos são descritos como potenciais alternativas para reduzir a produção de IS e PCS, por alterar a flora bacteriana intestinal[33,51].

O AST-120 é um adsorvente que se liga aos precursores das toxinas urêmicas, como os indóis, na luz intestinal. É administrado por via oral, na dose de 6g/dia (cerca de 30 cápsulas/dia). Embora não esteja disponível no Brasil, seu uso é amplo em outros países, especialmente no continente asiático. Estudos experimentais e estudos clínicos têm demonstrado os potenciais efeitos benéficos da redução dos níveis de toxinas urêmicas, notadamente do IS, em contrabalancear alguns dos principais efeitos deletérios relacionados à uremia. Esses estudos sugerem, por exemplo, que o AST-120 é capaz de retardar a progressão da DRC[52]. A administração do AST-120 durante 2 anos a não diabéticos portadores de DRC pré-dialítica associou-se a uma redução significativa da rigidez arterial, medida por meio da velocidade de onda de pulso e da espessura íntima-média carotídea[53]. Em discordância com esses estudos anteriores, os resultados do estudo EPPIC (*Evaluating Prevention of Progression in Chronic Kidney Disease*), que incluiu aproximadamente 2.000 pacientes com disfunção renal de moderada a grave, randomizados, de forma duplo-cega, para receber AST-120 ou placebo, adicionado à terapia-padrão para DRC, não demonstraram nenhum efeito benéfico da medicação em relação ao desfecho primário, definido como tempo para iniciar tratamento dialítico, transplante renal ou dobrar o valor da creatinina sérica[54].

Devido à ligação proteica, o IS e o PCS não são removidos eficientemente pelas técnicas de diálise convencionais. A concentração pré-diálise de algumas toxinas urêmicas ligadas a proteínas, incluindo o IS, foi significativamente menor após 6 meses de hemodiálise curta diária, quando comparada à hemodiálise convencional[55]. A remoção desses solutos também pode ser aumentada combinando estratégias convectivas e difusivas, como na hemodiafiltração[56]. A adição de sorvente (carvão ativado) ao dialisato, como um adjunto à terapia hemodialítica convencional, também pode aumentar a retirada das toxinas urêmicas ligadas a proteínas[57].

CONCLUSÕES

As evidências clínicas e experimentais apontam para as toxinas urêmicas ligadas a proteínas como importantes mediadores das manifestações relacionadas à síndrome urêmica. Além dos efeitos deletérios nos diferentes órgãos e tecidos abordados neste capítulo (Fig. 7.3), isto é, rins, sistema cardiovascular e tecido ósseo, outros sistemas, como o imune, podem ser afetados por esses compostos. A crescente prevalência mundial e também no Brasil da DRC reforça a importância da melhor compreensão da toxicidade urêmica, a qual deve estender-se além das fronteiras da nefrologia[58]. A incorporação na prática clínica diária de intervenções terapêuticas voltadas para reduzir os níveis das toxinas urêmicas poderá traduzir-se em melhora da sobrevida e da qualidade de vida dos pacientes urêmicos. Estudos clínicos randomizados, bem desenhados, que comprovem tais benefícios potenciais são necessários.

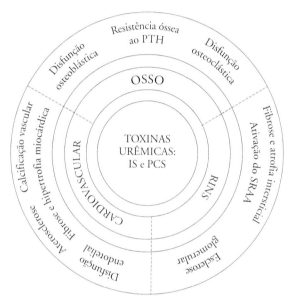

Figura 7.3 – Efeitos deletérios das toxinas urêmicas ligadas a proteínas.

REFERÊNCIAS BIBLIOGRÁFICAS

1. Vanholder R, Van Laecke S, Glorieux G. What is new in uremic toxicity? *Pediatr Nephrol* 2008; **23**: 1211-1221.
2. Vanholder R, De Smet R, Glorieux G *et al*. Review on uremic toxins: classification, concentration, and interindividual variability. *Kidney Int* 2003; **63**: 1934-1943.
3. Vanholder R, Argiles A, Baurmeister U *et al*. Uremic toxicity: present state of the art. *Int J Artif Organs* 2001; **24**: 695-725.
4. Vanholder R, De Smet R, Lameire N. Protein-bound uremic solutes: the forgotten toxins. *Kidney Int Suppl* 2001; **78**: S266-S270.
5. Niwa T. Targeting protein-bound uremic toxins in chronic kidney disease. *Expert Opin Ther Targets* 2013; **17**: 1287-1301.
6. Fasano M, Curry S, Terreno E *et al*. The extraordinary ligand binding properties of human serum albumin. *IUBMB Life* 2005; **57**: 787-796.

7. Pletinck A, Glorieux G, Schepers E et al. Protein-bound uremic toxins stimulate crosstalk between leukocytes and vessel wall. *J Am Soc Nephrol* 2013; **24**: 1981-1994.
8. Bammens B, Evenepoel P, Keuleers H et al. Free serum concentrations of the protein-bound retention solute p-cresol predict mortality in hemodialysis patients. *Kidney Int* 2006; **69**: 1081-1087.
9. Meijers BK, Bammens B, De Moor B et al. Free p-cresol is associated with cardiovascular disease in hemodialysis patients. *Kidney Int* 2008; **73**: 1174-1180.
10. Barreto FC, Barreto DV, Liabeuf S et al. Serum indoxyl sulfate is associated with vascular disease and mortality in chronic kidney disease patients. *Clin J Am Soc Nephrol* 2009; **4**: 1551-1558.
11. Meijers BK, Evenepoel P. The gut-kidney axis: indoxyl sulfate, p-cresyl sulfate and CKD progression. *Nephrol Dial Transplant* 2011; **26**: 759-761.
12. Bammens B, Evenepoel P, Verbeke K et al. Removal of middle molecules and protein-bound solutes by peritoneal dialysis and relation with uremic symptoms. *Kidney Int* 2003; **64**: 2238-2243.
13. Liabeuf S, Drueke TB, Massy ZA. Protein-bound uremic toxins: new insight from clinical studies. *Toxins (Basel)* 201; **3**: 911-919.
14. Schepers E, Meert N, Glorieux G et al. p-Cresylsulphate, the main in vivo metabolite of p-cresol, activates leucocyte free radical production. *Nephrol Dial Transplant* 2007; **22**: 592-596.
15. Vanholder R, Bammens B, de Loor H et al. Warning: the unfortunate end of p-cresol as a uraemic toxin. *Nephrol Dial Transplant* 2011; **26**: 1464-1467.
16. Vanholder R, De Smet R, Lesaffer G. p-cresol: a toxin revealing many neglected but relevant aspects of uraemic toxicity. *Nephrol Dial Transplant* 1999; **14**: 2813-2815.
17. de Loor H, Bammens B, Evenepoel P et al. Gas chromatographic-mass spectrometric analysis for measurement of p-cresol and its conjugated metabolites in uremic and normal serum. *Clin Chem* 2005; **51**: 1535-1538.
18. Liabeuf S, Barreto DV, Barreto FC et al. Free p-cresylsulphate is a predictor of mortality in patients at different stages of chronic kidney disease. *Nephrol Dial Transplant* 2009; **25**: 1183-1191.
19. Niwa T. Role of indoxyl sulfate in the progression of chronic kidney disease and cardiovascular disease: experimental and clinical effects of oral sorbent AST-120. *Ther Apher Dial* 2011; **15**: 120-124.
20. Miyazaki T, Ise M, Seo H et al. Indoxyl sulfate increases the gene expressions of TGF-beta 1, TIMP-1 and pro-alpha 1(I) collagen in uremic rat kidneys. *Kidney Int Suppl* 1997; **62**: S15-S22.
21. Miyazaki T, Ise M, Hirata M et al. Indoxyl sulfate stimulates renal synthesis of transforming growth factor-beta 1 and progression of renal failure. *Kidney Int Suppl* 1997; **63**: S211-S214.
22. Niwa T. Uremic toxicity of indoxyl sulfate. *Nagoya J Med Sci* 2010; **72**: 1-11.
23. Niwa T, Ise M, Miyazaki T. Progression of glomerular sclerosis in experimental uremic rats by administration of indole, a precursor of indoxyl sulfate. *Am J Nephrol* 1994; **14**: 207-212.
24. Sun CY, Hsu HH, Wu MS. p-Cresol sulfate and indoxyl sulfate induce similar cellular inflammatory gene expressions in cultured proximal renal tubular cells. *Nephrol Dial Transplant* 2013; **28**: 70-78.
25. Kim SH, Yu MA, Ryu ES et al. Indoxyl sulfate-induced epithelial-to-mesenchymal transition and apoptosis of renal tubular cells as novel mechanisms of progression of renal disease. *Lab Invest* 2012; **92**: 488-498.
26. Sun CY, Chang SC, Wu MS. Uremic toxins induce kidney fibrosis by activating intrarenal renin-angiotensin-aldosterone system associated epithelial-to-mesenchymal transition. *PLos One* 2012; **7**: e34026.
27. Adijiang A, Shimizu H, Higuchi Y et al. Indoxyl sulfate reduces klotho expression and promotes senescence in the kidneys of hypertensive rats. *J Ren Nutr* 2011; **21**: 105-109.
28. Sun CY, Chang SC, Wu MS. Suppression of Klotho expression by protein-bound uremic toxins is associated with increased DNA methyltransferase expression and DNA hypermethylation. *Kidney Int* 2012; **81**: 640-650.
29. Meijers BK, Claes K, Bammens B et al. p-Cresol and cardiovascular risk in mild-to-moderate kidney disease. *Clin J Am Soc Nephrol* 2010; **5**: 1182-1189.
30. Wu IW, Hsu KH, Lee CC et al. p-Cresyl sulphate and indoxyl sulphate predict progression of chronic kidney disease. *Nephrol Dial Transplant* 2010; **26**: 938-947.
31. Wang CP, Lu LF, Yu TH et al. Serum levels of total p-cresylsulphate are associated with angiographic coronary atherosclerosis severity in stable angina patients with early stage of renal failure. *Atherosclerosis* 2010; **211**: 579-583.
32. Lee CT, Kuo CC, Chen YM et al. Factors associated with blood concentrations of indoxyl sulfate and p-cresol in patients undergoing peritoneal dialysis. *Perit Dial Int* 2010; **30**: 456-463.
33. Meijers BK, De Preter V, Verbeke K et al. p-Cresyl sulfate serum concentrations in haemodialysis patients are reduced by the prebiotic oligofructose-enriched inulin. *Nephrol Dial Transplant* 2010; **25**: 219-224.
34. Vanholder R, De Smet R, Waterloos MA et al. Mechanisms of uremic inhibition of phagocyte reactive species production: characterization of the role of p-cresol. *Kidney Int* 1995; **47**: 510-517.
35. Maciel RA, Bosquetti B, Finco AB et al. p-Cresol (PC) and p-cresyl sulfate (PCS) stimulate chemoattractant protein-1 (MCP-1) expression in human vascular smooth muscle cells (VSMC). *Kidney Week* 2013; 2013.
36. Dou L, Jourde-Chiche N, Faure V et al. The uremic solute indoxyl sulfate induces oxidative stress in endothelial cells. *J Thromb Haemost* 2007; **5**: 1302-1308.
37. Muteliefu G, Enomoto A, Niwa T. Indoxyl sulfate promotes proliferation of human aortic smooth muscle cells by inducing oxidative stress. *J Ren Nutr* 2009; **19**: 29-32.
38. Adijiang A, Goto S, Uramoto S et al. Indoxyl sulphate promotes aortic calcification with expression of osteoblast-specific proteins in hypertensive rats. *Nephrol Dial Transplant* 2008; **23**: 1892-1901.
39. Lekawanvijit S, Adrahtas A, Kelly DJ et al. Does indoxyl sulfate, a uraemic toxin, have direct effects on cardiac fibroblasts and myocytes? *Eur Heart J* 2010; **31**: 1771-1779.
40. Yisireyili M, Shimizu H, Saito S et al. Indoxyl sulfate promotes cardiac fibrosis with enhanced oxidative stress in hypertensive rats. *Life Sci* 2013; **10**: 1180-1185.
41. Iwasaki-Ishizuka Y, Yamato H, Nii-Kono T et al. Downregulation of parathyroid hormone receptor gene expression and osteoblastic dysfunction associated with skeletal resistance to parathyroid hormone in a rat model of renal failure with low turnover bone. *Nephrol Dial Transplant* 2005; **20**: 1904-1911.
42. Iwasaki Y, Yamato H, Nii-Kono T et al. Administration of oral charcoal adsorbent (AST-120) suppresses low-turnover bone progression in uraemic rats. *Nephrol Dial Transplant* 2006; **21**: 2768-2774.
43. Nii-Kono T, Iwasaki Y, Uchida M et al. Indoxyl sulfate induces skeletal resistance to parathyroid hormone in cultured osteoblastic cells. *Kidney Int* 2007; **71**: 738-743.
44. Mozar A, Louvet L, Godin C et al. Indoxyl sulphate inhibits osteoclast differentiation and function. *Nephrol Dial Transplant* 2012; **27**: 2176-2181.
45. Tanaka H, Iwasaki Y, Yamato H et al. p-Cresyl sulfate induces osteoblast dysfunction through activating JNK and p38 MAPK pathways. *Bone* 2013; **56**: 347-354.
46. Iwasaki Y, Kazama JJ, Yamato H et al. Accumulated uremic toxins attenuate bone mechanical properties in rats with chronic kidney disease. *Bone* 2013; **57**: 477-483.
47. Goto S, Fujii H, Hamada Y et al. Association between indoxyl sulfate and skeletal resistance in hemodialysis patients. *Ther Apher Dial* 2010; **14**: 417-423.
48. Barreto FC, Barreto DV, Canziani ME et al. Association between indoxyl sulfate and bone histomorphometry in pre-dialysis chronic kidney disease patients. *J Bras Nefrol*, in press.
49. Marzocco S, Dal Piaz F, Di Micco L et al. Very low protein diet reduces indoxyl sulfate levels in chronic kidney disease. *Blood Purif* 2013; **35**: 196-201.

50. Patel KP, Luo FJ, Plummer NS et al. The production of p-cresol sulfate and indoxyl sulfate in vegetarians versus omnivores. *Clin J Am Soc Nephrol* 2012; 7: 982-988.
51. Rossi M, Klein K, Johnson DW et al. Pre-, pro-, and synbiotics: do they have a role in reducing uremic toxins? A systematic review and meta-analysis. *Int J Nephrol* 2012; **2012**: 673-631.
52. Shimizu H, Okada S, Shinsuke OI, Mori M. Kremezin (AST-120) delays the progression of diabetic nephropathy in Japanese type 2 diabetic patients. *Diabetes Care* 2005; **28**: 2590.
53. Nakamura T, Kawagoe Y, Matsuda T et al. Oral ADSORBENT AST-120 decreases carotid intima-media thickness and arterial stiffness in patients with chronic renal failure. *Kidney Blood Press Res* 2004; **27**: 121-126.
54. Schulman G, Bel T, Beck GJ et al. EPPIC (Evaluating Prevention of Progression in Chronic Kidney Disease): results from 2 phase III, randomized, placebo-controlled, double-blind trials of AST-120 in adults with CKD (abstract). *J Am Soc Nephrol* 2012; **23**: 7.
55. Fagugli RM, De Smet R, Buoncristiani U et al. Behavior of non-protein-bound and protein-bound uremic solutes during daily hemodialysis. *Am J Kidney Dis* 2002; **40**: 339-347.
56. Meert N, Eloot S, Waterloos MA et al. Effective removal of protein-bound uraemic solutes by different convective strategies: a prospective trial. *Nephrol Dial Transplant* 2009; **24**: 562-570.
57. Meyer TW, Peattie JW, Miller JD et al. Increasing the clearance of protein-bound solutes by addition of a sorbent to the dialysate. *J Am Soc Nephrol* 2007; **18**: 868-874.
58. Massy ZA, Barreto DV, Barreto FC, Vanholder R. Uraemic toxins for consideration by the cardiologist-Beyond traditional and non-traditional cardiovascular risk factors. *Atherosclerosis* 2010; **211**: 381-383.

8

FOSFATO E DOENÇA CARDIOVASCULAR NA DOENÇA RENAL CRÔNICA

Fellype de Carvalho Barreto
Ana Ludmila Cancela
Rosa Maria Affonso Moysés

INTRODUÇÃO

O fósforo é um mineral essencial que participa de diversos processos metabólicos, como produção de energia e sinalização intracelular, além de ser um importante constituinte da membrana celular, do DNA e do RNA[1]. Em relação à distribuição do fósforo em nosso organismo, um indivíduo adulto de 70kg tem aproximadamente 700g de fósforo, que estão distribuídos no esqueleto (85%), dentes (0,4%), tecidos moles (14%), sangue (0,3%) e líquido extracelular (0,3%). Antes de prosseguirmos com a discussão sobre a importância desse elemento químico na doença cardiovascular da doença renal crônica (DRC), cabe uma breve explicação sobre os termos fósforo e fosfato.

O fósforo é um elemento químico não metálico, multivalente, de número atômico 15, com massa atômica de 30,97g/mol e pertencente ao grupo 15 da tabela periódica. Devido às suas características físico-químicas, é altamente reativo, de forma que não existe em sua forma pura na natureza, e sim, tipicamente, na forma de fosfatos, os quais ocorrem nos organismos tanto na forma orgânica como na inorgânica. A forma orgânica inclui os fosfolípides, considerados os principais componentes estruturais das membranas celulares e de vários ésteres orgânicos. A fração inorgânica pode ocorrer como íons livres (85%), ligada a proteínas (10%) ou complexada com cálcio, magnésio ou sódio (5%). Nas soluções biológicas, o fósforo existe na forma de íons fosfato livres, conhecidos como fosfatos inorgânicos, que, geralmente, existem em duas formas dependentes do pH, a forma monovalente ($H_2PO_4^{-1}$) e a divalente (HPO_4^{-2}). Os métodos de análise laboratorial utilizados para calcular o fósforo sérico medem, na verdade, fosfato inorgânico.

Dessa forma, apesar de que, cientificamente, por exemplo, o termo "homeostase do fósforo" não seja errado, uma vez que o fósforo está presente em cada molécula de fosfato, o termo *fósforo* deve, idealmente, ser substituído por *fosfato*, uma vez que é este que de fato participa dos processos do metabolismo corporal[2].

HOMEOSTASE DO FOSFATO

Os níveis séricos de fosfato são os resultados de uma complexa interação entre intestino, ossos, paratireoides, espaço intracelular e rins. Os principais hormônios que participam dessa regulação são a $1,25(OH)_2$-vitamina D ou calcitriol, o hormônio da paratireoide (PTH) e o fator de crescimento de fibroblasto-23 (FGF23) (Fig. 8.1).

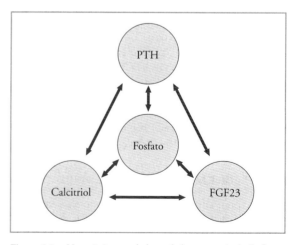

Figura 8.1 – Hormônios reguladores da homeostasia do fosfato.

Normalmente, a quantidade total excretada de fosfato, isto é, excreção intestinal mais urinária, de aproximadamente 150 e 800mg/dia, respectivamente, é igual àquela absorvida pelo intestino. Aproximadamente, 60-70% do fosfato da dieta é absorvido pelo intestino delgado através do cotransportador de sódio-fosfato do tipo 2b (NPT2b). O intestino só absorve fosfato inorgânico e a origem do fósforo dietético influencia sua absorção intestinal. Por exemplo, uma vez que o trato gastrintestinal humano não possui enzima fitase, especula-se que a proteína proveniente de uma dieta vegetariana, mesmo que rica em fosfato, não seja adequadamente absorvida.

Nos rins, 70% da reabsorção de fosfato ocorre no túbulo contorcido proximal através do NPT2a e NPT2c. As fosfatoninas, peptídeos circulantes que promovem a fosfatúria, como o PTH e o FGF-23, atuam inibindo a expressão desses cotransportadores na borda luminal das células epiteliais tubulares. Os níveis de PTH, polipeptídeo secretado pelas glândulas paratireoides, aumentam em resposta a elevações do fosfato, porém sua meia-vida é curta e seu principal fator regulador é o cálcio. Além de sua ação nos rins, o PTH também estimula a reabsorção óssea, o que pode resultar em aumento dos níveis séricos de fosfato. Todavia, em indivíduos normais, o efeito fosfatúrico do PTH prevalece.

O FGF23 é uma proteína de 251 aminoácidos secretada por osteócitos e osteoblastos, considerada o principal hormônio fosfatúrico responsável pela regulação dos níveis séricos de fosfato. Além de inibir a expressão do NPT2a e 2c no lúmen tubular renal, o FGF23 interfere com os níveis de fosfato ao reduzir a produção da 1,25(OH)$_2$-vitamina D através (1) da inibição da 1$_\alpha$-hidroxilase presente no túbulo proximal e (2) do aumento da atividade da enzima que degrada o calcitriol, a 24-hidroxilase[3]. A redução do calcitriol leva à menor absorção intestinal de fosfato inorgânico (Pi) e aumento do PTH, o que contribui ainda mais para reduzir os níveis de fosfato ao diminuir sua absorção intestinal e aumentar sua excreção urinária. Nas paratireoides, o FGF23 inibe a síntese e a secreção do PTH. Para agir, o FGF23 precisa da presença do cofator, α-klotho, para ativar o receptor (FGFR1)[4]. Atualmente, sugere-se que o próprio α-klotho possa ter um efeito fosfatúrico independente do FGF23[5].

METABOLISMO DO FOSFATO NA DRC

Na DRC, a redução inicial do ritmo de filtração glomerular (RFG) é acompanhada de menor excreção de fosfato devido à diminuição do número de néfrons. Há aumento do fosfato filtrado pelos néfrons remanescentes, isto é, ocorre elevação da excreção de fosfato por néfron, à custa do aumento dos hormônios fosfatúricos, PTH e FGF23. De fato, esses hormônios elevam-se precocemente no curso da DRC, impedindo que apareça a hiperfosfatemia, sendo que os níveis de FGF23 aumentam antes dos do PTH[6]. Esse mecanismo compensatório consegue manter os níveis de fosfato dentro do normal até que o RFG caia abaixo de 30mL/min. Esse fato evidencia que a medição do nível sérico de fosfato não é um bom marcador de sua sobrecarga, ao contrário dos níveis de FGF23, que, por se elevarem mais precocemente, podem refletir a sobrecarga desse íon[4].

Em conjunto com a perda da massa renal e do número de néfrons, a própria uremia induz as alterações dos mecanismos regulatórios da homeostasia do fosfato, como menor expressão de FGFR1 e klotho, que limitam a ação das fosfatoninas e contribuem para o desenvolvimento da hiperfosfatemia.

Com a progressão da DRC (RFG < 10mL/min) e necessidade do tratamento dialítico, o balanço positivo de fosfato e a hiperfosfatemia tornam-se ainda mais pronunciados. Vários fatores podem contribuir para esse fato, como: 1. baixa eficiência das terapias dialíticas (hemodiálise convencional e diálise peritoneal) para remover fosfato; 2. impossibilidade de restrição dietética adequada pelo risco de desnutrição; 3. consumo de alimentos ricos em conservantes à base de fosfato; 4. uso de calcitriol, que induz a um aumento da absorção intestinal de fosfato; e 5. baixa eficiência relativa dos quelantes de fosfato disponíveis.

Além disso, as alterações do metabolismo ósseo comumente observadas na DRC, isto é, as doenças de alta e de baixa remodelação óssea, podem levar, respectivamente, a maior efluxo e a menor influxo de fosfato no tecido ósseo, contribuindo para o desenvolvimento da hiperfosfatemia.

FOSFATO E DOENÇA CARDIOVASCULAR

Ao longo dos últimos anos, inúmeros estudos epidemiológicos evidenciaram uma associação entre níveis mais altos de fosfato e desfechos cardiovasculares, tanto na população com DRC quanto na geral. Estudos experimentais, in vivo e in vitro, vieram, por sua vez, elucidar os mecanismos fisiopatológicos por trás dessa associação. Discutiremos a seguir os principais estudos clínicos e experimentais que contribuíram para o desenvolvimento desse conhecimento e transformaram o fosfato em fator de risco e efetor de doença cardiovascular, considerado por alguns um novo colesterol[7].

ASSOCIAÇÃO ENTRE FOSFATO E DOENÇAS CARDIOVASCULARES – EVIDÊNCIAS CLÍNICAS

A associação entre fosfato e morbimortalidade foi demonstrada há alguns anos, inicialmente na população de portadores de DRC em hemodiálise no clássico estudo de Block et al[8] e, posteriormente, confirmada em diversas outras coortes, tanto em indivíduos com DRC[9], quanto naqueles com função renal preservada[10-12]. Análise dos dados de pacientes originários de 12 países participantes do DOPPS (*Dialysis Outcomes and Practice Pattern Study*) mostrou que níveis séricos de fosfato entre 6,1 e 7mg/dL e acima de 7,1mg/dL no início do estudo conferiam um aumento no risco de morte por qualquer causa de 18% e 43%, respectivamente, quando comparados a níveis de fosfato na faixa de referência (entre 3,6 e 5mg/dL). Em relação à morte por causas cardiovasculares, o aumento de risco foi de 61% e 81%, respectivamente[9]. Níveis muito reduzidos de fosfato também foram associados à mortalidade aumentada, refletindo talvez o pior estado nutricional desses pacientes[9]. Sabe-se ainda que concentrações elevadas de fosfato estão associadas à presença de calcificações vasculares, valvares e de tecidos moles nessa população[13] e em fases mais precoces da DRC[14].

Posteriormente, essas observações foram estendidas à população geral e, surpreendentemente, níveis de fosfato ainda nos limites superiores da normalidade mostraram-se associados à maior morbimortalidade. O primeiro estudo a replicar esses achados na população sem disfunção renal foi uma análise *post hoc* do estudo CARE (*Cholesterol and Recurrent Event*), cujo objetivo primário era avaliar o benefício do tratamento com pravastatina em pacientes com história prévia de infarto do miocárdio. Por meio dessa análise *post hoc*, mostrou-se que, após 5 anos de seguimento, havia associação positiva e gradual entre o fosfato sérico basal e a mortalidade por qualquer causa, conferindo um aumento de 27% no risco de morte a cada incremento de 1mg/dL no fosfato sérico. Curiosamente, apenas 5,2% dos pacientes apresentavam hiperfosfatemia, de acordo com a faixa de referência de normalidade[10]. As associações permaneceram inalteradas após a exclusão de pacientes com RFG estimado inferior a 60mL/min/1,73m^2. Uma análise derivada da coorte de Framingham, incluindo mais de 3.000 pacientes livres de doenças cardiovasculares e com função renal preservada, com tempo médio de seguimento de 16 anos, demonstrou associação entre fosfato sérico basal > 3,5mg/dL e aumento de 55% no risco de eventos cardiovasculares[11]. No estudo *Atherosclerosis Risk in Communities* (ARIC) (n = 15.732), o risco relativo de morte ajustado após análise multivariada foi aumentado em 14% na presença de níveis mais elevados de fosfato[12]. Estes dois últimos estudos chamam a atenção pelo fato de que os níveis séricos de fosfato relacionados aos quais foi observada maior mortalidade se encontram ainda dentro da faixa da normalidade, abrindo duas possibilidades: este é um achado apenas de associação, sem nenhuma relação causal específica, onde o fosfato é apenas um marcador de risco; ou a faixa de referência por nós utilizada é equivocada e, em alguns indivíduos com outros fatores de risco, fosfato sérico acima de 3,5mg/dL pode levar a maior risco de morte. Se a segunda hipótese estiver correta, é fundamental ampliar o conhecimento sobre esse elemento patogênico e quais são seus mecanismos de ação para podermos propor ações de prevenção e intervenção, seja em pacientes portadores de DRC, seja na população geral.

Pelo menos dois estudos demonstraram associação entre fosfato e gravidade das lesões coronarianas à angiografia. Estudo de 1997, realizado em indivíduos com função renal normal e suspeita de doença coronariana, mostrou correlação positiva entre os níveis de fosfato e o número de vasos acometidos observados à angiografia[15]. Nesse estudo, elevação de 0,9mg/dL no fosfato sérico implicou aumento da razão de chances de 3,01 para doença coronariana significativa, superior até ao conferido por outros fatores de risco clássicos, como hipercolesterolemia e tabagismo, com razões de chance de 2,69 e 2,29, respectivamente[15]. Em outra publicação, observou-se correlação não só entre fosfato e gravidade das lesões coronarianas, como também entre o grau de lesão arterial e as concentrações de cálcio e produto cálcio *vs.* fosfato[16].

O fosfato também parece ser fator de risco para o surgimento de calcificações vasculares na população geral. Em uma coorte de 3.015 pacientes adultos jovens, seguidos durante 15 anos, houve associação entre o nível sérico basal de fosfato e o aparecimento de calcificações coronarianas avaliadas por tomografia computadorizada[17]. Em outra coorte, que incluiu pacientes com média de idade mais elevada (48 anos), seguidos por 6 anos, o fosfato sérico na primeira avaliação foi preditor tanto do surgimento de calcificação coronariana, quanto da sua progressão (razão de chance: 1,54, p = 0,002), embora não tenha havido correlação entre os dois parâmetros basais[18].

Recentemente, estudo realizado por nosso grupo na Universidade de São Paulo avaliou a associação entre vários marcadores e a presença de doença coronariana em 290 pacientes clinicamente estáveis, com suspeita de doença arterial coronariana e RFG estimado superior a 60mL/min[9]. Esta avaliação foi realizada tanto por meio da quantificação da calcificação coronariana pela tomografia computadorizada, quanto pela presença de lesões obstrutivas à cineangiocoronariografia. Esse foi o primeiro estudo a avaliar simultaneamente as relações entre marcadores bioquímicos do metabolismo mineral e as diversas formas de doença aterosclerótica. Encontramos, nessa população, associações positivas entre o fosfato sérico e a presença de doença coronariana, demonstrada tanto pela presença de calcificação mensurada por meio do escore de Agatston (Fig. 8.2), quanto pela presença

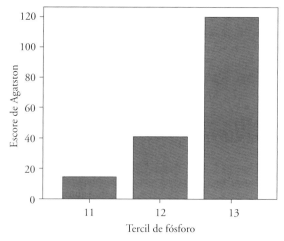

Figura 8.2 – Escore de Agatston de acordo com os tercis de fosfato. Representação em mediana do escore de Agatston. p = 0,01. Adaptado de Cancela *et al*[19].

de lesões obstrutivas à cineangiocoronariografia. Essa informação enfatiza o possível papel relevante do fosfato nos processos de calcificação e aterogênese. É interessante observar que outros autores igualmente demonstraram que o fosfato também foi preditor de aterosclerose em outros sítios, como as artérias carótidas[20,21] e, ainda, de hipertrofia ventricular esquerda (HVE)[22] na população geral.

Os mecanismos por meio dos quais o fosfato aumenta a mortalidade e a incidência de eventos cardiovasculares ainda não estão bem estabelecidos, mas parece provável que contribua de maneira direta, como consequência de sua participação na patogênese da calcificação vascular e do processo de aterosclerose[23,24], e de forma indireta, por meio da elevação dos níveis de FGF23.

A associação entre os níveis séricos de FGF23 e a ocorrência de eventos clínicos relevantes foi estabelecida inicialmente em portadores de DRC em hemodiálise[25]. Ainda na população com DRC, o FGF23 foi associado com HVE[26], inclusive em estágios precoces de DRC[27], e com doença arterial coronariana obstrutiva[28]. Com relação ao possível envolvimento do FGF23 na calcificação vascular em pacientes com DRC, os resultados são controversos. Na população pré-diálise, um único estudo falhou em estabelecer tal associação[26], enquanto em pacientes em terapia renal substitutiva o FGF23 foi preditor da presença de calcificação coronariana[29] e de calcificação periférica, mas não de calcificação aórtica avaliada por meio de radiografias das mãos e abdome[30].

Os estudos disponíveis que avaliaram FGF23 e alterações cardiovasculares ou eventos na população geral sofrem de uma séria limitação, que é a inclusão de indivíduos com DRC. Considerando-se este fato, já foram encontradas associações entre FGF23 e HVE[31], disfunção endotelial[32] e aterosclerose corporal total avaliada pela ressonância magnética[33] na comunidade. Recentemente, análise da coorte participante do estudo *Heart and Soul*, que incluiu 833 portadores de doença arterial coronariana seguidos por cerca de 6 anos, estabeleceu o FGF23 como preditor de eventos nessa população[34]. Esse estudo incluiu pacientes com DRC, mas os resultados mantiveram-se após ajuste para essa variável.

Além das hipóteses acima, a hiperfosfatemia induz a elevação de PTH, que tem efeito deletério sobre os cardiomiócitos[35] e participa da regulação da calcificação vascular[36]. Esse mecanismo explicaria a relação entre calcificação vascular e fosfato sérico na vigência de hiperfosfatemia, como, por exemplo, nos portadores de DRC. Entretanto, a transposição desses achados para a população geral que, habitualmente, possui fosfatemia dentro dos limites de referência implicaria o envolvimento dos outros mecanismos de regulação e possível supressão dos inibidores da calcificação vascular.

MECANISMOS DE LESÃO CARDIOVASCULAR PELO FOSFATO – LIÇÕES DE ESTUDOS EXPERIMENTAIS

A calcificação vascular é um dos mecanismos propostos de lesão cardiovascular relacionada ao fosfato. Estudos *in vitro* demonstraram que o fosfato participa ativamente do processo de calcificação vascular. Células musculares lisas cultivadas em meio rico em fosfato sofrem transdiferenciação em células semelhantes a osteoblastos. Demonstrou-se que o fosfato é capaz de entrar na célula muscular lisa através do cotransportador de sódio-fosfato do tipo III (PiT-1), ativar um fator de transcrição nuclear, denominado Cbfa-1/RunX-2, e promover a transdiferenciação celular[24]. Na verdade, atualmente, questiona-se se realmente é necessária a entrada do fosfato na célula para que ocorra a transdiferenciação, uma vez que estudos demonstraram que o PiT-1 funciona também como um sensor de fosfato, e não apenas como cotransportador, com efeitos na proliferação celular, crescimento tumoral e sinalização celular[37]. As células musculares lisas adquirem características fenotípicas semelhantes a osteoblastos, passam a expressar osteopontina, osteocalcina, fosfatase alcalina e colágeno do tipo I, promovendo uma verdadeira "ossificação" do tecido vascular[38].

Estudos experimentais mais recentes elucidaram ainda mais os mecanismos por meio dos quais o fosfato pode agir com uma toxina cardiovascular. Camundongos ApoE$^{-/-}$, alimentados com uma dieta aterogênica, rica em fosfato (1,6%), desenvolveram, significativamente, mais placa ateromatosa na raiz da aorta do que aqueles animais alimentados com dieta aterogênica contendo menor quantidade de fosfato, 0,2% (baixa) ou 0,6% (padrão), sem alterações no perfil lipídico e/ou pressão sanguínea[39]. Em um outro estudo com camundongos selvagens, que são resistentes ao desenvolvimento de calcificação vascular, nos quais a DRC foi criada por meio de eletrocauterização do rim direito e nefrectomia esquerda, a dieta com alto teor de fosfato (1,6%) levou ao desenvolvimento de disfunção endotelial, caracterizada por aumento da contração induzida pela norepinefrina, e descolamento da célula endotelial da parede do vaso, independente da presença de disfunção renal[40]. Em um estudo elegante, Shuto *et al* demonstraram que a exposição de células endoteliais aórticas bovinas à sobrecarga de fosfato leva a aumento da produção de espécies reativas de oxigênio, dependente do influxo intracelular de fosfato via PiT-1, causando diminuição de produção de óxido nítrico pela fosforilação inibitória da óxido nítrico sintetase[41]. Di Marco *et al* demonstraram, por meio de cultura de células endoteliais, o impacto negativo do meio rico em fosfato na angiogênese, na migração endotelial e sobrevida dessas células, efeitos relacionados à supressão da expressão da anexina II[42]. Além disso, o fosfato pode induzir a apoptose de células endoteliais pelo aumento do estresse oxidativo[43].

Uma das maiores dificuldades em interpretar os efeitos deletérios do fosfato *in vivo* é determinar se eles são resultados de sua ação direta ou de mecanismos indiretos, por exemplo, via aumento de PTH. Por meio de estudos em modelo animal (ratos) de DRC, nos quais os animais foram submetidos à paratireoidectomia e, posteriormente, à infusão contínua controlada de PTH, nosso grupo da Universidade de São Paulo demonstrou o efeito direto do fosfato no coração, incluindo hipertrofia miocárdica, hiperplasia de cardiomiócitos e fibrose intersticial, e nos vasos, evidenciado pela suprarregulação do Runx-2, na ausência de mudanças na concentração sérica de PTH[44-46].

Outra forma de demonstrar o papel do fosfato como indutor de doença cardiovascular é investigar se a redução de seus níveis interfere positivamente no desenvolvimento dessa condição. Nesse ínterim, estudos *in vivo*, que utilizaram modelos animais de DRC em camundongos *knock-out* para apolipoproteína E (ApoE$^{-/-}$) e para o receptor LDL-colesterol (LDLR$^{-/-}$), demonstraram que a redução do fosfato sérico pode diminuir a progressão de calcificação vascular[47-49]. De modo semelhante, a redução dos níveis séricos de fosfato em modelo animal (camundongo do tipo selvagem) de DRC, com o uso de hidrocloreto de sevelamer, um quelante de fosfato que não contém cálcio nem metal, melhorou a disfunção endotelial, a rigidez aórtica, a disfunção diastólica e a HVE[50]. Corroborando com esses achados, outro estudo utilizando modelo animal (rato) de DRC, induzido por adenina, demonstrou que a diminuição do fosfato sérico pela restrição dietética também é capaz de melhorar a disfunção endotelial[51]. Mais recentemente, foi demonstrado que o controle do fosfato, por meio de restrição dietética ou de sevelamer, foi capaz de reduzir significativamente a mortalidade em ratos urêmicos com calcificação vascular estabelecida[52].

Embora a tradução clínica dos achados baseados em estudos experimentais sugira que o melhor controle de fosfato está associado à melhora cardiovascular, inclusive de mortalidade, ainda seja controverso, tais achados são evidências suficientes para implicar o fosfato como agente promotor de doença cardiovascular e, consequentemente, como importante alvo terapêutico. Abordaremos, no próximo tópico, os principais estudos clínicos que investigaram se o controle do fosfato se associa a uma melhora de lesão cardiovascular, ou de seus marcadores, e a uma maior sobrevida.

IMPACTO DAS INTERVENÇÕES PARA CONTROLE DA HIPERFOSFATEMIA NA DOENÇA CARDIOVASCULAR

Diante da forte associação entre mortalidade e fosfato sérico, consensos de especialistas, como o KDIGO (*Kidney Disease Improving Global Outcomes*)[53], recomendam que os níveis de fosfato sejam mantidos dentro da faixa de referência da normalidade em portadores de DRC estágios 3 a 5. O controle dos níveis séricos de fosfato em portadores de DRC em terapia renal substitutiva habitualmente necessita de uma abordagem que envolve várias frentes, desde a restrição dietética, passando pela diálise e uso de quelantes. É importante destacar que o benefício de qualquer uma dessas estratégias deve, idealmente, ir além do simples controle dos níveis séricos de fosfato, com efeitos também sobre os eventos clínicos cardiovasculares e sobrevida desses pacientes[54]. Embora todas as diretrizes de tratamento clínico recomendem o uso de dieta pobre em fosfato, não há nenhum estudo prospectivo e randomizado que tenha sido realizado para confirmar o benefício de tal estratégia sobre a alta mortalidade dos pacientes com DRC[55] e, em pelo menos um estudo clínico, não houve associação entre a ingestão de fosfato e mortalidade[56].

Dois estudos avaliaram a associação entre uso de quelantes de fosfato e mortalidade em pacientes com DRC em terapia renal substitutiva. O primeiro comparou a mortalidade no primeiro ano de hemodiálise de dois grupos: pacientes que usaram quelantes de fosfato de qualquer tipo, durante os primeiros 90 dias de hemodiálise (n = 3.555), e pacientes que não receberam o tratamento (n = 5.055)[57]. O grupo tratado apresentou menor taxa de mortalidade ao longo do primeiro ano, sendo observado efeito benéfico do quelante mesmo em indivíduos com fosfato sérico dentro da faixa de referência. Em outro estudo que incluiu pacientes em hemodiálise (n = 23.898), aqueles que usavam quelantes de fosfato apresentaram mortalidade 25% menor que aqueles que não utilizavam esse tipo de medicação, mesmo após o ajuste para variáveis como o fosfato sérico. Esse efeito, no entanto, foi minimizado quando os fatores nutricionais eram incluídos na análise, o que sugere que a menor mortalidade no grupo tratado pode ser em parte explicada por seu melhor *status* nutricional[58]. Recentemente, um estudo piloto com um número relativamente pequeno de pacientes (n = 148), dessa vez portadores de DRC moderada, revelou um resultado surpreendente: os pacientes que utilizaram quelantes de fosfato apresentaram progressão mais acentuada da calcificação vascular quando comparados aos que receberam placebo após 9 meses de tratamento[59]. A progressão foi maior no grupo que usou quelantes à base de cálcio. Este estudo, no entanto, apresenta uma série de limitações, como o pequeno número de pacientes alocados em cada grupo de quelantes, e seus resultados devem ser analisados com cautela.

Se parece haver benefício no uso dos quelantes de forma geral, faltam dados que comprovem o benefício no longo prazo dos diferentes tipos de quelantes sobre eventos clínicos e os dados disponíveis são contraditórios. Em 2002, o estudo *Treat to Goal* mostrou que o sevelamer era capaz de atenuar a progressão da calcificação vascular em pacientes em hemodiálise, quando comparado à administração de outro grupo de quelantes, os sais de cálcio[60]. É interessante notar que o fosfato sérico foi semelhante nos dois grupos e, portanto, não se pode afirmar que os resultados decorrem de maior efeito quelante do sevelamer. Alinhado a esse resultado, o estudo *Renagel in New Dialysis*[61], que avaliou 148 pacientes incidentes em hemodiálise, randomizados para receber sevelamer ou quelantes à base de cálcio, mostrou que, após 18 meses, o escore de calcificação coronariana aumentou em ambos os grupos, porém foi significativamente maior no grupo que utilizou os quelantes à base de cálcio[61], assim como a mortalidade após 44 meses de seguimento[62].

Esses resultados, no entanto, contrastam com os de dois outros estudos. O estudo BRIC (*Phosphate Binder Impact on Bone Remodeling and Coronary Calcification*), uma associação entre os grupos da Universidade de São Paulo e a Universidade Federal de São Paulo, avaliou 101 portadores de DRC assintomáticos, com níveis séricos de fosfato acima de 5,5mg/dL, randomizados para tratamento com acetato de cálcio ou sevelamer, sendo submetidos à tomografia de coronária, no início e ao final de um ano[63]. O uso de sevelamer não foi capaz de atenuar a progressão da calcificação vascular, diferentemente dos outros estudos anteriormente publicados[60]. No estudo randomizado *Dialysis Clinical Outcomes Revisited* (DCOR), envolvendo 2.103 pacientes em hemodiálise, não houve diferença de mortalidade por todas as causas entre os grupos tratados com sevelamer e com quelantes à base de cálcio, apesar de ter sido constatado benefício no subgrupo dos pacientes com idade ≥ 65 anos recebendo sevelamer[64]. Mais recentemente, em estudo clínico randomizado, aberto, envolvendo 466 pacientes incidentes em hemodiálise, observou-se no grupo de pacientes tratados com sevelamer menor mortalidade cardiovascular devido à arritmia cardíaca, comparado com o grupo que usou carbonato de cálcio (razão de chance: 0,06; p < 0,001). Achados similares foram observados para mortalidade cardiovascular por todas as causas e mortalidade global. O ajuste para potenciais fatores confundidores não alterou o resultado[65]. Em um estudo com 90 pacientes com DRC em fase pré-dialítica, a progressão da calcificação coronariana foi significativamente menor no grupo de pacientes tratados com sevelamer, em comparação com aqueles que usaram carbonato de cálcio ou dieta com baixo conteúdo de fosfato[66].

Os resultados descritos anteriormente, apesar de contraditórios, suscitam a preocupação de que o efeito da combinação entre as alterações do metabolismo mineral presentes na DRC e o uso de quelantes que contenham cálcio possa contribuir para uma sobrecarga desse elemento, que favoreça a ocorrência de calcificações vasculares[54] e, consequentemente, contribua para a alta prevalência de doenças cardiovasculares nessa população. Vale destacar que não são evidências definitivas e que mais resultados são necessários para embasar tais conclusões.

CONCLUSÃO

Marcadores bioquímicos do metabolismo mineral e ósseo, principalmente o fosfato sérico, foram associados já há algum tempo à morbimortalidade cardiovascular na população de portadores de DRC[8] e, mais recentemente, na população geral[11]. O mecanismo fisiopatológico subjacente a essas associações, provavelmente, vai além do envolvimento do fosfato no processo de calcificação vascular e envolve a promoção de disfunção endotelial, aterosclerose e HVE (Fig. 8.3). Curiosamente, levantamentos populacionais americanos mostram que a ingestão de fosfato é superior aos níveis recomendados pelos órgãos reguladores e tende a aumentar proporcionalmente ao uso de produtos industrializados que contêm conservantes fosfatados[67].

Os efeitos deletérios da ingestão abusiva de fosfato sobre diversos sistemas começam a ser estudados e possuem uma dimensão ainda desconhecida, que envolve não só os pacientes com DRC, mas também a população geral.

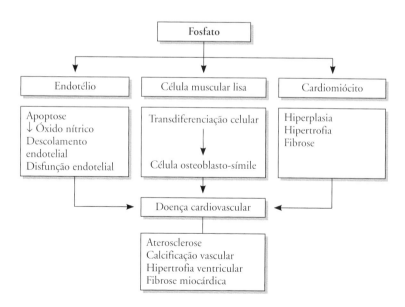

Figura 8.3 – Principais mecanismos de lesão cardiovascular induzida pelo fosfato.

REFERÊNCIAS BIBLIOGRÁFICAS

1. Weisinger JR, Bellorín-Font E. Magnesium and phosphorus. *Lancet* 1998; 352: 391-396.
2. Iheagwara OS, Ing TS, Kjellstrand CM, Lew SQ. Phosphorus, phosphorous, and phosphate. *Hemodial Int* 2013; 17: 479-482.
3. Gutierrez O, Isakova T, Rhee E et al. Fibroblast growth factor-23 mitigates hyperphosphatemia but accentuates calcitriol deficiency in chronic kidney disease. *J Am Soc Nephrol* 2005; 16: 2205-2215.
4. Wolf M. Forging forward with 10 burning questions on FGF23 in kidney disease. *J Am Soc Nephrol* 2010; 21: 1427-1435.
5. Huang CL, Moe OW. Klotho: a novel regulator of calcium and phosphorus homeostasis. *Pflugers Arch* 2011; 462: 185-193.
6. Stubbs J, Liu S, Quarles LD. Role of fibroblast growth factor 23 in phosphate homeostasis and pathogenesis of disordered mineral metabolism in chronic kidney disease. *Semin Dial* 2007; 20: 302-308.
7. Ellam TJ, Chico TJ. Phosphate: the new cholesterol? The role of the phosphate axis in non-uremic vascular disease. *Atherosclerosis* 2012; 220: 310-318.
8. Block GA, Hulbert-Shearon TE, Levin NW, Port FK. Association of serum phosphorus and calcium x phosphorus product with mortality risk in chronic hemodialysis patients: a national study. *Am J Kidney Dis* 1998; 31: 607-617.
9. Tentori F, Blayney MJ, Albert JM et al. Mortality risk for dialysis patients with different levels of serum calcium, phosphorus, and PTH: The Dialysis Outcomes and Practice Patterns Study (DOPPS). *Am J Kidney Dis* 2008; 52: 519-530.
10. Tonelli M, Sacks F, Pfeffer M et al. Relation between serum phosphate level and cardiovascular event rate in people with coronary disease. *Circulation* 2005; 112: 2627-2633.
11. Dhingra R, Sullivan LM, Fox CS et al. Relations of serum phosphorus and calcium levels to the incidence of cardiovascular disease in the community. *Arch Inter Med* 2007; 167: 879-885.
12. Foley RN, Collins AJ, Ishani A et al. Calcium-phosphate levels and cardiovascular disease in community-dwelling adults: the Atherosclerosis Risk in Communities (ARIC) Study. *Am Heart J* 2008; 156: 556-563.
13. Jung HH, Kim SW, Han H. Inflammation, mineral metabolism and progressive coronary artery calcification in patients on haemodialysis. *Nephrol Dial Transplant* 2006; 21: 1915-1920.
14. Adeney KL, Siscovick DS, Ix JH et al. Association of serum phosphate with vascular and valvular calcification in moderate CKD. *J Am Soc Nephrol* 2009; 20: 381-387.
15. Narang R, Ridout D, Nonis C, Kooner JS. Serum calcium, phosphorus and albumin levels in relation to the angiographic severity of coronary artery disease. *Int J Cardiol* 1997; 60: 73-79.
16. Rasouli M, Kiasari AM. Serum calcium and phosphorus associate with the occurrence and severity of angiographically documented coronary heart disease, possibly through correlation with atherogenic (apo)lipoproteins. *Clin Chem Lab Med* 2006; 44: 43-50.
17. Foley RJ, Collins AJ, Herzog CA et al. Serum phosphorus levels associate with coronary atherosclerosis in young adults. *J Am Soc Nephrol* 2009; 20: 397-404.
18. Tuttle KR, Short RA. Longitudinal relationships among coronary artery calcification, serum phosphorus and kidney function. *Clin J Am Soc Nephrol* 2009; 4: 1968-1973.
19. Cancela AL, Santos RD, Titan SM et al. Phosphorus is associated with coronary artery disease in patients with preserved renal function. *PLoS One* 2012; 7: e36883.
20. Onufrak SJ, Bellasi A, Shaw LJ et al. Phosphorus levels are associated with subclinical atherosclerosis in the general population. *Atherosclerosis* 2008; 199: 424-431.
21. Ruan L, Chen W, Srinivasan SR et al. Relation of serum phosphorus levels to carotid intima-media thickness in asymptomatic young adults (from the Bogalusa Heart Study). *Am J Cardiol* 2010; 106: 793-797.
22. Saab G, Whooley MA, Schiller NB, Ix JH. Association of serum phosphorus with left ventricular mass in men and women with stable cardiovascular disease: data from the Heart and Soul Study. *Am J Kidney Dis* 2010; 56: 496-505.
23. Giachelli CM, Jono S, Shioi A et al. Vascular calcification and inorganic phosphate. *Am J Kidney Dis* 2001; 38 (4 Suppl): S34-S37.
24. Giachelli CM. Vascular calcification: in vitro evidence for the role of inorganic phosphate. *J Am Soc Nephrol* 2003; 14: S300-S304.
25. Gutiérrez OM, Mannstadt M, Isakova T et al. Fibroblast growth factor 23 and mortality among patients undergoing hemodialysis. *N Engl J Med* 2008; 359: 584-592.
26. Gutiérrez OM, Januzzi JL, Isakova T et al. Fibroblast growth factor-23 and left ventricular hypertrophy in chronic kidney disease. *Circulation* 2009; 119: 2545-2552.
27. Canziani ME, Tomiyama C, Higa A et al. Fibroblast growth factor 23 in chronic kidney disease: bridging the gap between bone mineral metabolism and left ventricular hypertrophy. *Blood Purif* 2011; 31: 26-32.
28. Kanbay M, Nicoleta M, Selcoki Y et al. Fibroblast growth factor 23 and fetuin A are independent predictors for the coronary artery disease extent in mild chronic kidney disease. *Clin J Am Soc Nephrol* 2010; 5: 1780-1786.
29. Cancela AL, Oliveira RB, Graciolli FG et al. Fibroblast growth factor 23 in hemodialysis patients: effects of phosphate binder, calcitriol and calcium concentration in the dialysate. *Nephron Clin Pract* 2010; 117: 74-82.
30. Inaba M, Okuno S, Imanishi Y et al. Role of fibroblast growth factor-23 in peripheral vascular calcification in non-diabetic and diabetic hemodialysis patients. *Osteoporos Int* 2006; 17: 1506-1513.
31. Mirza MA, Larsson A, Melhus H et al. Serum intact FGF-23 associate with left ventricular mass, hypertrophy and geometry in an elderly population. *Atherosclerosis* 2009; 207: 546-551.
32. Mirza MA, Larsson A, Lind L, Larsson TE. Circulating fibroblast growth factor-23 is associated with vascular dysfunction in the community. *Atherosclerosis* 2009; 205: 385-390.
33. Mirza MA, Hansen T, Johansson L et al. Relationship between circulating FGF-23 and total body atherosclerosis in the community. *Nephrol Dial Transplant* 2009; 24: 3125-3131.
34. Parker BD, Schurgers LJ, Brandenburg VM et al. The associations of fibroblast growth factor 23 and uncarboxylated matrix Gla protein with mortality in coronary artery disease: The Heart and Soul Study. *Ann Intern Med* 2010; 152: 640-648.
35. Amann K, Ritz E, Wiest G et al. A role of parathyroid hormone for the activation of cardiac fibroblasts in uremia. *J Am Soc Nephrol* 1994; 4: 1814-1819.
36. Jono S, Nishizawa Y, Shioi A, Morii H. Parathyroid hormone–related peptide as a local regulator of vascular calcification. Its inhibitory action on in vitro calcification by bovine vascular smooth muscle cells. *Arterioscler Thromb Vasc Biol* 1997; 17: 1135-1142.
37. Beck L, Leroy C, Salaün C et al. Identification of a novel function of PiT1 critical for cell proliferation and independent of its phosphate transport activity. *J Biol Chem* 2009; 284: 31363-31374.
38. Moe SM, O'Neill KD, Duan D et al. Medial artery calcification in ESRD patients is associated with deposition of bone matrix proteins. *Kidney Int* 2002; 61: 638-647.
39. Ellam T, Wilkie M, Chamberlain J et al. Dietary phosphate modulates atherogenesis and insulin resistance in apolipoprotein knockout mice-brief report. *Arterioscler Thromb Vasc Biol* 2011; 31: 1988-1990.
40. Six I, Maizel J, Barreto FC et al. Effects of phosphate on vascular function under normal conditions and influence of the uraemic state. *Cardiovasc Res* 2012; 96: 130-139.
41. Shuto E, Taketani Y, Tanaka R et al. Dietary phosphorus acutely impairs endothelial function. *J Am Soc Nephrol* 2009; 20: 1504-1512.
42. Di Marco GS, König M, Stock C et al. High phosphate directly affects endothelial function by downregulating annexin II. *Kidney Int* 2013; 83: 213-222.
43. Di Marco GS, Hausberg M, Hillebrand U et al. Increased inorganic phosphate induces human endothelial cell apoptosis in vitro. *Am J Physiol Renal Physiol* 2008; 294: F1381-F1387.
44. Neves KR, Graciolli FG, dos Reis LM et al. Adverse effects of hyperphosphatemia on myocardial hypertrophy, renal function, and bone in rats with renal failure. *Kidney Int* 2004; 66: 2237-2244.

45. Custódio MR, Koike MK, Neves KR et al. Parathyroid hormone and phosphorus overload in uremia: impact on cardiovascular system. *Nephrol Dial Transplant* 2012; **27**: 1437-1445.
46. Graciolli FG, Neves KR, dos Reis LM et al. Phosphorus overload and PTH induce aortic expression of Runx2 in experimental uraemia. *Nephrol Dial Transplant* 2009; **24**: 1416-1421.
47. Phan O, Ivanovski O, Nguyen-Khoa T et al. Sevelamer prevents uremia-enhanced atherosclerosis progression in apolipoprotein E-deficient mice. *Circulation* 2005; **112**: 2875-2882.
48. Phan O, Ivanovski O, Nikolov IG et al. Effect of oral calcium carbonate on aortic calcification in apolipoprotein E-deficient (apoE$^{-/-}$) mice with chronic renal failure. *Nephrol Dial Transplant* 2008; **23**: 82-90.
49. Mathew S, Lund RJ, Strebeck F et al. Reversal of the adynamic bone disorder and decreased vascular calcification in chronic kidney disease by sevelamer carbonate therapy. *J Am Soc Nephrol* 2007; **18**: 122-130.
50. Maizel J, Six I, Dupont S et al. Effects of sevelamer treatment on cardiovascular abnormalities in mice with chronic renal failure. *Kidney Int* 2013; **84**: 491-500.
51. Van TV, Watari E, Taketani Y et al. Dietary phosphate restriction ameliorates endothelial dysfunction in adenine-induced kidney disease rats. *J Clin Biochem Nutr* 2012; **51**: 27-32.
52. Finch JL, Lee DH, Liapis H et al. Phosphate restriction significantly reduces mortality in uremic rats with established vascular calcification. *Kidney Int* 2013; **84**: 1145-1153.
53. Kidney Disease: Improving Global Outcomes (KDIGO) CKD-MBD Work Group. KDIGO clinical practice guideline for the diagnosis, evaluation, prevention, and treatment of Chronic Kidney Disease-Mineral and Bone Disorder (CKD-MBD). *Kidney Int Suppl* 2009; **113**: S1-S130.
54. Covic A, Rastogi A. Hyperphosphatemia in patients with ESRD: assessing the current evidence linking outcomes with treatment adherence. *BMC Nephrol* 2013; **14**: 153.
55. Menon MC, Ix JH. Dietary phosphorus, serum phosphorus, and cardiovascular disease. *Ann N Y Acad Sci* 2013; **1301**: 21-26
56. Murtaugh MA, Filipowicz R, Baird BC et al. Dietary phosphorus intake and mortality in moderate chronic kidney disease: NHANES III. *Nephrol Dial Transplant* 2012; **27**: 990-996.
57. Isakova T, Gutiérrez OM, Chang Y et al. Phosphorus binders and survival on hemodialysis. *J Am Soc Nephrol* 2009; **20**: 388-396.
58. Lopes AA, Tong L, Thumma J et al. Phosphate binder use and mortality among hemodialysis patients in the Dialysis Outcomes and Practice Patterns Study (DOPPS): evaluation of possible confounding by nutritional status. *Am J Kidney Dis* 2012; **60**: 90-101.
59. Block GA, Wheeler DC, Persky MS et al. Effects of phosphate binders in moderate CKD. *J Am Soc Nephrol* 2012; **23**: 1407-1415.
60. Chertow GM, Burke SK, Raggi P, Treat to Goal Working Group. Sevelamer attenuates the progression of coronary and aortic calcification in hemodialysis patients. *Kidney Int* 2002; **62**: 245-252.
61. Block GA, Spiegel DM, Ehrlich J et al. Effects of sevelamer and calcium on coronary artery calcification in patients new to hemodialysis. *Kidney Int* 2005; **68**: 1815-1824.
62. Block GA, Raggi P, Bellasi A et al. Mortality effect of coronary calcification and phosphate binder choice in incident hemodialysis patients. *Kidney Int* 2007; **71**: 438-441.
63. Barreto DV, Barreto F de C, de Carvalho AB et al. Phosphate binder impact on bone remodeling and coronary calcification-results from the BRiC study. *Nephron Clin Pract* 2008; **110**: c273-c283.
64. Suki WN, Zabaneh R, Cangiano JL et al. Effects of sevelamer and calcium-based phosphate binders on mortality in hemodialysis patients. *Kidney Int* 2007; **72**: 1130-1137.
65. Di Iorio B, Molony D, Bell C et al. Sevelamer versus calcium carbonate in incidente hemodialysis patients: results of an open-label 24-month randomized clinical trial. *Am J Kidney Dis* 2013; **62**: 771-778.
66. Russo D, Miranda I, Ruocco C et al. The progression of coronary artery calcification in predialysis patients on calcium carbonate or sevelamer. *Kidney Int* 2007; **72**: 1255-1261.
67. Calvo MS, Park YK. Changing phosphorus content of the U.S. diet: potential for adverse effects on bone. *J Nutr* 1996; **126** (4 Suppl): 1168S-1180S.

9

INGESTÃO DE SÓDIO NO PACIENTE COM DOENÇA RENAL CRÔNICA

Andrea Emanuela Chaud Hallvass
Lígia Maria Claro
Roberto Pecoits-Filho

INTRODUÇÃO

Elevados níveis de consumo de sódio (Na) estão associados a aumento na pressão arterial (PA) e eventos cardiovasculares adversos na população geral[1]. Além do seu efeito sobre a PA, existem fortes evidências de que o consumo alimentar excessivo de Na estaria associado diretamente com doença cardíaca coronariana[2,3], infarto agudo do miocárdio[4], doenças não cardiovasculares[5] e doença renal[6]. Evidências também sugerem que a ingestão aumentada de Na parece estar relacionada com a obesidade pelo consumo indireto de refrigerantes[7], associado com cálculos renais e osteoporose[8] e é, provavelmente, uma das principais causas de câncer do estômago[9].

O Na é encontrado em todos os alimentos e consumido em quantidades relativamente constantes em nossa dieta. Além da culinária, é usado amplamente pela indústria alimentícia como conservante; como ligante na produção de produtos à base de carnes; na melhora da textura de produtos de panificação ou à base de glúten, na consistência de carnes e queijos curados; no controle da fermentação em produtos assados e em conserva; como desenvolvedor de cor em carnes curadas e processadas; e na cor dourada em produtos de panificação[10]. O cloreto de sódio (NaCl), popularmente conhecido por sal de cozinha, é formado na proporção de um átomo de Na para um átomo de cloro (Cl). Suas formas mais encontradas são: sal marinho ou sal não refinado, sal refinado (sal de cozinha) e sal iodado. Cada 1g (1.000mg) de NaCl contém 0,4g (400mg) de Na.

A ingestão de Na em todo o mundo tem aumentado de maneira alarmante nas últimas décadas[11]. Em parte, isso ocorre pela mudança no estilo de vida, com a população se alimentando cada vez mais de alimentos prontos processados e de *fast foods,* que, além do Na intrínseco do alimento, contêm aditivos à base de Na. No Brasil, diferente dos países desenvolvidos, a principal fonte de Na vem da adição do sal de cozinha no processo de preparo de alimentos e do saleiro à mesa, chegando o consumo a 4.500mg de Na/pessoa ao dia, correspondendo a 76% do Na consumido no dia a dia[12].

A Organização Mundial da Saúde (OMS) determina que o consumo de Na deve ser limitado a 2.000mg/dia (ou 5.000mg de NaCl). Para indivíduos negros, pessoas com idade igual ou superior a 51 anos e aquelas de qualquer idade portadoras de hipertensão arterial, *diabetes mellitus* ou doença renal crônica (DRC), a recomendação é de 1.500mg de Na por dia[13].

HISTÓRICO

Registros do uso do sal remontam há mais de 5 mil anos. Ele já era usado na Babilônia, no Egito, na China e, em civilizações pré-colombianas, está presente em rituais religiosos de diversas épocas e civilizações; até o início da industrialização e em diferentes culturas, o sal na mesa significou prestígio, orgulho, segurança e amizade. O sal não era conhecido pelos indígenas brasileiros, que obtinham das carnes da caça a porção de que necessitavam e usavam como temperos as pimentas, e seu método de conservação era o moqueio – defumação lenta sobre braseiro de folhas e gravetos. O sal foi introduzido no Brasil pelos portugueses e seu emprego como conservante influenciou decisivamente na ocupação do território brasileiro. O charque, ou carne-seca, foi a base da alimentação dos boiadeiros do Nordeste e dos bandeirantes paulistas[14].

ESTIMATIVA DA INGESTÃO DE SÓDIO

Estudos de validação de instrumentos dietéticos desenvolvidos para estudos epidemiológicos têm tipicamente usado alguma forma de registro dietético como o padrão para comparação. Os questionários de frequência alimentar de 24 horas têm sido, em grande parte, o instrumento de escolha, mas cada vez mais o uso de diários alimentares tem sido proposto[15]. Relatórios dietéticos são particularmente propensos à subestimação da ingestão de Na, por falhas nos relatos e porque os bancos de dados usados para atribuir valores de nutrientes aos alimentos incluídos em entrevistas alimentares muitas vezes não levam em conta o sal adicionado[16]. Alguns estudos utilizam a pesquisa de orçamento familiar para estimar a quantidade de sal utilizada pelas famílias e ajustada individualmente. Entretanto, nesses estudos alguns fatores metodologicamente limitantes precisam ser considerados, como: refeições que os indivíduos fazem fora de casa, o que poderia subestimar os resultados de consumo, alimentos consumidos fora de casa podem ter uma quantidade diferente de sódio daqueles consumidos dentro de casa, inclusão apenas de alimentos processados, sem considerar o sal adicionado ao preparo ou o sal intrínseco do alimento[17]. Nenhum instrumento dietético pode capturar a dieta habitual com precisão absoluta, assim o uso de medidas bioquímicas de ingestão é necessário[18].

A dosagem de Na em urina de 24 horas é a maneira mais precisa para estimar o consumo de sal, o qual reflete cerca de 90% ou mais do Na ingerido. Um estudo em uma amostra aleatória de 2.436 adultos finlandeses demonstrou que a maior excreção urinária de Na foi associada com maior mortalidade cardiovascular[19]. Froment et al[20] utilizaram dados publicados com base principalmente em excreção urinária de 24 horas de Na para comparar a ingestão de sódio de 28 populações. Extensos estudos populacionais de estimativa do consumo de sódio, como o INTERSALT[21] e o InterMap[22], padronizaram a excreção urinária de 24 horas de Na como método de avaliação de ingestão. O INTERSALT coletou dados padronizados na excreção de Na em urina de 24 horas de 10.079 homens e mulheres com idade entre 20 e 59 anos a partir de 52 amostras da população em 32 países, o mais extenso conjunto de dados padronizados em excreção urinária de 24 horas de sódio em todo o mundo. Em um estudo realizado por Pietinen[23], com 154 voluntários que preencheram durante 4 dias consecutivos registros alimentares e coletaram por 3 dias consecutivos urina de 24 horas, as ingestões de sódio estimadas a partir das coletas de urina foram 7% menor do que o consumo estimado a partir dos registros alimentares. Estes resultados estão em conformidade aproximada com os de outros estudos que utilizaram registros alimentares[24,25].

Como desvantagens, a dosagem de Na em urina de 24 horas não leva em consideração a perda de eletrólito que não por via renal e, portanto, tende a subestimar a verdadeira excreção, tem um alto custo de análise, depende de que o paciente colete corretamente, não considera a variação diária, nem que todos os indivíduos apresentam características variáveis de sensibilidade ao sal no que concerne à resposta tensional[26]. Vários métodos de coletas de urina parciais (*spot*, cronometrado, diurno, noturno) são propostos como alternativas para a coleta de urina de 24 horas. Eles são menos onerosos para os participantes, permitem um tempo de triagem rápido e requerem menos treinamento pessoal. Eles são altamente variáveis no nível individual, podem dar estimativas razoáveis das médias dos grupos, sendo este um aspecto que os torna de interesse para a monitorização de longo prazo e vigilância da população. Estes métodos são altamente dependentes do estado de hidratação, da duração e do volume coletado e altamente relacionados ao volume residual da bexiga. São expressos como a concentração de Na por litro (em vez de excreção diária total). Porém, não há meios disponíveis para estabelecer a precisão, a validade e a confiabilidade dessas conversões. O teste de validação adequado seria entre uma amostra de 24 horas e uma amostra alternativa independente da coleta de 24 horas para evitar falsas intercorrelações (seria como reavaliar o consumo de sal em diferentes amostras de população ao longo do tempo)[27].

CONSUMO DE SÓDIO NO BRASIL E NO MUNDO

A despeito das campanhas de saúde pública em diversos países que visam encorajar a redução na ingestão de sódio na população, de maneira geral o consumo permanece como inadequado em grande parte da população[28]. O Reino Unido e a Finlândia têm os programas de redução de sal em todo o país mais ativos[29], e Nova York lidera nos Estados Unidos[30].

Em 2008, a campanha para a redução no consumo de sal no Reino Unido (onde 95% do Na vem de alimentos processados como pães, cereais e massas) conseguiu com sucesso uma redução no consumo médio de sal da população de 9,5-8,6g/dia, impulsionado principalmente por quedas significativas no teor de sal das principais categorias de alimentos[31]. O consumo total anual de sal pela população australiana é > 50.000 toneladas (com um consumo médio de 8g/pessoa por dia)[32]. Na China, 76% do sódio na dieta é proveniente do sal adicionado à comida caseira (50% menos no sul do que no norte), e no Japão, a maioria (63%) vem do molho de soja, 20% de frutos do mar preparados comercialmente, 15% de sopas prontas (*misosoup*) e 13% de vegetais/legumes em conserva[33]. Nos EUA, cerca de 95% dos homens e 75% das mulheres apresentam consumo excessivo de sal[34], sendo em torno de 76% os alimentos processados como a principal fonte do Na consumido.

No Brasil, mais de 85% dos homens e 70% das mulheres em áreas urbanas consomem uma quantidade de Na acima do limite recomendado para a população geral, com média de 4,7g de sódio/dia e como principal fonte o sal de cozinha ou sal adicionado, além de condimentos à base de sal[12]. Em um estudo clínico randomizado realizado no ambulatório de Nefrologia da Pontifícia Universidade Católica do Paraná (PUCPR) com pacientes pré-dialíticos em fases 3 e 4 da DRC (SALTED), 100% dos pacientes apresentavam ingestão de Na acima do recomendado para essa população de risco[35], com um consumo médio de 4,49 ± 2,19g/dia (dados não publicados).

SÓDIO E DOENÇA RENAL CRÔNICA

DOENÇA RENAL CRÔNICA E HIPERTENSÃO

A DRC tem sido apontada como um importante problema de saúde pública em todo o mundo, dada sua alta prevalência[36-38]. Em pacientes com hipertensão essencial, algum grau de DRC está frequentemente presente, variando de microalbuminúria para a fase final da doença renal[39]. Mesmo em pacientes com *diabetes mellitus*, a doença hipertensiva é, quase universalmente, um grande complicador de doenças comórbidas. A pressão arterial é considerada um importante fator de risco modificável para DRC progressiva, independentemente da causa inicial da lesão renal. Assim, estudos observacionais têm demonstrado que pacientes com pressão arterial elevada estão em risco muito maior de insuficiência renal progressiva que os normotensos[40,41]. O estudo multicêntrico, controlado e randomizado de abordagens alimentares para parar a hipertensão (DASH), oferece fortes evidências de efeitos a curto prazo sobre a pressão arterial de maneira dose-resposta. Neste estudo, foi evidenciado que, diminuindo a ingestão de sódio de 150 para 50mmol/dia, a pressão sanguínea sistólica da coorte geral diminuiu 6,7mmHg. A diminuição foi mais acentuada (–11mmHg) em indivíduos hipertensos[42].

SENSIBILIDADE AO SAL E MECANISMOS COMPENSATÓRIOS

A sensibilidade ao sal é uma importante característica da hipertensão essencial. Diversos estudos tentaram esclarecer o mecanismo pelo qual os rins respondem ao aumento da ingestão de sal. Estes estudos demonstraram que os receptores da adenosina 2A (A2A) e os ácidos epoxieicosa-trienoico (ETTs) são necessários para que os rins respondam corretamente ao excesso de sal. Observou-se que os EETs são um componente essencial na coordenação da resposta de natriurese renal. O alto consumo de sal na dieta aumenta o citocromo P450 2C (CYP2C), enzimas responsáveis por gerar os EETs. A inibição farmacológica ou a manipulação genética diminuem as enzimas CYP2C. Isto induz a elevação da pressão sanguínea, resultado da alta ingestão de sal na dieta. Do mesmo modo, em modelos animais sensíveis ao sal observou-se incapacidade em aumentar a expressão de CYP2C renal em resposta a uma dieta rica em sal. Liclican et al[43] demonstraram que, em ratos Dahl sal-resistentes, o aumento da ingestão de sal na dieta eleva os níveis de EETs no córtex e na medula renal. Quando um antagonista de receptores A2A foi administrado nos ratos sal-resistentes, os EETs renais e a pressão sanguínea não aumentaram. Isso demonstra que a ativação do receptor A2A é necessária para aumentar os níveis de EETs e que eles poderiam interagir no transporte tubular de Na e contribuir com a natriurese[44-46].

A influência do Na sobre a pressão arterial sob a óptica clássica sugere que quando o sal é ingerido aumenta a sede e assim o consumo de água, levando à expansão do plasma e do volume extracelular e aumentando o débito cardíaco e a pressão sanguínea. Essa versão é verdadeira, porém não plenamente[47]. A visão clássica foi contestada por Titze et al[48], que forneceram evidências de que, em certas circunstâncias, o sal é estocado em forma osmoticamente inativa em grandes extensões do corpo, especialmente na pele. Outros pesquisadores, como Sato et al[49], demonstraram que o aumento compensatório da produção de óxido nítrico (NO) em resposta à ingestão de sal não é uniforme em ratos (presumivelmente, o mesmo acontece nos humanos). Nesse caso, os indivíduos que não reagem adequadamente ao aumento da pressão arterial, induzida pela ingestão de sal, fazem um aumento compensatório da produção do vasodilatador e hipotensivo do NO. Esses são presumivelmente sensíveis, isto é, desenvolvem hipertensão mediante o alto consumo de sal.

Titze et al[50] testaram a hipótese de que poderia haver acúmulo de Na em humanos sem a expansão do volume extracelular ou aumento de peso. Para isso, analisaram dados de um estudo bem controlado que simulou condições espaciais em 3 homens saudáveis por mais de 4 meses. Com esse estudo, concluiu-se que existe um reservatório com a habilidade de estocar quantidades significativas de Na em forma não osmoticamente ativa e que pode ser excretado posteriormente. Esse reservatório pode localizar-se nos ossos, tecido conjuntivo denso ou cartilagem. A hipótese foi testada em ratos sensíveis e resistentes ao sal. Observou-se que em ratos resistentes havia acúmulo de sódio na pele e grande variação de Na corporal total, independente da dieta. Além disso, mais de 70% do Na estocado era osmoticamente inativo, enquanto o restante era ativo. Em ratos sensíveis, o Na estava acumulado nos ossos e o estoque de Na inativo era menor, resultando em aumento da água corporal total e da pressão arterial. Na óptica evolucionista, estocar Na em tempos de abundância é uma vantagem. E isso deve ser considerado na abordagem fisiopatológica da expansão de volume e hipertensão[48,50].

Dada a necessidade de conhecer um método não invasivo que pudesse ser utilizado repetidamente em pacientes e que mostrasse o estoque de Na e a taxa de mobilização com mudanças na ingestão dietética, um estudo utilizou a ressonância magnética. Nesse estudo, concluiu-se que: primeiro, as mudanças no Na tecidual em resposta às alterações na ingestão de sal podem mostrar evidências clínicas que suportem a redução dietética de sal como meio de prevenir doenças cardiovasculares; segundo, a avaliação em hipertensos pode auxiliar no diagnóstico do hiperaldosteronismo primário e ser utilizada no acompanhamento do tratamento desses pacientes; terceiro, o método pode auxiliar no entendimento e monitorização do tratamento da retenção hídrica, relevante em pacientes com alterações hepáticas, cardíacas e renais[51-53].

Alguns estudos clínicos e experimentais sugerem que o excesso de Na poderia induzir a uma lesão cardiovascular e renal, de maneira independente da pressão arterial. Existe boa correlação entre a ingestão de sal e lesões cardiovascular e renal avaliadas pela hipertrofia ventricular esquerda (HVE), microalbuminúria, entre outros achados[54] (Fig. 9.1).

SÓDIO E RESPOSTA ENDOTELIAL

Estudos recentes promoveram o conceito de que o endotélio reage a mudanças dos níveis séricos de Na, por meio de uma complexa série de eventos independentes dos níveis pressóricos e do sistema renina-angiotensina-aldosterona[55,56]. Em resposta ao excesso de sal, os eventos celulares sinalizadores culminam na produção intravascular de fator de crescimento transformador beta (TGF-β) e óxido nítrico (NO), exercendo este um *feedback* negativo na produção de TGF-β no rim. Com a produção de NO prejudicada devido ao excesso de sal, ocorre produção de TGF-β descontrolada, a qual age localmente como fator de crescimento, levando ao desenvolvimento de fibrose vascular e glomerular[57-59], culminando na redução da perda de néfrons funcionantes, alteração na complacência vascular e hipertensão arterial sistêmica[60].

O excesso de sal normalmente vem de fontes externas. Porém, outro efeito, talvez mais interessante do que relevante, é a questão do Na não osmótico, ou seja, estocado nos tecidos corporais. Segundo Titze *et al*, o Na não osmótico é caracterizado pelo acúmulo na pele através da ligação de cargas não negativas com glicosaminoglicanas sulfatadas. O aumento na concentração de Na coincide com a elevação de glicosaminoglicanos na pele e cartilagem[52,61,62].

Em ratos, observou-se que uma dieta rica em sal leva ao acúmulo de Na hipertônico no espaço intersticial. Essa hipertonicidade é detectada pelos macrófagos que passam a produzir uma proteína angiogênica na pele, fator de crescimento endotelial vascular, o qual passa a estimular o crescimento de vasos linfáticos, criando um terceiro compartimento de fluido que tampona o Na, induzindo a um aumento no volume vascular[63]. Pacientes em diálise apresentaram efeito direto da ingestão de sal com um aumento proporcional de volume intravascular ao nível de sal ingerido[64]. Em pacientes em diálise peritoneal, demonstrou-se uma relação entre expansão de volume extracelular, sódio, remoção de água e inflamação, sugerindo que essa expansão de volume pode ter um importante papel no estímulo inflamatório[65].

SÓDIO NA HIPERTROFIA VENTRICULAR

A perda da função renal *per se* provoca alterações miocárdicas e representa um fator prognóstico importante para os desfechos clínicos adversos em pacientes com DRC. O volume atrial esquerdo, juntamente com a massa e a função ventricular esquerda são um parâmetro ecocardiográfico fundamental para avaliar miocardiopatia em pacientes com DRC avançada[66]. As alterações no volume atrial esquerdo são consideradas bom indicador da disfunção diastólica e/ou excesso de volume e tem sido proposto recentemente que ainda podem representar um valioso desfecho substituto em estudos clínicos envolvendo pacientes com DRC[67]. Pressão e sobrecarga de volume são os principais estimuladores da hipertrofia ventricular esquerda e do alargamento atrial esquerdo em DRC[68,69]. Por isso, alterações no átrio esquerdo têm sido consideradas um preditor de mortalidade de eventos cardiovasculares em pacientes em hemodiálise[66] e diálise peritoneal[70].

Yee-Moon *et al*[71] descreveram uma associação direta entre o Na plasmático e o volume atrial esquerdo. Os autores conduziram um estudo prospectivo, transversal, em 261 pacientes com DRC em estágio 3-5, em não diálise, sem doença cardiovascular sintomática e com ecocardiograma bidimensional realizado para estimar o índice de volume atrial esquerdo e outros parâmetros

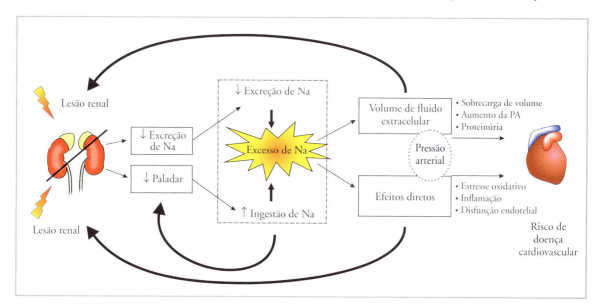

Figura 9.1 – Relação entre o excesso de Na, lesão renal e risco de doença cardiovascular. Na = sódio; PA = pressão arterial. Adaptada de McMahon *et al*[54].

cardíacos. Observou-se que a associação entre o Na e o alargamento do ventrículo esquerdo é forte (Na plasmático explica 16% da variância total) e totalmente independente da massa, volume ventricular esquerdo e outros fatores de risco. A baixa variabilidade plasmática de Na (variação 137 a 147mmol/L) foi classificada como o quarto fator (após massa e volume ventricular esquerdo e idade) a explicar a variabilidade do volume atrial esquerdo. Ainda carentes de confirmação, as observações de Yee-Moon *et al* geraram a hipótese de que o estímulo originado no átrio pode modular o Na plasmático e vice-versa. Alterações no Na plasmático são mais frequentes em pacientes com DRC e tanto a hipo quanto a hipernatremia foram associadas com desfechos clínicos adversos em grande coorte de pacientes com DRC[72].

A hipótese de que hipernatremia leve ocasionada pelo excesso de Na pode desencadear alargamento do volume atrial esquerdo é passível de testes clínicos e estudos de intervenção na modificação da ingestão de sal em pacientes com DRC. Estudos futuros devem ser concentrados não apenas no alargamento do volume atrial esquerdo, mas também na função e mecânica atrial esquerdas. Essa última é um importante parâmetro fisiológico e um preditor de desfechos clínicos em condições de alto risco, como infarto do miocárdio[73].

RELAÇÃO DO SÓDIO COM O ESTRESSE OXIDATIVO

Boero *et al*[74] descreveram em seu estudo que o efeito nocivo do excesso de sal afeta a hemodinâmica glomerular, induzindo hiperfiltração, aumento no ritmo de filtração glomerular (RFG) e na pressão glomerular, especialmente em obesos, diabéticos, idosos e negros. Sugeriram que mudanças na ingestão de sal poderiam influenciar a excreção urinária de proteínas em hipertensos, com ou sem nefropatia diabética. Além disso, a alta ingestão de sal pode bloquear os efeitos dos inibidores da enzima conversora da angiotensina (iECA) e bloqueadores dos receptores da angiotensina (BRA). Estudos experimentais mostram o efeito direto do sal no rim, induzindo hipertrofia, fibrose e declínio dos sítios aniônicos da membrana basal glomerular[75].

Uma possível explicação para esses efeitos desfavoráveis é o estresse oxidativo. Espécies reativas do oxigênio (predominantemente ânion superóxido, peróxidos de hidrogênio e radical hidroxil) e espécies de nitrogênio (ânion nitroxil e peroxinitrato), gerados *in vivo*, podem causar sobrecarga oxidativa que não é contrabalanceada pelos antioxidantes e sequestradores de radical oxigênio do organismo[76]. O estresse oxidativo está aumentado em pacientes com DRC e o maior grau de carga oxidativa ou redução da capacidade antioxidante foi documentado em humanos hipertensos e em modelos experimentais de hipertensão[77]. Muitos estudos demonstram que as espécies reativas do oxigênio podem levar à hipertensão e reciprocamente tratamentos antioxidantes podem reduzir a pressão arterial[78-81].

Sowers[82] evidenciou que, em altas concentrações de sal, a atividade da nicotinamida adenina dinucleotídeo fosfato oxidase (NADPH) e a geração de espécies reativas de oxigênio aumentam, enquanto ocorre diminuição da superóxido dismutase (SOD). Espécies reativas de oxigênio oxidam o NO sintetizado pelas células endoteliais e, como resultado, ocorre não só vasodilatação insuficiente, como também toxicidade vascular devido ao peroxinitrito formado. Os eventos sistemáticos que ligam o alto consumo de sal ao aumento da oxidação e à diminuição das atividades enzimáticas antioxidantes em nível vascular não estão bem elucidados. Mas a redução dos níveis plasmáticos de angiotensina II, que normalmente acompanha o aumento da ingestão de sal, pode desempenhar um papel central nesses eventos. A redução de angiotensina II na circulação é fundamental para elevar a excreção renal de Na e água através de vários mecanismos, incluindo redução da reabsorção tubular renal e reabsorção de Na[83].

SÓDIO E HIPERVOLEMIA

Estudos prévios realizados com indivíduos submetidos à hemodiálise têm sugerido que a restrição de sal na dieta está associada com melhora na redução de peso interdialítico, menor necessidade de medicação anti-hipertensiva e efeitos benéficos na hipertrofia ventricular esquerda. Por conseguinte, recomenda-se que pacientes em hemodiálise devem restringir cuidadosamente a ingestão de Na que levaria a melhora do volume e controle da pressão arterial e de sobrevida[84,85]. Em um estudo onde foi realizada uma análise *post hoc* com 1.770 pacientes com ingestão média de Na de 2.080mg/dia, concluiu-se que a maior ingestão de sódio na dieta é independentemente associada com maior mortalidade entre pacientes prevalentes em hemodiálise[86].

Há cada vez mais evidências de que pacientes com DRC desenvolvem sinais de sobrecarga de volume já nas fases iniciais da doença, o que pode ser um estímulo para a ativação inflamatória[87,88]. No estudo SALTED com pacientes em estágio 3-4 da DRC, 50% dos pacientes avaliados apresentavam hipervolemia, a qual estava relacionada com a excreção de Na, um marcador da ingestão de Na, como já descrito anteriormente[35].

A ativação do sistema nervoso autônomo e da via renina-angiotensina, o estresse oxidativo, a desnutrição, a inflamação e a hipervolemia têm sido defendidos como fatores relacionados ao aumento do risco cardiovascular, ao contrário dos fatores de risco clássicos como hipertensão arterial sistêmica, *diabetes mellitus* ou idade[89]. Tanto o tratamento da hipertensão quanto da hipervolemia é de grande importância para portadores de DRC, principalmente por serem esses fatores determinantes conhecidos na gênese da HVE, permanecendo prevalentes na população em hemodiálise[90].

Em resumo, esses dados deixam clara a importância da alta ingestão de sódio na hipertensão arterial, aceleração da progressão da DRC, na hipervolemia e no risco cardiovascular dos pacientes com DRC em todos os estágios da doença. Monitorização e ações informativas e educativas que promovam a redução do consumo de sódio devem ser realizadas periodicamente nessa população de alto risco.

REFERÊNCIAS BIBLIOGRÁFICAS

1. Conlin PR. Eat your fruits and vegetables but hold the salt. Circulation 2007; 116: 1530-1531.
2. He J, Ogden LG, Vupputuri S et al. Dietary sodium intake and subsequent risk of cardiovascular disease in overweight adults. JAMA 1999; 282: 2027-2034.
3. Eliott P, Stamler J, Nichols R et al. Intersalt revisited: further analyses of 24 hour sodium excretion and blood pressure within and across populations. Intersalt Cooperative Research Group. BMJ 1996; 312: 1249-1253.
4. Xie J, Sasaki S, Joossens J, Kesteloot H. The relationship between urinary cations obtained from the INTERSALT study and cerebrovascular mortality. J Hum Hypertens 1992; 6: 17-21.
5. Antonios TFT, MacGregor GA. Salt – more adverse effects. Lancet 1996; 348: 250-251.
6. He J, Whelton PK, Appel LJ, Charleston J et al. Long-term effects of weight loss and dietary sodium reduction on incidence of hypertension. Hypertension 2000; 35: 544-549.
7. He FJ, Markandu ND, Sagnella GA, MacGregor GA. Effect of salt intake on renal excretion of water in humans. Hypertension 2001; 38: 317-320.
8. Cappuccio FP, Kalaitzidis R, Duneclift S, Eastwood JB. Unravelling the links between calcium excretion, salt intake, hypertension, kidney stones and bone metabolism. J Nephrol 2000; 13: 169-177.
9. Tsugane S, Sasazuki S, Kobayashi M, Sasaki S. Salt and salted food intake and subsequent risk of gastric cancer among middle-aged Japanese men and women. Br J Cancer 2004; 90: 128-134.
10. Koblitz MGB (ed). Bioquímica de Alimentos: Teoria e Aplicações Práticas. Guanabara Koogan: São Paulo, 2008, p 242.
11. Brown IJ, Tzoulaki I, Candeias V, Elliott P. Salt intakes around the world: implications for public health. Int J Epidemiol 2009; 38: 791-813.
12. Sarno F, Claro RM, Levy RB et al. Estimativa de consumo de sódio pela população brasileira, 2002-2003. Rev Saúde Pública 2009; 43: 219-225.
13. OMS – Organização Mundial da Saúde. Dieta, Nutrição e a Prevenção de Doenças Crônicas: Relatório de uma junta de especialistas da FAO/OMS. Relatório técnico da OMS. 2003. Disponível em: www.who.int/countries/bra/en (acessado em agosto/2013).
14. Kurlansky M (ed). Sal – Uma História do Mundo. Senac: São Paulo, 2004, p 22.
15. Bingham S, Gill C, Welch A et al. Validation of dietary assessment methods in the UK arm of EPIC. Int J Epidemiol 1997; 26: 137-151.
16. Alaimo K, McDowell MA, Briefel RR et al. Dietary intake of vitamins, minerals, and fiber of persons ages 23 months and over in the United States: Third National Health and Nutrition Examination Survey, phase 1, 1988-91. Adv Data 1994; 258: 1-28.
17. Mhurchu CN, Capelin C, Dunford EK et al. Sodium content of processed foods in the United Kingdom: analysis of 44,000 foods purchased by 21,000 households. Am J Clin Nutr 2011; 93: 594-600.
18. Daya NE, McKeownb N, Wongc MY et al. Epidemiological assessment of diet: a comparison of a 7-day diary with a food frequency questionnaire using urinary markers of nitrogen, potassium and sodium. Int J Epidemiol 2001; 30: 309-317.
19. Tuomilehto J, Jousilahti P, Rastcnyte D et al. Urinary sodium excretion and cardiovascular mortality in Finland: a prospective study. Lancet 2001; 357: 848-851.
20. Froment A, Milon H, Gravier C. Relationship of sodium intake and arterial hypertension. Contribution of geographical epidemiology. Rev Epidemiol Sante Publique 1979; 27: 437-454.
21. Elliott P, Stamler J, Nichols R et al. Intersalt revisited: further analyses of 24 hour sodium excretion and blood pressure within and across populations. Intersalt Cooperative Research Group. Br Med J 1996; 312: 1249-1253.
22. Stamler J, Elliott P, Dennis B et al. INTERMAP: background, aims, design, methods, and descriptive statistics (nondietary). J Hum Hypertens 2003; 17: 591-608.
23. Pietinen P. Estimating sodium intake from food consumption data. Ann Nutr Metab 1982; 26: 90-99.
24. Schachter J, Harper PH, Radin MEI. Comparison of sodium and potassium intake with excretion. Hypertension 1980; 2: 695-699.
25. Espeland MA, Kumanyika S, Wilson AC et al. Statistical issues in analyzing 24-hour dietary recall and 24-hour urine collection data for sodium and potassium intakes. Am J Epidemiol 2001; 153: 996-1006.
26. Cowley AW Jr. Genetic and nongenetic determinants of salt sensitivity and blood pressure. Am J Clin Nutr 1997; 65(2 Suppl): 587S-593S.
27. Ji C, Sykes L, Paul C, Dary O et al. Systematic review of studies comparing 24-hour and spot urine collections for estimating population salt intake. Rev Panam Salud Publica 2012; 32: 54-60.
28. Sanders PW. Effect of salt intake on progression of chronic kidney disease. Curr Opin Nephrol Hypertens 2006; 15: 54-60.
29. Food Standards Agency. Salt. 2009. http://www.food.gov.uk/healthiereating/salt/ (acessado em agosto/2013).
30. New York City Department of Health and Mental Hygiene. NYC starts a nationwide initiative to cut the salt in restaurants and processed food. http://www.nyc.gov/html/doh/html/cardio/cardio-salt-initiative.shtml (acessado em agosto/2013).
31. Joint Health Surveys Unit. An assessment of dietary sodium levels among adults (aged 19-64) in the general population, based on analysis of dietary sodium in 24 hour urine samples. 2006. http://multimedia.food.gov.uk/multimedia/pdfs/walessodiumreport.pdf (acessado em outubro/2013).
32. Williams P, McMahon A, Boustead R. A case study of sodium reduction in breakfast cereals and the impact of the Pick the Tick food information program in Australia. Health Promot Int 2003; 18: 51-56.
33. Anderson CA, Appel LJ, Okuda N et al. Dietary sources of sodium in China, Japan, the United Kingdom, and the United States, women and men aged 40 to 59 years: the INTERMAP study. J Am Diet Assoc 2010; 110: 736-745.
34. USDA, Agricultural Research Service. Nutrient Intakes from Food: Mean Amounts Consumed per Individual, One Day, 2005-2006. http://www.ars.usda.gov/ba/bhnrc/fsrg (acessado em outubro/2013).
35. Hallvass AEC. Avaliação da Ingestão de Sal, Excreção Urinária de Sódio e sua Relação com Hiper-Hidratação em Pacientes com Doença Renal Crônica. Dissertação de Mestrado. Escola de Medicina, Pontifícia Universidade Católica do Paraná. Curitiba, 2012.
36. Parfrey P, Foley R. The clinical epidemiology of cardiac disease in chronic renal failure. J Am Soc Nephrol 1999; 10: 1606-1615.
37. Go A, Chertow G, Fan D et al. Chronic kidney disease and the risks of death, cardiovascular events, and hospitalization. N Engl J Med 2004; 351: 1296-1305.
38. Keith DS, Nichols GA, Gullion CM et al. Longitudinal follow-up and outcomes among a population with chronic kidney disease in a Large Managed Care Organization. Arch Intern Med 2004; 164: 659-663.
39. McClellan WM. Epidemiology and risk factors for chronic kidney disease. Med Clin North Am 2005; 89: 419-445.
40. Trials of Hypertension Prevention Collaborative Research Group. The effects of nonpharmacologic interventions on blood pressure of persons with high normal levels. Results of the Trials of Hypertension Prevention, Phase I. JAMA 1992; 267: 1213-1220.
41. Whelton PK, He J, Appel LJ et al. Effects of weight loss and sodium reduction intervention on blood pressure and hypertension incidence in overweight people with high-normal blood pressure. The Trials of Hypertension Prevention, phase II. The Trials of Hypertension Prevention Collaborative Research Group. Arch Intern Med 1997; 157: 657-667.
42. Sacks FM, Svetkey LP, Vollmer WM et al. Effects on blood pressure of reduced dietary sodium and the Dietary Approaches to Stop Hypertension (DASH) diet. N Engl J Med 2001; 344: 3-10.
43. Liclican EL, Doumad AB, Wang J et al. Inhibition of the adenosine 2A receptor – epoxyeicostrienois acid pathway renders Dahl salt resistant rats hypertensive. Hypertension 2009; 54: 1284-1290.

44. Mallamaci F, Tripepi G. Salt and the heart in chronic kidney disease: an atrial connection. *Nephrol Dial Transplant* 2013; **28**: 2210-2211.
45. Zhao X, Pollock DM, Zeldin DC, Imig JD. Salt-sensitive hypertension after exposure to angiotensin is associated with inability to upregulate renal epoxygenases. *Hypertension* 2003; **42**: 775-780.
46. Zhao X, Pollock DM, Inscho EW et al. Decreased renal cytochrome P450 2C enzymes and impaired vasodilation are associated with angiotensin salt-sensitive hypertension. *Hypertension* 2003; **41**: 709-714.
47. Ritz E. Salt--friend or foe? *Nephrol Dial Transplant* 2006; **21**: 2052-2056.
48. Titze J, Bauer K, Schafflhuber M et al. Internal sodium balance in DOCA-salt rats: a body composition study. *Am J Physiol Renal Physiol* 2005; **289**: F793-F802.
49. Sato K, Kihara M, Hashimoto T et al. Alterations in renal endothelial nitric oxide synthase expression by salt diet in angiotensin type-1a receptor gene knockout mice. *J Am Soc Nephrol* 2004; **15**: 1756-1763.
50. Titze J, Krause H, Hecht H et al. Reduced osmotically inactive Na storage capacity and hypertension in the Dahl model. *Am J Physiol Renal Physiol* 2002; **283**: F134-F141.
51. Kopp C, Linz P, Dahlmann A et al. 23Na magnetic resonance imaging-determined tissue sodium in healthy subjects and hypertensive patients. *Hypertension* 2012; **61**: 635-640.
52. Titze J, Machnik A. Sodium sensing in the interstitium and relationship to hypertension. *Curr Opin Nephrol Hypertens* 2010; **19**: 385-392.
53. Titze J, Ritz E. Salt and its effect on blood pressure and target organ damage: new pieces in an old puzzle. *J Nephrol* 2009; **22**: 177-189.
54. McMahon EJ, Bauer JD, Hawley CM et al. The effect of lowering salt intake on ambulatory blood pressure to reduce cardiovascular risk in chronic kidney disease (LowSALT CKD study): protocol of a randomized trial. *BMC Nephrology* 2012; **13**: 137.
55. Hooper L, Bartlett C, Smith GD, Ebrahim S. Systematic review of long term effects of advice to reduce dietary salt in adults. *BMJ* 2002; **325**: 628-637.
56. Weir MR, Fink JC. Salt intake and progression of chronic kidney disease: an overlooked modifiable exposure? A commentary. *Am J Kidney Dis* 2005; **45**: 176-188.
57. Sanders PW. Dietary salt intake, salt sensitivity, and cardiovascular health. *Hypertension* 2009; **53**: 442-445.
58. Ying WZ, Sanders PW. Dietary salt increases endothelial nitric oxide synthase and TGF-beta 1 in rat aortic endothelium. *Am J Physiol* 1999; **277**(4Ptz): H1293-H1298.
59. Ying WZ, Sanders PW. Dietary salt modulates renal production of transforming growth factor b in rats. *Am J Physiol* 1998; **274**: F635-F641.
60. Sanders PW. Vascular consequences of dietary salt intake. *Am J Physiol Renal* 2009; **297**: F237-F243.
61. Titze J, Shakibaei M, Schafflhuber M et al. Glycosaminoglycan polymerization may enable osmotically inactive Na1 storage in the skin. *Am J Physiol Heart Circ Physiol* 2004; **287**: H1433.
62. Titze J. Water-free sodium accumulation. *Semin Dial* 2009; **22**: 253-255.
63. Machnik A, Neuhofer W, Jantsch J et al. Macrophages regulate salt-dependent volume and blood pressure by a vascular endothelial growth factor-C-dependent buffering mechanism. *Nat Med* 2009; **15**: 545-552.
64. Sanders PW. Assessment and treatment of hypertension in dialysis: the case for salt restriction. *Semin Dial* 2007; **20**: 408-411.
65. Ávila-Diaz M, Ventura MJ, Valle D et al. Inflammation and extracellular volume expansion are related to sodium and water removal in patients on peritoneal dialysis. *Perit Dial Int* 2006; **26**: 574-580.
66. Tripepi G, Benedetto FA, Mallamaci F et al. Left atrial volume in end-stage renal disease: a prospective cohort study. *J Hypertens* 2006; **24**: 1173-1180.
67. Tamez H, Zoccali C, Packham D et al. Vitamin D reduces left atrial volume in patients with left ventricular hypertrophy and chronic kidney disease. *Am Heart J* 2012; **164**: 902-909.
68. Gerdts E, Oikarinen L, Palmieri V et al. Correlates of left atrial size in hypertensive patients with left ventricular hypertrophy: the Losartan Intervention For Endpoint Reduction in Hypertension (LIFE) Study. *Hypertension* 2002; **39**: 739-743.
69. Piotrowski G, Banach M, Gerdts E et al. Left atrial size in hypertension and stroke. *J Hypertens* 2011; **29**: 1988-1993.
70. Kim S, Han SH, Park JT. Left atrial volume is an independent predictor of mortality in CAPD patients. *Nephrol Dial Transplant* 2011; **26**: 3732-3739.
71. Yee-Moon WA, Lu Y, Cheung S et al. Plasma sodium and subclinical left atrial enlargement in chronic kidney disease. *Nephrol Dial Transplant* 2013; **28**: 2319-2328.
72. Kovesdy CP. Significance of hypo- and hypernatremia in chronic kidney disease. *Nephrol Dial Transplant* 2012; **27**: 891-898.
73. Lonborg JT, Engstrom T, Moller JE et al. Left atrial volume and function in patients following ST elevation myocardial infarction and the association with clinical outcome: a cardiovascular magnetic resonance study. *Eur Heart J Cardiovasc Imaging* 2013; **14**: 118-127.
74. Boero R, Pignataro A, Quarello F. Salt intake and kidney disease. *J Nephrol* 2002; **15**: 225-229.
75. Ritz, E, Koleganova N, Piecha G. Role of sodium intake in the progression of chronic kidney disease. *J Ren Nutr* 2009; **19**: 61-62.
76. Oberg BP, McMenamin E, Lucas FL et al. Increased prevalence of oxidant stress and inflammation in patients with moderate to severe chronic kidney disease. *Kidney Int* 2004; **65**: 1009-1016.
77. Thijssen S, Kitzler TM, Levin NW. Salt: its role in chronic kidney disease. *J Ren Nutr* 2008; **18**: 18-26.
78. Makino A, Skelton MM, Zou AP et al. Increased renal medullary oxidative stress produces hypertension. *Hypertension* 2002; **39**: 667-672.
79. Vaziri ND, Dicus M, Ho ND et al. Oxidative stress and dysregulation of superoxide dismutase and NADPH oxidase in renal insufficiency. *Kidney Int* 2003; **63**: 179-185.
80. Vaziri ND, Liang K, Ding Y. Increased nitric oxide inactivation by reactive oxygen species in lead-induced hypertension. *Kidney Int* 1999; **56**: 1492-1498.
81. Vaziri ND, Wang XQ, Oveisi F, Rad B. Induction of oxidative stress by glutathione depletion causes severe hypertension in normal rats. *Hypertension* 2000; **36**: 142-146.
82. Sowers JR. Hypertension, angiotensin II, and oxidative stress. *N Engl J Med* 2002; **346**: 1999-2001.
83. Boegehold MA. The effect of high salt intake on endothelial function: reduced vascular nitric oxide in the absence of hypertension. *J Vasc Res* 2013; **50**: 458-467.
84. Jula AM, Haranko HM. Effects on left ventricular hypertrophy on long-term non-pharmacological treatment with sodium restriction in mild-to-moderate essential hypertension. *Circulation* 1994; **89**: 1023-1031.
85. Hooper L, Bartlett C, Smith GD, Ebrahim S. Systematic review of long term effects of advice to reduce dietary salt in adults. *BMJ* 2002; **325**: 628-637.
86. Mc Causland FR, Waikar SS, Brunelli SM. Increased dietary sodium is independently associated with greater mortality among prevalent hemodialysis patients. *Kidney Int* 2012; **82**: 204-211.
87. Reyes-Bahamonde J, Raimann JC, Thijssen S et al. Fluid overload and inflammation – a vicious cycle. *Semin Dial* 2013; **26**: 31-35.
88. Pecoits-Filho R, Lindholm B, Axelsson J, Stenvinkel P. Update on interleukin-6 and its role in chronic renal failure. *Nephrol Dial Transplant* 2003; **18**: 1042-1045.
89. Menon V, Gul A, Sarnak MJ. Cardiovascular risk factors in chronic kidney disease. *Kidney Int* 2005; **68**: 1413-1418.
90. Leypoldt JK, Cheung AK, Delmez JA et al. Relationship between volume status and blood pressure during chronic hemodialysis. *Kidney Int* 2002; **61**: 266-275.

10

TRATAMENTO DA DOENÇA RENAL CRÔNICA

Jenner Cruz
Silvana Kesrouani
Fátima Costa Matias Pelarigo

◆

INTRODUÇÃO

Há tempos a Sociedade Brasileira de Nefrologia vem discutindo com o Ministério da Saúde como incluir a doença renal crônica (DRC) no Plano de Enfrentamento das Doenças Crônicas não Transmissíveis[1]. O Ministério da Saúde prometeu criar uma rede renocardiovascular, até dezembro de 2013, para estabelecer diretrizes para o atendimento dos doentes renais desde o estágio 4. As regras definidas para a instalação e remuneração dessa rede ainda estavam em discussão e a Portaria do Ministério da Saúde ainda não fora publicada quando este capítulo foi concluído, em 31 de janeiro de 2014. Consideramos que, para se conseguir reduzir drasticamente o número geometricamente crescente de pacientes candidatos a iniciar a terapia renal substitutiva, seria fundamental que houvesse, em quase todos os núcleos de atendimento, uma equipe multidisciplinar dedicada ao diagnóstico precoce e tratamento dos estágios iniciais da doença renal crônica, como ocorre, por exemplo, na Casa do Renal Crônico, entidade filantrópica, mantida pelos Institutos de Nefrologia de Mogi das Cruzes e de Suzano.

Vamos relatar nossa experiência demonstrando que é possível prevenir o aparecimento de DRC progressiva, assim como reverter, estabilizar ou retardar a evolução de portadores dessa moléstia para a terapia renal substitutiva.

Em Atualidades em Nefrologia 12, Kirsztajn *et al*[2] já haviam descrito as medidas necessárias para a prevenção das doenças renais: do pré-natal à terceira idade. Pretendemos, neste trabalho, ampliar parte dessas medidas, relatando o que estamos fazendo na Casa do Renal Crônico do Instituto de Nefrologia de Mogi das Cruzes, no atendimento de pacientes com DRC em diferentes estágios, que nos procuram ou que são encaminhados por outros colegas ou pelo serviço social de nossa Prefeitura ou de Prefeituras vizinhas.

PRIMEIRO ATENDIMENTO

Na primeira consulta, ao conhecermos a pessoa a ser consultada, já avaliamos seu estado físico, como anda, sua mobilidade, nutrição, defeitos físicos etc. Em seguida fazemos uma breve anamnese do motivo da consulta, anotamos os dados dos exames que o paciente trouxe, sendo que em cerca de um quinto dos casos não temos exames prévios, ou porque o paciente não trouxe, ou porque eram muito antigos, ou porque não eram relacionados à sua doença renal e o paciente julgava que eles não interessariam a um nefrologista, ou, mais raramente, ele vinha à consulta sem ter feito nenhum exame anterior.

Todos os pacientes são examinados resumidamente, exames orientados pela queixa apresentada, mas sempre vemos a pressão arterial, o pulso, os batimentos cardíacos, a presença de anemia ou de edemas e sempre estudamos, por meio de uma tira diagnóstica, sua urina recém--emitida. Nessa hora constatamos o tipo de hálito: fumante, pouco frequente em nossos casos; alcoólico, mais raro ainda; urêmico, também pouco encontrado. Atualmente os pacientes entram em estágios avançados da DRC sem sinais de acidose ou uremia, como estávamos acostumados a ver muitos anos atrás.

Pedimos os exames de laboratório que ainda não temos. Consideramos exames complementares essenciais dosagens sanguíneas de ureia, creatinina, potássio, hemograma, glicemia de jejum, hemoglobina glicada, colesterol total e frações, incluindo triglicérides, ácido úrico, hormônio estimulador da tireoide (TSH), velocidade de hemossedimentação (VHS), proteína C-reativa (PCR). Outros exames de sangue dependem de cada caso: como o antígeno específico da próstata (PSA) total e livre em homens com mais de 45 anos de idade ou estudo mais apurado na presença de DRC estágios 3 a 5: metabolismo ósseo, cálcio (Ca), fósforo (P), hormônio da paratireoide (PTH), sorologias para os vírus das hepatites B e C e HIV, ferro sérico, ferritina e transferrina.

Todos têm que fazer uma ultrassonografia de abdome total e eventualmente de próstata e bexiga. Exames do coração, como eletro e ecocardiograma, são solicitados mais tarde, à medida que se tornam necessários. Pensamos que o nefrologista deve ser um clínico geral completo, devendo assumir todo tratamento e orientação do paciente. Não achamos prudente um paciente hipertenso tratar-se com um nefrologista e com um cardiologista ao mesmo tempo, exceto em alguns casos de cardiopatia. Em casos de *diabetes mellitus* de difícil controle, o tratamento concomitante com um endocrinologista não tem ocasionado problemas, uma vez que estes especialistas costumam tratar apenas o diabetes e a estabilização da glicemia. Nos portadores de diabetes costumamos pedir que eles leiam algumas letras pequenas, caso não consigam ou afirmarem ter a visão turva, um encaminhamento urgente a um oftalmologista é necessário. Em nossa experiência, a retinopatia diabética pode preceder ou não à nefropatia diabética, sendo mais comum preceder. O diagnóstico de retinopatia depende de um exame de fundo de olho, enquanto o diagnóstico de certeza da causa da nefropatia depende de biópsia de rim realizada em um serviço de assistência terciária.

Temos encaminhado alguns pacientes para tratamento de doenças vasculares, para tratamento fisioterápico, ou outros menos comuns.

Vamos descrever a orientação que adotamos nas causas mais comuns de DRC.

DIABETES MELLITUS

Consideramos o *diabetes mellitus* a causa mais importante de DRC, embora em algumas estatísticas mundiais a hipertensão arterial seja mais frequente. Em nosso serviço, o diabetes é mais importante que a hipertensão arterial, sendo também de mais difícil controle, ou por falta de cooperação do paciente ou por motivos inerentes a essa moléstia.

Acreditamos que mais de 90% das hipertensões arteriais são controláveis com os medicamentos atuais, sem muita dificuldade e sem obrigar muito sacrifício aos doentes ou perda de sua qualidade de vida, como explicaremos adiante. O mesmo não ocorre com o diabetes, em que a cooperação do paciente é fundamental.

Antigamente, definia-se diabetes como o encontro de uma glicemia igual ou superior a 200mg/dL ou de uma glicemia igual ou superior a 140mg/dL em, pelo menos, duas ocasiões distintas[3]. Em 2000, a Associação Americana de Diabetes (ADA) mudou esse conceito, passando a considerar diabético aquele que tivesse glicemia igual ou superior a 126mg/dL[4,5]. Por que essa mudança tão drástica? Porque se descobriu que, a partir desse nível glicêmico, inicia-se a destruição do sistema vascular do indivíduo, precipitando sua morte prematura.

A ADA passou a classificar o *diabetes mellitus* em quatro grupos: 1. juvenil, tipo 1 ou diabetes insulinodependente, decorrente da destruição das células β do pâncreas, mediada por mecanismos imunológicos ou idiopática; 2. tipo 2, adulto ou não insulinodependente; 3. outros tipos como genético, síndrome de Rabson-Mendenhall, decorrente de pancreatite, traumatismo pancreático, causas endocrinológicas, drogas, infecções viróticas ou não e outras formas raras; 4. *diabetes mellitus* gestacional[4,5].

Vamos nos dedicar sumariamente apenas ao *diabetes mellitus* tipo 2.

DIABETES MELLITUS TIPO 2 (DM2)

Representa mais de 90% dos portadores dessa moléstia, sendo a principal causa de mortalidade e de aposentadoria nos Estados Unidos, de cegueira em adultos, de DRC terminal, de amputação não traumática dos membros e de doenças vasculares cardíacas, cerebrais ou periféricas[6].

Os portadores de DM2 possuem alguma capacidade de secretar insulina, porém os níveis plasmáticos desse hormônio são baixos para neutralizar a hiperglicemia ambiente e a intensidade da resistência à insulina. Não se sabe o que vem primeiro: produção insuficiente de insulina ou resistência à insulina. Para mim a síndrome de resistência à insulina deve ser considerada um pré-diabetes. Ela se caracteriza pela presença de hiperinsulinemia. Normalmente, a insulina sanguínea deve variar entre 0,7 e 9,0μUI/mL ou entre 5 e 63pmol/L[7]. Os portadores de DM2 raramente entram em acidose metabólica, e cada vez pacientes mais jovens, inclusive crianças, estão desenvolvendo essa doença. Os diabéticos tendem a ficar obesos. Pensava-se que o tecido adiposo era apenas um depósito de gordura excedente. Atualmente, os adipócitos do tecido gorduroso são conhecidos por produzirem hormônios ativos que afetam a sensibilidade à insulina, como a leptina, que age no hipotálamo promovendo saciedade, podendo acelerar o metabolismo da glicose; a adiponectina, que aumenta a sensibilidade à insulina diminuindo os triglicérides ao nível do fígado e dos músculos; finalmente o tecido gorduroso, que é fonte abundante do fator de necrose tumoral alfa (TNF-α), citocina capaz de inibir o metabolismo muscular da glicose, induzindo fosforização sérica de moléculas que sinalizam a insulina. Este e outros fatores derivados do adipócito [resistina, angiotensinogênio, interleucina-6 (IL-6), fator de crescimento transformador beta (TGF-β) e fator inibidor da atividade do plasminogênio-1][8] ativam outras citocinas, denominadas em conjunto citocinas pró-inflamatórias, que seriam responsáveis pela destruição de todo o sistema vascular dos diabéticos. Por meio da dosagem da proteína C-reativa (PCR) podemos avaliar presumidamente se essas citocinas estão sendo ativadas.

Nem todo diabético tipo 2 é obeso. Reaven, que descobriu a resistência à insulina em 1988, já afirmava que cerca de um quarto dos pacientes com resistência à insulina eram magros[9]. Portanto, o diabetes deve provocar ativação das citocinas pró-inflamatórias por outros mecanismos além do tecido gorduroso. Em experiência em animais demonstra-se que a hiperglicemia pode ativar o TGF-β, o fator de crescimento do tecido conjuntivo, a angiotensina II, o fator de crescimento do endotélio vascular (VEGF), a endotelina, as prostaglandinas e o óxido nítrico[8,10].

O tratamento intenso e eficaz da hiperglicemia retarda o aparecimento da aterosclerose, da nefropatia diabética e de suas complicações cardiovasculares[10].

A aterosclerose desencadeada por esses mecanismos é responsável por 70% de todas as mortes decorrentes do diabetes, afetando a aorta, as coronárias, as carótidas e seus ramos e as artérias periféricas dos membros inferiores[8]. Acredita-se que em breve teremos remédios específicos para tratar cada uma das substâncias ativadas pela hiperglicemia.

Não falaremos sobre o tratamento do diabetes, exceto alguns dados que aprendemos e julgamos úteis: o diabético necessita sacrificar sua qualidade de vida, ser ativo, fazer exercícios diários, observar sempre a alimentação recomendada, não fumar, controlar diariamente sua glicemia, ir ao médico sempre que for indicado e também quando a glicemia sair do controle.

A metformina, uma biguanida que diminui a produção de glicose no fígado[8], consegue normalizar a glicemia na maioria dos diabéticos iniciais, sendo fornecida gratuitamente pelo governo. Seu problema é que se acompanha de intolerância gástrica em quase 10% dos casos, nem sempre "curados" com omeprazol e congêneres. Não se acompanha de hipoglicemia, nem de ganho de peso. Algumas vezes, comprimidos de 500mg são mais tolerados do que os de 850mg. Utilizamos no máximo 850mg três vezes ao dia, às refeições, e paramos de usá-la quando a creatinina fica ao redor de 2mg/dL, pelo risco de aparecer acidose láctica. A verdadeira acidose láctica é muito rara, mas quando aparece é de difícil controle. Doung et al[11] recomendam usar 500mg de metformina quando o *clearance* de creatinina está em 15mL/min/1,73m²; 1.000mg quando está em 30mL/min/1,73m²; 2.000mg quando está em 60mL/min/1,73m²; e 3.000mg quando está em 120mL/min/1,73m². Recentemente, recebemos um diabético tomando dois comprimidos de metformina de 850mg ao dia, apesar de ter creatinina de 3,7mg/dL, sem sinais de acidose e com a glicemia controlada.

A segunda droga é a glibenclamida, 5mg, uma sulfoniureia de segunda geração[7]. Antes, utilizava-se a clorpropamida 250mg, de primeira geração, que é ainda bastante utilizada nos Estados Unidos. Os defensores da glibenclamida alegam que essa droga, por ser de duração de ação menor, produz menos hipoglicemias indesejáveis. A glibenclamida e a clorpropamida podem produzir hipoglicemias, ganho de peso[8] e são menos eficazes que a metformina. Com a idade avançada, alguns pacientes não diabéticos começam a ter seus níveis de glicemia acima de 100mg/dL, talvez por esclerose pancreática. Quando a glicemia fica perto de 120mg/dL descobrimos, desde o tempo em que usávamos a clorpropamida, que meio comprimido de uma sulfoniureia era suficiente para que ela voltasse a ser inferior a 100mg/dL. Nos livros americanos a glibenclamida é denominada gliburida.

Além dessas duas drogas, utilizamos apenas a insulina, quando o paciente está entrando em DRC ou quando a metformina fica incapaz de normalizar a glicemia, mesmo com a ajuda da glibenclamida. A dose matutina da insulina NPH, a mais utilizada entre nós, não tem capacidade de ação de 24 horas e por isso deve ser administrada mais de uma vez ao dia, na maioria das vezes. Nos diabéticos de difícil controle, agradecemos a cooperação de um endocrinologista. Como a maior parte de nossos pacientes atuais é pobre, utilizamos quase só medicamentos fornecidos pelo governo, deixando ao endocrinologista a utilização de outros.

HIPERTENSÃO ARTERIAL SISTÊMICA

Em 1939, Robinson e Brucer, após estudarem 11.383 indivíduos normais, chegaram à conclusão de que a pressão arterial normal seria aquela entre os limites de 90/60 e 120/80mmHg[12]. Fishberg, em 1954, ensinava: "indivíduos com pressão arterial de 120/80mmHg são os mais normais, porque eles têm menor incidência de doenças cardiovasculares"[13]. Porém, a grande maioria dos autores antigos ignorara essas lições, como Julius[14], que ensinava: hipertensão arterial é pressão arterial acima de 160/100mmHg dos 17 aos 60 anos de idade e acima de 175/100mmHg após os 60 anos.

Master et al[13], aplicando métodos estatísticos modernos para aquela época (1952), demonstraram que a pressão arterial aumentava com a idade, em ambos os sexos, mais no sexo feminino do que no masculino, embora essa elevação fosse mais sujeita a complicações cardiovasculares no sexo masculino. Como com a idade as pessoas tendem a desenvolver arterioaterosclerose, acreditava-se que a pressão arterial deveria elevar-se para vencer a barreira vascular, que a hipertensão arterial do idoso não deveria ser medicada e que os limites superiores da pressão arterial deveriam variar de 140 a 150 por 90 a 95mmHg. Em 1958, a Organização Mundial da Saúde (*World Health Organization*) considerou pressão arterial normal aquela até 140/90mmHg, limite que foi admitido até recentemente[14,15].

Somente em 2003, os 74 especialistas em hipertensão do *Seventh Report of the Joint National Committee*[16] conseguiram restabelecer a verdade e mudar o limite de 140/90 para 120/80mmHg, como fora estabelecido em 1939.

Várias entidades médicas, como a Sociedade Internacional de Nefrologia[17] e as VI Diretrizes Brasileiras de Hipertensão[18], aceitaram apenas parcialmente esses novos níveis de normalidade (120/80mmHg) e colocaram 130/80mmHg. Ora, quando a pressão diastólica está ao redor de 80, a sistólica costuma ficar ao redor de 120 ou menos, se ficar em 130 é porque as lesões vasculares já se iniciaram.

As diretrizes da Sociedade Internacional de Nefrologia para o tratamento da hipertensão arterial em portadores de DRC foi mais além[17]: hipertensos com DRC inicial, sem proteinúria, diabéticos ou não diabéticos, devem manter sua pressão arterial igual ou inferior a 140/90mmHg. Se já tiverem proteinúria, a pressão arterial deve ser mantida igual ou abaixo de 130/80mmHg. Sugerem também que um dos hipotensores deve ser um iECA (inibidor da enzima conversora da angiotensina) ou um BRA (bloqueador do receptor AT1 da angiotensina), que a ingestão de sódio deve ser inferior a 5g de cloreto de sódio por dia, que o índice de massa corporal fique entre 20 e 25 e que os pacientes desenvolvam um programa de exercícios compatível com sua tolerância e saúde cardiovascular, de ao menos 30 minutos, cinco vezes por semana.

Há anos, notamos que os indivíduos que atingiam mais de 90 anos de idade eram magros e hipotensos essenciais, isto é, mantinham sua pressão arterial ao redor de 90/60mmHg, sem nenhum sintoma de hipotensão. Com os hipotensores atuais verificamos que é fácil reduzir diferentes níveis de hipertensão arterial para 90/60mmHg, transformando um hipertenso em um hipotenso essencial, assintomático, e não obrigatoriamente magro. Acredito que agindo dessa forma estaremos diminuindo bastante a incidência de agressão vascular, na aorta e grandes vasos, no rim, no coração, nas artérias carótidas e seus ramos e nas artérias periféricas, principalmente dos membros inferiores. Entretanto, se o paciente já tem lesão vascular, a pressão diastólica pode ficar ao redor de 60, mas a sistólica ficará sempre muito acima de 90mmHg, constituindo uma hipertensão sistólica dominante, entidade que favorece acidentes vasculares de várias etiologias e localizações.

Como tratamos um hipertenso? Primeiro, iniciamos o tratamento nos primeiros sinais de elevação da pressão arterial com medicamentos. Como fazemos na hora um exame de urina, já sabemos se o paciente apresenta proteinúria, glicosúria, hematúria, leucocitúria ou nitrito positivo na urina. Densidade alta, sem proteinúria ou glicosúria, significa que a função renal está pouco ou nada comprometida. Solicitamos exames complementares para descobrir a causa da elevação da pressão, os danos vasculares em diferentes órgãos e ultrassonografia do abdome. Embora achemos muito importante o tratamento não farmacológico, ele não é iniciado na primeira consulta, exceto se o paciente fizer perguntas sobre a dieta ou outras similares. Raramente usamos restrição de sal na dieta. Sempre usamos diurético, de preferência 25mg de hidroclorotiazida, existente nas farmácias populares. Se a pressão for muito alta, de difícil controle, usamos a hidroclorotiazida duas vezes ao dia, para ajudar a eliminar o sal ingerido no jantar. Preferimos a furosemida quando há insuficiência renal ou presença de edemas. Achamos muito importante bloquear a angiotensina II. Preferimos fazê-lo com um BRA. Usamos losartana, uma ou mais vazes por dia, por ser doada pelo governo. Se o paciente já está tomando um iECA, com ótima tolerância, mantemos. A terceira droga, quando necessário, é um bloqueador dos canais de cálcio, anlodipina ou nifedipina ou um betabloqueador, propranolol ou atenolol. O betabloqueador é mais indicado quando o paciente tem tendência a pulso alto. O betabloqueador carvedilol tem-se mostrado muito eficaz nas cardiopatias hipertensivas.

No início, solicitamos ao paciente voltar semanalmente, para ver a aceitabilidade da medicação e a resposta, até conseguir normalizar a pressão. Nesses retornos vamos lentamente tentando mudar algumas más condutas do paciente: como o fumo, álcool em excesso, ociosidade e obesidade. Não proibimos o uso discreto e não diário de bebidas alcoólicas. Em alguns casos, há necessidade de mais hipotensores além desses quatro, como: hidralazina (vasodilatador) e metildopa (de preferência em mulheres). Outras medidas dependem da causa da hipertensão arterial, da gravidade da DRC ou da resposta terapêutica.

O 7º Joint[16] enumera, como parte importante do tratamento, as modificações saudáveis de estilo de vida para todo hipertenso: redução do peso em indivíduos obesos, adoção de dietas ricas em cálcio e potássio (DASH – *Dietary Approaches to Stop Hypertension*)[19], redução do sal na dieta, atividade física e moderado consumo de álcool.

Achamos que essa dieta, como outras, têm pequeno impacto no tratamento. Um diabético pode não ingerir glicose e ter hiperglicemia, um gotoso pode não ingerir purinas e ter hiperuricemia e um hipercolesterolêmico pode não ingerir gorduras e ficar dislipidêmico. As alterações metabólicas intrínsecas de cada indivíduo não dependem apenas das dietas observadas. Por esse motivo somos adeptos do tratamento medicamentoso, iniciado precocemente, antes que as lesões vasculares fiquem irreversíveis.

Desde 1904, graças a Ambard e Beaujard[13], sabe-se que a ingestão de sal é a principal causa de sermos hipertensos, mas, em geral, devido ao uso de diuréticos, acreditamos que os hipertensos, sem cardiopatia ou DRC avançada, não necessitam fazer restrição de sal na dieta. No início, os pesquisadores pensavam que era o cloro, do sal de cozinha, e não o sódio, responsável pela hipertensão.

Não estamos de acordo com as VI Diretrizes Brasileiras de Hipertensão[18], que contraindicam a associação de BRA ou iECA com betabloqueadores, de iECA com BRA ou o uso de betabloqueadores em idosos, mas estamos de acordo quando dizem que os benefícios do tratamento da hipertensão são primariamente atribuídos à redução da pressão arterial. Com a idade, alguns idosos necessitam diminuir a dose de um betabloqueador, mas raramente precisam interromper essa medicação. Acreditamos que a associação de BRA com iECA pode aumentar o efeito hipotensor em alguns casos e que a hipercalemia que essas drogas podem acarretar juntas também podem acarretar isoladamente. Julgamos que o grande perigo de hipercalemia está relacionado ao uso da espironolactona sem o controle constante da potassemia.

A espironolactona impede que os túbulos renais mantenham seu poder de fiscalização sobre a eliminação renal do potássio.

UM PEQUENO INTERVALO

Sabe-se há muito tempo que os nervos sensitivos não entram nos rins. A presença de cálculos no interior da pelve renal é comum. Alguns desses cálculos podem abrigar bactérias e ocasionar infecções discretas do trato urinário, bem como pequenas hematúrias microscópicas, mas essas leves afecções são totalmente indolores. O interior dos rins não dói[20].

Pensava-se que a inervação renal era de origem simpática e parassimpática. Os nervos simpáticos ou autonômicos são originários de uma cadeia de gânglios localizados da 12ª vértebra torácica até a 2ª vértebra lombar. Eles acompanham as artérias renais e seus ramos até as arteríolas aferentes, inervam os *vasa recta* da medular externa, mas aparentemente não inervam os glomérulos nem as arteríolas eferentes[20]. Os nervos parassimpáticos, responsáveis pela inervação renal, seriam tributários do nervo vago, 11º par craniano, ou do plexo pélvico[21]. Porém, após se constatar que a estimulação de fibras simpáticas alterava a função renal produzindo vasoconstrição e que a estimulação de fibras parassimpáticas não tinha nenhuma influência na função renal, conclui-se que apenas nervos simpáticos inervariam os rins[20]. Inicialmente, pensou-se que as fibras simpáticas eram apenas eferentes, isto é, conduziam estímulos do cérebro para os rins, atualmente sabemos que estas fibras são aferentes e eferentes, o cérebro coordena muitas funções renais que se pensava ser atribuição apenas dos rins[20,22]. Escrevemos esse parêntese para explicar que é o cérebro, através dos túbulos renais, que mantém o potássio sérico usualmente dentro dos níveis normais. Pela nossa experiência nem os iECA, nem os BRA e nem a associação de ambos são capazes de elevar usual e perigosamente os níveis da potassemia, porém o mesmo não acontece com a espironolactona. Essa droga jamais deve ser utilizada sem controle frequente da calemia, especialmente quando usada em doses superiores a 25mg/dia.

Acreditamos que quanto mais baixa a pressão arterial menor a probabilidade de o hipertenso evoluir para DRC. Pensamos que a DRC, desencadeada pela hipertensão arterial, é diferente daquela provocada pelo diabetes. Não está determinado qual é o nível a partir do qual a elevação da pressão começa a lesar as arteríolas e secundariamente as artérias. Muitas vezes, até o estágio 2 ou 3 da DRC, desencadeada pelo binômio hipertensão arterial e idade avançada, não há proteinúria nem microalbuminúria[23] e, segundo nossa experiência, quando elas aparecem podem diminuir ou desaparecer com o tratamento. Quando a proteinúria fica constante, ela raramente produz edema ou síndrome nefrótica, como ocorre no diabetes. As citocinas pró-inflamatórias devem ser ativadas apenas nos estágios avançados da doença renal, quando a lesão vascular se acentua e aumenta a proteinúria. Segundo Cameron[24], o mecanismo exato que produz proteinúria ainda é desconhecido, ela é tóxica aos túbulos, que passariam a emitir fatores de crescimento e similares. Acreditamos que a ativação das citocinas pela hipertensão tem origem diversa da decorrente do diabetes, bem como as citocinas ativadas não devem ser as mesmas. Processos inflamatórios decorrentes de estresse oxidativo ao nível dos glomérulos e liberação de macrófagos devem ser causas importantes dessa ativação, além da proteinúria.

Acreditamos que o nível de pressão arterial capaz de iniciar as lesões vasculares ainda é desconhecido, devendo ser inferior a 140/90mmHg e depender de outros fatores como a hereditariedade, os costumes, os hábitos do pacientes, o fumo, a alimentação, o modo de metabolizar os lípides, o ácido úrico e muitos outros.

DISLIPIDEMIA

O colesterol é um constituinte da membrana celular e precursor da síntese de hormônios esteroides, como o cortisol, a vitamina D, as progesteronas, o estradiol e a testosterona. Os triglicérides transportam os ácidos graxos, nutrientes que são utilizados pelo tecido muscular e fontes importantes de energia nas ocasiões de jejum. Tanto o colesterol como os triglicérides não são solúveis em água. No sangue, o colesterol e os triglicérides são transportados sob a forma de lipoproteínas, partículas esféricas que podem diferir em tamanho e em composição, dependendo de seu local de origem. Os quilomícrons são proteínas maiores, produzidas no intestino, que carregam as gorduras absorvidas dos alimentos. Quando o metabolismo dos lípides é normal, eles permanecem na circulação por poucos minutos. As lipoproteínas de muito baixa densidade (VLDL-colesterol) são partículas ricas em triglicérides, produzidas pelo fígado. A remoção de triglicérides dessas partículas convertem a VLDL-colesterol em IDL-colesterol, lipoproteína de densidade intermediária, que por sua vez é metabolizada para LDL-colesterol, lipoproteína de densidade baixa, vulgarmente conhecida como colesterol ruim. A HDL-colesterol, lipoproteína de alta densidade ou colesterol bom, é formada no sangue como um subproduto de proteínas ricas em triglicérides e a adição de colesterol esterificado de tecidos periféricos[25].

O metabolismo dos lípides é regulado pela insulina e por esse motivo a dislipidemia está presente em quase todos os diabéticos, do tipo 1 ou 2, sendo a hipertrigliceridemia sua alteração mais marcante. Na ausência de insulina ou em sua insuficiência, a atividade enzimática das lipoproteínas é deficitária e proteínas ricas em triglicérides deixam de ser metabolizadas[25].

Reaven, quando criou a síndrome de resistência à insulina em 1988, descreveu que ela se acompanhava de hipertensão, HDL-colesterol baixo e triglicérides altos[9]. A WHO (*World Health Organization*), quando descreveu a síndrome metabólica, ponderou que ela estaria presente em indivíduos com hiperinsulinemia ou com glicemia de jejum superior ou igual a 110mg/dL, acrescida pelo menos de dois dos seguintes fatores: obesidade abdominal, índice cintura-quadril superior a 0,90, índice de massa corporal superior a 30, triglicérides no soro igual ou superior a 150mg/dL, HDL-colesterol inferior a 35mg/dL e pressão arterial igual ou superior a 140/90mmHg ou recebendo medicação[26].

Esses valores do conceito da Organização Mundial da Saúde são válidos para diabéticos ou pacientes com resistência à insulina. Um homem normal, não diabético, ingerindo dieta livre, hipertenso, mas com pressão arterial normalizada com medicamentos, índice de massa corporal ao redor de 30, com metabolismo lipídico eficiente e normal, costuma ter colesterol total após 12 horas de jejum, muitas vezes inferior a 150mg/dL e triglicérides ao redor de 200mg/dL. Sendo do sexo masculino, seu HDL-colesterol muitas vezes poderá ser inferior a 35mg/dL e, pela definição descrita acima, ele tem síndrome metabólica. Errado. Em nosso entender, se sua pressão está normal durante todo o dia, devido a medicamentos, ele não é mais um hipertenso. Se ele ingere dieta livre, sem restrição de gorduras e mesmo assim seu colesterol total é baixo, ele não tem dislipidemia. Como não é diabético, nem muito obeso, não tem síndrome metabólica.

Os triglicérides e a fração HDL-colesterol têm relação inversa quando os triglicérides aumentam, como ocorre frequentemente em diabéticos. Como já descrito antes, a fração HDL-colesterol diminui e, por esse motivo, os diabéticos costumam ter a fração HDL-colesterol baixa[27]. Os valores normais para os triglicérides e para a fração HDL-colesterol, em indivíduos não diabéticos, é menor ou igual a 250mg/dL e maior que 29mg/dL para o sexo masculino e maior que 35mg/dL para o sexo feminino, respectivamente[7]. Os idosos, de ambos os sexos, costumam ter os triglicérides um pouco elevados, mas é recomendável mantê-los até o nível de 250mg/dL[7,27].

Quando avaliamos os níveis de colesterol de dado paciente, sempre levamos em consideração o ensinamento de Castelli. Castelli foi o terceiro Diretor do famoso *Framingham Heart Study*, realizado em Framingham, estado de Massachusetts, idealizado e conduzido pela Universidade de Harvard, localizada em Boston. Castelli ensinava que a divisão da fração LDL-colesterol sobre a fração HDL-colesterol deveria ser igual ou menor que 3,4. Como esse ensinamento deveria ter falhas, e não foi muito divulgado, diminuimos o número 3,4 para 3,0, considerando que a fração HDL-colesterol deve ser um terço da fração LDL-colesterol para ser considerada aceitável. Usamos também os valores normais do colesterol total (recomendável quando menor de 200mg/dL e de alto risco quando maior ou igual a 240mg/dL) e da fração LDL-colesterol (recomendável quando menor de 130mg/dL e de alto risco quando maior ou igual a 160mg/dL)[25]. Não devemos esquecer que algumas pessoas do sexo feminino podem ter HDL-colesterol muito alto, até acima de 100mg/dL, e por esse motivo têm colesterol total acima de 240mg/dL, sem que devam ser consideradas de alto risco. Para terminar teríamos de dizer também que o colesterol não é apenas um risco, ele é muito importante para nosso organismo e, por esse motivo, quando é muito baixo, porque a dieta do paciente é muito pobre, ele é nocivo e traz consequências.

Ele deve ser considerado saudavelmente baixo quando há ingestão de gorduras, mas o metabolismo lipídico é perfeito e, como ocorre com os não diabéticos quando ingerem açúcar, as gorduras elevam-se pouco no plasma, após as refeições, e logo voltam à normalidade.

OBESIDADE

Quando Reaven descreveu a síndrome de resistência à insulina, em 1988, ele não considerou a obesidade parte dessa síndrome porque um quarto de seus membros era magro[9]. Todo clínico consegue enumerar vários diabéticos magros que conhece. A obesidade não é saudável, principalmente para os jovens, pois diminui sua qualidade de vida e principalmente sua autoestima. Todo indivíduo, quando se olha no espelho, precisa gostar do que está vendo e ninguém gosta de se ver obeso. Porém, com a idade, principalmente após a menopausa no sexo feminino e após os 50 a 60 anos de idade no sexo masculino, independentemente da andropausa, a maior parte dos indivíduos tende a engordar um pouco, mas mesmo assim consegue viver mais de 90 anos. Consideramos que uma elevação discreta e isolada do peso não é danosa à saúde, embora nem todos tenham a mesma opinião[28].

O que deve ser considerada elevação discreta do peso? Não sabemos. Não há nenhuma prova científica que estipule um nível a partir do qual uma obesidade é danosa à saúde. Sabemos que a obesidade mórbida, índice de massa corporal superior a 40, deve ser causa independente de risco cardiovascular, mas acreditamos que o valor exato do nível a ser considerado de alto risco ainda não foi determinado. Ele deve depender do sexo, da hereditariedade, da raça, da idade, do temperamento e de muitos outros fatores.

Qual é a causa da obesidade abdominal? Quando uma criança normal nasce, ela deve ser roliça, gordinha e assim deve ficar até atingir quase 1 ano de idade. No segundo ano de vida ela deve crescer mais do que engordar, ficando magra. Se for assim, no sexo masculino, ela não vai formar adipócitos nos braços, pernas e região glútea. Geralmente, após os 30 anos de idade, se ela engordar, sua gordura vai se localizar no abdome, com membros superiores e inferiores magros, criando a obesidade abdominal típica. O homem totalmente gordo (membros superiores e inferiores, abdome) foi obeso em seus primeiros anos de vida. No sexo feminino geralmente é diferente; mesmo não engordando quando criança, seus hormônios podem criar adipócitos nos membros superiores, membros inferiores e região glútea, tornando-a agradável ao sexo oposto.

ÁCIDO ÚRICO

O ácido úrico alto pode impregnar o tecido renal e comprometer a função renal, como já demonstramos[29]. Nos primeiros anos de nossa atividade na Casa do Renal Crônico, não solicitávamos a determinação do ácido úrico em todos pacientes que estudávamos.

Como ocorre com o diabético, existem vários graus e tipos de hiperuricemia[29,30]. Quando o ácido úrico de um paciente está bem dentro dos níveis de normalidade, não há necessidade de repetirmos sua dosagem com frequência. Na DRC, o ácido úrico só se eleva no plasma a partir do estágio 4, porém qualquer elevação deve ser tratada com alopurinol, porque pode elevar a creatinina e comprometer a função renal.

Anteriormente utilizávamos muito os uricosúricos, deixamos de fazê-lo quando descobrimos seu perigo a longo prazo[29]. Seu uso, junto com o alopurinol, nas grandes hiperuricemias crônicas, superiores a 15mg/dL, quando o alopurinol apenas não consegue normalizar os níveis séricos desse ácido, apesar da interação dessas drogas, é útil e eficaz[31]. O alopurinol é geralmente bem tolerado, nunca experimentamos seus possíveis efeitos colaterais. A dose máxima diária deve ser 300mg, raramente 400mg. Nos casos de lesão renal aguda, decorrente de grandes hiperuricemias agudas, por enormes destruições celulares, no tratamento de neoplasias, recomenda-se utilizar 800mg/dia, durante 2 a 3 dias, junto com grande hidratação[32].

HIPOTIREOIDISMO

Quando começamos nosso trabalho na Casa do Renal Crônico, também não pesquisávamos, em todos os pacientes, a dosagem do hormônio estimulador da tireoide (TSH), até que vimos o grande número de casos em que ele estava aumentado.

Segundo o estudo NHANES III (*Third National Health and Nutrition Examination Survey*), compreendendo 14.623 participantes, a prevalência de hipotireoidismo ocorreu em 10,9% dos portadores de DRC no estágio 2, em 21,0% no estágio 3 e em 23,1% no estágio 4[33].

Outros autores chegaram à mesma conclusão. Segundo Shin *et al*[34], em 2013, o hipotireoidismo subclínico não é raro, principalmente em mulheres, em idosos e em pacientes com DRC. Eles também demonstraram que a reposição hormonal, durante 24 meses, aumentava o ritmo de filtração glomerular[34]. Outros estudos demonstraram também que o tratamento do hipotireoidismo melhorava a função cardíaca e a dislipidemia[35,36].

Aprendemos outrossim, com nossos casos, que a dosagem do TSH é mais do que suficiente para demonstrar a deficiência subclínica da glândula tireoide e que, quando as dosagens de T_3 e de T_4 ficam anormais, o quadro clínico já está evidente. Infelizmente, descobrimos que não fomos os primeiros a chegar a essa conclusão[37].

EXERCÍCIO

Como já descrevemos anteriormente[38], tomamos conhecimento de muitos pacientes que, apesar de viverem sem quase nenhuma atividade física, atingiram muitos anos de vida. Isso não quer dizer que a atividade física deva ser negligenciada. O tratamento do diabetes, principal causa de DRC, tem no exercício um eficiente e indispensável colaborador.

Todos querem viver muito, mas é importante chegar a uma idade avançada com boa qualidade de vida e liberdade física e psíquica.

O último Congresso Europeu de Cardiologia, realizado em Amsterdam, na Holanda, em 2013, dedicou uma sessão à Influência do Exercício nas Arritmias Cardíacas. O Prof. Sharma, de Londres, defendeu um programa de meia hora diária de exercícios moderados a intensos, 5 a 6 vezes por semana, como capaz de reduzir o risco de doença coronariana em torno de 50% e permitir ganhar cerca de 7 anos de vida. A conclusão, após vários debatedores opinarem, é que existe um limite entre os efeitos benéficos e prejudiciais do exercício físico. O remédio que pode curar pode intoxicar[39].

Basta observar com quantos anos de idade um grande campeão morreu e como estava física e psiquicamente quando esse fato aconteceu. Andar, correr sem pensar em bater recordes, nadar, saltar parecem atividades sadias, porém esportes que aumentam muito os músculos, como halterofilismo, arremesso de peso ou martelo, são danosos porque o coração também é um músculo esquelético que irá se hipertrofiar e sua irrigação ficar reduzida. Em Mogi das Cruzes há um largo, denominado Praça dos Infartados, onde os cardíacos gastam muito tempo caminhando.

Existem várias descrições de pessoas que ficaram muitos anos quase sem se mexer e mesmo assim chegaram a idades muito avançadas. O exercício adequado melhora nossa qualidade de vida, porém não aumenta nossa longevidade.

ESTRESSE MALIGNO

Todas as pessoas apresentam algumas crises de estresse durante sua vida. Quando o estresse é de curta duração e solucionável, ele é até benéfico, faz parte de nossa existência, porém algumas vezes pode ser preocupante, tirar o sono e acompanhar-se de dor precordial. Esse estresse denominamos, algum tempo atrás, de estresse maligno[38]. A causa não precisa ser importante, como latrocínio, assassinato, desfalque, e muitas vezes é até banal, o paciente é que tem um temperamento sensível, mas importante ou não, estresse que condiciona insônia, dores precordiais, cefaleia e outros sintomas de ordem emocional são muito danosos à saúde. Nos plantões noturnos de pronto-socorro é comum recebermos pacientes com crises hipertensivas, ameaça de infarto ou de derrame, desde reais até falsos, por esse motivo. Às vezes, é a filha solteira que deveria chegar às 22 horas e se atrasou, mas em outras, comum em nossa cidade, sofreu um acidente sério ou foi sequestrada.

NOSSOS RESULTADOS

Atendemos até abril de 2012 1.885 portadores de diferentes nefropatias, sendo 116 com DRC pré-dialítica, estágios 2 a 4, seguidos por 1 a 11 anos na Casa do Renal Crônico do Instituto de Nefrologia de Mogi das Cruzes, 68 do sexo feminino e 48 do sexo masculino, idade média geral 63,1 ± 1,6 anos, sendo de 28 a 91 (62,7 ± 1,2) anos no sexo feminino e de 34 a 93 (média 63,9 ± 0,9) no sexo masculino. Não estão incluídos os pacientes que ficaram menos de 12 meses em nossa Casa, nem os que foram encaminhados para fazer terapia renal substitutiva.

Todos, menos 2, possuíam pressão arterial acima de 140/90mmHg antes de tratamento hipotensor.

Dos 116 com DRC pré-dialítica, 74 tinham dislipidemia (63,8%), 60 eram diabéticos (51,7%), sendo um do tipo 1, todos com dislipidemia.

Inicialmente, não pesquisávamos a presença de hipotireoidismo e de hiperuricemia em todos. Encontramos hipotireoidismo em 39 (39%), não pesquisado em 16, e hiperuricemia em 36 (38,3%), não pesquisada em 22.

Procuramos estabilizar ou recuperar a função renal dos pacientes mantendo a glicemia abaixo de 126mg/dL, a pressão arterial abaixo de 120/80mmHg e normalizar a dislipidemia, o ácido úrico e outras enfermidades encontradas. Conseguir que um diabético mantenha sua glicemia sempre nos limites normais é uma tarefa hercúlea, quase nunca integralmente conseguida em nossos pacientes. Habitualmente, no dia do exame de sangue, sua glicemia está normal ou próxima do normal, porém o mesmo não ocorre com a hemoglobina glicada, que pode estar até acima de 10%, demonstrando que o paciente, quando obedece as recomendações médicas, consegue controlar sua glicemia e sua saúde, mas geralmente não o faz.

A glicemia une-se a hemoglobina, leucócitos e outros componentes do sangue. Hemoglobina glicada ou glicosada inferior a 6% significa que menos de 6% da hemoglobina está ligada à glicose circulante. Como as hemácias duram cerca de 3 meses, antes de serem destruídas no baço, a medida da hemoglobina glicada corresponde à glicemia média dos últimos 3 meses. Se for inferior a 6%, quer dizer que nos últimos 3 meses a glicemia esteve normal. Os médicos têm o dever de medir a glicemia sempre junto com a hemoglobina glicada, podendo medir apenas essa última.

Acreditamos que é mais fácil controlar um hipertenso. Uma de nossas dificuldades é fazer os pacientes, familiares ou outros acreditarem que, se eles estiverem com pressão arterial 90/60mmHg ou menos, não devem interromper o tratamento. Uma pressão arterial só é baixa quando ela produz sintomas de hipotensão postural, provocando tonturas, principalmente na posição em pé. Achamos que a principal causa de hipertensão sistólica, isolada ou não, é a hipertensão arterial subtratada. Seu aparecimento indica o início de lesões cardiovasculares e de DRC.

Nossos resultados foram muito encorajadores, os pacientes sentiram-se melhor, sua função renal melhorou, estabilizou-se ou passou a evoluir lentamente. Em 36 mulheres (52,9%), acompanhadas por 12 a 118 (média 55,4 ± 1,4) meses, houve queda da creatininemia média de 2,1 para 1,5mg/mL, sendo 19 diabéticas. Em 14 homens (29,2%), seguidos por 12 a 125 (média 59,9 ± 1,1) meses a queda foi de 2,2 para 1,6mg/dL, sendo 8 diabéticos e um portador de rim policístico.

Muitos pacientes quando chegaram ao nosso Serviço já estavam sendo tratados corretamente e, portanto, não obtiveram resposta mais evidente que aqueles que eram insuficientemente tratados. Quando o paciente obedece às nossas recomendações, conforme nossa experiência, consegue-se retardar até a evolução de portadores de rim policístico. Aparentemente ele é mais eficaz em hipertensos do que em diabéticos.

Não há medicamento específico para os rins. Acreditamos que, quando normalizamos a glicemia, a pressão arterial, a lipidemia, o hipotireoidismo, a uricemia, os erros alimentares, a atividade física, o bem-estar psíquico, o abuso do álcool, o fumo e outras alterações encontradas possibilitamos condições para a regeneração dos glomérulos, túbulos, interstício e vasos renais. Infelizmente, quando uma lesão renal inicia o processo de cronificação ela se torna irreversível, embora esse processo possa ser retardado.

O tratamento precoce e eficaz das condições que levam ao desenvolvimento de uma DRC tendem a retardar ou diminuir sua incidência crescente em diversas partes do Mundo.

REFERÊNCIAS BIBLIOGRÁFICAS

1. http://portal.anvisa.gov.br
2. Kirsztajn GM, Almeida JR, Souza E. Prevenção das doenças renais: do pré-natal à terceira idade. In Cruz J, Cruz HMM, Kirsztajn GM, Barros RT (eds). *Atualidades em Nefrologia 12*. Sarvier: São Paulo, 2012, pp 26-32.
3. American Diabetes Association. Position statement. Standards of medical care for patients with diabetes mellitus. *Diabetes Care* 1994; **17**: 616-623.
4. American Diabetes Association. Clinical practice recommendations 2000. *Diabetes Care* 2000; **23**(Suppl 1): 1-8.
5. American Diabetes Association. Standards of medical care in diabetes – 2011. *Diabetes Care* 2011; **34**: S11-S61.
6. Sharwin RS. Diabetes mellitus. In Goldman L, Ausiello D (eds). *Cecil Textbook of Medicine*, 22th ed. Saunders: Philadelphia, 2004, pp 1424-1452.
7. Elin RJ. Reference intervals and laboratory values. In Goldman L, Schafer AI (eds). *Goldmans's Cecil Medicine*, 24th ed. Saunders: Philadelphia, 2012, pp 2558-2569.
8. Inzucchi SE, Sharwin RS. Type 2 diabetes mellitus. In Goldman L, Schafer AI (eds). *Goldman's Cecil Medicine*, 24th ed. Saunders: Philadelphia, 2012, pp 1489-1499.
9. Reaven GM. Banting lecture 1968; role of insulin resistance in human disease. *Diabetes* 1988; **37**: 1595-1607.
10. Harris RC. Diabetes and the kidney. In Goldman L, Schafer AI (eds). *Goldman's Cecil Medicine*, 24th ed. Saunders: Philadelphia, 2012, pp 781-783.
11. Duong JK, Kumar SS, Kikpatrick CM *et al*. Population pharmacokinetics of metformin in health subjects and patients with type 2 diabetes mellitus. *Clin Pharmacokinet* 2013; **52**: 373-384.
12. Robinson SC, Brucer M. Range of normal blood pressure: a statistical and clinic study of 11.383 persons. *Arch Intern Med* 1939; **64**: 409-444.
13. Fishberg AM (ed). *Hypertension and Nephritis*, 5th ed. Lea & Febiger: Philadelphia, 1954, pp 261-262, 416-422, 855.
14. Julius S. Classification of hypertension. In Genest J, Koiw E, Kuchel O (eds). *Hypertension, Physiopathology and Treatment*. McGraw-Hill: New York, 1977, pp 9-12.
15. Hyde HV. The World Health Organization, ten years of progress. *J Lancet* 1958; **78**: 226-232.

16. The Seventh Report of the Joint National Committee on Prevention, Detection, Evaluation, and Treatment of High Blood Pressure. The JNC 7 Report. *JAMA* 2003; **289**: 2560-2572.
17. Summary of Recommendation Statemant. KDIGO Clinical Practice Guideline for the Management of Blood Pressure in Chronic Kidney Disease. *Kidney Int Suppl* 2012; **2**: 341-346.
18. Sociedade Brasileira de Cardiologia, Sociedade Brasileira de Hipertensão, Sociedade Brasileira de Nefrologia. VI. Diretrizes Brasileiras de Hipertensão. *Arq Bras Cardiol* 2010; **95**(Supl 1): 1-51.
19. Sacks FM, Svetkey LP, Vollmer WM et al. Effects on blood pressure of reduced dietary sodium and the Dietary Approaches to Stop Hypertension (DASH) diet. DASH-Sodium Collaborative Research Group. *N Engl J Med* 2001; **344**: 3-10.
20. Gilmore JP (ed). *Renal Physiology*. Williams & Wilkins: Baltimore, 1972, pp 9-10.
21. McKenna OC, Angelakos ET. Acethylcholinesterase-containing nerve fibres in the canine kidney. *Circ Res* 1968; **23**: 645-651.
22. Dibona GF, Kopp UC. Neural control of renal function. *Physiol Res* 1997; **77**: 75-197.
23. Cruz HMM, Cruzera AB, Cruz J. Microalbuminuria in essential hypertensives in treatment for hypertension. *Rev Hosp Clin Fac Med S Paulo* 1997; **52**: 258-262.
24. Cameron JS. Palestra realizada em 22 de outubro de 2013 no teatro da Faculdade de Medicina da Universidade de São Paulo.
25. Semenkovich CF. Disorders of lipid metabolism. In Goldman L, Schafer AI (eds). *Goldman's Cecil Medicine*, 24th ed. Saunders: Philadelphia, 2012, pp 1346-1354.
26. Lakka HM, Laaksonen DE, Lakka TA et al. The metabolic syndrome and total cardiovascular disease mortality in middle-aged men. *JAMA* 2002; **288**: 2709-2716.
27. Brown DF. Blood lipids and lipoproteins in atherogenesis. *Am J Med* 1969; **46**: 691-704.
28. Kramer CK, Zinmam B, Retnakaran R. Are metabolically health overweight and obesity benign conditions? A sistematic review and meta-analysis. *Ann Intern Med* 2013; **159**: 758-769.
29. Cruz J, Cruz HMM. Uso de uricosúricos em hiperuricemia leve. Considerações a respeito de um caso clínico. In Cruz J, Cruz HMM, Barros RT (eds). *Atualidades em Nefrologia 9*. Sarvier: São Paulo, 2006, pp 129-134.
30. Cruz HMM, Cruz J. Secreção inadequada de H+ e calculose úrica. In *Resumos do V Congresso Brasileiro de Nefrologia*. Sociedade Brasileira de Nefrologia: São Paulo, 1970, pp 61.
31. Krakoff IH. Clinical pharmagology of drugs which influence uric acid production and excretion. *Clin Pharmacol Ther* 1967; **8**: 124-138.
32. Muggia F, Ball TJ Jr, Utmann JE. Allopurinol in the treatment of neoplastic disease complicated by hyperuricemia. *Arch Intern Med* 1967; **120**: 12-18.
33. Lo JC, Chertow GM, Go AS, Hsu CY. Increased prevalence of subclinical and clinical hypothyroidism in persons with chronic kidney disease. *Kidney Int* 2005; **67**: 1047-1052.
34. Shin DH, Lee MJ, Lee HS et al. Thyroid hormone replacement therapy attenuates the decline of renal function in chronic kidney desease patients with subclinical hypothyroidism. *Thyroid* 2013; **23**: 654-661.
35. Crowley WF Jr, Ridgway EC, Bough EW et al. Noninvasive evaluation of cardiac function in hypothyroidism. Response to gradual thyroxine replacement. *N Engl J Med* 1977; **296**: 1-6.
36. Villabona C, Sahun M, Roca M et al. Blood volumes and renal function in overt and subclinical primary hipothyroidism. *Am J Med Sci* 1999; **318**: 277-280.
37. Biondi B, Cooper DS. The subclinical significance of subclinical thyroid disfunction. *Endocr Rev* 2008; **29**: 76-131.
38. Cruz J, Cruz HMM, Kesrouani S. Revisitando a síndrome metabólica. In Cruz J, Cruz HMM, Kirsztajn GM, Barros RT (eds). *Atualidades em Nefrologia 10*. Sarvier: São Paulo, 2008, pp 121-126.
39. Ecos do Congresso Europeu de Cardiologia. Exercício físico na medida certa. *Cardios* 2013; **52**: 2.

Seção 2

Educação em Nefrologia

11

EDUCAÇÃO EM NEFROLOGIA: O PROCESSO ENSINO-APRENDIZAGEM NA GRADUAÇÃO DA ESCOLA MÉDICA

Ivan Carlos Ferreira Antonello
Carlos Eduardo Poli de Figueiredo
Domingos Otávio d´Avila

◆

QUESTÕES PRELIMINARES

"Na topografia irregular da prática profissional, há um terreno alto e firme, de onde se pode ver um pântano. No plano elevado, problemas possíveis de serem administrados se prestam a soluções através da aplicação de teorias e técnicas baseadas em pesquisa. Na parte mais baixa, pantanosa, problemas caóticos e confusos desafiam as soluções técnicas". O parágrafo de um texto de Donald Schön[1] traz à discussão a distância entre situações que requerem conhecimento técnico fundamentado em evidências, de outras que, por se situarem no plano da incerteza da vida, exigem muito da experiência humana. Pois na educação médica não parece haver, por parte do professor médico que inicia a docência, conhecimento de teorias e técnicas pedagógicas baseadas em pesquisa e, muito menos, experiência humana na área de ensino. O médico, na maioria das vezes, é um estudioso de sua especialidade, proficiente na prática da profissão médica, mas curioso na prática de sua profissão agregada, como docente.

Faz parte do senso comum a ideia de que ensinar se aprende ensinando e, consequentemente, não é preciso preparar-se para ser professor[2]. A propósito dessa crença, é oportuno lembrar da observação de uma pedagoga ouvida em congresso brasileiro de educação médica em 2008: "Se eu, professora, dormisse pedagoga e acordasse no dia seguinte disposta a realizar atendimentos em um serviço de assistência médica, seria denunciada como embusteira. No entanto, ao médico é usual dormir médico e acordar-se professor universitário, sem maiores questionamentos".

A escola médica não é, tradicionalmente, um cenário onde há valorização da gestão da aula universitária. São raros os momentos, na atividade de ensino da graduação, em que o professor pensa em seu desempenho docente. E, se pensa, não dá razão à reflexão, o que faria com que buscasse apoio teórico de ferramentas para melhor ensinar. Há o costume de preparar os encontros habituais com alunos de graduação do curso de medicina sem o mesmo cuidado da organização de palestras em congresso da especialidade médica. E, durante o processo de educação, também não considera a possibilidade de utilizar a avaliação dos alunos de modo que contribua para o aprendizado.

São muitas as questões pedagógicas, onde os fundamentos não são motivo de estudo entre médicos que exercem a docência no ensino superior. E não se diga que em medicina é diferente, que o ensino é fundamentado na prática e que aulas teóricas são complementares. Mesmo a mediação das atividades práticas requer organização e estratégias. O que, talvez, seja diferente é a minguante preocupação dos professores com aspectos pedagógicos da educação médica. Esta qualificação, na graduação da escola médica, tornou-se menor ainda pelo fortalecimento da ideia de que é nos programas de pós-graduação que os professores atingem maior prestígio e visibilidade. A fascinação pela ferramenta utilizada na produção de conhecimento, a *pesquisa*, elevou a patamares máximos o *pesquisador*, ao mesmo tempo que enfraquecia a apreciação sobre o *conhecedor*, sujeito que detém algum conhecimento e exerce a docência. Em nefrologia não é diferente, o ensino de graduação médica em muitas escolas passou a ser o cumprimento de uma tarefa, um ofício menor.

A relação entre docente e alunos não é estática, nem se reduz à aplicação de modelos pedagógicos para o melhor desenvolvimento de um determinado assunto em sala de aula. Requer reflexão contínua sobre as complexas interações estabelecidas entre o propósito docente e as expectativas discentes. A aula é um processo dinâmico, em que professor, alunos e o próprio objeto de conhecimento se implicam entre si, transformando-se no percurso de ensinar e aprender[2].

A educação em saúde, medicina ou nefrologia requer do educador o foco em uma questão primeira, "para o que serve o que eu ensino"? E logo a seguir seu inescapável desenvolvimento, "como fazer para melhor ensinar o assunto escolhido"?

O FAZER PEDAGÓGICO EM NEFROLOGIA ATRAVÉS DOS TEMPOS

Os anos 1950 trouxeram à organização de Nefrologia como especialidade evidência baseada no nascimento da Sociedade Internacional de Nefrologia, no início dos anos 1960. Foram constituídas as bases para a fisiologia moderna, que esperavam aplicação clínica, por meio do advento da determinação da filtração glomerular e melhor entendimento da função renal. Investigadores como Homer Smith inovaram com o desbravamento do néfron. Caminharam além do glomérulo, aperfeiçoando o entendimento de reabsorção e secreção de solutos[3]. Nos anos 1990, mais precisamente em 1994, foi fundada a Associação Internacional para a História da Nefrologia, entidade que diversificava, registrando o passado, ferramentas valiosas quando se tenta tornar mais atraente o ensino da nefrologia[4].

Nefrologistas buscaram a invenção do conhecimento, vencendo os paradigmas. No enfrentamento da lesão renal aguda, Nils Alwall e Wilhelm Kolff reconheceram a capacidade de autorregeneração renal – auxiliados pelo desenvolvimento do suporte artificial temporário –, seguindo-se o advento da biópsia renal percutânea e o uso da microscopia eletrônica para exame do tecido[3,4].

Ao longo da jovem história da nefrologia, precursores perceberam que necessitavam ser lidos e ouvidos, e para isso o novo conteúdo carecia da apresentação sedutora ao leitor e ao ouvinte. O docente, exposto ao conhecimento recente, aprendia enquanto ensinava, aproximando-se de quem aprende. O período reproduzido a seguir é uma amostra do fazer pedagógico, da exposição reinventada de um assunto, introduzido sob a forma de uma história por Goldberger[5] em 1966, no primeiro capítulo de seu livro *A Primer of Water, Electrolyte and Acid-Base Syndromes*, editado pela primeira vez em 1959. Dizia Goldberger que "Há aproximados um bilhão de anos, a vida iniciou – dentro do mar. O mar possuía propriedades únicas para a manutenção da vida. A água do mar é um solvente para os eletrólitos, e para o oxigênio necessário à vida. O mar é também um solvente para o dióxido de carbono que se acumula durante o processo da vida. Desde que o dióxido de carbono é volátil, pode ser facilmente dissipado a partir da superfície do mar. Além disso, o volume do mar é tão grande que pode absorver ou perder grandes quantidades de calor, com pequenas mudanças de temperatura. O volume do mar é também tão grande que mudanças significativas em sua composição ocorrem somente em um período de centenas de milhares de anos..." "Como resultado, a água que rodeia as células dos vertebrados e do homem, isto é, a água extracelular, ainda tem uma composição eletrolítica que é semelhante àquela que o mar teve em tempos pré-históricos, apesar das incontáveis mudanças ocorridas com a evolução". A escrita expunha de forma didática e elegante os conceitos do tema supostamente árido para um estudante de medicina. A ideia de que o homem trazia o mar dentro de si, claramente expressa pelo autor, e antes sugerida por Homer Smith, foi fascinante e motivadora na primeira leitura de equilíbrio hidroeletrolítico e acidobásico de muitos estudantes de nefrologia.

Geoffrey Berlyne[6], na introdução de seu *A Course in Renal Diseases*, publicado pela primeira vez em 1966, com edições sucessivas até o final da década seguinte, percebia a necessidade de ferramentas pedagógicas para a educação em nefrologia. A primeira frase de Sir Douglas Black no prefácio deste livro, que inovava no ensino da nefrologia, era a seguinte: "Este livro oferece a qualquer um que deseja aprender mais sobre doença renal um método relativamente novo de instrução, que reconhece a lamentável verdade que o simples desejo de aprender não é suficiente todo tempo". Reconhecia-se a necessidade de inovar nas ferramentas para a educação. O livro era escrito em um formato com perguntas e alternativas de respostas no final do parágrafo, onde cada alternativa assinalada conduzia a uma explicação e sugestão de revisão, mesmo quando incorreta, de modo a dar ao leitor a melhor chance possível de assimilar a informação.

Quem já assistiu às aulas de Mitchel Halperin, como *Acid truth and the basic facts: application of concepts in acid-base balance to the bedside*, como ocorreu no Congresso Brasileiro de Nefrologia em 1998, ou mesmo leu *Fluid, eletrolyte and acid-base phisiology*[7], percebe que ali já há mais do que uma invenção para a abordagem do assunto. É utilizada técnica pedagógica conhecida, que é o aprendizado baseado em problemas. Para essa escolha, há necessidade de estudo da metodologia de ensino e aprendizagem, como convém à melhor prática docente.

Mais recentemente, Peter Stenvinkel *et al*[8] excitaram a imaginação nefrológica em seu artigo *Hibernating bears (Ursidae): metabolic magician of definite interest for the nephrologist*. O conhecimento sobre a hibernação dos ursos, saber como eles não ingerem água e alimentos por meses, permanecendo anúricos e imóveis, e acordam com níveis baixos de ureia, massa muscular adequada, ossos fortes, e sem evidências de complicações trombóticas, estimula o estudo de uremia, sarcopenia, osteoporose e aterosclerose. A apresentação do artigo atrai desde o título mágico, estratégia eficaz para interessar o leitor.

Nos congressos nacionais, internacionais e na educação escrita vê-se que a inventividade de nefrologistas é grande quanto aos meios de transmissão da informação científica. Ainda assim, a preocupação em utilizar ferramentas que contemplem esse modelo para o melhor aprendizado não se transmite para as aulas de graduação do curso médico. O mundo apressou-se com a comunicação rápida e o congestionamento de informações, o que não facilita o pensamento reflexivo, o desenvolvimento pedagógico e a construção de pontes de confiança entre tutor e aprendiz.

O FAZER PEDAGÓGICO E AS POSSIBILIDADES DE DESENVOLVIMENTO EM NEFROLOGIA

O currículo da escola do século XXI passa por discussões importantes no campo dos conteúdos suficientes e necessários para a formação geral do médico. A Nefrologia, como especialidade, tende a desaparecer da organização como disciplina, para reaparecer como conteúdo, estimulado pela orientação das diretrizes curriculares para os cursos de medicina no Brasil, que reforça a necessidade de um egresso com perfil generalista (Resolução CNE/CES nº 4, de 7 de novembro de 2001)[9,10]. Diretrizes curriculares não são espaços onde costumam situar-se recomendações sobre o fazer pedagógico. No entanto, essas diretrizes reservam algumas linhas sobre o conteúdo geral, salientando que o curso deve estruturar-se tendo como eixo do desenvolvimento curricular as necessidades de saúde dos indivíduos e das populações referidas pelo usuário e identificadas pelo setor saúde. São mais específicas quando salientam ainda que devem "utilizar metodologias que privilegiem a participação ativa do aluno na construção do conhecimento e a integração entre os conteúdos, além de estimular a interação entre o ensino, a pesquisa e a extensão/assistência"[10].

Pela falta de fiscalização do cumprimento das diretrizes curriculares para os cursos de medicina, vai-se evanescendo a mudança ameaçada nos últimos anos. Com exceções que passam por escolas que adotaram o ensino baseado em problemas ou a educação problematizadora, paulatinamente os cursos médicos deixam mais e mais a cargo dos docentes a decisão da ferramenta pedagógica a ser utilizada. Recentemente, houve um novo movimento do governo federal para desenvolver a cultura de aperfeiçoamento pedagógico. A Coordenadoria de Aperfeiçoamento de Pessoal de Nível Superior (CAPES), em 2010, promoveu edital que apoia o ensino e a pesquisa científica e tecnológica em ensino na saúde. Dirigido a grupos de professores e pesquisadores de instituições brasileiras públicas e privadas com programas de pós-graduação *stricto sensu*, tem possibilitado a produção de pesquisas científicas e tecnológicas e a formação de mestres, doutores e estágio pós-doutoral na área do ensino na saúde, contribuindo, assim, para mais uma tentativa de desenvolver e consolidar esta área de formação[11].

A despeito dos incentivos, a representação tradicional de aula universitária ainda é a de uma aula expositiva em espaço limitado a quatro paredes, por vezes sem janelas, onde ocorrem a transmissão e a assimilação de conhecimentos. O processo para que isso aconteça varia, desde a exposição na lousa, passando por projeções de *slides* nem sempre revisados, até demonstrações, experimentos, para que os alunos ouçam, observem e discutam, de preferência não questionando. Trata-se de uma modalidade de ensino centrada no professor, no seu conhecimento e em suas experiências. Podem criar-se novas oportunidades para o aluno, entendendo que a sala de aula e os encontros em locais de prática são lugares em que ele aprende a se expressar e defender suas ideias e seu conhecimento, espaço de encontro permeado de expectativas, de afeto e, mesmo, de conflitos que catalisam a aprendizagem do ser humano[2].

A interpretação apressada poderia provocar questionamentos como: "só se ensina o que o aluno quer aprender?". Ou, "como o aluno questiona se não conhece os conteúdos de Nefrologia?" O professor deve tornar-se competente para fazer mediações entre o já conhecido pelo aluno e o novo, entre a continuidade e a inovação no ensino, entre a incerteza e a ousadia. Neste caminho, os saberes tornam-se significativos e capazes de possibilitar ao aluno constituir-se como pessoa e como profissional[12].

Mesmo a aula expositiva pode ser motivadora quando, por exemplo, apresentamos o glomérulo com seus acidentes geográficos. O novelo de capilares é envolvido por uma cápsula seletiva, cujo filtrado se precipita em um despenhadeiro ao qual chamamos de túbulo contornado proximal, que se estreita em uma alça impermeável à água, até a recuperação de sua forma logo adiante. Nos túbulos são resgatados elementos essenciais à vida e sua porção final enleia-se com o início do glomérulo, em um espaço que responde pela regência da constrição vascular. Aprende-se melhor ao acompanhar a viagem através do néfron de um íon como o sódio, em vez de discuti-lo na companhia de muitas outras secreções e reabsorções.

Além da aula expositiva reinventada o que mais fazer? Há muitas outras ferramentas como a pesquisa em sala de aula, atividades em grupo com relatório, diário de aula, estudo de caso, estudo de texto, seminários, até discussões problematizadoras e mapas conceituais. Cada ferramenta tem seu fundamento teórico e é importante que o docente busque essa fundamentação ao escolher uma ferramenta: "o martelo não faz rodar um parafuso, para isto é preciso a chave de fenda". A apresentação do conteúdo utilizando diferentes metodologias favorece o aprendizado e traz ao professor a possibilidade de se reinventar como docente.

Em nossa escola, utiliza-se o diário de atividades ou portfólio, durante o período em que o aluno realiza o estágio no módulo de uronefrologia. No primeiro encontro, recebe um caderno com informações de como serão as atividades do período e o processo pelo qual será avaliado. As páginas seguintes trazem textos em inglês sobre cuidados com a saúde vascular, renal e individual, para tradução, casos clínicos em que há busca de diagnóstico e tratamento discutidos, textos de conteúdo geral que possibilitam a reflexão e comentários escritos e, finalmente, informações importantes de conteúdos em nefrologia e autoavaliação no estágio. Ao final, os alunos devolvem o caderno que é corrigido e devolvido com recomendações e comentários sobre as respostas. O portfólio é um instrumento que possibilita ao aluno expressar as aprendizagens realizadas durante um período de tempo e favorece a reflexão e o desenvolvimento da escrita.

A educação problematizadora, na qual o conhecimento é construído a partir do que o aluno já conhece e de suas vivências, possibilita outra compreensão do processo saúde/doença. Substitui o conceito educacional baseado na reprodução e incorporação de conhecimento por um modelo que possibilite a atitude crítica, analítica e reflexiva diante dos problemas de saúde. Um exemplo é a discussão de casos clínicos e as discussões sobre a prevenção e manutenção da saúde renal das pessoas, proporcionada pela Sociedade Brasileira de Nefrologia em sua página da *Web*. Esse material é rico e pode ser motivo de discussão entre professores e alunos na graduação do ensino médico[9].

Os conteúdos devem contemplar situações que requerem conhecimentos técnicos, mas também conhecimentos fundamentados na experiência humana do professor[12]. Bioética não existe como bioética, mas se infla de vida quando é elemento de discussão em um caso clínico de doação de órgãos intervivos, por exemplo. Mesmo conteúdos técnicos que abordam doenças conhecidas, na prática tem evolução diferente quando agregadas às dificuldades dos pacientes, que se eternizam em filas de espera por atendimento e, muitas vezes, têm seu diagnóstico procrastinado pela insuficiência de recursos próprios ou do sistema. Como diz André Palmini[13], a capacidade de um professor em motivar seus alunos para buscar e valorizar os conhecimentos propostos é um pré-requisito para uma interação rica e produtiva. A motivação e o compromisso são as bases para o sucesso de qualquer atividade humana. A ciência proporciona conhecimentos recentes mostrando que nós, humanos, herdamos dos animais inferiores circuitos e estruturas cerebrais altamente refinadas para motivar-nos a explorar o mundo em que vivemos buscando a obtenção de recompensas que balizam uma sensação interna de bem-estar[13,14]. Se buscarmos conhecer diferentes ferramentas para o desenvolvimento da docência, aumentamos a probabilidade de não tornar o prazer dos encontros um sentimento aleatório, dependente do momento, do ambiente e da predisposição das pessoas.

Ensinar, aprender e avaliar são fenômenos distintos, mas pertencentes a uma mesma atividade pedagógica, por isso a avaliação não pode ser considerada uma atividade final separada e sim rotineira, intrínseca e ocorrendo durante a atividade educativa[15]. A estratégia que utilizamos com alunos do sétimo e oitavo semestres é a aula expositiva dialogada, com avaliação de pré e pós-teste. Tem significado quando se discute comentando as questões e respostas. Essa ferramenta é interessante, em especial quando nos reportamos aos assuntos já visitados em outro momento do curso. Um exemplo disso é a fisiologia renal, supostamente já conhecida no estudo de fisiologia geral nos primeiros anos do curso de medicina. O professor aprende, e se surpreende, com o pouco conteúdo que restou da educação oferecida anteriormente. Essa constatação já é um elemento motivador para discutir com alunos a eficácia do processo de ensino e aprendizagem e tê-los como aliados na inovação.

Há determinadas aprendizagens mais visíveis e concretas que permitem a avaliação de aspectos considerados relevantes. Entre essas estão a propriedade de linguagem, explicação de um conceito, desenvolvimento de um caso clínico, realização de uma experiência ou demonstração de uma habilidade[15]. Critérios claros simplificam a atribuição de nota a testes, provas e produções de textos, no entanto não é simples avaliar a área afetiva ou social. Como transformar em conceito ou nota uma evidência de interesse, responsabilidade ou comprometimento no atendimento de um paciente, por exemplo? Isso requer conversas periódicas, ou pontuais, durante o processo, com colegas professores e os próprios alunos a respeito do desempenho durante o estágio. Há quem defenda a ideia de que, com perguntas simples (Como é o nome do aluno que o atendeu? Sentiu-se acolhido durante o atendimento? Sai animado com relação ao enfrentamento de sua doença?), o paciente possa participar da avaliação do aluno com que teve contato. Nesse caso, ele é complementado pela observação docente durante o procedimento de algumas consultas. Não pode ser esquecido que na história da educação médica o ensino de habilidades clínicas sempre teve como principais características uma tríade representada pelo professor, um pequeno grupo de alunos e um paciente[16].

Utilizar a avaliação além de seu propósito basal, ou seja, também como ferramenta de ensino aprendizagem, é tão importante que sociedades de especialidades, como a Sociedade Brasileira de Nefrologia, reconhecem a necessidade de realização de provas melhores, práticas, que meçam habilidades para a concessão do título de especialista. Qualificam a mensuração e apontam para a necessidade de que unidades formadoras de nefrologistas possam rever seus processos de formação.

Entre as questões maiores do processo de ensino e aprendizagem em nefrologia, está o reconhecimento permanente da docência como profissão, pelo professor da graduação médica. Entendendo que este exercício depende de fundamentação teórica.

CONSIDERAÇÕES FINAIS E PERSPECTIVAS

Diversas tecnologias foram utilizadas na educação básica ou ensino superior através dos tempos, tendo como exemplo o mimeógrafo, o rádio, o retroprojetor, o projetor de *slides* e a televisão. A atualização está no cerne da comunicação, e os recursos foram sendo reinventados. Passou-se das lâminas do retroprojetor escritas a mão com caneta especial, no plástico, para as digitadas no computador e, posteriormente, para a reprodução em *PowerPoint* e projetadas no *datashow*. Do quadro-negro, passou-se ao quadro digital interativo (*e-Beam*), e os docentes que apontavam os detalhes na tela com uma vareta, com uma régua e com caneta laser passaram a tocar e mexer na imagem com o movimento dos dedos. Assim, para a realização das atividades à distância na modalidade semipresencial, os docentes necessitam de formação tecnológica e capacitação para atuação em Ambientes Virtuais de Ensino e Aprendizagem (AVEA)[17].

Diversos AVEA poderão ser escolhidos entre os disponíveis no mercado, para melhor atender a proposta pedagógica. O mais utilizado tem sido o ambiente virtual MOODLE (*Modular Object-Oriented Dynamic Learning Environment*), que é uma plataforma livre que permite novas funcionalidades, além do acompanhamento e tutoria do processo de ensino e aprendizagem virtuais. O portfólio, ou diário de aula, poderá ser construído com o auxílio dessa ferramenta e o professor atuar na mediação de seu uso[2,17].

A disponibilização de ambientes virtuais aos alunos permite realizar atividades com a utilização de *Blog* (também possível no trabalho com diário virtual); *WebQuest* (facilita um projeto de pesquisa na Internet); *Hot Potatoes* (possibilita a realização de exercícios interativos na Internet); ou *CMap Tools* (para a organização de mapas conceituais). Permite ainda a construção de textos colaborativos e para *download*, além de exercícios e atividades utilizando Word, PowerPoint e, eventualmente, Excel no computador do usuário[17].

Nos ambientes virtuais, como no MOODLE, o fórum é um recurso muito utilizado para seminário virtual, comunicações, aprofundamento de discussão, apresentação de atividades realizadas e entregues em anexo pelos alunos, para avaliação e comentários do professor, entre outras atividades e objetivos[17,18].

Laboratórios de habilidades permitem o treinamento com o recurso das simulações práticas que, posteriormente, serão exercitadas com pacientes. Desde as habilidades de semiologia, passando por procedimentos médicos de baixa e média complexidades, e procedimentos laboratoriais e habilidades de comunicação. Apesar da longa tradição, no ensino médico, do treinamento de habilidades baseado em pacientes reais, a tendência é de que práticas com simulação envolvendo alta tecnologia serão incorporadas ao treinamento inicial, precedendo o contato com o paciente[16].

As perspectivas de desenvolvimento para a docência em nefrologia são muitas. Conhecer o maior número de ferramentas possível expande o horizonte docente. O ensino, a aprendizagem e a avaliação fazem parte de um sistema solidário e complexo que necessita de estudo por parte do professor. Do sujeito docente que organiza seus recursos e conhecimentos pedagógicos para melhor mediação educacional.

REFERÊNCIAS BIBLIOGRÁFICAS

1. Schön DA. Preparando os profissionais para as demandas da prática. In Schön DA (ed). *Educando o Profissional Reflexivo: um Novo Design para o Ensino e a Aprendizagem*. Artes Médicas Sul: Porto Alegre, 2000, pp 15-42.
2. Lima VMR, Grillo MC. O fazer pedagógico e as concepções do conhecimento. In Grillo MC, Freitas ALS, Gessinger RM, Lima VMR (eds). *A Gestão da Aula Universitária na PUCRS*. Porto Alegre: EdiPUCRS, 2008, pp 21-31.
3. Robinson RR, Richet G. Crucible for the birth of an ideia. *Kidney Int Suppl* 2001; **79**: S2-S18.
4. Eknoyan G, Antonello A, De Santo NG *et al*. On progress in the history of nephrology. *Am J Nephrol* 1999; **19**: 99-100.
5. Goldberger E (ed). *A Primer of Water, Electrolyte and Acid-Base Syndromes*, 3th ed. Lea & Febiger: Philadelphia, 1965, pp 19-36.
6. Berlyne GM (ed). *A Course in Renal Diseases*, 5th ed. Blackwell Scientific Publications: Oxford, 1978, pp 450.
7. Halperin ML, Goldstein MB (eds). *Fluid, Electrolyte, and Acid-Base Physiology. A Problem-based Approach*, 3th ed. WB Saunders Company: Philadelphia, 1999, pp 532.
8. Stenvinkel P, Jani AH, Johnson RJ. Hibernating bears (Ursidae): metabolic magicians of definite interest for the nephrologist. *Kidney Int* 2013; **83**: 207-212.
9. Antonello ICF, Poli de Figueiredo CE, d´Avila DOL. Ensino de nefrologia na atualização curricular das escolas médicas brasileiras. In Cruz J, Cruz HMM, Barros RT (eds). *Atualidades em Nefrologia 9*. Sarvier: São Paulo, 2006, pp 3-6.
10. Ministério de Educação. Conselho Nacional de Educação. Câmara de Educação Superior. Resolução CNE/CES nº 4, de 7 de novembro de 2001. Institui diretrizes curriculares nacionais do curso de graduação em medicina [on line]. Brasília; 2001. Disponível em: URL: http://portal.mec.gov.br/cne/arquivos/pdf/CES04.pdf (acessado em novembro 2013).
11. Coordenação de Aperfeiçoamento de Pessoal de Nível Superior. Pró-Ensino na Saúde [on line]. Brasília; 2010. Disponível em: http://www.capes.gov.br/bolsas/programas-especiais/pro-ensino-na-saude (acessado em dezembro 2013).
12. Perrenoud P (ed). *Ensinar: Agir na Urgência, Decidir na Incerteza*, 2nd ed. Artmed: São Paulo, 2001, pp 208.
13. Palmini ALF. A neurociência das relações entre professores e alunos: entendendo o funcionamento cerebral para facilitar a promoção do conhecimento. In Freitas ALS, Grillo MC, Gessinger RM, Lima VMR (eds). *Capacitação Docente, um Movimento que se faz Compromisso*. EdiPUCRS: Porto Alegre, 2010, pp 15-24.
14. Adolphs R. How do we know the minds of others? Domain-specificity, simulation, and enactive social cognition. *Brain Res* 2006; **1079**: 25-35.
15. Lima VMR, Grillo MC. Dimensões conceituais e operacionais da avaliação. In Grillo MC, Freitas ALS, Gessinger RM, Lima VMR (eds). *A Gestão da Aula Universitária na PUCRS*. EdiPUCRS: Porto Alegre, 2008, pp 67-31.
16. Silva SS. Laboratório de habilidades no ensino médico. In Marins JJN, Rego S, Lampert JB, Araújo JGC (eds). *Educação Médica em Transformação*. Hucitec: São Paulo, 2004, pp 62-96.
17. Farias ET. Tecnologia educacional e digital no cenário contemporâneo. In Ramos MBJ, Farias ET (eds). *Aprender e Ensinar Diferentes Olhares e Práticas*. EdiPUCRS: Porto Alegre, 2011, pp 13-25.
18. Grillo M, Gessinger RM, Lima VMR, Freitas ALS. A trajetória de um compromisso. In Freitas ALS, Grillo MC, Gessinger RM, Lima VMR (eds). *Capacitação Docente, um Movimento que se faz Compromisso*. EdiPUCRS: Porto Alegre, 2010, pp 205.

12

O ENSINO DA NEFROLOGIA NA FRANÇA E NO BRASIL: UMA AMOSTRAGEM SOBRE DUAS REALIDADES

Rodrigo Bueno de Oliveira
Jenner Cruz
Rui Alberto Gomes

◆

INTRODUÇÃO

A história da nefrologia brasileira e francesa tem estreitas ligações que se tornaram mais evidentes a partir da década de 1950. Desde então mais de 30 nefrologistas (cerca de 1% de todos os nefrologistas do Brasil) aprimoraram seus conhecimentos em terras francesas e após retornarem ao Brasil contribuíram para desenvolver a especialidade e formaram uma geração de mais de 200 nefrologistas envolvidos em ensino e pesquisa, com a produção de inúmeras teses e mais de 1.000 artigos científicos publicados em periódicos[1,2]. Muitos atuam como professores em universidades e faculdades de Medicina dispersas por todas as regiões do País.

Apesar desta possível influência indireta francesa no ensino da Nefrologia brasileira, quando consideramos nossas dimensões continentais, produção científica e qualidade da assistência em Nefrologia, nos deparamos com uma especialidade sólida, de qualidade, e que seguramente tem a sua individualidade consolidada.

O objetivo deste capítulo é descrever como se dá o ensino da Nefrologia no Brasil e na França em duas universidades brasileiras e uma francesa. Esta descrição, não comparativa, é por vezes particular e baseada na experiência decorrente de atividades acadêmicas de cada autor e no depoimento informal de colegas que atuam como estudantes ou professores nessas Instituições. Cabe ressaltar que a composição do texto se deu sobre um contexto extremamente singular: os três autores são separados por um intervalo de aproximadamente 25 anos, o que permitiu não só descrever instituições diferentes, como também momentos diferentes do ensino da Nefrologia!

O ENSINO DA NEFROLOGIA NA *UNIVERSITÉ DA PICARDIE JULES VERNE* (UPJV), AMIENS, FRANÇA

ASPECTOS GERAIS

Na França há 34 faculdades de medicina, sendo que mais de 90% tem o seu próprio Hospital Universitário[3]. O ensino da Medicina é quase integralmente público e, à semelhança do Brasil, a duração do curso é de 6 anos. No melhor do nosso conhecimento, existe somente uma faculdade de medicina privada, localizada na cidade de Lille, Norte da França.

Todas as faculdades de Medicina da França podem usar um mesmo material didático para o ensino de Nefrologia. Trata-se de um livro elaborado exclusivamente por professores titulares de diversas faculdades de medicina da França. Esses professores integram o *Collège Universitaire des Enseignants de Néphrologie* – CUEN (Colégio Universitário dos Professores de Nefrologia)[4].

A rigor, o livro do CUEN tem uma estrutura e tratamento gráfico bastante simples e é concebido para fornecer o conteúdo teórico mínimo que o aluno deve dominar ao final do curso de Medicina. Ele serve posteriormente para o estudo dirigido ao *Examen Classant National* (exame nacional classificatório), que é uma prova unificada de seleção para ingresso no programa de Residência Médica.

MODELO ATUAL DO CURSO DE NEFROLOGIA NA UPJV

No curso médico da UPJV existem aulas específicas para o ensino da Nefrologia dentro das disciplinas do primeiro ciclo do curso, como Anatomia, Fisiologia e Patologia. O formato das aulas é tradicional, ou seja, sala de aula convencional, giz e lousa, projeção de *slides* criados pelo *software Microsoft Power-Point*. Um professor ministra a aula dirigida para todos os alunos daquele ano letivo. Não há atividade prática relacionada à Nefrologia.

Na segunda metade do curso médico (segundo ciclo, isto é, do quarto ao sexto ano), a Nefrologia é ensinada dentro do núcleo da Medicina Interna, especificamente no 4º ano. Este ano letivo é dividido em 2 semestres e em cada semestre lecionam-se 6 a 8 matérias agrupadas em 3 blocos denominados *unité d'enseignement* [(UE), unidade de ensino].

A Nefrologia é ensinada em conjunto com a Urologia e está agrupada na EU8B, juntamente com Gastroenterologia, Cirurgia Digestiva e um estágio de prática hospitalar. Este estágio deve ser realizado em uma unidade de emergência, ou terapia intensiva, ou em uma clínica cirúrgica. Não há estágio de prática hospitalar especificamente voltado para a Nefrologia. Porém, 10% da carga do segundo ciclo poderá ser personalizada pelo aluno (*parcours personnalisé* ou "percurso personalizado"), que pode escolher, se disponível naquele ano, alguma atividade voltada à Nefrologia. Como atividade complementar existem 3 seminários oficiais neste ano letivo que podem ou não envolver temas ligados à Nefrologia.

A disciplina de Nefrologia conta com carga horária de aproximadamente 20 horas, divididas ao longo de 2 meses. Apesar de o curso de Nefrologia ser considerado teórico, boa parte da atividade é baseada na discussão de casos clínicos práticos, sendo que os alunos são orientados a estudar previamente o conteúdo teórico (livro do CUEN)[4].

Na UPJV existe uma plataforma eletrônica pedagógica denominada INES (*INteractive E-learning System*)[5]. Esta plataforma permite aos professores e ao pessoal administrativo da universidade depositar conteúdos dirigidos aos estudantes, e é utilizada também pela disciplina de Nefrologia. Caso exista alguma atividade complementar escrita a ser desenvolvida pelos alunos por meio da plataforma INES, aplica-se rotineiramente um sistema antiplágio sobre o documento (Compilatio.net)[6]. Este programa compara o texto criado pelo aluno com o conteúdo similar sobre o assunto disponível na *web*. Caso haja concordância superior a 20%, o trabalho é considerado plágio, sendo na maioria das vezes anulado ou refeito.

AVALIAÇÃO DOS ALUNOS NA DISCIPLINA DE NEFROLOGIA

O sistema de avaliação dos alunos no curso de Nefrologia é realizado em conjunto com as outras disciplinas das UE relativas àquele semestre, ou seja, não há uma prova isolada de Nefrologia. Esta avaliação integrada é denominada *contrôle de connaissances* (controle de conhecimentos). Este exame é realizado um mês após o fim dos ensinamentos teóricos do semestre.

A prova é informatizada, composta por dois *cas cliniques progressifs* (casos clínicos progressivos) e 10 *questions isolées* (questões isoladas). Os casos clínicos são questões redacionais abertas curtas, enquanto as questões isoladas são testes de múltipla escolha. Ao final, atribui-se uma nota de 0 a 20. O aluno é considerado aprovado se a sua nota final for maior ou igual a 10 em cada uma das UE.

Caso não obtenha aprovação nesse exame, o aluno deverá fazer uma segunda sessão de provas no final do ano letivo (isto é, julho). O conteúdo a ser avaliado abrange todo o conteúdo relativo à UE na qual ele não foi aprovado e a nota obtida na segunda sessão anula e substitui a nota da primeira sessão de exame.

Um júri designado pelo presidente da UPJV pronuncia as admissões dos alunos para os anos superiores. Caso o aluno não obtenha a aprovação, ele deve refazer no ano letivo seguinte à UE em que foi reprovado e outra(s) UE na qual ele tenha obtido nota inferior a 13. Os estágios práticos também deverão ser refeitos.

PROGRAMA DO CURSO DE NEFROLOGIA NA UPJV

É baseado no livro do *Collège Universitaire des Enseignants de Néphrologie*[4]. Este programa parece ser bastante completo para o estágio de desenvolvimento de um aluno no início do 4º ano de um curso médico, pois envolve não só as principais síndromes em Nefrologia, como também o estudo de fisiologia renal, anormalidades da água e do sódio, potássio, cálcio, estudo dos diuréticos, equilíbrio acidobásico, diversas doenças sistêmicas que acometem os rins e doenças renais específicas.

ENSINO DA NEFROLOGIA NO BRASIL

ASPECTOS GERAIS

O Brasil tem 200 faculdades de medicina. Elas se dividem em públicas e particulares, conforme recebem ou não subvenção pública. As públicas compreendem as federais, estaduais e municipais, conforme a origem da subvenção que recebem. Todas elas ensinam Nefrologia em seu curso de graduação, mas não existe um programa único para todas elas, cada uma ensina como seu professor ou sua administração querem. Não existe também um livro único para consultas. Nem todas têm professor titular de Nefrologia, e em muitas o curso é dado por assistentes da Clínica Médica, versados em Nefrologia.

Vamos relatar o ensino da Nefrologia no Brasil por meio de duas faculdades que tivemos o prazer de conviver. Uma pública, estadual, a Faculdade de Medicina da Universidade de São Paulo (FMUSP), e outra particular, o Curso de Medicina da Universidade de Mogi das Cruzes (CMUMC).

FACULDADE DE MEDICINA DA UNIVERSIDADE DE SÃO PAULO

Aspectos históricos

Quando fiz o curso de graduação nessa Faculdade, de 1948 a 1953, ele era de 6 anos. Somente após a formatura é que alguns alunos, devidamente selecionados, podiam fazer um ano de Internato e um ano de Residência Médica, totalizando 8 anos de estudo. Aos que se dedicavam à Cirurgia, alguns faziam um ou dois anos mais de Residência Médica.

Naquela época havia três clínicas médicas (CM) na escola: 1ª, 2ª e 3ª CM. As 3 davam aulas esparsas de alguns temas nefrológicos. A 3ª CM foi extinta oficialmente em 1955. A 1ª e a 2ª CM tiveram seus professores catedráticos trocados em 1949-1950 pelo Prof. Dr. Antonio Barros de Ulhôa Cintra (1ª CM), e em 1950-1951, pelo Prof. Dr. Luiz Venère Décourt (2ª CM). Esses professores iniciaram a mudança do modo de ensinar CM por meio de grupos de diferentes especialidades. O ensino da Nefrologia coube à 1ª CM, pelos Professores Dr. Emílio Mattar e Dr. Sylvio Soares de Almeida. A primeira aula do Grupo de Moléstias Renais e Hipertensivas (antigo nome de Nefrologia) foi realizada no segundo semestre de 1952, quando cursávamos o 5º ano médico. Com a extinção da 3ª CM, a 1ª e a 2ª CM se reuniram com o nome de Departamento de Clínica Médica, em 1955.

Portanto, o primeiro curso teórico de Moléstias Renais e Hipertensivas (Nefrologia) da FMUSP e talvez do Brasil foi realizado no 2º semestre de 1952. Não havia nota dessa matéria, mas sim nota global de CM.

A FMUSP foi criada em 1913, tendo recebido, além de verbas estaduais, para sua criação, grande auxílio da Fundação Rockefeller. Em 13 de março de 1951, o *Council on Medical Education and Hospitals*, da *American Medical Association*, classificou a FMUSP como padrão "A", considerando que seus alunos poderiam exercer a Medicina nos Estados Unidos.

O ensino da Nefrologia sofreu inúmeras variações durante as últimas décadas. Foi dado aos alunos do 5º ano médico até 1960, alunos do 4º ano de 1960 a 1973 e de 1977 em diante, alunos do 3º ano de 1973 a 1975. Em 1972, o curso teórico de Medicina passou de 6 para 4 anos, sendo os 2 anos finais de Internato, quando os internos passaram a estagiar na disciplina de Nefrologia.

Modelo atual do curso de Nefrologia na FMUSP

Na FMUSP os alunos cursam no 2º ano a disciplina de Bases Fisiológicas da Prática Médica, um módulo também dedicado à compreensão dos processos fisiopatológicos que envolvem os rins, composto por aulas teóricas e laboratório de atividades práticas, que inclui métodos ativos de aprendizado. No entanto, o ensino da Nefrologia como especialidade propriamente dita ocorre no 4º ano do curso médico. Este aprendizado se dá dentro de um contexto mais amplo: o curso de Clínica Médica (CM).

Basicamente, o curso de CM é constituído de aulas práticas, para melhorar a relação médico-paciente, aperfeiçoar a técnica propedêutica e treinar o raciocínio diagnóstico com base na fisiologia, interpretação dos exames solicitados e noções de terapêutica.

O curso de CM divide-se em duas fases: 1ª fase, curso exclusivamente na CM (enfermaria, ambulatório e pronto-socorro do Hospital das Clínicas da FMUSP), e 2ª fase, curso em um grupo de determinadas especialidades da CM. Em cada uma das etapas os alunos são divididos em grupos de 10 a 12 indivíduos.

No início do curso da disciplina de Nefrologia, os alunos recebem perguntas orientadoras para direcionar o estudo dos tópicos que serão abordados nas aulas teóricas e práticas[7]. A carga horária dedicada à disciplina é de aproximadamente 24 horas divididas ao longo de 1 mês.

Programa do curso de Nefrologia na FMUSP

É constituído pelo estudo das principais síndromes clínicas da Nefrologia. Os alunos têm uma aula teórica sobre o tema e depois visitam a enfermaria de Nefrologia para realizar as atividades práticas. As atividades práticas são dirigidas para a identificação de sinais e sintomas com ênfase na fisiopatologia, diagnóstico sindrômico, diagnóstico funcional, diagnóstico diferencial e terapêutica.

As síndromes clínicas estudadas são a insuficiência renal aguda, doença renal crônica, glomerulopatias, hipertensão arterial sistêmica e litíase renal, além de conhecimentos básicos em exames laboratoriais em Nefrologia[8]. Como material didático de apoio recomenda-se o estudo destes tópicos em livros como o "Cecil Medicine, 24ª edição, Elsevier-Saunders – Seção 11: Doenças renais e genitourinárias", ou o Tratado de Clínica Médica da FMUSP (Manole, 2009 – vol. 3, Doenças renais e genitourinárias).

Avaliação dos alunos na disciplina de Nefrologia da FMUSP

A nota para cada aluno em cada uma das especialidades da CM, incluindo a Nefrologia, é composta pelos seguintes componentes: frequência (peso 3), nota da miniprova (peso 3) e conceito (peso 4).

A média das notas em todas as especialidades da CM corresponderá a 25% da nota da CM como um todo; 35% da nota virá da prova teórica global final. Os 40% restantes serão dados pelo conceito da CM como um todo, que é diretamente atrelado à frequência do aluno: multiplica-se o conceito atribuído a determinado aluno pela sua frequência. Por exemplo, 9 de conceito e 90% de frequência resultarão em uma nota de conceito de 8,1.

Na FMUSP o conceito atribuído ao aluno constitui a porção mais relevante da nota. É uma atribuição complexa, por vezes subjetiva, e envolve pontualidade, presença até o final das discussões, interesse e participação durante as aulas, ética e dedicação ao paciente, habilidades na elaboração de anamnese e descrição do exame físico, capacidade de formular hipóteses diagnósticas, conhecimento da fisiopatologia, noções de interpretação de exames e habilidades para evoluir adequadamente um paciente. Inclui também a avaliação de habilidades interpessoais, como o relacionamento com os colegas e com os professores.

Para os alunos que obtiveram nota final igual a –1 desvio-padrão em relação à média geral da turma, ou quando indicado pelo professor, aplica-se uma prova prática.

Devem refazer integralmente o curso de CM, inclusive a disciplina de Nefrologia, todos os alunos que tiveram frequência inferior a 70%, ou nota de conceito inferior a 5,0, ou nota na prova teórica global final inferior a 3,0 ou se reprovado em mais de 3 especialidades da CM.

CURSO DE MEDICINA DA UNIVERSIDADE DE MOGI DAS CRUZES

Aspectos históricos

O curso de Medicina da Universidade de Mogi das Cruzes (UMC) foi fundado em 1968. As primeiras aulas de Nefrologia eram dadas às segundas-feiras, exclusivamente para o 6º ano médico da primeira turma de alunos, dividida em grupos de 8 alunos. A partir de 1974, esse curso passou a ser ministrado como Disciplina independente para alunos do 4º ano médico.

O ensino de Nefrologia foi introduzido na instituição pelo Professor Dr. Jenner Cruz, que ficou à frente da disciplina até sua aposentadoria, em 2000, tendo trabalhado incansavelmente e servido de modelo a vários alunos, que acabaram por se tornar excelentes nefrologistas.

Desde 2003, a Nefrologia deixou de existir como disciplina independente na UMC, quando passou a fazer parte da disciplina de Clínica Médica (CM), assim como a Cardiologia, Reumatologia, Endocrinologia, Gastroenterologia, Dermatologia, Hematologia e Pneumologia.

Em 2013, a CMUMC iniciou sua quadragésima quinta turma, que desde 2008 é composta por 100 alunos.

Modelo atual do curso de Nefrologia no CMUMC

O projeto pedagógico da UMC segue a matriz curricular tradicional do ensino médico, composta de disciplinas do ciclo básico, tais como Anatomia, Histologia, Patologia, Fisiologia, Farmacologia etc., e de disciplinas do ciclo clínico, como a CM, Clínica Cirúrgica, Ginecologia e Obstetrícia, Pediatria etc. Durante o ciclo inicial, a Nefrologia já é apresentada aos alunos por meio do ensino dos aspectos básicos da fisiologia, histologia e patologia renais.

O ensino das especialidades da CM, incluindo a Nefrologia, é feito no 4º ano. A turma de alunos é dividida em quatro grupos de 25 alunos, que realizam estágios de 9 semanas em cada uma das quatro grandes áreas acima descritas: CM, Clínica Cirúrgica, Ginecologia e Obstetrícia e Pediatria, ao longo do ano letivo. No estágio de CM, cada uma das oito especialidades citadas desenvolve um programa com carga horária de 8 horas-aula por semana.

Durante este estágio, são dadas as aulas teóricas ao grupo de 25 alunos, bem como são desenvolvidas atividades práticas no ambulatório de Nefrologia, no prédio de ambulatórios da UMC, além de atividades no hospital geral terciário Luzia de Pinho Mello, em Mogi das Cruzes – que é um equipamento da Secretaria Estadual de Saúde, administrado por uma Organização Social de Saúde (OSS) – onde se desenvolve o internato do curso médico da UMC. No ambulatório, os alunos participam do atendimento de casos de nefrologia, que são encaminhados pela rede municipal de saúde. No hospital, eles participam da discussão de casos nefrológicos internados nas enfermarias da clínica médica. Os alunos desenvolvem a relação médico-paciente baseada nos princípios éticos, realizando a anamnese, o exame físico, treinando o raciocínio clínico, formulando as condutas diagnósticas e terapêuticas, por meio da discussão dos casos com os professores. Essas atividades práticas de nefrologia do 4º ano são realizadas por grupos de no máximo 13 alunos por vez, em esquema de rodízio, uma vez por semana, de maneira a proporcionar a todos participação ativa em pelo menos oito ambulatórios e discussões de enfermaria.

Programa do curso de Nefrologia na UMC

O programa teórico de Nefrologia do 4º ano médico é apresentado por meio de aulas expositivas que acontecem 1 vez por semana em um período do dia e é composto pelos seguintes temas: distúrbios hidroeletrolíticos, doença renal crônica, lesão renal aguda, glomerulopatias, litíase renal, infecção urinária, processos expansivos renais.

Durante o internato, no 5º e 6º anos, os alunos continuarão o aprendizado de Nefrologia por meio da discussão de casos clínicos que serão vistos por eles durante o estágio de CM, nos vários níveis de atendimento: unidade básica de saúde, enfermarias do hospital, pronto atendimento e unidade de terapia intensiva.

Avaliação dos alunos na disciplina de Nefrologia

A avaliação dos alunos é feita por meio de prova teórica ao final do estágio, nas oito especialidades que compõem a disciplina de CM, incluindo a Nefrologia. É feita uma média das notas teóricas das especialidades da CM (peso = 2). Além disso, cada professor de cada especialidade dá uma nota de conceito (peso = 1), referente ao desempenho do aluno nas aulas práticas. Por fim, obtém-se a nota final da disciplina de CM que deverá, para aprovação, ser maior ou igual a 7,0 pontos de um total de 10 pontos possíveis.

CONCLUSÕES

A Nefrologia como especialidade estabelecida no século passado parece ter sua individualidade constituída em termos de ensino durante o curso de graduação nas faculdades de medicina observadas na França e no Brasil. A descrição do ensino em Nefrologia apresentada neste capítulo não nos permite estabelecer comparações objetivas entre as instituições, porém permite a discussão e geração de hipóteses sobre o ensino médico.

De forma geral, parece que a duração das atividades teóricas e práticas é insuficiente diante da massa de conhecimento atual e a alta prevalência de doenças renais na população. Encontrar formas de aumentar o espaço ou a eficiência do ensino em Nefrologia dentro dos cursos médicos deve ser um dos desafios a serem enfrentados nos currículos das escolas médicas de diversos países.

Particularmente em relação à FMUSP, ela está listada entre as 200 melhores universidades do mundo, segundo a classificação da *The World Universities Ranking*, 2012-2013, sendo considerada a melhor universidade brasileira[9]. Logo, infere-se que este contexto global seja transmitido para a disciplina de Nefrologia e vice-versa. Contudo, cabe lembrar que muitas classificações avaliam predominantemente desempenho em pesquisa, não em ensino exclusivamente. No melhor do nosso conhecimento não existe atualmente no Brasil um sistema de avaliação do desempenho em ensino específico para a Nefrologia.

Note-se que, no sistema de avaliação de alunos da FMUSP, privilegia-se o aspecto "conceito", o que resulta em menor peso do componente de conhecimento teórico a ser demonstrado pelo aluno. O oposto é observado no curso da UMC e da UPJV, nas quais a avaliação teórica é o fator mais importante.

Acreditamos na hipótese de que exista uma correlação linear entre o conhecimento teórico transmitido (medido por prova teórica) e sua aplicação prática (medida pela atribuição de conceito do aluno). Portanto, acreditamos que deva existir um equilíbrio "1:1" entre avaliação teórica (prova) e prática (conceito).

Outro ponto a ressaltar é o fato de que o aluno pode ser reprovado no curso de Nefrologia da FMUSP, CMUMC e UPJV e prosseguir no curso médico, desde que seja aprovado no conjunto da CM ou da UE pelos critérios mencionados anteriormente. Acreditamos que este fato represente uma imperfeição do processo de avaliação, devendo ser discutido em modelos futuros.

Com relação ao ensino da Nefrologia na França, temos a percepção de que existe pouca variação do ensino da Nefrologia entre as faculdades de medicina da França: o material didático utilizado é comum a todos os estudantes do país, unificado e produzido por professores franceses do CUEN, o ensino é 97,1% público e o sistema de seleção para a carreira na especialidade é público, nacional, e privilegia essencialmente o mérito acadêmico do aluno.

Outro aspecto na França é que a translação da formação em Nefrologia para a assistência à sociedade parece dar-se de maneira mais homogênea em relação ao Brasil. Em 2010, 1.325 nefrologistas exercem atividade na França, o que leva a uma razão de 1:50.000 habitantes ou 22 nefrologistas por milhão de habitantes[10], enquanto no Brasil temos cerca de 3.000 nefrologistas, razão de 1:65.000 habitantes ou 15 nefrologistas por milhão de habitantes[11]. Deste total de nefrologistas franceses, 893 (67%) atuam exclusivamente no serviço público, seja ligado a centros universitários seja a centros hospitalares de pesquisa. Eles são integrados no plano de carreira pública para médico, com progressão de categoria atrelada a tempo de serviço e mérito acadêmico.

Finalmente, parece que esse sistema deve estar bem ajustado à cultura geral da população, inclusive da classe médica, a julgar pela opinião de um médico sobre a única faculdade médica privada da França:

... Je viens de découvrir un truc (peut être que je suis le seul qui le savait pas encore...) : à Lille il y a une fac de médecine catholique....Je trouve ça super bizarre (voir même choquant) de faire une fac de médecine privé (en plus sur fond religieux).

"... Acabei de descobrir uma coisa (talvez somente eu que ainda não sabia): em Lille há uma Faculdade de Medicina Católica... Achei isto muito estranho (para não dizer chocante) de fazer uma Faculdade de Medicina privada (e mais sobre um fundo religioso)".

Agradecimentos

Aos depoimentos de François Robert Brazier, MD – Médico Residente do Serviço de Nefrologia da UPJV; Antoine Braconier, MD – Médico Residente do Serviço de Nefrologia da Universidade de Reims; Joanna Canard, estudante do curso de Medicina da UPJV; Gabriel Choukroun, MD, PhD – Professor Titular da Disciplina de Nefrologia da UPJV e Chefe do Serviço de Nefrologia do *Centre Hopitalier Universitaire* da UPJV.

REFERÊNCIAS BIBLIOGRÁFICAS

1. de Oliveira RB, Cruz J, Drueke T, Massy Z. L'Ecole Franco-Brésilienne de Nephrologie. *Nephrol Ther* 2012; **8**: 540-545.
2. Cruz J, Cruz HMM, Gomes RA. Origens da nefrologia, reminiscências. In Cruz J, Cruz HMM, Kirsztajn GM, Barros RT (eds). *Atualidades em Nefrologia 12.* Sarvier: São Paulo, 2012, pp 3-12.
3. http://www.isncca.org/FaculteMedecine.php (acessado em 13 de Dezembro de 2013).
4. *Néphrologie: Collége Universitaire des Enseignants de Néphrologie*, 4ª ed. Ellipses Édition Marketing: Paris, 2009, 365 p.
5. http://www.u-picardie.fr/disi/docs/DOCS_ENT_PERS/res/guidePapier_personnel_1.pdf (acessado em 29 de Dezembro de 2013).
6. http://www.compilatio.net (acessado em 29 de Dezembro de 2013).
7. http://www.clinicamedicafmusp.com.br/wp-content/uploads/2013/06/PERGUNTAS-ORIENTADORAS-2013.pdf (acessado em 29 de Dezembro de 2013).
8. http://www.clinicamedicafmusp.com.br/graduacao-2/grade-4%C2%BA-ano-especialidades/guia-de-estudos-4%C2%BA-ano/ (acessado em 29 de Dezembro de 2013).
9. http://www.timeshighereducation.co.uk/world-university-rankings/2012-13/world-ranking (acessado em 13 de Dezembro de 2013).
10. http://www.sante.gouv.fr/IMG/pdf/Compte_rendu_de_l_audition_des_Nephrologues.pdf (acessado em 13 de Dezembro de 2013).
11. http://www.sbn.org.br/pdf/imprensa.pdf (acessado em 13 de Dezembro de 2013).

Seção 3

Fisiologia-Patologia Renal

13

METAIS PESADOS E NEFROTOXICIDADE

Maria Magdalena Aray Andrade
Grace Tamara Moscoso-Solorzano
Gianna Mastroianni Kirsztajn

◆

INTRODUÇÃO

A intoxicação com metais pesados, como o cádmio (Cd), o mercúrio (Hg), o chumbo (Pb) e o arsênico (As), é um problema mundial há várias décadas, devido ao crescimento incessante da indústria e da tecnologia. Sobretudo no início, quando o meio ambiente não se encontrava entre os temas de maior interesse da sociedade, ele foi contaminado de forma indiscriminada pelos resíduos desses metais, que não são biodegradáveis[1].

Também os processos de mineração causam diversos impactos ambientais, tais como destruição da vegetação, arraste dos resíduos perigosos, descargas de águas residuais, emissão dos resíduos para a atmosfera, os quais, em sua maioria, são depositados no meio ambiente, sem considerar que o afetam por meio da oxidação dos minerais insolúveis e formação de substâncias solúveis ácidas com alto conteúdo de metais (drenagem ácida)[2].

Na América Latina, o panorama é similar ao do resto do mundo, como evidenciam muitos estudos, entre eles, o que foi realizado para determinar a bioacumulação de metais pesados na espécie *Gambusia punctata* dos rios Cobre e San Juan de Santiago de Cuba, no qual se concluiu que os organismos aquáticos estão muito limitados em paralelo com a biodisponibilidade dos metais, pois suas concentrações acumuladas nos organismos evidenciaram que a qualidade ambiental de ambos os ecossistemas se encontrava perturbada[3]. A organização Oxfam Internacional fez um estudo sobre a contaminação ambiental, difundido em Lima, em março de 2009, cujos resultados demonstraram que, no Equador, existem quatro rios drasticamente contaminados: Machangara, Guayllabamba, Esmeraldas e Guayas. Já no Peru, foram mencionados os rios Pilcomayo e Rocha[4]. Isso leva à contaminação de organismos aquáticos. Os contaminantes principais que existem nos mariscos (recolhidos no meio marinho e/ou nos mariscos comercializados) são: Cd, Pb, Hg, As, níquel (Ni), cromo (Cr), vanádio (V), manganês (Mg), cobre (Cu), zinco (Zn), cobalto (Co), selênio (Se), magnésio (Mg) e molibdênio (Mo). Nos mariscos, a acumulação frequentemente se produz na glândula digestiva, que desempenha um papel na assimilação, excreção e desintoxicação dos contaminantes[5].

Os rins encontram-se entre os principais órgãos afetados pela toxicidade dos metais pesados. A importância do dano renal induzido por esses compostos depende da natureza, da dose, da via e do tempo de exposição. Numerosas vias e fatores estão envolvidos no transporte dos metais pesados pelo epitélio renal, dependendo da forma (livre ou conjugada) do metal e do segmento do néfron onde ocorre a reabsorção (túbulo proximal, alça de Henle, túbulo distal e segmentos terminais)[6,7].

Os metais pesados Cd, Pb e As são nefrotóxicos, têm um papel importante na gênese da lesão renal aguda, que pode chegar a perpetuar se e a contribuir com outros fatores na progressão para doença renal crônica[1], inclusive nas concentrações normais, por seus efeitos nas células do túbulo contorneado proximal.

CÁDMIO: METABOLISMO E NEFROTOXICIDADE

O Cd é um metal pesado, de cor branca, com um leve matiz azulado, membro do grupo II b (Zn, Cd, Hg [mercúrio]) na tabela periódica, estado de oxidação +2, que, devido à atividade humana, converteu-se em um perigoso contaminante ambiental. A população geral está exposta ao Cd através de alimentos, solo e água contaminados, além do fumo. A exposição a esse metal tem sido associada com diferentes doenças, como a hipertensão arterial e a nefropatia. É classificado pela Agência Internacional para a Pesquisa sobre o Câncer (Lyon, França) como carcinógeno humano da "categoria I"[8]. O Cd é um dos elementos mais tóxicos. Após o estudo na Bélgica[9], reconheceu-se que mesmo a exposição a concentrações baixas de Cd tem um efeito nefrotóxico e que até 7% da população exposta desenvolve lesão renal[9,10]. Nos alimentos, o Cd encontra-se unido às proteínas metalotioneína (MT) e fitoquelatina, que são degradadas pelo suco gástrico, liberando-o para a absorção intestinal pelos transportadores DMT1 (transportador de metal divalente 1)[1].

O Cd é absorvido pelo trato gastrintestinal, utilizando transportadores de outros metais para sua entrada nas células. Por exemplo, existe competição tanto na absorção como no transporte entre o ferro (Fe) e o Cd; assim, suplementação com Fe reduz a absorção do Cd, inclusive bloqueando sua captação nas células epiteliais do rim, uma vez que a absorção do Cd tem propriedades similares às da captação do Fe por DMT1[11-14].

O DMT1 é um transportador-chave para a absorção duodenal do Fe ferroso da dieta e para o equilíbrio celular de Fe, porque media a exportação de Fe a partir de vesículas endocíticas, como parte da transferrina celular, mediada pelo receptor da aquisição. Seu último papel explica sua expressão onipresente em todo o corpo. Curiosamente, o rim expressa níveis relativamente altos do DMT1 em comparação com outros tecidos[11,13,14].

A expressão do DMT1 está mais concentrada no córtex do rim, principalmente no túbulo proximal, e em menor medida, no túbulo distal e no ducto coletor cortical. As células tubulares proximais renais expressam DMT1 nas membranas das organelas, incluindo endossomos tardios/lisossomos, associados com o processamento da transferrina apical sequestrada[11,13,14]. O complexo Cd-MT1 é armazenado e degradado pelos lisossomos, que libera o Cd, expressando sua toxicidade tubular[1,14-16].

A captação de Cd por DMT1 é regulada pela proteína cinase C. A ativação dessa provoca aumento na absorção do Cd, pela elevação da estabilidade do RNAm da DMT1. A absorção do Cd é afetada pelo potencial de membrana da célula; assim, se este diminui, reduz-se a absorção de Cd e Fe; um pH extracelular abaixo de 5,5 (dentro da faixa de pH da urina e provavelmente similar ao pH no túbulo distal) aumenta a absorção do Cd[1,12]. Participa também no transporte do Cd o ZIP8, um co-transportador de metal/bicarbonato localizado nas superfícies apicais de vários tipos de células; encontra-se entre o filtrado glomerular e as células epiteliais tubulares proximais do rim; atua como um "guardião" para manter o Zn^{2+} intracelular para a homeostase, mas também serve como um meio para transportar Cd^{2+} ambiental no organismo[8].

A MT participa da acumulação natural de Cd no tecido. A expressão de MT começa com a união do fator de transcrição de metal-1 (MTF-1) à região reguladora do gene MT, chamada de elementos de resposta a metal (MRE). A indução de MT através da região MRE pode ser iniciada por vários íons metálicos, tais como Zn, Cu e Cd. A MT é um composto-chave que participa do manejo intracelular para a homeostase e o transporte dos metais fisiologicamente essenciais (Zn, Cu) e para a desintoxicação dos metais pesados (Cd, Hg)[17,18].

Nos mamíferos, quatro tipos de MT se expressam: metalotioneína-1 (MT1), metalotioneína-2 (MT2), metalotioneína-3 (MT3) e metalotioneína-4 (MT4). As MT1 e MT2 são expressas em quase todos os tecidos. A MT3 expressa-se principalmente no sistema nervoso central e tem um efeito inibidor único nas neurites. A MT4 é mais abundante em certos tecidos estratificados. O Cd está envolvido na redução do RNAm da MT3 nos tratos urogenitais masculino e feminino e em alguns outros órgãos periféricos[17,18].

A MT é uma cadeia polipeptídica que contém 61-68 resíduos de aminoácidos. É uma proteína intracelular não enzimática com baixo peso molecular, de 6 a 7kDa, onipresente nos eucariotas. A MT une metais através do grupo tiol (–SH) de seus resíduos de cisteína, formando o complexo correspondente (por exemplo, com o Cd forma o Cd-MT)[17,18].

O complexo Cd-MT causa despolimerização dos microtúbulos no túbulo contornado proximal. Por ser altamente reativo com os grupos tiol, o Cd liberado de Cd-MT pode quelar diretamente os grupos SH essenciais na tubulina e provocar o bloqueio da polimerização de monômeros de tubulina. Como os microtúbulos estão envolvidos no tráfego de vesículas e na manutenção da polaridade das células epiteliais, a despolimerização de microtúbulos pode ter consequências deletérias para a estrutura e função das células do túbulo proximal (Fig. 13.1). Junto com V-ATPase funcional em diversas organelas, os microtúbulos são necessários para a reciclagem contínua de várias proteínas da membrana[19]. A hepato e a nefrotoxicidade podem ocorrer quando o Cd excede a capacidade de união à MT intracelular[10]. Além disso, a perda das invaginações basolaterais e a Na^+-K^+-ATPase no túbulo proximal cortical podem contribuir para a perda da função do túbulo proximal, que caracteriza a nefrotoxicidade por Cd, não dependente da perturbação da organização dos microtúbulos e da perda de clatrina associada à membrana[20].

No rim, ocorre a regulação da angiotensina II, um peptídeo vasoativo encarregado de manter a pressão arterial em valores normais. No estudo realizado pelo Centro de Pesquisa e de Estudos Avançados do IPN no México, observou-se aumento significativo da pressão arterial e da proteinúria nos animais expostos ao Cd e inclusive certo grau de lesão renal (aumento dos níveis de creatinina plasmática e do fluxo urinário) no grupo exposto por quatro semanas, o que estabelece que possivelmente o sistema renina-angiotensina intrarrenal fica superexpresso devido à presença do Cd[21].

Em condições de exposição crônica, o Cd acumula-se nas células epiteliais do túbulo proximal, determinando disfunção generalizada de reabsorção, caracterizada por poliúria e proteinúria de baixo peso molecular[8,16,22,23]. O Cd induz a morte celular por apoptose em diversos tipos de células. O Cd livre acumula-se nas mitocôndrias, inibindo a cadeia respiratória no complexo III; isso re-

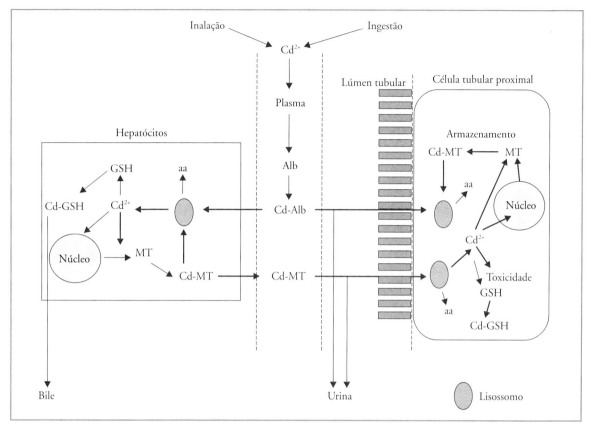

Figura 13.1 – Acumulação seletiva de Cd nas células tubulares proximais. Esquema que ilustra o mecanismo responsável pela acumulação seletiva do cádmio na célula tubular proximal. Alb = albumina; MT = metalotioneína; GSH = glutationa; aa = aminoácidos[9].

sulta na disfunção mitocondrial e formação de radicais livres, que ativam as enzimas caspases e o desenvolvimento de apoptose[1]. Nas células epiteliais dos túbulos renais proximais, o Cd também pode induzir a morte celular por apoptose *in vivo* e *in vitro*, o que sugere que a morte celular das células epiteliais através das vias de apoptose é um dos eventos-chave na toxicidade renal induzida por Cd[15].

O Cd induz apoptose através do retículo endoplasmático (ER), estresse caracterizado pela resposta da proteína despregada (UPR). Além disso, pode elevar os níveis de cálcio citosólico nas células tubulares renais, mediante sua liberação e absorção. O cálcio é um transmissor intracelular de sinal responsável pelo controle celular dos processos, incluindo a proliferação, a diferenciação e a morte celulares. A posterior elevação do cálcio citosólico inicia a apoptose nas células tubulares renais através da via da calpaína-caspase. O Cd também pode ativar a proteína G acoplada a receptor (GPCR) na superfície celular, aumentando o nível do cálcio citosólico por meio da ativação da fosfolipase C (PLC) nas células epiteliais distais renais[15].

As caspases desempenham um papel crítico na deflagração e execução da apoptose. As caspases são ativadas seja por via intrínseca (mediada pelas mitocôndrias) seja por via extrínseca (morte mediada por um receptor). Nas células do túbulo renal proximal, o Cd pode induzir a atividade das caspases-9 e 3, o que sugere que a apoptose mediada pelas mitocôndrias e pelas vias das caspases também se relaciona com a toxicidade renal induzida pelo Cd[15]. A apoptose apresenta três vias de sinalização induzida por cádmio (Fig. 13.2).

O Cd pode inibir a degradação da família Ube2d mediada pela baixa regulação da família de genes Ube2d de forma não seletiva e pode induzir a acumulação intracelular dessas proteínas que não são necessárias para as células[15].

O Cd produz estresse oxidativo. Os mecanismos moleculares implicados no dano a células pelo estresse oxidativo induzido pelo Cd na doença renal crônica não estão bem esclarecidos. A ocorrência de dano mitocondrial é provável, uma vez que as mitocôndrias disfuncionais são fundamentais para a formação de excesso de ROS. Alvos intracelulares são conhecidos para o Cd; ao acumular-se nas mitocôndrias, o Cd produz perda de potencial de membrana mitocondrial, o que determina a liberação de citocromo c e a ativação das vias das caspases, que conduzem à eliminação apoptótica das células renais[16,23]. O Cd também se une aos grupos sulfídricos das proteínas, afetando sua estrutura e função. Tem-se demonstrado que o Cd interfere com as atividades enzimáticas do complexo cálcio/calmodulina, inibe a ação da Na^+-K^+--ATPase e estimula a atividade das MAP cinases[1].

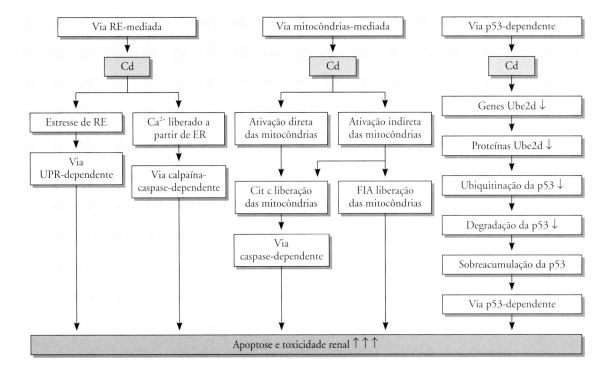

Figura 13.2 – Modelo de três vias da apoptose induzida por cádmio no rim. O cádmio induz três principais vias de apoptose nas células do rim: 1. a via de ER mediada pelo estresse e a liberação do cálcio que é seguido pela ativação das vias de apoptose caspase UPR-dependentes e calpaína-dependentes, respectivamente; 2. a via das mitocôndrias mediada pela ativação direta e indireta das mitocôndrias pelo cádmio, seguida das vias dependentes de caspase e/ou independente; e 3. a via apoptótica dependente de p53 pela supressão da expressão do gene Ube2d. FIA = fator de indução de apoptose; ER = retículo endoplasmático; UPR = resposta da proteína; Cit c = citocromo c[15].

Na nefrotoxicidade pelo Cd, a cistatina C é o biomarcador mais relevante. É um inibidor da protease de cisteína, que é filtrado livremente pelos glomérulos, reabsorvido e catabolizado nos túbulos proximais, além de ser secretado por todas as células nucleadas. No entanto, a creatinina sérica é o biomarcador padrão utilizado para avaliar a função renal[24].

O benzopireno (BaP) atenua a toxicidade pelo Cd, devido à potenciação da síntese de MT, provavelmente na interação com o promotor do gene MT, onde as vias de transdução de sinais de BaP e Cd podem convergir. Os maiores níveis de MT em presença de BaP têm importância na proteção contra a toxicidade do Cd, em particular a apoptose induzida pelo Cd. O aumento na indução de MT pela BaP poderia resultar na união de mais íons de Cd na proteína, e assim reduzir o Cd não ligado à MT e diminuir a apoptose induzida pelo Cd[10].

A MT também poderia proteger indiretamente contra a apoptose induzida pelo Cd, por meio do aumento das concentrações de Zn hepáticas e renais. O Zn desempenha um papel importante na prevenção de apoptose e necrose ao inibir a caspase-3, que é ativada pelo Cd. Um aumento substancial de Zn no tecido devido à exposição combinada a Cd e BaP poderia ser responsável pela proteção por meio de inibição da enzima, relacionada com a capacidade da união com os sítios não ocupados da MT que se ligam com íons Zn[10].

CHUMBO: METABOLISMO E NEFROTOXICIDADE

O Pb é um metal pesado situado no grupo IV da tabela periódica, com estado de oxidação de +2 e +4. Tem ampla distribuição como componente de tubulações, soldagens, pinturas e gasolina. Atualmente, a exposição a concentrações elevadas de Pb tem diminuído, devido a um melhor controle industrial e à remoção do Pb de pinturas e da gasolina. Ainda assim, a contaminação por Pb continua sendo um problema de saúde pública em vários países da África, Ásia e América Latina pela exposição a água e solos contaminados[1].

A absorção do Pb por via intestinal é mediada pelo transportador DMT1 e aumentada pela ingestão deficiente de Fe e Zn. A absorção respiratória é uma via altamente eficiente, com captação maior que 40% do Pb inalado. Uma vez no sangue, 99% do Pb se une a proteínas do eritrócito e distribui-se em tecidos moles e osso. O Pb é filtrado livremente através do glomérulo e reabsorvido pelas células do túbulo; em períodos de maior remodelação óssea, como a adolescência, a passagem do Pb ao sangue aumenta. A excreção urinária é a principal via de perda de Pb do organismo[1].

O Pb é altamente nocivo. A intoxicação crônica pelo Pb causa nefropatia progressiva. A exposição a altas doses (5.000ppm de acetato de Pb na água potável) durante mais de seis meses causa inflamação tubulointersticial, seguida por fibrose, esclerose glomerular e uremia. Já 12 meses de exposição a doses baixas de Pb (100ppm na água de beber) induz a fibrose renal leve a moderada e atrofia tubular. O Pb contribui para a nefrotoxicidade, mesmo com níveis sanguíneos inferiores a 5μg/dL, especialmente nas populações nas quais outros fatores de risco para a doença renal crônica estejam presentes[25].

O Pb provoca lesões nos túbulos renais: aminoacidúria generalizada, hipofosfatemia com hiperfosfatúria relativa e glicosúria, corpos de inclusão nuclear e citomegalia das células epiteliais dos túbulos proximais[26]. Os efeitos tóxicos começam com distúrbios na função glomerular, seguidos por alterações morfológicas agudas que podem progredir lentamente para nefropatia crônica irreversível. As alterações morfológicas iniciais incluem formação de complexos Pb-proteínas, chamados corpos de inclusão nucleares, e alterações ultraestruturais em orgânulos celulares, especialmente mitocôndrias, devido à formação de radicais livres, depleção intracelular de glutationa (GSH) e apoptose. O Pb afeta também reações enzimáticas, e o receptor sensor de cálcio pode ser ativado pelo Pb[1,27].

O Pb induz a ativação do fator de transcrição nuclear-κB, a ativação do sistema intrarrenal da renina-angiotensina e a atração de macrófagos, o que gera um processo inflamatório no interstício renal, que poderia estar implicado no desenvolvimento da lesão à região tubulointersticial e da hipertensão arterial[1,25]. A infiltração de células imunes aumenta a angiotensina II no desenvolvimento e manutenção da hipertensão[25].

Nas células endoteliais, tem-se demonstrado que o aumento na formação de radicais livres pelo Pb diminui a produção de óxido nítrico e a expressão da enzima guanilato ciclase, o que causa a hipertensão arterial induzida por esse metal. Além disso, estimula a atividade da NADP(H) oxidase, incrementando a produção de superóxido e peróxido de hidrogênio, o que afeta o estresse oxidativo e o potencial redox intracelular[1,27].

Existe um efeito sinérgico evidente do Pb quando se combina com o Cd que está relacionado com a gravidade da coexposição a esses dois metais[28].

ARSÊNICO: METABOLISMO E NEFROTOXICIDADE

O As é um metaloide (com propriedades intermediárias entre os metais e os não metais) e apresenta-se em três estados alotrópicos: cinza ou metálico (o mais estável), amarelo (extremamente volátil e mais reativo) e preto. É membro do grupo VA na tabela periódica e seu estado de oxidação é +5. O As inorgânico é um dos contaminantes ambientais mais abundantes e tem-se tornado uma ameaça para a saúde de milhões de pessoas (principalmente na Ásia e América Latina) que se encontram expostas a ele, pois é um contaminante frequente da água de beber e alimentos[1,29-32]. O trióxido de As (As$_2$O$_3$) é um tóxico do meio ambiente e um potente agente cancerígeno; a exposição ao arsênico causa câncer renal[33].

O As é absorvido pelas vias intestinal e pulmonar e, em menores quantidades, pela pele. Uma vez absorvido se distribui amplamente pelos tecidos do corpo. Sua absorção intestinal diminui com a ingestão de selênio e vitamina B. No fígado, é metilado em um processo mediado pelo GSH, o que diminui sua toxicidade e facilita sua excreção biliar e urinária. O As entra no meio intracelular através das aquagliceroporinas AQ3 e AQ9; um aumento na expressão celular de AQ3 e AQ9 eleva a acumulação intracelular de arsênico; no fígado, a AQ9 é importante para sua excreção biliar[1]. O As concentra-se no rim durante sua eliminação urinária, o que afeta a função dos túbulos contornados proximais[29].

É transportado por vários mecanismos, tais como: MRP-1 e 2 (*ATP binding cassette-multidrug resistance protein*), conjugados com GSH à bile. O MRP-2 também se localiza nas células do túbulo proximal, favorecendo a entrada do arsênico nessas células. Sua toxicidade no túbulo contornado proximal deve-se à depleção do GSH e ao aumento na atividade oxidativa dos radicais livres[1,33,34]. O estresse oxidativo induzido pelo arsênico aumenta a expressão de heme oxigenase-1 (HO-1) e proteína cinase ativada por mitógeno (MAPK) (Fig. 13.3) que, por meio da regulação de diversos fatores de transcrição, tais como ativador da proteína-1 (AP-1) e ativador do fator de transcrição 2 (ATF-2), levam à disfunção renal. A toxicidade renal aguda caracteriza-se por necrose tubular aguda e formação de toxinas, com aumento de nitrogênio ureico e creatinina no sangue[29].

Tem-se relatado que a exposição crônica ao arsênico causa alterações degenerativas nos rins, incluindo vacuolização de células tubulares, nefrite intersticial e edema glomerular. Por outro lado, tem-se relatado que o tratamento com As$_2$O$_3$ para a recaída ou para a resistência ao tratamento de mieloma múltiplo e leucemia promielocítica aguda causa dano renal, observando-se níveis séricos elevados de creatinina e ureia nos estudos clínicos[33].

EFEITOS NEFROTÓXICOS DE OUTROS METAIS

A exposição ambiental a vários metais é comum; tálio e antimônio estão muito presentes no meio ambiente por causa de contaminação industrial, fundição de outros metais, combustão do carbono e, na dieta, devido à absorção de metais do solo. O tálio concentra-se nos rins. Os níveis urinários de tálio associam-se significativamente com a creatinina sérica e a cistatina C. A intoxicação com vários metais pode ter efeitos aditivos ou multiplicativos, o que sugere que a interpretação dos seus níveis na urina, considerando os níveis de exposição atualmente existentes no meio ambiente, pode ser mais complexa do que se achava anteriormente[35].

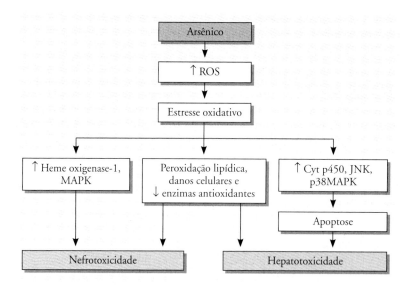

Figura 13.3 – Mecanismos patológicos implicados na nefrotoxicidade e hepatotoxicidade induzidas pelo arsênico[29].

REFERÊNCIAS BIBLIOGRÁFICAS

1. Sabath E, Robles-Osorio ML. Renal health and the environment: heavy metal nephrotoxicity. *Nefrologia* 2012; **32**: 279-286.
2. García L, Vargas M, Reyes V. Electrorremediación de suelos arenosos contaminados por Pb, Cd y As provenientes de residuos mineros, utilizando agua y ácido acético como electrolitos. *Superf Y Vac* 2011; **24**: 24-29.
3. Argota G, González Y, Argota H *et al*. Desarrollo y bioacumulación de metales pesados en Gambusia punctata (Poeciliidae) ante los efectos de la contaminación acuática. *Rev Electron Veter* 2012; **13**: 1-12.
4. Ecuador enfrenta desafíos por contaminación de ríos. http://www.eluniverso.com/2009/03/18/1/1430/3927.AAEE806F4D-F68694A6C267.
5. Guéguen M, Amiard JC, Arnich N *et al*. Shellfish and residual chemical contaminants: hazards, monitoring, and health risk assessment along French coasts. *Rev Environ Contam Toxicol* 2011; **213**: 55-111.
6. Barbier C. Insuficiencia renal por metales pesados: efecto nefrotóxico de los metales pesados y su reabsorción/eliminación por el riñón. *Medicina UPB* 2005; **24**: 97-125.
7. Antonowicz-Juchniewicz J, Jodkowska A, Kwieciiska D. Secondary nephropathies in occupational health practice. I. Secondary nephropathies due to occupational exposure. *Med Pr* 2006; **57**: 389-400.
8. Girijashanker K, He L, Soleimani M *et al*. Slc39a14 gene encodes ZIP14, a metal/bicarbonate symporter: similarities to the ZIP8 transporter. *Mol Pharmacol* 2008; **73**: 1413-1423.
9. Bernard A. Cadmium & its adverse effects on human health. *Indian J Med Res* 2008; **128**: 557-564.
10. Saliska A, Włostowski T, Maciak S *et al*. Combined effect of dietary cadmium and benzo(a)pyrene on metallothionein induction and apoptosis in the liver and kidneys of bank voles. *Biol Trace Elem Res* 2012; **147**: 189-194.
11. Abouhamed M, Gburek J, Liu W *et al*. Divalent metal transporter 1 in kidney proximal tube is expressed in late endosomes/lysosomal membranes: implications for renal handling of protein-metal complexes. *Am J Physiol Renal Physiol* 2006; **290**: F1525-F1533.
12. Olivi L, Sisk J, Bressler J. Involvement of DMT1 in uptake of Cd in MDCK cells: role of protein kinase C. *Am J Physiol Cell Physiol* 2001; **281**: C793-C800.
13. Park J, Cherrington N, Klaassen C. Intestinal absorption of cadmiun is associated with divalent metal transporter 1 in rats. *Toxicol Sci* 2002; **68**: 288-294.
14. Bannon D, Abounader R, Lees P, Bressler J. Effect of DMT1 knockdown on iron, cadmium, and lead uptake in Caco-2 cells. *Am J Physiol Cell Physiol* 2003; **284**: C44-C50.
15. Fujiwara Y, Lee JY, Tokumoto M, Satoh M. Cadmium renal toxicity via apoptotic pathways. *Biol Pharm Bull* 2012; **35**: 1892-1897.
16. Johri N, Jacquillet G, Unwin R. Heavy metal poisoning: the effects of cadmium on the kidney. *Biometals* 2010; **23**: 783-792.
17. Sakulsak, N. Metallothionein: an overview on its metal homeostatic regulation in mammals. *Int J Morphol* 2012; **30**: 1007-1012.
18. Saboli I, Breljak D, Škarica M, Herak-Kramberger C. Role of metallothionein in cadmium traffic and toxicity in kidneys and other mammalian organs. *Biometals* 2010; **23**: 897-926.
19. Sabolic I, Ljubojevic M, Herak-Kramberger C, Brown D. Cd-MT causes endocytosis of brush-border transporters in rat renal proximal tubules. *Am J Physiol Renal Physiol* 2002; **283**: F1389-F1402.
20. Sabolic I, Herak-Kramberger C, Antolovic R *et al*. Loss of basolateral invaginations in proximal tubules of cadmium-intoxicated rats is independent of microtubules and clathrin. *Toxicology* 2006; **218**: 149-163.
21. Santoyo P. Insuficiencia renal por metales pesados: efecto del cadmio en la regulación renal del sistema renina-angiotensina y el desarrollo de la hipertensión. *Bioquímica* 2009; **34**: 55. http//www.redalyc.org/articulo.oa?id=57613001041.
22. Prozialeck WC, Edwards JR. Mechanisms of cadmium-induced proximal tubule injury: new insights with implications for biomonitoring and therapeutic interventions. *J Pharmacol Exp Ther* 2012; **343**: 2-12.
23. Gobe G, Crane D. Mitochondria, reactive oxygen species and cadmium toxicity in the kidney. *Toxicol Lett* 2010; **198**: 49-55.
24. Weaver V, Kim N, Lee B *et al*. Differences in urine cadmium associations with kidney outcomes based on serum creatinine and cystatin. *Environ Res* 2011; **111**: 1236-1242.

25. Bravo Y, Quiroz Y, Ferrebuz A et al. Mycophenolate mofetil administration reduces renal inflammation, oxidative stress, and arterial pressure in rats with lead-induced hypertension. *Am J Physiol Renal Physiol* 2007; **293**: F616-F623.
26. Prieto J, González A, Román A, Prieto F. Contaminación y fitotoxicidad en plantas por metales pesados provenientes de suelos y agua. *Trop Subtrop Agroecosys* 2009; **10**: 29-44.
27. Berrahal A, Lasram M, Elj N et al. Effect of age-dependent exposure to lead on hepatotoxicity and nephrotoxicity in male rats. *Environ Toxicol* 2009; **26**: 68-78.
28. Wang L, Zhou X, Yang D, Wang Z. Effects of lead and/or cadmium on the distribution patterns of some essential trace elements in immature female rats. *Hum Exp Toxicol* 2011; **30**: 1914-1923.
29. Pal Singh A, Goel R, Kaur T. Mechanisms pertaining to arsenic toxicity. *Toxicol Int* 2011; **18**: 87-93.
30. Pimparkar BD, Bhave A. Arsenicosis: review of recent advances. *J Assoc Physicians India* 2010; **58**: 617-624.
31. Rahman M, Ng J, Naidu R. Chronic exposure of arsenic via drinking water and its adverse health impacts on humans. *Environ Geochem Health* 2009; **31** Suppl 1: 189-200.
32. Kazi T, Arain M, Baig J et al. The correlation of arsenic levels in drinking water with the biological samples of skin disorders. *Sci Total Environ* 2009; **15**: 1019-1026.
33. Yu M, Xue J, Li Y et al. Resveratrol protects against arsenic trioxide-induced nephrotoxicity by facilitating arsenic metabolism and decreasing oxidative stress. *Arch Toxicol* 2013; **87**: 1025-1035.
34. Prabu M, Muthuman M. Silibinin ameliorates arsenic induced nephrotoxicity by abrogation of oxidative stress, inflammation and apoptosis in rats. *Mol Biol Rep* 2012; **39**: 11201-11216.
35. Shelley R, Kim NS, Parsons P et al. Associations of multiple metals with kidney outcomes in lead workers. *Occup Environ Med* 2012; **69**: 727-735.

14

pH URINÁRIO EM DOENÇA RENAL CRÔNICA AVANÇADA

Jenner Cruz
Rui Alberto Gomes
Rogério Yasuo Matsuda

INTRODUÇÃO

O exame de urina é um teste de laboratório muito importante, totalmente não invasivo, muitas vezes negligenciado, utilizado provavelmente desde o século II.

Como a eliminação de urina é um dos elementos que o organismo dispõe para a manutenção de seu equilíbrio acidobásico e sendo a tendência do desequilíbrio sempre para o lado ácido, é natural que a urina matutina tenha geralmente reação ácida, por conter os ácidos que se formaram durante o processo metabólico[1].

Há mais de 12 anos estamos acompanhando portadores de doença renal crônica (DRC) avançada, mas ainda não dialítica, na Casa do Renal Crônico do Instituto de Nefrologia de Mogi das Cruzes, visando principalmente amparar os portadores de DRC terminal em terapia renal substitutiva e prevenir que novos pacientes tenham necessidade de entrar em manobras dialíticas, retardando a velocidade de progressão daqueles que já estão com doença crônica irreversível.

Temos observado que os pacientes urêmicos, sob nosso tratamento, costumam apresentar urinas ácidas, muitas vezes com pH 5,0, quando vêm consultar no período da manhã, mesmo após terem ingerido o café da manhã e os remédios que foram prescritos.

HIPOSTENÚRIA E ISOSTENÚRIA

Em 1898, von Korányi, estudando o ponto de congelamento da urina de portadores de nefropatias graves, demonstrou que, quando os rins estavam muito comprometidos, eles eliminavam urina com menos partículas em solução e perdiam, por isso, sua capacidade de concentração. A esse fenômeno ele denominou hipostenúria.

Descobriu também que, além da capacidade de concentração, esses rins perdiam sua capacidade de diluição[2].

Em 1918, Franz Volhard descreveu que, quando havia grande impedimento da função renal, o ponto de congelamento da urina era igual à do plasma, ou seja, –0,56ºC. Conhecendo a publicação anterior, ele denominou isostenúria a esse fenômeno[2].

Com o aparecimento de métodos para medir a densidade da urina, constatou-se que ao ponto de congelamento da urina ou do plasma, de –0,56ºC, correspondia à densidade 1,010[2].

Segundo Fishberg, a inabilidade de concentrar a urina na densidade de 1,010 representa a deterioração máxima do poder de concentração.

Após levantamento no PubMed, constatamos que não há trabalhos recentes sobre pH e densidade urinária catalogados.

Como o pH neutro é igual a 7,0 e como o pH do plasma sanguíneo dos mamíferos varia entre 7,35 e 7,45[3], seria lógico supor que uma urina isostenúrica, de densidade 1,010, deveria ter um pH 7,0 ou levemente acima de 7,0. Como a medida da densidade da urina através de tiras diagnósticas não é muito precisa, resolvemos estudar o pH dos pacientes com DRC quase terminais.

pH URINÁRIO

O pH urinário varia entre 4,48[4] e 8,0. Sendo que, segundo Pitts[apud 5], ele nunca fica acima de 8,0. Há mais de 60 anos acredita-se que a acidez urinária é decorrente de secreção tubular de íons H+ derivados do ácido carbônico e permutados com íons Na+[6,7]. A ocorrência de urina alcalina pode depender da ingestão de alimentos, como dietas hipoproteicas, frutas cítricas e substâncias ricas em leite ou seus derivados[8], ou de drogas alcalinas como a acetazolamida, o citrato de potássio e o bicarbonato de sódio[8], ou ser decorrente da perda de suco gástrico, como pode ocorrer com vômitos[8], ou do uso de drogas que metabolicamente provocam a eliminação de álcalis. Algumas enfermidades também podem acompanhar-se de urina alcalina em sua evolução, como a alcalose tubular renal, síndrome de natureza genética ou não, resultante de disfunção tubular caracterizada por defeitos de transporte que comprometem a secreção de íon hidrogênio ou a reabsorção de bicarbonato ou ambas[9]. Em algumas situações patológicas, com o aparecimento de alcalose respiratória ou metabólica, a urina poderá apresentar reação alcalina, porém na alcalose respiratória o bicarbonato plasmático está baixo e na metabólica ele está elevado[1]. Na clínica, observam-se, com frequência, concentrações plasmáticas de bicarbonato superiores a 30mEq/L, inclusive em pacientes que não tomam bicarbonato, nem estão perdendo suco gástrico. Acredita-se que esses pacientes estão em alcalose porque a reabsorção renal de bicarbonato está anormalmente alta, acompanhada de excreção renal de H[+]. Esses pacientes, apesar de estarem em alcalose, podem apresentar urina ácida e também ausência de bicarbonatúria, o que foi denominado de *acidúria paradoxal*[1].

Em 1970, Cruz e Cruz demonstraram que 15 portadores de glomerulonefrite crônica, ao serem submetidos à sobrecarga alcalina por via oral de 119mEq de bicarbonato de sódio, durante 3 dias, ou intravenosa de 71mEq do mesmo sal, continuavam a excretar urinas predominantemente ácidas, apesar de se ter demonstrado que nesses pacientes não havia deficiência de excreção de bicarbonato, uma vez que a excreção desse ânion, por unidade de filtração glomerular, fora semelhante à dos indivíduos normais alcalinizados da mesma forma[10].

As infecções urinárias por germes que produzem urease (*Proteus* sp., *Providencia* sp., *Klebsiella pneumoniae*, *Serratia marcescens*, *Serratia liquefaciens*, *Enterobacter aerogenes*) e por consequência transformam a ureia em amônia, acompanham-se de urina alcalina[1]. Há exceções, como a que ocorre com a tuberculose urinária. Aprendia-se na Urologia que, ao se encontrar sedimento urinário com leucocitúria abundante e urina com reação ácida, é necessário afastar tuberculose urinária. Esse aforismo está um pouco esquecido, mas sempre deve ser lembrado.

ELIMINAÇÃO DO ÍON HIDROGÊNIO PELA URINA

A quantidade de íons hidrogênio secretados pelos rins em $\mu Eq/min/1,73m^2$ é representada pela fórmula:

$$U_H V = U_{AT} V + U_{NH_4^+} V - U_{HCO_3^-} V$$

onde U = urina; V = volume urinário; AT = acidez titulável; NH_4^+ = íon amônio; H^+ = íon hidrogênio; HCO_3^- = íon bicarbonato

A acidez titulável é dependente de íons H[+] derivados de fosfato biácido (H_2PO_4) e de componentes de *buffers* urinários, constituídos principalmente por ácidos orgânicos fracos.

A investigação da acidificação urinária pode ser feita pelo teste descrito por Wrong e Davies[11] utilizando sobrecarga de cloreto de amônio. Cruz padronizou, na Disciplina de Nefrologia da Faculdade de Medicina da Universidade de São Paulo, um teste curto de acidificação urinária, que foi objeto de suas teses de doutorado e de livre-docência, em 1963[12] e 1971[13], respectivamente[7,14-16]. Cruz encontrou em seus estudos que, na DRC de portadores de glomerulonefrite crônica, a excreção de acidez titulável era comparável à excreção dos indivíduos normais, enquanto a excreção de amônio era extremamente reduzida[13]. O contrário foi encontrado em portadores de necrose tubular aguda, condição em que era a excreção de acidez titulável que estava comprometida[17].

pH URINÁRIO NA DRC NÃO DIALÍTICA

O ambulatório da Casa do Renal Crônico do Instituto de Nefrologia de Mogi das Cruzes vem atendendo pacientes desde 2001, sob a coordenação do Dr. Jenner Cruz. Inicialmente, atendíamos consultas de portadores de doenças nefrológicas e hipertensivas, de qualquer idade, de toda Zona Leste de São Paulo até Guararema; atualmente atendemos quase apenas pacientes do Município de Mogi das Cruzes e, eventualmente, também do Município de Suzano. Esses pacientes fazem sempre na primeira consulta, e algumas vezes quando necessário em outras ocasiões, exame de urina através de uma tira diagnóstica. Essa urina é colhida na hora, por micção espontânea, e examinada a seguir. Pode-se dizer que sempre o paciente já havia urinado antes da consulta, não sendo portanto a primeira urina da manhã, mas tratava-se de uma urina fresca, recém-colhida e matutina. As tiras utilizadas nesses 12 anos de seguimento foram de procedência diferente, mas todas possibilitavam 10 observações: leucocitúria, nitrito, urobilinogênio, proteínas, pH, sangue (hemoglobina), densidade específica, cetonas, bilirrubinas e glicose.

Como não se tratava da primeira urina da manhã, geralmente os pacientes já haviam feito seu desjejum e tomado os remédios da manhã. Não perguntamos nem anotamos qual fora a conduta adotada, nem se os remédios já tinham sido ingeridos, nem quais foram eles.

Como a DRC evolui para acidose metabólica, a eliminação de íons H[+] pode aumentar com a gravidade da uremia.

Estudamos o pH urinário de 75 portadores de DRC com creatinina sérica igual ou superior a 3mg/dL, em seguimento na Casa do Renal Crônico, por mais de um ano. Como não possuímos o prontuário dos pacientes que foram encaminhados para tratamento dialítico, esses não foram catalogados. Dividimos os 75 pacientes encontrados em cinco grupos, conforme a creatininemia (Tabela 14.1).

Tabela 14.1 – Variação do pH em cinco grupos de creatininemia.

Creatinina mg/dL	Pacientes total	Pacientes mulheres	Pacientes homens	pH variou entre	pH médio
3 a 3,9	30	17	13	5,0 a 6,5	5,43
4 a 4,9	25	11	14	5,0 a 7,0	5,65
5 a 5,9	13	8	5	5,0 a 6,5	5,66
6 a 9,6	7	3	4	5,0 a 7,0	5,57

O fato de o paciente ser diabético, hipertenso, portador de rins policísticos ou de glomerulopatia crônica pouco influenciou no pH encontrado. Porém um paciente jovem, com 18 anos de idade, com hidronefrose bilateral como causa da DRC e possível lesão tubular, teve pH urinário 7,0, medido apenas uma vez.

Como os pHs foram aferidos após a primeira urina da manhã, muitas vezes, mas nem sempre, após a ingestão de medicamentos e alimentação, seu valor poderia ser diferente daquele encontrado, mas se houvesse alguma diferença ela tenderia ser mais para o lado alcalino do que para o lado ácido.

Pela nossa experiência, o pH da urina, colhida da forma como o fizemos, pode variar, não sendo sempre ácido, quer em indivíduos normais quer em pacientes com DRC.

pH URINÁRIO NA DRC DIALÍTICA

Em 13 de agosto de 2013 foi apresentado, nas reuniões de Hipertensão Arterial da Disciplina de Nefrologia da Faculdade de Medicina da Universidade de São Paulo, pelos residentes da Cadeira, o caso de um homem de 29 anos de idade, pardo, frentista, em hemodiálise e oligúria, em cuja pouca urina emitida o pH era 5,0.

Matsuda revisou o prontuário de 541 pacientes em hemodiálise nos Institutos de Nefrologia de Mogi das Cruzes e de Suzano. Encontrou exames de urina tipo I em 102 pacientes, realizados por diferentes laboratórios dessas duas cidades. Isso não quer dizer que apenas 102 pacientes ainda tinham diurese. Afastou 18 por preencherem critérios de infecção ou colonização das vias urinárias e, dos 84 restantes, 49 (58,3%) apresentavam pH urinário ácido, inferior a 7,0.

Nesse trabalho, ainda não publicado até março de 2014, nos 49 pacientes com pH urinário ácido, a etiologia da DRC era em 7 por tubulopatias (8,2%), em 38 por glomerulopatias (77,6%) e em 7 indeterminada (14,3%). Quanto ao volume da diurese, o pH urinário ácido esteve presente em pacientes com volume inferior a 300mL (28,6%), com volume entre 300 e 500mL (12,4%), com volume entre 500 e 1.000mL (22,4%), com volume entre 1.000 e 1.500mL (16,3%) e com volume superior a 1.500mL (20,4%).

CONCLUSÃO

Pacientes com DRC, mesmo em hemodiálise, quando têm diurese, podem emitir urina com pH ácido em mais da metade dos casos, e esse fato independe do volume urinário diário e da origem dessa doença.

Não temos métodos precisos de medir a densidade urinária através de tiras diagnósticas, além disso, conforme a presença de proteinúria, glicosúria, contrastes radiológicos, temperatura ambiente ou outros, essa densidade pode variar[1,2]. Por meio de exames de urina tipo I, observamos que muitos desses pacientes são capazes de emitir urina com densidade diferente de 1,010, quer para mais quer para menos. Portanto, von Korányi tinha razão[2], os portadores de doença renal crônica terminal apresentam sempre hipostenúria, mas nem sempre isostenúria, como queria Volhard[2].

Ao examinarmos biópsias renais de alguns desses pacientes, que ainda apresentam diurese, vemos alguns glomérulos não totalmente hialinizados, cercados por túbulos, aparentemente não muito comprometidos. Concluímos que, enquanto existirem alguns glomérulos de pacientes com DRC terminal que filtrem, cercados de túbulos parcialmente funcionantes, a urina que emitirem tenderá a ser de pH inferior a 7,0, hipostenúrica e nem **sempre** isostenúrica.

REFERÊNCIAS BIBLIOGRÁFICAS

1. de Faria CV, Cruz J. Avaliação clínico-laboratorial do paciente nefropata. In Cruz J, Praxedes JN, Cruz HMM (eds). *Nefrologia*, 2ª ed. Sarvier: São Paulo, 2006, pp 76-88.
2. Fishberg AM (ed). *Hypertension and Nephritis*, 5th ed. Lea & Febiger: Philadelphia, 1954, pp 43-44, 95-96.
3. Pitts RF (ed). *Physiology of the Kidney and Body Fluids*, 3rd ed. Year Book Medical Publishers: Chicago, 1974, pp 178.
4. Pitts RF, Lotspeich WD, Schiess WA, Ayer JL. The renal regulation of acid-base balance in man. I. The nature of the mechanism for acidifying the urine. *J Clin Invest* 1948; 27: 48-56.
5. Smith HW (ed). *The Kidney Structure and Function in Health and Disease*, Oxford University Press: New York, 1951, pp 388.
6. Pitts RF. Renal excretion of acid. *Fed Proc* 1948; 7: 418-426.
7. Pitts RF, Alexander RS. The nature of the renal tubular mechanism for acidifying the urine. *Am J Physiol* 1945; 144: 239-254.
8. www.hdsaude.com/2009/08/exame-de-urina.html.
9. Cruz HMM, Cruz J. Acidose tubular renal. In Cruz J, Cruz HMM, Barros RT (eds). *Atualidades em Nefrologia 8*. Sarvier: São Paulo, 2004, pp 25-40.

10. Cruz HMM, Cruz J. Excreção ácido-básica após sobrecarga alcalina em glomerulonefite crônica (*abstract*). V Congresso Brasileiro de Nefrologia, São Paulo, Sociedade Brasileira de Nefrologia, 1970, pp 61.
11. Wrong O, Davies HEF. The excretion of acid in renal disease. *Quart J Med* 1959; **28**: 259-313.
12. Cruz HMM. Contribuição ao estudo das funções renais tubulares reguladoras do equilíbrio ácido-básico. Provas de acidificação urinária. Estudo da excreção ácida e eletrolítica. Tese de Doutorado em Medicina pela Faculdade de Medicina da Universidade de São Paulo, São Paulo, 1963.

Cruz HMM. Estudo das funções renais reguladoras do equilíbrio ácido-básico em glomerulonefrite crônica. Provas de acidificação e alcalinização agudas. Estudo da excreção ácido-básica e eletrolítica. Tese de Livre-Docência em Clínica Médica pela Faculdade de Medicina da Universidade de São Paulo, São Paulo, 1971.

13. Cruz HMM, Cruz J. Contribution of $H_2PO_4^-$ and organic acids to the urinary titratable acid in the normal individual. *Rev Bras Pesq Med Biol* 1970; **3**: 47-52.
14. Cruz HMM, Galvão MM. A excreção de hidrogênio em pacientes transplantados renais durante fase estável de função renal. *Rev Paul Med* 1974; **84**: 6-13.
15. Cruz HMM, Cruz J. Padronização da prova aguda de acidificação urinária para avaliação funcional da capacidade renal de excretar íons H^+. *J Bras Nefrol* 1980; **2**: 25-35.
16. Cruz HMM, Cruz J. Excreção ácida urinária durante a recuperação de insuficiência renal aguda por necrose tubular aguda (*abstract*). Temas livres do XIII Congresso Brasileiro de Nefrologia, Belo Horizonte, Sociedade Brasileira de Nefrologia, 1986, pp 41.

15

O NOVO PAPEL DOS MACRÓFAGOS NA FISIOPATOLOGIA DAS DOENÇAS RENAIS

Tárcio Teodoro Braga
Cristhiane Favero de Aguiar
Clarice Silvia Taemi Origassa

INTRODUÇÃO

Os macrófagos derivam dos monócitos, de células conjuntivas ou endoteliais. Intervêm na defesa do organismo contra infecções. Também são ativos no processo de involução fisiológica de alguns órgãos. Têm como característica a afinidade de cooperação com os linfócitos T e B. Possuem duas grandes funções na resposta imune: fagocitose (destruição do micro-organismo) e apresentação de antígenos[1].

Os macrófagos têm sua gênese na medula óssea a partir de uma célula progenitora comum aos neutrófilos: a CFU-GM (*colony former unity – granulocyte/monocyte*)[2]. A primeira célula dessa linhagem é o monoblasto, ainda pouco diferenciado, que origina o pró-monócito. Essa célula apresenta capacidade pinocítica e expressa receptores característicos de macrófagos, como o receptor para a porção Fc da imunoglobulina IgG e também o receptor de C3b. Os pró-monócitos dividem-se e originam os monócitos, que permanecem na medula óssea durante 24 horas e depois caem na circulação sanguínea[3]. No homem, os monócitos possuem meia-vida de 70 horas e de 18 horas no camundongo. Essas células migram constantemente para os diferentes tecidos e cavidades, onde se diferenciam em macrófagos teciduais e adquirem propriedades funcionais tecido-específicas, permanecendo como células residentes[4]. Hoje sabemos que os macrófagos teciduais podem dividir-se, dependendo do estímulo a que são submetidos, de forma dependente de M-CSF (*monocyte-colony stimulating factor*)[5] ou interleucina (IL)-4[6]. Dessa maneira, há populações teciduais que são originadas de forma independente dos monócitos circulantes.

Os macrófagos exercem suas diversas ações por meio de receptores presentes na membrana, tais como os receptores para mediadores endógenos (receptores opioides, adrenérgicos, para prostaglandinas E_2 – PGE_2), leucotrieno B4 (LTB4) e fator de ativação plaquetária (PAF), receptores para reconhecimento de bactérias gram-negativas e positivas, ácidos graxos livres (*Toll-like receptors* – TLRs e CD14) e receptores de células apoptóticas (receptores *scavengers* e CD36)[4,7]. Durante o processo inflamatório, ocorre aumento no número de monócitos circulantes que é acompanhado pela migração dessas células para o foco da lesão. No desempenho de suas funções, essas células liberam uma grande quantidade de enzimas hidrolíticas, agentes oxidantes e microbicidas, além de liberar mediadores inflamatórios, tais como os eicosanoides e as citocinas[4,8].

Os macrófagos podem ser polarizados de acordo com diferentes estímulos que posteriormente os subdividem em três populações principais, mas com outras intermediárias. Os macrófagos clássicos M1 possuem função tumoricida, os macrófagos alternativos M2 promovem angiogênese e remodelamento tecidual[1], enquanto os macrófagos associados a tumor (TAM) estão relacionados com a inibição da resposta imune e com a progressão tumoral. Estes últimos são os chamados macrófagos reguladores ou *Mreg*. Eles compartilham muitas características com os macrófagos M2, mas novos estudos devem ser feitos para melhor identificar tais populações.

Macrófagos do tipo M1 são inicialmente encontrados nos rins após uma lesão e tardiamente podemos observar uma troca de perfil para o tipo M2. Neste capítulo abordaremos o papel das diferentes subpopulações dos macrófagos em vários contextos de doença renal.

Daremos maior ênfase para as doenças crônicas, uma vez que nestes casos a quantidade de macrófagos infiltrantes é elevada e seu papel é claramente correlacionado com a produção de proteínas da matriz extracelular e o desenvolvimento de fibrose renal.

PAPEL DOS MACRÓFAGOS NA LESÃO

Macrófagos M1 diferenciam-se quando são expostos ao interferon gama (IFN-γ) produzido pelas células T ou células *natural killer*[9], em conjunto com o fator de necrose tumoral alfa (TNF-α) produzido pelas células apresentadoras de antígenos, que foram ativadas através dos TLRs[10]. Além disso, a sinalização de TLR que resulta na secreção de TNF-α pode ativar diretamente as células M1. Essas células são distinguidas pela expressão de níveis elevados de óxido nítrico sintase induzível (iNOS)[11]. Após sua ativação, macrófagos M1 produzem IL-1, IL-6 e IL-23, citocinas pró-inflamatórias potentes que podem induzir a inflamação do tecido e também resultar na ativação de células Th17. Finalmente, esses macrófagos são responsáveis pela morte de uma variedade de agentes patogênicos, incluindo as bactérias, vírus e parasitas, tais como *Leishmania* sp.

Macrófagos M2 são ativados por IL-4 que é produzida por basófilos e mastócitos em resposta à lesão no tecido, bem como à quitina, um polímero de polissacarídeo encontrado em alguns parasitas e fungos. IL-4 também pode ser produzida pelos linfócitos Th2 em conjunto com a IL-13. A IL-4 estimula a atividade da arginase, que converte arginina em ornitina, o que acaba por aumentar a produção de colágeno que atua na cicatrização de feridas[9]. Macrófagos M2 também podem ser caracterizados pela expressão do receptor da manose CD36, CD206 e IL-10[12]. A exposição *in vitro* de macrófagos diferenciados com IL-4 e IL-13 resulta na produção de matriz extracelular e incapacidade de matar patógenos intracelulares[12] (Fig. 15.1).

Macrófagos reguladores foram identificados após estimulação *in vitro* com complexos imunes de alta densidade e ligantes de TLR, resultando na produção de IL-10, mas não IL-12[13]. Resultados semelhantes foram obtidos após a exposição com outros estímulos, incluindo a adenosina, células em apoptose, fator de crescimento transformador beta (TGF-β) e PGE$_2$, além da ativação adicional de TLR. Essas células apresentam marcadores bioquímicos e funcionais distintos de macrófagos M1 ou M2, incluindo expressão de CCL1, ausência de STAT 6

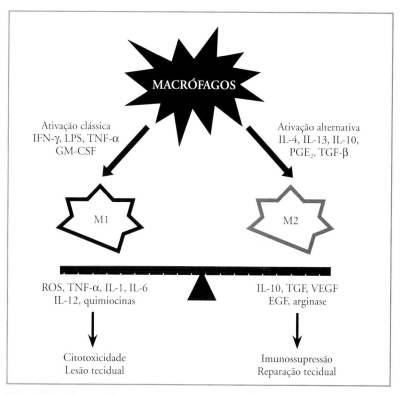

Figura 15.1 – Os macrófagos agem na resposta primária diante dos diversos patógenos, na coordenação da resposta imune adaptativa, na resolução e no reparo dos tecidos. Essas células reconhecem "sinais de perigo" por meio de receptores capazes de induzir programas de ativação especializados e podem assumir fenótipos diferentes, dependendo do contexto imunológico. Estímulos do microambiente podem induzir o macrófago a um estado de ativação ou perfil "clássico" (M1) ou um perfil "alternativo" (M2), que são dois extremos de um espectro mais amplo. ROS = espécies reativas de oxigênio; VEGF = fator de crescimento do endotélio vascular; EGF = fator de crescimento epidérmico; GM-GSF = *granulocyte monocyte colony stimulating factor*.

na ativação e falta de expressão de arginase[14]. Curiosamente, a transferência adotiva de tais células resulta em melhoria das respostas inflamatórias em ratos após tratamento com lipopolissacarídeo (LPS) ou na encefalite autoimune experimental (EAE) e no modelo de colite crônica em ratos[15].

CONTRIBUIÇÕES DOS MACRÓFAGOS M1 E M2 NA DOENÇA RENAL

Estudos recentes em modelos de lesão de isquemia e reperfusão renal (IRI) em camundongos têm contribuído para o estudo do papel dos macrófagos no contexto renal. Nesses modelos, o IRI resulta em um influxo de linfócitos, neutrófilos e macrófagos em resposta à expressão de citocinas e quimiocinas pró-inflamatórias, incluindo IL-6, IL-8 e MCP-1 (proteína quimiotática para monócitos 1)[16]. Essas células podem mediar a lesão no contexto renal por espécies reativas de oxigênio (ROS), criando um ambiente pró-apoptótico.

No entanto, o papel dos macrófagos é mais complexo. Os macrófagos acumulam-se no início, na primeira hora de reperfusão, mediada pela expressão de CCR2 e CX3CR1, sendo que o fenótipo F4/80^{low}Ly6C^{high}GR1$^+$CX3CR1^{low} indica um perfil "inflamado", com produção de IL-6, IL-1 e TNF-α[17]. Os macrófagos caracterizam-se pela digestão de partículas estranhas e macromoleculares, inclusive lipossomos. Um dos métodos utilizados na prática laboratorial para depletear macrófagos é a utilização de lipossomos incorporados com clodronato. O clodronato pode ser encapsulado em lipossomos de vesículas de fosfatidilcolina e colesterol, solúveis em meio aquoso. Os macrófagos são atraídos pelos lipossomos e os englobam por pinocitose. O clodronato é então liberado no interior da célula, acumulando-se no citoplasma e causando dano celular irreversível e morte. Estudos demonstraram o papel dos macrófagos, a via do óxido nítrico e o estresse oxidativo na nefrotoxicidade crônica causada pela ciclosporina A (CsA)[18]. A nefrotoxicidade crônica da CsA é caracterizada pela queda da função renal e desenvolvimento de fibrose intersticial renal. O influxo renal precoce e progressivo de macrófagos tem sido correlacionado ao desenvolvimento de áreas fibróticas intersticiais durante o tratamento com CsA. Neste trabalho, os macrófagos foram depletados com lipossomos de clodronato, o que acabou por mostrar uma contribuição prejudicial dessas células no modelo de CsA[18]. A complexidade da resposta dos macrófagos nesse modelo é demonstrada pela ruptura dos mecanismos de reparação quando os macrófagos são depletados com clodronato[19].

Estudos recentes realizados por Lee *et al* demonstram claramente uma relação temporal entre os fenótipos M1 e M2 no curso da lesão renal isquêmica[20,21]. Nas primeiras 24 horas de reperfusão, células infiltrantes M1 predominam, enquanto 5-7 dias depois o fenótipo M2 é predominante. Além disso, os macrófagos exibem plasticidade com a capacidade de converter de um fenótipo para o outro, em parte, mediada pelo microambiente celular. Curiosamente, a transferência adotiva de macrófagos sensibilizados com IFN-γ (M1) exacerba a lesão, enquanto os sensibilizados com o fenótipo M2 não induzem tal resposta. Esses estudos sugerem que os macrófagos desempenham um papel importante na resposta a uma lesão imediata após a reperfusão, mas, em seguida, fazem a transição para um "fenótipo trófico" para dar suporte e reparação ao epitélio tubular[22] (Fig. 15.2).

MACRÓFAGOS E AS DOENÇAS RENAIS CRÔNICAS

O desenvolvimento das doenças renais crônicas (DRC) tem sido associado com a presença de uma lesão renal aguda prévia. Tendo em vista que as lesões renais agudas apresentam um contexto inflamatório, com presença de leucócitos infiltrantes e seus produtos podem estar relacionados com a progressão da lesão, podendo ser resolvidas ou tornarem-se crônicas[23-25]. Os macrófagos são personagens importantes no desenvolvimento tanto de lesões renais agudas quanto crônicas.

No contexto das DRCs, vários estudos têm sido feitos para se determinar a participação dos macrófagos no desenvolvimento da fibrose e também na regeneração.

OBSTRUÇÃO UNILATERAL DO URETER

O modelo de obstrução unilateral do ureter (OUU) caracteriza-se pelo desenvolvimento progressivo de fibrose intersticial renal e há diversos estudos relacionando a participação dos macrófagos nessa lesão. Nosso grupo observou que animais nocautes para TLR2, TLR4 e Myd88 não apresentavam um padrão de resposta Th2 e, portanto, exibiam melhora na função renal e diminuição da fibrose no modelo de OUU. Essa diferença na relação Th1/Th2 nos animais nocautes levaria ao menor infiltrado de macrófagos do subtipo M2, que estaria relacionado com a diminuição da fibrose renal[26].

Outro estudo no modelo de OUU demonstrou que a supressão da sinalização da via do mTOR (*mammalian target of rapamycin*, alvo da rapamicina em mamíferos) em macrófagos e fibroblastos melhora a inflamação e a fibrose renal[27]. Utilizando técnicas *in vitro* e *in vivo*, o grupo observou que fibroblastos tratados com rapamicina apresentavam menor ativação fibrogênica; além disso, macrófagos isolados de animais tratados com rapamicina exibiam menor atividade inflamatória. Esse estudo demonstra um potencial terapêutico alternativo para a rapamicina, podendo contribuir no tratamento de doenças renais e não só na imunossupressão de transplantados.

GLOMERULOSCLEROSE SEGMENTAR E FOCAL

Um modelo experimental bem estabelecido de glomerulosclerose segmentar e focal (GESF) é a nefropatia causada pela adriamicina. Em 2004, Vielhauer *et al*[28] observaram que o bloqueio do receptor CCR1 no modelo de GESF pela adriamicina reduzia a inflamação intersticial e a fibrose renal. O receptor CCR1 é expresso em monócitos e linfócitos circulantes e foi relacionado com a

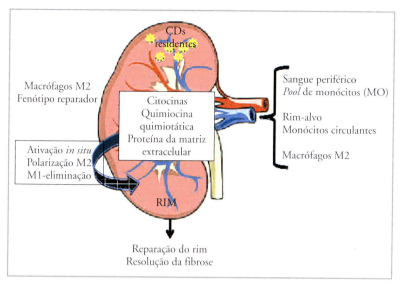

Figura 15.2 – Possibilidades terapêuticas para doenças renais. Intervenções terapêuticas celulares podem recrutar macrófagos especializados, o que determina um futuro prognóstico. A maioria dos macrófagos que estão associados a lesões nos rins é derivada de um *pool* de monócitos circulantes, como os macrófagos residentes intersticiais e as células dendríticas (CDs), geralmente considerados terminalmente diferenciados e não proliferativos. CDs e macrófagos não polarizados (M0) podem também ser desviados para um fenótipo M2 pela manipulação terapêutica de sinais moleculares intrarrenais, como as citocinas específicas, quimiocinas, ou proteínas de matriz extracelular, conhecidas por dirigir esse processo *in situ*.

fibrose pulmonar[29,30]. Como os macrófagos expressam o receptor CCR1, seu bloqueio diminuiu o infiltrado de macrófagos no rim, o que colaborou para a redução da fibrose. Tendo em vista que outras células também expressam CCR1 e poderiam contribuir para a melhora no quadro, outros estudos foram desenvolvidos para avaliar melhor a real contribuição dos macrófagos na GESF. Então, Wang *et al* realizaram diversos estudos no modelo experimental de GESF. Eles observaram que a depleção parcial de macrófagos também reduzia a nefropatia pela adriamicina[31]. Além disso, também observaram que a utilização de vacina de DNA para CCL2 protegia os animais da lesão renal causada pela adriamicina[32].

GLOMERULONEFRITE ANTIMEMBRANA BASAL GLOMERULAR

O modelo de glomerulonefrite antimembrana basal glomerular (GN anti-MBG) é caracterizado por intenso infiltrado de monócitos e macrófagos no glomérulo, tornando-se também um bom modelo de estudo do papel dos macrófagos em doenças glomerulares. Dessa forma, vários estudos têm sido desenvolvidos nesse modelo para tentar encontrar alternativas no tratamento das glomerulonefrites.

Um estudo realizado por Aki *et al* evidenciou o papel de bloqueadores do receptor de angiotensina II na inibição da inflamação glomerular, por meio do aumento do número de macrófagos do subtipo M2[33].

Além disso, outro estudo demonstrou que o bloqueio do receptor de M-CSF pode reverter a infiltração de macrófagos no glomérulo de ratos com GN anti-MBG, melhorando o quadro de disfunção renal[34].

Esses estudos exemplificam a busca por potenciais estratégias terapêuticas no tratamento das doenças renais, mas que ainda requerem análises mais complexas a fim de extrapolá-las para a pesquisa clínica.

MACRÓFAGOS EM TRANSPLANTE RENAL

Embora a diferenciação M1/M2 seja intrigante, a contribuição relativa de células no transplante de órgãos não é conhecida. Além disso, não se sabe se a capacidade de inclinar uma resposta em um sentido ou em outro pode ser benéfica[35]. Uma série de estudos tem indicado o acúmulo de macrófagos em modelos de rejeição aguda e crônica. Em alguns casos, a depleção dessas células conduziu a uma melhoria da doença. No entanto, o benefício dessa estratégia e as implicações na doença humana não são conhecidos[36].

CONCLUSÕES

Os macrófagos são células importantes do sistema imune, pois estão envolvidos em diversos mecanismos, seja na resposta imune inata contra patógenos, seja no desenvolvimento das doenças renais. O intenso estudo dessa célula nos últimos anos gerou mudanças importantes na caracterização dos macrófagos, com o advento de diversos subtipos que apresentam funções distintas. Dessa forma, diferentes fenótipos geram várias respostas no processo inflamatório das doenças renais.

Tendo em vista que os macrófagos apresentam essa diversidade funcional e contradições, ainda há um campo muito vasto de estudo dessas células tanto em modelos experimentais quanto em pesquisas clínicas, a fim de que seja possível encontrar alternativas para o tratamento das doenças renais que acometem milhões de pessoas no mundo.

REFERÊNCIAS BIBLIOGRÁFICAS

1. Mosser DM, Edwards JP. Exploring the full spectrum of macrophage activation. *Nat Rev Immunol* 2008; **8**: 958-969.
2. Hamilton JA, Anderson GP. GM-CSF Biology. *Growth Factors* 2004; **22**: 225-231.
3. Johnston RB Jr. Current concepts: immunology. Monocytes and macrophages. *N Engl J Med* 1988; **318**: 747-752.
4. Wynn TA, Chawla A, Pollard JW. Macrophage biology in development, homeostasis and disease. *Nature* 2013; **496**: 445-455.
5. Hashimoto D, Chow A, Noizat C *et al*. Tissue-resident macrophages self-maintain locally throughout adult life with minimal contribution from circulating monocytes. *Immunity* 2013; **38**: 792-804.
6. Jenkins SJ, Ruckerl D, Cook PC *et al*. Local macrophage proliferation, rather than recruitment from the blood, is a signature of TH2 inflammation. *Science* 2011; **332**: 1284-1288.
7. Gordon S, Taylor PR. Monocyte and macrophage heterogeneity. *Nat Rev Immunol* 2005; **5**: 953-964.
8. Stefater JA 3rd, Ren S, Lang RA *et al*. Metchnikoff's policemen: macrophages in development, homeostasis and regeneration. *Trends Mol Med* 2011; **17**: 743-752.
9. Ji Y, Sun S, Xu A *et al*. Activation of natural killer T cells promotes M2 macrophage polarization in adipose tissue and improves systemic glucose tolerance via interleukin-4 (IL-4)/STAT6 protein signaling axis in obesity. *J Biol Chem* 2012; **287**: 13561-13571.
10. Kakutani R, Adachi Y, Takata H *et al*. Essential role of Toll-like receptor 2 in macrophage activation by glycogen. *Glycobiology* 2012; **22**: 146-159.
11. Choi WS, Shin PG, Lee JH *et al*. The regulatory effect of veratric acid on NO production in LPS-stimulated RAW264.7 macrophage cells. *Cell Immunol* 2012; **280**: 164-170.
12. MacKenzie KF, Clark K, Naqvi S *et al*. PGE(2) induces macrophage IL-10 production and a regulatory-like phenotype via a protein kinase A-SIK-CRTC3 pathway. *J Immunol* 2013; **190**: 565-577.
13. Deng B, Wehling-Henricks M, Villalta SA *et al*. IL-10 triggers changes in macrophage phenotype that promote muscle growth and regeneration. *J Immunol* 2012; **189**: 3669-3680.
14. Liamina SV, Vedenikin T, Borodovitsyna OA *et al*. M1 and M2 macrophage phenotypes functional activity as essential components in innate immune response assessment. *Ross Fiziol Zh Im I M Sechenova* 2012; **98**: 1030-1035.
15. Jordanova M, Rocha MJ, Rebok K *et al*. Changes in the amount of kidney pigmented macrophage aggregates throughout the breeding cycle of female Ohrid trout, Salmo letnica Kar. (Teleostei, Salmonidae). *Microsc Res Tech* 2012; **75**: 176-181.
16. Wise AF, Ricardo SD. Mesenchymal stem cells in kidney inflammation and repair. *Nephrology* (Carlton) 2012; **17**: 1-10.
17. Lee HJ, Kim SW, Kim HY *et al*. Chemokine receptor CXCR4 expression, function, and clinical implications in gastric cancer. *Int J Oncol* 2009; **34**: 473-480.
18. Carlos CP, Mendes GE, Miquelin AR *et al*. Macrophage depletion attenuates chronic cyclosporine A nephrotoxicity. *Transplantation* 2010; **89**: 1362-1370.
19. Zhang H, Han G, Liu H *et al*. The development of classically and alternatively activated macrophages has different effects on the varied stages of radiation-induced pulmonary injury in mice. *J Radiat Res* 2011; **52**: 717-726.
20. Liddiard K, Rosas M, Davie LC *et al*. Macrophage heterogeneity and acute inflammation. *Eur J Immunol* 2011; **41**: 2503-2508.
21. Lee JY, Park W. Anti-inflammatory effect of myristicin on RAW 264.7 macrophages stimulated with polyinosinic-polycytidylic acid. *Molecules* 2011; **16**: 7132-7142.
22. Shi C, Pamer EG. Monocyte recruitment during infection and inflammation. *Nat Rev Immunol* 2011; **11**: 762-774.
23. Dong X, Swaminathan S, Bachman LA *et al*. Resident dendritic cells are the predominant TNF-secreting cell in early renal ischemia-reperfusion injury. *Kidney Int* 2007; **71**: 619-628.
24. Nelson PJ, Rees AJ, Griffin MD *et al*. The renal mononuclear phagocytic system. *J Am Soc Nephrol* 2012; **23**: 194-203.
25. Kinsey GR, Li L, Okusa MD. Inflammation in acute kidney injury. *Nephron Exp Nephrol* 2008; **109**: e102-e107.
26. Braga TT, Correa-Costa M, Guise YF *et al*. MyD88 signaling pathway is involved in renal fibrosis by favoring a TH2 immune response and activating alternative M2 macrophages. *Mol Med* 2012; **18**: 1231-1239.
27. Chen G, Chen H, Wang C *et al*. Rapamycin ameliorates kidney fibrosis by inhibiting the activation of mTOR signaling in interstitial macrophages and myofibroblasts. *PLoS One* 2012; **7**: e33626.
28. Vielhauer V, Berning E, Eis V *et al*. CCR1 blockade reduces interstitial inflammation and fibrosis in mice with glomerulosclerosis and nephrotic syndrome. *Kidney Int* 2004; **66**: 2264-2278.
29. Segerer S, Nelson PJ, Schlondorff D. Chemokines, chemokine receptors, and renal disease: from basic science to pathophysiologic and therapeutic studies. *J Am Soc Nephrol* 2000; **11**: 152-176.
30. Tokuda A, Itakura M, Onai N *et al*. Pivotal role of CCR1-positive leukocytes in bleomycin-induced lung fibrosis in mice. *J Immunol* 2000; **164**: 2745-2751.
31. Wang Y, Mahajan D, Tay YC *et al*. Partial depletion of macrophages by ED7 reduces renal injury in adriamycin nephropathy. *Nephrology* (Carlton) 2005; **10**: 470-477.
32. Wu H, Wang Y, Tay YC *et al*. DNA vaccination with naked DNA encoding MCP-1 and RANTES protects against renal injury in adriamycin nephropathy. *Kidney Int* 2005; **67**: 2178-2186.
33. Aki K, Shimizu A, Masuda Y *et al*. ANG II receptor blockade enhances anti-inflammatory macrophages in anti-glomerular basement membrane glomerulonephritis. *Am J Physiol Renal Physiol* 2010; **298**: F870-F882.
34. Han, Y, Ma FY, Tesch GH *et al*. C-fms blockade reverses glomerular macrophage infiltration and halts development of crescentic anti-GBM glomerulonephritis in the rat. *Lab Invest* 2011; **91**: 978-991.
35. Magil AB. Monocytes/macrophages in renal allograft rejection. *Transplant Rev* (Orlando) 2009; **23**: 199-208.
36. Wyburn KR, Jose MD, Wu H *et al*. The role of macrophages in allograft rejection. *Transplantation* 2005; **80**: 1641-1647.

16

LIPIDÔMICA COMO BIOMARCADOR DE ATIVIDADE DAS DOENÇAS RENAIS

Erika Lamkowski Naka
Gianna Mastroianni Kirsztajn
Niels Olsen Saraiva Câmara

◆

INTRODUÇÃO

A incidência de doença renal crônica terminal (DRCT) está aumentando em todo o mundo. Estima-se que 1 em cada 1.000 indivíduos seja afetado, com taxa de mortalidade anual de 20%, mesmo considerando o tratamento dialítico. As glomerulopatias estão entre as causas mais frequentes de DRCT no Brasil, atrás somente do *diabetes mellitu*s e da hipertensão arterial sistêmica[1]. Porém, ao contrário dessas duas últimas doenças, as glomerulopatias em geral acometem indivíduos de menor faixa etária, tendem a evoluir mais rapidamente para DRCT e podem constituir uma barreira à sobrevida do enxerto renal, tanto por recidiva da doença após o transplante quanto pelo surgimento de uma glomerulopatia *de novo*[2-3].

As glomerulopatias primárias são um grupo bastante heterogêneo de doenças, resultantes de diferentes processos patológicos que atuam sobre o rim. De acordo com as manifestações clínicas e os achados laboratoriais, as glomerulopatias podem ser classificadas em síndromes. O diagnóstico preciso depende da biópsia renal, um exame invasivo, porém fundamental, que, além de definir o diagnóstico, auxilia na definição do prognóstico e, consequentemente, do tratamento da doença. Adicionalmente, os achados de biópsia fornecem informações relevantes referentes aos mecanismos que participam do processo de desenvolvimento da glomerulopatia. Por exemplo, a identificação de crescentes glomerulares epiteliais à microscopia óptica pode caracterizar uma glomerulonefrite crescêntica, a qual, de acordo com os achados de imunofluorescência, é classificada como: pauci-imune (relacionada a vasculites anticorpos anticitoplasma de neutrófilos – ANCA-positivos ou não), secundária à presença de anticorpos antimembrana basal glomerular (cujo achado à imunofluorescência é um depósito linear de IgG por toda a membrana basal glomerular) ou devido à formação de imunocomplexos, relacionada, por exemplo, a algumas infecções (padrão granular na imunofluorescência). Portanto, a análise histopatológica de um fragmento de tecido renal é essencial para o diagnóstico correto e orientação do tratamento das glomerulopatias[4].

Apesar de essencial, a biópsia renal apresenta limitações consideráveis. Em primeiro lugar, o fragmento analisado corresponde a uma porção infinitesimal do rim, podendo, portanto, não representar a totalidade do processo patológico. Ainda, esse exame é examinador-dependente e necessita de um patologista experimente para sua interpretação correta. Finalmente, trata-se de um exame invasivo, com possíveis complicações graves, que, apesar de raras, não devem ser negligenciadas[5].

Dessa maneira, a identificação de marcadores menos invasivos que auxiliem no diagnóstico e no prognóstico dessas doenças é uma área de pesquisa em franco desenvolvimento. Nesse contexto, apresenta-se como alternativa o estudo dos *omics*: genômica, transcriptômica, proteômica e metabolômica.

A ERA DOS *OMICS*

O termo *omic* deriva do sufixo latino *ome*, que significa massa ou muito, e é usado para designar o estudo de um conjunto de moléculas biológicas[6]. Dessa maneira, a genômica estuda um grupo de genes; a transcriptômica, um grupo de transcritos gênicos; a proteômica refere-se à análise de um conjunto de proteínas; e a metabolômica estuda um grupo de metabólitos, que são pequenas moléculas produzidas no organismo[7]. Os metabólitos podem ser lípides, aminoácidos, ácidos nucleicos, ácidos orgânicos e açúcares[8-9]. A lipidômica, que consiste na caracterização dos lípides, constitui a maior parcela da metabolômica[10].

O estudo dos *omics* envolve a geração de um grande número de dados multidimensionais que possibilitam a identificação simultânea e integrada de inúmeros fatores relacionados a alguma característica de interesse clínico. Esse objeto de estudo pode ser o diagnóstico ou a evolução de uma doença, a resposta a um tratamento específico ou ainda a toxicidade de uma determinada droga. Dessa maneira, tal tipo de ensaio procura identificar um conjunto de biomarcadores capaz de caracterizar uma assinatura molecular de um determinado fenótipo[11]. Adicionalmente, a análise integrada dos dados gerados por diferentes *omics* pode auxiliar na melhor elucidação dos mecanismos fisiopatológicos envolvidos no desenvolvimento de uma determinada doença. Devido ao grande volume e à complexidade dos dados gerados, a análise dos *omics* necessita do uso integrado de instrumentos arrojados de bioestatística e bioinformática[12-13].

Quando comparada a outros *omics*, a metabolômica apresenta algumas vantagens. Em primeiro lugar, a quantidade de metabólitos produzidos por um organismo é consideravelmente menor quando comparada ao número de genes ou transcritos gênicos, o que implica a redução da quantidade de dados gerados e, consequentemente, a diminuição da complexidade das análises. Além disso, por serem produtos finais do metabolismo, essas moléculas refletem o fenótipo de maneira mais precisa do que os genes ou transcritos gênicos, visto que uma grande parcela das doenças mais comuns não encontra uma correspondência direta com alterações genéticas[14]. Dessa maneira, podemos afirmar que a metabolômica fornece uma assinatura molecular mais fidedigna do estado fisiológico ou fisiopatológico de um organismo. Por outro lado, essa última característica bastante atraente da metabolômica também pode ser um importante viés: a forte influência de fatores externos como dieta, medicamentos utilizados e micro-organismos (patogênicos ou não) deve ser considerada na interpretação dos resultados obtidos. Outros fatores limitantes são custo elevado, alto grau de especialização necessária para a aquisição e análise dos resultados e necessidade de padronização de todas as etapas envolvidas no processo[15].

BIOMARCADOR IDEAL

O uso dos metabólitos como biomarcadores não é uma novidade, sobretudo em doenças renais. A creatinina, um produto da quebra da creatina fosfato no músculo, e a ureia, derivada do metabolismo de proteínas, são dois metabólitos amplamente utilizados para o diagnóstico e para o acompanhamento de indivíduos com lesão renal, tanto aguda quanto crônica. Ambos apresentam uma série de limitações: encontram-se normais nas fases iniciais da lesão renal, podem ser influenciados por diversas medicações ou variar de acordo com a idade, sexo, massa muscular ou alimentação. A detecção de proteínas em uma amostra de urina, apesar de ser um exame de grande valia para o *screening* de doença renal, tampouco é patognomônica de lesão renal, visto que resultados falso-positivos podem ser detectados em casos de infecção urinária não complicada ou exercício físico intenso[16].

Um biomarcador ideal deve ser capaz de diagnosticar precocemente a morbidade em questão (alta sensibilidade), não sofrer influência de outras condições patológicas ou fisiológicas (alta especificidade), ser de baixo custo e de fácil execução, fornecendo resultados rápidos e facilmente reprodutíveis. Como descrito acima, nenhum dos testes disponíveis atualmente para o diagnóstico de doença renal atende a todos esses critérios[17].

Dificilmente uma única molécula preencherá todos os requisitos de um biomarcador ideal. De fato, diversos estudos anteriores ao emprego dos *omics* já demonstravam que a combinação de diferentes moléculas melhora de maneira significativa a acurácia do diagnóstico da lesão renal[18-19]. Dessa forma, o uso dos *omics* para a identificação de novos biomarcadores torna-se uma estratégia interessante, pela possibilidade da análise simultânea de um grande número de moléculas, permitindo assim identificar o grupo com melhor desempenho. O que a metabolômica se propõe é analisar diferentes metabólitos simultaneamente e, dessa forma, criar modelos mais precisos para o diagnóstico, evolução e prognóstico de uma doença[20].

METABOLÔMICA NO DIAGNÓSTICO DE LESÃO RENAL

De maneira geral, a redução na função renal pode alterar os níveis plasmáticos e urinários de diferentes metabólitos por dois mecanismos: por redução da depuração de alguns metabólitos tendo como consequência acúmulo dessa substância no plasma ou em outros tecidos e por alteração na função de enzimas envolvidas no metabolismo ou produção desses compostos[21,22]. Nas últimas décadas, diferentes metodologias foram aplicadas para a dosagem dos níveis séricos ou plasmáticos de diversos metabólitos na situação de lesão renal. Esses estudos contribuíram significativamente para a elucidação da fisiopatologia da síndrome urêmica. É reconhecido, atualmente, que os sinais e sintomas presentes nessa síndrome são resultantes da ação de diferentes compostos que se acumulam no organismo em decorrência da redução da função renal[23]. Mais recentemente, estudos aplicando metodologias mais modernas e analisando diferentes graus de lesão renal confirmaram os achados anteriores, além de identificar possíveis novos marcadores de lesão renal.

Rhee *et al* analisaram 353 metabólitos em amostras de plasma de pacientes com diagnóstico de DRCT coletadas antes e após uma sessão de hemodiálise (HD). A comparação entre o perfil metabolômico das amostras obtidas pré-HD e o de controles sadios identificaram 40 compostos significativamente alterados, entre esses, diversas toxinas urêmicas já descritas, validando, dessa maneira, os achados de estudos anteriores, os quais utilizaram metodologias distintas. Além disso, possíveis novas toxinas urêmicas foram identificadas: os ácidos dicarboxílicos, especificamente, adipato, malonato, metilmalonato e maleato encontravam-se elevados nas amostras pré-HD. Essa alteração não se correlacionou com os níveis de creatinina sérica, sugerindo que o acúmulo dessas substâncias pode estar relacionado a outro mecanismo além da redução da depuração renal. A hipótese dos autores é de que esses achados estão relacionados a alterações na função mitocondrial observada na DRCT, possivelmente causada pelo estresse oxidativo presente nessa síndrome. A análise das amostras pós-HD demonstrou redução significativa nos níveis plasmáticos dos 40 compostos que estavam elevados nas amostras pré-HD. Adicionalmente, a análise do perfil metabolômico das amostras pós-HD sugere um aumento no catabolismo endógeno: diversos metabólitos encontrados em níveis mais elevados nessas amostras se correlacionam aos processos de glicólise, lipólise e ao catabolismo de nucleotídeos. No entanto, essas alterações podem não estar exclusivamente relacionadas à HD em si, visto que uma porcentagem significativa dos pacientes estudados permaneceu em jejum durante todo o período interdialítico[24].

A metabolômica também tem sido aplicada para a identificação de alterações em pacientes com DRC não dialítica. Utilizando espectrometria de massa acoplada à cromatografia líquida e gasosa, Shah et al identificaram diferenças no perfil metabólito de pacientes não diabéticos em diferentes estágios da DRC não dialítica, definidos de acordo com o *clearance* de creatinina estimado. Quando compararam os estágios 3 e 2, os autores encontraram diferenças nos níveis de 62 moléculas; entre os estágios 4 e 2, houve diferença entre 111 moléculas, e a comparação entre os estágios 4 e 3 resultou em 11 metabólitos diferentes. O metabólito com maior diferença entre os três estágios estudados foi o fibrinopeptídeo A, um componente da cascata de coagulação. Níveis de outros metabólitos relacionados a inflamação, metabolismo da arginina e produção hormonal também apresentaram diferenças estatisticamente significativas[25].

Finalmente, Goek et al analisaram o perfil metabolômico em duas coortes distintas de indivíduos sadios (descobrimento e validação) para identificar novos marcadores precoces de lesão renal. Os metabólitos foram avaliados individualmente ou como razões de duas moléculas distintas. Vinte e dois metabólitos isolados e 622 razões correlacionaram-se com redução da função renal, determinada pelos *clearances* estimados de creatinina e cistatina aplicados simultaneamente. Todas as 22 moléculas identificadas pertencem à classe das acilcarnitinas, sendo que o metabólito com maior nível de significância descrito no estudo foi a glutarilcarnitina. A análise das razões entre dois metabólitos distintos pode fornecer informações úteis sobre a atividade enzimática, visto que a conversão de um metabólito em outro ocorre por ação de enzimas específicas. Nesse estudo, a razão com maior significância estatística foi aquela entre serina e glutarilcarnitina[26].

METABOLÔMICA E GLOMERULOPATIAS PRIMÁRIAS

O número de estudos publicados até o momento utilizando a lipidômica/metabolômica em indivíduos com glomerulopatias primárias é bastante reduzido. Descreveremos a seguir dois estudos recentes e os dados produzidos por nosso grupo.

Gao et al estudaram amostras de urina e soro de pacientes com diagnóstico histológico de glomerulopatia membranosa, divididos em dois grupos, de acordo com a dosagem de proteinúria: maior (n = 15) ou menor (n = 14) que 3,5g/24h. Nas amostras de urina, os autores identificaram diferenças em 26 metabólitos pertencentes a diversas classes: ácidos dicarboxílicos, ácidos fenólicos, açúcares, intermediários do ciclo do ácido tricarboxílico, citosina, ácidos quinolínicos e colesterol. A análise do soro revelou diferenças em nove metabólitos, entre eles colesterol, glicose, ácido cítrico e m-cresol. Não houve correlação entre as alterações encontradas no plasma e na urina, com exceção do colesterol[27].

Na nefropatia por IgA, a lipidômica foi usada para o estudo do perfil de oxilipinas no plasma de um número reduzido de pacientes que receberam suplementação alimentar com óleo de peixe (grupo tratamento, n = 7) ou óleo de milho (placebo, n = 7). O óleo de peixe é rico em ácidos graxos ômega-3, os quais já foram relacionados com efeitos benéficos em diversas doenças, incluindo as renais. Esses ácidos graxos podem ser oxidados tanto por via enzimática quanto por rearranjo de auto-oxidação não específico, resultando nas oxilipinas, que são pequenas moléculas envolvidas em diversas vias de sinalização. O objetivo desse estudo foi avaliar se a suplementação com óleo de peixe altera o perfil das oxilipinas e se isso se correlacionou com a resposta ao tratamento.

De fato, o estudo foi capaz de identificar diferenças no perfil das oxilipinas em amostras pré e pós-suplementação com ácidos graxos ômega-3, tornando possível, em uma análise multivariada, separação significativa entre os dois grupos de amostras. Sete oxilipinas foram responsáveis por essa separação. No grupo placebo (óleo de milho), as diferenças foram significativamente menores, não sendo possível separar o grupo pré do grupo pós-tratamento na análise multivariada. Adicionalmente, a comparação das amostras pós-suplementação dos dois grupos (placebo e tratamento) também demonstrou diferenças significativas no perfil de oxilipinas, com evidente separação entre esses dois grupos. No entanto, algumas dessas alterações podem não estar relacionadas ao tratamento e sim à evolução da própria doença: diferenças no perfil de algumas subclasses de oxilipinas também ficaram evidentes quando as amostras pós-tratamento foram subdivididas de acordo com a melhora da função renal, definida por uma redução da proteinúria em pelo menos 25%, medida pela relação proteína/creatinina em amostra de urina isolada, independentemente do tratamento utilizado[28].

Utilizando espectrometria de massa com ionização a laser assistida por matriz (MALDI/MS), nosso grupo estudou amostras plasmáticas de cinco pacientes com diagnóstico comprovado por biópsia de nefropatia por IgA e seis voluntários sadios. Essa estratégia, denominada *shotgun*, possibilita a análise direta de extratos de tecidos, células ou fluidos biológicos, sem necessidade de separação dos compostos por cromatografia[29]. A análise univariada dessas amostras identificou três compostos significativamente alterados entre os dois grupos, todos pertencentes ao grupo dos glicerofosfolípides. A análise multivariada demonstrou clara separação entre as amostras dos dois grupos. Nesse primeiro estudo exploratório, com um número reduzido de amostras, foi possível identificar diferenças em padrões de lípides plasmáticos em pacientes com diagnóstico de nefropatia por IgA. Esses resultados preliminares sugerem que a lipidômica pode ser de grande valia para a identificação de biomarcadores de doenças glomerulares primárias. Todavia, esses dados ainda precisam ser confirmados em uma amostra maior.

PERSPECTIVAS FUTURAS

Os *omics*, atualmente bastante utilizados em estudos exploratórios para a identificação de possíveis biomarcadores de diversas doenças, constituem importante ferramenta de grande aplicabilidade clínica. Além da perspectiva de um diagnóstico mais preciso, essa metodologia pode também fornecer informações precisas em relação à necessidade de um tratamento específico e à resposta terapêutica, possibilitando, dessa maneira, a individualização do tratamento e a melhor definição do prognóstico. Um exemplo da utilização dessa técnica é o *Mamma Print*®, um teste disponível para a análise de neoplasias de mama. Esse ensaio analisa em uma amostra de tecido tumoral uma assinatura molecular composta por 70 genes relacionados a risco maior de recorrência. Diversos estudos demonstraram a validade desse teste para o prognóstico da doença e, consequentemente, definição da melhor conduta terapêutica[30-31].

O uso dos *omics* para o desenvolvimento de testes semelhantes para outras doenças, incluindo as renais, vem sendo analisado por diversos grupos. Todavia, para que essa metodologia possa ser utilizada em testes clínicos, é necessário rigorosa uniformização das técnicas laboratoriais e das análises empregadas, facilitando, dessa maneira, a reprodutibilidade dos achados e, consequentemente, a translocação dos dados experimentais para a prática clínica.

REFERÊNCIAS BIBLIOGRÁFICAS

1. Censo Brasileiro de Diálise SBN 2008. Disponível em <http://www.sbn.org.br/index.php?censos >. Acessado em 17 dez. 2013.
2. Marín R, Gorostidi M, Fernández-Vega F, Alvarez-Navascués R. Systemic and glomerular hypertension and progression of chronic renal disease: the dilemma of nephrosclerosis. *Kidney Int Suppl* 2005; 99: S52-S56.
3. Briganti EM, Russ GR, McNeil JJ et al. Risk of renal allograft loss from recurrent glomerulonephritis. *N Engl J Med* 2002; 347: 103-109.
4. Barros RT, Dantas M, Alves MAR et al (eds). *Glomerulopatias – Patogenia, Clínica e Tratamento*, 2ª ed, Sarvier: São Paulo, 2006. 457p.
5. Kozakowski N, Regele H. Biopsy diagnostics in renal allograft rejection: from histomorphology to biological function. *Transpl Int* 2009; 22: 945-953.
6. Lay JO Jr, Borgmann S, Liyanage R et al. Problems with the omics. *Trends Analyt Chem* 2006; 25: 1046-1056.
7. Kandpal R, Saviola B, Felton J. The era of 'omics unlimited. *Biotechniques* 2009; 46: 351-355.
8. Slocum JL, Heung M, Pennathur S. Marking renal injury: can we move beyond serum creatinine? *Transl Res* 2012; 159: 277-289.
9. Villas-Bôas SG, Mas S, Akesson M et al. Mass spectrometry in metabolome analysis. *Mass Spectrom Rev* 2005; 24: 613-646.
10. Han X, Yang K, Gross RW. Multi-dimensional mass spectrometry-based shotgun lipidomics and novel strategies for lipidomic analyses. *Mass Spectrom Rev* 2012; 31: 134-178.
11. Sung J, Wang Y, Chandrasekaran S et al. Molecular signatures from omics data: from chaos to consensus. *Biotechnol J* 2012; 7: 946-957.
12. Schneider MV, Orchard S. Omics technologies, data and bioinformatics principles. *Methods Mol Biol* 2011; 719: 3-30.
13. Gehlenborg N, O'Donoghue SI, Baliga NS et al. Visualization of omics data for systems biology. *Nat Methods* 2010; 7 (3 Suppl): S56-S68.
14. Lewis GD, Asnani A, Gerszten RE. Application of metabolomics to cardiovascular biomarker and pathway discovery. *J Am Coll Cardiol* 2008; 52: 117-123.
15. Weiss RH, Kim K. Metabolomics in the study of kidney diseases. *Nat Rev Nephrol* 2011; 8: 22-33.
16. Riella MC, Pachaly MA, Zunino D. Avaliação clínica e laboratorial da função renal. In Riella MC (ed). *Princípios de Nefrologia e Distúrbios Hidroeletrolíticos*, 4ª ed. Guanabara Koogan: Rio de Janeiro, 2003, pp 267-293.
17. Briggs JP. The hunt for the perfect biomarker for acute kidney injury: back to gamma-trace? *Kidney Int* 2008; 74: 987-989.
18. Metzger J, Kirsch T, Schiffer E et al. Urinary excretion of twenty peptides forms an early and accurate diagnostic pattern of acute kidney injury. *Kidney Int* 2010; 78: 1252-1262.
19. Vaidya VS, Waikar SS, Ferguson MA et al. Urinary biomarkers for sensitive and specific detection of acute kidney injury in humans. *Clin Transl Sci* 2008; 1: 200-208.
20. Ghosh D, Poisson LM. "Omics" data and levels of evidence for biomarker discovery. *Genomics* 2009; 93: 13-16.
21. Kielstein JT, Zoccali C. Asymmetric dimethylarginine: a novel marker of risk and a potential target for therapy in chronic kidney disease. *Curr Opin Nephrol Hypertens* 2008; 17: 609-615.
22. Duranton F, Cohen G, De Smet R et al. Normal and pathologic concentrations of uremic toxins. *J Am Soc Nephrol* 2012; 23: 1258-1270.
23. Vanholder R, De Smet R, Glorieux G et al. Review on uremic toxins: classification, concentration, and interindividual variability. *Kidney Int* 2003; 63: 1934-1943.
24. Rhee EP, Souza A, Farrell L et al. Metabolite profiling identifies markers of uremia. *J Am Soc Nephrol* 2010; 21: 1041-1051.
25. Shah VO, Townsend RR, Feldman HI et al. Plasma metabolomic profiles in different stages of CKD. *Clin J Am Soc Nephrol* 2013; 8: 363-370.
26. Goek ON, Döring A, Gieger C et al. Serum metabolite concentrations and decreased GFR in the general population. *Am J Kidney Dis* 2012; 60: 197-206.
27. Gao X, Chen W, Li R et al. Systematic variations associated with renal disease uncovered by parallel metabolomics of urine and serum. *BMC Syst Biol* 2012; 6 Suppl 1: S14.
28. Zivkovic AM, Yang J, Georgi K et al. Serum oxylipin profiles in IgA nephropathy patients reflect kidney functional alterations. *Metabolomic* 2012; 8: 1102-1113.
29. Gross RW, Han X. Lipidomics at the interface of structure and function in systems biology. *Chem Biol* 2011; 18: 284-91.
30. van de Vijver MJ, He YD, van't Veer LJ et al. A gene-expression signature as a predictor of survival in breast cancer. *N Engl J Med* 2002; 347: 1999-2009.
31. Kittaneh M, Montero AJ, Glück S. Molecular profiling for breast cancer: a comprehensive review. *Biomark Cancer* 2013; 5: 61-70.

17
ÁCIDOS GRAXOS DE CADEIA CURTA E INFLAMAÇÃO RENAL

Vinicius Andrade-Oliveira
Andrea Moro Caricilli
Niels Olsen Saraiva Câmara

INFLAMAÇÃO NA DOENÇA RENAL

A lesão renal aguda (LRA) pode originar-se por meio de diversos fatores, como por toxicidade de drogas, isquemia, sepse, entre outros. Em sua maioria, o aparecimento da lesão está intimamente associado à ocorrência de inflamação. Atualmente, sabe-se que essa inflamação ocorre pela ativação de células do sistema imune residentes no rim, como de macrófagos e células dendríticas, mas há contribuição de outras células imunes, como também células epiteliais e endoteliais renais para o estabelecimento/manutenção da inflamação renal. Alguns autores defendem que a inflamação desencadeada na LRA está associada ao desenvolvimento da doença renal crônica, contribuindo para o processo fibrótico cicatricial. Várias estratégias têm sido aplicadas na tentativa de se prevenir e/ou minimizar os efeitos deletérios da inflamação na LRA, mas estudos adicionais tornam-se pertinentes na medida em que estratégias farmacológicas não têm obtido grande êxito. Recentemente, tem-se demonstrado que os ácidos graxos de cadeia curta, que são produzidos pela microbiota intestinal, podem melhorar doenças inflamatórias, como colite, mas também doenças em regiões mais distantes do intestino, como artrite e asma. Neste capítulo, sumarizamos os trabalhos recentes realizados com os ácidos graxos de cadeia curta em diferentes modelos de LRA e debatemos alguns dos possíveis mecanismos pelos quais eles melhoram a inflamação renal.

LESÃO RENAL AGUDA: MODELOS E MECANISMOS

A LRA é uma alteração heterogênea com múltiplas etiologias, fatores de risco e apresentações clínicas[1]. Essa alteração é encontrada tanto em pacientes hospitalizados quanto ambulatoriais e está associada a risco aumentado de mortalidade. Apesar de melhoras na compreensão de sua patogênese, muitos aspectos da LRA mantêm-se alvos de debate[2].

Diferentes manifestações da LRA estão atreladas a vários mecanismos, com algum grau de interposição, mas inegavelmente, em sua maioria, todos carregam certo grau de inflamação associado.

A nefropatia induzida por contraste é uma forma de LRA que se segue à exposição a meio de contraste. Sua patogênese envolve isquemia renal, particularmente na medula externa, em que o alcance do oxigênio atinge níveis críticos, com toxicidade para as células epiteliais[3]. Assim, a nefropatia induzida por contraste está associada com uma combinação de danos por hipóxia e por toxicidade tubular renal, disfunção renal endotelial e microcirculação intrarrenal alterada[4].

Outra causa frequente de LRA é a secundária à sepse. No ambiente de terapia intensiva, a sepse tem-se tornado a principal causa de LRA, sendo que a dupla ocorrência, de sepse e de LRA, eleva as taxas de mortalidade em 70%[5]. A sepse resulta de uma amplificação da resposta do hospedeiro diante uma infecção que se torna desregulada e tem como principal agente etiológico as bactérias[6]. Os mecanismos de LRA secundária à sepse ainda não estão esclarecidos, mas os mediadores resultantes do processo amplificado de resposta à infecção, como liberação de citocinas pró-inflamatórias, espécies reativas de oxigênio (EROs), substâncias vasoativas, são aclamados como participantes do processo de lesão renal secundária à sepse[7].

Nas lesões renais geradas por isquemia/reperfusão (I/R), as respostas inflamatórias resultam em ativação endotelial, adesão de célula leucocitária a células endoteliais, aprisionamento de leucócitos e comprometimento do fluxo sanguíneo microvascular. Essas interações leucócitos-epitélio impactam a medula externa em maior extensão do que o córtex, o que pode ser verificado pela maior congestão tipicamente observada nessa região do rim.

O conceito de que células endoteliais são alvos de lesão pós-isquêmica foi sugerido em 1972 por Flores et al[8], quando eles descreveram a turgescência endotelial e o estreitamento do lúmen de vasos sanguíneos como importantes características da lesão pós-isquêmica. Recentemente, evidências acerca da disfunção endotelial no córtex foram demonstradas por fluxo sanguíneo retrógrado através de capilares peritubulares em reperfusão pós-isquemia[9].

Além de alterações de células endoteliais, a I/R aumenta a expressão de moléculas de adesão para promover interações endoteliais e leucocitárias. Essas moléculas de adesão incluem integrinas, selectinas e membros da superfamília imunoglobulina, incluindo molécula de adesão intercelular (ICAM-1), molécula de adesão celular vascular (VCAM) e P-selectina. O papel de ICAM-1 na lesão renal foi demonstrado por experimentos em que anticorpos anti-ICAM-1 e mutações para a não expressão dessa molécula trouxeram proteção contra lesões renais isquêmicas[10,11]. A ativação de células endoteliais, com o aumento das moléculas de adesão, bem como lesão de algumas células levando à turgescência e à diminuição da obstrução vascular, potenciou interações com leucócitos e plaquetas, desencadeando possivelmente uma obstrução mecânica de vasos menores.

Existem vários mecanismos pelos quais os leucócitos levam a aumento da lesão renal. Leucócitos são ativados por mediadores inflamatórios, incluindo citocinas, EROs e eicosanoides, aumentando moléculas de adesão para cooptar contrarreceptores no endotélio ativado. Além disso, leucócitos são recrutados por quimiocinas, que são aumentadas por EROs[12] e pelas citocinas pró-inflamatórias interleucina-1 (IL-1) e fator de necrose tumoral alfa (TNF-α)[13,14]. Exposição de leucócitos a citocinas circulantes também reduz sua deformidade e aumenta sua tendência a serem sequestrados[15]. Leucócitos sequestrados podem aumentar a lesão por gerarem mais EROs e eicosanoides, aumentando a inflamação e o tônus vascular. A ativação de vias de coagulação e a do complemento também podem potencializar a lesão[16-18]. O aumento da produção de mediadores inflamatórios que recrutam os linfócitos pode dar-se pela ativação de receptores da imunidade inata que, apesar de serem expressos principalmente em células do sistema imune, como macrófago, neutrófilo e célula dendrítica, também são expressos no tecido renal[19]. Uma vez que ocorre a lesão por I/R, as células endoteliais e epiteliais renais sofrem morte por apoptose e por necrose, ocorrendo liberação de componentes da matriz celular e proteínas, as quais podem ser reconhecidas pelos receptores da imunidade inata ativando-os, chamados de *danger signals*. Corroborando essa ideia, tem sido reportado que a depleção de diversos receptores da imunidade inata, como TLR4, TLR2 e de seus ligantes, melhoram a função renal em modelos de I/R e sepse[20-23].

Subgrupos de leucócitos são propensos a contribuir de diferentes maneiras à lesão de I/R[24-26]. Atividade mieloperoxidase fica aumentada logo após a lesão isquêmica e pode originar-se de macrófagos e/ou de neutrófilos[27]. Se o acúmulo de neutrófilos é evitado, entretanto, a lesão tecidual é diminuída[10,28]. É possível que modelos de depleção de neutrófilos, porém, possam não diferenciar adequadamente o envolvimento de neutrófilos do de linfócitos T e macrófagos[27].

Camundongos *knockout* para células T CD4+/CD8+, receptores de adesão em linfócitos T, encontram-se protegidos da lesão I/R[29], sugerindo um papel causal para os linfócitos T no desencadeamento da lesão. Além disso, o bloqueio de coestimulação CD28-B7 em linfócitos T protege ratos contra lesões isquêmicas, inibindo significativamente células T e infiltração e ativação de macrófagos *in situ*[30]. Descreve-se que B7.1 desempenha um papel importante em interações leucocitárias e endoteliais ao longo da *vasa recta* ascendente, o que leva a consequências funcionais após I/R. Anticorpos anti-B7-1 impedem a aderência de células T que expressam CD28 a células endoteliais de vênulas capilares que expressam B7-1, de modo a originar menor congestão vascular pós-isquêmica[31].

Entretanto, o papel de células T nesse contexto tem sido questionado. Camundongos deficientes para o gene de ativação de recombinação (RAG-1) não possuem células T e B nem produzem imunoglobulinas ou receptores de células T[32]. Na ausência dessas células ou de seus receptores, camundongos deficientes para RAG-1 não são protegidos da lesão renal aguda induzida pela isquemia. Necrose tubular e infiltração de neutrófilos estão presentes em níveis semelhantes, como nos camundongos do tipo selvagem[33]. Esses camundongos apresentam, no entanto, aumento da população de células T *natural killer* que expressam CD28. Assim, é possível que a interação CD28/B7-1 na região da *vasa recta* possa ocorrer realmente e explicar a falta de diferença funcional entre camundongos deficientes em RAG-1 e seus controles[34,35]. Outro ponto importante é que nesses camundongos também não há linfócitos T reguladores, que já se demonstrou exercerem papel protetor na LRA[36]. Trabalhos desenvolvidos por nosso grupo têm demonstrado que a depleção de citocinas como interferon gama (IFN-γ) e interleucina-12 (IL-12), responsáveis pela polarização dos linfócitos para T *helper* tipo 1, protegem camundongos da LRA[37,38].

Apesar do grande conhecimento acerca dos mecanismos envolvidos na fisiopatogênese da LRA em diferentes modelos, no que tange à descoberta de novas moléculas e vias de sinalização, as estratégias de tratamento e prevenção da LRA, farmacologicamente, não têm tido o mesmo sucesso observado em modelos animais, quando transpostos para humanos[39]. Tais dados reforçam que a LRA é multifatorial e novos estudos e abordagens terapêuticas devem ser empregados na tentativa de se buscar a prevenção e/ou tratamento da LRA.

ÁCIDOS GRAXOS DE CADEIA CURTA

De forma geral, a estrutura dos lípides é composta por ácidos graxos ou estruturas diretamente relacionadas a eles, como álcoois, aldeídos ou aminas. A compreensão da estrutura química dos ácidos graxos e de suas características físicas é de grande importância para a compreensão de suas repercussões metabólicas e funcionais.

Os ácidos graxos são ácidos carboxílicos, geralmente monocarboxílicos, e podem ser representados pela forma geral RCO_2H, sendo R, na maioria das vezes, uma cadeia carbônica longa, não ramificada, com número par de carbonos, podendo ser saturada ou conter uma ou mais insaturações. O grupo carboxila, por sua vez, constitui a região polar, sendo R a região apolar da molécula.

O tamanho da cadeia hidrocarbônica determina a classificação dos ácidos graxos em: 1. cadeia curta, possuindo de dois a quatro átomos de carbono; 2. cadeia média, possuindo de 6 a 10 átomos de carbono; 3. cadeia longa, possuindo acima de 12 átomos de carbono. Classificam-se também os ácidos graxos em saturados ou insaturados. Os ácidos graxos saturados são aqueles que não possuem insaturações em sua molécula, enquanto os insaturados são aqueles que possuem uma (monoinsaturados) ou mais insaturações (poli-insaturados) na molécula.

Os ácidos graxos são constituintes estruturais de membranas celulares, cumprindo funções energéticas, além de constituírem hormônios e sais biliares. Alguns ácidos graxos são produzidos pelo próprio organismo, enquanto outros, denominados ácidos graxos essenciais, devem ser adquiridos de fontes alimentares, como os ácidos linolênico (ω-3) e linoleico (ω-6). Vários estudos apontam que sua utilização previne enfermidades cardiovasculares, câncer de cólon e alterações imunológicas, bem como favoreçem o desenvolvimento cerebral e da retina[40].

Os ácidos graxos de cadeia curta (AGCC), tais como acetato (C_2), propionato (C_3) e butirato (C_4), são produtos de fermentação bacteriana de carboidratos no rúmen de animais multigástricos e no cólon de onívoros, tais como os seres humanos[41,42] (Fig. 17.1). A concentração de AGCC no sangue e no trato gastrintestinal pode predispor ou prevenir a ocorrência de alterações, tais como câncer, doença inflamatória intestinal e diabetes[43-47].

Acetato, propionato e butirato são encontrados no intestino humano em concentrações de aproximadamente 13mM no íleo terminal, 130mM no ceco e 80mM no cólon descendente[48]. Esses AGCCs são rapidamente absorvidos e usados como fonte energética pelos colonócitos e por outros tecidos, como fígado e músculo[49]. Além disso, os AGCCs, entre os quais o butirato é o mais estudado, modulam diferentes processos, incluindo proliferação e diferenciação celulares, secreção de hormônios (por exemplo, leptina e peptídeo YY)[50,51] e ativação de respostas imunes e inflamatórias[52,53].

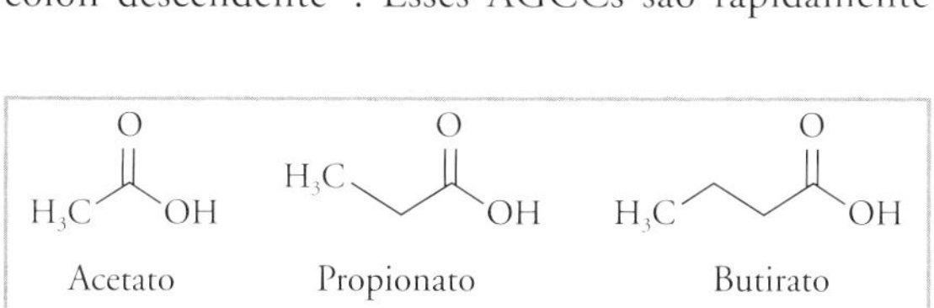

RECEPTORES E MECANISMOS DE AÇÃO DOS ÁCIDOS GRAXOS DE CADEIA CURTA

Os AGCCs ligam-se aos membros da família de receptores acoplados à proteína G, GPR41, GPR43 e GPR109A[54-56]. O receptor GPR41, também expresso no tecido adiposo, e o GPR43 estão expressos em células do sangue periférico (PBMC), como neutrófilos, monócitos e linfócitos[54,55,57,58]. Porém, a expressão desses receptores no rim tem sido reportada como baixa ou ausente[58,59]. Recentemente, foi descrito um novo receptor olfatório da família de receptores acoplado à proteína G (Olrf78), que tem expressão no rim, sendo o propionato e o acetato um de seus ligantes. A interação desse receptor com esses AGCCs aumenta a liberação de renina e está envolvida na regulação da pressão arterial renal[60].

De maneira geral, a ativação desses receptores pelos AGCCs, principalmente o butirato, está relacionada com a liberação de EROs, na migração de neutrófilo para sítios inflamatórios[61,62], nas inibições da proliferação e da produção das citocinas IL-2 e IFN-γ dos linfócitos *in vitro*[63] e na apoptose de linhagens de células tumorais humanas de cólon[64]. Os AGCCs podem atuar por outros mecanismos que envolvem a regulação epigenética[65]. O butirato de sódio, em particular, é conhecido por ser um inibidor de desacetilase de histonas, modulando a expressão de genes no endotélio[66] e induzindo a apoptose em inúmeros tipos de cânceres[67]. Como o butirato de sódio inibe desacetilases de histona resultando em relativa hiperacetilação de histonas, como H_3 e H_4, ele provavelmente regula a expressão de genes relacionados à inflamação[4]. O que se acredita é que, para exercer a atividade de inibidor de desacetilase de histona, os AGCCs entram na célula por transportadores de prótons como o SLC5A8[56,68]. Se a atividade de inibição de desacetilases de histonas é dependente da interação dos AGCCs com os receptores GPRs, ainda é uma pergunta que necessita de mais investigação. O que se tem relatado, em modelos específicos, é que a ausência do receptor GPR43 não causa nenhuma ou parcial interferência na inibição de desacetilases de histona[69,70], demonstrando que a interação com o GPR43, de alguma maneira ainda não esclarecida, é importante para que os AGCCs exerçam a atividade de inibidores de desacetilase de histona[70]. Por outro lado, estudo em neutrófilos mostrou que a inibição da atividade de desacetilase de histona pelo butirato e propionato foi independente da presença do GPR43[69]. Alguns autores demonstraram a inter-relação de AGCC e a supressão da ativação do fator nuclear kappa B (NF-κB), que é um conhecido mediador inflamatório[71]. A acetilação de diferentes lisinas em p65 e p50 regula diversas funções do NF-κB, incluindo ativação da transcrição, afinidade por

Figura 17.1 – Estrutura dos ácidos graxos de cadeia curta. Os ácidos graxos de cadeia curta são compostos por cadeia de até 6 carbonos. Aqui são demonstradas as estruturas dos 3 mais abundantes e estudados AGCCs. Acetato, propionato e butirato contêm em suas estruturas 2, 3 e 4 carbonos, respectivamente.

ligação ao DNA e montagem do IkappaB[72]. Ademais, a ativação do NF-κB pode ser ligada à fosforilação da fosfoproteína estimulada por vasodilatador (VASP)[73], que é um mecanismo de defesa para contrarregular os danos estimulados por citocinas[74] e que leva à vasodilatação[75].

ÁCIDOS GRAXOS DE CADEIA CURTA E INFLAMAÇÃO RENAL

Têm-se atribuído papéis anti-inflamatórios para os AGCCs, pois foi demonstrado que sua administração está associada com a melhora de doenças com componente inflamatório como colite e artrite[52,59,76]. A utilização dos AGCCs como mediadores inflamatórios tem começado a emergir em modelos nos quais ocorre inflamação renal. Nos próximos tópicos estão reunidos os principais achados relatados até o momento.

ÁCIDO GRAXO DE CADEIA CURTA NA DISFUNÇÃO RENAL POR TOXICIDADE POR ANTIBIÓTICO E NEFROPATIA INDUZIDA POR CONTRASTE

Dois diferentes estudos demonstraram que o tratamento com butirato pode inibir a inflamação e o dano oxidativo em modelo de toxicidade por gentamicina e na nefropatia induzida por contraste[77,78]. Machado et al demonstraram que o tratamento com butirato diariamente por 8 dias, na vigência da administração do antibiótico gentamicina, melhora a perda de peso e a função renal avaliada por meio dos níveis séricos de creatinina e ureia. A melhor função renal esteve relacionada com menor expressão de marcadores de lesão, como *kidney injury molecular-1* (KIM-1) e *neutrophil gelatinase associated lipocalin* (NGAL). De maneira interessante, eles observaram que o tratamento com butirato aumenta os níveis da proteína proibitina (*prohibitin*), a qual está negativamente correlacionada com lesão interstcial renal[79]. A molécula proibitina está associada à diminuição do processo inflamatório e reduz o dano mitocondrial induzido por estresse, contribuindo para a diminuição da inflamação[80]. Da mesma maneira, em modelo de nefropatia induzida por contraste, foi demonstrado que o tratamento com butirato melhora a função renal, por meio da menor ativação do fator de transcrição NF-κB e, consequentemente, menores níveis da citocina IL-6[77]. Desse modo, o butirato surge como potente inibidor de processos inflamatórios e protege o rim da inflamação.

ÁCIDO GRAXO DE CADEIA CURTA E LESÃO RENAL SECUNDÁRIA À SEPSE

O papel do AGCC butirato tem sido investigado em alguns modelos de sepse grave. Em ratos, foi demonstrado que os níveis plasmáticos da citocina IL-6 estavam diminuídos e a sobrevida desses animais foi maior após o tratamento com o butirato[81]. Utilizando o mesmo modelo, foi observada melhora da função renal após o tratamento com butirato em camundongos. Nesse caso, também foi observada diminuição no rim da molécula HMGB1 após o tratamento com butirato[82]. Sabe-se que a molécula HMGB1 é um ligante endógeno do receptor TLR4, e nosso grupo já demonstrou que a ausência de TLR4 protege da LRA secundária à sepse[32].

Também investigamos a participação de outro AGCC, o acetato, em modelo de sepse grave. Observamos que o tratamento com acetato melhora a função renal dos camundongos submetidos à sepse. Essa melhora está associada a menores níveis séricos de IL-1β e IL-6. Além disso, foi observado menor recrutamento de células como macrófago, neutrófilo e célula dendrítica para a cavidade peritoneal. Também foi verificado menor recrutamento de neutrófilo em outros modelos inflamatórios como colite[52]. Será importante demonstrar o quanto esse menor recrutamento depende do receptor GPR43, visto que esse receptor está envolvido no recrutamento de neutrófilo[83]. Desse modo, o acetato diminui o processo inflamatório desencadeado na sepse grave, consequentemente melhorando a função renal.

ÁCIDO GRAXO DE CADEIA CURTA E LESÃO RENAL POR ISQUEMIA E REPERFUSÃO

Ainda não há na literatura estudos que tenham verificado o papel dos AGCCs em modelo de LRA. Sabe-se, por exemplo, que camundongos que não têm microbiota intestinal, ou seja, produz pouco ou nenhum AGCC, apresentam maior LRA nesse modelo[84]. Dados desenvolvidos nos últimos dois anos no laboratório têm trazido uma ideia do papel dos AGCCs nesse modelo (Fig. 17.2).

Foi observado que o tratamento com os três AGCCs melhora os níveis de creatinina de camundongos submetidos à LRA por I/R, sendo que com o acetato foram observados os menores níveis. Verificando os parâmetros associados à doença, foram observados menores níveis das citocinas IL-1β, IL-6 e TNF-α no soro e no rim. Corroborando esses dados, constatou-se menor ativação da via do NF-κB e menor expressão gênica de citocinas, quimiocinas e de TLR4. Menor expressão de TLR no rim pode desencadear menor ativação de NF-κB e menor produção de citocinas[22]. Consequentemente, observamos menor quantidade de células dendríticas ativadas, macrófagos e neutrófilos no rim. Esse achado é importante, pois é sabido que diferentes populações de leucócitos contribuem diferentemente para o estabelecimento da LRA[85]. Essa menor inflamação contribuiu para maior regeneração celular, pois observamos menores níveis de apoptose, maior expressão do gene BCL-2 e maior proliferação das células tubulares. É descrito que a autofagia pode melhorar a função renal[86,87] e verificamos que o tratamento com AGCC aumenta a expressão da molécula ATG7, envolvida na formação do autofagossomo. Ratificando os achados de apoptose e autofagia, em células de câncer de cólon, foi demonstrado que os AGCCs podem ativar a autofagia como estratégia para retardar a morte celular (apoptose) induzida por via mitocondrial[64].

Mediante os mecanismos de atuação dos AGCCs propostos até o momento, foi verificado que o tratamento com o acetato diminui a atividade de desacetilase de histona no rim e modula a metilação do DNA global.

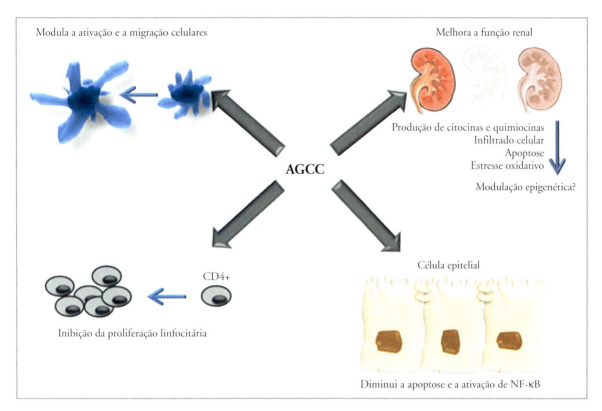

Figura 17.2 – Atuação dos ácidos graxos de cadeia curta. Os ácidos graxos de cadeia curta (AGCC) podem melhorar a função renal em modelos de isquemia/reperfusão e sepse porque diminuem a inflamação renal e sistêmica, a apoptose e o estresse oxidativo. Em linhagem celular, reduzem a ativação de NF-κB e a apoptose. Nas células do sistema imune, os AGCCs diminuem a ativação/maturação de células apresentadoras de antígenos e a proliferação de linfócitos. O mecanismo provavelmente é via modulação epigenética, visto que no tecido renal a expressão dos seus receptores GPR41 e GPR43 é quase nula.

Entretanto, a expressão dos seus receptores no rim é descrita como ausente, sugerindo que, nesse órgão, os AGCCs possam atuar melhorando a função renal por meio da modulação epigenética. Não se pode desconsiderar a possível participação do novo receptor de acetato e propionato Olrf78 nesse processo, pois ele é expresso nos vasos e na arteríola aferente renal e sua ativação conduz à diminuição da pressão arterial[60]. Isso levanta a hipótese de que os diferentes AGCCs possam atuar, em certo nível, por mecanismos diferentes.

De maneira geral, podemos concluir que os AGCCs modulam processos inflamatórios em modelos de LRA, podendo atuar tanto em células do sistema imune como nas células renais. O avanço no entendimento dos mecanismos envolvidos pode contribuir para os AGCCs serem utilizados como ferramenta no gerenciamento da inflamação renal.

REFERÊNCIAS BIBLIOGRÁFICAS

1. Solomon R, Dauerman HL. Contrast-induced acute kidney injury. *Circulation* 2010; **122**: 2451-2455.
2. Persson PB, Hansell P, Liss P. Pathophysiology of contrast medium-induced nephropathy. *Kidney Int* 2005; **68**: 14-22.
3. Solomon R. Contrast-induced acute kidney injury: is there a risk after intravenous contrast? *Clin J Am Soc Nephrol* 2008; **3**: 1242-1243.
4. Heyman SN, Rosen S, Rosenberger C. Renal parenchymal hypoxia, hypoxia adaptation, and the pathogenesis of radiocontrast nephropathy. *Clin J Am Soc Nephrol* 2008; **3**: 288-296.
5. Schrier RW, Wang W. Acute renal failure and sepsis. *N Engl J Med* 2004; **351**: 159-169.
6. Schor N. Acute renal failure and the sepsis syndrome. *Kidney Int* 2002; **61**: 764-776.
7. Cohen J. The immunopathogenesis of sepsis. *Nature* 2002; **420**: 885-891.
8. Flores J, DiBona DR, Beck CH et al. The role of cell swelling in ischemic renal damage and the protective effect of hypertonic solute. *J Clin Invest* 1972; **51**: 118-126.
9. Brodsky SV, Yamamoto T, Tada T et al. Endothelial dysfunction in ischemic acute renal failure: rescue by transplanted endothelial cells. *Am J Physiol* 2002; **282**: F1140-F1149.
10. Kelly KJ, Williams WW Jr, Colvin RB et al. Antibody to intercellular adhesion molecule 1 protects the kidney against ischemic injury. *Proc Natl Acad Sci U S A* 1994; **91**: 812-816.
11. Kelly KJ, Williams WW Jr, Colvin RB et al. Intercellular adhesion molecule-1-deficient mice are protected against ischemic renal injury. *J Clin Invest* 1996; **97**: 1056-1063.
12. Ishibashi N, Weisbrot-Lefkowitz M, Reuhl K et al. Modulation of chemokine expression during ischemia/reperfusion in transgenic mice overproducing human glutathione peroxidases. *J Immunol* 1999; **163**: 5666-5677.

13. Donnahoo KK, Meng X, Ayala A et al. Early kidney TNF-alpha expression mediates neutrophil infiltration and injury after renal ischemia-reperfusion. *Am J Physiol* 1999; **277**: R922-R929.
14. Donnahoo KK, Meldrum DR, Shenkar R et al. Early renal ischemia, with or without reperfusion, activates NFkappaB and increases TNF-alpha bioactivity in the kidney. *J Urol* 2000; **163**: 1328-1332.
15. Suwa T, Hogg JC, Klut ME et al. Interleukin-6 changes deformability of neutrophils and induces their sequestration in the lung. *Am J Respir Crit Care Med* 2001; **163**: 970-976.
16. Homeister JW, Satoh PS, Kilgore KS et al. Soluble complement receptor type 1 prevents human complement-mediated damage of the rabbit isolated heart. *J Immunol* 1993; **150**: 1055-1064.
17. Zhou W, Farrar CA, Abe K et al. Predominant role for C5b-9 in renal ischemia/reperfusion injury. *J Clin Invest* 2000; **105**: 1363-1371.
18. Sutton TA, Fisher CJ, Molitoris BA. Microvascular endothelial injury and dysfunction during ischemic acute renal failure. *Kidney Int* 2002; **62**: 1539-1549.
19. Anders HJ, Banas B, Schlondorff D. Signaling danger: toll-like receptors and their potential roles in kidney disease. *J Am Soc Nephrol* 2004; **15**: 854-867.
20. Leemans JC, Stokman G, Claessen N et al. Renal-associated TLR2 mediates ischemia/reperfusion injury in the kidney. *J Clin Invest* 2005; **115**: 2894-2903.
21. Shigeoka AA, Holscher TD, King AJ et al. TLR2 is constitutively expressed within the kidney and participates in ischemic renal injury through both MyD88-dependent and -independent pathways. *J Immunol* 2007; **178**: 6252-6258.
22. Wu H, Chen G, Wyburn KR et al. TLR4 activation mediates kidney ischemia/reperfusion injury. *J Clin Invest* 2007; **117**: 2847-2859.
23. Wu H, Ma J, Wang P et al. HMGB1 contributes to kidney ischemia reperfusion injury. *J Am Soc Nephrol* 2010; **21**: 1878-1890.
24. Linas SL, Shanley PF, Whittenburg D et al. Neutrophils accentuate ischemia-reperfusion injury in isolated perfused rat kidneys. *Am J Physiol* 1988; **255**: F728-F735.
25. Hellberg PO, Kallskog TO. Neutrophil-mediated post-ischemic tubular leakage in the rat kidney. *Kidney Int* 1989; **36**: 555-561.
26. Klausner JM, Paterson IS, Goldman G et al. Postischemic renal injury is mediated by neutrophils and leukotrienes. *Am J Physiol* 1989; **256**: F794-F802.
27. De Greef KE, Ysebaert DK, Ghielli M et al. Neutrophils and acute ischemia-reperfusion injury. *J Nephrol* 1998; **11**: 110-122.
28. Paller MS. Effect of neutrophil depletion on ischemic renal injury in the rat. *J Lab Clin Med* 1989; **113**: 379-386.
29. Rabb H, Daniels F, O'Donnell M et al. Pathophysiological role of T lymphocytes in renal ischemia-reperfusion injury in mice. *Am J Physiol* 2000; **279**: F525-F531.
30. Takada M, Nadeau KC, Shaw GD et al. Prevention of late renal changes after initial ischemia/reperfusion injury by blocking early selectin binding. *Transplantation* 1997; **64**: 1520-1525.
31. De Greef KE, Ysebaert DK, Dauwe S et al. Anti-B7-1 blocks mononuclear cell adherence in vasa recta after ischemia. *Kidney Int* 2001; **60**: 1415-1427.
32. Castoldi A, Braga TT, Correa-Costa M et al. TLR2, TLR4 and the MYD88 signaling pathway are crucial for neutrophil migration in acute kidney injury induced by sepsis. *PloS One* 2012; **7**: e37584.
33. Park P, Haas M, Cunningham PN et al. Injury in renal ischemia-reperfusion is independent from immunoglobulins and T lymphocytes. *Am J Physiol* 2002; **282**: F352-F357.
34. Nandi D, Gross JA, Allison JP. CD28-mediated costimulation is necessary for optimal proliferation of murine NK cells. *J Immunol* 1994; **152**: 3361-3369.
35. Galea-Lauri J, Darling D, Gan SU et al. Expression of a variant of CD28 on a subpopulation of human NK cells: implications for B7-mediated stimulation of NK cells. *J Immunol* 1999; **163**: 62-70.
36. Monteiro RM, Camara NO, Rodrigues MM et al. A role for regulatory T cells in renal acute kidney injury. *Transpl Immunol* 2009; **21**: 50-55.
37. de Paiva VN, Monteiro RM, Marques V de P et al. Critical involvement of Th1-related cytokines in renal injuries induced by ischemia and reperfusion. *Int Immunopharmacol* 2009; **9**: 668-672.
38. Marques VP, Goncalves GM, Feitoza CQ et al. Influence of TH1/TH2 switched immune response on renal ischemia-reperfusion injury. *Nephron* 2006; **104**: e48-e56.
39. Jo SK, Rosner MH, Okusa MD. Pharmacologic treatment of acute kidney injury: why drugs haven't worked and what is on the horizon. *Clin J Am Soc Nephrol* 2007; **2**: 356-365.
40. Valenzuela A, Von Bernhardi R, Valenzuela V et al. Supplementation of female rats with alpha-linolenic acid or docosahexaenoic acid leads to the same omega-6/omega-3 LC-PUFA accretion in mother tissues and in fetal and newborn brains. *Ann Nutr Metab* 2004; **48**: 28-35.
41. Hinnebusch BF, Meng S, Wu JT et al. The effects of short-chain fatty acids on human colon cancer cell phenotype are associated with histone hyperacetylation. *J Nutr* 2002; **132**: 1012-1017.
42. Kien CL, Chang JC, Cooper JR. Butyric acid is synthesized by piglets. *J Nutr* 2000; **130**: 234-237.
43. Murphy EF, Cotter PD, Healy S et al. Composition and energy harvesting capacity of the gut microbiota: relationship to diet, obesity and time in mouse models. *Gut* 2010; **59**: 1635-1642.
44. McIntyre A, Gibson PR, Young GP. Butyrate production from dietary fibre and protection against large bowel cancer in a rat model. *Gut* 1993; **34**: 386-391.
45. Schwiertz A, Taras D, Schafer K et al. Microbiota and SCFA in lean and overweight healthy subjects. *Obesity* 2010; **18**: 190-195.
46. Vernia P, Caprilli R, Latella G et al. Fecal lactate and ulcerative colitis. *Gastroenterology* 1988; **95**: 1564-1568.
47. Huda-Faujan N, Abdulamir AS, Fatimah AB et al. The impact of the level of the intestinal short chain Fatty acids in inflammatory bowel disease patients versus healthy subjects. *Open Biochem J* 2010; **4**: 53-58.
48. Cummings JH, Pomare EW, Branch WJ et al. Short chain fatty acids in human large intestine, portal, hepatic and venous blood. *Gut* 1987; **28**: 1221-1227.
49. McNeil NI. The contribution of the large intestine to energy supplies in man. *Am J Clin Nutr* 1984; **39**: 338-342.
50. Zaibi MS, Stocker CJ, O'Dowd J et al. Roles of GPR41 and GPR43 in leptin secretory responses of murine adipocytes to short chain fatty acids. *FEBS Lett* 2010; **584**: 2381-2386.
51. Plaisancie P, Dumoulin V, Chayvialle JA et al. Luminal peptide YY-releasing factors in the isolated vascularly perfused rat colon. *J Endocrinol* 1996; **151**: 421-429.
52. Maslowski KM, Vieira AT, Ng A et al. Regulation of inflammatory responses by gut microbiota and chemoattractant receptor GPR43. *Nature* 2009; **461**: 1282-1286.
53. Vinolo MA, Rodrigues HG, Hatanaka E et al. Suppressive effect of short-chain fatty acids on production of proinflammatory mediators by neutrophils. *J Nutr Biochem* 2011; **22**: 849-855.
54. Brown AJ, Goldsworthy SM, Barnes AA et al. The Orphan G protein-coupled receptors GPR41 and GPR43 are activated by propionate and other short chain carboxylic acids. *J Biol Chem* 2003; **278**: 11312-11319.
55. Le Poul E, Loison C, Struyf S et al. Functional characterization of human receptors for short chain fatty acids and their role in polymorphonuclear cell activation. *J Biol Chem* 2003; **278**: 25481-25489.
56. Ganapathy V, Thangaraju M, Prasad PD et al. Transporters and receptors for short-chain fatty acids as the molecular link between colonic bacteria and the host. *Curr Opin Pharmacol* 2013; **13**: 869-874.
57. Hirasawa A, Itsubo C, Sadakane K et al. Production and characterization of a monoclonal antibody against GPR40 (FFAR1; free fatty acid receptor 1). *Biochem Biophys Res Commun* 2008; **365**: 22-28.
58. Nilsson NE, Kotarsky K, Owman C et al. Identification of a free fatty acid receptor, FFA2R, expressed on leukocytes and activated by short-chain fatty acids. *Biochem Biophys Res Commun* 2003; **303**: 1047-1052.

59. Kimura I, Ozawa K, Inoue D et al. The gut microbiota suppresses insulin-mediated fat accumulation via the short-chain fatty acid receptor GPR43. *Nat Commun* 2013; **4**: 1829.
60. Pluznick JL, Protzko RJ, Gevorgyan H et al. Olfactory receptor responding to gut microbiota-derived signals plays a role in renin secretion and blood pressure regulation. *Proc Natl Acad Sci U S A* 2013; **110**: 4410-4415.
61. Vinolo MA, Hatanaka E, Lambertucci RH et al. Effects of short chain fatty acids on effector mechanisms of neutrophils. *Cell Biochem Funct* 2009; **27**: 48-55.
62. Vinolo MA, Rodrigues HG, Hatanaka E et al. Short-chain fatty acids stimulate the migration of neutrophils to inflammatory sites. *Clin Sci* (Lond) 2009; **117**: 331-338.
63. Cavaglieri CR, Nishiyama A, Fernandes LC et al. Differential effects of short-chain fatty acids on proliferation and production of pro- and anti-inflammatory cytokines by cultured lymphocytes. *Life Sci* 2003; **73**: 1683-1690.
64. Tang Y, Chen Y, Jiang H et al. Short-chain fatty acids induced autophagy serves as an adaptive strategy for retarding mitochondria-mediated apoptotic cell death. *Cell Death Differ* 2011; **18**: 602-618.
65. Vinolo MA, Rodrigues HG, Nachbar RT et al. Regulation of inflammation by short chain fatty acids. *Nutrients* 2011; **3**: 858-876.
66. Safaya S, Klings ES, Odhiambo A et al. Effect of sodium butyrate on lung vascular TNFSF15 (TL1A) expression: differential expression patterns in pulmonary artery and microvascular endothelial cells. *Cytokine* 2009; **46**: 72-78.
67. Giuliano M, Lauricella M, Calvaruso G et al. The apoptotic effects and synergistic interaction of sodium butyrate and MG132 in human retinoblastoma Y79 cells. *Cancer Res* 1999; **59**: 5586-5595.
68. Singh N, Thangaraju M, Prasad PD et al. Blockade of dendritic cell development by bacterial fermentation products butyrate and propionate through a transporter (Slc5a8)-dependent inhibition of histone deacetylases. *J Biol Chem* 2010; **285**: 27601-27608.
69. Aoyama M, Kotani J, Usami M. Butyrate and propionate induced activated or non-activated neutrophil apoptosis via HDAC inhibitor activity but without activating GPR-41/GPR-43 pathways. *Nutrition* 2010; **26**: 653-661.
70. Smith PM, Howitt MR, Panikov N et al. The microbial metabolites, short-chain fatty acids, regulate colonic Treg cell homeostasis. *Science* 2013; **341**: 569-573.
71. Yin L, Laevsky G, Giardina C. Butyrate suppression of colonocyte NF-kappa B activation and cellular proteasome activity. *J Biol Chem* 2001; **276**: 44641-44646.
72. Quivy V, Van Lint C. Regulation at multiple levels of NF-kappaB-mediated transactivation by protein acetylation. *Biochem Pharmacol* 2004; **68**: 1221-1229.
73. Profirovic J, Gorovoy M, Niu J et al. A novel mechanism of G protein-dependent phosphorylation of vasodilator-stimulated phosphoprotein. *J Biol Chem* 2005; **280**: 32866-32876.
74. Wang X, Pluznick JL, Settles DC et al. Association of VASP with TRPC4 in PKG-mediated inhibition of the store-operated calcium response in mesangial cells. *Am J Physiol* 2007; **293**: F1768-F1776.
75. Li JL, Liu XY. Fabrication and biofunctionalization of selenium-polypyrrole core-shell nanoparticles for targeting and imaging of cancer cells. *J Nanosci Nanotechnol* 2008; **8**: 2488-2491.
76. Sina C, Gavrilova O, Forster M et al. G protein-coupled receptor 43 is essential for neutrophil recruitment during intestinal inflammation. *J Immunol* 2009; **183**: 7514-7522.
77. Machado RA, Constantino L de S, Tomasi CD et al. Sodium butyrate decreases the activation of NF-kappaB reducing inflammation and oxidative damage in the kidney of rats subjected to contrast-induced nephropathy. *Nephrol Dial Transplant* 2013; **27**: 3136-3140.
78. Sun X, Zhang B, Hong X et al. Histone deacetylase inhibitor, sodium butyrate, attenuates gentamicin-induced nephrotoxicity by increasing prohibitin protein expression in rats. *Eur J Pharmacol* 2013; **707**: 147-154.
79. Zhou TB, Qin YH, Zhou C et al. Less expression of prohibitin is associated with increased caspase-3 expression and cell apoptosis in renal interstitial fibrosis rats. *Nephrology* 2012; **17**: 189-196.
80. Theiss AL, Sitaraman SV. The role and therapeutic potential of prohibitin in disease. *Biochim Biophys Acta* 2011; **1813**: 1137-1143.
81. Zhang LT, Yao YM, Lu JQ et al. Sodium butyrate prevents lethality of severe sepsis in rats. *Shock* 2007; **27**: 672-677.
82. Zhang L, Jin S, Wang C et al. Histone deacetylase inhibitors attenuate acute lung injury during cecal ligation and puncture-induced polymicrobial sepsis. *World J Surg* 2010; **34**: 1676-1683.
83. Vinolo MA, Ferguson GJ, Kulkarni S et al. SCFAs induce mouse neutrophil chemotaxis through the GPR43 receptor. *PloS One* 2011; **6**: e21205.
84. Jang HR, Gandolfo MT, Ko GJ et al. Early exposure to germs modifies kidney damage and inflammation after experimental ischemia-reperfusion injury. *Am J Physiol* 2009; **297**: F1457-F1465.
85. Jang HR, Ko GJ, Wasowska BA et al. The interaction between ischemia-reperfusion and immune responses in the kidney. *J Mol Med* 2009; **87**: 859-864.
86. Jiang M, Wei Q, Dong G et al. Autophagy in proximal tubules protects against acute kidney injury. *Kidney Int* 2012; **82**: 1271-1283.
87. Liu S, Hartleben B, Kretz O et al. Autophagy plays a critical role in kidney tubule maintenance, aging and ischemia-reperfusion injury. *Autophagy* 2012; **8**: 826-837.

18

METABOLISMO DO ÁCIDO ÚRICO

Victor Galvão Moura Pereira
Rodolfo Balogh Junior
Daniel Rinaldi dos Santos

◆

INTRODUÇÃO

As purinas são bases orgânicas nitrogenadas, formadas pela degradação de nucleoproteínas, especialmente aquelas de origem animal. A ureia é o principal produto final do metabolismo proteico, sendo que somente pequena parte do nitrogênio humano é eliminada sob a forma de ácido úrico[1].

A maneira como os animais metabolizavam e excretavam seus compostos nitrogenados sempre foi um desafio à natureza. Em certas espécies, as purinas assumem a função de excretar resíduos de nitrogênio. Organismos que excretam ácido úrico são chamados de "uricotélicos" (aves, répteis, insetos terrestres). Ao passo que, organismos que excretam ureia são "ureotélicos" (peixes, mamíferos), e há organismos que excretam a amônia, os "amoniotélicos" (invertebrados aquáticos)[2].

Há um gasto energético maior para produzir urato em comparação com ureia e amônia, o benefício é que há menor necessidade de água para excretar este composto. Aves, répteis terrestres e insetos usam urato, tanto como um produto residual de nitrogênio, como produto final do metabolismo da purina. Os seres humanos e os macacos sofreram o silenciamento genético da produção de uricase, enzima que converte a urato em alantoína, essa possui alta solubilidade[3]. Assim, o urato, que possui baixa solubilidade, permaneceu como produto final do metabolismo das purinas.

Os benefícios do acúmulo de urato no homem e primatas superiores foram propostos como vantagem evolutiva, pois, assim como a vitamina C, o ácido úrico é um potente antioxidante. Além disso, o urato pode manter a pressão arterial mesmo com baixa sobrecarga de sódio, via estimulação da renina por meio de um mecanismo que é ainda pouco compreendido. Os seres humanos reabsorvem urato de forma muito eficiente. Para manter relativamente elevada sua uricemia, aproximadamente apenas 10% da carga filtrada é excretada[4].

O metabolismo do ácido úrico permaneceu por anos sem que novas luzes incidissem sobre ele; recentemente, a literatura passou a contemplar e destacar a importância clínica do ácido úrico, muito além da gota e da litíase renal, assim como a fisiologia do urato passou a ser mais conhecida. Este capítulo discutirá a importância clínica da hiperuricemia e suas novidades fisiológicas.

FISIOLOGIA RENAL

O ácido úrico é o último produto da degradação das purinas, que são nucleotídeos presentes no DNA, RNA e tirosina trifosfato (ATP). A frutose é fosforilada por frutocinases nos hepatócitos com geração de adenosina difosfato (ADP), o que leva à rápida produção de ácido úrico (Fig. 18.1). Portanto, o aumento progressivo da hiperuricemia ao longo do século passado em parte se relaciona a uma mudança nos hábitos alimentares associada com o aumento da ingestão de alimentos ricos em purinas, frutose e álcool[5].

A biossíntese de urato é catalisada pela xantina oxidase (XO) e/ou sua isoforma, a xantina desidrogenase. Cerca de dois terços do volume diário de urato são excretados pelo sistema urinário (300 a 600mg na urina de 24 horas), enquanto um terço é degradado por bactérias intestinais (uricólise) e eliminado nas fezes[6].

O ácido úrico é filtrado, reabsorvido no túbulo proximal e secretado na sequência no mesmo túbulo, mas em outro segmento[7]. O transportador que reabsorve urato foi recentemente identificado como o URAT1, que pertence à família biológica de transportador de íons SLC22[8]. O URAT1 está, presumivelmente, ausente em outros mamí-

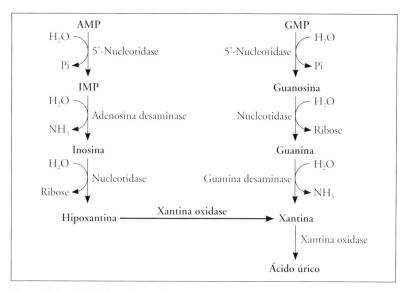

Figura 18.1 – Metabolismo das purinas.

feros, tais como coelhos e porcos, uma vez que estas espécies predominantemente secretam urato, mas em seres humanos, acredita-se que o URAT1 possa ser o principal mecanismo regulador dos níveis séricos de urato[9].

No rim humano, o urato é transportado através de todo o URAT1 na membrana apical de células do túbulo proximal, em troca ânions são transportados de volta para o lúmen do túbulo para manter o equilíbrio, através de um gradiente elétrico[10]. O urato, então, move-se através da membrana basolateral para o sangue por outro transportador de ânions orgânicos e interage com uma ampla variedade de medicamentos e reagentes farmacológicos[11]. São exemplos os anti-inflamatórios e anti-hipertensivos que possuem como efeitos colaterais indesejáveis a excreção de ácido úrico, sendo por definição "uricosúricos". Drogas como probenecida, benzobromarona, sulfimpirazona, anti-inflamatórios, anti-hipertensivos (losartana) e diuréticos de alça (furosemida) aumentam a secreção de ácido úrico. Drogas "antiuricosúricas" tais como o ácido pirazioico (PZA), um metabólito da pirazinamida, o nicotinato e o lactato, diminuem a secreção de urato.

Enomoto *et al* descobriram que fármacos uricosúricos inibem diretamente o URAT1 no lado apical, enquanto drogas antiuricosúricas servem como troca de ânions a partir de dentro das células dos túbulos proximais, aumentando, assim, o transporte de urato por URAT1 através de transestimulação[12].

Apesar dos recentes avanços na compreensão do transporte de urato, a identificação de URAT1 representa apenas parte do sistema de transporte de urato no rim[13]. Por exemplo, a via de saída basolateral de urato no túbulo proximal ainda é desconhecida. Transportadores de ânions OAT1 (SLC22A6) e OAT3 (SLC22A8) provavelmente medeiam a captação do urato basolateral, já que ambos os transportadores funcionam como permutadores de ânions dicarboxilatos, esse gradiente é mantido pelo transportador de sódio apical e basolateral dicarboxilatos (SLC5A8 e SLC5A12)[14].

Recentemente, um transportador de efluxo, chamado MRP4, foi identificado em rins humanos[15]. Propõe-se mediar a secreção de urato e outros ânions orgânicos, como adenosina e guanosina monofosfato cíclico, AMPc e GMPc, respectivamente, por toda a membrana apical de células tubulares proximais. O MRP4 humano é uma bomba de efluxo de urato unidirecional[16,17] (Fig. 18.2).

Além de todos esses transportadores, mais recentemente foi descoberto que o SLC2A9[18], membro da família dos transportadores de hexose (glicose e frutose, GLUT9), participa da reabsorção de urato, sendo o responsável pela saída do ácido úrico da célula com direção ao interstício[19]. A confirmação que o SLC2A9 transporta ácido úrico e frutose sugere uma via comum na ingestão excessiva de frutose e desenvolvimento de gota, fazendo com que o GLUT9 e o URAT1 se tornem alvos terapêuticos para o futuro[20].

HIPOURICEMIA

É uma síndrome clínica assintomática, de várias causas, pouco conhecida, definida quando o ácido úrico plasmático é inferior a 2,0mg/dL[21]. Algumas hipouricemias são devidas à perda aumentada de ácido úrico pelo rim, podendo ser acompanhadas de cálculos renais pelo excesso de ácido úrico na urina. A hipouricemia pode ser primária (permanente) ou adquirida (intermitente)[22]. A hipouricemia primária ocorre em casos hereditários ou quando há grandes perdas de xantina pela urina (hiperxantinúria). Na hipouricemia adquirida, o ácido úrico está muito baixo porque é eliminado em grandes quantidades pela urina. Isto pode ocorrer pelo uso de substâncias uricosúricas, como aspirina em altas doses, citratos, probenecida, es-

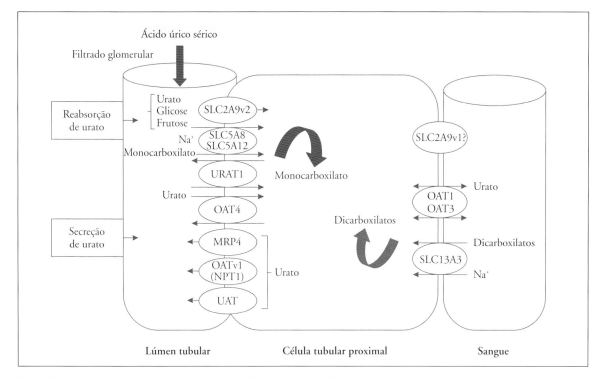

Figura 18.2 – Modelo proposto de transporte transcelular de urato nas células tubulares proximais. Até o momento, seis proteínas de membrana, ou seja, URAT1, OAT1, OAT3, OAT4, MRP4 e UAT, foram identificadas como transportadoras de urato. URAT1 é um permutador de urato responsável pela reabsorção de urato de filtrado glomerular. UAT é supostamente um canal de urato divalente. Urato é um substrato endógeno para OAT1 e OAT3 na absorção de urato do plasma peritubular. Adaptado de Riella[17].

trógenos e outros. Outro tipo de hipouricemia adquirida é o uso indiscriminado e não controlado de alopurinol, substância inibidora da ação da enzima xantina oxidase, que transforma a xantina em ácido úrico[23].

As mutações genéticas conhecidas por causar hipouricemia são de dois tipos: 1. que causam deficiência xantina oxidase que reduz a produção de ácido úrico; 2. que causam a função renal anormal, que aumenta a excreção de ácido úrico, sendo conhecidas coletivamente, como hipouricemia renal familiar[24]. Níveis séricos persistentemente baixos de ácido úrico associado à elevada depuração renal de ácido úrico podem ser observados em um pequeno número de portadores de calculose urinária, mesmo na ausência de hiperuricosúria. Esta é descrita em associação com a síndrome de Fanconi, a doença de Wilson ou na secreção inapropriada do hormônio antidiurético, ainda que possa ocorrer de forma isolada, sendo então denominada de hipouricemia renal primária[25]. Tem sido sugerido que a hipouricemia renal primária é um defeito genético de transmissão autossômica recessiva, além da associação com hipocalciúria. As principais causas de hipouricemia são apresentadas no quadro 18.1.

HIPERURICEMIA

Os humanos são suscetíveis ao desenvolvimento de gota devido à falta da enzima uricase, a qual metaboliza o ácido úrico formando alantoína nos outros mamíferos.

Quadro 18.1 – Causas de hipouricemia.

- Deficiência adquirida de xantina oxidase
- Doença hepática
- Síndrome de Fanconi
- Diabetes (com glicosúria)
- Tubulopatias proximais associadas à nefrotoxicidade
- Secreção inapropriada de vasopressina
- Hiperalimentação parenteral total
- Drogas uricosúricas: aspirina (> 2g/dia), contraste radiológico, ácido ascórbico, calcitonina, losartana, benzobromarona, atorvastatina, fenofibrato, sulfametoxazol-trimetoprima
- Hipouricemia familial: mutações de SLC22A12 e SLC2A9
- Xantinúria hereditária: autossômica recessiva e cálculos de xantina
- Síndrome da imunodeficiência adquirida
- Nefrite intersticial aguda
- *Diabetes mellitus*
- Doença intracraniana
- Síndrome perdedora de sal cerebral (*cerebral salt-wasting syndrome*)

Esta deficiência enzimática da espécie humana parece ter surgido durante o período Mioceno (20 a 5 milhões de anos atrás) em que duas mutações ocorreram em hominídeos iniciais que tornaram o gene da uricase não funcional[25]. Como consequência, os seres humanos e os macacos grandes têm uma concentração de ácido úrico maior que outros mamíferos, de aproximadamente 2,0mg/dL. As taxas de ácido úrico sérico detectadas por método enzimático e que definem hiperuricemia são de 7,0mg/dL para homens e 6,5mg/dL para mulheres. A concentração de 6,8mg/dL de ácido úrico define o limite de solubilidade do urato no soro e tem sido utilizado em alguns estudos como definição de hiperuricemia[27].

É um transtorno metabólico caracterizado pelo excesso de ácido úrico no sangue, produto de uma desordem no metabolismo das purinas. Os uratos, depositados em tofos nas pequenas articulações e nos tecidos, acabam por produzir um quadro denominado gota (artrite inflamatória ou enfermidade tofácea).

Embora não seja um fator de risco independente para o desenvolvimento de doença isquêmica do coração e mortalidade geral, os níveis de ácido úrico têm-se mostrado importante marcador para outros fatores de risco de doenças cardiovasculares, como hipertensão arterial, obesidade, dislipidemia, hiperinsulinemia e sedentarismo. A hiperuricemia está, portanto, frequentemente presente nas mesmas condições clínicas que se associam à resistência insulínica[28].

As causas mais comuns de hiperuricemia estão apresentadas no quadro 18.2. A terapia da hiperuricemia consiste na recomendação de dieta pobre em purinas, hidratação, alcalinização da urina e uso de drogas que aumentam a excreção ou diminuem a produção de ácido úrico. No acompanhamento ambulatorial desses pacientes, pouca ênfase tem sido dada ao controle não farmacológico da hiperuricemia, comparado aos outros fatores de risco para as doenças cardiovasculares[29].

GOTA

É uma artropatia inflamatória desencadeada pela cristalização do ácido úrico intra-articular. É uma doença milenar descrita há 4.500 anos e que se tornou amplamente conhecida após sua descrição por Hipócrates e principalmente por Galeno, no século II. Novos mecanismos patogênicos, como a autolimitação inflamatória nas crises de gota, novas complicações clínicas, características epidemiológicas e avanços terapêuticos, têm sido descritos recentemente[30].

Dados epidemiológicos sugerem que a gota é uma doença prevalente na população e que apresenta aumento contínuo de sua incidência. Entre os fatores de risco para gota temos: idade (a gota aumenta sua frequência com a idade); sexo masculino; etnia negra com maior incidência de gota (talvez pela maior presença de hipertensão arterial neste grupo étnico); hiperuricemia; obesidade; dieta rica em purinas; resistência à insulina; diabetes; ingestão alcóolica (particularmente cerveja, que confere maior risco que bebidas destiladas, enquanto ingestão moderada de vinho parece não aumentar o risco de gota); medicamentos (diuréticos, particularmente tiazídicos, pirazinamida, etambutol, ciclosporina, tacrolimus e insulina em altas doses aumentam as taxas de ácido úrico sérico, enquanto fenofibrato, anlodipina, vitamina C, alopurinol, probenecida, benzobromarona,

Quadro 18.2 – Causas de hiperuricemia.

Com excreção reduzida
• Idiopática
• Nefropatia hiperuricêmica familial juvenil
• Insuficiência renal
• Síndrome metabólica
• Drogas: diuréticos tiazídicos, de alça, inibidores de calcineurina, salicilato, pirazinamida, etambutol, levodopa, ácido nicotínico
• Hipertensão
• Acidose: láctica e cetoacidose (alcoólica, jejum prolongado)
• Pré-eclâmpsia e eclâmpsia
• Hipo e hipertireoidismo
• Sarcoidose
• Intoxicação crônica por chumbo
• Trissomia do 21
• Mutação de genes de transportadores de urato no túbulo proximal: SLC22A12 e SLC2A9
Com produção aumentada
• Idiopática
• Deficiências enzimáticas: síndromes de Lesch-Nyhan e de Kelley-Seegmiller
• Dieta com alto teor de purinas
• Depleção de volume do espaço extracelular
• Dieta hipossódica
• Dieta com alto conteúdo de frutose
• Síndrome de lise tumoral
• Aumento do metabolismo dos ácidos nucleicos: anemia hemolítica, doenças malignas hematológicas, com linfomas, mieloma e leucemia, policitemia vera
Causas combinadas
• Álcool
• Exercício vigoroso
• Hipóxia: sistêmica ou tecidual
• Deficiência de aldolase B

losartana e ácido acetilsalicílico [AAS] em altas doses diminuem os níveis de ácido úrico); substâncias tóxicas como chumbo (gota saturnínica) e doenças associadas (comorbidades), como síndrome metabólica, obesidade, hipertensão arterial, doença renal crônica, cálculos renais, diabetes tipo 2 e doenças cardiovasculares[31].

A história natural da gota pode ser dividida em quatro fases: hiperuricemia assintomática, crise aguda, períodos intercríticos e gota crônica. A hiperuricemia, em geral, começa na puberdade nos homens e após a menopausa nas mulheres. A crise inicial de gota é caracterizada pelo súbito início de artrite, geralmente no período da noite, afetando uma única articulação, sendo a primeira metatarsofalângica (podagra) a mais frequentemente envolvida. Outras articulações comumente envolvidas em ordem de frequência: mediotarsal, tornozelos, joelhos. Pode ocorrer febre e após alguns dias (5 a 10) a crise articular desaparece e o paciente entra em um período assintomático que varia de meses a anos (período intercrítico). As crises subsequentes podem apresentar envolvimento oligoarticular e depois poliarticular, afetando também articulações dos membros superiores. Em geral, com a evolução, as crises vão ficando cada vez mais frequentes e durando mais tempo, até que o paciente entra em uma fase crônica, em que várias articulações passam a ser envolvidas, sem um período intercrítico. Nessa fase, podem surgir as complicações: tofos, deformidades articulares e insuficiência renal[32].

O diagnóstico de gota baseia-se na associação de crises de artrite, presença de tofos, hiperuricemia e em doença avançada na artropatia crônica e destrutiva. É aceito por todos que o diagnóstico de certeza da gota está na identificação do cristal de monourato de sódio no líquido sinovial e/ou no tofo. Crises de gota tipicamente afetam extremidades inferiores, tendo seu começo, primeiras crises, com frequência em articulações dos pés. Podagra refere-se ao acometimento articular da primeira metatarsofalange dos pés que ocorre em algum momento em 90% dos pacientes com gota. O diagnóstico diferencial da podagra se faz com artrite séptica, traumatismo, artrite psoriásica e reativa. Na suspeita de artrite séptica, a artrocentese com coleta de líquido sinovial, cultura e pesquisa de cristais é mandatória[33].

O estudo radiológico tem importância em certas situações para diferenciar de calcificação, doença de depósito de pirofosfato de cálcio (pseudogota ou condrocalcinose) e necrose de osso sesamoide. Os tofos são depósitos de cristais de monourato de sódio geralmente no tecido subcutâneo, sendo cotovelo, região aquiliana, mão e pavilhão auricular os locais mais frequentes desse depósito. Em artropatia crônica da gota pode haver alterações destrutivas articulares, com radiologia típica caracterizada pelas lesões em "saca-bocado", uma erosão óssea bem definida, de borda saliente e com preservação do espaço articular. O Colégio Americano de Reumatologia, em 1977, designou um grupo de trabalho para a elaboração de critérios para a classificação de gota aguda[34] que estão descritos no quadro 18.3.

As decisões terapêuticas na gota devem ser tomadas em relação às seguintes áreas: tratamento da crise de gota, da crise de gota refratária, prevenção de crises de gota, tratamento da hiperuricemia e das doenças associadas ou comorbidades.

A droga de escolha para o tratamento da crise ou artrite aguda são os anti-inflamatórios não esteroides (AINE) utilizados em suas doses máximas por curto período de tempo, o que minimiza seus efeitos colaterais. Estão contraindicados, ainda que por curto prazo, em pacientes com insuficiência cardíaca, insuficiência renal, história prévia de úlcera péptica, perfuração ou hemorragia digestiva, devendo ser utilizados com cuidado em pacientes fragilizados, idosos e com múltiplas doenças. No momento, é aconselhável evitar o uso de AINE do grupo dos inibidores específicos de ciclo-oxigenase-2 (COX-2) em pacientes com crise de gota e doença cardiovascular e/ou cerebrovascular estabelecida[35].

A eficácia de colchicina por via oral na dose de 1 a 1,5mg/dia na prevenção ou atenuação das crises de gota foi demonstrada em estudo randomizado e controlado com placebo. A principal ação da colchicina na gota se deve à sua capacidade de impedir a migração de polimorfonucleares para o espaço articular, o que impede a inflamação mesmo na presença intra-articular do cristal de monourato de sódio[36].

Quadro 18.3 – Critérios diagnósticos para gota (*American College of Rheumatology*).

Se um dos seguintes critérios estiver presente
• Cristais de urato monossódico na análise do líquido sinovial • Tofos confirmados pelo exame de cristais
Pelo menos seis dos seguintes achados
• Aumento de volume assimétrico em uma articulação, em exame radiológico • A primeira articulação metatarsofalângica é sensível ou aumentada de volume (podagra) • Hiperuricemia • Desenvolvimento máximo do processo inflamatório em 24 horas • Comprometimento monoarticular • Mais de um comprometimento articular agudo • Eritema observado sobre as articulações • Cistos subcorticais com erosões, em radiografia • Suspeita de tofos • Cultura negativa de líquido sinovial durante um ataque agudo • Comprometimento unilateral da primeira articulação metatarsofalângica • Ataque unilateral de articulação do tarso

Adaptado de Riella[17].

A meta no tratamento da hiperuricemia é alcançar uma taxa de níveis de ácido úrico menor ou igual a 5mg/dL. Nesses níveis, a possibilidade de crise de gota é praticamente nula. Para a diminuição do *pool* de urato plasmático e tecidual, os seguintes procedimentos têm sido realizados: modificações dietéticas, drogas uricosúricas, drogas uricostáticas, combinação de uricosúrico e uricostático e drogas uricolíticas. É importante a modificação de estilo de vida, particularmente dietético, em pacientes com gota. Recomendações incluem redução de peso, restrição alcoólica (especialmente cerveja pelo seu alto conteúdo de purina, 1g em cada 100g da bebida) e consumo limitado de alimentos ricos em purina, como molhos de carne, miúdos, anchova e sardinha. Entre as drogas uricosúricas, que aumentam a excreção urinária de ácido úrico, a mais eficaz é a benzobromarona, na dose oral de 50 a 100mg/dia. Deve-se ter cuidado em pacientes com história de litíase renal e, se essa droga é utilizada, deve ser acompanhada do aumento da ingestão hídrica e da diurese. Está contraindicada em pacientes com insuficiência renal e/ou hepatopatia[37].

O alopurinol, uma droga uricostática, cuja ação se faz pela inibição da enzima xantina oxidase que age em hipoxantina e xantina transformando-as em ácido úrico, foi uma das primeiras drogas no controle da hiperuricemia. A combinação de alopurinol e benzobromarona em pacientes com gota crônica tofácea extensa tem-se mostrado eficaz na eliminação dos tofos.

Os agentes uricolíticos são aqueles que exercem a função da uricase, enzima em que a espécie humana é deficiente, como já anteriormente descrito. A infusão de uricase purificada (uricozima) ou da enzima recombinante (rasburicase) tem sido utilizada de maneira eficaz para a supressão da síndrome de lise tumoral em pacientes tratados com quimioterapia para neoplasias[38].

O interesse na inibição da interleucina-1 (IL-1) na gota originou-se a partir da descrição de que cristais de urato por caminhos diversos induzem produção de IL-1. O canakinumabe é um anticorpo monoclonal completamente humano anti-IL-1 beta que está aprovado para uso (150mg em dose única), assim como a anancira, droga por via parenteral. Resultados preliminares dos estudos indicam que a inibição da IL-1 pode ter um importante papel na prevenção e tratamento de manifestações clínicas de gota. Para pacientes com contraindicação para uso de anti-inflamatórios não esteroides, colchicina ou glicocorticoides, o uso de inibidores de IL-1 poderá, no futuro, ser uma estratégia a ser utilizada[39].

NEFROPATIA HIPERURICÊMICA FAMILIAL JUVENIL

A nefropatia hiperuricêmica familial juvenil (NHFJ) é uma doença genética com herança autossômica dominante caracterizada por excreção urinária reduzida de ácido úrico, início precoce de hiperuricemia, artrite gotosa, insuficiência renal progressiva e hipertensão[40]. Inicialmente uma doença rara, acredita-se que seja uma condição clínica subdiagnosticada, tendo a nefrite tubulointersticial seu achado anatomopatológico mais significante, sendo mais comum entre os 15 e 40 anos de idade. Análises genéticas comprovaram alterações no gene UMOD (cromossomo 16p12.3), que codifica a proteína uromodulina, a qual é produzida nos rins e excretada na urina, sendo a proteína mais abundante na urina de indivíduos saudáveis, responsável por exemplo por codificar a glicoproteína de Tamm-Horsfall[41]. Mais de 40 mutações foram identificadas, as quais alteram a estrutura da proteína, impedindo sua liberação pelas células renais, desencadeando apoptose e posterior insuficiência renal.

NEFROPATIA POR ÁCIDO ÚRICO

Ocorre pela precipitação aguda de cristais de urato dentro dos túbulos renais provocando uma obstrução à passagem da urina, levando a uma situação de insuficiência renal aguda, na maioria das vezes oligúrica ou até mesmo anúrica. É uma doença que ocorre por superprodução ou hiperexcreção de uratos, muito comum quando há grande destruição de células como nos linfomas, leucemias e doenças proliferativas da medula e, particularmente, quando ocorre rápida destruição celular por irradiação e/ou quimioterapia (Fig. 18.3). Esta situação é conhecida como síndrome de lise tumoral[42] (SLT).

A SLT é uma emergência oncológica metabólica provocada por uma lise celular aguda com liberação de produtos intracelulares (ácido úrico, fosfato, cálcio, potássio) prejudicando a homeostase, associada ao efeito do tratamento quimioterápico e radioterápico, mas também pode ser espontânea. Acredita-se que sua ocorrência se deve ao aumento da disponibilidade da terapia citotóxica e à ausência da utilização da profilaxia para a síndrome[44]. Não há até este momento uma classificação universalmente aceita para a SLT.

Normalmente, inicia-se 48 a 72 horas após a lise celular e é causada pelo aumento do catabolismo de ácidos nucleicos e liberação de metabólitos da purina provocada pela quimioterapia. A via final é a metabolização da xantina pela xantina oxidase em ácido úrico. A excreção normal diária de ácido úrico pelos rins é em torno de 500mg. No pH tubular (5,0) é muito pouco

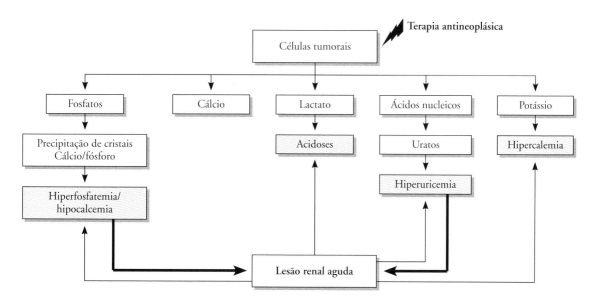

Figura 18.3 – Fisiopatologia da síndrome de lise tumoral. Adaptado de Darmon *et al*[43].

solúvel e pode formar cristais e obstruções, principalmente com a razão ácido úrico/creatinina maior que 1.

A depleção volêmica é o maior risco da SLT e deve ser corrigida vigorosamente, devendo ser iniciada antes da quimioterapia para os pacientes de alto risco, e continuada por pelo menos 48 horas depois. Tem como objetivos aumentar o volume intravascular, o ritmo de filtração glomerular e o volume urinário, diminuindo a concentração de solutos no néfron distal e na microcirculação medular. Apesar de a alcalinização da urina poder relacionar-se com o aumento da excreção de urato, ela reduz a solubilidade do fosfato de cálcio em ambiente de alta hiperfosfatemia e tem um pequeno impacto na solubilidade das xantinas. Além disso, a alcalinização provocada poderia associar-se à lesão renal aguda, utilizando-se rasburicase. Dessa forma, não há mais essa recomendação formal a partir das diretrizes de 2008 na SLT. O alopurinol é um fármaco utilizado para impedir a formação de ácido úrico a partir da xantina e hipoxantina. Porém não age no ácido úrico já formado e, devido à baixa solubilidade e ao aumento dos níveis sistêmicos de xantina e hipoxantina, pode provocar uropatias obstrutivas e diminuir a depuração de quimioterápicos com base em purinas, o que pode exigir diminuições das doses desses quimioterápicos[45].

A rasburicase é um fármaco uricolítico recombinante que diminui os níveis sanguíneos de ácido úrico por meio de uma degradação enzimática e formação de alantoína que é altamente solúvel. Pode ser utilizada na profilaxia (linfoma, leucemias) ou no tratamento, sendo recomendada como fármaco de primeira linha em pacientes com alto risco de desenvolvimento da SLT. Suas contraindicações são em pacientes com deficiência de glicose-6-fosfato desidrogenase (G6PD) e alto risco de hemólise. Recente metanálise analisou o custo e a eficácia do uso de rasburicase como dose única na prevenção e tratamento da SLT em adultos. A dose única de rasburicase demonstrou melhor controle e maior taxa de resposta para hiperuricemia que o alopurinol[46].

A nefropatia crônica pelo ácido úrico resulta do depósito de cristais no interstício medular gerando resposta inflamatória e formação de microtofos, com consequente fibrose e progressão da doença renal crônica (DRC), chegando a estar presente em até 15% dos pacientes com DRC em estágios avançados, antes do uso das drogas hipouricêmicas. Além do depósito de cristais, encontramos proliferação de células musculares lisas da vasculatura renal, com progressiva disfunção endotelial, fazendo com que a hiperuricemia se torne fator de risco independente para o desenvolvimento de DRC[47].

Histologicamente, encontra-se nefropatia hipertensiva ou do envelhecimento, com arteriolosclerose, glomerulosclerose e fibrose tubulointersticial, além do depósito de cristais de urato no interstício. Caracteriza-se por curso, na maioria das vezes, assintomático, com fração de excreção de ácido úrico < 10%, proteinúria não nefrótica e hipertensão em até 50 a 60% dos casos, sendo a elevação do ácido úrico desproporcional ao grau de insuficiência renal[48]. O tratamento consiste basicamente em dieta pobre em purina, controle pressórico com inibidor de conversão de enzima e/ou bloqueador do receptor de angiotensina II, além do uso de inibidores da xantina oxidase e evitar o uso de diuréticos.

ÁCIDO ÚRICO E NEFROLITÍASE

Embora os cálculos de ácido úrico sejam geralmente citados como constituindo 10 a 15% de todos os cálculos renais[49], eles são responsáveis por maior incidência de litíase em grupos de alto risco, como em até 60% dos cálculos renais nos diabéticos, obesos e portadores de síndrome metabólica[50,51]. A ligação entre essas condições e os cálculos de ácido úrico é o pH urinário persistentemente baixo (ácido), que leva à maior secreção ácida urinária e ao defeito na excreção de amônia.

As três principais alterações urinárias que predispõem à precipitação do ácido úrico e formação de pedra são: pH urinário baixo, baixo volume urinário e hiperuricosúria[52] (Quadro 18.4).

Quadro 18.4 – Fatores de risco para cálculos de ácido úrico.

pH urinário baixo
• Resistência insulínica aumentada: diabetes, obesos e síndrome metabólica
• Diarreia crônica
• Idiopático
• Gota
• Dieta rica em purina
• Acidose láctica induzida pelo exercício
• Síntese de amônia diminuída
Volume urinário reduzido
• Diarreia crônica
• Sudorese excessiva
Hiperuricosúria
• Deficiência enzimática congênita
• Gota
• Drogas uricosúricas
• Doenças mieloproliferativas
• Síndrome de lise tumoral
• Anemia hemolítica

A intervenção mais simples no tratamento da litíase é a ingestão hídrica, em que devemos incentivar maior ingestão de líquidos para produzir pelo menos 2 litros de urina por dia. Reduzir a ingestão de proteína animal diariamente (incluindo carne, peixe e aves) a uma dose diária de 0,8g/kg/dia e substituí-la com frutas e legumes frescos é recomendado, pois reduz a excreção de ácido úrico e alcaliniza a urina[53].

Além de alcalinizar a urina, deve-se reduzir a uricosúria, por meio do uso de drogas como o alopurinol, que deve ser utilizado quando a alcalinização urinária for insuficiente. As drogas uricosúricas mais recentes como o oxipurol e o febuxostat ainda não estão liberadas para uso clínico[54].

ÁCIDO ÚRICO E TRANSPLANTE RENAL

Gota é um problema comum entre os pacientes com transplante renal, com prevalência de 2 a 13%. A excreção reduzida de ácido úrico pode ocorrer após o transplante renal, o que conduz a hiperuricemia e, em alguns casos, a artrite gotosa. Este problema é mais comum com o uso da ciclosporina. A incidência de hiperuricemia em um estudo de receptores de transplantes renais foi de 84% nos tratados com ciclosporina contra 30% em pacientes tratados com azatioprina e prednisona[55].

A queda no ritmo de filtração glomerular induzida pela ciclosporina provavelmente contribui para a retenção de ácido úrico, mas o dano tubular também pode ser importante, ao alterar a secreção de ácido úrico. O uso concomitante de diurético e lesão renal aguda devido à rejeição aguda do enxerto são outros fatores de risco para hiperuricemia[56]. A gota ocorre frequentemente como um evento *de novo*, embora os pacientes com história prévia de gota estão em maior risco, sendo que ela ocorre, em média, 17 a 24 meses após o transplante.

O tratamento da gota em pacientes transplantados é o mesmo que na população geral, sendo que aqueles que possuem história prévia de hiperuricemia ou gota devem estar em uso de inibidores da xantina oxidase no pré-transplante e no início do tratamento imunossupressor com ciclosporina[57].

ÁCIDO ÚRICO E RISCO CARDIOVASCULAR

O interesse no ácido úrico como potencial fator de risco de doença cardiovascular tem sido abordado em inúmeros artigos de revisão. Parece não haver dúvidas que o ácido úrico é um fator de risco cardiovascular, ideia essa que persiste desde há 50 anos. Contudo, a questão central não é a sua associação com doença cardiovascular, mas sim se desempenha um papel causal no desenvolvimento dessa. Tem sido difícil identificar o papel específico da hiperuricemia devido à sua associação com outros fatores de risco cardiovasculares já estabelecidos, como hipertensão, *diabetes mellitus*, dislipidemia, obesidade e doença renal crônica[58].

Estudos observacionais mostraram que as concentrações de ácido úrico são superiores em doentes com doença coronariana estabelecida[59]. Contudo, a hiperuricemia está associada com possíveis fatores confusionais, incluindo hipertrigliceridemia, hipercolesterolemia, glicemia e índice de massa corporal. Cerca de ¼ dos hipertensos apresenta hiperuricemia associada, e a hiperuricemia assintomática prediz o futuro desenvolvimento de hipertensão, independentemente da função renal, principalmente em adolescentes e em indivíduos com dieta rica em frutose[60].

Entre os hipertensos, o ácido úrico está associado a um risco cardiovascular significativamente aumentado e independente do uso de diuréticos e outros fatores de risco, sendo mais forte em negros e indivíduos com risco cardiovascular baixo.

Apesar de ainda não comprovadas, existem algumas propostas de possíveis mecanismos patogênicos que explicariam a associação do ácido úrico com os outros fatores de risco, disfunção endotelial e doença cardiovascular.

Um dos mecanismos propostos envolve o estresse oxidativo. Em condições de hipóxia e isquemia tecidual, as concentrações de adenosina circulante aumentam, devido ao seu papel importante e regulador do fluxo sanguíneo. A adenosina é sintetizada localmente no músculo liso vascular, no tecido cardíaco, e é degradada rapidamente no endotélio, em ácido úrico, que poderá ser um marcador de isquemia tecidual. A síntese de ácido úrico acompanha-se da formação de radicais livres de oxigênio, como consequência da transformação de hipoxantina em xantina e de xantina em ácido úrico, que podem contribuir para o dano tecidual[61].

Os radicais livres de oxigênio encontram-se aumentados em doentes com hipertensão arterial essencial e nos predispostos à hipertensão. A disfunção endotelial pode resultar do excesso de radicais livres, que interrompem a síntese e aceleram a destruição de óxido nítrico. O estresse oxidativo tem, desse modo, uma ação central na aterosclerose e está associado a maiores fatores de risco cardiovasculares.

Nos hipertensos, a hiperuricemia deve-se a uma redução do *clearance* de ácido úrico. Também há evidência de que a hiperuricemia prolongada pode induzir doença renal crônica (alguns achados histológicos compreendem arteriosclerose, aterosclerose, glomerulosclerose, atrofia e dilatação tubulares). Essa hipótese é reforçada pelo achado de cristais de urato no tecido renal, que causam reação local inflamatória[62].

A associação de hiperuricemia às múltiplas situações cardiovasculares e renais, como hipertensão, nefropatia (incluindo microalbuminúria[63] e diminuição da filtração glomerular), síndrome metabólica, apneia obstrutiva do sono, arteriopatia (carotídea, periférica e coronariana), acidente vascular cerebral e demência vascular, bem como marcadores de inflamação, de disfunção endotelial e de estresse oxidativo[64], tem alimentado a controvérsia sobre se a hiperuricemia deve ou não ser considerada mais um fator de risco para doença cardiovacular, a somar aos fatores de risco tradicionais (Fig. 18.4). A posição de grupos como o Framingham[65] e da maior parte das sociedades científicas tem sido, todavia, a de não considerarem o ácido úrico fator de risco isolado, embora a última palavra dependa de estudos ainda não existentes até o momento, especificamente desenhados para responder a esta questão.

Inquestionável é considerar-se que, fator de risco ou não, a hiperuricemia é um marcador inespecífico de risco cardiovascular, especialmente na hipertensão arterial, mas é verdade que várias circunstâncias, muitas vezes presentes, são favorecedoras na elevação do ácido úrico no sangue. Entre elas, redução na filtração glomerular, hiperinsulinemia, vasconstrição renal, terapêutica diurética, reduzindo a excreção renal de ácido úrico ou, por outro lado, o consumo de álcool, a isquemia dos

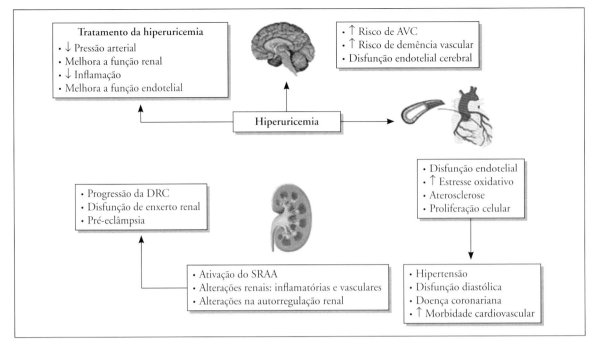

Figura 18.4 – Mecanismos entre hiperuricemia e doenças cardiovasculares, cerebrais e renais. Adaptado de Kanbay et al[62].

tecidos e o estresse oxidativo, aumentando a respectiva produção. No caso da doença renal, também existe a tentativa de responsabilizar a hiperuricemia pela nefropatia, mas não tem sido consistente mesmo nos casos antes designados como "nefropatia gotosa", em que a demonstração de cristais de ácido úrico nos glomérulos dos doentes, por si só, não explicaria a situação, pelo caráter focal desses depósitos. Estudos recentes, usando modelos animais e cultura de células, identificaram potenciais mecanismos pelos quais o ácido úrico poderia causar doença cardiovascular ou renal, e ensaios clínicos sugerem benefício cardiovascular e renal com a redução dos níveis de ácido úrico[66].

O papel da hiperuricemia na síndrome metabólica tem merecido atenção. Inicialmente atribuída à hiperinsulinemia, que, por si só, provoca elevação do ácido úrico por diminuição da excreção; de fato a hiperuricemia pode preceder o aparecimento de hiperinsulinemia, obesidade e diabetes[67]. A disfunção endotelial mediada pelo ácido úrico, condicionando uma diminuição do fluxo sanguíneo responsável por menor captação tecidual de glicose, é um dos dois mecanismos propostos para explicar a possível relação de causalidade entre hiperuricemia e síndrome metabólica; o outro está associado com as alterações inflamatórias e oxidativas provocadas pelo ácido úrico nos adipócitos. Refira-se que, por outro lado, o ácido úrico poderá ter propriedades antioxidantes, protetoras, em situações neurológicas como a esclerose múltipla e a doença de Parkinson, mas pode funcionar como pró-oxidante e imunoestimulador[68].

ÁCIDO ÚRICO E HIPERTENSÃO ARTERIAL

A hipertensão arterial é, sem dúvida, a doença mais comum no mundo. Nos países ocidentais, afeta entre 20 e 75% da população adulta, dependendo da idade. Não é só o fator de risco mais importante para doenças cardiovasculares e renais, mas o que é mais passível de modificação com a tecnologia médica atual.

O ácido úrico foi originalmente ligado à hipertensão em 1870. Durante anos, essa associação foi atribuída ao efeito de vasoconstrição renal para reduzir a excreção urinária de ácido úrico. Mais recentemente, o ácido úrico foi proposto como tendo um papel causal na hipertensão[69]. A hiperuricemia parece cumprir os postulados de Koch como fator de risco causal para a hipertensão. Os estudos em modelos animais sugerem que a hiperuricemia pode ser particularmente importante na hipertensão precoce e, similarmente, os estudos em seres humanos indicam que a associação mais forte da hiperuricemia é com a hipertensão precoce, tal como observado em adolescentes[70] (Quadro 18.5). Na verdade, reduzindo o ácido úrico com alopurinol ou probenecida, diminuimos a pressão arterial marcadamente em adolescentes com hipertensão ou pré-hipertensão, enquanto efeitos sobre a hipertensão primária no adulto é menos acentuada[71]. Isso pode relacionar-se com o desenvolvimento de doença microvascular renal e inflamação intersticial que ocorre em ambos os modelos animais e em seres humanos com hipertensão, e que tem sido mostrado experimentalmente para mediar a hipertensão sensível ao sal, mesmo que os níveis de ácido úrico estejam redu-

Quadro 18.5 – Ácido úrico *vs.* hipertensão (postulados de Koch).

- Aumento dos níveis séricos de ácido úrico (hiperuricemia) prediz o desenvolvimento de hipertensão
- O aumento do ácido úrico em modelos animais gera elevação na pressão arterial com alterações clínicas, hemodinâmicas e histológicas renais iguais às observadas em humanos hipertensos
- O aumento do ácido úrico tem relação direta com o aumento dos níveis pressóricos em hipertensos
- O tratamento da hiperuricemia com inibidores da xantina oxidase em ratos diminui a pressão arterial
- O tratamento da hiperuricemia com inibidores da xantina oxidase diminui a pressão arterial em adolescentes com hipertensão de início recente

zidos. Juntam-se a isso o fato de o ácido úrico ser reconhecido como um antioxidante e alterações genéticas que podem variar seus valores séricos, podendo predispor ao aparecimento de gota ou de hipertensão[17].

Há evidência experimental e clínica recente que suporta a possibilidade de que níveis de ácido úrico elevados podem conduzir a hipertensão[72]. Numerosos estudos têm relatado que a hiperuricemia carrega um aumento do risco relativo para o desenvolvimento de hipertensão em 5 anos, independente de outros fatores de risco. A hiperuricemia também é comum entre os adultos com pré-hipertensão, especialmente quando a microalbuminúria está presente. A hiperuricemia é também mais comum na hipertensão primária do que no tratamento da hipertensão secundária, pelo menos em adolescentes[73]. Em um estudo, níveis de ácido úrico elevados (> 5,5mg/dL) foram observados em cerca de 90% dos adolescentes com hipertensão essencial, ao passo que os níveis foram significativamente menores nos controles e em adolescentes com hipertensão do avental branco ou hipertensão secundária[74]. Curiosamente, a relação dos níveis de ácido úrico em pessoas com hipertensão estabelecida varia, em alguns estudos, de 40 a 60% dos indivíduos com hipertensão não tratada, enquanto outros estudos relataram valores menores. Além disso, a força da relação entre o nível de ácido úrico e hipertensão diminui com o aumento da idade do paciente e a duração da hipertensão, o que sugere que o ácido úrico pode ser mais importante em indivíduos mais jovens ou com hipertensão precoce[75].

Tem havido um grande aumento na prevalência de hipertensão em todo o mundo, e há evidências de que os níveis de ácido úrico estão subindo também. Acredita-se que o aumento da prevalência da obesidade tem contribuído para a elevação da prevalência de hipertensão. Ao longo dos últimos 200 anos, houve um grande aumento mundial na ingestão de frutose, o qual está correlacionado com a elevação temporal na hipertensão e obesidade. A frutose é o único entre os açúcares em que rapidamente faz com que haja depleção de ATP e aumento tanto na produção como na liberação de ácido úrico. Os dados experimentais apoiam a ligação entre a ingestão de frutose, hiperuricemia e o aumento da pressão arterial. Além disso, embora exista controvérsia quanto ao saber se a frutose pode induzir hipertensão em ratos, a administração de dietas ricas em frutose para seres humanos pode induzir muitas características da síndrome metabólica, incluindo aumento agudo da pressão arterial. Assim, pode-se especular que a hiperuricemia induzida por frutose pode ter um papel no aumento da prevalência da hipertensão em todo o mundo. A ingestão de outros alimentos (como carnes ricas em purinas gordas) ou bebidas (como cerveja), ou exposição a toxinas (como o chumbo) que alteram os níveis de ácido úrico, pode também contribuir para níveis de ácido úrico elevados e uma forma de hipertensão "hiperuricêmica"[76].

Além de dieta, há evidências de que o baixo peso ao nascer aumenta o risco de hipertensão e obesidade na vida adulta. Entre os mecanismos pelos quais o baixo peso pode levar a aumento do risco de hipertensão está a redução congênita no número de néfrons. Transferências de ácido úrico livremente da circulação materna à fetal e altos níveis de ácido úrico materno e fetal podem correlacionar com menor peso ao nascer entre as crianças. Devido aos efeitos antiangiogênicos do ácido úrico, é possível especular que essas elevações podem contribuir para o baixo peso e número de néfrons reduzido, o que pode predispor uma criança para o desenvolvimento de hipertensão mais tarde na vida.

Se o pai de uma criança é obeso ou tem hipertensão, é mais provável que essas condições se desenvolvam na criança por causa de traços genéticos ou ambientais (dieta). Um estudo relatou que as crianças cujos pais têm história de hipertensão apresentam níveis mais altos de ácido úrico, maior índice de massa corporal (IMC) e níveis mais elevados de triglicérides, independentes do grau de hipertensão[77].

ÁCIDO ÚRICO NA SÍNDROME METABÓLICA E NO DIABETES

Uma evidência crescente sugere que o ácido úrico pode desempenhar um papel na síndrome metabólica. Historicamente, a hiperuricemia observada na síndrome metabólica tem sido atribuída à hiperinsulinemia, uma vez que a insulina reduz a excreção renal de ácido úrico. No entanto, a hiperuricemia muitas vezes precede o desenvolvimento de hiperinsulinemia, da obesidade e do diabetes. Também pode estar presente na síndrome metabólica, em pessoas que não estão acima do peso ou com sobrepeso (resistência insulínica periférica)[78].

Dois mecanismos têm sido sugeridos para explicar como a hiperuricemia pode induzir a síndrome metabólica. O primeiro mecanismo está relacionado com o fato de que a absorção de glicose no músculo esquelético depende em parte de um aumento no fluxo de sangue, mediados pela liberação, estimulada por insulina, de óxido nítrico a partir de células endoteliais. O segundo mecanismo refere-se às alterações inflamatórias e oxidativas que o ácido úrico induz nos adipócitos. Além disso, a xantina oxidase é expressa em adipócitos e é fundamental para o processo da adipogênese[79].

ÁCIDO ÙRICO NA DOENÇA RENAL CRÔNICA

A hiperuricemia tem sido associada com DRC, sendo que aproximadamente 20 a 60% dos pacientes com gota apresentam disfunção renal leve ou moderada[80]. A lesão histológica denominada "nefropatia gotosa" consiste de glomerulosclerose, fibrose intersticial, arteriosclerose renal e, muitas vezes, depósito focal de cristais de urato no interstício. Apesar da associação de gota com doença renal, ainda não está claro se o ácido úrico tem papel etiológico na piora ou progressão da doença renal crônica. Primeiro, tem sido difícil atribuir a lesão renal generalizada na gota para o depósito de cristais de urato, pois são em sua maioria de maneira focal. Em segundo lugar, muitos pacientes com gota têm hipertensão ou são idosos, e as lesões renais podem simplesmente refletir o dano renal hipertensivo ou envelhecimento associado[81]. A incapacidade para resolver este problema tem enfatizado a necessidade de estudos adicionais.

Ambos os estudos experimentais e clínicos sugerem a possibilidade de que um nível elevado de ácido úrico por si só pode levar à insuficiência renal, sem o depósito de cristais de ácido úrico. Estudos experimentais em ratos demonstraram que o aumento dos níveis de ácido úrico pode causar doença renal, bem como acelerar a doença renal preexistente. O mecanismo da lesão parece estar relacionado com o desenvolvimento de doença arteriolar pré-glomerular que diminui a resposta autorreguladora renal e, assim, provoca hipertensão glomerular[82].

Estudos epidemiológicos mais recentes também sugerem que o ácido úrico pode ter um papel na causa da doença renal. Por exemplo, nível de ácido úrico elevado é um preditor independente de desenvolvimento de ambas, microalbuminúria e disfunção renal, em indivíduos com função renal normal e está associado a um ritmo de filtração glomerular prejudicado em pacientes com diabetes tipo 1 que não têm proteinúria. Estudos clínicos recentes sugerem que a redução dos níveis de ácido úrico pode retardar a progressão da doença renal, especialmente em pacientes com hiperuricemia.

Dois estudos descobriram que a hiperuricemia é um fator de risco independente para a progressão de nefropatia por IgA[83]. Além disso, em estudo recente de 6.400 indivíduos com função renal normal, ácido úrico de 8,0mg/dL, quando comparado com um nível de 5,0mg/dL, foi associado a risco 2,9 vezes maior para o desenvolvimento de insuficiência renal em 2 anos em homens e 10 vezes maior em mulheres. Este aumento do risco relativo foi independente da idade, índice de massa corporal, pressão arterial sistólica, colesterol total, albumina, glicose, tabagismo, consumo de álcool, hábitos de exercício, proteinúria e hematúria. Portanto, um valor de ácido úrico elevado é mais preditivo para o desenvolvimento de insuficiência renal do que o nível de proteinúria.

Um dos mecanismos pelo qual o ácido úrico pode exacerbar a lesão renal pode ser a ativação do sistema renina-angiotensina-aldosterona (SRAA), que foi demonstrado ser um mediador importante da progressão da doença renal, não só devido aos seus efeitos hemodinâmicos para aumentar a pressão sistêmica e glomerular, mas também pelo seu efeito fibrogênico direto nas células renais e vasculares[84]. Além disso, outros mecanismos estão envolvidos, como a disfunção endotelial, onde os vasos pré-glomerulares e a camada íntima das arteríolas aferentes dos animais hiperuricêmicos estão mais rígidos e com maior grau de aterosclerose, quando comparados aos animais com níveis de ácido úrico normal[85] (Fig. 18.5).

Torna-se claro a partir dos resultados de vários estudos clínicos e experimentais que a hiperuricemia e a doença renal crônica estão relacionadas[87]. Além disso, o tratamento da hiperuricemia em pacientes com DRC é relatado como sendo importante do ponto de vista da preservação da função renal[88]. No entanto, para verificar a necessidade

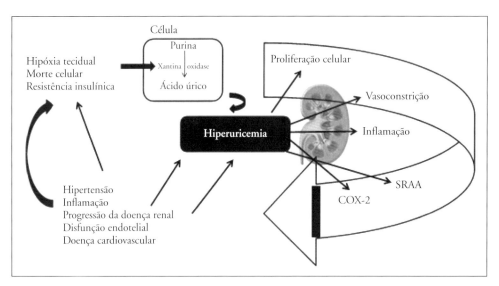

Figura 18.5 – Interação entre ácido úrico, doença cardiovascular e progressão da doença renal crônica. Adaptado de Jalal *et al*[86].

de tratamento da hiperuricemia em renais crônicos, estudos de intervenção em larga escala são necessários para indicar que o controle dos níveis de ácido úrico tenha impacto na progressão da doença renal crônica em estágios avançados e em pacientes em hemodiálise.

CONCLUSÃO

Ácido úrico, o produto final do metabolismo das purinas em seres humanos, apresenta diversas propriedades biológicas. Embora atue como um antioxidante no espaço extracelular, uma vez que entra nas células, parece que exerce vários efeitos deletérios, muitos dos quais têm sido documentados em estudos experimentais. Os principais mecanismos fisiopatológicos de lesão induzida por ácido úrico são disfunção endotelial, ativação do SRAA, aumento do estresse oxidativo, pró-inflamatório e efeitos proliferativos[89].

Durante a última década, o papel do ácido úrico foi um fator de risco cardiovascular, bem como sua possível correlação com a progressão de a doença renal ter sido reavaliada. Numerosos e recentes estudos epidemiológicos têm demonstrado a associação independente da hiperuricemia com hipertensão arterial, eventos cardiovasculares e mortalidade na população geral, mas também em pacientes com alto risco cardiovascular. Estudos apoiam a associação causal entre a hiperuricemia e o desenvolvimento da doença renal e sua progressão, muitas vezes com resultados contraditórios e inconclusivos[90]. No entanto, a comunidade médica parece, atualmente, estar afastando-se do pressuposto de que a hiperuricemia é apenas um indicador de disfunção renal, o que reflete a excreção renal reduzida. O ácido úrico é considerado hoje em dia um culpado e não apenas um espectador inocente na hipertensão e na progressão da doença renal[91].

O papel patogenético da hiperuricemia no aparecimento e progressão da hipertensão e doenças renais também proporcionou perspectivas úteis sobre os mecanismos fisiopatológicos por meio dos quais os efeitos nocivos do ácido úrico são exercidos, como no caso da lesão vascular glomerular na arteríola aferente, assemelhando-se à lesão patognomônica da hipertensão essencial em humanos, acompanhada por sensibilidade ao sal e autorregulação renal, resultando em hipertensão arterial sistêmica e glomerular[92].

Finalmente, é claro que os ensaios clínicos de maior intervenção são necessários para elucidar o papel do ácido úrico na gênese e na progressão da doença renal e determinar se o ácido úrico representa um alvo remediável de intervenção no contexto da prevenção e inibição da doença renal primária e progressão da doença cardiovascular.

REFERÊNCIAS BIBLIOGRÁFICAS

1. Bobeck JR. Fisiologia das purinas e pirimidinas. In Boback JR (ed). *As Bases Fisiológicas da Prática Médica*, 9ª ed. Guanabara Koogan: Rio de Janeiro, 1976, pp 116-124.
2. Oda M, Satta Y, Takenaka O *et al*. Loss of urate oxidase activity in hominoids and its evolutionary implications. *Mol Biol Evol* 2002; **19**: 640-653.
3. Johnson RJ, Titte S, Cade JR *et al*. Uric acid, evolution and primitive cultures. *Semin Nephrol* 2005; **25**: 3-8.
4. Frassetto LA, Morris RC Jr, Sebastian A *et al*. A practical approach to the balance between acid production and renal acid excretion in humans. *J Nephrol* 2006; **19** Suppl 9: S33-S40.
5. Watanabe S, Kang DH, Feng L *et al*. Uric acid, hominoid evolution, and the pathogenesis of saltsensitivity. *Hypertension* 2002; **40**: 355-360.
6. Maesaka JK, Fishbane S. Regulation of renal urate excretion: a critical review. *Am J Kidney Dis* 1998; **32**: 917-933.
7. Lipkowitz MS. Regulation of uric acid excretion by the kidney. *Curr Rheumatol Rep* 2012; **14**: 179-188.
8. Koepsell H, Endou H. The SLC22 drug transporter family. *Pflügers Arch* 2004; **447**: 666-676.
9. Anzai N, Endou H. Urate transporters: an evolving field. *Semin Nephrol* 2011; **31**: 400-409.
10. Dantzler WH. Comparative aspects of renal urate transport. *Kidney Int* 1996; **49**: 1549-1551.
11. Hediger MA, Johnson RJ, Endou H *et al*. Molecular physiology of urate transpost. *Physiology* 2005; **20**: 125-133.
12. Enomoto A, Kimura H, Cha SH *et al*. Molecular identification of a renal urate anion exchanger that regulates blood urate levels. *Nature* 2002; **417**: 447-452.
13. Anzai N, Enomoto A, Endou H *et al*. Renal urate handling: clinical relevance of recent advances. *Curr Rheumatol Rep* 2005, 7: 227-234.
14. Enomoto A, Endou H. Roles of organic anion transporters (OATs) and a urate transporter (URAT1) in the pathophysiology of human disease. *Clin Exp Nephrol* 2005; **9**: 195-205.
15. Anzai N, Kanai Y, Endou H *et al*. New insights into renal transport of urate. *Curr Opin Rheumatol* 2007; **19**: 151-157.
16. So A, Thorens B. Uric acid transport and disease. *J Clin Invest* 2010; **120**: 1791-1799.
17. Riella MC (ed). *Princípios de Nefrologia e Distúrbios Hidroeletrolíticos*, 5ª ed. Guanabara Koogan: Rio de Janeiro, 2010, pp. 251-263.
18. Mount DB, Kwon CY, Zandi-Nejad K *et al*. Renal urate transport. *Rheum Dis Clin North Am* 2006; **32**: 313-331.
19. Preitner F, Bonny O, Laverriére A *et al*. Glut9 is a major regulator of urate homeostasis and its genetic inactivation induces hyperuricosuria and urate nephropathy. *Proc Natl Acad Sci U S A* 2009; **106**: 15501-15506.
20. Caulfield MJ, Munroe PB, O'Neill D *et al*. SLC2A9 is a high-capacity urate transporter in humans. *PLoS Med* 2008; **5**: e197.
21. Ramsdell CM, Kelley WN. The clinical significance of hypouricemia. *Ann Intern Med* 1973; **78**: 239-242.
22. Ogino K, Hisatome I, Saitoh M *et al*. Clinical significance of hypouricemia in hospitalized patients. *J Med* 1991; **22**: 76-82.
23. Hisatome L, Ogino K, Nakamoto S *et al*. Cause of persistent hypouricemia in outpatients. *Nephron* 1989; **51**: 13-16
24. Dinour D, Gray NK, Campbell S *et al*. Homozygous SLC2A9 mutations cause severe renal hypouricemia. *J Am Soc Nephrol* 2010; **21**: 64-72.
25. Döring A, Gieger C, Mehta D *et al*. SLC2A9 influences uric acid concentrations with pronounced sex-specific effects. *Nat Genet* 2008; **40**: 430-436.
26. Johnson RJ, Andrews P. Fructose, uricase, and the Back-to-Africa hypothesis. *Evol Anthropol* 2010; **19**: 250-257.
27. Sautin YY, Johnson RJ. Uric acid: the oxidant-antioxidant paradox. *Nucleosides Nucleotides Nucleic Acids* 2008; **27**: 608-619.
28. Ruggiero C, Cherubini A, Ble A *et al*. Uric acid and inflammatory markers. *Eur Heart J* 2006; **27**: 1174-1181.
29. Vitart V, Rudan I, Hayward C *et al*. SLC2A9 is a newly identified urate transporter influencing serum urate concentration, urate excretion and gout. *Nat Genet* 2008; **40**: 437-442.
30. Choi HK, Mount DB, Reginato AM. Pathogenesis of gout. *Ann Intern Med* 2005; **143**: 499-516.

31. Terkeltaub RA. Gout. *N Engl J Med* 2003; **349**: 1647-1655.
32. Lee SJ, Terkeltaub RA, Kavenaugh A. Recent developments in diet and gout. *Curr Opin Rheumatol* 2006; **18**: 193-198.
33. Choi HK, Atkinson K, Curhan G et al. Purinerich foods, dairy and protein intake, and the risk of gout in men. *N Engl J Med* 2004; **350**: 1093-1103.
34. Wallace SL, Robinson H, Yu TF et al. Preliminary criteria for the classification of acute arthritis of primary gout. *Arthritis Rheum* 1977; **20**: 895-900.
35. Kim KY, Schumaker R, Kong SX et al. A literature review of the epidemiology and treatment of acute gout. *Clin Ther* 2003; **25**: 1593-1617.
36. Borstad GC, Bryant LR, Abel MP et al. Colchicine for prophylaxis of acute flares when initiating allopurinol for chronic gout arthritis. *J Reumatol* 2004; **31**: 2429-2432.
37. Rott KT, Agudelo CA. Gout. *JAMA* 2003; **289**: 2857-2860.
38. Vega CP. Gout: new advances in the diagnosis and management of an old disease. *Int J Clin Rheum* 2009; **4**: 1-18.
39. So A, De Smedt T, Revaz S, Tschopp J. A pilot study of Il-1 inhibition by anakinra in acute gout. *Arthritis Res Ther* 2007; **9**: R28.
40. Dahan K, Devuyst O, Revaz S, Smaers M et al. A cluster of mutations in the UMOD gene causes familial juvenile hyperuricemic nephropathy with abnormal expression of uromodulin. *J Am Soc Nephrol* 2003; **14**: 2883-2893.
41. Bleyer AJ, Trachtman H, Sandhu J et al. Renal manifestations of a mutation in the uromodulin (Tamm Horsfall protein) gene. *Am J Kidney Dis* 2003; **42**: E20-E26.
42. Cairo MS, Bishop M. Tumour lysis syndrome: new therapeutic strategies and classification. *Br J Haematol* 2004; **127**: 3-11.
43. Darmon M, Malak S, Guichard I, Schlemmer B. Acute tumor lysis syndrome: a comprehensive review. *Rev Bras Ter Intens* 2008; **20**: 278-285.
44. Davidson MB, Thakkar S, Schreiber MJ et al. Pathophysiology, clinical consequences, and treatment of tumor lysis syndrome. *Am J Med* 2004; **116**: 546-554.
45. Scott HC, Deborah JP. The tumor lysis syndrome. *N Engl J Med* 2011; **364**: 1844-1854.
46. Jeha S. Tumor lysis syndrome. *Semin Hematol* 2001; **38** (4 Suppl 10): 4-8.
47. Iseki K, Ikemiya Y, Takishita S et al. Significance of hyperuricemia as a risk factor for developing ESRD in a screened cohort. *Am J Kidney Dis* 2004; **44**: 642-650.
48. Obermayr RP, Temml C, Klauser-Braun R et al. Elevated uric acid increases the risk for kidney disease. *J Am Soc Nephrol* 2008; **19**: 2407-2413.
49. Maalouf NM, Cameron MA, Sakhaee K et al. Novel insights into the pathogenesis of uric acid nephrolithiasis. *Curr Opin Nephrol Hypertens* 2004; **13**: 181-189.
50. Abate N, Chandalia M, Sakhaee K et al. The metabolic syndrome and uric acid nephrolithiasis: novel features of renal manifestation of insulin resistance. *Kidney Int* 2004; **65**: 386-392.
51. Hikita M, Ohno I, Hosoya T et al. Relationship between hyperuricemia and body fat distribution. *Intern Med* 2007; **46**: 1353-1358.
52. Sakhaee K, Adams-Huet B, Pak CY et al. Pathophysiologic basis for normouricosuric uric acid nephrolithiasis. *Kidney Int* 2002; **62**: 971-979.
53. Johnson RJ, Segal MS, Sautin Y et al. Potential role of sugar (fructose) in the epidemic of hypertension, obesity and the metabolic syndrome, diabetes, kidney disease, and cardiovascular disease. *Am J Clin Nutr* 2007; **86**: 899-906.
54. Shekarriz B, Stoller ML. Uric acid nephrolithiasis: current concepts and controversies. *J Urol* 2002; **168**: 1307-1314.
55. Perez-Ruiz F, Gomez-Ullate P, Amenabar JJ et al. Long-term efficacy of hyperuricaemia treatment in renal transplant patients. *Nephrol Dial Transplant* 2003; **18**: 603-606.
56. Haririan A, Nogueira JM, Zandi-Nejad K et al. The independent association between serum uric acid and graft outcomes after kidney transplantation. *Transplantation* 2010; **89**: 573-579.
57. Ben HM, Hachicha J, Jarraya A et al. Cyclosporine-induced hyperuricemia and gout in renal transplants. *Transplant Proc* 1997; **27**: 2722-2724.
58. Feig DI, Kang DH, Johnson RJ. Uric acid and cardiovascular risk. *N Engl J Med* 2008; **359**: 1811-1821.
59. Weir CJ, Muir SW, Walters MR et al. Serum urate as an independent predictor of poor outcome and future vascular events after acute stroke. *Stroke* 2003; **34**: 1951-1956.
60. Johnson RJ, Kivlighn SD, Fogo A et al. Reappraisal of the pathogenesis and consequences of hyperuricemia in hypertension, cardiovascular disease, and renal disease. *Am J Kidney Dis* 1999; **33**: 225-234.
61. Sanchez-Lozada LG, Soto V, Tapia E et al. Role of oxidative stress in the renal abnormalities induced by experimental hyperuricemia. *Am J Physiol* 2008; **295**: F1134-F1141.
62. Kanbay M, Segal M, Afsar B et al. The role of uric acid in the pathogenesis of human cardiovascular disease. *Heart* 2013; **99**: 759-766.
63. Lee JE, Kim YG, Choi YH et al. Serum uric acid is associated with microalbuminuria in prehypertension. *Hypertension* 2006; **47**: 962-967.
64. Freedman DS, Williamson DF, Gunter EW, Byers T. Relation of serum uric acid to mortality and ischemic heart disease: the NHANES I Epidemiologic Follow-up Study. *Am J Epidemiol* 1995; **141**: 637-644.
65. Culleton BF, Larson MG, Levy D et al. Serum uric acid and risk for cardiovascular disease and death: the Framingham Heart Study. *Ann Intern Med* 1999; **131**: 7-13.
66. Kanbay M, Ozkara A, Covic A et al. Effect of treatment of hyperuricemia with allopurinol on blood pressure, creatinine clearance, and proteinuria in patients with normal renal functions. *Int Urol Nephrol* 2007; **39**: 1227-1233.
67. Kodama S, Saito K, Yachi Y et al. Association between serum uric acid and development of type 2 diabetes. *Diabetes Care* 2009; **32**: 1737-1742.
68. Kanbay M, Sanchez-Lozada LG, Franco M et al. Microvascular disease and its role in the brain and cardiovascular system: a potential role for uric acid as a cardiorenal toxin. *Nephrol Dial Transplant* 2011; **26**: 430-437.
69. Perlstein TS, Gumieniak O, Williams GH et al. Uric acid and the development of hypertension: the normative aging study. *Hypertension* 2006; **48**: 1031-1036.
70. Feig DI, Johnson RJ. Hyperuricemia in childhood primary hypertension. *Hypertension* 2003; **42**: 247-252.
71. Feig DI, Soletsky B, Johnson RJ et al. Effect of allopurinol on blood pressure of adolescents with newly diagnosed essential hypertension: a randomized trial. *JAMA* 2008; **300**: 924-932.
72. Feig DI. Uric acid and hypertension. *Semin Nephrol* 2011; **31**: 441-446.
73. Cannon PJ, Stason WB, Demartini FE et al. Hyperuricemia in primary and renal hypertension. *N Engl J Med* 1966; **275**: 457-464.
74. Feig DI, Nakagawa T, Finch J et al. Hypothesis: uric acid, nephron number and the pathogenesis of essential hypertension. *Kidney Int* 2004; **66**: 281-287.
75. Feig DI. Hyperuricemia and hypertension. *Adv Chronic Kidney Dis* 2012; **19**: 377-385.
76. Nakagawa T, Hu H, Zharikov S et al. A causal role for uric acid in fructose-induced metabolic syndrome. *Am J Physiol* 2006; **290**: F625-F631.
77. Perlstein TS, Gumieniak O, Hopkins PN et al. Uric acid and the state of the intrarenal renin-angiotensin system in humans. *Kidney Int* 2004; **66**: 1465-1470.
78. Cirillo P, Sato W, Reungjui S et al. Uric acid, the metabolic syndrome, and renal disease. *J Am Soc Nephrol* 2006; **17** (12 Suppl 3): S165-S168.
79. Choi HK, Ford ES. Prevalence of the metabolic syndrome in individuals with hyperuricemia. *Am J Med* 2007; **120**: 442-447.
80. Iseki K, Oshiro S, Takishita S et al. Significance of hyperuricemia on the early detection of renal failure in a cohort of screened subjects. *Hypertens Res* 2001; **24**: 691-697.

81. Kang DH, Nakagawa T, Feng L et al. A role for uric acid in the progression of renal disease. *J Am Soc Nephrol* 2002; **13**: 2888-2897.
82. Siu YP, Leung KT, Kwan TH et al. Use of allopurinol in slowing the progression of renal disease through its ability to lower serum uric acid level. *Am J Kidney Dis* 2005; **47**: 51-59.
83. Ohno I, Hosoya TH, Hikita M et al. Serum uric acid and renal prognosis in patients with IgA nephropathy. *Nephron* 2001; **87**: 333-339.
84. Nickeleit V, Mihatsch MJ. Uric acid nephropathy and end stage renal disease: review of a non-disease. *Nephrol Dial Transpl* 1997; **12**: 1832-1838.
85. Khosla UM, Zharikov S, Finch JL et al. Hyperuricemia induces endothelial dysfunction. *Kidney Int* 2005; **67**: 1739-1742.
86. Jalal DI, Maahs DM, Novind P, Nakagawa T. Uric acid as a mediator of diabetic nephropathy. *Semin Nephrol* 2011; **31**: 459-565.
87. Kang DH, Nakagawa T. Uric acid and chronic renal disease: possible implication of hyperuricemia on progression of renal disease. *Semin Nephrol* 2005; **25**: 43-49.
88. Nakagawa T, Kang DH, Feig D et al. Unearthing uric acid: an ancient factor with recently found significance in renal and cardiovascular disease. *Kidney Int* 2006; **69**: 1722-1725.
89. Sekine T, Endou H. Molecular physiology of renal organic anion transporters. *Am J Physiol Renal Physiol* 2006; **290**: F251-F261.
90. Capasso G, Jaeger, Unwin RJ et al. Uric acid and the kidney: urate transport, stone disease and progressive renal failure. *Curr Pharm Des* 2005; **11**: 4153-4159.
91. Madero M, Sarnak MJ, Wang X et al. Uric acid and long-term outcomes in CKD. *Am J Kidney Dis* 2009; **53**: 796-803.
92. Johnson RJ, Kang DH, Watanabe S et al. Is there a pathogenetic role for uric acid in hypertension and cardiovascular and renal disease? *Hypertension* 2003; **41**: 1183-1190.

19

ÁCIDO ÚRICO E RIM

Pedro Henrique França Gois
Weverton Machado Luchi
Antonio Carlos Seguro

INTRODUÇÃO

Embora a gota tenha sido identificada primeiramente pelos egípcios em 2640 a.C., a primeira descrição do ácido úrico data de 1776 d.C. pelo químico Karl-Wilhelm Scheele (1742-1786), que isolou uma substância com propriedades ácidas de um cálculo de bexiga e a denominou ácido lítico. Somente 20 anos mais tarde George Pearson (1751-1828) sugeriu que o termo "lítico" fosse substituído por "úrico", já que era um composto encontrado normalmente na urina e não estava presente em todos os cálculos renais. Desde então, grande importância tem sido dada ao ácido úrico, atribuindo-lhe diversas funções fisiológicas e fisiopatológicas[1-3].

Em humanos e primatas, o ácido úrico corresponde ao produto final do metabolismo das purinas (bases nitrogenadas constituintes do DNA e do RNA). Os mamíferos não primatas expressam a urato oxidase (uricase), uma enzima responsável pela conversão do ácido úrico em alantoína – produto solúvel e facilmente excretado pelos rins. Durante a evolução humana, várias mutações no gene da uricase resultaram em um gene não funcional (pseudogene), tornando o ácido úrico o último estágio da degradação das purinas. Dessa maneira, a ausência da uricase torna o homem suscetível à hiperuricemia e a suas complicações[4-6].

Diversas teorias têm sido propostas para explicar que a perda da uricase e a consequente elevação do ácido úrico possam ter representado uma vantagem evolutiva. As hipóteses vão desde a associação do ácido úrico com o aumento da longevidade (pelo seu papel antioxidante) até a relação deste com o aumento da capacidade intelectual, já que o ácido úrico, assim como outras purinas, pode estimular a atividade do córtex cerebral. Além disso, acredita-se que durante milhares de anos de nossa história, devido à baixa ingestão de sódio, os efeitos antinatriuréticos e vasculares do ácido úrico foram fundamentais para a manutenção da pressão arterial[2].

Historicamente, o ácido úrico tem sido descrito como fator de risco para gota e como causa de lesão renal aguda (LRA), especialmente secundária à lise tumoral e à nefropatia aguda por cristais. Entretanto, nos últimos anos, observa-se um número cada vez maior de evidências epidemiológicas da associação da hiperuricemia com a síndrome metabólica, o *diabetes mellitus*, a hipertensão arterial (HAS), a doença cardiovascular, e com a doença renal crônica (DRC), principalmente com a progressão desta[7].

METABOLISMO DO ÁCIDO ÚRICO

SÍNTESE

O ácido úrico (2,6,8-tri-hidroxipurina [$C_5H_4N_4O_3$]) é um ácido orgânico fraco, produzido principalmente pelo fígado, que pode dar origem a dois prótons provenientes de sua dissociação. Em pH fisiológico[4,7], aproximadamente 99% do ácido úrico extracelular se encontra dissociado em urato – um ânion monovalente. O ânion divalente do urato é praticamente inexistente no organismo, já que o segundo coeficiente de dissociação do ácido úrico é muito alto (pKa_2). Na prática, os termos urato e ácido úrico são intercambiáveis e referem-se ao *pool* total de ácido úrico no organismo. Já na urina, a razão de urato/ácido úrico oscila muito mais do que no plasma devido à grande variação do pH urinário. Em pH urinário mais ácido, a proporção de ácido úrico na forma indissociada (menos solúvel) é maior, o que aumenta a capacidade de cristalização e o potencial litogênico[8].

O processo de síntese do ácido úrico inicia-se com a ribose-5-fosfato, derivada do metabolismo glicídico, que é convertida em fosforribosilpirofosfato (PRPP), pela PRPP sintetase, e em seguida em inosina monofosfato. Este composto intermediário dá origem à adenosina monofosfato (AMP), à guanosina monofosfato (GMP), nucleotídeos que participam da síntese de DNA e RNA, e à inosina. Esta última é convertida em hipoxantina pela purina nucleosídeo fosforilase. A seguir, ocorre uma etapa fundamental na geração do ácido úrico, que é a oxidação da xantina e da hipoxantina através da enzima xantina oxidase. Apesar de o ácido úrico ser mais tóxico aos tecidos do que a xantina e a hipoxantina, esta oxidação é importante para a eliminação deste composto pelos rins. A hipoxantina e a guanina ainda podem formar *de novo* os seus respectivos nucleotídeos por meio de uma via de resgate ativada pela hipoxantina-guanina fosforribosiltransferase (HGPRT). Como já mencionado anteriormente, animais que possuem a enzima uricase dão um passo adiante na degradação do ácido úrico, formando a alantoína, uma molécula ainda mais solúvel (Fig. 19.1)[7].

ELIMINAÇÃO

A eliminação do ácido úrico deve acontecer de modo contínuo no organismo humano a fim de manter a homeostase. Apenas 5% do ácido úrico corporal está ligado a proteínas e a maior parte deste ácido é filtrada livremente pelos glomérulos[9,10]. Em adultos, aproximadamente 30% do ácido úrico produzido diariamente é secretado através do trato gastrintestinal, sendo posteriormente degradado em alantoína por bactérias intestinais – processo denominado uricólise intestinal. Já a eliminação renal representa 70% do restante do ácido úrico gerado (Fig. 19.2)[11,12]. Ademais, os rins possuem a capacidade de aumentar a excreção de ácido úrico em situações de sobrecarga de urato (aumento da ingestão ou da produção endógena). Entretanto, com a perda de função renal, por exemplo, na DRC, há aumento da excreção gastrintestinal de urato, bem como elevação das taxas de excreção de ácido úrico por néfron, na tentativa de manter os níveis séricos de ácido úrico normais, o que infelizmente nem sempre é atingido[9].

Didaticamente, pode-se dividir a eliminação renal do ácido úrico em quatro etapas: 1. filtração glomerular; 2. reabsorção pré-secretória; 3. secreção; e 4. reabsorção pós-secretória (Fig. 19.2). Quase todo o urato filtrado pelos glomérulos (99%) é reabsorvido na porção S1 dos túbulos proximais (reabsorção pré-secretória). No segmento seguinte (S2), aproximadamente 50% do urato filtrado retorna ao lúmen tubular (secreção). No entanto, 40% do urato secretado sofre reabsorção no segmento S3 dos túbulos proximais (reabsorção pós-secretória) (Fig. 19.3)[3,7].

O transporte de urato ao longo do túbulo proximal depende de uma série de proteínas transportadoras presentes na membrana plasmática. Elas podem ser divididas conforme sua localização na membrana dos túbulos proximais. Dessa forma, identifica-se na membrana luminal: 1. transportador de urato (URAT1) – responsável pela reabsorção de urato após a filtração glomerular, na verdade, ocorre uma troca do urato presente no lúmen tubular por ácidos orgânicos contidos no meio intracelular (por exemplo, lactato, acetoacetato, hidroxibutirato e succina-

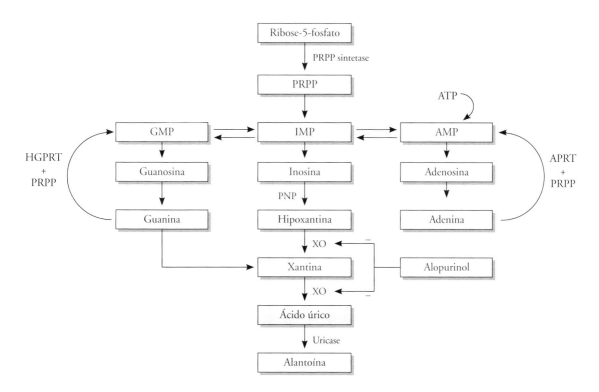

Figura 19.1 – Representação esquemática do metabolismo do ácido úrico. HGPRT = hipoxantina-guanina fosforribosiltransferase; PRPP = fosforribosilpirofosfato; GMP = guanosina monofosfato; IMP = inosina monofosfato; PNP = fosforilase de nucleosídeos purínicos. XO = xantina oxidase; ATP = adenosina trifosfato; AMP = adenosina monofosfato; APRT = adenina fosforribosiltransferase.

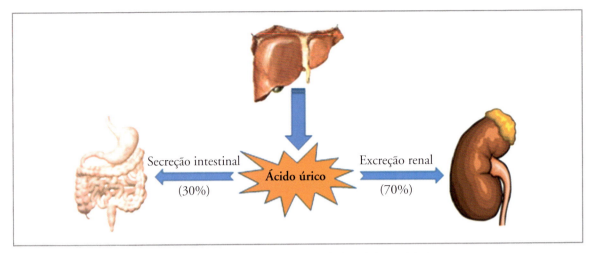

Figura 19.2 – Homeostase do ácido úrico no organismo humano – adaptado de Bobulescu e Moe[3].

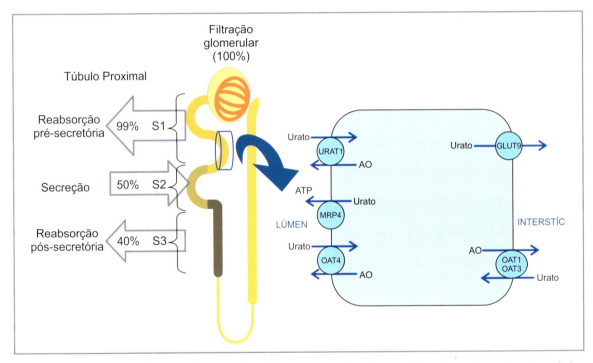

Figura 19.3 – Transporte do ácido úrico ao longo do néfron. URAT = transportador de urato; AO = ácidos orgânicos; MRP4 = *multidrug resistance-associated protein 4*; OAT = transportador de ácidos orgânicos; GLUT9 = transportador de glicose.

to); 2. transportador de ácidos orgânicos 4 (OAT4) – também troca o urato por ácidos orgânicos, entretanto, possui menor afinidade pelo urato; 3. proteína 4 relacionada à resistência a múltiplas drogas (*multidrug resistance-associated protein* 4 – MRP4) – faz a secreção ativa de urato (ATP-dependente). Na membrana basolateral, encontram-se: 1. transportador de ácidos orgânicos 1 e 3 (OAT1 e OAT3) – medeiam a troca de urato sérico por ácidos orgânicos do meio intracelular, aumentando assim a concentração de urato dentro das células dos túbulos proximais; 2. transportador de glicose (GLUT9) – possui a capacidade de transportar glicose, frutose e urato, funcionando como a via de saída celular do urato (Fig. 19.3)[13-15].

Outra proteína que também está envolvida na excreção do ácido úrico é a uromodulina. Mais conhecida como glicoproteína de Tamm-Horsfall, ela é excretada no epitélio ciliar dos túbulos proximais e trata-se da proteína mais abundante excretada na urina. Ainda não se sabe qual o real mecanismo da sua participação na excreção renal de ácido úrico, entretanto, mutações no gene da uromodulina estão implicadas na nefropatia hiperuricêmica juvenil familial (FJHN) – uma doença autossômica dominante caracterizada por hiperuricemia (e até gota) desde a adolescência, redução da excreção de urato e disfunção renal progressiva (nefrite intersticial crônica)[16].

O transporte tubular de urato pelo URAT1 pode ser inibido *in vitro* por agentes uricosúricos, como a probenecida e a benzbromarona (aproximadamente 80-90% de inibição), ou estimulado por agentes antiuricosúricos – pirazinamida (aproximadamente 25% de estimulação). Outras drogas com efeitos uricosúricos conhecidos também inibem o transportador URAT1 *in vitro*, como o caso da losartana, com cerca de 85% de inibição[17]. Além disso, acredita-se que as medicações uricosúricas e antiuricosúricas também exercem influência na atividade dos transportadores tubulares GLUT9. Outro alvo de diversas medicações parece ser a MRP4. Estudos *in vitro* demonstraram que a MRP4 é inibida pela furosemida e pelos diuréticos tiazídicos, reduzindo a secreção de urato, enquanto o alopurinol e o oxipurinol exercem efeito estimulatório, aumentando a uricosúria[18,19].

HIPERURICEMIA

A hiperuricemia é definida quando os níveis de ácido úrico ultrapassam 6,0mg/dL (em mulheres), 7,0mg/dL (em homens) e 5,5mg/dL (em crianças e adolescentes), e pode resultar do aumento da produção do ácido úrico, da redução de sua excreção ou de ambos. A partir destas concentrações, o urato pode tornar-se supersaturado nos fluidos orgânicos, tendendo à cristalização e ao consequente depósito tecidual[4,7].

Vários fatores podem estar relacionados ao aumento da prevalência de hiperuricemia nas últimas décadas, entre eles se destacam a ocidentalização da dieta, o aumento da longevidade da população e o uso difundido de medicações que aumentam o ácido úrico, como a ciclosporina e os diuréticos tiazídicos[2].

Em humanos, cerca de 90% dos casos de hiperuricemia são ocasionados pela redução da uricosúria, enquanto 10% estão associados ao aumento da produção de ácido úrico (Quadro 19.1).

AUMENTO DA PRODUÇÃO DE ÁCIDO ÚRICO

Processos de alto *turnover* celular (ex.: leucemias e linfomas), ou que resultem em morte celular (ex.: rabdomiólise e uso de agentes citotóxicos), aceleram o metabolismo das purinas e podem levar à hiperuricemia. Outras causas possíveis de hiperprodução do ácido úrico estão relacionadas aos defeitos enzimáticos e representam uma pequena parcela dos indivíduos com hiperuricemia. São elas a deficiência total ou parcial da HGPRT, correspondendo, respectivamente, à síndrome de Lesch-Nyhan e à síndrome de Kelley-Seegmiller, e o aumento da atividade da PRPP sintetase. Além disso, dietas industrializadas com alto teor de frutose e o alto consumo de álcool (principalmente a cerveja) contribuem para o aumento dos níveis séricos de ácido úrico. No caso da frutose, a fosforilação desta em frutose 1-fosfato reduz a concentração de fosfato intracelular, limitando a formação de ATP. Consequentemente, as formas não fosforiladas do ATP (ADP ou AMP) acumuladas no intracelular são metabolizadas em ácido úrico. Já a cerveja leva à hiperuricemia não só por conter álcool, mas também pelo alto teor de purinas[7].

REDUÇÃO DA URICOSÚRIA

Pode decorrer da redução da filtração glomerular e da secreção tubular ou do aumento da reabsorção tubular. A redução do ritmo de filtração glomerular não resulta em hiperuricemia primária, mas pode contribuir com a hiperuricemia da insuficiência renal. Em situações de acidose, como na cetoacidose diabética, na cetose do jejum prolongado e nas intoxicações por salicilato ou por etanol, a hiperuricemia resulta da redução da secreção tubular de urato, uma vez que os ácidos orgânicos competem com o urato pela secreção tubular. Por fim, o aumento da reabsorção tubular de urato é responsável pela hiperuricemia associada ao uso de diuréticos e ao *diabetes insipidus*[7].

HIPOURICEMIA

A hipouricemia é diagnosticada quando o nível sérico de ácido úrico é menor ou igual a 2,0mg/dL e pode ocorrer devido à redução da produção de ácido úrico ou ao aumento da sua excreção urinária. Tem sido descrita como um marcador de diversas doenças ou de lesões tubulares renais (primárias ou secundárias)[7].

Quadro 19.1 – Doenças e condições associadas à hiperuricemia.

Hiperuricemia com aumento da FEAU	Hiperuricemia com redução da FEAU
Aumento do *turnover* celular/morte celular • Leucemia, linfoma • Rabdomiólise • Terapia citotóxica • Cardiopatias cianóticas congênitas • Anemia falciforme • Doença do depósito de glicogênio (tipos I, III, V e VII) • Reposição enzimática na fibrose cística Defeitos enzimáticos • Síndrome de Lesch-Nyhan e síndrome de Kelley-Seegmiller • Hiperatividade da PRPP sintetase	Disfunção renal Acidose metabólica *Diabetes insipidus* Síndrome hemolítico-urêmica Nefropatia hiperuricêmica familial juvenil Doença cística medular autossômica dominante Medicações: diuréticos, ciclosporina, etambutol, salicilato, pirazinamida, ácido nicotínico, levodopa

FEAU = fração de excreção de ácido úrico; PRPP = fosforribosilpirofosfato. Adaptado de Fathallah-Shaykh e Cramer[7].

Quadro 19.2 – Doenças e condições associadas à hipouricemia.

Hipouricemia com aumento da FEAU	Hipouricemia com redução da FEAU
Salicilatos	Xantinúria hereditária
Nutrição parenteral total	Alopurinol
Doença de Wilson	Rasburicase
SIADH	Doenças hepáticas
Diabetes mellitus	
Síndrome de Fanconi (primária ou secundária)	
Cistinose	
Intoxicação por metais pesados	
Hipouricemia tubular renal hereditária	

SIADH = secreção inapropriada do hormônio antidiurético; FEAU = fração de excreção de ácido úrico. Adaptado de Fathallah-Shaykh e Cramer[7].

Com fins didáticos, a hipouricemia pode ser dividida em: 1. hipouricemia com redução da fração de excreção de ácido úrico (FEAU) – associada a defeitos na produção do ácido úrico, como a xantinúria (deficiência hereditária autossômica recessiva da xantina oxidase), o uso de alopurinol, neoplasias ou alterações na função hepática; 2. hipouricemia com aumento da FEAU – basicamente secundária a alterações nos túbulos proximais, como a hipouricemia tubular renal, a síndrome de Fanconi, o uso de salicilatos, a nutrição parenteral total, a cirrose hepática e a secreção inapropriada do hormônio antidiurético (Quadro 19.2)[7,20].

ÁCIDO ÚRICO E ESTRESSE OXIDATIVO: O PARADOXO ANTIOXIDANTE E OXIDANTE

Uma das hipóteses do aumento da longevidade humana durante a evolução tem sido atribuída ao desenvolvimento de sistemas capazes de combater as espécies reativas de oxigênio (EROs). Em 1981, Ames *et al*, utilizando modelo *in vitro* com membrana de eritrócitos exposta às EROs, identificaram que o ácido úrico agia como um potente antioxidante, impedindo a peroxidação lipídica ao reagir com as EROs. Assim, foi proposto que a elevação expressiva dos níveis séricos de ácido úrico durante a evolução dos primatas, vinculada a mutações com perda de atividade da enzima urato oxidase, seria um desses sistemas associado à maior longevidade[21].

Durante a formação do ácido úrico, por meio da oxidação da hipoxantina e xantina pela enzima xantina oxidase, há geração das EROs peróxido de hidrogênio e superóxido. O peroxinitrito, outro potente oxidante, surge da reação deste último com o óxido nítrico (NO). As possíveis interações do ácido úrico dentro desse sistema redox e o paradoxo antioxidante e oxidante vinculado a ele serão detalhados abaixo e resumidos na figura 19.4[22].

Em 1998, Skinner *et al* propuseram que da reação entre o ácido úrico e o peroxinitrito formava-se um produto nitrado/nitrosado, potencialmente doador de NO e capaz de reduzir o tônus vascular em segmentos de aorta de ratos[23]. Em seguida, essa reação foi identificada como fundamental para evitar que o peroxinitrito oxide o cofator BH4 da óxido nítrico sintetase endotelial (eNOS). Assim, impedindo a formação do que chamamos de "eNOS desacoplada", uma situação em que a eNOS deixa de produzir NO para gerar radicais superóxidos[24].

Suzuki *et al* também identificaram que o ácido úrico pode atuar como um veículo transportador de NO para resíduos de cisteína da glutationa ou de proteínas, originando S-nitrosotióis, que podem atuar como um tampão de NO capaz de transferi-lo às células em situações necessárias[25]. Adicionalmente, além de reagir com EROs, foi demonstrado que o urato também pode formar complexos estáveis com íons, como o ferro e o cobre, impedindo a formação de radicais livres hidroxila[26].

Uma série de outros estudos veio corroborar com o papel do ácido úrico como antioxidante. Estudos clínicos demonstraram que a infusão venosa de ácido úrico restaurou a disfunção endotelial de pacientes diabéticos do tipo 1 e fumantes avaliada por dilatação mediada por fluxo através de plestimografia. Em voluntários saudáveis, aumentou a capacidade sérica total antioxidante e reduziu o estresse oxidativo induzido por exercício intenso. Ao contrário, a redução da uricemia após o uso de benzobromarona (um agente uricosúrico), previamente ao exercício, aumentou os níveis de espécies reativas ao ácido tiobarbitúrico (TBARS) urinário, um marcador de peroxidação lipídica[27-30]. Em adição, o ácido úrico protegeu os neurônios em cultura expostos à excitotoxicidade pelo glutamato e cianeto e à infusão de ácido úrico em ratos antes ou após o evento de isquemia e a reperfusão da artéria cerebral média reduziu significativamente o dano cerebral[31].

Em 2003, Reyes e Leary, especialmente com base nos dados *Antihypertensive and Lipid Lowering Treatment to Prevent Heart Attack* (ALLHAT), aventaram a hipótese de que o efeito adicional na redução de eventos cardiovasculares no grupo que usou clortalidona poderia estar vinculado à elevação dos níveis de ácido úrico por este diurético[32].

Em contrapartida, diversos estudos demonstraram o potencial efeito do ácido úrico na geração de EROs e subsequente disfunção endotelial. Em cultura de adipócitos de camundongos, o ácido úrico estimulou a ativação da NADPH oxidase e a produção de EROs, diminuindo a biodisponibilidade de NO e aumentando a nitrosilação proteica e a peroxidação lipídica[33].

Em determinadas condições experimentais, a reação do ácido úrico com o peroxinitrito pode gerar radicais

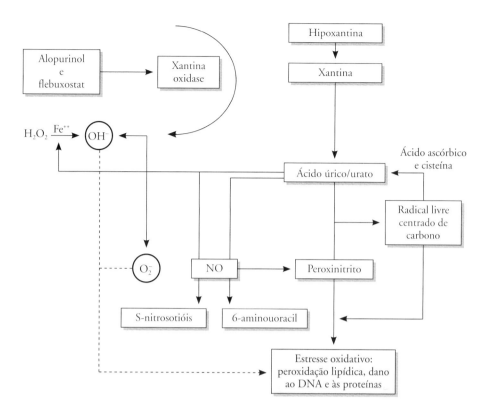

Figura 19.4 – Representação esquemática das possíveis vias de reação do ácido úrico. A via antioxidante é representada pelas setas cinzas e caixas cinza escuras, e a via oxidante, pelas setas pretas cheias e pontilhadas e caixas cinza claras. Observar que o radical livre centrado de carbono precisa ser regenerado a urato para conseguir remover o peroxinitrito. Caso contrário, ele mesmo poderá agir com o peroxinitrito e potencializar a peroxidação lipídica. OH^- = radical hidroxila; e O_2^- = superóxido.

de urato (radical livre centrado de carbono) que, na ausência de um agente redutor como o ácido ascórbico ou cisteína para restabelecê-lo a urato, serão capazes de amplificar a peroxidação lipídica de lipossomas e LDL-colesterol produzida pelo peroxinitrito[24,34]. Gersch *et al* também demonstraram *in vitro* a existência de uma reação direta e irreversível entre o ácido úrico e o NO, originando 6-aminouracil. Esta reação foi parcialmente bloqueada na presença de glutationa, mostrando o possível mecanismo de como o ácido úrico pode depletar o NO em situações de estresse oxidativo[35].

Em cultura de células endoteliais com níveis crescentes de ácido úrico houve redução progressiva da formação de NO e bloqueio da vasodilatação induzida pela acetilcolina[36]. As alterações associadas ao estresse oxidativo, encontradas nos modelos de hiperuricemia em ratos, como, por exemplo, a redução dos níveis séricos e urinários de nitrito e nitrato e o aumento da expressão no tecido renal dos marcadores 3-nitrotirosina, NOX4 e angiotensina II, foram revertidas com o uso de alopurinol e de tempol (um antioxidante mimético da superóxido dismutase). Esses achados sugerem que a hiperuricemia está envolvida na formação de EROs[36-38].

Em análise, podemos observar que os estudos divergem e o paradoxo oxidante e antioxidante vinculado ao ácido úrico parece estar relacionado ao ambiente redox no qual ele estará exposto. Saber distinguir em qual situação ele estará agindo como antioxidante ou como oxidante é o grande enigma.

ÁCIDO ÚRICO E NEFROLITÍASE

A nefrolitíase por cristais de ácido úrico apresenta uma prevalência bastante variável em relação à localização geográfica e à diversidade racial. Nos Estados Unidos, 5 a 10% dos cálculos renais possuem ácido úrico em sua composição, enquanto nos países do Oriente Médio esta proporção pode chegar a 75%. Imigrantes chineses provenientes da região do Laos (população Hmong) apresentam risco de formar cálculos de ácido úrico superior a 50%. Ademais, estudos epidemiológicos recentes demonstraram a associação de *diabetes mellitus* tipo 2 (DM2) e de síndrome metabólica com maior prevalência de nefrolitíase, sobretudo por cristais de ácido úrico[39,40].

Identificam-se três fatores principais envolvidos na formação de cálculos de ácido úrico: o baixo volume urinário, o baixo pH urinário e a hiperuricosúria. O baixo volume urinário, por aumentar a saturação dos componentes litogênicos, constitui-se um fator fundamental na fisiopatologia de todos os tipos de cálculos renais. Um volume urinário inferior a 2L/dia é considerado fator de risco para a nefrolitíase. O pH urinário baixo reduz a solubilidade do ácido úrico. Por exemplo, um pH urinário de 6,5 pode conter mais de 6 vezes a quantidade de ácido úrico presente em pH de 5,3. Por fim, a hiperuricosúria, definida como a excreção de ácido úrico na urina > 700mg/dia, pode decorrer de diversos fatores genéticos e ambientais. O quadro 19.3 mostra os principais fatores de risco envolvidos na gênese dos cálculos de ácido úrico[39,40].

Diversos estudos demonstraram a relação entre a resistência à insulina e a nefrolitíase. A resistência à insulina pode predispor à nefrolitíase por aumentar a acidez urinária por meio de dois mecanismos: geração de ácidos e produção deficiente de amônio[41,42]. Estudos em portadores de DM2 e de cálculos de ácido úrico mostraram que estes indivíduos excretam maior quantidade de ácido livre, mesmo sem aumentar a ingestão de ácidos, sugerindo maior produção endógena. Acredita-se que a resistência à insulina aumente a produção de ácido láctico e de cetoácidos[43,44]. A insulina também tem importante papel no aumento da amoniogênese renal, processo que é dependente do trocador sódio-hidrogênio (NHE3) nos túbulos proximais renais. Já foi demonstrado que a insulina ativa o NHE3, de maneira dose-dependente, estimulando a secreção de amônia (NH_3). Na resistência à insulina, a produção de amônia encontra-se reduzida, comprometendo a produção de amônio (NH_4^+) – processo importante no tamponamento dos íons H^+. Consequentemente, o organismo se utiliza de um mecanismo compensatório dependente do aumento da produção de ácidos tituláveis, levando à queda do pH urinário (Fig. 19.5)[45,46].

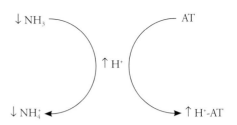

Figura 19.5 – Resistência à insulina e nefrolitíase – geração de ácidos e produção deficiente de amônio. AT = acidez titulável. Adaptado de Cameron *et al*[43].

A avaliação inicial recomendada para os indivíduos com suspeita de nefrolitíase por cristais de ácido úrico deve incluir anamnese, exame físico completo e um exame de imagem. É importante lembrar que os cálculos de ácido úrico são radiotransparentes e, dessa maneira, não são visualizados na radiografia simples de abdome. Eles podem ser detectados na ultrassonografia do aparelho urinário ou na tomografia computadorizada de abdome. No entanto, o diagnóstico definitivo depende da análise da constituição do cálculo, que pode ser composto total ou parcialmente de ácido úrico[47].

O tratamento envolve modificações do estilo de vida e intervenção farmacológica. O aumento do volume e do pH urinário, bem como a redução da excreção do ácido úrico, são fundamentais. A urina mais alcalina pode prevenir a formação de cálculos de ácido úrico e até pode resultar na dissolução dos cálculos já formados. Para aumentar o pH urinário, recomenda-se o uso de citrato de potássio, que deve ser administrado 40 a 50mEq/dia (fracionados em várias tomadas), aumentando-se a dose até atingir um pH urinário de 6,5-7,0. O próprio pa-

Quadro 19.3 – Cálculos de ácido úrico: fatores de risco.

Baixo pH urinário
Alta ingestão de proteína animal
Diarreia crônica
Resistência à insulina (obesidade, síndrome metabólica, DM2)
Baixo volume urinário
Baixa ingestão hídrica
Perda extrarrenal (diarreia crônica, transpiração excessiva, desidratação crônica)
Hiperuricosúria
Hiperuricemia • Gota • Ingestão excessiva de produtos contendo purina • Doenças mieloproliferativas • Lise tumoral • Anemia hemolítica
Deficiências enzimáticas (deficiência de G6PD, síndrome de Lesch-Nyhan e de Kelley-Seegmiller)
Mutações no gene do URAT1 (hipouricemia e hiperuricosúria)
Medicações (probenecida, altas doses de salicilatos, losartana)

DM2 = *diabetes mellitus* tipo 2; G6PD = glicose-6-fosfato desidrogenase. Adaptado de Monk e Bushinsky[39].

ciente pode auxiliar nas medidas do pH urinário com o uso das fitas (*dipstick*) e deve ser alertado para que o pH urinário não ultrapasse 7,0, já que pode resultar na precipitação de cristais de fosfato de cálcio. Também se recomenda a redução da ingestão de proteínas animais e de purinas. Se a eliminação urinária de ácido úrico permanecer elevada apesar das medidas dietéticas, deve-se prescrever alopurinol (100 a 300mg/dia), para manter a uricosúria < 700mg/24h[39,40].

NEFROPATIA PELO ÁCIDO ÚRICO

A nefropatia aguda pelo ácido úrico constitui uma das etiologias de LRA e ocorre no contexto da produção massiva de urato. Ela é observada classicamente em portadores de doenças mieloproliferativas, especialmente após serem submetidos à quimioterapia ou à radioterapia. Acredita-se que a patogênese dessa síndrome envolva o acúmulo e o depósito de ácido úrico nos túbulos renais, levando à obstrução da luz tubular e à formação de um processo inflamatório granulomatoso com infiltração de macrófagos e de células T. Além disso, acredita-se que outros mecanismos independentes da formação de cristais de ácido úrico, tais como vasoconstrição e alteração da autorregulação do fluxo sanguíneo renal, contribuam para o processo de lesão renal[48,49].

A suspeita clínica da nefropatia aguda pelo ácido úrico deve ser levantada em indivíduos com disfunção renal aguda e níveis séricos elevados de ácido úrico (geralmente > 10-15mg/dL) ou grande quantidade de cristais de urato no sedimento urinário. Entretanto, deve-se lembrar que a urinálise pode estar relativamente normal se não houver diurese gerada pelos túbulos obstruídos[50]. Certamente, no contexto de LRA, pode ser difícil diferenciar se a hiperuricemia é causa ou consequência da lesão renal. A relação entre o ácido úrico urinário (AUur) e a creatinina urinária (CRur) tem sido proposta como auxílio diagnóstico, já que em outras formas de LRA a excreção de ácido úrico se encontra, habitualmente, reduzida. Assim, razões (AUur/CRur) > 1,0 sugerem nefropatia aguda pelo ácido úrico em adultos. Na população infantil, devido à menor excreção de ácido úrico, consideram-se razões superiores a 0,57[7].

As alterações renais na nefropatia aguda pelo ácido úrico são potencialmente reversíveis. Atenção deve ser dada tanto à prevenção quanto ao tratamento da síndrome de lise tumoral. Além disso, as metas terapêuticas devem visar à prevenção da lesão renal aguda e, caso esta já tenha se instalado, à instituição de terapia de suporte renal (diálise). Dessa maneira, destacamos as seguintes medidas: expansão volêmica, agentes hipouricemiantes e terapia de suporte renal.

EXPANSÃO VOLÊMICA
A base do tratamento continua sendo a hiper-hidratação com solução salina a 0,9% (2.500-3.000mL/dia, em adultos). O aumento do débito urinário facilita a eliminação do ácido úrico e do fosfato. A expansão com soluções contendo bicarbonato de sódio, para alcalinizar a urina, não deve ser recomendada, pois o pH urinário mais alcalino pode induzir a precipitação de cristais de fosfato de cálcio. Nos casos de oligúria, em que o paciente já se encontre hidratado, também podem-se utilizar os diuréticos de alça, tendo como alvo 2mL/kg/h de diurese[51,52].

AGENTES HIPOURICEMIANTES
A enzima urato oxidase recombinate (rasburicase, dose: até 0,2mg/kg/dia por até 5-7 dias) é a medicação de primeira linha para reduzir os níveis de ácido úrico na lise tumoral, já tendo efeito em 4 horas após a primeira dose. Contudo, deve-se estar atento à contraindicação da rasburicase em pacientes com deficiência em glicose-6 fosfato desidrogenase (G6PD). A rasburicase degrada o ácido úrico e acelera o catabolismo de seus precursores, levando à produção de peróxido de hidrogênio, o que representa em pacientes com deficiência G6PD um risco maior de anemia hemolítica e de metemoglobinemia. Outra opção terapêutica é o alopurinol (dose: 100mg/m^2, máximo 800mg/dia), um inibidor da xantina oxidase, que impede a transformação da xantina e hipoxantina em ácido úrico. Dessa maneira, o alopurinol previne a formação do ácido úrico, mas o ácido úrico em excesso já formado ainda necessita ser eliminado. Por isso, a redução dos níveis de ácido úrico pode levar dois dias ou mais com o alopurinol, um atraso que pode possibilitar a ocorrência da nefropatia aguda pelo ácido úrico. Além disso, pode haver acúmulo do precursor xantina, resultando na nefropatia por xantina. Em conclusão, por prevenir o acúmulo de xantina e por atuar diretamente na degradação do ácido úrico, a rasburicase é mais efetiva do que o alopurinol no tratamento da síndrome da lise tumoral e na prevenção/tratamento da nefropatia aguda pelo ácido úrico, ficando o uso do alopurinol mais adequado para a prevenção em pacientes de baixo risco[51].

DIÁLISE
Alguns pacientes, a despeito das medidas acima descritas, desenvolvem LRA com necessidade de terapia de suporte renal. As indicações de diálise na síndrome de lise tumoral são semelhantes às outras etiologias de LRA, entretanto, costuma-se iniciar mais precocemente na lise tumoral devido ao risco da elevação rápida de potássio, especialmente nos casos de oligúria. A hipocalcemia sintomática induzida pela hiperfosfatemia grave também é uma indicação de diálise. A remoção do fosfato aumenta com o tempo de diálise, o que leva alguns especialistas a indicarem, preferencialmente, as terapias contínuas na lise tumoral (hemofiltração, hemodiálise ou hemodiafiltração venovenosa contínua). Tan *et al* demonstraram que a hemodiafiltração venovenosa contínua foi mais eficiente do que a hemodiálise convencional na remoção de fosfato. Em relação ao ácido úrico, a hemodiálise é capaz de removê-lo com um *clearance* de 70-100mL/min, enquanto a diálise peritoneal é bem menos eficiente, com um *clearance* < mL/min[51,53,54].

Portadores de hiperuricemia crônica também podem apresentar depósito de cristais de urato na medula externa renal, podendo levar à doença tubulointersticial crônica. Tais cristais localizam-se mais frequentemente nos túbulos coletores e no interstício e são circundados por infiltrado inflamatório granulomatoso (contendo células gigantes e leucócitos). Nestes casos, porém, ainda há controvérsias se o dano renal estaria associado à fibrose tubulointersticial generalizada induzida pelos cristais ou à arteriolopatia atribuída aos níveis elevados de ácido úrico[48].

ÁCIDO ÚRICO E HIPERTENSÃO

A relação entre hiperuricemia e hipertensão não é uma observação recente. Em 1879, Frederick Akbar Mohamed mencionou, pela primeira vez, que alguns indivíduos hipertensos eram provenientes de famílias com alta prevalência de gota[55]. Desde a década de 1970, diversos estudos epidemiológicos apontaram para a associação entre hiperuricemia e hipertensão, e, recentemente, sugere-se que a hiperuricemia seja não só um fator de risco, como também participe da fisiopatologia da hipertensão arterial sistêmica (HAS)[56].

A hiperuricemia afeta 25-40% dos pacientes com HAS não tratada, em comparação com uma prevalência bem menor em normotensos ou na população geral. Em adolescentes esta associação é ainda mais contundente, 89% das crianças com ácido úrico sérico ≥ 5,5mg/dL apresentam hipertensão[57-59].

A partir de estudos experimentais, sugere-se um mecanismo fisiopatológico por meio do qual a hiperuricemia teria um papel fundamental no desenvolvimento da HAS. Este processo aconteceria, hipoteticamente, em duas fases. Na primeira, o ácido úrico elevado levaria à ativação do sistema renina-angiotensina, ao aumento do estresse oxidativo e à disfunção endotelial (com redução dos níveis de óxido nítrico). Tais alterações resultariam em aumento da resistência vascular sistêmica e em hipertensão arterial. Durante esta fase inicial, a "hipertensão hiperuricêmica" aconteceria mesmo na presença de dieta hipossódica e seria prevenida com a administração de agentes hipouricemiantes, como o alopurinol ou a benziodarona. Na segunda fase, ocorreria com o decorrer do tempo o desenvolvimento de uma doença microvascular renal (envolvendo principalmente as arteríolas aferentes), associada a um processo inflamatório tubulointersticial, resultando em hipertensão rim-dependente, sal-sensível e não revertida com o uso de drogas hipouricemiantes (Fig. 19.6)[60-62].

Seguindo as evidências epidemiológicas e experimentais, alguns estudos foram realizados na tentativa de responder se o tratamento da hiperuricemia seria capaz de reduzir a pressão arterial em pacientes com HAS. Feig et al[62] realizaram um ensaio clínico, cross over, duplo-cego, placebo controlado que randomizou 30 adolescentes (11-17 anos de idade), com o diagnóstico recente de HAS estágio 1 e com níveis séricos de ácido úrico > 6mg/dL, para receber alopurinol 200mg/dia durante 4 semanas e placebo por 4 semanas, com um período de washout de 2 semanas entre os tratamentos. Os resultados deste estudo mostraram que o uso do alopurinol se associou à redução da pressão arterial (de consultório e ambulatorial) em adolescentes com o diagnóstico recente de HAS estágio 1. Apesar de ter sido um estudo bem conduzido, possui uma série de limitações, tais como: tamanho pequeno da amostra; exclusão dos casos mais graves de hipertensão; tratamento de curta duração, insuficiente para detectar possíveis efeitos colaterais do uso do alopurinol ou para avaliar se o efeito da droga na pressão arterial seria sustentado com o uso em longo prazo; e a ausência de validade externa, tanto para outros centros, quanto para outras populações de hipertensos[57]. Kanbay et al também mostraram resultados positivos com o alopurinol na redução dos níveis séricos de ácido úrico e da pressão arterial sistólica. No entanto, este estudo foi realizado em uma população de indivíduos

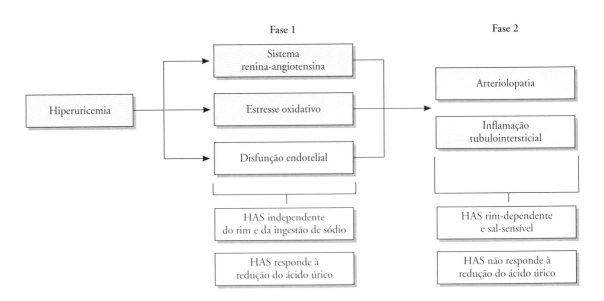

Figura 19.6 – Hiperuricemia e hipertensão arterial – mecanismo fisiopatológico.

normotensos, não se aplicando, assim, a portadores de HAS[63]. Siu *et al* demonstraram, após 12 meses de tratamento com alopurinol, uma queda significativa somente na pressão arterial sistólica. Este estudo apresenta vários pontos fracos no seu desenho, como: ensaio clínico aberto e não placebo-controlado; não realizado para responder se o tratamento com alopurinol seria eficaz em reduzir a pressão arterial; e a população estudada é restrita a indivíduos com disfunção renal prévia[64].

Na revisão sistemática "Farmacoterapia para Hiperuricemia em Pacientes Hipertensos" (*Cochrane Database of Systematic Reviews*), não foi possível realizar meta-análise e o único estudo que preencheu os critérios de inclusão definidos pelos autores foi o de Feig *et al*[62]. A inclusão dos estudos de Kanbay e Siu (acima descritos) certamente aumentaria o efeito positivo do alopurinol na redução da pressão arterial, entretanto, isso desqualificaria a evidência, já que se trata de estudos bastante heterogêneos e com baixa qualidade metodológica[56].

Deve-se considerar também que as drogas hipouricemiantes não são livres de efeitos colaterais e de interações. A terapia com alopurinol pode cursar com efeitos adversos graves, como a síndrome de Steven-Johnson e a nefrite intersticial crônica, que, apesar de serem raros, podem apresentar maior incidência quanto mais difundido o uso da medicação[65]. Uma revisão dos relatos de casos da literatura mostrou que a maioria dos casos de hipersensibilidade ao alopurinol acometeu pessoas portadoras de hiperuricemia assintomática[61]. Além disso, foi relatado que os indivíduos com maior risco de reação de hipersensibilidade ao alopurinol são portadores do antígeno B58 do HLA (antígeno leucocitário humano), o que pode significar uma perspectiva futura de triagem destas pessoas antes de se prescrever o medicamento[66].

Em conclusão, com as evidências disponíveis até o momento, a recomendação do alopurinol ou de outro agente hipouricemiante como droga inicial ou como terapia adjuvante na HAS é prematura e mais ensaios clínicos randomizados, placebo-controlados e de boa qualidade metodológica são necessários[56,65].

ÁCIDO ÚRICO E DOENÇA RENAL CRÔNICA

A relação entre o ácido úrico e a DRC foi inicialmente vinculada aos depósitos de cristais de urato no parênquima renal de pacientes com gota. Porém, a chamada "nefropatia gotosa" passou a ser questionada com os seguintes argumentos: a localização focal dos cristais no tecido renal não justificava a fibrose difusa observada; os cristais eram encontrados em pacientes sem disfunção renal; e os pacientes com gota frequentemente apresentavam outras doenças como hipertensão arterial e diabetes que poderiam justificar a disfunção renal existente. Assim, a hiperuricemia deixou de ter impacto na gênese da DRC e passou a ser encarada apenas como um marcador associado à redução do *clearance*[67].

A hiperuricemia ressurgiu como um possível fator de risco para o desenvolvimento e progressão da DRC no início da década passada com os achados em modelos experimentais de hiperuricemia induzida pelo ácido oxônico, um inibidor de uricase. Foi demonstrado o desenvolvimento de uma arteriolopatia pré-glomerular obliterante e hipertensão arterial, evoluindo com fibrose intersticial, atrofia tubular e glomerulosclerose. É importante destacar que o ácido úrico teve um papel independente da hipertensão arterial nessas alterações. Nesses modelos, a hiperuricemia era leve e não houve depósito de cristais de urato no parênquima renal. Os supostos mecanismos envolvidos estão resumidos na figura 19.7[68,69].

Recentemente, diversos estudos observacionais têm suportado uma relação dos níveis séricos de ácido úrico com a incidência, a prevalência e a progressão para DRC, apesar de muitos serem conflitantes e com metodologia não ideal. Os mais relevantes estão sumarizados no quadro 19.4[69-71].

Por outro lado, apenas poucos estudos de intervenção avaliaram os efeitos da redução dos níveis de ácido úrico em pacientes com DRC (Quadro 19.5). São em geral limitados, restritos a centros únicos, com pequeno número de pacientes, sem um grupo placebo, além de um curto período de seguimento. Eles apontam para um possível benefício na progressão da DRC com a redução dos níveis de ácido úrico. Neste contexto, porém, também tem-se questionado se o potencial benefício da inibição da xantina oxidase estaria relacionado à diminuição da formação das EROs e não à redução do ácido úrico[69-71].

Em conclusão, apesar de as evidências até o momento sugerirem o papel do ácido úrico no desenvolvimento e progressão da DRC, elas estão sustentadas por estudos experimentais, observacionais e poucos de intervenção. Portanto, em decorrência das limitações metodológicas desses estudos e da ausência de grandes ensaios clínicos randomizados, essas evidências são insuficientes para recomendarmos a redução dos níveis de ácido úrico como medida de prevenção e de progressão da DRC.

ÁCIDO ÚRICO E TRANSPLANTE RENAL

Hiperuricemia e gota são complicações frequentes após o transplante renal, com prevalência de 50-80% e de 2-13%, respectivamente[94,95]. Vários fatores contribuem para a alta prevalência destes distúrbios no pós-transplante renal, entre eles se destacam os agentes imunossupressores, o uso de diuréticos e a disfunção do enxerto. As medicações imunossupressoras, principalmente da classe dos inibidores de calcineurina (ciclosporina e tacrolimus), são os principais envolvidos. Vários estudos foram realizados na tentativa de elucidar os mecanismos da hiperuricemia induzida pela ciclosporina (CsA). Até o momento, acredita-se que a CsA cause inibição da secreção de ácido úrico nos túbulos proximais, além de reduzir o *clearance* de ácido úrico devido à vasoconstrição renal e à consequente redução da filtração glomerular[95].

Estudos recentes sugerem associação entre a hiperuricemia e pior sobrevida do enxerto renal. Entretanto, o papel da hiperuricemia como fator causal na disfunção

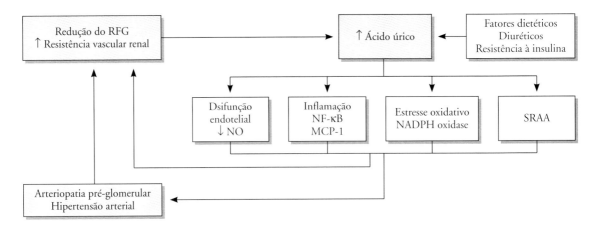

Figura 19.7 – Mecanismos propostos para explicar como o ácido úrico poderia contribuir para o desenvolvimento e progressão da DRC. SRAA = sistema renina-angiotensina aldosterona; NO = óxido nítrico; NF-κB = fator nuclear κ-B; MCP-1 = proteína quimiotática de monócitos 1.

Quadro 19.5 – Principais estudos observacionais correlacionando ácido úrico e DRC.

Referências	Nº pacientes	Principais achados
Cain L et al[72]	49.295	Mulheres con níveis de ácido úrico > 5,5mg/dL e homens > 7,1mg/dL têm 4,67 vezes mais risco de ter DRC
Domrongkitchaiporn et al[73]	3.499	Hiperuricemia (> 6,29mg/dL) está associada à maior incidência de DRC, RC 1,82 (1,12-2,98)
Iseki et al[74]	48.177	Hiperuricemia (♀ ≥ 6mg/dL e ♂ ≤ 7mg/dL) é fator de risco independente para DRET em ♀ RR 5,77 (2,3-14,4) mas não em ♂ RR 2 (0,9-4,44)
Obermayr et al[75]	21.475	Elevação dos níveis de ácido úrico entre 7-8,9mg/dL e ≥ 9mg/dL foi associada, respectivamente, a 1,74 e 3,12 vezes mais risco de incidência da DRC, após um seguimento médio de 7 anos
Hsu et al[76]	177.750	Comparando quartis, o maior teve um risco 2,14 vezes maior de evoluir para DRET em relação ao menor quartil em 25 de seguimento
Borges et al[77]	385	Ácido úrico (> 6mg/dL) aumentou, independentemente, o risco de DRC em mulheres hipertensas, RC 2,63 (1,61-4,3)
Chen et al[78]	5.722	Os níveis de ácido úrico correlacionam-se com prevalência de DRC
Sturm et al[79]	227	Em pacientes com DRC, o ácido úrico não foi associado a maior risco de progressão da doença, RR 0,95(0,8-1,13)
Weiner et al[80]	13.338	O aumento sérico de 1mg/dL nos níveis de ácido úrico elevou em 11% a incidência de DRC, RC 1,11 (1,02-1,21) em 8,5 anos de seguimento
Chonchol et al[81]	5.808	Independente da associação do ácido úrico com prevalência e progressão de DRC, porém não com a incidência
Bellomo et al[82]	900	O aumento de 1mg/dL nos níveis de ácido úrico aumentou em 1,28 vez o risco de queda do RFG > 10mL/min/1,73m² em 5 anos, RR 1,28 (1,21-1,38)
Ben-Dov e Kark[83]	2.449	Níveis de ácido úrico > 6,5mg/dL em homens e > 5,3mg/dL em mulheres foram associados a um aumento de 1,36 vez no risco de todas as causas de morte e de 2,14 vezes na incidência de DRC.
Madero et al[84]	840	Em pacientes com DRC 3 e 4 a hiperuricemia não foi um fator de risco para DRET, mas os níveis de ácido úrico correlacionaram-se com mortalidade cardiovascular e por todas as causas (estudo – MDRD)
Mok et al[85]	14.939	Hiperuricemia (♀ > 4,6mg/dL e ♂ > 6,6mg/dL) aumentou o risco de desenvolver DRC: RR 1,3 (1,0-1,8) em ♀ e 2,1 (1,6-2,9) em ♂
Sonoda et al[86]	7.078	Hiperuricemia (≥ 7,3mg/dL) foi um preditor independente de incidência de DRC, RC 1,09 (1,01-1,18)
Kuo et al[87]	63.785	Hiperuricemia (♀ > 6,6mg/dL e ♂ > 7,7mg/dL) foi associada a maior velocidade de declínio do RFG (≥ 3mL/min/ano), RR 1,28 (1,23-1,33); em relação à progressão para DRC, o risco foi de 1,52 (1,46-1,59) vez maior em seguimento de 12 anos

DRET = doença renal em estágio terminal; RC = razão de chances; RR = risco relativo; RFG = ritmo de filtração glomerular.

Quadro 19.6 – Estudos de intervenção para a redução dos níveis de ácido úrico em pacientes com DRC.

Referências	População	Intervenção	Principais achados
Fairbanks et al[88]	27 pacientes com FJHN	Alopurinol (dose não especificada)	O tratamento precoce reduziu a velocidade de progressão da DRC
Siu et al[64]	54 pacientes com ptn > 0,5g/dia, Cr sérica > 1,4mg/dL e ácido úrico > 7,6mg/dL	Uso ou não de 100-300mg/dia de alopurinol durante 12 meses	Tendência não significativa de redução de Cr sérica no grupo tratamento; sem efeito sobre a proteinúria
Talaat e el-Sheikh[89]	50 pacientes hiperuricêmicos com DRC 3 e 4 que usavam alopurinol	Retirada do alopurinol e avaliação após 12 meses	Aumento significativo da velocidade de perda do RFG, da PA e dos níveis urinários de TGF-β_1 somente naqueles que não usavam iECA
Goicoechea et al[90]	113 pacientes com RFG < 60mL/min/1,73m^2	Uso ou não de alopurinol 100mg/dia durante 24 meses	Alopurinol diminuiu a velocidade de declínio do RFG; sem efeito na PA
Kao et al[91]	53 pacientes com DRC 3 e HVE	Alopurinol 300mg/dia ou placebo durante 9 meses	Alopurinol reduziu significativamente a HVE e melhorou a função endotelial (↑ DMF)
Momeni et al[92]	40 pacientes com DM tipo 2, nefropatia (ptn > 0,5g/24h) e Cr sérica < 3,0	Alopurinol 100mg ou placebo durante 4 meses	Redução significativa da proteinúria
Kanbay et al[93]	30 pacientes hiperurêmicos 30 pacientes normouricêmicos 37 hiperuricemia + alopurinol	Uso ou não de alopurinol 300mg/dia durante 4 meses	O tratamento aumentou o RFG, reduziu a PA e melhorou a disfunção endotelial (↑ DMF) após 4 meses
Miao et al[94]	Análise do estudo RENAAL (1.342 pacientes com DM tipo 2 com nefropatia)	Losartana 100mg ou placebo; análise 6 meses após o início da terapia	O risco de eventos renais diminuiu em 6% para cada redução de 0,5mg/dL nos níveis de ácido úrico

FJHN = nefropatia hiperuricêmica familial juvenil; PA = pressão arterial; DMF = dilatação mediada por fluxo; HVE = hipertrofia ventricular esquerda; ptn = proteinúria; RFG = ritmo da filtração glomerular.

do enxerto renal ainda é questionável, já que a elevação dos níveis de ácido úrico pode se dar em consequência da redução do ritmo de filtração glomerular (RFG)[96,97]. Kim et al avaliaram a relação entre o RFG e o nível sérico de ácido úrico em indivíduos com função do enxerto renal intacta, a fim de se minimizarem os efeitos da disfunção renal na hiperuricemia. Neste estudo, não houve associação significativa entre o desenvolvimento da disfunção crônica do enxerto e hiperuricemia. Além disso, foi demonstrado que elevações dos níveis de ácido úrico ocorreram paralelamente à queda do RFG, mas não precedendo-a[98].

Outro ponto importante está relacionado ao tratamento da hiperuricemia no transplantado renal. A principal medicação hipouricemiante disponível em nosso país (alopurinol) apresenta interação com a azatioprina (AZA). O metabolismo da AZA depende parcialmente da xantina oxidase, dessa maneira, a inibição desta enzima pelo alopurinol reduz a metabolização da AZA, potencializando sua toxicidade medular. Assim, nos casos em que haja necessidade da administração de ambos os medicamentos, recomendam-se a monitorização do hemograma e a redução da dose da AZA em 50%. Também pode ser considerada a substituição da AZA por derivados do ácido micofenólico (micofenolato mofetil ou micofenolato sódico)[95].

CONCLUSÃO

1. Evidências epidemiológicas apontam para a associação da hiperuricemia com síndrome metabólica, *diabetes mellitus*, HAS, doença cardiovascular e progressão da DRC.
2. Ainda é controverso se o ácido úrico desempenha papel na gênese ou se é apenas uma consequência ou um fenômeno associado a estas condições.
3. O aumento do volume e do pH urinários, associados à redução da excreção do ácido úrico, são pontos-chave no tratamento da nefrolitíase por cristais de ácido úrico.
4. Sugerem nefropatia aguda pelo ácido úrico: disfunção renal aguda, ácido úrico sérico > 10-15mg/dL, grande quantidade de cristais de urato no sedimento urinário e AUur/CRur > 1,0 (adultos) e 0,57 (crianças).
5. Segundo as evidências atuais, o benefício de intervenções para a hiperuricemia assintomática como forma de tratamento da HAS, de redução de risco cardiovascular ou de redução da progressão da DRC ainda é incerto.

REFERÊNCIAS BIBLIOGRÁFICAS

1. Richet G. The chemistry of urinary stones around 1800: a first in clinical chemistry. *Kidney Int* 1995; **48**: 876-886.

2. Álvarez-Lario B, Macarrón-Vicente J. Uric acid and evolution. *Rheumatology* (Oxford) 2010; **49**: 2010-2015.
3. Bobulescu IA, Moe OW. Renal transport of uric acid: evolving concepts and uncertainties. *Adv Chronic Kidney Dis* 2012; **19**: 358-371.
4. Reginato AJ. Gout and other crystal arthropathies. In Kasper DL, Braunwald E, Fauci A et al. (eds). *Harrison's Principles of Internal Medicine*, 16th ed. McGraw-Hill Professional: New York, 2004, pp 2046-2050.
5. Poon SH, Hall HA, Zimmermann B. Approach to the treatment of hyperuricemia. *Med Health R I* 2009; **92**: 359-362.
6. Sachs L, Batra KL, Zimmermann B. Medical implications of hyperuricemia. *Med Health R I* 2009; **92**: 353-355.
7. Fathallah-Shaykh SA, Cramer MT. Uric acid and the kidney. *Pediatr Nephrol* 2014; **29**: 999-1008.
8. Sakhaee K, Adams-Huet B, Moe OW et al. Pathophysiologic basis for normouricosuric uric acid nephrolithiasis. *Kidney Int* 2002; **62**: 971-979.
9. Maesaka JK, Fishbane S. Regulation of renal urate excretion: a critical review. *Am J Kidney Dis* 1998; **32**: 917-933.
10. Klinenberg JR, Kippen I. The binding of urate to plasma proteins determined by means of equilibrium dialysis. *J Lab Clin Med* 1970; **75**: 503-510.
11. Sorensen LB. The elimination of uric acid in man studied by means of C14-labbelled uric acid. *Scand J Clin Lab Invest* 1960; **12**(Suppl 54): 1-214.
12. Sorensen LB, Levinson DJ. Origin and extrarenal elimination of uric acid in man. *Nephron* 1975; **14**: 7-20.
13. Eraly SA, Vallon V, Rieg T et al. Multiple organic anion transporters contribute to net renal excretion of uric acid. *Physiol Genomics* 2008; **33**: 180-192.
14. Enomoto A, Kimura H, Chairoungdua A et al. Molecular identification of a renal urate anion exchanger that regulates blood urate levels. *Nature* 2002; **417**: 447-452.
15. Anzai N, Endou H. Urate transporters: an evolving field. *Semin Nephrol* 2011; **31**: 400-409.
16. Lens XM, Banet JF, Outeda P et al. A novel pattern of mutation in uromodulin disorders: autosomal dominant medullary cystic kidney disease type 2, familial juvenile hyperuricemic nephropathy, and autosomal dominant glomerulocystic kidney disease. *Am J Kidney Dis* 2005; **46**: 52-57.
17. Nindita Y, Hamada T, Bahrudin U et al. Effect of losartan and benzbromarone on the level of human urate transporter 1 mRNA. *Arzneimittelforschung* 2010; **60**: 186-188.
18. Gutman AB, Yu TF, Berger L. Tubular secretion of urate in man. *J Clin Invest* 1959; **38**: 1778-1781.
19. Guggino SE, Aronson PS. Paradoxical effects of pyrazinoate and nicotinate on urate transport in dog renal microvillus membranes. *J Clin Invest* 1985; **76**: 543-547.
20. Martín NE, Nieto VG. Hypouricemia and tubular transport of uric acid. *Nefrologia* 2011; **31**: 44-50.
21. Ames BN, Cathcart R, Schwiers E et al. Uric acid provides an antioxidant defense in humans against oxidant- and radical-caused aging and cancer: a hypothesis. *Proc Natl Acad Sci U S A* 1981; **78**: 6858-6862.
22. Glantzounis GK, Tsimoyiannis EC, Kappas AM et al. Uric acid and oxidative stress. *Curr Pharm Des* 2005; **11**: 4145-4151.
23. Skinner KA, White CR, Patel R et al. Nitrosation of uric acid by peroxynitrite. Formation of a vasoactive nitric oxide donor. *J Biol Chem* 1998; **273**: 24491-24497.
24. Kuzkaya N, Weissmann N, Harrison DG et al. Interactions of peroxynitrite with uric acid in the presence of ascorbate and thiols: implications for uncoupling endothelial nitric oxide synthase. *Biochem Pharmacol* 2005; **70**: 343-354.
25. Suzuki T, Naka A, Kimura H. Effects of uric acid on nitrosation of N-acetylcysteine by diethylamine NONOate and N-acetyl-N-nitrosotryptophan. *Chem Pharm Bull* (Tokyo) 2009; **57**: 736-739.
26. Davies KJ, Sevanian A, Muakkassah-Kelly SF et al. Uric acid-iron ion complexes. A new aspect of the antioxidant functions of uric acid. *Biochem J* 1986; **235**: 747-754.
27. Waring WS, McKnight JA, Webb DJ et al. Uric acid restores endothelial function in patients with type 1 diabetes and regular smokers. *Diabetes* 2006; **55**: 3127-3132.
28. Waring WS, Webb DJ, Maxwell SR. Systemic uric acid administration increases serum antioxidant capacity in healthy volunteers. *J Cardiovasc Pharmacol* 2001; **38**: 365-371.
29. Waring WS, Convery A, Mishra V et al. Uric acid reduces exercise-induced oxidative stress in healthy adults. *Clin Sci* (Lond) 2003; **105**: 425-430.
30. Mikami T, Yoshino Y, Ito A. Does a relationship exist between the urate pool in the body and lipid peroxidation during exercise? *Free Radic Res* 2000; **32**: 31-39.
31. Yu ZF, Bruce-Keller AJ, Goodman Y et al. Uric acid protects neurons against excitotoxic and metabolic insults in cell culture, and against focal ischemic brain injury in vivo. *J Neurosci Res* 1998; **53**: 613-625.
32. Reyes AJ, Leary WP. The increase in serum uric acid induced by diuretics could be beneficial to cardiovascular prognosis in hypertension: a hypothesis. *J Hypertens* 2003; **21**: 1775-1777.
33. Sautin YY, Nakagawa T, Zharikov S et al. Adverse effects of the classic antioxidant uric acid in adipocytes: NADPH oxidase-mediated oxidative/nitrosative stress. *Am J Physiol Cell Physiol* 2007; **293**: C584-C596.
34. Santos CX, Anjos EI, Augusto O. Uric acid oxidation by peroxynitrite: multiple reactions, free radical formation, and amplification of lipid oxidation. *Arch Biochem Biophys* 1999; **372**: 285-294.
35. Gersch C, Palii SP, Kim KM et al. Inactivation of nitric oxide by uric acid. *Nucleosides Nucleotides Nucleic Acids* 2008; **27**: 967-978.
36. Khosla UM, Zharikov S, Finch JL et al. Hyperuricemia induces endothelial dysfunction. *Kidney Int* 2005; **67**: 1739-1742.
37. Sánchez-Lozada LG, Soto V, Tapia E et al. Role of oxidative stress in the renal abnormalities induced by experimental hyperuricemia. *Am J Physiol Renal Physiol* 2008; **295**: F1134-F1141.
38. Mazzali M, Hughes J, Kim YG et al. Elevated uric acid increases blood pressure in the rat by a novel crystal-independent mechanism. *Hypertension* 2001; **38**: 1101-1106.
39. Monk RD, Bushinsky DA. Nephrolithiasis and nephrocalcinosis. In Floege J, Johnson RJ, Feehally J (eds). *Comprehensive Clinical Nephrology*, 4th ed. Elsevier Saunders: St Louis, Missouri, 2010, pp 687-702.
40. Cameron MA, Sakhaee K. Uric acid nephrolithiasis. *Urol Clin North Am* 2007; **34**: 335-346.
41. Pak CY, Sakhaee K, Moe O et al. Biochemical profile of stone-forming patients with diabetes mellitus. *Urology* 2003; **61**: 523-527.
42. Maalouf NM, Sakhaee K, Parks JH et al. Association of urinary pH with body weight in nephrolithiasis. *Kidney Int* 2004; **65**: 1422-1425.
43. Cameron MA, Maalouf NM, Adams-Huet B et al. Urine composition in type 2 diabetes: predisposition to uric acid nephrolithiasis. *J Am Soc Nephrol* 2006; **17**: 1422-1428.
44. Chen YD, Varasteh BB, Reaven GM. Plasma lactate concentration in obesity and type 2 diabetes. *Diabete Metab* 1993; **19**: 348-354.
45. Chobanian MC, Hammerman MR. Insulin stimulates ammoniagenesis in canine renal proximal tubular segments. *Am J Physiol* 1987; **253**: F1171-F1177.
46. Gesek FA, Schoolwerth AC. Insulin increases Na(+)-H+ exchange activity in proximal tubules from normotensive and hypertensive rats. *Am J Physiol* 1991; **260**: F695-F703.
47. Cameron MA, Pak CY. Approach to the patient with the first episode of nephrolithiasis. *Clin Rev Bone Miner Metab* 2004; **2**: 265-278.
48. Kim YG, Huang XR, Suga S et al. Involvement of macrophage migration inhibitory factor (MIF) in experimental uric acid nephropathy. *Mol Med* 2000; **6**: 837-848.
49. Kjellstrand CM, Cambell DC, von Hartitzsch B et al. Hyperuricemic acute renal failure. *Arch Intern Med* 1974; **133**: 349-359.
50. Kelton J, Kelley WN, Holmes EW. A rapid method for the diagnosis of acute uric acid nephropathy. *Arch Intern Med* 1978; **138**: 612-615.
51. Howard SC, Jones DP, Pui CH. The tumor lysis syndrome. *N Engl J Med* 2011; **364**: 1844-1854.

52. Darmon M, Malak S, Guichard I et al. Acute tumor lysis syndrome: a comprehensive review. Rev Bras Ter Int 2008; 20: 278-285.
53. Tan HK, Bellomo R, M'Pis DA et al. Phosphatemic control during acute renal failure: intermittent hemodialysis versus continuous hemodiafiltration. Int J Artif Organs 2001; 24: 186-191.
54. Larson RA, Pui CH. Tumor lysis syndrome: prevention and treatment. In UpToDate 2013. http://www.uptodate.com
55. Feig DI, Mazzali M, Kang DH et al. Serum uric acid: a risk factor and a target for treatment? J Am Soc Nephrol 2006; 17: S69-S73.
56. Gois PH, Souza ER. Pharmacotherapy for hyperuricemia in hypertensive patients. Cochrane Database Syst Rev 2013; 1: CD008652.
57. Feig DI, Soletsky B, Johnson RJ. Effect of allopurinol on blood pressure of adolescents with newly diagnosed essential hypertension: a randomized trial. JAMA 2008; 300: 924-932.
58. Cannon PJ, Stason WB, Demartini FE et al. Hyperuricemia in primary and renal hypertension. N Engl J Med 1966; 275: 457-464.
59. Kinsey D, Walther R, Sise HS et al. Incidence of hyperuricemia in 400 hypertensive subjects. Circulation 1961; 24: 972-973.
60. Mazzali M, Kanellis J, Han L et al. Hyperuricemia induces a primary renal arteriolopathy in rats by a blood pressure-independent mechanism. Am J Physiol Renal Physiol 2002; 282: F991-F997.
61. Feig DI. Uric acid and hypertension. Semin Nephrol 2011; 31: 441-446.
62. Feig DI, Madero M, Jalal DI et al. Uric acid and the origins of hypertension. J Pediatr 2013; 162: 896-902.
63. Kanbay M, Ozkara A, Selcoki Y et al. Effect of treatment of hyperuricemia with allopurinol on blood pressure, creatinine clearance, and proteinuria in patients with normal renal functions. Int Urol Nephrol 2007; 39: 1227-1233.
64. Siu YP, Leung KT, Tong MK et al. Use of allopurinol in slowing the progression of renal disease through its ability to lower serum uric acid level. Am J Kidney Dis 2006; 47: 51-59.
65. Gois PH, Luchi WM, Seguro AC. Allopurinol on hypertension: insufficient evidence to recommend (abstract). J Clin Hypertens (Greenwich) 2013; 15: 700.
66. Jung JW, Song WJ, Kim YS et al. HLA-B58 can help the clinical decision on starting allopurinol in patients with chronic renal insufficiency. Nephrol Dial Transplant 2011; 26: 3567-3572.
67. Johnson RJ, Nakagawa T, Jalal D et al. Uric acid and chronic kidney disease: which is chasing which? Nephrol Dial Transplant 2013; 28: 2221-2228.
68. Kang DH, Nakagawa T, Feng L et al. A role for uric acid in the progression of renal disease. J Am Soc Nephrol 2002; 13: 2888-2897.
69. Jalal DI, Chonchol M, Chen W et al. Uric acid as a target of therapy in CKD. Am J Kidney Dis 2013; 61: 134-146.
70. Macías N, Goicoechea M, de Vinuesa MS et al. Urate reduction and renal preservation: what is the evidence? Curr Rheumatol Rep 2013; 15: 386.
71. Bellomo G. Uric acid and chronic kidney disease: a time to act? World J Nephrol 2013; 2: 17-25.
72. Cain L, Shankar A, Ducatman AM et al. The relationship between serum uric acid and chronic kidney disease among Appalachian adults. Nephrol Dial Transplant 2010; 25: 3593-3599.
73. Domrongkitchaiporn S, Sritara P, Kitiyakara C et al. Risk factors for development of decreased kidney function in a southeast Asian population: a 12-year cohort study. J Am Soc Nephrol 2005; 16: 791-799.
74. Iseki K, Ikemiya Y, Inoue T et al. Significance of hyperuricemia as a risk factor for developing ESRD in a screened cohort. Am J Kidney Dis 2004; 44: 642-650.
75. Obermayr RP, Temml C, Gutjahr G et al. Elevated uric acid increases the risk for kidney disease. J Am Soc Nephrol 2008; 19: 2407-2413.
76. Hsu CY, Iribarren C, McCulloch CE et al. Risk factors for end-stage renal disease: 25-year follow-up. Arch Intern Med 2009; 169: 342-350.
77. Borges RL, Hirota AH, Quinto BM et al. Uric acid as a marker for renal dysfunction in hypertensive women on diuretic and nondiuretic therapy. J Clin Hypertens (Greenwich) 2009; 11: 253-259.
78. Chen YC, Su CT, Wang ST et al. A preliminary investigation of the association between serum uric acid and impaired renal function. Chang Gung Med J 2009; 32: 66-71.
79. Sturm G, Kollerits B, Neyer U et al. Uric acid as a risk factor for progression of non-diabetic chronic kidney disease? The Mild to Moderate Kidney Disease (MMKD) Study. Exp Gerontol 2008; 43: 347-352.
80. Weiner DE, Tighiouart H, Elsayed EF et al. Uric acid and incident kidney disease in the community. J Am Soc Nephrol 2008; 19: 1204-1211.
81. Chonchol M, Shlipak MG, Katz R et al. Relationship of uric acid with progression of kidney disease. Am J Kidney Dis 2007; 50: 239-247.
82. Bellomo G, Venanzi S, Verdura C et al. Association of uric acid with change in kidney function in healthy normotensive individuals. Am J Kidney Dis 2010; 56: 264-272.
83. Ben-Dov IZ, Kark JD. Serum uric acid is a GFR-independent long-term predictor of acute and chronic renal insufficiency: the Jerusalem Lipid Research Clinic cohort study. Nephrol Dial Transplant 2011; 26: 2558-2566.
84. Madero M, Sarnak MJ, Wang X et al. Uric acid and long-term outcomes in CKD. Am J Kidney Dis 2009; 53: 796-803.
85. Mok Y, Lee SJ, Kim MS et al. Serum uric acid and chronic kidney disease: the Severance cohort study. Nephrol Dial Transplant 2012; 27: 1831-1835.
86. Sonoda H, Takase H, Dohi Y et al. Uric acid levels predict future development of chronic kidney disease. Am J Nephrol 2011; 33: 352-357.
87. Kuo CF, Luo SF, See LC et al. Hyperuricaemia and accelerated reduction in renal function. Scand J Rheumatol 2011; 40: 116-121.
88. Fairbanks LD, Cameron JS, Venkat-Raman G et al. Early treatment with allopurinol in familial juvenile hyerpuricaemic nephropathy (FJHN) ameliorates the long-term progression of renal disease. QJM 2002; 95: 597-607.
89. Talaat KM, el-Sheikh AR. The effect of mild hyperuricemia on urinary transforming growth factor beta and the progression of chronic kidney disease. Am J Nephrol 2007; 27: 435-440.
90. Goicoechea M, de Vinuesa SG, Verdalles U et al. Effect of allopurinol in chronic kidney disease progression and cardiovascular risk. Clin J Am Soc Nephrol 2010; 5: 1388-1393.
91. Kao MP, Ang DS, Gandy SJ et al. Allopurinol benefits left ventricular mass and endothelial dysfunction in chronic kidney disease. J Am Soc Nephrol 2011; 22: 1382-1389.
92. Momeni A, Shahidi S, Seirafian S et al. Effect of allopurinol in decreasing proteinuria in type 2 diabetic patients. Iran J Kidney Dis 2010; 4: 128-132.
93. Kanbay M, Huddam B, Azak A et al. A randomized study of allopurinol on endothelial function and estimated glomular filtration rate in asymptomatic hyperuricemic subjects with normal renal function. Clin J Am Soc Nephrol 2011; 6: 1887-1894.
94. Miao Y, Ottenbros SA, Laverman GD et al. Effect of a reduction in uric acid on renal outcomes during losartan treatment: a post hoc analysis of the reduction of endpoints in non-insulin-dependent diabetes mellitus with the Angiotensin II Antagonist Losartan Trial. Hypertension 2011; 58: 2-7.
95. Clive DM. Renal transplant-associated hyperuricemia and gout. J Am Soc Nephrol 2000; 11: 974-979.
96. Malheiro J, Almeida M, Fonseca I et al. Hyperuricemia in adult renal allograft recipients: prevalence and predictors. Transplant Proc 2012; 44: 2369-2372.
97. Numakura K, Satoh S, Tsuchiya N et al. Hyperuricemia at 1 year after renal transplantation, its prevalence, associated factors, and graft survival. Transplantation 2012; 94: 145-151.
98. Kim KM, Kim SS, Han DJ et al. Hyperuricemia in kidney transplant recipients with intact graft function. Transplant Proc 2010; 42: 3562-3567.

20

VAPTANS: O QUE DEVEMOS SABER SOBRE OS AQUARÉTICOS

Victor Galvão Moura Pereira
Rodolfo Balogh Junior
Thiago Gomes Romano

INTRODUÇÃO

Hiponatremia é o distúrbio eletrolítico mais frequente em pacientes hospitalizados[1], está associada a aumento de morbidades, incluindo alterações cognitivas[2], fraturas e osteoporose[3-5], além de maior tempo de internação hospitalar e mortalidade[6]. Apesar de tradicionalmente definida como níveis de sódio sérico abaixo de 135mEq/L[1], alguns autores demonstraram que valores abaixo de 138mEq/L já se associam a piores desfechos[7-9], devendo ser valorizados na prática clínica.

O sódio (Na^+) é o íon mais importante do espaço extracelular, sendo que sua manutenção depende do seu balanço em níveis fisiológicos. É mantido pelo organismo em níveis estreitos, existindo vários mecanismos envolvidos no seu controle, como osmorreceptores, barorreceptores, mecanismos extrarrenais e sistema renina-angiotensina-aldosterona (SRAA)[10]. Alterações no equilíbrio de sódio plasmático, com aumento ou diminuição da sua concentração, levam aos estados de hipernatremia ou hiponatremia. Existe uma estreita relação entre a água e o sódio, de tal modo que os distúrbios desses dois elementos não devem ser tratados de maneira independente[11].

Pelo fato de o sódio ser o principal determinante da osmolaridade sérica, geralmente a hiponatremia está associada à hiposmolaridade. A apresentação clínica pode ser de hiponatremia euvolêmica, como na secreção inapropriada do hormônio antidiurético (SIHAD), hiponatremia hipervolêmica, como em condições de insuficiência cardíaca congestiva (ICC) e cirrose, ou de hiponatremia hipovolêmica (Fig. 20.1)[12].

As manifestações clínicas das hiponatremias incluem cefaleia, náuseas, vômitos, letargia, confusão, estupor, convulsão e coma. A intensidade dos sintomas depende da gravidade e tempo de instalação da hiponatremia, porém muitos pacientes apresentam sintomas sutis, os quais, muitas vezes, passam despercebidos, questionando se existe a entidade descrita como hiponatremia assintomática[13].

Ainda há consenso em relação ao tratamento da hiponatremia, e as condutas são individualizadas, considerando as comorbidades dos pacientes, o tipo e a causa da hiponatremia. As terapêuticas disponíveis, seja restrição hídrica, seja infusão de soluções ou uso de diuréticos são frequentemente ineficazes e com resultados nem sempre previsíveis, com potenciais efeitos secundários, como a mielinólise pontina central. O uso dos antagonistas da vasopressina (vaptans) surge como uma possibilidade dentro do cenário terapêutico existente[14] (Quadro 20.1).

Este capítulo, por meio da descrição dos efeitos e aplicações clínicas dos aquaréticos, visa à abordagem das hiponatremias euvolêmicas e hipervolêmicas.

FISIOLOGIA DO AJUSTE DO SÓDIO SÉRICO

O ajuste dos níveis de sódio está intimamente relacionado à regulação da osmolaridade sérica e à vasopressina, o principal hormônio responsável por esse processo. É sintetizada nos núcleos supraóptico e paraventricular do hipotálamo e armazenada na neuro-hipófise[15]. Sua liberação é realizada a partir de dois estímulos, o primeiro pela osmolaridade sérica e o segundo pela hipovolemia (Fig. 20.2).

Quanto à osmolaridade, a liberação de vasopressina ocorre a partir de valores séricos de 280mOsm/kg e aumenta de maneira linear a partir de tal ponto, porém o

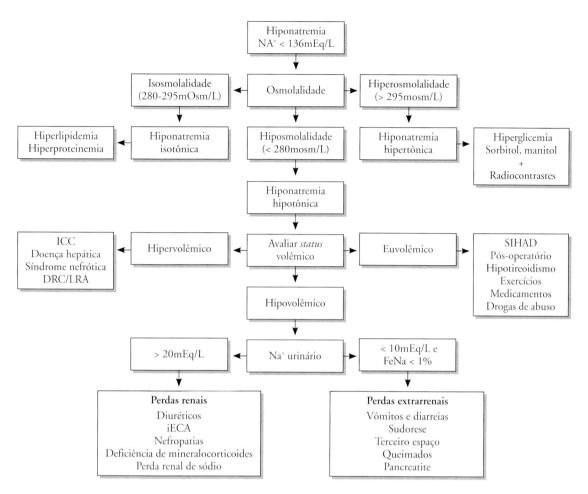

Figura 20.1 – Fluxograma do diagnóstico da hiponatremia. ICC = insuficiência cardíaca congestiva, DRC = doença renal crônica; LRA = lesão renal aguda. Adaptado de Gentile et al[12].

Quadro 20.1 – Opções no tratamento das hiponatremias.

Terapia	Vantagens	Desvantagens
Restrição hídrica	• Simples • Fácil implementação • Custo baixo	• Baixa eficácia • Tempo-dependente • Difícil adesão
Demeclociclina	• Eficiente em aumentar os níveis de sódio sérico	• Resposta lenta • Nefrotóxica • Alto custo
Diuréticos	• Sem necessidade de restrição hídrica • Natriurese	• Monitorização • Distúrbios eletrolíticos
Ureia	• Eficiente • Custo baixo	• Disponibilidade
Solução salina hipertônica	• Eficiente em hiponatremia crônica grave e sintomática	• Risco de desmielinização • Monitorização
Antagonistas do receptor da vasopressina (vaptans)	• Eficiente e seguro • Diurese de água livre • Sem outros distúrbios eletrolíticos	• Alto custo • Poliúria • Monitorização

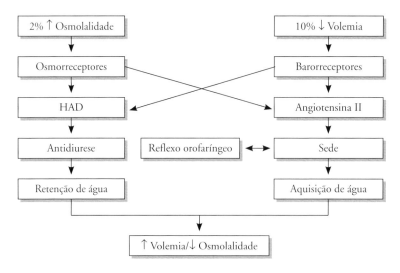

Figura 20.2 – Principais mecanismos envolvidos no controle da síntese e secreção de HAD. Adaptado de Miller[15].

principal determinante dos níveis séricos de vasopressina é a volemia, o que explica os altos valores de vasopressina séricos em situações hiponatrêmicas como na insuficiência cardíaca e cirrose.

Barorreceptores carotídeos, receptores em átrio e tronco pulmonar percebem alterações de volemia, sendo que variações de 5 a 10% são capazes de estimular a liberação de vasopressina[16]. Existem outros estímulos menos importantes para a liberação de tal hormônio, incluindo dor, náuseas e hipóxia. Secreção inapropriada do hormônio pode ser observada na presença de doenças pulmonares, do sistema nervoso central ou decorrente do uso de certas drogas[17].

A arginina-vasopressina (AVP) ou hormônio antidiurético (HAD) é um mediador neuro-humoral potencialmente importante na insuficiência cardíaca e nos estados de hiponatremia, pois influencia a excreção renal de água livre, promove vasoconstrição e, possivelmente, aumento da contratilidade miocárdica[18].

A AVP desenvolve suas ações ligando-se a três receptores específicos de membrana: tipos 1a (V1$_A$), 1b (V1$_B$) e 2 (V2). O receptor V1$_A$ localiza-se em vários tecidos, porém predominantemente na musculatura lisa dos vasos sanguíneos, sendo que sua ativação gera vasoconstrição, agregação plaquetária e estímulo inotrópico. Os receptores V1$_B$ são expressos nas células da hipófise anterior e por todo o cérebro, levando à liberação do hormônio estimulador da corticotrofina (ACTH). O terceiro receptor, e mais importante na regulação do metabolismo do sódio, é o V2 e está presente na membrana basolateral do tubo coletor[19] (Quadro 20.2).

A interação entre a vasopressina e seu receptor V2 leva ao aumento dos valores intracelulares de adenosina monofosfato (AMP), essa, por sua vez, leva à fosforilação dos canais de aquaporina 2, causando sua migração e inserção desses canais na membrana luminal das células tubulares[14]. A presença dos canais na membrana luminal aumenta a permeabilidade do túbulo à água, gerando sua reabsorção, quando em contato com a medula renal hipertônica[20].

Portanto, todo o processo acima descrito resulta em reabsorção de água, elevação de osmolaridade urinária e queda da osmolaridade sérica. O receptor V2 também está presente no endotélio vascular, onde promove liberação do fator de von Willebrand e do fator VII da cascata da coagulação.

RACIONAL DO USO DOS AQUARÉTICOS

A classe de droga denominada aquaréticos, também conhecida como vaptans, age antagonizando o efeito da vasopressina com seu receptor V2 presente na membra-

Quadro 20.2 – Receptores da vasopressina.

Receptor	Localização	Efeitos
V1$_A$	Células musculares lisas, hepatócitos, plaquetas, adrenal, útero, cérebro e rins	Vasoconstrição, glicogenólise, agregação plaquetária, hipertrofia de miócitos e contração uterina
V1$_B$	Glândula pituitária anterior	Liberação de hormônio adrenocorticotrófico e endorfinas
V2	Tubo coletor renal (membrana basolateral)	Absorção de água livre por mobilizar vesículas dos canais de aquaporinas para a membrana luminal causando elevação da permeabilidade à água

na basolateral das células do tubo coletor renal. Portanto, seu uso leva ao aumento da excreção de água livre, com pequena ou nula ação na excreção urinária de eletrólitos (*aquaresis*), ao contrário de diuréticos como os tiazídicos ou de alça (Quadro 20.3).

Pelo fato de atuar no aumento da excreção de água livre, os aquaréticos estão indicados em situações de hiponatremias hipervolêmica (insuficiência cardíaca congestiva e cirrose) ou euvolêmica (SIHAD). A restituição da volemia e dos níveis corporais de sódio formam a base do tratamento da hiponatremia hipovolêmica, não sendo indicado o uso de tal classe de droga[21].

Quadro 20.3 – Aquaréticos *vs.* diuréticos.

Efeitos	Aquaréticos	Diuréticos
Excreção de água livre	Maior	Menor
Potássio sérico	Não altera	Diminui
Osmolaridade sérica	Não altera	Diminui
Ritmo de filtração glomerular	Não altera	Diminui
Hipotensão	Não	Sim
Ativação de aminas vasoativas	Não	Sim
Aumento de escórias nitrogenadas	Não	Sim

FARMACOCINÉTICA E FARMACODINÂMICA

O primeiro antagonista dos receptores da vasopressina foi descoberto em 1992 e, desde então, seu uso vem sendo aprimorado[15]. O conivaptan foi o primeiro antagonista por via intravenosa dos receptores $V1_A/V2$ aprovado pelo FDA (*Food and Drug Administration*), agência de regulação de drogas e alimentos norte-americana, e o tolvaptan, o primeiro agente de uso por via oral[22].

O tolvaptan (Samsca®) é um antagonista seletivo do receptor V2 com afinidade 1,8 vez maior do que a vasopressina. Seu pico sérico ocorre 2 a 4 horas após a administração. Sua biodisponibilidade não é absolutamente conhecida, porém cerca de 40% da droga é absorvida como tolvaptan ou metabólitos e sua absorção não depende de estar em jejum. A droga apresenta alta taxa de ligação proteica (cerca de 99%) e seu volume de distribuição gira em torno de 3L/kg, sua meia-vida estimada é de 12 horas com metabolização principalmente por via hepática pelo citocromo P450 e menos de 1% da droga excretada pela urina[23].

O conivaptan (Vaprisol®), disponível para uso parenteral, apresenta também alta taxa de ligação proteica, ao redor de 98%, com meia-vida ao redor de 8 horas e metabolização hepática, assim como o tolvaptan[24]. Os principais tipos e características dos vaptans são apresentados a seguir (Quadro 20.4).

CONIVAPTAN

É o único receptor combinado $V1_A/V2$ que tem sido investigado nos seres humanos. Em 2001, Decaux relatou seu uso com segurança para o tratamento de hiponatremia sintomática crônica devido à SIHAD em dois pacientes que estavam usando, a longo prazo, terapêutica com furosemida. Eles tiveram diurese sustentada e sem consequência hemodinâmica significativa, permitindo a manutenção dos níveis séricos de sódio em 135mEq/L durante 3 meses[25]. Vários ensaios clínicos randomizados têm confirmado a eficácia e segurança do conivaptan em pacientes com hiponatremia devido a SIHAD, ICC e cirrose. A fórmula por via oral também é eficaz, mas ainda não foi testada e/ou liberada para uso clínico.

Em pacientes hospitalizados com SIHAD, o conivaptan pode ser administrado de acordo com o grau de hiponatremia, se leve, moderada ou sem sintomas pode ser usado com segurança, pois irá aumentar mais rapidamente a concentração de sódio no soro e, por exemplo, diminuir o tempo de internação hospitalar. Entre os doentes com hiponatremia mais grave, pode ser administrado isoladamente ou em combinação com uma solução salina hipertônica[26].

LIXIVAPTAN

É um antagonista seletivo do receptor V2, atualmente em desenvolvimento. Em 2012, Abraham *et al* utilizaram lixivaptan, em diferentes doses, em pacientes com hiponatremia euvolêmica ou hipervolêmica, com diminuição significativa da osmolaridade urinária e aumento na depuração de água livre[27]. Mais recentemente, também foram demonstradas eficácia e segurança a longo prazo em pacientes ambulatoriais, com hiponatremia euvolêmica, em que o lixivaptan aumentou significativamente os níveis de sódio sérico comparado ao grupo placebo (39,4% *vs.* 12,2%), sendo mantido durante o período do estudo, de 24 semanas. Entretanto, ainda não tem seu uso clínico rotineiro aprovado[28].

SATAVAPTAN

É também um antagonista seletivo do receptor V2, que foi primeiramente avaliado em 2004, por Soupart *et al*, em estudo randomizado com 34 pacientes com SIADH para uso em diferentes doses por um período de 5 a 25 dias. A resposta avaliada foi a normalização dos níveis de sódio sérico ou o aumento de 5mEq/L até o 5º dia de uso, tendo ocorrido em 79% no grupo satavaptan contra 13% no grupo placebo[29]. Além disso, tiveram queda importante na osmolaridade urinária e sem efeitos adversos estatisticamente significativos. No estudo subsequente, os níveis de sódio foram mantidos durante 12 meses, mesmo assim, ainda não temos evidência suficiente para seu uso na prática clínica[30].

TOLVAPTAN

Antagonista seletivo do receptor V2 é uma modificação do OPC – 31260 (mozavaptan), estudado para pacientes com hiponatremia euvolêmica e hipovolêmica, como nos estudos SALT-1 e SALT-2 (*The Study of Ascending Levels*

Quadro 20.4 – Classificação dos aquaréticos (vaptans).

	Conivaptan (YM-087)	Lixivaptan (VPA-985)	Satavaptan (SR-121463)	Tolvaptan (OPC-41061)
Receptor	$V1_A/V2$	V2	V2	V2
Administração	Via intravenosa	Via oral	Via oral	Via oral
Dose (inicial)	20mg em *bolus*	25mg	5mg	15 a 30mg
Dose (manutenção)	40-80mg 1×/dia	50-100mg 2×/dia	5-25mg 1×/dia	15-60mg 1×/dia
Meia-vida	5 a 12 horas	7 a 10 horas	14 a 17 horas	6 a 12 horas
Tempo de uso	≤ a 4 dias	7 dias	5 a 23 dias	≤ a 30 dias
Monitorização	Na^+ a cada 6 horas	Na^+ a cada 6 horas	Na^+ a cada 6 horas	Na^+ a cada 6 horas Função hepática
Ligação proteica	98,5%	99%	88-90%	99%
Metabolismo	Hepático (CYP3A4)	Hepático (CYP3A4)	Hepático (CYP3A4)	Hepático (CYP3A4)
Eliminação	Fecal	Fecal	Fecal	Fecal
Volume urinário	↑	↑	↑	↑
Osmolaridade urinária	↓	↓	↓	↓
Excreção de Na^+/24h	Igual	Igual ou ↑	Igual	Igual
Na^+ sérico	↑	↑	↑	↑
Indicação	IC, SIHAD	IC, SIHAD e cirrose	IC, SIHAD e cirrose	IC, SIHAD
Aprovado para uso clínico (FDA)	Sim	Não	Não	Sim

of Tolvaptan in Hyponatremia), multicêntricos, duplo-cego controlado com placebo, envolvendo 448 pacientes para testar a eficácia terapêutica e segurança do tolvaptan em pacientes com SIHAD, insuficiência cardíaca e cirrose, tanto internados como em ambiente ambulatorial. Nos doentes tratados em ambos os estudos, o tolvaptan teve melhora dos níveis séricos de sódio quando comparados ao placebo, baixo índice de efeitos adversos (sede, boca seca), sendo que no final dos estudos, quando retirada a medicação, os índices de sódio voltaram aos compatíveis com hiponatremia do grupo placebo. Não houve eventos relativos à desmielinização osmótica[31,32].

O estudo SALTWATER, uma extensão dos anteriores, comprovou o benefício do tolvaptan em 111 indivíduos por longo prazo (24 meses)[33]. Entretanto, o FDA emitiu, em abril de 2013, uma advertência sobre insuficiência hepática observada em pacientes que receberam tolvaptan por mais de 30 dias, e piora clínica nos pacientes previamente hepatopatas, sendo proibido seu uso por tempo maior que 30 dias ou em pacientes cirróticos[34].

VAPTANS

NA PRÁTICA CLÍNICA

Em indivíduos saudáveis, o efeito dos aquaréticos no metabolismo hídrico pode ser exemplificado com um estudo que, ao usar uma única dose por via oral de conivaptan em um adulto, obteve após 1 hora: queda da osmolaridade urinária em 50%, aumento em duas vezes do débito urinário, que teve pico em 2 horas e se manteve por 6 a 12 horas. O aumento do volume urinário foi causado exclusivamente pelo aquarético, visto que a excreção de soluto urinário permanece inalterada, essa característica parece estar presente em todos os antagonistas dos receptores da vasopressina e contrasta com os diuréticos como a furosemida, que promove natriurese e excreção de outros eletrólitos urinários[35].

O aumento da sede e da secreção de vasopressina durante a terapia com os vaptans pode não ser irrelevante, uma vez que ela poderia apresentar *feedback* negativo e reduzir ou encurtar o efeito aquarético da droga, por não conseguir competir com a ligação do hormônio e seu receptor V2. Assim, poderia também aumentar as diferenças individuais na resposta de cada um ao uso do medicamento, uma vez que a resposta osmótica ao aquarético varia de pessoa para pessoa.

NA INSUFICIÊNCIA CARDÍACA

Seis ensaios clínicos controlados por placebo com terapia aquarética incluíram pacientes com ICC ou cirrose, assim como indivíduos com hiponatremia euvolêmica. Todos esses estudos descobriram que os vaptans produziram aumentos variáveis no volume urinário e nos níveis séricos de sódio no grupo como um todo, e alguns notaram modesta melhora no estado mental ou nos sinais e sintomas de ICC. No entanto, não foi demonstrada nenhuma melhoria nas taxas de mortalidade ou reinternação a longo prazo. Foram relatados sintomas de sede e poliúria, bem como astenia e constipação. Eventos adversos relacionados com a droga não foram significativos nem foram observados casos de desmielinização osmótica. No entanto, nenhum desses estudos separou os resultados dos doentes com hiponatremia hipervolêmica daqueles com outros tipos de hiponatremia[36-38].

A hiponatremia está associada a piores desfechos em pacientes com insuficiência cardíaca. O EVEREST (*Efficacy of Vasopressin Antagonism in Heart Failure Outcome Study with Tolvaptan*) estudou 4.133 pacientes com ICC descompensada com uma dose fixa de tolvaptan ou placebo. Não se observou nenhum benefício significativo a curto prazo de tolvaptan, e a sobrevida a longo prazo nos dois grupos foi idêntica; entretanto, os pacientes que receberam tolvaptan tiveram perda de peso maior e mais rápida, além de melhora da dispneia nas primeiras 24 horas[39,40].

O estudo ACTIV in CHF (*Acute and Chronic Therapeutic Impact of a Vasopressin Antagonist in Chronic Heart Failure*) randomizou 319 pacientes para tratamento com tolvaptan ou placebo. A análise *post hoc* observou que somente 21,6% dos pacientes eram hiponatrêmicos e a mortalidade de 60 dias foi de 11,1% naqueles com níveis corrigidos de sódio sérico contra 21,7% dos que permaneceram com hiponatremia. A correção dos níveis séricos de sódio foi mais frequente no grupo que recebeu a droga, sugerindo benefício do tratamento com os vaptans[41].

NA CIRROSE

Vários ensaios controlados com placebo e lixivaptan incluíram pacientes com cirrose, bem como outros tipos de hiponatremia hipervolêmica ou euvolêmica. O período de tratamento variou de 4 a 25 dias. Os vaptans produziram aumentos variáveis, mas estatisticamente significativos no débito urinário, *clearance* de água livre e normalização dos níveis de sódio, sem eventos adversos. No entanto, os achados em pacientes com cirrose não foram relatados separadamente, tornando-se impossível determinar se eles respondem de forma semelhante àqueles com ICC ou hiponatremia euvolêmica. As alterações fisiopatológicas na cirrose também incluem elevação dos níveis de AVP, o que contribui para a retenção de água, edema e hiponatremia[42,43].

NA SECREÇÃO INAPROPRIADA DO HAD

A eficácia do conivaptan por via intravenosa em SIHAD foi demonstrada em um estudo controlado por placebo, randomizado, de 84 pacientes hospitalizados com hiponatremia euvolêmica ou hipervolêmica (sódio sérico de 115 a < 130mEq/L). Comparado com o placebo, o conivaptan por via intravenosa (dose de 20mg em *bolus*, seguido de dose contínua de 40 ou 80mg/dia durante quatro dias) aumentou significativamente a concentração de sódio no soro no final do estudo (6,3 e 9,4mEq/L na dose de 40 e 80mg, respectivamente, contra 0,8mEq/L para o placebo). A depuração de água livre após 24 horas foi de cerca de 2 litros com ambas as doses, em comparação com menos de 300mL com placebo[44].

Os efeitos do lixivaptan por via oral em pacientes com hiponatremia euvolêmicos foram avaliados em ensaios controlados com placebo, duplo-cegos (HARMONY e LIBRA[28]), em que os pacientes que receberam a droga em ambos os estudos tiveram melhor correção dos níveis séricos de sódio, sem a presença de efeitos adversos ou alteração de função cognitiva durante o tratamento[45].

NA DOENÇA RENAL POLICÍSTICA

Por causa da evidência *in vitro* sugerindo que o aumento do nível de AMP cíclico (AMPc) desempenha um papel importante na cistogênese da doença renal policística, os vaptans foram avaliados em modelos animais com doença renal policística autossômica dominante (DRPAD) e recessiva renal, porque eles diminuem a célula epitelial renal e os níveis de AMPc intracelular, com isso inibem a cistogênese, impedindo a progressão da doença renal[46].

A vasopressina causa aumento na produção de AMPc, que pode acelerar a progressão da DRPAD, estimulando a secreção de fluidos nos cistos, além da proliferação de células que revestem as cavidades císticas. Assim, espera-se que o tolvaptan diminua a produção renal de AMPc, retardando a progressão da DRPAD[47,48]. No estudo TEMPO (*Tolvaptan Efficacy and Safety in Management of Autosomal Dominant Polycystic Kidney Disease Outcomes*), mais de 1.400 pacientes em todo o mundo com DRPAD foram distribuídos aleatoriamente para receber placebo ou tolvaptan, sendo seguidos durante 3 anos. Cada um deles foi avaliado periodicamente em relação a volume total do rim (por ressonância magnética), função renal e outros desfechos clínicos selecionados. O tolvaptan retardou o crescimento dos rins policísticos, promoveu diminuição da dor nos rins e retardou a progressão da função renal[49]. Os pacientes que receberam a droga tiveram mais efeitos colaterais relacionados ao débito urinário e alteração de função hepática. Embora o tolvaptan já esteja aprovado para o tratamento de hiponatremias euvolêmicas e hipervolêmicas, suas doses utilizadas no ensaio TEMPO foram significativamente maiores do que as utilizadas em estudos anteriores, por isso ainda não há aprovação para o uso dos aquaréticos em pacientes com DRPAD.

OUTRAS DOENÇAS

Estudos preliminares com os aquaréticos mostraram potencial para o tratamento do glaucoma, doença de Ménière, vasoespasmo cerebral, hemorragia subaracnoide, edema cerebral, síndrome de Cushing e carcinoma de pulmão de células pequenas. O relcovaptan é um antagonista seletivo do receptor $V1_A$, que tem mostrado resultados iniciais positivos no tratamento da doença de Raynaud e na dismenorreia[50-53].

CONCLUSÃO

Apesar de existirem inúmeros estudos sobre o uso dos antagonistas dos receptores de vasopressina, ainda pouco se sabe sobre as repercussões futuras do tratamento com esses fármacos. Apesar de já serem observadas melhoras no quadro clínico e na qualidade de vida em pacientes cirróticos e com ICC, não se mostrou, até o momento, aumento da sobrevida nesse grupo específico[54].

Os vaptans em vários aspectos são superiores aos tratamentos convencionais para um subconjunto de distúrbios hiponatrêmicos. Uma grande quantidade de evidências de ensaios clínicos explorando diversos usos terapêuticos para essa nova droga foi acumulada, inclusive recente metanálise confirmando a eficiência do uso dos aquaréticos no tratamento das hiponatremias hiper e euvolêmicas; mas, ainda não foi comprovado seu impacto em mortalidade e, além disso, o elevado custo do tratamento é um dos principais obstáculos para seu uso rotineiro[55].

O tratamento convencional da hiponatremia é imprevisível e problemático. Estudos recentes têm demonstrado que os vaptans são bastante eficazes no tratamento da hiponatremia associada com SIADH, ICC e cirrose. Desmielinização osmótica, síndrome associada com a rápida correção da hiponatremia, não foi relatada com o uso desses agentes até o momento[56].

Atualmente, os aquaréticos parecem ser muito eficazes no tratamento das hiponatremias euvolêmicas e hipervolêmicas, mas novos estudos com grande número de pacientes são necessários para confirmar o perfil de segurança dessas drogas. Estudos futuros deverão incluir as causas da variabilidade imprevisível em termos de eficácia, com especial atenção para o papel da vasopressina endógena e mecanismos independentes da vasopressina de antidiurese.

Até o momento, a única indicação aceita para o uso dos antagonistas dos receptores de vasopressina é para o tratamento das hiponatremias euvolêmicas e hipervolêmicas. Não há dados disponíveis para a comparação da eficácia e os efeitos tóxicos dos vaptans com outras abordagens terapêuticas em hiponatremia, ou seja, restrição hídrica, furosemida, solução salina hipertônica, ureia ou demeclociclina[57].

Os antagonistas do receptor da vasopressina produzem diurese de água livre (*aquaresis*) sem afetar a excreção de sódio e potássio. Algumas formulações orais, tais como tolvaptan, mozavaptan, satavaptan e lixivaptan, são seletivas para o receptor V2, enquanto o conivaptan bloqueia ambos os receptores $V1_A$ e V2, sendo o único aquarético de uso intravenoso. Só o tolvaptan e o conivaptan estão disponíveis para o uso na prática clínica atualmente, lembrando que o tolvaptan não deve ser utilizado em qualquer paciente durante mais de 30 dias nem administrado em pacientes com insuficiência hepática, incluindo os cirróticos[58].

REFERÊNCIAS BIBLIOGRÁFICAS

1. Ghali JK. Mechanisms, risks, and new treatment options for hyponatremia. *Cardiology* 2008; **111**: 147-157.
2. Renneboog B, Musch W, Vandemergel X *et al*. Mild chronic hyponatremia is associated with falls, unsteadiness, and attention deficits. *Am J Med* 2006; **119**: 71 e1-8.
3. Sandhu HS, Gilles E, DeVita MV *et al*. Hyponatremia associated with large-bone fracture in elderly patients. *Int Urol Nephrol* 2009; **41**: 733-737.
4. Kinsella S, Moran S, Sullivan MO *et al*. Hyponatremia independent of osteoporosis is associated with fracture occurrence. *Clin J Am Soc Nephrol* 2010; **5**: 275-280.
5. Gankam Kengne F, Andres C, Sattar L *et al*. Mild hyponatremia and risk of fracture in the ambulatory elderly. *QJM* 2008; **101**: 583-538.
6. Waikar SS, Mount DB, Curhan GC. Mortality after hospitalization with mild, moderate, and severe hyponatremia. *Am J Med* 2009; **122**: 857-865.
7. Gheorghiade M, Abraham WT, Albert NM *et al*. Relationship between admission serum sodium concentration and clinical outcomes in patients hospitalized for heart failure: an analysis from the OPTIMIZE-HF registry. *Eur Heart J* 2007; **28**: 980-988.
8. Ghali JK. Hyponatraemia in heart failure: a call for redefinition. *Eur Heart J* 2007; **28**: 920-921.
9. Sajadieh A, Binici Z, Mouridsen MR *et al*. Mild hyponatremia carries a poor prognosis in community subjects. *Am J Med* 2009; **122**: 679-686.
10. Upadhyay A, Jaber BL, Madias NE. Incidence and prevalence of hyponatremia. *Am J Med* 2006; **119**(7 Suppl 1): S30-S35.
11. Verbalis JG, Goldsmith SR, Greemberg A *et al*. Hyponatremia treatment guidelines 2007: expert panel recommendations. *Am J Med* 2007; **120**(11 Suppl 1): S1-S21.
12. Gentile JK, Haddad MM, Simm JA, Moreira MP. Hiponatremia – conduta na emergência. *Rev Bras Clin Med* 2010; **8**: 159-164.
13. Decaux G. Is asymptomatic hyponatremia really asymptomatic? *Am J Med* 2006; **119**(7 Suppl 1): S79-S82.
14. Palmer BF, Gates JR, Lader M. Causes and management of hyponatremia. *Ann Pharmacother* 2003; **37**: 1694-1702.
15. Miller M. Syndromes of excess antidiuretic hormone release. *Crit Care Clin* 2001; **17**: 11-23.
16. Tanoue A, Ito S, Honda K *et al*. The vasopressin V1b receptor critically regulates hypothalamic-pituitary-adrenal axis activity under both stress and resting conditions. *J Clin Invest* 2004; **113**: 302-309.
17. Robertson GL. Regulation of arginine vasopressin in the syndrome of inappropriate antidiuresis. *Am J Med* 2006; **119**(7 Suppl 1): S36-S42.
18. Nedvetsky PI, Tamma G, Beulshausen S *et al*. Regulation of aquaporin-2 trafficking. *Handb Exp Pharmacol* 2009; **190**: 133-157.
19. Bankir L. Antidiuretic action of vasopressin: quantitative aspects and interaction between V1a and V2 receptor-mediated effects. *Cardiovasc Res* 2001; **51**: 372-390.
20. Greenberg A, Verbalis JG. Vasopressin receptor antagonists. *Kidney Int* 2006; **69**: 2124-2130.
21. Lehrich RW, Greenberg A. When is it appropriate to use vasopressin receptor antagonists? *J Am Soc Nephrol* 2008; **19**: 1054-1058.
22. Birnbaumer M. Vasopressin receptors. *Trends Endocrinol Metab* 2000; **11**: 406-410.
23. Nielsen S, Frokiaer J, Knepper MA. Aquaporins in the kidney: from molecules to medicine. *Physiol Rev* 2002; **82**: 205-244.
24. Yamamura Y, Ogawa H, Yamashita H *et al*. Characterization of a novel aquaretic agent, OPC-31260, as an orally effective, nonpeptide vasopressin V2 receptor antagonist. *Br J Pharmacol* 1992; **105**: 787-791.
25. Decaux G. Long-term treatment of patients with inappropriate secretion of antidiuretic hormone by the vasopressin receptor antagonist conivaptan, urea, or furosemide. *Am J Med* 2001; **110**: 582-584.
26. Lehrich RW, Greenberg A. Hyponatremia and the use of vasopressin receptor antagonists in critically ill patients. *J Intensive Care Med* 2012; **27**: 207-218.

27. Abraham WT, Decaux G, Josiassen RC et al. Oral lixivaptan effectively increases serum sodium concentrations in outpatients with euvolemic hyponatremia. *Kidney Int* 2012; **82**: 1215-1222.
28. Abraham WT, Hensen J, Gross PA et al. Lixivaptan safely and effectively corrects serum sodium concentrations in hospitalized patients with euvolemic hyponatremia. *Kidney Int* 2012; **82**: 1223-1230.
29. Soupart A, Gross P, Legros JJ et al. Successful long-term treatment of hyponatremia in syndrome of inappropriate antidiuretic hormone secretion with satavaptan (SR121463B), an orally active nonpeptide vasopressin V2-receptor antagonist. *Clin J Am Soc Nephrol* 2006; **1**: 1154-1160.
30. Gines P, Wong F, Olteanu D. Effects of satavaptan, a selective vasopressin V(2) receptor antagonist, on ascites and serum sodium in cirrhosis with hyponatremia: a randomized trial. *Hepatology* 2008; **48**: 204-213.
31. Schrier RW, Gross P, Gheorghiade M et al. Tolvaptan, a selective oral vasopressin V2-receptor antagonist, for hyponatremia. *N Engl J Med* 2006; **355**: 2099-2112.
32. Verbalis JG, Schrier RW, Czerwiec FS. Efficacy and safety of oral tolvaptan therapy in patients with the syndrome of inappropriate antidiuretic hormone secretion. *Eur J Endocrinol* 2011; **164**: 725-732.
33. Berl T, Quittnat-Pelletier F, Verbalis JG et al. Oral tolvaptan is safe and effective in chronic hyponatremia. *J Am Soc Nephrol* 2010; **21**: 705-712.
34. US Food and Drug Administration. Samsca (tolvaptan): drug safety communication – FDA limits duration and usage due to possible liver injury leading to organ transplant or death.http://www.fda.gov/Safety/MedWatch/SafetyInformation/SafetyAlertsforHumanMedicalProducts/ucm350185.htm?source_govdelivery. Accessed April 30, 2013.
35. Shoaf SE, Wang Z, Mallikaarjun S. Pharmacokinetics, pharmacodynamics, and safety of tolvaptan, a nonpeptide AVP antagonist, during ascending single-dose studies in healthy subjects. *J Clin Pharmacol* 2007; **47**: 1498-1507.
36. Annane D, Decaux G, Smith N. Efficacy and safety of oral conivaptan, a vasopressin-receptor antagonist, evaluated in a randomized, controlled trial in patients with euvolemic or hypervolemic hyponatremia. *Am J Med Sci* 2009; **337**: 28-36.
37. Ghali JK, Koren MJ, Taylor JR et al. Efficacy and safety of oral conivaptan: a V1A/V2 vasopressin receptor antagonist, assessed in a randomized, placebo-controlled trial in patients with euvolemic or hypervolemic hyponatremia. *J Clin Endocrinol Metab* 2006; **91**: 2145-2152.
38. Udelson JE, Ghali JK, Konstam, MA. Acute hemodynamic effects of conivaptan, a dual V_{1A} and V2 vasopressin receptor antagonist, in patients with advanced heart failure. *Circulation* 2001; **104**: 2417-2423.
39. Gheorghiade M, Konstam MA, Burnett JC Jr et al. Shortterm clinical effects of tolvaptan, an oral vasopressin antagonist, in patients hospitalized for heart failure: the EVEREST Clinical Status Trials. *JAMA* 2007; **297**: 1332-1343.
40. Konstam MA, Gheorghiade M, Burnett JC Jr et al. Effects of oral tolvaptan in patients hospitalized for worsening heart failure: the EVEREST Outcome Trial. *JAMA* 2007; **297**: 1319-1331.
41. Gheorghiade M, Gattis WA, O'Connor CM et al. Effects of tolvaptan, a vasopressin antagonist, in patients hospitalized with worsening heart failure: a randomized controlled trial. *JAMA* 2004; **291**: 1963-1971.
42. Cardenas A, Gines P, Marotta P et al. Tolvaptan, an oral vasopressin antagonist, in the treatment of hyponatremia in cirrhosis. *J Hepatol* 2012; **56**: 571-578.
43. Krag A, Moller S, Bendtsen F. Impaired free water excretion in child C cirrhosis and ascites: relations to distal tubular function and the vasopressin system. *Liver Int* 2010; **30**: 1364-1370.
44. Zeltser D, Verbalis JG, Smith N. Assessment of the efficacy and safety of intravenous conivaptan in euvolemic and hypervolemic hyponatremia. *Am J Nephrol* 2007; **27**: 447-457.
45. Gross PA, Wagner A, Decaux G. Vaptans are not the mainstay of treatment in hyponatremia: perhaps not yet. *Kidney Int* 2011; **80**: 594-600.
46. Torres VE. Vasopressin antagonists in polycystic kidney disease. *Semin Nephrol* 2008; **28**: 306-317.
47. Torres VE, Chapman AB, Devuyst O et al. Tolvaptan in patients with autosomal dominant polycystic kidney disease. *N Engl J Med* 2012; **367**: 2407-2418.
48. Gattone VH, Harris PC, Torres, VE. Inhibition of renal cystic disease development and progression by a vasopressina V2 receptor antagonista. *Nat Med* 2003; **9**: 1323-1326.
49. Torres VE, Chapman AB, Devuyst O. Tolvaptan in patients wtih autosomal dominant polycystic kidney disease. *N Engl J Med* 2012; **367**: 2407-2418.
50. Hayoz D, Bizzini G, Faveau A. Effect of SR49059, a V1a vasopressin receptor antagonist in Raynaud's phenomenon. *Rheumatology* 2000; **39**: 1132-1138.
51. Steinwall M, Bossmar T, Urban R. The effect of relcovaptan (SR49059), an orally active vasopressin V1a-receptor antagonist on uterine contraction in preterm labor. *Gynecol Endocrinol* 2005; **20**: 104-109.
52. Brouard R, Bossmar T, Akerlund M. Effect of SR49059, and orally active V1a vasopressin receptor antagonist in the prevention of dysmenorrhoea. *Br J Obstet Gynaecol* 1999; **106**: 1047-1053.
53. Sonino N, Boscaro M, Fallo F. Pharmacologic management of Cushing syndrome: new target for therapy. *Treat Endocrinol* 2005; **4**: 87-94.
54. Decaux G, Soupart A, Vassart G. Non-peptide arginine vasopressin antagonists: the vaptans. *Lancet* 2008; **371**: 1624-1632.
55. Rozen-Zvi B, Yahav D, Gheorghiade M. Vasopressin receptor antagonist for the treatment of hyponatremia: systematic review and meta-analysis. *Am J Kidney Dis* 2010; **56**: 325-337.
56. Shchekochikhin D, Tkachenko O, Schrier RW. Hyponatremia: an update on current pharmacotherapy. *Expert Opin Pharmacother* 2013; **14**: 747-755.
57. Robertson GL. Vaptans for the treatment of hyponatremia. *Nat Rev Endocrinol* 2011; 7: 151-161.
58. Lehrich RW, Ortiz-Melo DI, Greenberg A. Role of vaptans in the management of hyponatremia. *Am J Kidney Dis* 2013; **62**: 364-376.

21

RECEPTOR C-KIT (CD117) COMO MARCADOR DE UMA NOVA POPULAÇÃO DE CÉLULAS-TRONCO NO RIM

Erika Bevilaqua Rangel
Samirah Abreu Gomes

◆

INTRODUÇÃO

A presença de células-tronco ou progenitores específicos de um determinado tecido é um conceito emergente e importante para o entendimento do desenvolvimento dos diferentes órgãos e da homeostase tecidual. Várias células foram descritas nos rins de mamíferos como potenciais candidatas a células-tronco ou progenitores. No entanto, a identificação de uma população de células que preencha todos os critérios de uma célula-tronco verdadeira ainda é assunto de debate na literatura. Nos últimos anos, nosso grupo identificou uma população de células-tronco específicas do tecido renal, caracterizada pelo receptor c-kit ou CD117, e demonstrou que essa população preenche todos os critérios de uma célula-tronco[1]. As células c-kit+ foram detectadas e isoladas da alça ascendente espessa de Henle (AAEH). Essas células exibiram clonogenicidade, autorrenovação e multipotencialidade com capacidade de diferenciação nas linhagens mesodérmica e neuroectodérmica. Além disso, as células c-kit+ foram capazes de formar nefroesferas quando cultivadas em densidade clonal e em condições não aderentes, expressando não apenas marcadores de células-tronco e de progenitores, mas também de células renais diferenciadas. Quando isoladas e expandidas, as células c-kit+ foram integradas a vários compartimentos do rim, incluindo túbulos, vasos e glomérulos, contribuindo não só para a melhora morfológica do rim, mas também funcional, no modelo de lesão aguda de isquemia-reperfusão em ratos. Nossos achados, portanto, confirmam a existência de uma nova população de células-tronco específicas do tecido renal, que é caracterizada pela presença do receptor c-kit ou CD117. Dessa forma, as células-tronco c-kit+ isoladas do rim podem ser ideais para a regeneração do tecido renal devido à sua identidade específica no rim, o que evitaria a necessidade de diferenciação a partir de células-tronco embrionárias ou células-tronco pluripotentes induzidas[2-5]. Nossos achados têm implicações clínicas importantes, uma vez que as células c-kit+ possuem potencial terapêutico, não apenas em estudos clínicos e translacionais utilizando a injeção endovascular dessas células, mas também nos estudos de bioengenharia renal[6,7].

C-KIT COMO UM MARCADOR DE CÉLULAS-TRONCO

A pesquisa de células-tronco ou progenitoras específicas do rim tem sido o foco de extensa investigação. A identificação de uma população de células-tronco no rim pode fornecer informações biológicas importantes, além de permitir seu uso terapêutico para gerar novas estruturas tubulares, glomerulares e vasculares para o tratamento das lesões renais agudas e crônicas.

Várias populações de células candidatas a células-tronco presentes no tecido renal já foram descritas na literatura. Essas candidatas incluem as *label retaining cells* (LRCs) ou *slow-cycling cells*, que são identificadas a partir das análises de *pulse-chase* com bromodeoxiuridina (BrdU). As LRCs são detectados nos túbulos proximais, na AAEH, nos túbulos distais e nos ductos coletores depois de um curto período de tempo (2 semanas) após a administração do BrdU[8] ou no interstício e nos túbulos localizados na papila após um período de acompanhamento mais longo (2 meses)[9,10]. Outras candidatas a células-tronco renais incluem as células que expressam marcadores de superfície e que são encontradas em diferentes compartimentos renais, como, por exemplo, o interstício (Sca1)[11,12], cápsula de Bowman (CD24, CD133[13-16], cápsula de Bowman e túbulos proximais e contorneados distais (CD24, CD133, CD106)[17], papila (nestina, CD133)[18], túbulos proximais (CD24, CD133[19,20]) e do tecido renal normal (apenas CD133)[21]. Esses estudos demonstram multipotencialidade *in vitro* e a capacidade dessas células em integrar-se ao tecido renal durante o desenvolvimento ou em resposta a uma lesão.

No entanto, os mecanismos envolvidos na regeneração epitelial tubular e glomerular têm sido assunto de intenso debate, gerando múltiplas hipóteses. Estudos utilizando camundongos transgênicos têm fornecido fortes evidências a favor de um mecanismo de regeneração intratubular, sugerindo que as células epiteliais tubulares diferenciadas que sobrevivem à lesão aguda são capazes de proliferar e regenerar o rim[22,23]. Um estudo mais recente envolvendo a administração sequencial de 2 análogos da timidina, que marcam definitivamente o DNA (*5-chloro-2-deoxyuridine* ou CldU e *5-iodo-2-deoxyuridine* ou IdU), em camundongos submetidos à lesão de isquemia-reperfusão sugeriu que o rim é desprovido de células-tronco, uma vez que as células marcadas com aqueles análogos não proliferaram e não migraram da papila renal para os túbulos proximais[24]. Além disso, a atividade da telomerase, que é uma característica importante das células-tronco, foi descrita em 5% das LRCs na papila renal, mas tais células não demonstraram papel relevante na regeneração renal[25]. Por outro lado, as células epiteliais do túbulo proximal descritas como *scattered tubular cells* e identificadas por marcadores específicos (CD24, CD133, vimentina, KIM-1, anexina 43, *src-suppressed C-kinase substrate* e CD44) estão envolvidas na regeneração renal[26]. Contudo, recentemente foi demonstrado que as *scattered tubular cells* não representam uma população de células-tronco e que qualquer célula epitelial tubular que sobreviveu à lesão renal pode dar origem a essas *scattered tubular cells* e adquirir as características dessas células[27].

Esses estudos geraram controvérsia na literatura, porque eles desafiaram a importância do trabalho de muitos grupos que investigam a existência e a relevância das células-tronco renais descritas no período pós-natal. Notavelmente, os estudos de Lin *et al* e Humphreys *et al* não forneceram evidências conclusivas em relação ao estabelecimento da ausência de células-tronco renais no período pós-natal, além de não eliminarem a possibilidade de uma população de células-tronco presentes no compartimento tubular de capacidade, possivelmente, mais limitada. Dessa forma, estudos com camundongos transgênicos que empregam a marcação das células derivadas do mesênquima metanéfrico que expressam Six2⁺ ou das células que expressam a caderina específica do tecido renal também podem ter incluído a marcação das células-tronco epiteliais tubulares que contribuem para a regeneração, não permitindo, portanto, diferenciá-las das células epiteliais tubulares que não apresentam propriedades de células-tronco. Além disso, há evidências de que na papila renal as células LRCs e seus descendentes imediatos são capazes de proliferar e migrar, como foi demonstrado em camundongos transgênicos que expressam GFP (*green fluorescent protein*) condicionalmente fundido à histona 2B[28], e a via SDF-1/CXCR4 está envolvida na ativação dessas células LRCs papilares após lesão renal aguda[29].

Estudos sobre a regeneração celular em outros órgãos também geraram polêmica. No pâncreas, estudos envolvendo camundongos transgênicos mostraram que a principal fonte de novas células β durante a vida adulta e após a pancreatectomia surgiu da proliferação de células β terminalmente diferenciadas, e não a partir de células-tronco pluripotentes[30]. No entanto, recentemente, foi demonstrado que as células pancreáticas pluripotentes detectadas no pâncreas humano adulto são capazes de produzir insulina, gerar múltiplos tipos de células pancreáticas e neurais *in vivo* e formar esferas semelhantes a corpos embrioides[31]. A presença de marcadores de diferenciação também foi descrita em células-tronco neuronais humanas que exibem características moleculares e morfológicas de astrócitos diferenciados[32].

A expressão do receptor de c-kit ou CD117, que é um receptor da tirosina cinase, foi descrita primariamente em células diferenciadas que não exibem propriedades de células-tronco, como mastócitos, células germinativas, melanócitos, células gastrintestinais de Cajal, células endoteliais fetais e várias outras células epiteliais, incluindo células do ducto mamário, glândulas sudoríparas, algumas células dos anexos da pele e neurônios cerebelares[33]. Entretanto, as células c-kit⁺ foram descritas como um marcador de células-tronco em outros órgãos e tecidos, tais como medula óssea[34], fígado[35], coração[36], líquido amniótico[37] e pulmões[38].

Na embriogênese renal, as células c-kit⁺ também foram identificadas durante o desenvolvimento do mesênquima metanéfrico (MM), enquanto seu ligante, o *stem cell factor* (SCF), foi encontrado abundantemente no broto ureteral[39], o que reforça nossa hipótese de que as células c-kit⁺ isoladas do rim neonatal de rato representam uma população de células-tronco[1]. Durante o desenvolvimento do rim neonatal de rato, proliferação intensa é observada nos corpos em forma de S, nos túbulos imaturos e nas células indiferenciadas[40]. Vários genes são induzidos durante esse período, incluindo o receptor c-kit no MM e no broto ureteral[39]. A administração do SCF promove a expansão da população de células c-kit⁺ tanto no interstício renal quanto nos hemangioblastos, que são as células precursoras comuns às células hematopoiéticas e endoteliais, acelerando, portanto, o desenvolvimento renal[41]. Além disso, estudos em camundongos transgênicos confirmaram a expressão das células c-kit⁺ em hemangioblastos, no MM, e também nas células epiteliais dos túbulos distais, ductos coletores, ureter e bexiga[42]. Futuramente, estudos *in vivo* envolvendo a *lineage tracing* da população de células c-kit⁺ irá trazer informações adicionais a respeito da origem das células c-kit⁺, se elas invadem o MM em condensação, se são uma população de células mesenquimais distintas das células MM que se diferenciam em epitélio renal, ou se são derivadas de uma outra população de células-tronco distintas daquelas encontradas no MM[41,43-45].

Nossa abordagem inicial incluiu o isolamento das células c-kit+ do explante do rim neonatal de rato (segundo dia do período pós-natal)[1]. Observamos ainda que as células que expressam c-kit+ na superfície celular foram encontradas abundantemente no rim neonatal do rato e estiveram localizadas não apenas na papila renal, mas também na medula e na zona nefrogênica. Essas células expressaram E-caderina e N-caderina. Além disso, as células c-kit+ apresentaram positividade para a laminina, indicando que essas são células epiteliais. Por outro lado, as células c-kit+ não apresentaram co-localização com a aglutinina do *Dolichos biflorus* (DBA), que é um marcador do broto ureteral e seus derivados, ou com o Na-Cl co-transportador (NCCT/SLC12A3), que é marcador dos túbulos distais. No entanto, as células c-kit+ foram detectadas na membrana apical das células epiteliais da AAEH e apresentaram co-localização com o co-transportador Na-K-2Cl (NKCC2/SCL12A1) tanto no córtex quanto na medula renais. Não observamos co-localização da aquaporina 1 (AQP1), um marcador dos túbulos proximais, com as células c-kit+. Também não detectamos essas células nos vasos ou glomérulos. É importante ressaltar que, no rim de ratos adultos, as células c-kit+ exibiram distribuição idêntica àquela do rim neonatal, incluindo a co-localização com o co-transportador NKCC2 na AAEH.

O MM dá origem à AAEH e expressa vários outros marcadores, como epiteliais, mesenquimais, endoteliais, neuronais e de células renais diferenciadas[46-49], assim como as células c-kit+ isoladas do rim neonatal de rato[1]. Interessantemente, os túbulos imaturos podem também expressar vimentina e marcadores epiteliais, como a *zonula occludens* (ZO-1)[48]. Mais recentemente, as células-tronco humanas pluripotentes induzidas foram capazes de dar origem ao mesoderma intermediário (OSR1+), que é a estrutura precursora do MM e do broto ureteral, exibindo não apenas marcadores tubulares, mas também marcadores glomerulares e vasculares[2].

Os segmentos da AAEH estão localizados em áreas de baixa tensão de oxigênio, sugerindo que esses segmentos tubulares podem corresponder a um nicho hipóxico de células-tronco, tal como descrito em outros órgãos e tecidos[50]. Recentemente, o marcador de progenitores adultos/células-tronco Lgr5 (*Leucine-rich repeat-containing G-protein coupled receptor 5*) também foi identificado nos corpos em forma de S destinados a gerar a AAEH[51]. No entanto, as células Lgr5 positivas exibem um perfil gênico diferente da população de células c-kit+, de modo que sua expressão foi restrita a grupos de células encontradas no córtex renal em desenvolvimento apenas até o dia pós-natal 7, ao contrário das células c-kit+, que foram detectadas nos segmentos da AAEH de ratos adultos.

Além disso, os genes envolvidos na reprogramação das células-tronco, como Oct4, Sox2, KLF4 e c-myc estão presentes no rim em desenvolvimento, de acordo com a base de dados GUDMAP (*Genito Urinary Developmental Molecular Anatomy Project*)[52], e foram também detectados nas células c-kit+[1]. Outros estudos relataram que as células-tronco pluripotentes induzidas podem ser obtidas a partir da reprogramação das células tubulares proximais com apenas dois fatores de transcrição (Oct4 e Sox2)[53] e de quatro fatores de transcrição (Oct4, Sox2, KLF4, c-myc)[54] a partir de células mesangiais, o que sugere que a memória epigenética pode existir também no rim. No entanto, o fator de transcrição Oct4 é dispensável para a autorrenovação e manutenção das células-tronco somáticas nos tecidos adultos dos mamíferos[55]. Além disso, o KLF4 está envolvido na regulação da diferenciação epitelial tubular renal[56], enquanto o c-myc promove a proliferação das células progenitoras renais[57].

Em relação ao isolamento das células c-kit+ do tecido renal neonatal de rato, utilizamos duas técnicas: a) *immunopanning*; e b) citometria de fluxo. A primeira técnica consiste em utilizar placas de Petri previamente revestidas com anticorpos, enquanto na citometria de fluxo utilizamos um *cocktail* de anticorpos para depletar as células da linhagem hematopoiética, uma vez que o objetivo era isolar uma célula-tronco específica do tecido renal. Observamos inicialmente a presença de 1,1% de células c-kit+ obtidas de 6-8 explantes de rim neonatal de rato após a citometria de fluxo (~ 0,15%/rim). Posteriormente, essas células c-kit+ isoladas foram expandidas em meio de cultura específico contendo fatores de crescimento e soro fetal bovino[1]. Além dos fatores de transcrição presentes nas células-tronco embrionárias e também envolvidos na reprogramação das células-tronco pluripotentes induzidas (Oct4, Sox-2, KLF4 e c-myc), as células c-kit+, em cultura, expressaram outros marcadores, como os vasculares (fator de von Willebrand, isolectina, α-actina do músculo liso ou α-actina 2), epiteliais (ZO-1, NKCC2, NCCT, AQP1), neuronais (nestina, neurofilamento de cadeia pesada ou NF-H) e mesenquimais (CD73, CD90, vimentina). Uma baixa porcentagem das células c-kit+ expressava CD24 (< 10%), CD133 (~ 30%) e PAX2 (~ 30%). A expressão gênica das células c-kit+ em cultura foi compatível com a indução do CD73, NF-H, AQP1, CD90, vimentina e KLF4 em pelo menos 2,5 vezes em comparação ao tecido renal neonatal de rato. As células c-kit+ foram negativas para CD45, que é um marcador de células hematopoiéticas. Interessantemente, as células c-kit+ foram expandidas por mais de um ano (> 100 passagens), sem nenhuma evidência de senescência ou parada do crescimento. As células congeladas em diferentes passagens e descongeladas 6 a 12 meses após o isolamento mantiveram suas características originais[1]. Além disso, a atividade da telomerase foi detectada em diferentes passagens das células c-kit+, bem como o cariótipo normal, sugerindo que essas células representam uma população de células-tronco.

AS CÉLULAS C-KIT+ DIFERENCIAM-SE EM LINHAGENS CELULARES DO MESODERMA E DO ECTODERMA, MAS NÃO DO ENDODERMA

Para avaliar sua plasticidade, as monocamadas de células c-kit+ foram tratadas durante 1-4 semanas com os meios específicos contendo fatores de crescimento e drogas para promover diferenciação em diferentes linhagens, como adipogênica, osteogênica, neuronal, epitelial e endotelial[1]. As células c-kit+ diferenciaram-se nas diferentes linhagens celulares e passaram a expressar marcadores específicos desses tipos celulares, não apenas por colorações imuno-histoquímicas, mas também pela modulação da expressão gênica. Mesmo as células c-kit+ em passagens mais tardias (> 50 passagens) mantiveram a capacidade de diferenciar-se nas diferentes linhagens celulares. Inicialmente, as células c-kit+ foram cultivadas em meio adipogênico durante 2 semanas, sendo observado o depósito de gotículas lipídicas que foram positivas para Oil Red O, além da indução do PPAR-γ (*peroxisome proliferator-activated receptor*-γ) e da adiponectina. No meio de cultura osteogênico, as células c-kit+ passaram a apresentar positividade para a Alizarina Red S após 4 semanas, indicando a ocorrência de mineralização. Houve também indução significativa do Runx2 e da fosfatase alcalina. Após 2 semanas no meio de cultura neuronal, as células c-kit+ apresentaram prolongamentos semelhantes a neurônios, passando a expressar β-3 tubulina (TUJ1), que é uma tubulina específica dos neurônios, e co-localização com o neurofilamento de cadeia pesada (NF-H).

A diferenciação epitelial foi induzida pela expansão das células c-kit+ em meio de cultura contendo *basic fibroblast growth factor*, *transforming growth factor*-β3[58] e *leukemia inhibitory factor*[59] durante 3 semanas. Após 1 semana no meio de cultura epitelial, a morfologia das células c-kit+ começou a alterar-se e foram observados aglomerados celulares. Esses aglomerados destacaram-se do frasco de cultura após 3 semanas e adquiriram morfologia semelhante aos corpos embrioides originados das células embrionárias. Observamos indução gênica do CD24, citoqueratina 18 (KRT18), Wnt4, Notch2 e AQP1, sugerindo que as células c-kit+ sofreram uma transformação mesenquimoepitelial[46,60]. Nessas esferas epiteliais, houve co-localização da E-caderina e da pan-citoqueratina.

A DIFERENCIAÇÃO VASCULAR DAS CÉLULAS C-KIT+ ESTÁ ASSOCIADA COM A ATIVIDADE FUNCIONAL *IN VITRO*

Com base na presença de marcadores vasculares, foi realizada a diferenciação endotelial *in vitro*[1]. Cultivamos as células c-kit+ no meio endotelial basal suplementado com fatores de crescimento (*vascular endothelial growth factor*, *basic fibroblast growth factor*, *insulin growth factor-1* e *epidermal growth factor*) durante 1-4 semanas. Entre a terceira e a quarto semanas, observamos estruturas semelhantes a miotúbulos, que foram positivas para α-actina 2 e que também apresentaram co-localização com o fator de von Willebrand. Além disso, observamos tubos endoteliais, na cultura em 3D, quando expandimos as células c-kit+ no Matrigel®, que é uma matriz extracelular rica em fatores de crescimento. Os tubos endoteliais foram mais abundantes e mais longos após 24 horas, em comparação a períodos mais curtos (6 horas). Realizamos também a diferenciação endotelial *in vivo* através da injeção das células c-kit+ marcadas com GFP embebidas no Matrigel e injetadas na forma de *plug*s no tecido subcutâneo de camundongos imunocomprometidos NOD-SCID (*non-obese diabetic severe combined immunodeficiency mice*). Após a remoção do tecido subcutâneo desses camundongos, observamos estruturas endoteliais prolongadas, que foram positivas para α-actina 2 e CD31 ou PECAM-1 (*platelet endothelial cell adhesion molecule-1*) e que se co-localizaram com as células c-kit+ marcadas com GFP.

Quanto à expressão gênica após a diferenciação endotelial *in vitro*, observamos indução significativa, de modo tempo-dependente, na expressão do fator de von Willebrand, *vascular endothelial growth factor A* (VEGFA) e desmina, regulação discreta na expressão do PECAM-1 ou CD31 e nenhuma alteração significativa na expressão de α-actina 2. Os genes Notch2 e WT-1 também foram induzidos de forma tempo-dependente, embora não tenhamos observado a expressão de outros marcadores podocitários. Depois de 1 semana no meio de cultura endotelial, as células c-kit+ começaram a expressar o receptor 1a (AT1a) da angiotensina II e sua expressão aumentou significativamente com o tempo. Por outro lado, o receptor do tipo 2 da angiotensina II não foi detectado após a diferenciação endotelial. Posteriormente, realizamos estudos eletrofisiológicos envolvendo o cálcio (Ca^{2+}). A análise do gradiente de Ca^{2+} demonstrou que, nas células diferenciadas, houve maior concentração do Ca^{2+} intracelular em condições basais, bem como uma resposta mais pronunciada ao Ca^{2+} extracelular em comparação às células c-kit+ indiferenciadas. Decidimos, então, avaliar a capacidade de resposta das células à angiotensina II. As células diferenciadas apresentaram maior despolarização após a administração de angiotensina II, de forma dose-dependente, sendo que essa resposta foi bloqueada seletivamente pela losartana, mas não pelo PD123319, confirmando o envolvimento do receptor tipo Ia da angiotensina II e não do receptor tipo 2 da angiotensina II. A fim de confirmarmos a ação da angiotensina II, administramos o antagonista do IP3 (inositol-1,4,5-trifosfato), conhecido como *2-aminoethoxydiphenylborane* (2-APB). Dessa forma, documentamos que esse antagonista diminuiu o influxo de Ca^{2+} do retículo sarcoplasmático após a administração de angiotensina II, inibindo, portanto, a ação da angiotensina II[61]. Posteriormente, analisamos a resposta da endotelina (ET), mediada pelos receptores ETA e ETB, e da prostaglandina F2α (PGF2α). Similarmente ao efeito observado após a adminstração da angiotensina II, verificamos que a liberação do Ca^{2+} do retículo endoplasmático foi mais intensa nas células difrenciadas em comparação às indiferenciadas, sendo estas respostas atenuadas tanto pelo 2-APB quanto pelos antagonistas específicos daquelas drogas (BQ-123, BQ-788 e SQ-29,548, respectivamente).

Por outro lado, a resposta à bradicinina foi mais intensa nas células indiferenciadas do que nas diferenciadas. Essa resposta foi também atenuada pelo 2-APB e, especificamente, mediada pelo receptor B2, uma vez que o HOE 140 reduziu o influxo de Ca^{2+}. Verificamos também a indução gênica dos receptores ETA, PGF2α e B2 da bradicinina de acordo com o tempo no meio de cultura endotelial. Em conjunto, esses resultados indicam diferenças na mobilização do Ca^{2+} intracelular e nas respostas ao Ca^{2+} extracelular aos diversos agentes vasoativos quando comparamos as células indiferenciadas e diferenciadas.

AS CÉLULAS C-KIT+ SÃO CLONOGÊNICAS E OS CLONES DERIVADOS DESSAS CÉLULAS SÃO MULTIPOTENTES COM CAPACIDADE DE DIFERENCIAR-SE NAS LINHAGENS MESODÉRMICA E NEUROECTODÉRMICA

Para fundamentar ainda mais as propriedades de células-tronco da células c-kit+, investigamos a clonogenicidade[1]. A partir da diluição serial em placas de 96 poços, obtivemos uma única célula por poço, ou seja, um clone. Após a obtenção de uma célula por poço, selecionamos três clones que proliferavam mais rapidamente e os expandimos em condições não aderentes. Todos os três clones exibiram positividade para o epítopo de c-kit+, conforme a detecção por imunofluorescência. Após expansão dos clones em diferentes meios de cultura de diferenciação, observamos que todos eles exibiram plasticidade. No meio de cultura adipogênico, os clones apresentaram acúmulo de gotículas lipídicas positivas para o Oil Red O, além da indução do PPAR-γ e da adiponectina. No meio de cultura osteogênico, houve positividade para a Alizarin Red S e indução do Runx-2, da osteopontina e da fosfatase alcalina. No meio de cultura epitelial, foi observada também a mudança de morfologia semelhante a corpos embrioides, bem como a indução de genes envolvidos no comprometimento epitelial. No meio de cultura endotelial, observamos a presença de miotúbulos de modo tempo-dependente e de prolongamentos endoteliais na cultura em 3D usando Matrigel®.

AS CÉLULAS C-KIT+ FORMAM NEFROESFERAS QUANDO CULTIVADAS EM CONDIÇÕES NÃO ADERENTES

Experimentos envolvendo a formação de esferas têm sido utilizados, tanto retrospectiva quanto prospectivamente, para investigar a existência de células-tronco e células progenitoras em muitos tecidos durante o desenvolvimento e no período adulto[62]. Um dos conceitos mais importantes desse experimento é de que cada esfera é derivada de uma única célula e é, portanto, clonal. Dessa forma, utilizamos células c-kit+ não clonais (células não derivadas de uma única célula) e clonais (células derivadas de uma única célula), previamente cultivadas em condições aderentes[1]. Posteriormente, dissociamos as células c-kit+ e as cultivamos em uma densidade clonal (1×10^3 células/poço), em condições não aderentes. Observamos a presença de esferas primárias, formadas mais pela proliferação do que pela agregação celular após 4 dias, com uma frequência de aproximadamente 2,5% em relação às células plaqueadas inicialmente. A maioria das esferas era pequena, medindo 40-100μM. As esferas foram dissociadas e plaqueadas novamente por pelo menos três vezes, o que confirma a capacidade de autorrenovação. Dessa forma, demonstramos que as células c-kit+ são clonogênicas, corroborando sua identidade como uma célula-tronco verdadeira. No entanto, a taxa de proliferação maior foi observada quando cultivamos as células c-kit+ em condições aderentes, o que provavelmente reflete a importância da interação célula-célula e adesão celular para o crescimento dessas células.

As esferas derivadas das células c-kit+ exibiram marcadores das linhagens celulares do neuroectoderma e mesoderma, incluindo nestina, β-tubulina 3, α-actina 2, isolectina, pancitoqueratina, E-caderina e marcadores encontrados no rim (NKCC2, NCCT e AQP1). Além disso, observamos co-localização nas esferas do receptor de c-kit com o NKCC2, um marcador específico da AAEH. A expressão gênica foi semelhante nas esferas primárias e secundárias.

Na literatura, os experimentos de formação de esferas foram testados em diferentes tecidos adultos de camundongos e humanos, incluindo glândula pituitária, próstata, células da derme, pâncreas, córnea, retina, coração e mama, sendo uma ferramenta útil para testar o potencial das células para apresentar características de células-tronco, embora não seja uma confirmação da atividade *in vivo* das células-tronco[62]. É interessante notar que as características comuns das esferas formadas nesses experimentos incluem a presença de marcadores de células-tronco, de células progenitoras e de células diferenciadas, além da expressão de nestina, que é usada rotineiramente para a detecção de células-tronco neurais, mas também para a identificação de células epiteliais progenitoras. Além disso, a formação de esferas reflete a capacidade das células-tronco em diferenciar-se em outros tipos celulares, além do comprometimento em diferenciar-se nas células específicas do tecido de onde foram isoladas. Mais recentemente, a E-caderina e a KRT18 foram descritas como marcadores precoces da diferenciação em células-tronco embrionárias[63], embora outros estudos tenham mostrado o envolvimento da E-caderina na reprogramação das células-tronco[64].

AS CÉLULAS C-KIT+ EXIBEM CAPACIDADE REGENERATIVA NO MODELO DE LESÃO AGUDA DE ISQUEMIA-REPERFUSÃO

Como último teste para avaliar a capacidade regenerativa *in vivo* das células c-kit+, verificamos o impacto da sua infusão no modelo de lesão aguda de isquemia-reperfusão em ratos[65]. Este modelo afeta principalmente a função tubular proximal, podendo também comprometer os glomérulos e causar dano aos podócitos[66].

Dessa forma, selecionamos os ratos para receber três tipos de tratamento: a) células c-kit+, células-tronco mesenquimais da medula óssea (CTM-MO), utilizadas como controle positivo, ou solução salina, utilizada como controle negativo[1]. Optamos pela via de infusão celular intra-arterial (infusão das células na aorta, no segmento suprarrenal e clampeamento da aorta no segmento infrarrenal durante a infusão) por ser a via que está associada a maiores taxas de incorporação das células ao tecido renal lesado[67]. A via intravenosa está associada ao sequestramento das células nos pulmões[68,69], o que pode contribuir para que o impacto benéfico das células-tronco seja menor do que o esperado. Tanto as células c-kit+ quanto as CTM-MO promoveram melhora funcional dos rins, conforme demonstrado pelos valores séricos mais baixos da creatinina e da ureia em relação ao grupo que recebeu solução salina.

Observamos também que os animais que receberam células c-kit+ e CTM-MO exibiram não apenas maior proliferação das células epiteliais tubulares sobreviventes, o que sugere um efeito parácrino dessas células, mas também apresentaram um escore menor de lesão tecidual renal, em comparação ao grupo controle. Posteriormente, confirmamos a incorporação das células c-kit+ e CTM-MO marcadas com GFP no tecido renal após 8 dias da lesão de isquemia-reperfusão. O número de células c-kit+-GFP+ que expressaram E-caderina foi de 11,5 ± 1,1% do total de células contadas em diferentes campos da lâmina, sendo significativamente maior do que o número de células que foram incorporadas no grupo tratado com as CTM-MO (7,7 ± 1,5%). Ocasionalmente, as células c-kit+ foram incorporadas aos vasos e glomérulos, sendo que neste último compartimento observamos incorporação principalmente na cápsula de Bowman e, muito raramente, diferenciação em podócitos. Encontramos células GFP+ no lúmen dos túbulos, indicando que algumas células podem ter sido eliminadas na urina.

Dessa forma, acreditamos que a regeneração renal mediada pelas células c-kit+ tenha ocorrido pela incorporação aos vários compartimentos intrarrenais. É importante ressaltar que nossos achados não descartam um efeito parácrino[70] ou o mecanismo intrínseco de reparação renal, que é baseado na capacidade de proliferação das células epiteliais tubulares sobreviventes[23,71]. No entanto, estudos de *lineage tracing* em camundongos transgênicos irão avaliar mais profundamente o envolvimento das células c-kit+ no mecanismo de reparo renal. Os estudos de *lineage tracing* são uma ferramenta poderosa para decifrar as hierarquias celulares tanto no desenvolvimento quanto na doença renal, porque permitem avaliar, inequivocamente, o destino de uma única célula ou um grupo de células e seus respectivos descendentes[72]. Os recentes avanços nesse campo incluem o uso de camundongos transgênicos com recombinases induzíveis, camundongos contendo *reporters* multicoloridos e análises de mosaicos. No rim adulto, o entendimento da divisão celular e o estabelecimento do destino das células durante os processos de lesão, regeneração e envelhecimento são pontos-chave e críticos para o entendimento da doença renal.

A incorporação das células c-kit+ na cápsula de Bowman e nos podócitos sugere que podem também desempenhar um papel no repovoamento dos nichos de células-tronco presentes na cápsula de Bowman[14,15]. Além disso, as células c-kit+ de diferentes órgãos, incluindo as células do trato biliar[35], as bronquiolares[38] e as do líquido amniótico[73], apresentam características de células-tronco e têm a capacidade de diferenciar-se em células epiteliais.

As células cardíacas c-kit+ têm sido também utilizadas terapeuticamente após o infarto do miocárdio em animais[74,75] e em ensaios clínicos em humanos[76]. Além disso, as células c-kit+ podem promover a regeneração renal por meio de um mecanismo autócrino, como demonstrado pela migração dessas células da papila e dos raios medulares para a área corticomedular após lesão aguda de isquemia-reperfusão[77].

As células c-kit+ isoladas pelo nosso grupo são diferentes da população de células c-kit+ conhecidas como *side population*, definida como uma população de células residentes não hematopoiéticas localizadas no túbulo proximal renal. Primeiro porque realizamos a depleção das células hematopoiéticas pela citometria de fluxo. Segundo porque o nicho das células c-kit+ nos rins do recém-nascido e do adulto é a AAEH, e não os túbulos proximais renais. E, por último, as células da *side population* apresentam potencial de diferenciação variável e não se integram aos túbulos renais nos modelos de lesão renal[78,79].

CONCLUSÃO

Nosso estudo demonstrou que as células c-kit+ são células específicas do tecido renal e apresentam as propriedades fundamentais das células-tronco, incluindo clonogenicidade, autorrenovação, multipotencialidade com diferenciação nas linhagens celulares do mesoderma e neuroectoderma, além de contribuírem para a regeneração renal no modelo de lesão aguda de isquemia-reperfusão em ratos através da incorporação em diferentes compartimentos intrarrenais, como túbulos, glomérulos e vasos. Além disso, as células c-kit+ são mantidas durante a fase adulta.

Dessa forma, as células c-kit+ derivadas do rim apresentam implicações biológicas e terapêuticas importantes na medicina regenerativa. Estudos clínicos e translacionais, incluindo a infusão das células c-kit+ e a análise do potencial dessas células em rins decelularizados obtidos pela bioengenharia, serão parte de um capítulo importante no tratamento da doença renal.

REFERÊNCIAS BIBLIOGRÁFICAS

1. Rangel EB, Gomes SA, Dulce RA *et al.* C-kit(+) cells isolated from developing kidneys are a novel population of stem cells with regenerative potential. *Stem Cells* 2013; 31: 1644-1656.
2. Mae S, Shono A, Shiota F *et al.* Monitoring and robust induction of nephrogenic intermediate mesoderm from human pluripotent stem cells. *Nat Commun* 2013; 4: 1367.
3. Lam AQ, Freedman BS, Morizane R *et al.* Rapid and efficient differentiation of human pluripotent stem cells into intermediate mesoderm that forms tubules expressing kidney proximal tubular markers. *J Am Soc Nephrol* 2014; 25: 1211-1225.
4. Takasato M, Er PX, Becroft M *et al.* Directing human embryonic stem cell differentiation towards a renal lineage generates a self-organizing kidney. *Nat Cell Biol* 2014; 16: 118-126.
5. Araoka T, Mae S, Kurose Y *et al.* Efficient and rapid induction of human iPSCs/ESCs into nephrogenic intermediate mesoderm using small molecule-based differentiation methods. *PLoS One* 2014; 9: e8488.

6. Song JJ, Guyette JP, Gilpin SE et al. Regeneration and experimental orthotopic transplantation of a bioengineered kidney. *Nat Med* 2013; **19**: 646-651.
7. Bonandrini B, Figliuzzi M, Papadimou E et al. Recellularization of well preserved acellular kidney scaffold using embryonic stem cells. *Tissue Eng Part A* 2014; **20**: 1486-1498.
8. Maeshima A, Yamashita S, Nojima Y. Identification of renal progenitor-like tubular cells that participate in the regeneration processes of the kidney. *J Am Soc Nephrol* 2003; **14**: 3138-3146.
9. Oliver JA, Maarouf O, Cheema FH et al. The renal papilla is a niche for adult kidney stem cells. *J Clin Invest* 2004; **114**: 795-804.
10. Maeshima A, Sakurai H, Nigam SK. Adult kidney tubular cell population showing phenotypic plasticity, tubulogenic capacity, and integration capability into developing kidney. *J Am Soc Nephrol* 2006; **17**: 188-198.
11. Hishikawa K, Marumo T, Miura S et al. Musculin/MyoR is expressed in kidney side population cells and can regulate their function. *J Cell Biol* 2005; **169**: 921-928.
12. Dekel B, Zangi L, Shezen E et al. Isolation and characterization of nontubular sca-1+lin-multipotent stem/progenitor cells from adult mouse kidney. *J Am Soc Nephrol* 2006; **17**: 3300-3314.
13. Sagrinati C, Netti GS, Mazzinghi B et al. Isolation and characterization of multipotent progenitor cells from the Bowman's capsule of adult human kidneys. *J Am Soc Nephrol* 2006; **17**: 2443-2456.
14. Lazzeri E, Crescioli C, Ronconi E et al. Regenerative potential of embryonic renal multipotent progenitors in acute renal failure. *J Am Soc Nephrol* 2007; **18**: 3128-3138.
15. Ronconi E, Sagrinati C, Angelotti ML et al. Regeneration of glomerular podocytes by human renal progenitors. *J Am Soc Nephrol* 2009; **20**: 322-332.
16. Appel D, Kershaw DB, Smeets B et al. Recruitment of podocytes from glomerular parietal epithelial cells. *J Am Soc Nephrol* 2009; **20**: 333-343.
17. Angelotti ML, Ronconi E, Ballerini L et al. Characterization of renal progenitors committed toward tubular lineage and their regenerative potential in renal tubular injury. *Stem Cells* 2012; **30**: 1714-1725.
18. Ward HH, Romero E, Welford A et al. Adult human CD133/1(+) kidney cells isolated from papilla integrate into developing kidney tubules. *Biochim Biophys Acta* 2011; **1812**: 1344-1357.
19. Sallustio F, De Benedictis L, Castellano G et al. TLR2 plays a role in the activation of human resident renal stem/progenitor cells. *FASEB J* 2010; **24**: 514-525.
20. Lindgren D, Bostrom AK, Nilsson K et al. Isolation and characterization of progenitor-like cells from human renal proximal tubules. *Am J Pathol* 2011; **178**: 828-837.
21. Bussolati B, Bruno S, Grange C et al. Isolation of renal progenitor cells from adult human kidney. *Am J Pathol* 2005; **166**: 545-555.
22. Lin F, Moran A, Igarashi P. Intrarenal cells, not bone marrow-derived cells, are the major source for regeneration in postischemic kidney. *J Clin Invest* 2005; **115**: 1756-1764.
23. Humphreys BD, Valerius MT, Kobayashi A et al. Intrinsic epithelial cells repair the kidney after injury. *Cell Stem Cell* 2008; **2**: 284-291.
24. Humphreys BD, Czerniak S, DiRocco DP et al. Repair of injured proximal tubule does not involve specialized progenitors. *Proc Natl Acad Sci U S A* 2011; **108**: 9226-9231.
25. Song J, Czerniak S, Wang T et al. Characterization and fate of telomerase-expressing epithelia during kidney repair. *J Am Soc Nephrol* 2011; **22**: 2256-2265.
26. Smeets B, Boor P, Dijkman H et al. Proximal tubular cells contain a phenotypically distinct, scattered cell population involved in tubular regeneration. *J Pathol* 2013; **229**: 645-659.
27. Berger K, Bangen JM, Hammerich L et al. Origin of regenerating tubular cells after acute kidney injury. *Proc Natl Acad Sci U S A* 2014; **111**: 1533-1538.
28. Oliver JA, Klinakis A, Cheema FH et al. Proliferation and migration of label-retaining cells of the kidney papilla. *J Am Soc Nephrol* 2009; **20**: 2315-2327.
29. Oliver JA, Maarouf O, Cheema FH et al. SDF-1 activates papillary label-retaining cells during kidney repair from injury. *Am J Physiol Renal Physiol* 2012; **302**: F1362-F1373.
30. Dor Y, Brown J, Martinez OI et al. Adult pancreatic beta-cells are formed by self-duplication rather than stem-cell differentiation. *Nature* 2004; **429**: 41-46.
31. Smukler SR, Arntfield ME, Razavi R et al. The adult mouse and human pancreas contain rare multipotent stem cells that express insulin. *Cell Stem Cell* 2011; **8**: 281-293.
32. Alvarez-Buylla A, Seri B, Doetsch F. Identification of neural stem cells in the adult vertebrate brain. *Brain Res Bull* 2002; **57**: 751-758.
33. Miettinen M, Lasota J. Kit (CD117): a review on expression in normal and neoplastic tissues, and mutations and their clinicopathologic correlation. *Appl Immunohistochem Mol Morphol* 2005; **13**: 205-220.
34. Ogawa M, Nishikawa S, Yoshinaga K et al. Expression and function of c-Kit in fetal hemopoietic progenitor cells: transition from the early c-Kit-independent to the late c-Kit-dependent wave of hemopoiesis in the murine embryo. *Development* 1993; **117**: 1089-1098.
35. Crosby HA, Kelly DA, Strain AJ. Human hepatic stem-like cells isolated using c-kit or CD34 can differentiate into biliary epithelium. *Gastroenterology* 2001; **120**: 534-544.
36. Beltrami AP, Barlucchi L, Torella D et al. Adult cardiac stem cells are multipotent and support myocardial regeneration. *Cell* 2003; **114**: 763-776.
37. De Coppi P, Bartsch G, Jr., Siddiqui MM et al. Isolation of amniotic stem cell lines with potential for therapy. *Nat Biotechnol* 2007; **25**: 100-106.
38. Kajstura J, Rota M, Hall SR et al. Evidence for human lung stem cells. *N Engl J Med* 2011; **364**: 1795-1806.
39. Schmidt-Ott KM, Yang J, Chen X et al. Novel regulators of kidney development from the tips of the ureteric bud. *J Am Soc Nephrol* 2005; **16**: 1993-2002.
40. Marquez MG, Cabrera I, Serrano DJ et al. Cell proliferation and morphometric changes in the rat kidney during postnatal development. *Anat Embryol* (Berl) 2002; **205**: 431-440.
41. Schmidt-Ott KM, Chen X, Paragas N et al. c-Kit delineates a distinct domain of progenitors in the developing kidney. *Dev Biol* 2006; **299**: 238-249.
42. Bernex F, De Sepulveda P, Kress C et al. Spatial and temporal patterns of c-kit-expressing cells in WlacZ/+ and WlacZ/WlacZ mouse embryos. *Development* 1996; **122**: 3023-3033.
43. Velagapudi C, Nilsson RP, Lee MJ et al. Reciprocal induction of simple organogenesis by mouse kidney progenitor cells in three-dimensional co-culture. *Am J Pathol* 2012; **180**: 819-830.
44. Little M, Georgas K, Pennisi D et al. Kidney development: two tales of tubulogenesis. *Curr Top Dev Biol* 2010; **90**: 193-229.
45. Kobayashi A, Valerius MT, Mugford JW et al. Six2 defines and regulates a multipotent self-renewing nephron progenitor population throughout mammalian kidney development. *Cell Stem Cell* 2008; **3**: 169-181.
46. Nishinakamura R. Stem cells in the embryonic kidney. *Kidney Int* 2008; **73**: 913-917.
47. Metsuyanim S, Harari-Steinberg O, Buzhor E et al. Expression of stem cell markers in the human fetal kidney. *PLoS One* 2009; **4**: e6709.
48. Oliver JA, Barasch J, Yang J et al. Metanephric mesenchyme contains embryonic renal stem cells. *Am J Physiol Renal Physiol* 2002; **283**: F799-F809.
49. Batchelder CA, Lee CC, Martinez ML et al. Ontogeny of the kidney and renal developmental markers in the rhesus monkey (Macaca mulatta). *Anat Rec* (Hoboken) 2010; **293**: 1971-1983.
50. Mohyeldin A, Garzon-Muvdi T, Quinones-Hinojosa A. Oxygen in stem cell biology: a critical component of the stem cell niche. *Cell Stem Cell* 2010; 7: 150-161.
51. Barker N, Rookmaaker MB, Kujala P et al. Lgr5(+ve) stem/progenitor cells contribute to nephron formation during kidney development. *Cell Rep* 2012; **2**: 540-552.

52. Harding SD, Armit C, Armstrong J *et al*. The GUDMAP database--an online resource for genitourinary research. *Development* 2011; **138**: 2845-2853.
53. Montserrat N, Ramirez-Bajo MJ, Xia Y *et al*. Generation of induced pluripotent stem cells from human renal proximal tubular cells with only two transcription factors, oct4 and sox2. *J Biol Chem* 2012; **287**: 24131-24138.
54. Song B, Niclis JC, Alikhan MA *et al*. Generation of induced pluripotent stem cells from human kidney mesangial cells. *J Am Soc Nephrol* 2011; **22**: 1213-1220.
55. Lengner CJ, Camargo FD, Hochedlinger K *et al*. Oct4 expression is not required for mouse somatic stem cell self-renewal. *Cell Stem Cell* 2007; **1**: 403-415.
56. Saifudeen Z, Dipp S, Fan H *et al*. Combinatorial control of the bradykinin B2 receptor promoter by p53, CREB, KLF-4, and CBP: implications for terminal nephron differentiation. *Am J Physiol Renal Physiol* 2005; **288**: F899-F909.
57. Couillard M, Trudel M. C-myc as a modulator of renal stem/progenitor cell population. *Dev Dyn* 2009; **238**: 405-414.
58. Sakurai H, Barros EJ, Tsukamoto T *et al*. An in vitro tubulogenesis system using cell lines derived from the embryonic kidney shows dependence on multiple soluble growth factors. *Proc Natl Acad Sci U S A* 1997; **94**: 6279-6284.
59. Barasch J, Yang J, Ware CB *et al*. Mesenchymal to epithelial conversion in rat metanephros is induced by LIF. *Cell* 1999; **99**: 377-386.
60. Ivanova L, Hiatt MJ, Yoder MC *et al*. Ontogeny of CD24 in the human kidney. *Kidney Int* 2010; **77**: 1123-1131.
61. Stockand JD, Sansom SC. Glomerular mesangial cells: electrophysiology and regulation of contraction. *Physiol Rev* 1998; **78**: 723-744.
62. Pastrana E, Silva-Vargas V, Doetsch F. Eyes wide open: a critical review of sphere-formation as an assay for stem cells. *Cell Stem Cell* 2011; **8**: 486-498.
63. Galat V, Malchenko S, Galat Y *et al*. A model of early human embryonic stem cell differentiation reveals inter- and intracellular changes on transition to squamous epithelium. *Stem Cells Dev* 2012; **21**: 1250-1263.
64. Redmer T, Diecke S, Grigoryan T *et al*. E-cadherin is crucial for embryonic stem cell pluripotency and can replace OCT4 during somatic cell reprogramming. *EMBO Rep* 2011; **12**: 720-726.
65. Togel F, Hu Z, Weiss K *et al*. Administered mesenchymal stem cells protect against ischemic acute renal failure through differentiation-independent mechanisms. *Am J Physiol Renal Physiol* 2005; **289**: F31-F42.
66. Wagner MC, Rhodes G, Wang E *et al*. Ischemic injury to kidney induces glomerular podocyte effacement and dissociation of slit diaphragm proteins Neph1 and ZO-1. *J Biol Chem* 2008; **283**: 35579-35589.
67. Wang Y, He J, Pei X, Zhao W. Systematic review and meta-analysis of mesenchymal stem/stromal cells therapy for impaired renal function in small animal models. *Nephrology* (Carlton) 2013; **18**: 201-208.
68. Schrepfer S, Deuse T, Reichenspurner H *et al*. Stem cell transplantation: the lung barrier. *Transplant Proc* 2007; **39**: 573-576.
69. Togel F, Yang Y, Zhang P *et al*. Bioluminescence imaging to monitor the in vivo distribution of administered mesenchymal stem cells in acute kidney injury. *Am J Physiol Renal Physiol* 2008; **295**: F315-F321.
70. Perin L, Sedrakyan S, Giuliani S *et al*. Protective effect of human amniotic fluid stem cells in an immunodeficient mouse model of acute tubular necrosis. *PLoS One* 2010; **5**: e9357.
71. Vogetseder A, Picard N, Gaspert A *et al*. Proliferation capacity of the renal proximal tubule involves the bulk of differentiated epithelial cells. *Am J Physiol Cell Physiol* 2008; **294**: C22-C28.
72. Humphreys BD, Dirocco DP. Lineage-tracing methods and the kidney. *Kidney Int* 2013; doi: 10.1038/ki.**2013**.368.
73. Perin L, Giuliani S, Jin D *et al*. Renal differentiation of amniotic fluid stem cells. *Cell Prolif* 2007; **40**: 936-948.
74. Oskouei BN, Lamirault G, Joseph C *et al*. Increased potency of cardiac stem cells compared with bone marrow mesenchymal stem cells in cardiac repair. *Stem Cells Transl Med* 2012; **1**: 116-124.
75. Williams AR, Hatzistergos KE, Addicott B *et al*. Enhanced effect of combining human cardiac stem cells and bone marrow mesenchymal stem cells to reduce infarct size and to restore cardiac function after myocardial infarction. *Circulation* 2013; **127**: 213-223.
76. Bolli R, Chugh AR, D'Amario D *et al*. Cardiac stem cells in patients with ischaemic cardiomyopathy (SCIPIO): initial results of a randomised phase 1 trial. *Lancet* 2011; **378**: 1847-1857.
77. Stokman G, Stroo I, Claessen N *et al*. Stem cell factor expression after renal ischemia promotes tubular epithelial survival. *PLoS One* 2010; **5**: e14386.
78. Iwatani H, Ito T, Imai E *et al*. Hematopoietic and nonhematopoietic potentials of Hoechst(low)/side population cells isolated from adult rat kidney. *Kidney Int* 2004; **65**: 1604-1614.
79. Challen GA, Bertoncello I, Deane JA *et al*. Kidney side population reveals multilineage potential and renal functional capacity but also cellular heterogeneity. *J Am Soc Nephrol* 2006; **17**: 1896-1912.

22

PROGRAMAÇÃO FETAL DO NÚMERO DE NÉFRONS NA VIDA ADULTA

Carlos Alberto Mandarim-de-Lacerda
Marcia Barbosa Aguila
Mauricio Younes-Ibrahim

INTRODUÇÃO

Existem evidências crescentes de que a hipertensão arterial sistêmica (HAS) primária, doença cardíaca coronariana, e outros aspectos da chamada síndrome metabólica*, que se desenvolvem na idade adulta, são preparadas na vida fetal ou pós-natal precoce, daí este fenômeno também ser conhecido como programação pré-natal ou fetal[1].

Para aprofundar essas hipóteses, o uso de métodos analíticos permite uma abordagem científica padronizada em diferentes tecidos orgânicos. Métodos estereológicos são usados para obter informações quantitativas sobre as estruturas tridimensionais com base em observações de planos de corte ou projeções. Métodos estereológicos usados em pesquisa nefrológica, especialmente no estudo de rins normais e/ou patológicos, são ferramentas modernas e poderosas que fornecem informação quantitativa de modo reprodutível e acurado[2-4] e têm sido aplicadas amplamente nos modelos experimentais, com um enorme potencial para o emprego na prática clínica.

---

* Segundo os critérios brasileiros, a síndrome metabólica ocorre quando estão presentes três dos cinco critérios:
- Obesidade central – circunferência da cintura superior a 88cm na mulher e 102cm no homem.
- Hipertensão arterial (PA) – PA sistólica > 130 e/ou diastólica > 85mmHg.
- Glicemia alterada (glicemia > 110mg/dL) ou diagnóstico de *diabetes mellitus*.
- Trigliceridemia >150mg/dL.
- HDL-colesterol < 40mg/dL em homens e < 50mg/dL em mulheres.

O MÉTODO

Para estimar o número de glomérulos (ou de néfrons), o rim deve ser preparado adequadamente. Atualmente utilizamos o que se chama de "estereologia baseada em um desenho experimental" (*design-based stereology*)[5], e o método de escolha é o denominado *fractionator-disector*[6].

Por exemplo, com animal de experimentação (camundongo), devemos retirar o rim e remover a gordura envolvente. Depois cortamos longitudinalmente o rim e o colocamos para fixar em solução recentemente preparada (1,27mol/L de formaldeído em 0,1M tampão fosfato, pH 7,2) durante 48 horas em temperatura ambiente. Em seguida, incluímos as duas metades do rim com a face de corte voltada para baixo em parafina histológica ou Paraplast plus (Sigma-Aldrich, St. Louis, MO, EUA).

Depois de endurecido, o bloco contendo o rim é seccionado em série com espessura nominal de 10μm, em seguida os cortes são corados (com hematoxilina-eosina, por exemplo) e montados em lâminas de vidro (Fig. 22.1). Em uma série consecutiva de cortes, começando com uma secção aleatória (indicada por sorteio, ou pelo "jogo de dados"), vários "pares de *disectors*" são construídos com intervalo de 20μm (distância, *d*). Essa distância representa cerca de um terço a um quarto do diâmetro médio do glomérulo no camundongo (determinado previamente), que é indicada para executar o método de *disector*. A partir daí, um "par de *disectors*" é selecionado considerando cada décima secção a partir da primeira secção aleatória, e a segunda secção, a partir da décima secção (*disector* físico)[7].

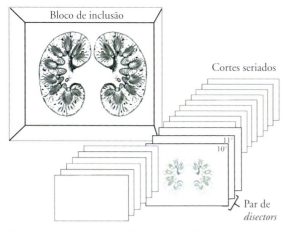

Figura 22.1 – Esquema que ilustra as duas faces de corte do rim na superfície do bloco de inclusão e os cortes seriados obtidos subsequentemente. Dessa maneira, são constituídos os "pares de *disectors*" conforme está descrito no texto.

Resumidamente, em cada "par de *disectors*" são obtidas imagens digitais de áreas semelhantes em ambas as secções, com base em pontos anatômicos de referência. A seguir, podem ser utilizados dois computadores portáteis idênticos (com tela de 14 polegadas, por exemplo) onde as duas imagens são analisadas simultaneamente, a primeira imagem no primeiro computador e a segunda imagem no segundo computador. Na tela de ambos os computadores portáteis é colocada uma área-teste (A_T) (como, por exemplo, a produzida com o programa STEPanizer via internet – www.stepanizer.com)[8].

Com esse sistema montado, são contados os perfis glomerulares que apareceram na primeira imagem (computador da esquerda, considerado aqui o plano superior do *disector* ou *look-up*), mas não no plano subsequente (computador da direita, considerado aqui o plano inferior do *disector* ou *look-down*). Também não são contados os glomérulos que "tocam" na "linha proibida" ou suas extensões (incorporadas na A_T)[9].

A densidade numérica dos glomérulos do rim (Nv[glom]) é estimada como Nv[glom] = $\sum Q^-/d \cdot A_T$, onde Q^- é o número de perfis glomerulares contados com o *disector*, d é a distância entre os "pares de *disector*". O número total de glomérulos do rim direito (N[glom]) é estimado como N[glom] = (1/f1) · (1/f2) · $\sum Q^-$, considerando f1 e f2 frações de amostragem (amostras do rim e áreas dos cortes da amostra)[10].

As imagens consideradas *look-up* são, então, analisadas novamente, agora com um sistema-teste com 49 pontos-teste (P_T) produzida com o STEPanizer. A densidade de volume dos glomérulos Vv[glom]) é estimada com a técnica de "contagem de pontos", sendo: Vv[glom] = P[glom]/P_T, sendo P[glom] o número de pontos sobrejacentes aos glomérulos. O volume médio do glomérulo é estimado pela razão Vv[glom]/Nv[glom][4].

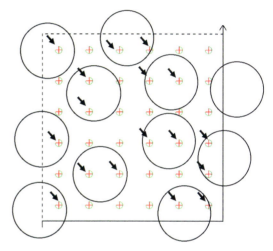

Figura 22.3 – Demonstra-se como estimar a densidade volumétrica de glomérulos (Vv[glom]) usando a técnica de "contagem de pontos". Os círculos representam glomérulos. O sistema-teste usado contém 36 pontos-teste, mas apenas 17 pontos se sobrepõem aos perfis glomerulares (setas). Então, estimamos nessa imagem o Vv[glom] de 17/36 = 0,47 ou 47%.

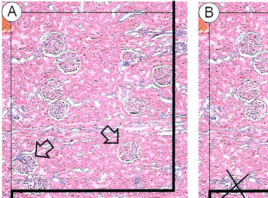
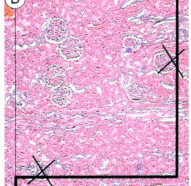

Figura 22.2 – Montagem feita para a análise do "par de *disectors*". **A)** Observa-se o que consideramos o plano superior (*look-up*). **B)** Plano inferior (*look-down*). Os glomérulos que estão subjacentes à "linha proibida" (linha espessa) são desconsiderados. Nas imagens **A** e **B** os glomérulos se repetem, com exceção dos dois glomérulos apontados pelas setas, que são vistos apenas na imagem **A**. Esses são contados nesse "par de *disectors*".

Outro conjunto de cortes, incluindo os cortes não utilizados para o método do *fractionator/disector*, pode ser corado com ácido periódico de Schiff (PAS, para realçar as membranas basais dos capilares glomerulares e do epitélio tubular e cápsula de Bowman). Nesses cortes pode ser avaliada a taxa de "glomérulos esclerosados", aqueles que apresentam ruptura da cápsula de Bowman ou colapso das alças capilares com uma cicatriz em qualquer parte do glomérulo. Assim, pode-se estimar a razão entre glomérulos esclerosados e não esclerosados, em porcentagem, e devemos fazer isso em uma amostragem de, pelo menos, 10 campos aleatórios do córtex renal em cada rim. As contagens devem ser feitas dentro de uma área-teste obtida com o programa STEPanizer, conforme já indicado[11].

O PROBLEMA

Há mais de 25 anos, Barry M. Brenner postulou que é a redução do número de néfrons (ou glomerulopenia) uma anormalidade renal que contribui para o desenvolvimento de hipertensão arterial sistêmica (HAS) na população geral[12,13]. Esse conceito foi reforçado pela observação de ser o atraso do desenvolvimento renal, como ocorre em indivíduos com pouca massa corporal ao nascer, a origem de um aumento dos riscos pós-natal para HAS, bem como maior risco de manifestação de doença renal. Essa hipótese se baseia em observações que indicam[13-15]:

a) uma relação direta entre massa corporal ao nascer e número de néfrons;
b) uma relação inversa entre massa corporal ao nascer e HAS mais tarde na vida;
c) uma relação inversa entre o número de néfrons e pressão arterial, independentemente de ser o número de néfrons reduzido congenitamente ou na vida pós-natal.

A associação entre glomerulopenia e o desenvolvimento posterior de HAS na vida adulta tem, cada vez mais, sido aceita. Os mecanismos fisiopatológicos subjacentes implicados nesse fenômeno são ainda desconhecidos, mas as alterações glomerulares e pós-glomerulares já são comprovadas. O menor número de néfrons associa-se a modificações marcantes na estrutura dos glomérulos remanescentes. A redução do suprimento sanguíneo capilar e da densidade de podócitos e o espessamento da membrana basal glomerular (MBG) podem predispor ao aparecimento de esclerose glomerular precoce[16]. Veremos, na sequência do texto, que isso foi demonstrado experimentalmente na HAS experimental na descendência de roedores cujas mães foram alimentadas com dieta com pouca proteína[17].

Vários estudos têm mostrado que o número total de néfrons varia amplamente em rins humanos normais. Se os estudos mostram que o número médio de néfrons é de cerca de 900 mil a 1 milhão por rim, os números descritos em órgãos humanos variam entre 200.000 e mais de 2,5 milhões de néfrons[18]. Um dos fatores a ser considerado nessa variação é a idade. Sabemos que o processo de envelhecimento leva à perda de glomérulos devido à glomerulosclerose[19,20]. Esse tipo de estudo encontra barreiras óbvias para o emprego clínico, mas amostras humanas obtidas por necropsias ou órgãos extirpados cirurgicamente têm contribuído para o avanço na correlação clinicopatológica.

O estudo do desenvolvimento do rim, com ênfase nos subtipos de glomérulos encontrados na fase intrauterina, tem relevância para avaliar a maturidade renal e as consequências das alterações no processo normal de glomerulogênese. Um exemplo da aplicação médica da estereologia é o estudo do desenvolvimento das estruturas glomerulares em forma de vírgula e de S e em glomérulo vascularizado no período fetal humano[21,22].

Ao longo da vida adulta, a taxa de perda glomerular é muito variável entre os indivíduos, mas ela parece depender dos valores de pressão arterial e da presença de doença de base que afete os rins. Entretanto, a maior parte da variação individual no número de néfrons já estaria presente ao nascimento e, portanto, ser predeterminada pelo desenvolvimento embriológico[5].

Por exemplo, o número de néfrons em 15 crianças com menos de 3 meses de vida variou aproximadamente entre 250.000 e 1,1 milhão. Tendo em conta que novos néfrons normalmente não são formados em rins humanos após a 36ª semana de gestação, isso tem importância clínica em nefropediatria e nas disfunções renais em indivíduos nascidos com glomerulopenia. Vários estudos têm relatado correlação direta entre massa corporal ao nascer e número de néfrons, assim como na associação indireta entre o número de néfrons e a pressão arterial. Associações entre pouca massa corporal ao nascer e doenças cardiovasculares, incluindo HAS, também têm sido amplamente verificadas[18,23].

Animais geneticamente hipertensos são um modelo interessante para o estudo de HAS. SRH (*spontaneously hypertensive rats*) são comparados com seus controles normotensos Wistar-Kioto (W-K). O número de néfrons é significativamente menor em SHR do que em ratos W-K, mesmo que estimativas quantitativas tenham indicado que não há diferença na área de filtração glomerular entre estes dois tipos de ratos[24]. Mas um outro estudo descreveu o SHR com um volume glomerular reduzido em associação à glomerulopenia, em comparação ao rato W-K[25].

A relação direta entre a glomerulopenia e a perda da função renal não é tão evidente como parece. Sabemos que a perda de um alelo para a linhagem de células da glia derivadas de fator neurotrófico (*growth derived neurotrophic factor* – GDNF) resulta em cerca de 30% menos glomérulos de tamanho normal em ratos jovens. Isso permite um estudo interessante do ritmo de filtração glomerular em animais GDNF heterozigotos, que têm redução inata do número de néfrons. Nesses animais, há deterioração estrutural e funcional do rim e aumento da pressão arterial na vida adulta. Com o envelhecimento, camundongos GDNF heterozigotos mantiveram o ritmo de filtração glomerular e o fluxo sanguíneo renal normais, apesar do número reduzido de néfrons. Com o tempo, ocorreu elevação da pressão arterial, hipertrofia glomerular e hiperfiltração nos animais heterozigóticos GDNF. O mecanismo compensatório pelo qual o ritmo de filtração glomerular é mantido, mesmo na presença de um número reduzido de néfrons[26], mostra a adaptação funcional exercida pelos néfrons remanescentes.

Em relação ao homem, o número de néfrons em rins normais pode variar em até oito vezes[27]. Por conseguinte, se a glomerulopenia fosse um fator determinante independente para elevar a HAS no adulto, uma parte significativa da população já estaria em situação de risco para o surgimento dessa doença.

O déficit no número de néfrons poderia explicar por que alguns grupos raciais têm maior incidência de HAS e doença renal crônica do que outros grupos[28]. Essa questão é particularmente relevante em países que contam com uma grande mistura étnica na sua população, como é o caso do Brasil e dos Estados Unidos.

No sudeste dos Estados Unidos, afro-americanos têm uma incidência estimada de HAS e doença renal em estágio terminal cinco vezes maior do que o observado em indivíduos brancos. Os afro-americanos também têm maior frequência de pouca massa corporal ao nascer e elevada incidência de HAS. Isso poderia sugerir uma possível correlação entre esses dois fatores, provavelmente devido à redução do número de néfrons que deixam de se desenvolver no rim da população afro-americana. Entretanto, não foram observadas diferenças raciais no número e no tamanho de glomérulos comparando a população branca com a população afro-americana, embora a massa corporal ao nascer tenha sido um fator determinante para o número de glomérulos na idade adulta[29]. Essa aparente discrepância parece sugerir que o número de néfrons na população não é o único elemento a ser considerado em associação com a HAS na população.

O crescimento fetal prejudicado com o subsequente crescimento rápido pós-natal estão associados à programação da HAS e ao aparecimento de elementos da chamada síndrome metabólica na idade adulta. Isso foi avaliado em um modelo de restrição do crescimento intrauterino (intrauterine restriction growth – IURG) em miniporcos. O número de néfrons foi positivamente correlacionado com a massa corporal ao nascimento e negativamente correlacionado com a pressão arterial. Porcos IURG têm menor número de néfrons e aumento da pressão arterial na idade adulta[30].

Entretanto, alguns autores consideram que as provas que apoiam a hipótese de hiperfiltração após a programação pré-natal são, ainda, circunstanciais. Um pré-requisito para o estabelecimento dessa associação, em futuros estudos de acompanhamento a longo prazo, seria a possibilidade de estimar o número de néfrons em seres humanos vivos, para a qual é necessário maior avanço em técnicas não invasivas de investigação[31].

Um dos estudos mais relevantes, em humanos, que testou a hipótese de que a diminuição do número de néfrons é um dos fatores que contribuem para o desenvolvimento da HAS primária, utilizou o método estereológico e comparou duas populações de indivíduos brancos europeus (para retirar o fator raça ou grupo étnico): hipertensos e normotensos. Compararam-se o número e o volume de glomérulos em 10 indivíduos de meia-idade (faixa etária 35-59 anos) com antecedentes de HAS primária ou hipertrofia ventricular esquerda (ou ambos) e lesões nas arteríolas renais, com 10 indivíduos normotensos pareados por sexo, idade, altura e massa corporal. Todos os 20 indivíduos morreram em decorrência de acidentes. Aqueles que tinham HAS apresentaram, significativamente, menor número de glomérulos por rim do que os controles normotensos pareados (mediana, 702.379 glomérulos contra 1.429.200 glomérulos). Os indivíduos com HAS também apresentaram volume glomerular significativamente maior do que os controles, mas poucos glomérulos esclerosados. Esses dados apoiam a hipótese de que o número de néfrons está reduzido em indivíduos com HAS primária[32].

Em trabalhos experimentais podemos constatar que a restrição proteica na dieta materna em roedores, ou a restrição em calorias na dieta materna, leva à HAS em animais adultos[33,34].

Em ratos, filhos de mães alimentadas com quantidade normal de proteína (19% da energia da dieta proveniente das proteínas) ou com baixo teor de proteína (5% da energia da dieta proveniente das proteínas) foram estudados em diferentes idades, desde o nascimento até a vida adulta. Em uma análise da estrutura cortical em desenvolvimento vimos corpúsculos imaturos (formas em vírgula e de S) e corpúsculos maduros em diferentes proporções na prole de mães com restrição proteica e na prole de mães com proteína normal. No dia 10 pós-natal (final do período de glomerulogênese em roedores), corpúsculos imaturos foram observados apenas nos filhotes de mães com restrição proteica. Na idade adulta, a prole de mães com restrição proteica apresentou maior pressão arterial e mostrou MBG espessada com desaparecimento dos pedículos e ausência do diafragma da fenda com alguns podócitos aderidos diretamente à MBG. Também houve, significativamente, menor número de néfrons desenvolvidos na prole de mães com restrição proteica do que na prole de mães com proteína normal[17].

É interessante observar que há uma resposta diferenciada entre machos e fêmeas de roedores no modelo de programação para HAS na idade adulta por restrição proteica perinatal. Isso se deve ao fato de a restrição moderada de proteína materna não reduzir o número de néfrons nos filhotes fêmeas, mas apenas nos filhotes machos. Uma possível explicação, mesmo que parcial, parece ser o sistema renina-angiotensina intrarrenal durante o desenvolvimento, que teria um papel fundamental protetor no gênero feminino[35].

Outra questão que está cada vez mais presente em estudos relacionando nutrição e rim refere-se à vitamina D. A deficiência de vitamina D materna favorece o aparecimento de um número aumentado de néfrons na prole[36].

Atualmente se sabe que há alta prevalência de deficiência de vitamina D em mulheres em idade reprodutiva. Para avaliar esse problema, estudamos as duas gerações de descendentes (F1 e F2) de camundongos de mães alimentadas com dieta padrão ou com dieta deficiente em vitamina D. Na idade adulta, os filhotes das duas gerações de mães deficientes em vitamina D tinham pressão arterial mais alta do que a prole de mães controle, bem como aumento da expressão renal de renina e do receptor AT1 da angiotensina II. Ambas as gerações F1 e F2 do grupo de mães deficientes em vitamina D também tiveram mais corpúsculos renais imaturos do que a prole de mães controle. Sabemos que corpúsculos renais imaturos começam a desaparecer nos 10 primeiros dias de vida em roedores. Entretanto, nessa idade, os filhotes F1 de mães com deficiência de vitamina D tiveram maior número de corpúsculos imaturos do que os filhotes F1 de mães controle. Aos 6 meses de idade, os filhotes F1 de mães com deficiência de vitamina D apresentaram maior número de glomérulos do que os filhotes F1 de mães controle. Apesar de ter maior número de glomérulos, os filhotes F1 de mães com deficiência de vitamina D tiveram expressão reduzida de podocina e aumento na ureia e creatinina urinários. Esses resultados demonstram que a deficiência de vitamina D materna provoca mudanças na expressão renal de fatores importantes que podem retardar a maturação dos corpúsculos renais, estendendo o período de glomerulogênese, o que levaria a um número maior de glomérulos na vida pós-natal[37].

CONCLUSÃO

Há evidências experimentais e clínicas suficientes para considerar que a pressão arterial está associada com o número de néfrons, apesar de esse conceito não ser unânime na literatura. Mais do que isso, observa-se que a "programação fetal" com restrição proteica materna conduz para um menor número de néfrons na prole, mesmo que com dimorfismo sexual, sendo as fêmeas de roedores menos sensíveis que os machos. Além do menor número de néfrons na prole, há alterações ultraestruturais nos glomérulos que justificam a precocidade do aparecimento de alterações na função renal da prole programada. Mas, se a restrição proteica materna leva à redução no número de néfrons na prole, a deficiência de vitamina D materna, pelo contrário, leva ao aumento do número de néfrons na prole, possivelmente pelo aumento do tempo de duração do período de glomerulogênese. Mas ainda é incerto o que o número aumentado de néfrons na prole pode significar a longo prazo e mais investigação é necessária para entender melhor esse achado experimental.

REFERÊNCIAS BIBLIOGRÁFICAS

1. Amann K, Plank C, Dotsch J. Low nephron number--a new cardiovascular risk factor in children? *Pediatr Nephrol* 2004; **19**: 1319-1323.
2. Mandarim-de-Lacerda CA. Stereological tools in biomedical research. *Anais Acad Brasil Cienc* 2003; **75**: 469-486.
3. Bertram JF. Counting in the kidney. *Kidney Int* 2001; **59**: 792-796.
4. Nyengaard JR. Stereologic methods and their application in kidney research. *J Am Soc Nephrol* 1999; **10**: 1100-1123.
5. Cullen-McEwen LA, Armitage JA, Nyengaard JR et al. A design-based method for estimating glomerular number in the developing kidney. *Am J Physiol Renal Physiol* 2011; **300**: F1448-F1453.
6. Cullen-McEwen LA, Douglas-Denton RN, Bertram JF. Estimating total nephron number in the adult kidney using the physical *disector*/fractionator combination. *Methods Mol Biol* 2012; **886**: 333-350.
7. Sterio DC. The unbiased estimation of number and sizes of arbitrary particles using the *disector*. *J Microsc* 1984; **134**: 127-136.
8. Tschanz SA, Burri PH, Weibel ER. A simple tool for stereological assessment of digital images: the STEPanizer. *J Microsc* 2011; **243**: 47-59.
9. Gundersen HJG. Notes on the estimation of the numerical density of arbitrary profiles: the edge effect. *J Microsc* 1977; **111**: 219-227.
10. Julian B, Todd AB, Richard H, et al. Glomerular number and capillary dimensions in the normal lamb kidney. *Image Anal Stereol* 2002; **21**: 157-164.
11. Mandarim-de-Lacerda CA, Santos CF, Aguila MB. Image analysis and quantitative morphology. *Methods Mol Biol* 2010; **611**: 211-225.
12. Brenner BM, Garcia DL, Anderson S. Glomeruli and blood pressure. Less of one, more the other? *Am J Hypertens* 1988; **1**: 335-347.
13. Brenner BM. The etiology of adult hypertension and progressive renal injury: an hypothesis. *Bull Mem Acad R Med Belg* 1994; **149**: 121-125.
14. Luyckx VA, Brenner BM. Low birth weight, nephron number, and kidney disease. *Kidney Int Suppl* 2005; **97**: S68-S77.
15. Mackenzie HS, Brenner BM. Fewer nephrons at birth: a missing link in the etiology of essential hypertension? *Am J Kidney Dis* 1995; **26**: 91-98.
16. Hostetter TH, Olson JL, Rennke HG et al. Hyperfiltration in remnant nephrons: a potentially adverse response to renal ablation. *J Am Soc Nephrol* 2001; **12**: 1315-1325.
17. Villar-Martini VC, Carvalho JJ, Neves MF et al. Hypertension and kidney alterations in rat offspring from low protein pregnancies. *J Hypertens Suppl* 2009; **27**: S47-S51.
18. Bertram JF, Douglas-Denton RN, Diouf B et al. Human nephron number: implications for health and disease. *Pediatr Nephrol* 2011; **26**: 1529-1533.
19. Baylis C, Corman B. The aging kidney: insights from experimental studies. *J Am Soc Nephrol* 1998; **9**: 699-709.
20. Bercovich E. A new target for urology: aging and renal function. *Urol Int* 2002; **69**: 91-94.
21. Almeida JR, Mandarim-de-Lacerda CA. Quantitative study of the comma-shaped body, S-shaped body and vascularized glomerulus in the second and third human gestational trimesters. *Early Hum Dev* 2002; **69**: 1-13.
22. Almeida JR, Passos MA, Souza ER et al. Glomerular developmental chronology in human fetuses. *J Cell Mol Med* 2003; **7**: 492-493.
23. Rookmaaker MB, Joles JA. The nephron number counts--from womb to tomb. *Nephrol Dial Transplant* 2013; **28**: 1325-1328.
24. Black MJ, Briscoe TA, Constantinou M et al. Is there an association between level of adult blood pressure and nephron number or renal filtration surface area? *Kidney Int* 2004; **65**: 582-588.
25. Skov K, Nyengaard JR, Korsgaard N et al. Number and size of renal glomeruli in spontaneously hypertensive rats. *J Hypertens* 1994; **12**: 1373-1376.
26. Cullen-McEwen LA, Kett MM, Dowling J et al. Nephron number, renal function, and arterial pressure in aged GDNF heterozygous mice. *Hypertension* 2003; **41**: 335-340.
27. Merlet-Benichou C, Gilbert T, Vilar J et al. Nephron number: variability is the rule. Causes and consequences. *Lab Invest* 1999; **79**: 515-527.
28. Kett MM, Bertram JF. Nephron endowment and blood pressure: what do we really know? *Curr Hypertens Rep* 2004; **6**: 133-139.
29. Hughson M, Farris AB 3rd, Douglas-Denton R et al. Glomerular number and size in autopsy kidneys: the relationship to birth weight. *Kidney Int* 2003; **63**: 2113-2122.

30. Myrie SB, McKnight LL, Van Vliet BN et al. Low birth weight is associated with reduced nephron number and increased blood pressure in adulthood in a novel spontaneous intrauterine growth-restricted model in Yucatan miniature Swine. *Neonatology* 2011; **100**: 380-386.
31. Schreuder MF, Nauta J. Prenatal programming of nephron number and blood pressure. *Kidney Int* 2007; **72**: 265-268.
32. Keller G, Zimmer G, Mall G et al. Nephron number in patients with primary hypertension. *N Engl J Med* 2003; **348**: 101-108.
33. Almeida JR, Mandarim-de-Lacerda CA. Overweight is gender-dependent in prenatal protein--calorie restricted adult rats acting on the blood pressure and the adverse cardiac remodeling. *Life Sci* 2005; 77: 1307-1318.
34. Almeida JR, Mandarim-de-Lacerda CA. Maternal gestational protein-calorie restriction decreases the number of glomeruli and causes glomerular hypertrophy in adult hypertensive rats. *Am J Obstet Gynecol* 2005; **192**: 945-951.
35. Woods LL, Ingelfinger JR, Rasch R. Modest maternal protein restriction fails to program adult hypertension in female rats. *Am J Physiol Regul Integr Comp Physiol* 2005; **289**: R1131-R1136.
36. Maka N, Makrakis J, Parkington HC et al. Vitamin D deficiency during pregnancy and lactation stimulates nephrogenesis in rat offspring. *Pediatr Nephrol* 2008; **23**: 55-61.
37. Nascimento FA, Ceciliano TC, Aguila MB et al. Maternal vitamin D deficiency delays glomerular maturity in F1 and F2 offspring. *PLoS One* 2012; 7: e41740.

23

LIPOTOXICIDADE: UM MECANISMO FISIOPATOLÓGICO EM DOENÇAS RENAIS AGUDAS E CRÔNICAS

Caroline de Azevedo Martins
Marcos Roberto Colombo Barnese
Mauricio Younes-Ibrahim

INTRODUÇÃO

A obesidade é um dos mais sérios problemas de saúde pública do século XXI[1]. O consumo excessivo de alimentos processados e a redução da atividade física contribuem substancialmente para que aproximadamente 1 bilhão de pessoas esteja com sobrepeso e cerca de 30% tenha graus variáveis de obesidade[2]. A obesidade está associada a dislipidemias e consequentes elevados níveis plasmáticos de ácidos graxos não esterificados (AGNE)[3]. Devido ao aumento significativo da prevalência de obesidade acompanhada de doença hepática não alcoólica, esta morbidade já é considerada uma pandemia[1]. Outros distúrbios orgânicos como a síndrome metabólica, o diabetes tipo 2, as doenças cardiovasculares, as hepatopatias e a incidência de câncer[2,4,5] também têm sido epidemiologicamente correlacionados à obesidade e a seus potenciais eventos de lipotoxicidade.

Lípides (LP) são constituintes estruturais de todas as células e quantitativamente representam os principais componentes das membranas celulares. LP são utilizados como fonte e reservatório de energia e, além do seu papel estrutural, interagem com diferentes proteínas, participando ativamente de seus endereçamentos e de seus desempenhos fisiológicos. Consequentemente, os LP assumem papel primordial em diversas vias de sinalização intra e intercelular. O armazenamento dos LP no organismo se dá por meio da associação do glicerol (um triálcool) com um a três ácidos graxos (AG), formando mono, di ou triacilglicerol, também chamado triglicéride (TG)[6].

A hipertrigliceridemia (HTG) e a sobrecarga intracelular de LP estão classicamente presentes nos pacientes com doença renal crônica (DRC) e na síndrome metabólica[2,7,8]. Entretanto, a HTG na síndrome metabólica deve-se ao aumento na síntese de lipoproteínas, enquanto na DRC deve-se à diminuição do seu catabolismo[7,8]. O aumento dos níveis plasmáticos de AG livres (AGL) e de TG pode causar acúmulo de AG no interior das células do parênquima renal[8]. Os mecanismos pelos quais o acúmulo de lípide intracelular renal acarreta ou agrava a DRC ainda não estão bem estabelecidos. No rim, acúmulo de AG é particularmente evidente nos podócitos[8], causando apoptose e consequente esclerose glomerular. Outros mecanismos emergentes de agressão lipotóxica serão descritos a seguir[3].

CONCEITO DE LIPOTOXICIDADE

Ao longo da evolução das espécies, algumas células eucarióticas (como os adipócitos) se especializaram na função do manejo lipídico e são capazes de estocar e mobilizar grandes quantidades de gotículas de gordura, contendo primariamente TG. Outros tipos celulares, embora utilizem fisiologicamente LP como componentes celulares dinâmicos, não são preparados para realizar a simples estocagem de LP[3]. Portanto, o acúmulo de LP nas células (que não estão equipadas com os instrumentos moleculares adequados para manipulação de grandes quantidades de LP) culmina com o desenvolvimento de lesão, disfunção e morte celular. Este processo metabólico é descrito como lipotoxicidade e está diretamente correlacionado às doenças crônicas e degenerativas, desenvolvendo-se em vários órgãos como fígado, coração, músculo esquelético, pâncreas endócrino e rim[3,9].

O termo lipotoxicidade foi utilizado pela primeira vez na literatura em 1994, por Lee et al, que descreveram a lipotoxicidade das células beta do pâncreas na patogênese do diabetes não insulinodependente, a partir de experimentos feitos em ratos obesos e diabéticos (ZDF-drt). Neste modelo, a concentração de ácidos graxos livres (AGL) no soro elevou-se progressivamente 2 semanas antes do aparecimento de hiperglicemia. Houve ainda comprometimento na secreção de insulina endógena e aumento de cerca de 10 vezes no conteúdo de TG nas ilhotas pancreáticas. Curiosamente, a posterior redução da hiperlipidemia reduziu o conteúdo de LP nas células betas e corrigiu a hiperglicemia[10].

LIPOTOXICIDADE: MECANISMOS MOLECULARES

A lipotoxicidade tem sido estudada na obesidade, na síndrome metabólica e na doença renal crônica[11,12], sendo o aumento do tecido adiposo abdominal capaz de gerar elevados níveis de AGL circulantes. A lipotoxicidade envolve o acúmulo intracelular de AG não esterificado e de TG[12-14]. O principal determinante da lipotoxicidade parece ser o excesso de AGL intracelular, com acúmulo metabólico de acilcoenzima A, diacilglicerol e ceramida. A lesão celular lipotóxica envolve a geração de espécies reativas ao oxigênio, danos múltiplos nas organelas, transtornos de sinalização intracelular, liberação de fatores pró-fibróticos e pró-inflamatórios, apoptose e necrose celular induzida por LP[3,14-15]. O excesso de LP intracelular também ativa caminhos metabólicos alternativos, não oxidativos, que culminam com a formação de moléculas lipídicas reativas capazes de promover disfunção celular grave (lipotoxicidade) e morte celular programada (lipoapoptose)[3,16-18].

Os TG não são considerados citotóxicos *per se*, mas como são potenciais reservatórios ativos de AGL, funcionam como bons indicadores, facilmente detectáveis, de sobrecarga lipídica no organismo[12,15,19-21].

Fisiologicamente, os AGL são utilizados como substrato de energia para as células hepáticas e renais, mas o excesso de AG intracelular contribui para a lesão hepática na obesidade e no diabetes tipo 2. A sobrecarga de AGL estimula a síntese hepática de triglicérides e VLDL-colesterol, que, quando metabolizados em LDL, gera uma molécula aterogênica e lipotóxica[18,22]. A acilcoenzima A é uma molécula que ativa os AGL intracelulares para que estes sejam catabolizados nas mitocôndrias. O acúmulo intracelular de acilcoenzima A produz estresse oxidativo que culmina em morte celular, inflamação e fibrose. No fígado, a esteato-hepatite é uma consequência cumulativa da intensa síntese de gordura, e a toxicidade dos AG é parcialmente devida à capacidade limitada das células hepáticas em inseri-los na formação de TG, que perpetua e agrava a lesão hepática[1,18].

Como nem todos os AGL têm o mesmo potencial lipotóxico, os mecanismos de lesões celulares são dependentes do tipo de AGL e do tipo de célula envolvida[22,23]. Os efeitos deletérios dos AGL foram descritos em vários órgãos vulneráveis a este tipo de citotoxicidade, como as células beta do pâncreas, hepáticas, cardíacas, pulmonares, renais e endoteliais[3,11,14].

Os mecanismos de citotoxicidade dos AG são estudados desde o final da década de 1960[24], e já foi possível identificar alguns alvos moleculares. O efeito inibitório de AGNE na atividade da enzima Na^+-K^+-ATPase foi descrito pela primeira vez em 1971 por Ahmed e Thomas[25]. Posteriormente, Macgregor e Walker sugeriram que a Na^+-K^+-ATPase seria um sítio para mensageiros lipídicos, mas que este efeito seria improvável em condições fisiológicas devido à sua adsorção pelas proteínas plasmáticas[26]. Apesar de os mecanismos fisiopatológicos envolvendo os AGNE ainda não serem completamente conhecidos[26], sabe-se que eles podem alterar a fluidez da membrana celular e interferir na atividade de diversos sistemas de transporte celular[27-29]. A elevação aguda da concentração de AGNE parece aumentar a concentração de isoprostane F2, que é um biomarcador de estresse oxidativo[30].

Em situações fisiológicas, os AGNE encontram-se adsorvidos à albumina, que protege os diferentes órgãos dos efeitos citotóxicos causados pelos AGL. Entretanto, nas situações em que há aumento da relação circulante AGNE/albumina, com consequente saturação de sítios ligantes de albumina e aumento da biodisponibilidade sistêmica de AGL[27], os efeitos deletérios dos AG são potencializados *in vivo*.

A ação citotóxica dos AG em doenças agudas e inflamatórias correlaciona-se com a elevação da concentração circulante de AGNE, como ocorre clinicamente em situações de traumatismo, sepse, pancreatite e embolia[31-34]. Em animais, os AGNE, em especial o ácido oleico (AO), induzem classicamente o aparecimento de síndrome de angústia respiratória aguda (SARA)[35-37]. Nosso grupo também estudou experimentalmente a lesão pulmonar aguda com o uso de AGNE injetável e verificou a ativação do sistema imune, acúmulo de neutrófilos e macrófagos, com aumento de prostaglandinas e leucotrienos[38]. Curiosamente, verificamos também que a oferta de AO por dieta oral não promove o mesmo efeito citotóxico, mas uma redução dos níveis plasmáticos dos AGNE (via ativação do receptor do peroxissoma)[39].

Entre os modelos de lesão renal aguda por lipotoxicidade, destacamos os eventos que ocorrem na leptospirose grave ou doença de Weil. Descrevemos o envolvimento dos efeitos tóxicos de AGNE insaturados na insuficiência múltipla de órgãos que caracteriza a doença de Weil e constatamos o aumento dos AGL. Houve correlação significativa entre níveis circulantes de AGL e gravidade da infecção leptospirótica, especialmente vinculada às relações molares (oleico + linoleico)/albumina[40].

LIPOTOXICIDADE AGUDA E CRÔNICA NO RIM

Estudos sobre a lesão renal aguda (LRA) evidenciaram disfunção mitocondrial induzida pelos AGNE como um mecanismo primário envolvido na falência energética dos túbulos proximais, como ocorre nos processos de hipóxia/reoxigenação[41]. O aumento persistente dos TG e AGNE nas células tubulares ocorre na lesão renal aguda *in vivo* em associação com a redução da atividade das enzimas de beta-oxidação peroxinal e mitocondrial[23]. Zager *et al*, em três modelos experimentais de agressão renal (endotoxemia, isquemia/reperfusão e rabdomiólise induzida por glicerol), observaram o aumento dramático de níveis de TG no córtex renal e nos túbulos proximais isolados, sugerindo que esta seja uma resposta celular ao estresse metabólico. O acúmulo de TG (ou de seus constituintes AG) nas células tubulares, além de ser marcador de lesão celular, também indica que os túbulos não utilizaram o substrato e sofrem com a depleção de ATP, configurando o que os autores denominaram "ataque oxidante"[41].

A relação entre o metabolismo lipídico e a doença renal crônica também tem sido estudada. Em situações fisiológicas, uma pequena parcela da albumina sérica é filtrada pelo glomérulo, alcança o túbulo proximal e é prontamente absorvida pelas células tubulares, juntamente com os AG a ela adsorvidos. Em situações patológicas, o aumento da quantidade de albumina no túbulo proximal (como nas glomerulopatias) ou a saturação de AG adsorvidos à albumina podem promover sobrecarga de AG nas células do túbulo proximal, com consequentes efeitos citotóxicos (Fig. 23.1). Nos estados proteinúricos, o aumento da oferta tubular de AGNE carreados pela albumina pode agravar o dano tubular e o fenótipo inflamatório. A sobrecarga lipídica é observada nas células tubulares e glomerulares e parece ser uma resposta tecidual comum, observada em diferentes mecanismos de lesão renal, que contribui ativamente para a progressão das doenças renais crônicas[3,42-44]. Lee, em recente trabalho, mostrou que a captação e/ou a ligação celular de TG rico em VLDL-colesterol se encontra aumentada na DRC, causando acúmulo endocítico de TG. O dano celular por acúmulo de AG parece ser particularmente mais grave nos podócitos, onde promove lesão e apoptose[8].

Assim, pacientes com DRC estão sujeitos a lipotoxicidade e HTG, tanto pelo aumento na síntese como pela diminuição da depuração e catabolismo dos TG[8]. Em modelos experimentais de DRC, observou-se aumento da produção de AG e da expressão de enzimas envolvidas em sua síntese[45,46]. Em estudo prévio de nosso laboratório realizado por Ferreira[47], descrevemos alterações significativas nos níveis de AG séricos em pacientes com doença renal crônica (DRC), onde os valores plasmáticos variaram inversamente com a perda da função renal. Considerando que o baixo nível sérico de albumina é um fator altamente preditivo para o aumento da mortalidade na DRC, a relação AGNE/albumina plasmática assume uma importância destacada para lipotoxicidade nesta população[47].

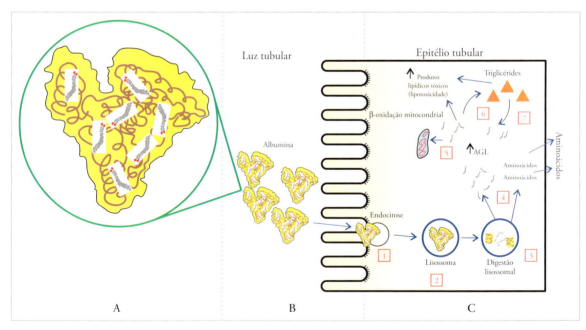

Figura 23.1 – Lipotoxicidade tubular renal crônica associada à proteinúria. **A)** Representação amplificada da molécula de albumina, que contém 7 sítios de ligação para moléculas de ácidos graxos livres não esterificados, em uma relação molar fisiológica de até 7:1. **B)** As moléculas de albumina atingem a luz dos túbulos renais a partir da filtração glomerular. **C)** Série de eventos de interação da albumina com a célula epitelial tubular: endocitose da molécula de albumina [1], que é metabolizada no lisossoma [2], onde sofre digestão lisossomal [3], gerando aminoácidos e ácidos graxos livres (AGL) [4]. Os AGL, em excesso no interior da célula, sofrem β-oxidação mitocondrial [5] ou formam moléculas de triglicérides [6], que se acumulam no interior da célula e ciclicamente geram mais AGL [7], que promovem a lipotoxicidade pelo acúmulo de produtos lipídicos tóxicos.

A LEPTOSPIROSE COMO MODELO DE LESÃO RENAL AGUDA POR LIPOTOXICIDADE

A leptospirose é uma zoonose com distribuição universal, causada por micro-organismos do gênero *Leptospira* que penetram no organismo através da pele, mucosas ou via gastrintestinal. A infecção apresenta-se com uma grande variedade de manifestações clínicas, desde a forma leve, que simula um simples estado gripal, até a forma ictérica grave, associada à lesão renal aguda e à diátese hemorrágica, conhecida como doença de Weil[48].

O mecanismo fisiopatológico celular da doença vem sendo estudado pelo nosso grupo desde a década de 1980. A ação da glicolipoproteína (GLP) extraída de leptospira inibindo a atividade da enzima Na$^+$-K$^+$-ATPase foi descrita pela primeira vez em 1995[49]. A análise dos componentes da GLP envolvidos na inibição da Na$^+$-K$^+$-ATPase está associada, especificamente, aos ácidos graxos não esterificados monoinsaturados presentes na GLP. Os ácidos Δ9-octadecenoico, Δ9-hexadecenoico e Δ11-hexadecenoico estão presentes na bactéria, sendo a GLP a fração carreadora dos ácidos graxos não esterificados (AGNE), principal combustível e fonte de carbonos para o metabolismo das leptospiras[50]. As propriedades inibitórias da GLP parecem conferir a esta fração bacteriana propriedades de especificidade em relação à Na$^+$-K$^+$-ATPase, o que não ocorre com os AGNE isoladamente.

Na leptospirose, tanto a diminuição da concentração de albumina circulante quanto a elevação das bilirrubinas totais ocorrem secundariamente às alterações hepáticas. A bilirrubina compete com os AG pela ligação à albumina. A consequência metabólica é o aumento da relação molar AGNE/albumina, pois, além da hipoalbuminemia, também ocorre elevação dos ácidos graxos livres circulantes (oleico e linoleico, 63 e 61%, respectivamente), com uma correlação positiva significativa entre a relação AGNE/albumina e a gravidade da infecção[40] (Fig. 23.2). É curioso notar que a adição de albumina humana *in vitro*, no meio de incubação, protege a citotoxicidade e pode indicar uma importante estratégia terapêutica. Estudo realizado por Martins[51], em pacientes com doença de Weil, mostrou que a relação molar ácido oleico/albumina foi um forte parâmetro biológico marcador prognóstico para a mortalidade. Estes dados reforçam clinicamente a ideia, já demonstrada *in vitro*, da necessidade de manutenção de uma relação molar fisiológica AGNE/albumina como estratégia terapêutica para o tratamento de pacientes com leptospirose.

CONCLUSÃO

A lipotoxicidade é um mecanismo complexo que acomete fisiopatologicamente os rins, no curso de doenças agudas ou crônicas. A lipotoxicidade envolve o efeito citotóxico dos AGL e pode ocorrer em diferentes células do néfron. Entre as várias vias metabólicas vulneráveis à lipotoxicidade, a inibição da atividade da enzima Na$^+$-K$^+$-ATPase no epitélio tubular é um alvo de toxicidade

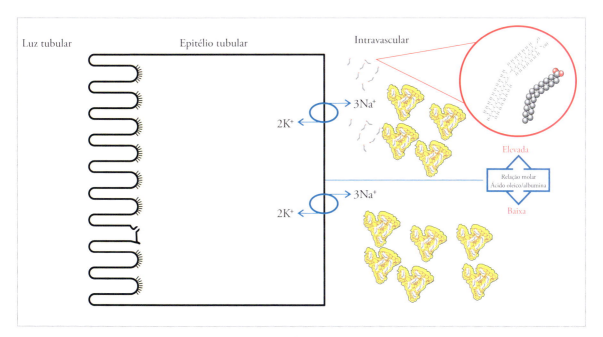

Figura 23.2 – Lipotoxicidade tubular renal aguda associada à relação molar AGL/albumina (representada pela relação molar ácido oleico/albumina) no compartimento intravascular. Uma relação AG/albumina elevada indica a presença de AGL, não ligados à albumina. Os AGL são capazes de interagir com a membrana basolateral das células do epitélio tubular, inibindo a atividade da enzima Na$^+$-K$^+$-ATPase, representada na figura pela toxicidade do ácido oleico (amplificado). Uma relação AG/albumina baixa representa o equilíbrio fisiológico, onde a lipotoxicidade dos AG é devidamente tamponada pela adsorção molecular dos AG à albumina, em uma relação de saturação de 7:1.

bem estabelecido. O efeito deletério causado pelo excesso de AGL pode ser sistêmico e decorre do comprometimento de funções fisiológicas celulares, produzindo apoptose. Nas equações que envolvem o equilíbrio metabólico, a lipotoxicidade é potencialmente agravada pela hipoalbuminemia, por elevar a relação molar ácido graxo/albumina. A hipoalbuminemia é um fator independente de mortalidade em várias situações patológicas e está frequentemente associada tanto a doenças agudas (inflamatórias e infecciosas) como a doenças crônicas degenerativas.

REFERÊNCIAS BIBLIOGRÁFICAS

1. Zámbó V, Szabó LS, Szelényl P et al. Lipotoxicity in liver. World J Hepatol 2013; 5: 1599-1560.
2. Kinght JA. Diseases and disorders associated with excess body weight. Ann Clin Lab Sci 2011; 41: 107-121.
3. Bobulescu IA. Renal lipid metabolism and lipotoxicity. Curr Opin Nephrol Hypertens 2010; 19: 393-402.
4. Artwohl M, Roden M, Waldhausl W et al. Free fatty acids trigger apoptosis and inhibit cell cycle progression in human vascular endothelial cells. FASEB J 2004; 18: 146-148.
5. Flock MR, Green MH, Kris-Etherton PM. Effects of adiposity on plasma lipid response to reductions in dietary saturated fatty acids and cholesterol. Adv Nutr 2011; 2: 261-274.
6. Dawkins MJR, Stevens JF. Fatty acid composition of triglycerides from adipocite tissue. Nature 1966; 209: 1145-1146.
7. Vaziri ND. Dyslipidemia of chronic renal failure: the nature, mechanisms and potential consequences. Am J Physiol Renal Physiol 2006; 290: F262-F272.
8. Lee HS. Mechanisms and consequences of hypertriglyceridemia and cellular lipid accumulation in chronic kidney disease. Histol Histopathol 2011; 26: 1599-1610.
9. Walther TC, Farese RV Jr. The life of lipid droplets. Biochim Biophys Acta 2009; 1791: 459-466.
10. Lee Y, Hirose H, Ohneda M et al. Beta-cell lipotoxicity in the pathogenesis of noninsulin-dependent diabetes mellitus of obese rats: impairment in adipocyte- beta-cell relationships. Proc Natl Acad Sci U S A 1994; 91: 10878-10882.
11. Bagby SP. Obesity-initiated metabolic syndrome and kidney: a recipe for chronic kidney disease. J Am Soc Nephrol 2004; 15: 2775-2791.
12. Abrass CK. Cellular lipid metabolism and the role of lipids in progressive renal disease. Am J Nephrol 2004; 24: 46-53.
13. Weinberg JM. Lipotoxicity. Kidney Int 2006; 70: 1560-1566.
14. Unger RH, Orci L. Lipoapoptosis: its mechanism and its diseases. Biochem Biophys Acta 2002; 1585: 202-212.
15. Kusminki CM, Shetty S, Orci L et al. Diabetes and apoptosis: lipotoxicity. Apoptosis 2009; 8: 1484-1495.
16. Schaffer JE. Lipotoxicity: when tissues overeat. Curr Opin Lipidol 2003; 14: 281-287.
17. Koyama K, Chen G, Lee Y et al. Tissue triglycerides, insulin resistance, and insulin production: implications for hyperinsulinemia of obesity. Am J Physiol 1997; 273: 708-713.
18. Listenberger LL, Han X, Lewis SE et al. Triglyceride accumulation protects against fatty acid-induced lipotoxicity. Proc Natl Acad Sci U S A 2003; 100: 3077-3082.
19. Rockenfeller P, Ring J, Muschett V et al. Fatty acids trigger mitochondrion-dependent necrosis. Cell Cycle 2010; 9: 2836-2842.
20. Artwohl M. Free fatty acids trigger apoptosis and inhibit cell cycle progression in human vascular endothelial cells. FASEB J 2004; 18: 146-148.
21. Unger RH, Orci L. Lipoapoptosis: its mechanism and its diseases. Biochem Biophys Acta 2002; 1585: 202-2012.
22. Garbarino J, Sturley SL. Saturated with fat: new perspectives on lipotoxicity. Curr Opin Clin Nutr Metab Care 2009; 12: 110-116.
23. Avramoglu RK, Qiu W, Adeli K. Mechanisms of metabolic dyslipidemia in insulin resistant states: deregulation of hepatic and intestinal lipoprotein secretion. Front Biosci 2003; 8: 464-476.
24. Dahl DR. Short chain fatty acid inhibition of rat brain Na-K adenosine triphosphatase. J Neurochem 1968; 15: 815-820.
25. Ahmed K, Thomas BS. The effects of long chain fatty acids on sodium plus potassium ion-stimulated adenosine triphosphatase of rat brain. J Biol Chem 1971; 246: 103-109.
26. Macgregor SE, Walker JM. Inhibitors of the Na$^+$, K$^+$-ATPase. Comp Biochem Physiol 1993; 105: 1-9.
27. Høstmark AT. Serum fatty acid/albumin molar ratio and the risk of diseases. Med Hypotheses 1995; 44: 539-541.
28. Mcphail LC, Clayton CC, Snyderman R. A potencial second messenger role for unsaturated fatty acids: activation of Ca^{2+}-dependent protein kinase. Science 1984; 224: 622-625.
29. Messineo FC, Rathier M, Favreau C et al. Mechanisms of fatty acid effects on sarcoplasmic reticulum. J Biol Chem 1984; 259: 1336-1343.
30. Stojilkovic MP, Lopes HF, Zhang D et al. Increasing plasma fatty acids elevates F2-isoprostanes in humans: implications for the cardiovascular risk factor cluster. J Hypertens 2002; 20: 1215-1221.
31. Bursten SL, Federighi DA, Parsons P et al. An increase in serum C18 unsaturated free fatty acids as a predictor of the development of acute respiratory distress syndrome. Crit Care Med 1996; 24: 1129-1136.
32. Mayer K, Gokorsch S, Fegbeutel C et al. Parenteral nutrition with fish oil modulates cytokine response in patients with sepsis. Am J Respir Crit Care Med 2003; 167: 1321-1328.
33. Schmidt R, Meier U, Yabut-Perez et al. Alteration of fatty acid profiles in different pulmonary surfactant phospholipids in acute respiratory distress syndrome and severe pneumonia. Am J Respir Crit Care Med 2001; 163: 95-100.
34. Gunther A, Schmidt R, Harodt J et al. Bronchoscopic administration of bovine natural surfactant in ARDS and septic shock: impact on biophysical and biochemical surfactant properties. Eur Respir J 2002; 19: 797-804.
35. Schuster DP. Ards: clinical lessons from the oleic acid model of acute lung injury. Am J Respir Crit Care Med 1994; 149: 245-260.
36. Moriuchi H, Kashiwada Y, Arai I et al. Effects of carbazochrome sodium sulfonate (AC-17) on oleic acid-induced lung injury. Toxicology 1995; 77: 238-240.
37. Beilman G. Pathogenesis of oleic acid-induced lung injury in the rat: distribution of oleic acid during injury and early endothelial cell changes. Lipids 1995; 30: 817-823.
38. Burth P, Younes-Ibrahim M, Gonçales FHFS et al. Purification and characterization of a Na$^+$, K$^+$ ATPase inhibitor found in an endotoxin of leptospira. Infect Immun 1997; 65: 2557-2560.
39. Gonçalves de Albuquerque CF, Silva AR, Burth P et al. Leptospira and inflammation, Mediators Inflamm 2012; 2012: 317950.
40. Burth P, Younes-Ibrahim M, Santos MCB et al. Role of non-esterified unsaturated fatty acids in the pathophysiological processes of leptospiral infection. J Infect Dis 2005; 191: 51-57.
41. Zager RA, Johnson AC, Hanson SY. Renal tubular triglyceride accumulation following endotoxic, toxic and ischemic injury. Kidney Int 2006; 67: 11-121.
42. Birn H, Christensen EI. Renal albumin absorption in physiology and pathology. Kidney Int 2006; 69: 440-449.
43. Gekle M. Renal tubule albumin transport. Annu Rev Physiol 2005; 67: 573-594.
44. Pollock CA, Poronnik P. Albumin transport and processing by the proximal tubule: physiology and pathophysiology. Curr Opin Nephrol Hypertens 2007; 16: 359-364.
45. Fytili CI, Progia EG, Panagoutsos AS et al. Lipoprotein abnormalities in hemodialysis and continous ambulatory peritoneal dialysis patients. Ren Fail 2002; 24: 623-630.
46. Rutkowiski B, Szolkiewicz M, Korcynska K et al. The role of lipogenesis in the development of uremic hyperlipemia. Am J Kidney Dis 2003; 41: S84-S88.

47. Ferreira TCA. Monografia. Análise do Perfil de Ácidos Graxos Não Esterificados (C14-C18) no Sangue de Pacientes Portadores de Disfunção Renal Crônica Submetidos a Tratamento Conservador, Hemodiálise e Transplante Renal. Mestrado – Universidade do Estado do Rio de Janeiro. Curso de Pós-Graduação em Medicina. Área de Concentração em Nefrologia, Rio de Janeiro, 2003.
48. Bharti AR, Naly JE, Ricaldi JN et al. Leptospirosis a zoonotic disease of global importance. *Lancet Infect Dis* 2003; **3**: 757-771.
49. Younes-Ibrahim M, Burth P, Castro Faria MV et al. Inhibition of Na,K-ATPase by an endotoxin extracted from Leptospira interrogans: a possible mechanism for the physiopathology of leptospirosis. *CR Acad Sci* 1995; **318**: 619-625.
50. Oishi K, Zheng B, Kuo JF. Inhibition of Na, K-ATPase and sodium pump by protein kinase C regulators sphingosine, lysophosphatidylcholine and oleic acid. *J Biol Chem* 1990; **265**: 70-75.
51. Martins CA. Tese de Doutorado. Lipotoxicidade na Leptospirose Humana: Aspectos Prognósticos e Potencial Efeito Benéfico da Administração de Albumina. Universidade do Estado do Rio de Janeiro. Curso de Pós-Graduação em Fisiopatologia Clínica e Experimental. Rio de Janeiro, 2011.

24

ASPECTOS FISIOLÓGICOS DA INTERDEPENDÊNCIA ENTRE O ESQUELETO E O SISTEMA ENDÓCRINO

Janaina Silva Martins
Carolina Moreira Kulak
Jacqueline Costa Teixeira Caramori

INTRODUÇÃO

Há 300 milhões de anos, os vertebrados conquistaram as terras secas e conheceram a força da gravidade. Para sua sobrevivência, muitas adaptações foram necessárias, como a criação do esqueleto, leve e resistente o suficiente para permitir movimentação e suportar o peso corporal.

O tecido ósseo, por suas características de dureza e difícil acesso, associado às limitações da ciência, teve sua investigação postergada. O conceito de tecido inerte e com funções limitadas à mecânica corporal, suporte e proteção foi predominante por muitos anos.

Há pouco mais de uma década, a fisiologia óssea vem sendo esclarecida, e conceitos que antes eram facilmente entendidos de forma segmentada, nesse momento, não mais explicam as atribuições tão engenhosas do esqueleto, tais como a produção hormonal e a influência sobre o controle energético e reprodutivo.

Várias condições relacionadas ao desenvolvimento e ao crescimento ósseos foram totalmente revistas à luz dessa nova fisiologia, não mais dividida por órgãos e sistemas, mas de forma integradora e surpreendente. Nesta revisão, tratamos da interdependência do eixo ósseo neuroendócrino em condições normais, mas principalmente usando da condição ímpar dos distúrbios do metabolismo mineral e ósseo relacionados à doença renal crônica (DRC).

FGF23: CONTROLE DO FÓSFORO, DA LEPTINA E DO ESTRÓGENO

A patogênese dos distúrbios do metabolismo ósseo relacionada à DRC (DMO-DRC), anteriormente ligada apenas ao hormônio da paratireoide (PTH) e vitamina D, tem sido reconsiderada com a introdução de novas moléculas, como os peptídeos da família dos fatores de crescimento de fibroblastos (FGF) e seus receptores (FGFr), expressos em vários tecidos e com diversas funções biológicas, mas ainda pouco entendidos[1].

Até a descrição do FGF23, a teoria do *trade-off* descrita por Slatoposky[2] foi, por muitos anos, a explicação para a relação entre hipocalcemia, hiperparatireoidismo e hiperfosfatemia na DRC[3,4]. A menor expressão da enzima 1,25-hidroxilase, responsável pela produção de 1,25(OH)-vitamina D_2 nos túbulos renais, era evento principal e justificado pela redução de massa ou funcionamento renal[3].

O reconhecimento do FGF23 como regulador de fósforo, cálcio e PTH, durante a fase de perda da função renal e de maneira intensa na fase de diálise, revelou a importância do controle ósseo sobre as alterações metabólicas da DRC, já que o osso é o principal produtor de FGF23[5]. Poucos tecidos são capazes de produzir FGF23, mas, de maneira interessante, o hipotálamo ventrolateral, descrito como centro da fome, é um deles, embora até o momento sem função definida[5].

Os osteócitos e ososteoblastos secretam FGF23 principalmente em resposta ao aumento dos níveis séricos de calcitriol, porém há relatos de controle da produção de FGF23 exercido por glicocorticoides, leptina, PTH, pela mineralização óssea e ainda pela oferta de fósforo no trato digestivo[6]. Em relação ao fósforo ingerido, a ligação com o FGF23 ainda é discutível, podendo ocorrer apenas a longo prazo[7,8], colocando em dúvida o papel do FGF23 como marcador do fósforo ingerido.

A leptina, proteína produzida especialmente pelos adipócitos e por osteoblastos[9], foi estudada como hormônio capaz de influenciar a remodelação óssea. Tsuji et al[10], estudando o esqueleto de animais obesos *ob/ob* (*knockout* para leptina), mostraram que, quando expostos à leptina, os osteoblastos aumentavam a produção e os níveis séricos de FGF23, o que não ocorreu em animais deficientes de receptores de leptina *db/db*. Esse estudo trouxe evidências *in vivo* de que a leptina atua diretamente sobre o osteoblasto, estimulando a produção de FGF23.

Outra condição em que os receptores de leptina em osteoblastos mostram relevância clínica é conhecida como "escoliose idiopática da adolescência" (EIA), deformidade tridimensional das vértebras caracterizada pela rotação e desvio lateral da coluna[11]. A análise antropométrica de meninas com EIA antes da puberdade mostrou que o índice de massa corporal (IMC) se relacionava com o grau de maturação óssea e que, embora a leptina dessas meninas fosse adequada para o IMC, nessa situação ela não é capaz de atuar sobre os osteoblastos[12]. Recentemente, foi descrito que pacientes com EIA têm, significativamente, menos receptores de leptina, e o déficit de receptores de leptina nos osteoblastos está relacionado à gravidade da deformidade da coluna[11].

O fato de a EIA ocorrer mais frequentemente em meninas levantou a questão do papel do estrógeno sobre a paratireoide e o tecido ósseo. É sabido que o estrógeno é capaz de influenciar a produção de PTH; entretanto, até o momento nenhum receptor estrogênico foi identificado na glândula.

Estudos recentes em modelos animais de ratas com DRC indicam que o estrógeno modifica a dinâmica do hiperparatireoidismo secundário, inibindo indiretamente através do FGF23 a secreção de PTH. Por outro lado, o mesmo estímulo estrogênico reduz a 1,25(OH)-vitamina D e a fosfatemia[13].

A regulação do FGF23 é ainda muito complexa e ainda pouco compreendida. Na DRC estão presentes, concomitantemente, hipogonadismo, elevação de fósforo, de PTH e FGF23. Os valores muito elevados de FGF23 encontrados na DRC poderiam ser justificados por uma produção aumentada, mas também por degradação reduzida, como é comum a várias moléculas[14]. A regulação do FGF23 é exercida por mecanismos sistêmicos, mas ações locais também estão implicadas e até o momento o principal regulador local da ação do FGF23 é seu cofator tecidual klotho[15].

KLOTHO E RESISTÊNCIA À INSULINA

Em 1997, a descoberta do gene klotho[16] propiciou novo entendimento sobre fisiologia óssea e metabolismo[15]. O gene codifica as proteínas de membrana chamadas de klotho e β-klotho, além de uma forma circulante resultante da clivagem do domínio extracelular de klotho que não funciona como um cofator para o FGF23 nem tem função definida até o momento[15,17,18].

A proteína klotho pertence à família das glicosidases-1, capazes de hidrolisar ligações β-glicosídicas de sacarídeos, glicoproteínas e glicolípides liberando glicose[19]. Animais *knockout* para klotho mostram extrema sensibilidade insulínica e hipoglicemia quando comparados aos animais normais, contrastando com resistência à insulina dos animais com superexpressão de klotho[15].

De modo interessante, animais com maior tempo de vida mostram relativa resistência à insulina e menor fosfatemia, suscitando a ideia de que a permeabilidade celular aumentada à glicose, ou a total ausência de resistência à insulina, poderia não ser uma real vantagem.

A DRC em meio a tudo isso surge como condição ímpar, em que a falência orgânica e os distúrbios associados poderiam ser interpretados como consequência da insuficiência/deficiência de klotho, mas a implicação disso com o metabolismo energético e metabólico nesses doentes ainda não foi explorada.

A presença de receptores específicos de insulina em osteoblastos indica a necessidade do alinhamento entre o controle da regulação da glicemia e o metabolismo ósseo[20]. Modelos de animais que não expressam esse receptor mostram grave hiperglicemia, hipoinsulinemia e intolerância à glicose.

Entretanto, a principal função conhecida do receptor de insulina em osteoblastos é a inibição da osteoprotegerina (OPG) e repercute com a diferenciação e maturação de osteoclastos[21], levando a aumento de reabsorção óssea que, por sua vez, libera osteocalcina não carboxilada, formando um perfeito *feedback* pâncreas-osso.

OSTEOCALCINA: CONTROLE GLICÊMICO E DA REPRODUÇÃO

O controle glicêmico nem sempre é fácil no paciente em diálise, e vários mecanismos apontam importante influência óssea sobre esse controle. A osteocalcina é uma das poucas proteínas produzidas exclusivamente por osteoblastos[22]. Essa proteína se apresenta em duas formas: carboxilada, também chamada de *gla-bone protein*, com alta afinidade pela hidroxiapatita, e a não carboxilada, liberada pela reabsorção óssea e capaz de ganhar a circulação sanguínea, caracterizando um hormônio multifuncional.

O principal alvo da osteocalcina são as células β do pâncreas, as quais estimulam a diferenciação celular e a secreção de insulina, influenciando a regulação da glicemia[23-25].

Embora a osteocalcina não carboxilada seja mais específica, a forma total, normalmente usada como marcador da atividade osteoblástica, poderia ter utilidade para avaliação metabólica, uma vez que as formas guardam relação entre si. Alguns estudos identificaram relação inversa entre osteocalcina total e síndrome metabólica, obesidade central e hiperglicemia[26-28]. Entretanto, na DRC, essa relação não é confiável.

Patricia Ducy *et al* foram capazes de mostrar a grande intimidade entre o controle glicêmico e a atividade de osteoblastos e osteoclastos[29]. Pesquisas com animais *knockout* de receptor de insulina em osteoblastos revelaram que esses possuem menos osso trabecular e redução do número de osteoblastos. A insulina, por sua vez, é capaz de estimular a expressão de RANKL e reduzir a OPG, estimulando a atividade dos osteoclastos[21].

Além da inter-relação entre osso e controle glicêmico, a osteocalcina também está implicada na regulação da fertilidade masculina em roedores e humanos. Atuando sobre receptores específicos nas células de Leydig testiculares, a osteocalcina estimula a biossíntese de testosterona, a produção e a viabilidade de espermatozoides[30,31].

VIA WNT: MASSA ÓSSEA E CONTROLE LIPÍDICO

Apesar da evolução das espécies, mesmo após milhares de anos, algumas vias de sinalização foram preservadas, possivelmente por sua eficácia e importância. A via Wnt/β-catenina é uma dessas cascatas que se manteve inalterada durante a evolução. O nome "Wnt" é derivado dos dois primeiros membros identificados, as proteínas *wingless* da *Drosophila* e *int-1* de camundongos[32].

A família Wnt é a principal via da regulação da massa óssea, mas também está implicada na patogênese de doenças endócrinas, tais como diabetes tipo 2 e obesidade[33,34].

As lipoproteínas Wnt são secretadas por osteoblastos e exercem suas funções por meio de receptores Frizzled (Fz) sob a influência de dois correceptores relacionados à lipoproteína de baixa densidade (LDL-colesterol): Lrp5 e Lrp6[32]. Dada a importância dos receptores de LDL-colesterol para a absorção de lípides e outras macromoléculas e considerando que Wnts são lípides modificados, é tentador especular que o tecido ósseo poderia influenciar o metabolismo de lípides de alguma forma.

Tão importante quanto a ação da via Wnt são seus inibidores, produzidos em osteócitos pela transcrição dos genes DIKKOPF (Dkk1) e esclerostina (SOST), ambos expressos no tecido ósseo adulto[35] e anormalmente elevados em pacientes em início de diálise[36]. A SOST, por apresentar uma função de bloqueio da formação óssea, anticorpos antiesclerostina têm sido estudados como potente estimulador da formação óssea e, portanto, promissor no tratamento da osteoporose[37].

As células mesenquimais da medula óssea possuem capacidade de diferenciação em condrócitos, miócitos, osteoblastos ou adipócitos e complexos mecanismos estão envolvidos nessa diferenciação.

As linhagens osteogênica e adipogênica estão de tal forma interligadas, que fatores transcricionais, ao mesmo tempo que estimulam a diferenciação de osteoblastos, inibem a adipogênese; entre eles, os PPARγ (ativadores de receptor ativado por proliferadores de peroxissoma gama) merecem atenção[38,39].

Especificamente, o PPARγ2 é necessário e suficiente para induzir a diferenciação da *stem cell* medular a adipócito e inibir a formação de osteoblastos. E, nos adipócitos, o PPARγ2 regula a expressão de genes envolvidos com o metabolismo dos lípides e o transporte de ácidos graxos, enquanto em osteoblastos é capaz de diminuir a secreção de osteocalcina.

OBESIDADE E ESQUELETO

A obesidade é provavelmente a condição metabólica mais antiga que a humanidade conhece, descrita em esculturas e desenhos nas cavernas da Idade da Pedra e nas diferentes civilizações desde o Egito antigo, astecas e templos greco-romanos[40]. Hipócrates mencionou orientações para perda de peso que incluíam exposição solar diária em completa nudez, efeitos questionáveis sobre a perda ponderal, mas certamente relacionados ao ciclo da vitamina D[40,41].

Em outro momento da humanidade, a conquista do espaço mostrou o comportamento do esqueleto dos astronautas na ausência de gravidade, trazendo importantes informações sobre o peso e os ossos. Não é a força do peso, mas sim a ação dos músculos esqueléticos sobre os ossos o principal mecanismo que produz ganho de massa e resistência óssea nas atividades com cargas. A teoria descrita por Harold Frost, conhecida como *The Mechanostat*[42,43], relata que ossos submetidos à tensão/compressão são biologicamente estimulados, resultando em aumento da formação óssea.

Estudos observacionais mostraram relação positiva entre massa corporal e óssea[44-48]. A grande perda de peso que ocorre nas cirurgias bariátricas é acompanhada de redução de densidade mineral óssea[44,49,50].

A cascata da transmissão do estímulo mecânico sobre o esqueleto começou a ser identificada em estudos com roedores que não possuem os correceptores Lpr5. O esqueleto desses animais não respondia ao estímulo mecânico, mas sim ao hormônio da paratireoide[51]. Estudos posteriores mostraram que o estímulo mecânico captado por osteócitos maduros da matriz óssea, quando sobre estímulo mecânico, produz menos inibidores da via Wnt, em especial SOST, permitindo maior formação óssea locorregional[52].

Como citado, na DRC há repressão precoce da via Wnt/β-catenina em osteócitos, além do aumento da expressão de genes inibidores, tais como SOST e sFRP4 (*secreted frizzled-related protein*)[53]. Não há estudos clínicos sobre a influência do estímulo mecânico e formação óssea na DRC.

SÍNDROME METABÓLICA E OSTEODISTROFIA RENAL

O conceito de síndrome metabólica (SM) tem implicações, e vários critérios foram definidos para identificar pacientes com alto risco de complicações cardiovasculares e diabetes.

A ocorrência de SM é caracterizada pela associação de situações como resistência à insulina, obesidade visceral, disfunção endotelial e hipertensão arterial. O sinergismo aumenta a ocorrência de eventos cardiovasculares de forma tão importante que outros fatores claramente envolvidos nos eventos cardíacos, como sexo ou idade, não são relevantes para a definição da síndrome.

Outras manifestações em vários sistemas, tais como esteatose hepática, formação biliar de cálculos de colesterol, síndrome de ovários micropolicísticos, apneia obstrutiva do sono e gota, são, de alguma forma, relacionadas à SM.

A SM, diferentemente das estratificações de risco, deve ser vista como situação capaz de identificar um subgrupo de doentes que compartilham processos biológicos interligados. Nesse momento, com o conhecimento sobre a integração da fisiologia óssea e a mortalidade cardiovascular, como ocorre na DRC, torna-se difícil não imaginar as influências ou as consequências da SM sobre o esqueleto. Entretanto, dados sobre a inter-relação da osteodistrofia renal com a SM são escassos.

Nesse sentido, avaliou-se uma amostra de 55 pacientes com DRC em hemodiálise, no Hospital das Clínicas da Faculdade de Medicina de Botucatu, todos submetidos à biópsia óssea transilíaca após dupla marcação pela tetraciclina, visando identificar associações entre os achados histomorfométricos classificados de acordo com as diretrizes do *Kidney Disease Improving Global Outcomes* – KDIGO[54], com alterações antropométricas, metabólicas e hormonais. Realizou-se o diagnóstico da síndrome metabólica com base na diretriz recentemente divulgada, reconhecida pela harmonização dos critérios da *International Diabetes Federation* (IDF), *American Heart Association/National Heart Lung and Blood Institutes* (AHA/NHLBI) e *Adult Treatment Panel III* (ATP III)[55].

Em relação ao diagnóstico de SM, 63,6% dos doentes investigados possuíam tal condição, os quais mostravam tendência a serem mais velhos (57,5 ± 11,8 *vs.* 48 ± 19,1 anos; p = 0,056), porém com menor tempo em hemodiálise (p = 0,002). Como esperado, valores do IMC, porcentagem de gordura, glicemia, insulina, HOMAIR, leptina e triglicérides séricos foram significativamente maiores no grupo com SM.

Os pacientes foram classificados, quanto ao volume trabecular ósseo (BV/TV), em volume normal (VN) e reduzido (VR), com dados epidemiológicos e bioquímicos apresentados na tabela 24.1. Não houve diferença quanto a idade, gênero, presença de diabetes, uso de quelantes de fósforo ou calcitriol. Os níveis séricos do hormônio da paratireoide, 25OH-vitamina D, SOST e osteocalcina também foram semelhantes. Aqueles pacientes com VN tinham maior IMC (27,1 *vs.* 23,7; p = 0,007) e maior frequência de SM (73,6% *vs.* 41,7%; p = 0,02). De forma interessante, a porcentagem de gordura corporal não se mostrou diferente (33,2% *vs.* 32,6%; p = 0,2).

Tabela 24.1 – Comparação entre os parâmetros antropométricos e bioquímicos de pacientes em hemodiálise quanto ao volume ósseo.

	Volume ósseo normal (n = 38 ou 69,09%)	Volume ósseo reduzido (n = 17 ou 30,91%)	p
Sexo feminino	20 (52,63%)	8 (47,05%)	0,45
Idade (anos)	54,5 (49-62)	58 (44-65)	0,99
Diabetes (%)	13 (34,21%)	9 (52,94%)	0,19
SM (%)	28 (73,68%)	7 (41,17%)	0,02*
Meses em diálise	37 (27-72)	76 (36-108)	0,08
IMC kg/m^2	27,17 (25-29,6)	23,76 (20,28-26,70)	< 0,01*
Gordura corporal (%)	33,25 (30,4-37,15)	32,60 (22,64-36,53)	0,20
Creatinina (mg/dL)	8,75 ± 2,43	9,09 ± 2,55	0,64
Leptina (ng/mL)	11,87 (7,27-30,76)	7,47 (4,76-20,65)	0,29
LNLep (ng/mL)	2,47 (1,98-3,42)	2,01 (1,56-3,02)	0,29
Lep/IMC	0,36 (0,29-0,81)	0,4 (0,23-0,80)	0,78
Cálcio (mg/dL)	9,35 (8,7-9,8)	10,0 (9,5-10,2)	0,13
Fósforo (mg/dL)	5,8 (5,4-6,8)	5,1 (4,3-5,6)	0,02*
PTH intacto (pg/dL)	971 (480-1.306)	506,7 (320,8-1.437,4)	0,62
Fos. alcalina (U/L)	153 (100-196)	192 (164-218,8)	0,17
Albumina (g/dL)	3,8 (3,6-4,0)	3,8 (3,6-4,1)	0,96
PCR (mg/dL)	0,8 (0,6-1,1)	0,5 (0,5-1,2)	0,22
Glicose (mg/dL)	85,5 (79-103)	106 (93-160)	0,06
Colesterol (mg/dL)	134,5 (126-161)	126 (111-154)	0,28

	Volume ósseo normal (n = 38 ou 69,09%)	Volume ósseo reduzido (n = 17 ou 30,91%)	p
LDL-colesterol (mg/dL)	64,9 (54-82)	51,6 (37,4-36,8)	0,08
HDL-colesterol (mg/dL)	38,5 (35-44)	50 (40-65)	0,01*
Triglicérides (mg/dL)	132,5 (113-198)	94 (55-145)	0,01*
Ferritina (ng/mL)	662,26 (518,47-842,50)	712 (420-975,52)	0,80
25OH-vitamina D (ng/mL)	29,6 (22,3-32,2)	27,15 (21-41,8)	0,90
HOMA	1,55 (1,19-2,29)	1,19 (0,68-3,86)	0,50
Insulina (uUI/mL)	7,8 (6,3-8,8)	4,7 (3,3-8,6)	0,06
Magnésio (mg/dL)	2,1 (2,0-2,4)	2,1 (2,0-2,3)	0,84
TSH (µUI/mL)	2,16 (1,84-2,80)	2,24 (1,45-4,15)	0,80
T4L (ng/mL)	0,97 (0,92-1,11)	1,04 (0,95-1,18)	0,28
FGF23 (RU/mL)	5.771,32 (3.083,24-10.320,56)	1.480 (488,03-4.177,35)	< 0,01*
Esclerostina (ng/mL)	1,020 (0,81-1,34)	1,16 (0,72-1,71)	0,85
Osteocalcina (ng/mL)	117,47 (47,32-193,52)	117,74 (74,42-230,64)	0,46
FSH (mUI/mL)	14,52 (0,5-150)	10,12 (3,41-146,5)	0,75
Estrógeno (pg/mL)	20,05 (13-449)	29 (15-358)	0,96
Uso de quelante	SEV-31 (81,57%) Ca-05 (13,15%)	SEV-14 (82,35%) Ca-01 (5,88%)	0,39
Uso de calcitriol	20 (52,63%)	13 (76,47%)	0,09

Os valores são expressos em média ± DP ou mediana (máx-min), ou em porcentagem. *p < 0,05.
IMC = índice de massa corporal; SM = síndrome metabólica; PTH = hormônio da paratireoide; PCR = proteína C-reativa; LDL-colesterol = lipoproteína de baixa densidade; HDL-colesterol = lipoproteína de alta densidade; HOMA = *homeostatic model assessment*; TSH = hormônio tireoestimulante; T4L = tetraiodotiroxina livre; FGF23 = *fibroblast grow fator 23 c-terminal*; FSH = hormônio folículo-estimulante; Sev = sevelamer; Ca = cálcio; Lep = leptina, Fos. = fosfatase.

Análise de regressão linear multivariada, considerando como variável dependente o volume ósseo medido nas biópsias (BV/TV) e incluindo leptina, cFGF23 e SM ajustado para idade e tempo de diálise, mostrou que a presença de SM foi capaz de influenciar positivamente o volume ósseo.

Além do diagnóstico de SM, apenas a idade mostrou relevância sobre o volume ósseo (BV/TV) em nossa amostra, diferentemente da SM a idade mostrou influência negativa sobre o volume ósseo.

Também, a glicemia isoladamente se correlacionou com parâmetros da microarquitetura óssea, característica importante, relacionada à resistência óssea (Tabela 24.2). A glicose mostrou correlação inversa com o número de traves ($-r^2 = -0,33$; p < 0,05) e com o volume osteoide, e correlação positiva com a separação de traves óssea ($r^2 = 0,33$; p < 0,05). De forma semelhante, as frações LDL-colesterol e HDL-colesterol também mostraram correlação com a microestrutura óssea (número e separação das traves), além da superfície erodida.

CONCLUSÃO

Em nossas observações, evidências suportam mecanismos interdependentes de ações endócrinas do esqueleto e também do próprio esqueleto como verdadeiro órgão endócrino pela sua produção hormonal. O recente eixo "neuroendócrino-ósseo" pode ser a chave para a fisiopatogênese de várias condições metabólicas adaptativas, trazendo, entretanto, com comportamento "reverso", novas perspectivas para o entendimento e tratamento dos distúrbios minerais e ósseos e endocrinológicos em futuro não tão distante.

Agradecimentos

Ao médico João Henrique Castro e à nutricionista Barbara Peres Vogt pela parceria na trajetória acadêmica. À equipe do Laboratório LIM 16 da USP, pela expertise científica e metodológica. À FAPESP, pelo apoio financeiro (Processo 2011/00259).

Tabela 24.2 – Correlações entre variáveis bioquímicas e histomorfometria óssea.

	BFR/BS	BV/TV	OV/BV	ES/BS	TbN	TbSp	TbTh
Idade (anos)	–0,05	–0,11	–0,39*	–0,06	–0,28*	0,26*	0,30*
Glicemia (mg/dL)	–0,07	–0,2	–0,27*	–0,11	–0,33*	0,30*	0,12
Insulina (µUI/mL)	–0,14	0,13	–0,22	–0,29*	–0,02	–0,02	–0,30*
LDL-colesterol (mg/dL)	0,41*	0,18	0,15	0,34*	0,28*	–0,26*	–0,15
HDL-colesterol (mg/dL)	0,07	–0,37*	0,12	0,31*	–0,25	0,28*	–0,23
Fósforo (mg/dL)	0,30*	0,28*	0,04	0,23	0,30*	–0,29*	–0,03
PTHi (pg/dL)	0,48*	0,02	0,47*	0,46*	0,06	–0,04	–0,06
cFGF23 (RU/mL)	0,36*	0,31*	0,02	0,26	0,29*	–0,29*	–0,010
OC (ng/mL)	0,52*	–0,08	0,48*	0,57*	–0,07	0,09	–0,01
SOST (ng/mL)	–0,34*	–0,02	–0,48*	–0,33*	–0,01	–0,007	–0,08

SOST = esclerostina; OC = osteocalcina intacta; cFGF23 = fator de crescimento derivado de fibroblasto 23, fração c-terminal; LDL-colesterol = lipoproteína de baixa densidade; HDL-colesterol = lipoproteína de alta densidade; BFR/BS = taxa de formação óssea ($\mu m^3/\mu m^2/dia$); BV/TV = volume ósseo (%); OV/BV = volume osteoide (%); ES/BS = superfície reabsorvida (%); TbN = número de traves (mm); TbSp = separação das traves (µm); TbTh = espessura das traves (µm). Correlação de Spearman *p < 0,05.

REFERÊNCIAS BIBLIOGRÁFICAS

1. Martin A, David V, Quarles LD. Regulation and function of the FGF23/klotho endocrine pathways. *Physiol Rev* 2012; **92**: 131-155.
2. Slatopolsky E, Gradowska L, Kashemsant C et al. The control of phosphate excretion in uremia. *J Clin Invest* 1966; **45**: 672-677.
3. Slatopolsky E, Caglar S, Pennell JP et al. On the pathogenesis of hyperparathyroidism in chronic experimental renal insufficiency in the dog. *J Clin Invest* 1971; **50**: 492-499.
4. de Oliveira RB, Moyses RM. FGF-23: state of the art. *J Nefrol* 2010; **32**: 323-331.
5. Yamashita T, Yoshioka M, Itoh N. Identification of a novel fibroblast growth factor, FGF-23, preferentially expressed in the ventrolateral thalamic nucleus of the brain. *Biochem Biophy Res Commun* 2000; **277**: 494-498.
6. Isakova T, Gutierrez OM, Smith K et al. Pilot study of dietary phosphorus restriction and phosphorus binders to target fibroblast growth factor 23 in patients with chronic kidney disease. *Nephrol Dial Transplant* 2011; **26**: 584-591.
7. Nishida Y, Taketani Y, Yamanaka-Okumura H et al. Acute effect of oral phosphate loading on serum fibroblast growth factor 23 levels in healthy men. *Kidney Int* 2006; **70**: 2141-2147.
8. Moe SM, Zidehsarai MP, Chambers MA et al. Vegetarian compared with meat dietary protein source and phosphorus homeostasis in chronic kidney disease. *Clin J Am Soc Nephrol* 2011; **6**: 257-264.
9. Reseland JE, Syversen U, Bakke I et al. Leptin is expressed in and secreted from primary cultures of human osteoblasts and promotes bone mineralization. *J Bone Miner Res* 2001; **16**: 1426-1433.
10. Tsuji K, Maeda T, Kawane T et al. Leptin stimulates fibroblast growth factor 23 expression in bone and suppresses renal 1 alpha,25-dihydroxyvitamin D3 synthesis in leptin-deficient mice. *J Bone Miner Res* **25**: 1711-1723.
11. Liu Z, Tam EM, Sun GQ et al. Abnormal leptin bioavailability in adolescent idiopathic scoliosis: an important new finding. *Spine* 2012; **37**: 599-604.
12. Liang G, Gao W, Liang A et al. Normal leptin expression, lower adipogenic ability, decreased leptin receptor and hyposensitivity to leptin in adolescent idiopathic scoliosis. *PLoS One* 2012; **7**: e36648.
13. Carrillo-Lopez N, Roman-Garcia P, Rodriguez-Rebollar A et al. Indirect regulation of PTH by estrogens may require FGF23. *J Am Soc Nephrol* 2009; **20**: 2009-2017.
14. Shimada T, Urakawa I, Isakova T et al. Circulating fibroblast growth factor 23 in patients with end-stage renal disease treated by peritoneal dialysis is intact and biologically active. *J Clin Endocrinol Metab* 2010; **95**: 578-585.
15. Kuro-o M, Matsumura Y, Aizawa H et al. Mutation of the mouse klotho gene leads to a syndrome resembling ageing. *Nature* 1997; **390**: 45-51.
16. Kuro-o M. Klotho and aging. *Bioch Biophys Acta* 2009; **1790**: 1049-1058.
17. Seiler S, Wen M, Roth HJ et al. Plasma Klotho is not related to kidney function and does not predict adverse outcome in patients with chronic kidney disease. *Kidney Int* 2013; **83**: 121-128.
18. van Ark J, Hammes HP, van Dijk M et al. Circulating alpha-klotho levels are not disturbed in patients with type 2 diabetes with and without macrovascular disease in the absence of nephropathy. *Cardiovasc Diabetol* 2013; **12**: 116.
19. Tohyama O, Imura A, Iwano A et al. Klotho is a novel beta-glucuronidase capable of hydrolyzing steroid beta-glucuronides. *J Biol Chem* 2004; **279**: 9777-9784.
20. Fulzele K, DiGirolamo DJ, Liu Z et al. Disruption of the insulin-like growth factor type 1 receptor in osteoblasts enhances insulin signaling and action. *J Biol Chem* 2007; **282**: 25649-25658.
21. Fulzele K, Riddle RC, DiGirolamo DJ et al. Insulin receptor signaling in osteoblasts regulates postnatal bone acquisition and body composition. *Cell* 2010; **142**: 309-319.
22. Ferron M, Wei J, Yoshizawa T et al. Insulin signaling in osteoblasts integrates bone remodeling and energy metabolism. *Cell* 2010; **142**: 296-308.
23. Lee NK, Sowa H, Hinoi E et al. Endocrine regulation of energy metabolism by the skeleton. *Cell* 2007; **130**: 456-469.
24. Ferron M, Hinoi E, Karsenty G et al. Osteocalcin differentially regulates beta cell and adipocyte gene expression and affects the development of metabolic diseases in wild-type mice. *Proc Nat Acad Sci U S A* 2008; **105**: 5266-5270.
25. Okuno S, Ishimura E, Tsuboniwa N et al. Significant inverse relationship between serum undercarboxylated osteocalcin and glycemic control in maintenance hemodialysis patients. *Osteoporos Int* 2013; **24**: 605-612.
26. Bao Y, Zhou M, Lu Z et al. Serum levels of osteocalcin are inversely associated with the metabolic syndrome and the severity of

coronary artery disease in Chinese men. *Clin Endocrinol* (Oxf) 2011; **75**: 196-201.
27. Bae SJ, Choe JW, Chung YE et al. The association between serum osteocalcin levels and metabolic syndrome in Koreans. *Osteoporos Int* 2011; **22**: 2837-2846.
28. Bezerra dos Santos Magalhaes K, Magalhaes MM, Diniz ET et al. Metabolic syndrome and central fat distribution are related to lower serum osteocalcin concentrations. *Ann Nutr Metab* 2013; **62**: 183-188.
29. Ducy P. The role of osteocalcin in the endocrine cross-talk between bone remodelling and energy metabolism. *Diabetologia* 2011; **54**: 1291-1297.
30. Oury F, Ferron M, Huizhen W et al. Osteocalcin regulates murine and human fertility through a pancreas-bone-testis axis. *J Clin Invest* 2013; **123**: 2421-2433.
31. Karsenty G. Bone endocrine regulation of energy metabolism and male reproduction. *C R Biol* 2011; **334**: 720-724.
32. Dierick H, Bejsovec A. Cellular mechanisms of wingless/Wnt signal transduction. *Curr Topics Dev Biol* 1999; **43**: 153-190.
33. Wright WS, Longo KA, Dolinsky VW et al. Wnt 10b inhibits obesity in ob/ob and agouti mice. *Diabetes* 2007; **56**: 295-303.
34. Bilkovski R, Schulte DM, Oberhauser F et al. Adipose tissue macrophages inhibit adipogenesis of mesenchymal precursor cells via wnt-5a in humans. *Inter J Obes* 2011; **35**: 1450-1454.
35. Balemans W, Ebeling M, Patel N et al. Increased bone density in sclerosteosis is due to the deficiency of a novel secreted protein (SOST). *Hum Mol Genet* 2001; **10**: 537-543.
36. Cejka D, Herberth J, Branscum AJ et al. Sclerostin and Dickkopf-1 in renal osteodystrophy. *Clin J Am Soc Nephrol* 2011; **6**: 877-882.
37. McClung MR, Grauer A, Boonen S et al. Romosozumab in postmenopausal women with low bone mineral density. *N Engl J Med* 2014; **370**: 412-420.
38. Ross SE, Hemati N, Longo KA et al. Inhibition of adipogenesis by Wnt signaling. *Science* 2000; **289**: 950-953.
39. Moldes M, Zuo Y, Morrison RF et al. Peroxisome-proliferator-activated receptor gamma suppresses Wnt/beta-catenin signalling during adipogenesis. *Biochem J* 2003; **376**: 607-613.
40. Bray GA. Obesity: historical development of scientific and cultural ideas. *Int J Obes* 1990; **14**: 909-926.
41. Rossner S. Hippocrates: 'To talk, move during conversation, think and listen to others increases the combustion'. *Obes Rev* 2005; **6**: 329.
42. Frost HM. The mechanostat: a proposed pathogenic mechanism of osteoporoses and the bone mass effects of mechanical and nonmechanical agents. *Bone Miner* 1987; **2**: 73-85.
43. Frost HM. Bone "mass" and the "mechanostat": a proposal. *Anat Rec* 1987; **219**: 1-9.
44. Gnudi S, Sitta E, Fiumi N. Relationship between body composition and bone mineral density in women with and without osteoporosis: relative contribution of lean and fat mass. *J Bone Miner Metab* 2007; **25**: 326-332.
45. Hannan MT, Felson DT, Anderson JJ. Bone mineral density in elderly men and women: results from the Framingham osteoporosis study. *J Bone Miner Res* 1992; **7**: 547-553.
46. Kaulfers AM, Bean JA, Inge TH et al. Bone loss in adolescents after bariatric surgery. *Pediatrics* 2011; **127**: e956-e961.
47. Migliaccio S, Greco EA, Fornari R et al. Is obesity in women protective against osteoporosis? *Diabetes Metab Syndr Obes* 2011; **4**: 273-282.
48. Shapses SA, Riedt CS. Bone, body weight, and weight reduction: what are the concerns? *J Nutr* 2006; **136**: 1453-1456.
49. El Hage R, Jacob C, Moussa E et al. Relative importance of lean mass and fat mass on bone mineral density in a group of Lebanese postmenopausal women. *J Clin Densitom* 2011; **14**: 326-331.
50. Sheng Z, Xu K, Ou Y et al. Relationship of body composition with prevalence of osteoporosis in central south Chinese postmenopausal women. *Clin Endocrinol* (Oxf) 2011; **74**: 319-324.
51. Sawakami K, Robling AG, Ai M et al. The Wnt co-receptor LRP5 is essential for skeletal mechanotransduction but not for the anabolic bone response to parathyroid hormone treatment. *J Biol Chem* 2006; **281**: 23698-23711.
52. Robling AG, Niziolek PJ, Baldridge LA et al. Mechanical stimulation of bone in vivo reduces osteocyte expression of Sost/sclerostin. *J Biol Chem* 2008; **283**: 5866-5875.
53. Sabbagh Y, Graciolli FG, O'Brien S et al. Repression of osteocyte Wnt/beta-catenin signaling is an early event in the progression of renal osteodystrophy. *J Bone Miner Res* 2012; **27**: 1757-1772.
54. KDIGO clinical practice guideline for the diagnosis, evaluation, prevention, and treatment of Chronic Kidney Disease-Mineral and Bone Disorder (CKD-MBD). *Kidney Int Suppl* 2009; **113**: S1-S130.
55. Alberti KG, Eckel RH, Grundy SM et al. Harmonizing the metabolic syndrome: a joint interim statement of the International Diabetes Federation Task Force on Epidemiology and Prevention; National Heart, Lung, and Blood Institute; American Heart Association; World Heart Federation; International Atherosclerosis Society; and International Association for the Study of Obesity. *Circulation* 2009; **120**: 1640-1645.

25

MICROBIOTA E RIM: UMA NOVA INTERFACE NA VIDA RENAL

Angela Castoldi
Marina Burgos da Silva
Niels Olsen Saraiva Câmara

◆

MICROBIOTA COMO UM NOVO "ÓRGÃO"

O corpo humano é colonizado por um ecossistema extremamente complexo composto por muitos organismos comensais, tais como vírus, bactérias e fungos, que são chamados de microbiota. Se considerarmos apenas a fração bacteriana, estaremos examinando trilhões de bactérias, espalhadas por toda a nossa pele e mucosas[1]. O maior número e a mais diversificada população microbiana são encontrados no cólon, onde há 10^{10}-10^{12} organismos por grama de conteúdo luminal[2] e a maioria das bactérias encontradas no cólon pertence a cinco principais filos: *Proteobacteria, Bacteroidetes, Firmicutes, Actinobacterias e Verrucomicrobia*[3]. No entanto, essas proporções podem variar muito entre os indivíduos e até mesmo no próprio indivíduo ao longo do tempo[4].

O ser humano é colonizado durante a passagem pelo canal do parto por meio dos micro-organismos do ambiente e durante a amamentação pelos micro-organismos presentes no leite materno. Durante o primeiro ano de vida, a composição da microbiota intestinal é simples e, no entanto, pode variar muito entre os indivíduos e ao longo do tempo[5,6]. A assinatura microbiana começa a surgir entre 1 e 2 anos de idade, quando a microbiota começa a se diferenciar da microbiota da mãe sob influência da genética e de fatores ambientais[6].

A relação microbiota-hospedeiro permaneceu desconhecida por muito tempo. Recentemente, tornou-se claro que a adaptação do hospedeiro é influenciada pela microbiota, a qual tem funções metabólicas e efeitos importantes nas barreiras das mucosas para manter a homeostase do sistema imune. Hoje, compreende-se que a microbiota contribui para os processos fisiológicos do hospedeiro, enquanto este proporciona o ambiente nutricional necessário para sua sobrevivência[7]. A capacidade metabólica da microbiota intestinal é igual à do fígado, e a microbiota intestinal pode, portanto, ser considerada um órgão adicional. Qualquer desequilíbrio (disbiose) pode causar doenças, e várias doenças têm sido associadas e esses desequilíbrios, tornando difícil determinar se as modificações da microbiota são causa ou consequência das doenças.

Embora muitos desses micro-organismos executem funções que são essenciais para a manutenção da homeostasia do sistema imune e não representem uma ameaça, quando a barreira intestinal é prejudicada, pode levar a numerosas doenças, tais como a doença inflamatória do intestino, síndrome metabólica e doenças renais.

Quando compreendermos melhor a interação entre os micro-organismos comensais e o hospedeiro e a modulação dos vários sistemas, tais como os sistemas imune e metabólico por esses micro-organismos, conseguiremos explicar a origem e o mecanismo de várias doenças. Neste capítulo, forneceremos uma visão geral do atual entendimento do papel da microbiota intestinal no desenvolvimento de doenças renais.

MICROBIOTA, SISTEMA IMUNE E DOENÇAS

Curiosamente, no trato gastrintestinal do hospedeiro, a microbiota pode ter efeitos diferentes. Em condições normais, o sistema imunológico é instruído pela microbiota comensal a não responder a antígenos luminais. Além disso, a microbiota comensal secreta metabólitos que ajudam no processamento de nutrientes, previne infecções por bactérias patogênicas, fornece sinais para o desenvolvimento do sistema imune e estimula a resposta imune inata e adaptativa para manter a homeostase. Por outro lado, em certas circunstâncias, a microbiota pode também provocar doenças em indivíduos geneticamente suscetíveis[8].

As bactérias comensais mantêm a integridade das células epiteliais, estimulam a secreção de muco e de peptídeos antimicrobianos e, assim, contribuem para a manutenção de um nível basal de defesa do hospedeiro, em estado normal. No entanto, quando ocorre disbiose, as bactérias não invasivas são transportadas para sítios imunes-chave, como os linfonodos mesentéricos[9], desencadeando respostas imunológicas importantes contra micro-organismos que geralmente não seriam considerados uma ameaça. Isso mostra que determinados componentes da microbiota podem desencadear respostas inflamatórias, enquanto os outros levam a mecanismos anti-inflamatórios de acordo com o local onde são encontrados[1].

Grande parte do impacto da microbiota intestinal na sinalização pró-inflamatória do hospedeiro é mediada pelos receptores de reconhecimento de padrões (PRR) do sistema imune inato, especialmente os receptores do tipo *Toll* (TLRs) e receptores do tipo NOD (NLRs). Ambos os TLRs e NLRs reconhecem uma variedade de componentes microbianos amplamente conservados e permitem que o sistema imune inato reconheça uma grande variedade de bactérias, vírus, fungos e parasitas[1]. Vários estudos têm mostrado o papel dos TLRs no estabelecimento da interação microbiota e hospedeiro. A expressão de TLR2, por exemplo, é importante para a colonização de *Bacteroides fragilis* e para a manutenção da homeostase intestinal. As bactérias comensais exploram, de certa forma, a via dos TLRs para suprimir a resposta imune[10]. Ainda, polimorfismos de TLRs estão correlacionados com diversas doenças intestinais[11,12]. Além disso, os receptores da família dos NLR, os NODs, também são importantes na manutenção das respostas antimicrobianas no intestino e o reconhecimento da microbiota intestinal por NOD2 é importante para manter a homeostase dos linfócitos intraepiteliais[13]. Experimentos mostraram que a ausência de NOD2 também está relacionada com o desenvolvimento de doenças intestinais[14].

Outro papel importante da microbiota no desenvolvimento adequado do sistema imune é a produção de IgA e a manutenção da homeostase de diversas populações de linfócitos T, incluindo células T reguladoras (Treg), T helper 1 (Th1) e T helper 17 (Th17)[15]. Algumas populações de bactérias comensais, preferencialmente, levam ao desenvolvimento de Treg, tais como *Bifidobacterium breve*, *Bacteroides fragilis*, *Clostridium* e *Lactobacillus*, espécies do filo *Firmicutes*[16-18]. O indício de que a microbiota é capaz de induzir a expressão e a expansão de Treg no intestino veio a partir de estudos da expressão de Foxp3 em camundongos convencionais e camundongos *germ-free* (livres de germes), mostrando que os camundongos convencionais possuem expressão de interleucina-10 (IL-10) e Foxp3 10 vezes maior do que camundongos *germ-free*[15,19]. Ainda, a colonização desses camundongos com *Bacteroides fragilis*[20] comprovou o papel da microbiota na indução das Treg[20]. Além disso, camundongos *germ-free* apresentam maior suscetibilidade a infecções por bactérias patogênicas[21].

Por outro lado, células Th17 parecem ser induzidas por um número restrito de SBF (bactérias filamentosas segmentadas), tais como *Candidatus arthromitus*, *Firmicutes* e *Clostridium* e ainda *Candida albicans*, *Staphylococcus aureus*[22], *Lactobacillus acidophilus* e *Bacteroides distasonis*[23,24]. O exato mecanismo pelo qual as SBF são capazes de levar à diferenciação de Th17 no intestino ainda não é bem conhecido. No entanto, as flagelinas são possíveis candidatas[24,25]. Essas células Th17 desempenham um papel-chave na defesa do hospedeiro, bem como no desenvolvimento de doenças autoimunes[26].

Enquanto o papel da microbiota na condução da inflamação do intestino tem sido muito apreciado, estudos mais recentes destacam que produtos bacterianos podem também conduzir o baixo grau de inflamação associada à síndrome metabólica. Este conceito da microbiota associada com a síndrome metabólica foi sugerido pela primeira vez por Cani *et al*, demonstrando que a obesidade pode resultar na perda da função da barreira epitelial, levando à ativação do receptor TLR4 pelo LPS (lipopolissacarídeo bacteriano)[27]. Esse fenômeno, definido como "endotoxemia metabólica", leva ao aparecimento de alterações metabólicas que conduzem ao desenvolvimento da resistência à insulina e obesidade[28]. Confirmando esse achado, em colaboração com outros grupos, o aumento da proporção relativa de *Firmicutes* e o leve aumento de *Bacteroidetes* são importantes na indução de resistência à insulina em camundongos TLR2 nocautes, os quais também apresentaram aumento das concentrações de LPS no soro, o que sugere que as alterações na proporção dos filos estão envolvidas na obesidade[29].

Ainda, a microbiota intestinal já foi associada com o desenvolvimento de diversas outras doenças, tais como o câncer. Nos últimos anos, foi descrito o papel da microbiota no câncer de cólon. Diversas espécies já foram relacionadas com esse tipo de câncer, tais como *Streptococcus bovis*, *Streptococcus* spp., *Escherichia coli* e *Fusobacterium nucleatum*[30,31]. Um dos mecanismos pelo qual a microbiota comensal contribui para o desenvolvimento do câncer de cólon em camundongos é pela indução da inflamação, onde a IL-10 é importante para a proteção[32]. Estudos utilizando probióticos induziram proteção ao desenvolvimento do câncer em camundongos, porém estudos epidemiológicos em humanos obtiveram resultados controversos e ainda se necessita de estudos para conhecermos melhor o papel dos probióticos nessa doença[33].

Além do câncer, as doenças alérgicas também são correlacionadas com alterações na microbiota intestinal. A incidência de doenças alérgicas tem aumentado nos últimos anos em países industrializados, o que sugere que as alterações no ambiente são um fator importante no desenvolvimento dessas doenças[34]. A "hipótese da higiene" sugere que o aumento da prevalência de doenças alérgicas nos países desenvolvidos está associado à diminuição da exposição a agentes infecciosos que pode alterar o sistema imune, mais especificamente a imunorregulação[35]. Isso estaria associado a alterações na microbiota intestinal, juntamente com a utilização de antibióticos e diferenças na dieta[36]. Estudos em animais, utilizando espécies de *Lactobacillus* e *Bifidobacterium*, mostraram que essas espécies foram capazes de modular respostas alérgicas no trato respiratório pela indução de Treg, o que sugere que a microbiota tem um papel importante no desenvolvimento dessas doenças e que uma combinação de probióticos pode ser eficaz no tratamento[37,38].

Juntamente com a resistência à insulina, obesidade, câncer e alergias, a microbiota tem sido associada ao desenvolvimento de doenças autoimunes, incluindo doença inflamatória do intestino (IBD)[39], artrite reumatoide[40], encefalomielite autoimune experimental (EAE)[26] e lúpus[41]. No entanto, os mecanismos envolvidos na indução de doenças autoimunes pela microbiota comensal são mal compreendidos. Além disso, não está bem claro como a microbiota contribui para o desenvolvimento dessas doenças. Na maioria dos modelos experimentais de colite, a utilização de antibióticos é eficaz, e em pacientes também se observa esse benefício, sugerindo que as bactérias desempenham um papel importante na sua patogênese[42,43].

O envolvimento das SBF na patogênese das doenças inflamatórias não é limitado ao intestino. Recentes estudos têm mostrado que essas bactérias estão envolvidas no desenvolvimento da EAE[44]. Os autores mostraram que camundongos *germ-free* desenvolvem EAE menos grave, comparados com camundongos convencionais, e essa menor gravidade está associada com a redução da produção de IL-17 e IFN-γ e elevados níveis de Treg. A colonização desses camundongos com SBF restaurou a suscetibilidade desses camundongos à EAE, o que sugere que a microbiota é um fator importante na gravidade da doença[44].

Além disso, camundongos *germ-free* também possuem atenuado desenvolvimento de artrite reumatoide, que foi associado com a redução de autoanticorpos e IL-17 no soro. Interessantemente, a colonização desses camundongos com SBF levou a um rápido desenvolvimento da artrite reumatoide, o que correlaciona com a restauração de IL-17 na lâmina própria[45]. Ambas as funções de proteção e patogenicidade de IL-17 foram relatadas também em pacientes com doença inflamatória intestinal (IBD) e na colite experimental[46,47]. Os pacientes com IBD, muitas vezes, têm os níveis de IL-17 aumentados e a inibição específica de IL-17 levou à proteção[48].

Além de todas essas doenças, a microbiota parece desempenhar um papel importante no desenvolvimento e manutenção das doenças renais, que serão descritas nos próximos tópicos deste capítulo.

EFEITO DA MICROBIOTA NA FUNÇÃO RENAL

A microbiota pode influenciar a função renal por diversas vias. Dessa forma, já se demonstrou que vários metabólitos da microbiota intestinal são capazes de afetar os rins. Entre os principais derivados envolvidos na interação intestino-rins se encontram os metabólitos urêmicos. Estudos apontam que bactérias da flora intestinal são responsáveis pela produção de dois principais compostos urêmicos, p-cresilsulfato e indoxilsulfato, advindos da fermentação de proteínas, ambas associadas à progressão da doença renal crônica via produção de radicais livres em células mesangiais e tubulares[49]. Outro estudo também demonstrou pela análise de soro de pacientes em hemodiálise, com ou sem cólon, que parte da produção desses dois compostos, entre outros 28 derivados, advém dessa região, sendo que pacientes sem cólon apresentavam quantidades séricas reduzidas ou indetectáveis[50]. Outros trabalhos demonstraram que o uso de carvão ativado adsorvente AST-120 em ratos com doença renal crônica reduziu os níveis de indoxilsulfato e retardou a progressão da doença, além de preservar a barreira intestino-epitélio e reduzir a endotoxemia e a inflamação[51,52]. Corroborando esses dados, estudos com AST-120 também mostraram redução na expressão gênica do fator de crescimento transformador beta (TGF-β) e outros mediadores de fibrose em rins de ratos urêmicos[53] e também possibilitaram a redução dos níveis plasmáticos de TGF-β em pacientes com doença renal crônica[54].

Também é descrito que bactérias como *Desulfomonas* spp. e *Desulfovibrio* spp. são capazes de produzir compostos sulfúricos, como sulfeto de hidrogênio (a partir de aminoácidos e outros grupos que contêm enxofre), que, por sua vez, possui propriedades diuréticas e natriuréticas[55], além de induzir vasodilatação, sendo encontrado em quantidades reduzidas em pacientes com doença renal crônica[56] (Fig. 25.1).

Em 2008, aproximadamente 6 crianças morreram e milhares de outras foram hospitalizadas com nefrotoxicidade por melamina. Um estudo recente feito por Zheng *et al*[57] demonstrou que esse dano é mediado via metabolização do composto por *Klebsiella terrigena* intestinal em ácido cianúrico com a formação de cristais. Dessa forma, animais tratados com antibiótico demonstraram doença atenuada, enquanto animais com colonização tiveram doença exacerbada.

INFLUÊNCIA DO RIM NO INTESTINO

Pesquisas dos últimos anos indicam que o rim também pode influenciar a fisiologia e microbiota intestinal. Dessa forma, um estudo recente descreve que o soro pré-hemodiálise de pacientes em fase terminal de doença renal crônica é capaz de reduzir a expressão *in vitro* de proteínas *tight junctions* em enterócitos e diminuir significativamente a resistência elétrica transepitelial[58]. Além disso, dados semelhantes também foram observados em modelos experimentais usando ratos após nefrectomia de 5/6[59,60].

Diversos componentes regulam essa interação intestino-rins. Estudos clínicos demonstram que pacientes urêmicos com doença renal crônica têm níveis expressivos de inflamação gastrintestinal, o que também se confirma em trabalhos experimentais[60]. Alguns trabalhos

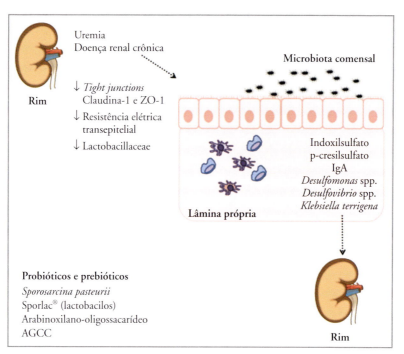

Figura 25.1 – Influência da microbiota nas doenças renais e das doenças renais no intestino. O rim sofre influências da microbiota intestinal. As bactérias da flora intestinal são responsáveis pela produção de compostos como p-cresilsulfato e indoxilsulfato advindos da fermentação de proteínas, as quais estão associadas à progressão da doença renal crônica. Ainda, IgA reativa à microbiota secretada no intestino pode induzir quadros de nefrite em camundongos. Além disso, a bactéria intestinal *Klebsiella terrigena* é capaz de converter melanina em ácido cianúrico formando cristais. *Desulfomonas* sp. e *Desulfovibrio* sp. contribuem para a vasodilatação, diurese e natriurese, via produção de sulfeto de hidrogênio, e são encontradas em quantidades reduzidas em pacientes com doença renal crônica. O epitélio intestinal também sofre influências das doenças renais. A doença renal crônica é capaz de reduzir a expressão *in vitro* de proteínas *tight junctions* em enterócitos e diminuir significativamente a resistência elétrica transepitelial. Além disso, ratos urêmicos possuem menores quantidades de bactérias da família Lactobacillaceae, que são geralmente associadas a propriedades reguladoras no intestino. Ainda, os probióticos e prebióticos, tais como *Sporosarcina pasteurii*, *Bacillus pasteurii* e metabólitos da fermentação de polissacarídeos no intestino, como os ácidos graxos de cadeia curta (AGCC), colaboram para a proteção e aumento da sobrevida renal.

sugerem que isso se deve à alta secreção de ureia do sangue ao trato gastrintestinal e sua conversão pela microbiota em amônia e outros compostos tóxicos. No intestino, a amônia, por sua vez, é convertida em hidróxido de amônia, que é capaz de dissociar proteínas *tight junctions* e alterar a própria flora intestinal[61].

Um estudo interessante publicado por Vaziri *et al* indica que a microbiota intestinal também sofre influência da função renal. Esse trabalho aponta que pacientes com doença renal crônica apresentam algum grau de disbiose, encontrando quantidades alteradas de aproximadamente 190 unidades taxonômicas operacionais (UTOs) entre pacientes em fase terminal de doença renal crônica e pacientes saudáveis. Curiosamente, também observaram que ratos urêmicos possuem menores quantidades de bactérias da família Lactobacillaceae, geralmente associada a propriedades reguladoras no intestino[62]. Outro estudo de Meinardi *et al* também detectou diferenças significantes em diferentes gases exalados e derivados de conteúdo fecal cultivado *in vitro*[63], indicando novamente que a presença de doença renal crônica altera a microbiota intestinal.

PARTICIPAÇÃO DO SISTEMA IMUNE NO EIXO INTESTINO-RINS

Um estudo experimental recente demonstrou que o sistema imune também participa do eixo da comunicação intestino-rins. Segundo McCarthy *et al*, a hiperativação de células B em camundongos pode levar ao aumento da produção de IgA reativa a produtos da microbiota, que induz um quadro de nefrite letal em camundongos[64].

Dessa forma, existe também a possibilidade de a microbiota contribuir para a ativação imune que interfere nos rins. Ademais, um trabalho de Pletinck *et al* demonstrou o papel dos derivados urêmicos indoxilsulfato, p-cresilsulfato e p-cresilglucoronida em estimular o recrutamento de leucócitos para os vasos de ratos, sugerindo papel importante desses compostos na lesão vascular presente na doença renal crônica[65].

TERAPIA COM PRÉ E PROBIÓTICOS

Devido ao fato de a grande parte dos derivados urêmicos tóxicos ser oriunda da flora intestinal, diversos grupos têm sugerido uma modulação da microbiota como método terapêutico. Trabalhos desenvolvidos por Ranganathan *et al* demonstraram que ratos nefrectomizados tratados com a bactéria *Sporosarcina pasteurii*, *Bacillus pasteurii* e Sporlac® (lactobacilos) tiveram redução significante dos níveis de ureia-nitrogênio e aumento da sobrevida[66,67]. Um trabalho por Hida *et al* também obteve resultados positivos após o tratamento de pacientes em hemodiálise com Lebenin® (lactobacilos), com a redução na produção de derivados urêmicos a níveis comparados aos de pacientes saudáveis[68]. Paralelamente, Koppe *et al* descreveram que o tratamento com o prebiótico arabinoxilano-oligossacarídeo efetivamente reduziu a produção de p-cresilsulfato em camundongos com doença renal crônica. Esse grupo observou que a administração de p-cresil também induziu resistência à insulina, perda de tecido adiposo e redistribuição de lípides aos músculos e fígado, mimetizando a resistência à insulina observada em pacientes com doença renal crônica. Curiosamente, o tratamento com o prebiótico também reduziu esses indicadores, sugerindo que a modulação da flora intestinal possa reduzir as alterações metabólicas encontradas em pacientes crônicos[69].

Outro artigo também demonstra que os ácidos graxos de cadeia curta (AGCC), metabólitos da fermentação de polissacarídeos no intestino, são capazes de agir no receptor olfativo Olfr78 e no receptor acoplado à proteína G (*G protein-coupled receptor*) Gpr42, presentes no rim, mediando a secreção de renina[70].

CONCLUSÃO

Compreendendo a interação entre os micro-organismos comensais e o hospedeiro, conseguiremos entender tamanha a importância da microbiota na modulação dos vários sistemas, tal como o renal. Embora muitos dos micro-organismos executem funções que são essenciais para a manutenção da homeostasia, o desbalanço entre eles pode levar ou agravar numerosas doenças, tais como doença renal crônica e nefrite. Investigações adicionais são necessárias para aumentar a compreensão de como a microbiota influencia o desenvolvimento das doenças renais e como essas são capazes de induzir alterações no epitélio e na microbiota intestinal.

REFERÊNCIAS BIBLIOGRÁFICAS

1. Hooper LV, Littman DR, Macpherson AJ. Interactions between the microbiota and the immune system. *Science* 2012; **336**: 1268-1273.
2. Zoetendal EG, Rajilic-Stojanovic M, de Vos WM. High-throughput diversity and functionality analysis of the gastrointestinal tract microbiota. *Gut* 2008; **57**: 1605-1615.
3. van Baarlen P, Wells JM, Kleerebezem M. Regulation of intestinal homeostasis and immunity with probiotic lactobacilli. *Trends Immunol* 2013; **34**: 208-215.
4. Rajilic-Stojanovic M, Smidt H, de Vos WM. Diversity of the human gastrointestinal tract microbiota revisited. *Environ Microbiol* 2007; **9**: 2125-2136.
5. Sekirov I, Russell SL, Antunes LC *et al*. Gut microbiota in health and disease. *Physiol Rev* 2010; **90**: 859-904.
6. Yatsunenko T, Rey FE, Manary MJ *et al*. Human gut microbiome viewed across age and geography. *Nature* 2012; **486**: 222-227.
7. Hooper LV, Macpherson AJ. Immune adaptations that maintain homeostasis with the intestinal microbiota. *Nat Rev Immunol* 2010; **10**: 159-169.
8. Honda K, Littman DR. The microbiome in infectious disease and inflammation. *Annu Rev Immunol* 2012; **30**: 759-795.
9. Abt MC, Artis D. The dynamic influence of commensal bacteria on the immune response to pathogens. *Curr Opin Microbiol* 2013; **16**: 4-9.
10. Round JL, Lee SM, Li J *et al*. The Toll-like receptor 2 pathway establishes colonization by a commensal of the human microbiota. *Science* 2011; **332**: 974-977.
11. Torok HP, Glas J, Tonenchi L *et al*. Crohn's disease is associated with a toll-like receptor-9 polymorphism. *Gastroenterology* 2004; **127**: 365-366.
12. Michelsen KS, Arditi M. Toll-like receptors and innate immunity in gut homeostasis and pathology. *Curr Opin Hematol* 2007; **14**: 48-54.
13. Jiang W, Wang X, Zeng B *et al*. Recognition of gut microbiota by NOD2 is essential for the homeostasis of intestinal intraepithelial lymphocytes. *J Exp Med* 2013; **210**: 2465-2476.
14. Comalada M, Peppelenbosch MP. Impaired innate immunity in Crohn's disease. *Trends Mol Med* 2006; **12**: 397-399.
15. Gaboriau-Routhiau V, Rakotobe S, Lécuyer E *et al*. The key role of segmented filamentous bacteria in the coordinated maturation of gut helper T cell responses. *Immunity* 2009; **31**: 677-689.
16. Atarashi K, Tanoue T, Shima T *et al*. Induction of colonic regulatory T cells by indigenous Clostridium species. *Science* 2011; **331**: 337-341.
17. Mazmanian SK, Round JL, Kasper DL. A microbial symbiosis factor prevents intestinal inflammatory disease. *Nature* 2008; **453**: 620-625.
18. Jeon SG, Kayama H, Ueda Y *et al*. Probiotic Bifidobacterium breve induces IL-10-producing Tr1 cells in the colon. *PL oS Pathog* 2012; **8**: e1002714.
19. Ishikawa H, Tanaka K, Maeda Y *et al*. Effect of intestinal microbiota on the induction of regulatory CD25+ CD4+ T cells. *Clin Exp Immunol* 2008; **153**: 127-135.
20. Zhang LL, Chen X, Zheng PY *et al*. Oral Bifidobacterium modulates intestinal immune inflammation in mice with food allergy. *J Gastroenterol Hepatol* 2010; **25**: 928-934.
21. Sommer F, Backhed F. The gut microbiota--masters of host development and physiology. *Nat Rev Microbiol* 2013; **11**: 227-238.
22. Yan F, Cao H, Cover TL *et al*. Soluble proteins produced by probiotic bacteria regulate intestinal epithelial cell survival and growth. *Gastroenterology* 2007; **132**: 562-575.
23. Geuking MB, Cahenzli J, Lawson MA *et al*. Intestinal bacterial colonization induces mutualistic regulatory T cell responses. *Immunity* 2011; **34**: 794-806.
24. Zielinski CE, Mele F, Aschenbrenner D *et al*. Pathogen-induced human TH17 cells produce IFN-gamma or IL-10 and are regulated by IL-1beta. *Nature* 2012; **484**: 514-518.
25. Prakash T, Oshima K, Morita H *et al*. Complete genome sequences of rat and mouse segmented filamentous bacteria, a potent

inducer of th17 cell differentiation. *Cell Host Microb* 2011; **10**: 273-284.
26. Korn T, Bettelli E, Oukka M *et al*. IL-17 and Th17 cells. *Ann Rev Immunol* 2009; **27**: 485-517.
27. Cani PD, Amar J, Iglesias MA *et al*. Metabolic endotoxemia initiates obesity and insulin resistance. *Diabetes* 2007; **56**: 1761-1772.
28. Tremaroli V, Backhed F. Functional interactions between the gut microbiota and host metabolism. *Nature* 2012; **489**: 242-249.
29. Caricilli AM, Picardi PK, de Abreu LL *et al*. Gut microbiota is a key modulator of insulin resistance in TLR 2 knockout mice. *PLoS Biol* 2011; **9**: e1001212.
30. Kostic AD, Gevers D, Pedamallu CS *et al*. Genomic analysis identifies association of Fusobacterium with colorectal carcinoma. *Genome Res* 2012; **22**: 292-298.
31. Khan AA, Shrivastava A, Khurshid M. Normal to cancer microbiome transformation and its implication in cancer diagnosis. *Biochim Biophys Acta* 2012; **1826**: 331-337.
32. Uronis JM, Muhlbauer M, Herfarth HH *et al*. Modulation of the intestinal microbiota alters colitis-associated colorectal cancer susceptibility. *PloS One* 2009; **4**: e6026.
33. Rowland IR, Rumney CJ, Coutts JT *et al*. Effect of Bifidobacterium longum and inulin on gut bacterial metabolism and carcinogen-induced aberrant crypt foci in rats. *Carcinogenesis* 1998; **19**: 281-285.
34. Beasley R, Crane J, Lai CK, Pearce N. Prevalence and etiology of asthma. *J Allergy Clin Immunol* 2000; **105**(2 Pt 2): S466-S472.
35. Okada H, Kuhn C, Feillet H *et al*. The 'hygiene hypothesis' for autoimmune and allergic diseases: an update. *Clin Exp Immunol* 2010; **160**: 1-9.
36. Noverr MC, Huffnagle GB. The 'microflora hypothesis' of allergic diseases. *Clin Exp Allergy* 2005; **35**: 1511-1520.
37. Feleszko W, Jaworska J, Rha RD *et al*. Probiotic-induced suppression of allergic sensitization and airway inflammation is associated with an increase of T regulatory-dependent mechanisms in a murine model of asthma. *Clin Exp Allergy* 2007; **37**: 498-505.
38. Karimi K, Inman MD, Bienenstock J *et al*. Lactobacillus reuteri-induced regulatory T cells protect against an allergic airway response in mice. *Am J Resp Crit Care Med* 2009; **179**: 186-193.
39. Chen W, Li D, Paulus B *et al*. Detection of Listeria monocytogenes by polymerase chain reaction in intestinal mucosal biopsies from patients with inflammatory bowel disease and controls. *J Gastroenterol Hepatol* 2000; **15**: 1145-1150.
40. Toivanen P. Normal intestinal microbiota in the aetiopathogenesis of rheumatoid arthritis. *Ann Rheum Dis* 2003; **62**: 807-811.
41. Cerf-Bensussan N, Gaboriau-Routhiau V. The immune system and the gut microbiota: friends or foes? *Nat Rev Immunol* 2010; **10**: 735-744.
42. Packey CD, Sartor RB. Interplay of commensal and pathogenic bacteria, genetic mutations, and immunoregulatory defects in the pathogenesis of inflammatory bowel diseases. *J Inter Med* 2008; **263**: 597-606.
43. Wu S, Rhee KJ, Albesiano E *et al*. A human colonic commensal promotes colon tumorigenesis via activation of T helper type 17 T cell responses. *Nat Med* 2009; **15**: 1016-1022.
44. Lee YK, Menezes JS, Umesaki Y *et al*. Proinflammatory T-cell responses to gut microbiota promote experimental autoimmune encephalomyelitis. *Proc Nat Acad Sci U S A* 2011; **108** Suppl 1: 4615-4622.
45. Wu HJ, Ivanov II, Darce J *et al*. Gut-residing segmented filamentous bacteria drive autoimmune arthritis via T helper 17 cells. *Immunity* 2010; **32**: 815-827.
46. Fujino S, Andoh A, Bamba S *et al*. Increased expression of interleukin 17 in inflammatory bowel disease. *Gut* 2003; **52**: 65-70.
47. O'Connor W Jr., Kamanaka M, Booth CJ *et al*. A protective function for interleukin 17A in T cell-mediated intestinal inflammation. *Nat Immunol* 2009; **10**: 603-609.
48. Weaver CT, Elson CO, Fouser LA *et al*. The Th17 pathway and inflammatory diseases of the intestines, lungs, and skin. *Ann Rev Pathol* 2013; **8**: 477-512.

49. Wu IW, Hsu KH, Lee CC *et al*. p-Cresyl sulphate and indoxyl sulphate predict progression of chronic kidney disease. *Nephrol Dial Transplant* 2011; **26**: 938-947.
50. Aronov PA, Luo FJ, Plummer NS *et al*. Colonic contribution to uremic solutes. *J Am Soc Nephrol* 2011; **22**: 1769-1776.
51. Niwa T, Ise M. Indoxyl sulfate, a circulating uremic toxin, stimulates the progression of glomerular sclerosis. *J Lab Clin Med* 1994; **124**: 96-104.
52. Vaziri ND, Yuan J, Khazaeli M *et al*. Oral activated charcoal adsorbent (AST-120) ameliorates chronic kidney disease-induced intestinal epithelial barrier disruption. *Am J Nephrol* 2013; **37**: 518-525.
53. Miyazaki T, Aoyama I, Ise M *et al*. An oral sorbent reduces overload of indoxyl sulphate and gene expression of TGF-beta1 in uraemic rat kidneys. *Nephrol Dial Transplant* 2000; **15**: 1773-1781.
54. Iida S, Kohno K, Yoshimura J *et al*. Carbonic-adsorbent AST-120 reduces overload of indoxyl sulfate and the plasma level of TGF-beta1 in patients with chronic renal failure. *Clin Exp Nephrol* 2006; **10**: 262-267.
55. Xia M, Chen L, Muh RW *et al*. Production and actions of hydrogen sulfide, a novel gaseous bioactive substance, in the kidneys. *J Pharmacol Exp Ther* 2009; **329**: 1056-1062.
56. Aminzadeh MA, Vaziri ND. Downregulation of the renal and hepatic hydrogen sulfide (H_2S)-producing enzymes and capacity in chronic kidney disease. *Nephrol Dial Transplant* 2012; **27**: 498-504.
57. Zheng X, Zhao A, Xie G *et al*. Melamine-induced renal toxicity is mediated by the gut microbiota. *Sci Transl Med* 2013; **5**: 172ra122.
58. Vaziri ND, Goshtasbi N, Yuan J *et al*. Uremic plasma impairs barrier function and depletes the tight junction protein constituents of intestinal epithelium. *Am J Nephrol* 2012; **36**: 438-443.
59. Vaziri ND, Yuan J, Nazertehrani S *et al*. Chronic kidney disease causes disruption of gastric and small intestinal epithelial tight junction. *Am J Nephrol* 2013; **38**: 99-103.
60. Vaziri ND, Yuan J, Rahimi A *et al*. Disintegration of colonic epithelial tight junction in uremia: a likely cause of CKD-associated inflammation. *Nephrol Dial Transplant* 2012; **27**: 2686-2693.
61. Vaziri ND, Yuan J, Norris K. Role of urea in intestinal barrier dysfunction and disruption of epithelial tight junction in chronic kidney disease. *Am J Nephrol* 2013; **37**: 1-6.
62. Vaziri ND, Wong J, Pahl M *et al*. Chronic kidney disease alters intestinal microbial flora. *Kidney Int* 2013; **83**: 308-315.
63. Meinardi S, Jin KB, Barletta B *et al*. Exhaled breath and fecal volatile organic biomarkers of chronic kidney disease. *Biochim Biophys Acta* 2013; **1830**: 2531-2537.
64. McCarthy DD, Kujawa J, Wilson C *et al*. Mice overexpressing BAFF develop a commensal flora-dependent, IgA-associated nephropathy. *J Clin Invest* 2011; **121**: 3991-4002.
65. Pletinck A, Glorieux G, Schepers E *et al*. Protein-bound uremic toxins stimulate crosstalk between leukocytes and vessel wall. *J Am Soc Nephrol* 2013; **24**: 1981-1994.
66. Ranganathan N, Patel BG, Ranganathan P *et al*. In vitro and in vivo assessment of intraintestinal bacteriotherapy in chronic kidney disease. *ASAIO J* 2006; **52**: 70-79.
67. Ranganathan N, Patel B, Ranganathan P *et al*. Probiotic amelioration of azotemia in 5/6th nephrectomized Sprague-Dawley rats. *Scientific World Journal* 2005; **5**: 652-660.
68. Hida M, Aiba Y, Sawamura S *et al*. Inhibition of the accumulation of uremic toxins in the blood and their precursors in the feces after oral administration of Lebenin, a lactic acid bacteria preparation, to uremic patients undergoing hemodialysis. *Nephron* 1996; **74**: 349-355.
69. Koppe L, Pillon NJ, Vella RE *et al*. p-Cresyl sulfate promotes insulin resistance associated with CKD. *J Am Soc Nephrol* 2013; **24**: 88-99.
70. Pluznick JL, Protzko RJ, Gevorgyan H *et al*. Olfactory receptor responding to gut microbiota-derived signals plays a role in renin secretion and blood pressure regulation. *Proc Natl Acad Sci U S A* 2013; **110**: 4410-4415.

26

VESÍCULAS EXTRACELULARES: SUA ESTRUTURA, FUNÇÃO E POTENCIAIS USOS NAS DOENÇAS RENAIS

Fernanda Teixeira Borges
Nestor Schor

INTRODUÇÃO

Vesículas extracelulares (VEs) são nano ou microestruturas que participam do mecanismo de comunicação celular. Foram consideradas durante muito tempo fragmentos ou restos celulares sem função específica, entretanto têm ganhado cada vez mais importância na biologia celular por suas inúmeras funções e potenciais usos terapêuticos. Suas principais populações são as microvesículas e os exossomas; entretanto estas ainda incluem os corpos apoptóticos, *blebs* apoptóticos e os argossomos e possivelmente outras. Não é o objetivo desta análise discorrer sobre os *blebs*, os corpos apoptóticos e os argossomos, entretanto mais informações podem ser encontradas na literatura[1-3].

Microvesículas apresentam diâmetro de 100-1.000nm e são secretadas para o espaço extracelular por brotamento a partir da membrana celular[4]. Por outro lado, os exossomas são produzidos por um sistema mais complexo, a partir da invaginação da membrana plasmática formando os chamados endossomas[5]. Ambos, microvesículas e exossomas, são transportadores de proteínas, lípides, RNA, principalmente microRNA (miRNA), e agem mediando a comunicação intercelular[6].

A importância e a função das vesículas extracelulares têm gerado interesse crescente nos últimos anos. Nos tópicos seguintes analisaremos o mecanismo de produção, a função e as potenciais utilizações clínicas das vesículas extracelulares nas doenças renais.

EXOSSOMAS: ESTRUTURA, SÍNTESE E LIBERAÇÃO

Exossomas são microvesículas secretadas por todos os tipos celulares[4,7,8] e foram isolados a partir de vários fluidos biológicos, como esperma[9], urina[10], plasma[11] e secreções brônquicas[12]. Possuem diâmetro de 40-100nm, formato homogêneo, densidade de 1,13-1,19g/mL em gradiente de sacarose e podem ser sedimentados a 100.000g. Os exossomas expressam proteínas conservadas evolutivamente, incluindo as tetraspaninas (CD63, CD9), Alix e Tsg101, além de proteínas específicas que parecem refletir sua origem celular[5].

São formados a partir dos corpos multivesiculares (CMVs), organelas intracelulares originadas dos endossomas[13,14]. A membrana plasmática sofre invaginação formando os endossomas primários, os quais podem interagir com o aparelho de Golgi, dando origem aos endossomas secundários, que são chamados de CMVs.

Os CMVs estão envolvidos em inúmeras funções como reciclagem, transporte, armazenamento e liberação de proteínas. Alguns autores reconhecem dois tipos de CMVs: um envolvido na via de degradação de proteínas, por meio da interação com os lisossomos, e outro na via de exocitose ou reciclagem[15].

A geração dos CMVs, bem como a liberação dos exossomas são mediadas por meio da ação coordenada dos complexos proteicos endossomais envolvidos no processo de transporte (da sigla em inglês complexos ESCRT). Esses complexos medeiam o reconhecimento da carga dos CMVs, bem como a formação dos exossomas[16,17].

Tem sido demonstrado que a formação dos endossomas primários e dos CMVs é estimulada por meio da ativação de receptores para fatores de crescimento, sugerindo que a célula é capaz de regular a produção de exossomas de acordo com as alterações do microambiente[18]. Em estudo anterior, demonstramos que células tubulares proximais submetidas à hipóxia aumentam a produção de exossomas, e estes são capazes de estimular a proliferação de fibroblastos[19]. Nosso estudo sugere que os exossomas produzidos por um determinado tipo celular é capaz de modificar seu microambiente e, no referido caso, estimular o processo de regeneração ou fibrose.

Observou-se que cerca de 60% das proteínas transportadas por estas vesículas extracelulares foram encontradas em diferentes linhagens celulares (células epiteliais intestinais, células T, células B), sugerindo que essas proteínas são constitutivamente expressas nessas vesículas e parecem mediar suas funções[20]. Também foi observado que a expressão proteica exossomal não reflete necessariamente a expressão proteica da célula de origem, sugerindo que as VEs apresentam um padrão de expressão proteica específico[20].

Entre as substâncias orgânicas constituintes dos exossomas estão, além das proteínas, os lípides bioativos, como fosfolipase A_2, C, D e prostaglandinas, que podem estar envolvidas na depuração dos exossomas[21]. Interessantemente, nenhum DNA foi encontrado e, assim como observado para as proteínas, o RNA que eles contêm não reflete necessariamente a quantidade de miRNA e mRNA nas células de origem.

MICROVESÍCULAS: ESTRUTURA, SÍNTESE E LIBERAÇÃO

Microvesículas são vesículas extracelulares que variam em tamanho (100-1.000nm) e formato. Embora alguns autores utilizem o termo microvesículas de maneira genérica para designar as vesículas extracelulares, as principais diferenças entre os exossomas e as microvesículas são o tamanho, a produção e o processo de secreção, embora várias outras diferenças ainda possam existir.

As microvesículas são formadas por brotamento regulado a partir da membrana plasmática. Entre os diferentes marcadores das microvesículas estão flotillina-2, selectinas, integrinas, metaloproteinases e uma elevada quantidade de fosfatidilserina[2]; podem ser isoladas por ultracentrifugação[22] e não se sabe se pode ocorrer sobreposição entre essas duas populações de vesículas extracelulares durante o processo de extração.

Ainda assim, existem algumas semelhanças entre elas: ambas transportam proteínas, mRNA, microRNA (miRNA) e estão envolvidas na comunicação celular[23,24], possivelmente por meio da transferência horizontal de material genético e proteínas, o que estimula diretamente a célula-alvo.

PRINCIPAIS FUNÇÕES DAS VEs

MEDIAÇÃO DA COMUNICAÇÃO CELULAR

Foi demonstrado que a produção de exossomas pode ser um mecanismo modulatório para a comunicação intercelular. Há evidências de que a produção de exossomas foi estimulada por células de uma linhagem específica e influenciou o comportamento de outras linhagens celulares[25]. Por exemplo, exossomas extraídos de células mesenquimais humanas da medula óssea estimulam a proliferação de células tubulares proximais por meio da transferência do RNAm do receptor do HGF (fator de crescimento de hepatócitos). Este achado sugere a participação dessas VEs na transferência horizontal de material genético[26].

Os exossomas medeiam a comunicação intercelular por meio de um mecanismo parácrino e, provavelmente, também por meio de um mecanismo endócrino, onde chegam à célula-alvo através da circulação sistêmica de maneira semelhante aos hormônios. Essa hipótese é suportada pelo fato de os exossomas terem sido extraídos de diferentes fluidos biológicos, tais como urina, sangue e leite materno[27]. Além disso, foi demonstrado que a administração de exossomas extraídos de células mesenquimais em cultura, por via sistêmica, protegeu os animais da lesão renal aguda induzida por isquemia/reperfusão[28] e antibióticos nefrotóxicos[29].

Outra característica que dá suporte à função de comunicação é a de que os exossomas não só têm a capacidade de transportar sua carga, mas também de proteger seu conteúdo da atividade de enzimas degradativas, como RNAses, tripsinas, ou substâncias químicas, devido à sua estrutura vesicular bilipídica[30,31]. É interessante ressaltar que o exossoma pode proteger seu conteúdo desde que a membrana lipídica permaneça íntegra e não permeável, pois já foi demonstrado por vários estudos que a RNAse consegue degradar o RNA no interior das vesículas extracelulares[29,32].

A célula receptora pode interagir com as VEs por diferentes mecanismos: 1. através de proteínas de membrana presentes nos exossomas que se ligam a receptores específicos na membrana plasmática celular ou na matriz extracelular, tais como o receptor de transferrina, receptores do fator de necrose tumoral (TNF), integrinas e tetraspaninas (por exemplo CD9, CD63 e CD81)[33]. Essas proteínas de membrana podem estar envolvidas no direcionamento dos exossomas a um local específico no microambiente[15]; 2. a membrana exossomal pode fundir-se com a membrana da célula receptora, resultando na transferência do conteúdo intravesicular (mRNAs, miRNAs, proteínas e moléculas de sinalização) ou na endocitose[34–36].

Os mecanismos por meio dos quais esses processos de interação e endocitose são regulados ainda precisam ser mais bem compreendidos, mas observou-se que a endocitose dos exossomas se correlaciona com a acidez microambiental e intracelular[18].

Também foi observado que o RNA carregado pelos exossomas foi captado e traduzido na célula receptora, o que demonstra que esses carregam moléculas de RNA funcionais[25]. Essas evidências apoiam a hipótese de que os exossomas podem ser produzidos e secretados por um estímulo específico, transportados a uma célula receptora e traduzidos em proteínas, mediando a comunicação em resposta a alterações do microambiente.

As microvesículas também estão envolvidas na comunicação intercelular. Em um modelo de lesão renal aguda, as microvesículas liberadas de células estromais mesenquimais foram capazes de reprogramar as células renais lesadas[32].

Assim as vesículas extracelulares apresentam funções semelhantes mediando a reprogramação da célula receptora em resposta às modificações no microambiente.

VESÍCULAS EXTRACELULARES E DOENÇAS RENAIS

Inúmeras são as funções das VEs nas doenças renais, tanto mediando o reparo como a própria lesão.

Estudos relataram o potencial regenerador das microvesículas derivadas de células estromais mesenquimais ou progenitoras endoteliais na lesão renal aguda induzida por glicerol[32], cisplatina[37], isquemia e reperfusão[28] em modelos animais in vivo. Foi demonstrado em nosso serviço que os exossomas de células-tronco mesenquimais protegeram os ratos da lesão renal aguda induzida por drogas nefrotóxicas como a gentamicina[29].

Os exossomas parecem mediar a transferência de informação durante a hipertrofia tubular renal após a perda de néfrons. O aumento no ritmo de filtração glomerular em um único néfron, seguido pelo aumento do lúmen tubular e da capacidade de transporte de sal e água, pode ser mediado pela sinalização exossomal[38]. Proteínas específicas das células tubulares proximais foram encontradas em segmentos a jusante no mesmo néfron (por exemplo, ductos coletores) e, provavelmente, foram transportadas por exossomas.

As VEs também estão envolvidas na fisiopatologia das doenças renais. Observamos em nosso serviço que os exossomas de células tubulares renais em hipóxia transportam o RNAm para o fator de crescimento tumoral β, o que pode estimular a ativação dos fibroblastos em miofibroblastos, sua proliferação, bem como a síntese da matriz extracelular, o que enfatiza um novo mecanismo de ativação de fibroblastos mediado pela liberação de exossomas, possivelmente envolvido no processo de regeneração e/ou fibrose[19].

As microvesículas também parecem ter função importante na progressão das doenças renais. As células de carcinoma renal humano liberam microvesículas que estimulam a neoangiogênese, efeito diretamente implicado na progressão do tumor e na formação de um nicho pré-metastático localizado no pulmão[39]. Assim, as vesículas extracelulares estão implicadas tanto no desenvolvimento e progressão, quanto no processo de regeneração das doenças renais.

POTENCIAIS USOS TERAPÊUTICOS DAS VESÍCULAS EXTRACELULARES

Biomarcadores e ferramentas para o diagnóstico

O conteúdo proteico ou de RNAs nos exossomas pode refletir sua origem celular, bem como a alteração no microambiente que a originou. Assim, sua detecção e quantificação podem diagnosticar precocemente o início do processo lesivo[40], o que enfatiza o potencial uso das VEs no diagnóstico das doenças renais, como abordado a seguir.

A análise do proteassoma de exossomas urinários identificou proteínas de todos os segmentos do néfron, incluindo podócitos glomerulares (podocina e podocalixina), túbulos proximais (megalina, cubilina, aquaporina 1 e anidrase carbônica tipo IV), ramo ascendente espesso da alça de Henle (cotransportador Na-K-2Cl), túbulo contorcido distal (cotransportador Na-Cl sensível a diuréticos tiazídicos) e o ducto coletor (aquaporina 2)[10].

Os exossomas excretados na urina parecem refletir a origem celular de onde foram secretados. Seu isolamento e quantificação em amostras de urina podem determinar o sítio da lesão renal de maneira precoce, sendo, por isso, possíveis candidatos a marcadores para o diagnóstico de doenças renais[41].

Foi demonstrado que a excreção exossomal da proteína aquaporina 1 foi reduzida em ratos submetidos à lesão por isquemia/reperfusão (I/R) (até 96 horas), enquanto posteriormente seus níveis voltaram para valores normais (depois de 480 horas)[42].

O mesmo resultado foi observado em pacientes após transplante renal, sugerindo que a aquaporina 1, excretada por exossomas na urina, permite a detecção precoce do estado das células renais após lesão induzida por I/R, bem como a regeneração subsequente. Assim, as VEs podem ser utilizadas para diagnosticar a lesão renal aguda pós-transplante[42].

Em humanos saudáveis, a análise dos exossomas urinários identificou mais de 1.000 proteínas de diferentes segmentos do néfron. Trinta e quatro delas foram implicadas em inúmeras doenças renais, como a doença renal policística autossômica dominante tipo 1 (policistina 1), diabetes nefrogênico (aquaporina 2), síndrome de Bartter tipo 1 (cotransportador Na-K-2Cl) e síndrome de Gitelman (cotransportador Na-Cl sensível a tiazídico)[10,43,44]. No entanto, outros trabalhos são necessários para analisar o padrão de excreção exossomal dessas proteínas em pacientes com essas doenças.

Observou-se que os miRNA circulantes estão diminuídos em pacientes com doença renal crônica e essa diminuição se correlaciona com a redução do ritmo de filtração glomerular. Os autores sugerem que a quantificação de miRNA pode ser utilizada como biomarcador de uremia[45].

Assim como observado para os exossomas, as microvesículas também podem ser utilizadas como biomarcadores para diagnóstico. Tem sido sugerido que a quantificação das microvesículas poderia determinar o estágio de um tumor e a análise do seu RNAm indicar a origem dessas microvesículas[46].

Esses achados demonstram o potencial uso das VEs no diagnóstico de doenças renais por meio de um método não invasivo, como a análise de urina.

TRANSPORTE DE FÁRMACOS

A função dos exossomas como veículos para a comunicação intercelular tem sido explorada para a entrega terapêutica de pequenos RNAs de interferência (siRNAs) ao sistema nervoso central, bem como para a entrega de fármacos, de maneira semelhante a um cavalo de Troia[47].

Por meio dessa estratégia, o retrovírus HIV explora a maquinaria de gênese exossomal da célula hospedeira para realizar a montagem do vírus e o alastramento da infecção celular no hospedeiro, de forma independente da ligação da proteína do envelope viral ao receptor celular[48].

A técnica é promissora, entretanto o desenvolvimento de um sistema equivalente de transporte para fins terapêuticos enfrenta muitos desafios, incluindo questões éticas e técnicas. Por exemplo, a escolha do melhor método de transfecção gênica para apresentar o RNA/proteína de interesse (de carga) às células secretoras dos exossomas (vírus, lipofecção, eletroporação), como direcionar a carga nos exossomas e o custo do processo são alguns dos problemas que ainda precisam ser resolvidos.

Entretanto, os exossomas têm muitas características únicas que os tornam excelente escolha para um sistema de transporte de fármacos. São bem tolerados pelo corpo humano, possuem meia-vida longa na circulação, são capazes de penetrar na membrana plasmática, têm a capacidade intrínseca de direcionamento ao sítio lesado e são passíveis de modificações gênicas (eletroporação, lipofecção)[49]. Se considerarmos os exossomas ou as microvesículas das células estromais mesenquimais, o potencial terapêutico é potencializado. Uma vez que essas células são facilmente acessíveis, *in vitro*, possuem grande capacidade de expansão, não são imunogênicas e têm a propriedade terapêutica intrínseca de redução da lesão tecidual, como realçado por diferentes autores[28,29,32,37,46,50].

A pesquisa sobre o uso de VE no transporte de fármacos em doenças renais ainda é preliminar. Um estudo analisou o transporte vesicular do miR143 em camundongos. Microvesículas contendo miR143 foram extraídas de monócitos/macrófagos THP-1 e injetadas em animais *nude*. As microvesículas foram localizadas no soro, no tumor e no rim do animal hospedeiro. Esses achados indicam que a carga das microvesículas pode ser modificada para entregar o miRNA e, provavelmente, o mRNA e proteínas para o rim do animal hospedeiro[50].

Essa estratégia tem um importante potencial terapêutico, entretanto estudos adicionais são necessários para equalizar questões relacionadas com a segurança e a ética para uso em humanos.

CONCLUSÃO E DIREÇÕES FUTURAS

A utilização das VEs no diagnóstico e tratamento de doenças é altamente promissora, o que certamente nos encoraja a estudar sua produção e função em várias doenças, como as renais, com vistas às terapias futuras.

REFERÊNCIAS BIBLIOGRÁFICAS

1. Mathivanan S, Fahner CJ, Reid GE et al. ExoCarta 2012: database of exosomal proteins, RNA and lipids. *Nucleic Acids Res* 2012; **40**: D1241-D1244.
2. Jayachandran M, Miller VM, Heit JA et al. Methodology for isolation, identification and characterization of microvesicles in peripheral blood. *J Immunol Methods* 2012; **375**: 207-214.
3. Hristov M, Erl W, Linder S et al. Apoptotic bodies from endothelial cells enhance the number and initiate the differentiation of human endothelial progenitor cells in vitro. *Blood* 2004; **104**: 2761-2766.
4. Heijnen HF, Schiel AE, Fijnheer R et al. Activated platelets release two types of membrane vesicles: microvesicles by surface shedding and exosomes derived from exocytosis of multivesicular bodies and alpha-granules. *Blood* 1999; **94**: 3791-3799.
5. Mathivanan S, Ji H, Simpson RJ. Exosomes: extracellular organelles important in intercellular communication. *J Proteomics* 2010; **73**: 1907-1920.
6. Raposo G, Stoorvogel W. Extracellular vesicles: exosomes, microvesicles, and friends. *J Cell Biol* 2013; **200**: 373-383.
7. Fevrier B, Vilette D, Archer F et al. Cells release prions in association with exosomes. *Proc Natl Acad Sci U S A* 2004; **101**: 9683-9688.
8. Wolfers J, Lozier A, Raposo G et al. Tumor-derived exosomes are a source of shared tumor rejection antigens for CTL cross-priming. *Nat Med* 2001; **7**: 297-303.
9. Sullivan R, Saez F, Girouard J et al. Role of exosomes in sperm maturation during the transit along the male reproductive tract. *Blood Cells Mol Dis* 2005; **35**: 1-10.
10. Pisitkun T, Shen R-F, Knepper MA. Identification and proteomic profiling of exosomes in human urine. *Proc Natl Acad Sci U S A* 2004; **101**: 13368-13373.
11. Caby MP, Lankar D, Vincendeau-Scherrer C et al. Exosomal-like vesicles are present in human blood plasma. *Int Immunol* 2005; **17**: 879-887.
12. Admyre C, Grunewald J, Thyberg J et al. Exosomes with major histocompatibility complex class II and co-stimulatory molecules are present in human BAL fluid. *Eur Respir J* 2003; **22**: 578-583.
13. Palay SL. The fine structure of secretory neurons in the preoptic nucleus of the goldish (Carassius auratus). *Anat Rec* 1960; **138**: 417-443.
14. Roizin L, Nishikawa K, Koizumi J et al. The fine structure of the multivesicular body and their relationship to the ultracellular constituents of the central nervous system. *J Neuropathol Exp Neurol* 1967; **26**: 223-249.
15. Mathivanan S, Simpson RJ. ExoCarta: a compendium of exosomal proteins and RNA. *Proteomics* 2009; **9**: 4997-5000.
16. Babst M, Katzmann DJ, Estepa-Sabal EJ et al. Escrt-III: an endosome-associated heterooligomeric protein complex required for mvb sorting. *Dev Cell* 2002; **3**: 271-282.
17. Wollert T, Hurley JH. Molecular mechanism of multivesicular body biogenesis by ESCRT complexes. *Nature* 2010; **464**: 864-869.
18. Parolini I, Federici C, Raggi C et al. Microenvironmental pH is a key factor for exosome traffic in tumor cells. *J Biol Chem* 2009; **284**: 34211-34222.
19. Borges FT, Melo SA, Ozdemir BC et al. TGF-β1-containing exosomes from injured epithelial cells activate fibroblasts to initiate tissue regenerative responses and fibrosis. *J Am Soc Nephrol* 2013; **24**: 385-392.
20. Valadi H, Ekström K, Bossios A et al. Exosome-mediated transfer of mRNAs and microRNAs is a novel mechanism of genetic exchange between cells. *Nat Cell Biol* 2007; **9**: 654-659.
21. Blanc L, Barres C, Bette-Bobillo P et al. Reticulocyte-secreted exosomes bind natural IgM antibodies: involvement of a ROS-activatable endosomal phospholipase iPLA2. *Blood* 2007; **110**: 3407-3416.
22. György B, Módos K, Pállinger E et al. Detection and isolation of cell-derived microparticles are compromised by protein complexes resulting from shared biophysical parameters. *Blood* 2011; **117**: e39-e48.

23. D'Souza-Schorey C, Clancy JW. Tumor-derived microvesicles: shedding light on novel microenvironment modulators and prospective cancer biomarkers. *Genes Dev* 2012; **26**: 1287-1299.
24. Skog J, Würdinger T, Van Rijn S et al. Glioblastoma microvesicles transport RNA and proteins that promote tumour growth and provide diagnostic biomarkers. *Nat Cell Biol* 2008; **10**: 1470-1476.
25. White IJ, Bailey LM, Aghakhani MR et al. EGF stimulates annexin 1-dependent inward vesiculation in a multivesicular endosome subpopulation. *Eur Mol Biol Organ J* 2006; **25**: 1-12.
26. Tomasoni S, Longaretti L, Rota C et al. Transfer of growth factor receptor mRNA via exosomes unravels the regenerative effect of mesenchymal stem cells. *Stem Cells Dev* 2013; **22**: 772-780.
27. Lässer C, Seyed Alikhani V, Ekström K et al. Human saliva, plasma and breast milk exosomes contain RNA: uptake by macrophages. *J Transl Med* 2011; **9**: 1-9.
28. Gatti S, Bruno S, Deregibus MC et al. Microvesicles derived from human adult mesenchymal stem cells protect against ischaemia-reperfusion-induced acute and chronic kidney injury. *Nephrol Dial Transplant* 2011; **26**: 1474-1483.
29. Reis LA, Borges FT, Simões MJ et al. Bone marrow-derived mesenchymal stem cells repaired but did not prevent gentamicin-induced acute kidney injury through paracrine effects in rats. *PLoS One* 2012; **7**: e44092.
30. Koga Y, Yasunaga M, Moriya Y et al. Exosome can prevent RNase from degrading microRNA in feces. *J Gastrointest Oncol* 2011; **2**: 215-222.
31. Subra C, Grand D, Laulagnier K et al. Exosomes account for vesicle-mediated transcellular transport of activatable phospholipases and prostaglandins. *J Lipid Res* 2010; **51**: 2105-2120.
32. Bruno S, Grange C, Deregibus MC et al. Mesenchymal stem cell-derived microvesicles protect against acute tubular injury. *J Am Soc Nephrol* 2009; **20**: 1053-1067.
33. Chen TS, Lai RC, Lee MM et al. Mesenchymal stem cell secretes microparticles enriched in pre-microRNAs. *Nucleic Acids Res* 2010; **38**: 215-224.
34. Hemler ME. Tetraspanin proteins mediate cellular penetration, invasion, and fusion events and define a novel type of membrane microdomain. *Annu Rev Cell Dev Biol* 2003; **19**: 397-422.
35. Tian T, Wang Y, Wang H et al. Visualizing of the cellular uptake and intracellular trafficking of exosomes by live-cell microscopy. *J Cell Biochem* 2010; **111**: 488-496.
36. Feng D, Zhao WL, Ye YY et al. Cellular internalization of exosomes occurs through phagocytosis. *Traffic* 2010; **11**: 675-687.
37. Bruno S, Grange C, Collino F et al. Microvesicles derived from mesenchymal stem cells enhance survival in a lethal model of acute kidney injury. *PLoS One* 2012; **7**: e33115.
38. Fine LG, Schlondorff D, Trizna W et al. Functional profile of the isolated uremic nephron. Impaired water permeability and adenylate cyclase responsiveness of the cortical collecting tubule to vasopressin. *J Clin Invest* 1978; **61**: 1519-1527.
39. Grange C, Tapparo M, Collino F et al. Microvesicles released from human renal cancer stem cells stimulate angiogenesis and formation of lung premetastatic niche. *Cancer Res* 2011; **71**: 5346-5356.
40. Brown D, Verbavatz JM, Valenti G et al. Localization of the CHIP28 water channel in reabsorptive segments of the rat male reproductive tract. *Eur J Cell Biol* 1993; **61**: 264-273.
41. Zhou H, Pisitkun T, Aponte A et al. Exosomal fetuin-A identified by proteomics: a novel urinary biomarker for detecting acute kidney injury. *Kidney Int* 2006; **70**: 1847-1857.
42. Sonoda H, Yokota-Ikeda N, Oshikawa S et al. Decreased abundance of urinary exosomal aquaporin-1 in renal ischemia-reperfusion injury. *Am J Physiol Ren Physiol* 2009; **297**: F1006-F1016.
43. Mirana KC, Bond DT, McKee M et al. Nucleic acids within urinary exosomes/microvesicles are potential biomarkers for renal disease. *Kidney Int* 2010; **78**: 191-199.
44. Gonzales PA, Pisitkun T, Hoffert JD et al. Large-scale proteomics and phosphoproteomics of urinary exosomes. *J Am Soc Nephrol* 2009; **20**: 363-379.
45. Neal CS, Michael MZ, Pimlott LK et al. Circulating microRNA expression is reduced in chronic kidney disease. *Nephrol Dial Transplant* 2011; **26**: 3794-3802.
46. Tetta C, Bruno S, Fonsato V et al. The role of microvesicles in tissue repair. *Organogenesis* 2011; **7**: 105-115.
47. Alvarez-Erviti L, Seow Y, Yin H et al. Delivery of siRNA to the mouse brain by systemic injection of targeted exosomes. *Nat Biotechnol* 2011; **29**: 341-345.
48. Gould SJ, Booth AM, Hildreth JEK. The Trojan exosome hypothesis. *Proc Natl Acad Sci U S A* 2003; **100**: 10592-10597.
49. Lai RC, Yeo RW, Tan KH et al. Exosomes for drug delivery - a novel application for the mesenchymal stem cell. *Biotechnol Adv* 2013; **31**: 543-551.
50. Akao Y, Iio A, Itoh T et al. Microvesicle-mediated RNA molecule delivery system using monocytes/macrophages. *Mol Ther J Am Soc Gene Ther* 2011; **19**: 395-399.

27

MicroRNAs: A BIGGER ROLE FOR SMALL RIBONUCLEIC ACIDS IN KIDNEY DISEASES

Ana Mondadori dos Santos
Rodrigo Bueno de Oliveira
Laurent Metzinger

◆

INTRODUCTION

Kidney diseases are a heterogeneous group of disorders which affect both kidney structure and function. The course of disease and presentation are divided in acute and chronic dependent on duration (≤ 3 months *vs*. > 3 months, respectively)[1]. The prevalence of acute kidney disease in hospitalized patients in EUA is 2%, and chronic kidney disease (CKD) exceeds 10%, and can reach more than 50% in high-risk subpopulations[2,3]. According to the Brazilian Society of Nephrology (BSN), almost 100 thousands patients endure routine dialysis treatment, and probably around 10 millions of person have some degree of kidney disfunction[4].

Considering the progressive nature of most part of kidney diseases, all patients suffering from CKD should be followed for its progression, independently of the etiology of kidney disease (e.g., diabetes, arterial hypertension) or clinical control. Currently, there are no ideal treatments to prevent, reverse or halt the progression of kidney disease, and the physicians are limited to control the risk factors of progression.

On the other side, the knowledge of kidney disease physiopathology is increasing and we have now a more deep understanding of basic pathophysiologic processes involved in the genesis and progression of kidney diseases, such as fibrosis, inflammation and oxidative stress. A recent example of these pathophysiologic achievements are the "small ribonucleic acids" (miRNAs). miRNAs act essentially as a regulator of mRNA (messenger ribonucleic acid) translation. This property confers to miRNAs an essential role in the regulation of many pathophysiologic processes. As they are deregulated in many diseases, researchers have proposed to use miRNAs as diagnostic tools, therapeutic targets and also for therapeutic manipulation through the possibility of reaching multiple components of cellular network as fine-tuners of gene expression or an on/off switch[5].

The recent success of a first human clinical trial for the treatment of hepatitis C and the ability to therapeutically manipulate miRNA expression or to detect their expression have raised the possibilities for a new class of disease modifying miRNA-based therapeutics to treat kidney diseases[6].

Until recently the paradigm of gene control was based on the trilogy desoxyribonucleic acid (DNA), messenger RNA and protein. DNA stores the information for protein on genes, which during transcription serve as a model for complementary base pairing to produce mRNA using RNA polymerase II. The mRNA connects to the ribosome permitting the binding of amino acids of tRNAs, producing a polypeptide chain, the protein. Recent reports have been however revealed that "small RNAs", also called non-coding RNAs, exercise a control in the mRNAs that do code proteins[7].

Reports based on manipulation of sense or antisense oligonucleotides show a critical involvement of miRNAs in kidney function in health and disease phenotypes. In this chapter, we provide an overview of the biogenesis of miRNAs and their potential involvement in various kidney disease and clinical complications related to CKD.

BIOGENESIS AND ACTION OF miRNA

miRNA biogenesis is a multistep process which starts with the transcription of a larger RNA product, called pri-miRNA, by RNA polymerase II, the same enzyme that transcribes protein-coding genes. The pri-miRNA is a long stem loop structure that encodes the functional miRNA. In the nucleus this long chain of nucleotides is submitted to a cleavage by the microprocessor complex formed by Drosha (specific RNase III) and its cofactor DiGeorge syndrome critical region gene 8 (DGCR8) resulting in a smaller precursor of miRNAs, the pre-miRNA, with approximately 60-70 nucleotides of length. The pre-miRNA is released in the cytoplasm by Exportin 5, it is cleaved within its stem-loops by the specific RNase III Dicer resulting in a mature double-stranded miRNA, the miRNA/miRNA* duplex (miRNA is widely considered as the mature functional form, while miRNA* is the strand that will be degraded and non-functional) (Fig. 27.1)[5].

The complex miRNA/miRNA* is then separated in two strands. One strand, called mature miRNA, is incorporated in the RNA-induced-silencing complex (RISC), and the other strand is usually degraded. The RISC complex contains Argonaute 2 (Ago 2), which has an endonuclease activity that server to either degrade the target mRNAs or to block protein translation. Because of the imperfect base pairing of the miRNA and mRNA, one miRNA can have many mRNAs as targets and one mRNA can be controlled by different miRNAs[5].

Since the discovery of the first miRNA in 1993 by Lee *et al*, more than 1,500 miRNA have been described in internet databases such as miRBase, Tarbase, MicroRNA.org or miRdb[8-11]. By regulating gene expression miRNAs are considered important in innate immunity and in a variety of cellular and physiological activities, such as renal homeostasis[12].

CURRENT METHODS FOR STUDYING miRNAs EXPRESSION

At the beginning of the last decade, quantification of miRNA expression was done mainly by Northern Blot. This tiresome and radioactive technique was soon replaced by qRT-PCR. qRT-PCR is fast, reproducible and this technique has been optimized and developed to screen most of known miRNAs in one sample of tissue or biological fluids, such as blood or urine. RT-PCR array (qPCR-array) is increasing its expression due to its superior sensitivity and specificity, and now, RT-qPCR has been adopted as a method of choice, enabling a monitoring in a clinical setting[13].

In addition, it is possible to observe the expression of a miRNA in tissues/cell cultures by *in situ* hybridization, to study its role, and to over or down-regulate miRNA activity to study its functions. It is possible to make an *in vitro* use, adding pre-miR of a particular miRNA, which will mimicry the action of this miRNA. At the same time, another can also knock-down the miRNA by transfecting a complementary antago-miR, which will interfere with expression of a specific miRNA. The methods to transfect this pre-miR and anti-miR include lipid base formulation, eletroporation and viral vectors[14]. These methods are also developed *in vivo*, in various physiopathological models, mainly in rodents, but also in primates[15].

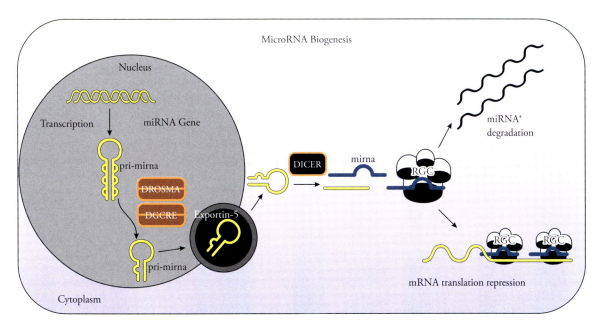

Figure 27.1 – Current model of miRNA biogenesis. RISC = RNA-induced-silencing complex; DGCR8 = DiGeorge syndrome critical region gene 88; MiRNA = small ribonucleic acid.

KIDNEY PHYSIOLOGY MODULATION BY miRNAs AND ITS ROLE ON PATHOPHYSIOLOGY OF KIDNEY DISEASE

miRNA are implicated in critical roles in innate immunity and in a variety of cellular and physiological activities such as cell cycle, growth, proliferation, apoptosis and metabolism. This clearly suggests their implication in organ-specific activities, and even in the renal cortex and medulla[16].

Dicer is the main enzyme responsible for the processing of pre-miRNA into mature miRNA. When this RNase is depleted in podocytes, a progression of glomerular and tubular damage and the development of albuminuria was observed followed by pathological features of glomerulosclerosis and tubulointerstitial fibrosis, with a consequent renal failure and murine death by 6-8 weeks. This rapid fatal progression probably takes place due to global loss of miRNA following Dicer deletion, and its impact on the myriad targets[17,18].

Sequeira-Lopez et al deleted Dicer in the murine renin secreting cells and observed a reduced number of justaglomerular cells, decreased expression of the renin genes, lowered plasma renin concentration and decreased blood pressure. The mouse model developed vascular abnormalities and prominent striped fibrosis[19].

These different animal models of Dicer deletion clearly show the important role of miRNA in the physiological functions of kidneys. Currently, many authors reported on the miRNA involvement in kidney diseases (Table 27.1). The following paragraphs will describe the specific involvement of miRNA in those diseases.

ACUTE KIDNEY INJURY (AKI)

Although the exact role of miRNAs in AKI is not yet fully understood, hypoxia and oxidative stress evidenced in AKI results in endothelial dysfunction, the release of inflammatory mediators, and eventually cell death by apoptosis[20]. After ischemia/reperfusion (I/R), tissues suffer an adaptive process of remodeling and metabolic changes to adequate organ function.

Most of the studies studying I/R process submit mice to an ischemic preconditioning process inducing rapid protective effects which reappear several days later. This beneficial effect requires a sustained synthesis of *de novo* proteins. miR-21 seems to exert an important antiapoptotic action by decreasing the expression of programmed cell death protein 4 at the beginning but later enhances tubular epithelial apoptosis, which in turn contributes to acute renal I/R injury[21,22].

CHRONIC KIDNEY DISEASE

Patients with (CKD) have a progressive loss of function characterized by fibrosis and sclerosis. Also, due to vascular remodeling, vascular calcification and high prevalence of systemic hypertension these patients have higher cardiovascular mortality than general population[30-32].

Recent studies suggest that miRNA regulates tissue fibrosis, mainly by altering the transforming growth factor-β (TGF-β)/Smad pathway. This pathway starts with the binding of activated TGF-β to its receptor inducing the recruitment and phosphorylation of receptor-activated Smads (R-Smads). Once the complex formed, R-Smad binds to Smad4 forming a heterodimeric complex, which enters in the nucleus and binds to promoters genes containing Smad-binding element (SBE) to regulate transcription, including several miRNAs. miR-21, miR-200, miR-29 promote fibroblast proliferation, inhibition of epithelial mesenchymal transition (EMT) and prevent deposition and remodeling of extra cellular matrix due to regulation of TGF-β[23,24].

The TGF-β/Smad pathway promotes miR-21 synthesis enhancing posttranscriptional process of pri-miR-21 and increasing its transcription. Interestingly, mir-21 has a paradoxical effect in injury lesion[33]. Normal mice exposed to acute tissue injury have a huge up-regulation of miR-21 in the local injury, suggesting that its action limits damage and aids in tissue repair. However, persistent over-expression of this miRNA will perturb tissue repair and contribute to tissue fibrosis[34,35]. In order to determine the impact of miR-21 in fibrosis a specific miR-21 antagonist was administered to a mouse model of heart failure and matched with normal mice. Attenuation of fibrosis and improvement in cardiac function were observed, as well the anti-fibrotic effects of miR-21 inhib-

Table 27.1 – Potential miRNA involvement in kidney diseases.

Disease	Potential involved mechanism	miR circulating-type
Acute kidney disease	*Apoptosis*	21?[20]
	Resistance (tolerance to ischemia)	Not described
	Ischemia/reperfusion	21[21,22]
Chronic kidney disease	*Fibrosis/progression*	21, 200, 29[23,24]
Hypertension	Hypertrophy	27, 155, 181, 637, 663[25,26]
Polycystic kidney disease	Cyst formation	17-92[27]
Vascular calcification	*Osteoclast dedifferentiation*	143, 145, 223[28,29]

miR = microRNA.

itors in kidney tissue[33]. After tissue lesion, epithelial cells lose cell-cell interaction, acquiring mesenchimal properties with a migratory capacity, inducing TGF-β signal, activating miR-200 and repressing TGF-β signalling[36].

It is known that fibroblasts submitted to the action of TGF-β have a down regulation of miR-29, by repressing Smad3. This anti-fibrotic effect of miR-29 occurs through inhibition of TGF-β mediated deposition and remodeling of the extra cellular matrix (ECM)[37].

HYPERTENSION

Recent articles have shown that miRNAs are involved in several pathologies related to hypertension, such as cardiac hypertrophy and fibrosis, hypertensive heart failure, vascular eye disease, hemorrhagic stroke and renal fibrosis resulting in kidney failure. 27 miRs were shown to be deregulated in patients with essential hypertension. For example, in cardiac hypertrophy an interplay was described between miR-155, the angiotensin receptor 1, A1166C polymorphism and angiotensin receptor-1 protein expression levels. Also, hypertension risk by the activation of miR-637, which interferes in the fine-tuning of several vasoactive substance, including chromogramin-A as precursos of catestatin, an inhibitor of cathecolamine release was described[25].

Another example is the role of miR-663 and miR-181 in the regulation of the renin metabolism. The first binds to the renin and apolipoprotein-E 3' untranslated regions and regulates them. miR-181 binds to and regulates the mitochondria-associated apoptosis inducing factor mRNA, showing a possible role for this miRNA in the pathogenesis of hypertension[26].

POLYCYSTIC KIDNEY DISEASE (PKD)

miRNA are implicated also in the role of genetic diseases such as PKD, the most common genetic cause of CKD. The cysts arise from renal tubules and are lined by abnormally functioning and hyper proliferative epithelial cells[38].

In mouse models of PKD it was observed that miR-17~92, an oncogenic miRNA cluster, is up regulated. In normal mice who have induced overexpression of miR-17~92 it was observed the production of cysts. Moreover, inactivation of this miRNA cluster results in retarded cyst growth, improved renal function and prolonged survival. One explanation of this fact is the mediation of miR-17~92 by promoting proliferation and through posttranscriptional repression of PKD genes Pkd1, Pkd2, and hepatocyte nuclear factor-1β[27].

VASCULAR CALCIFICATION

Circulating uremic toxins have been shown in the CKD population to be, at least partially, responsible for vascular calcification. One convincing example is the effect of inorganic phosphate on the dedifferentiation of vascular smooth muscle cells (VSMC) into osteoblasts phenotype cell. Rangrez et al showed evidences that Pi alters cell proliferation and migration, downregulates miR-143/145 (both main regulators of the smooth muscle cell phenotype, controlling the VSMC differentiation) and up regulates miR-223 (a marker of muscle damage and a key factor in osteoclast differentiation)[28]. When VSMC were exposed to a Pi concentration of 3.5 mM there were a down regulation of miR-143/145, with a significant increase in their phenotypic targets as versican, Krüppel-like factor 4 (KLF4), KLF5, and platelet derived growth factor receptor-α (PDGFR-α), affecting VSMC morphology and cytoskeleton, which results in calcification[28,29]. The up-regulation of miR-223 increases the proliferation of VSMC, as was already described in tumoral process, also markedly enhancing VSMC migration[28].

These findings were confirmed in vivo murine models of CKD, atherosclerosis and vascular calcifications[39]. In addition the commonly used drug sevelamer attenuated the physiopathology and induced a return of miRNA expression to almost normal levels, indicating in this instance the use of miRNAs as biomarkers to follow treatments.

CLINICAL EVALUATION OF miRNAs IN BODY FLUIDS

Evaluating miRNAs levels in peripheral circulation or biologic fluids may serve as a measure of disease stage, monitor disease progression or therapeutic response. Although the biology of circulating miRNA is currently poorly understood, it is known that they are stable and have distinct expression profiles among different fluids. Most of them are present in the cytoplasm of cells but can be liberated in the circulation by microvesicles and/or exosomes, promoting a cell-cell communication, or a response of cell damage culminating in apoptosis. We expect in the near future to have reliable and reproductible assays to allow its use in broader clinical settings[40-42].

Melkonyan et al detected 22 different miRNA in urine but none were kidney specific. Other studies showed differential expression profiles of urinary miR-126, miR-152 and miR-1282 between patients with bladder cancer and normal health volunteers. These studies argue for the development of noninvasive investigation of kidney diseases by using specific urinary miRNAs as biomarkers for diagnosis or disease progression[43,44].

CONCLUSIONS AND PERSPECTIVES

miRNAs have triggered many new challenges in the pathophysiology of human diseases. However, several difficulties have yet to be overcome such as a comprehensive knowledge of their mechanisms of regulation of miRNA production and recognition of their direct targets.

Since its discovery miRNA characterization and function in kidney diseases has been rapidly increased. However, as one miRNA is capable to regulate multiple target genes, it is difficult to accurately identify miRNA targets and its relevance in a specific pathway or phenotype.

In the same way, as one miRNA can be regulated by many different mediators or pathways or even being encoded from two or more distinct genomic *loci* it becomes another challenge to understand miRNA regulation process.

Moreover, kidney is composed by several types of cells and these cell types express miRNAs in a particular disease condition which will enable us to understand the role of miRNA during disease progression. After identifying one miRNA, it is possible to over express or inhibit the miRNA expression in a particular cell type to understand disease mechanisms.

Also, miRNA can be easily found in the cytoplasm of cell, in blood flow or urine and play essential roles in renal injury which can support a potential therapeutic role in kidney disease. Until now this potential therapeutic use brings many challenges when dealing with the delivery method and safety concerns. To allow complete success of the therapy it will be important to avoid undesirable side effects caused by the dose of miRNA, nonspecific immune response and the risk of off-target effects.

ARE miRNA CONSIDERED DIAGNOSTIC BIOMARKERS OR NEW SPECIFIC TARGETS FOR TREATMENT?

With the recent progress in miRNA research innovative methods have been developed to use them as diagnostic or therapeutic.

MiRNAs could be considered as biomarkers due to their specificity and stability in tissues and biological fluids. While mRNAs are reportedly instable in the extra-cellular medium due to ribonucleases, miRNAs maintain their stability as they are either packed by exosomes, or in complex with the chaperon protein Argonaute 2[45].

In addition, modifying miRNAs expression by silencing ("antagomirs") or over-expression using gene therapy vectors is considered an exciting possibility as a therapeutic treatment. As an example, Thum *et al* in 2008, administered systemically anti-miR-21 and observed a stop in fibrosis in cardiovascular and pulmonary disease, which was furthermore also proved to treat renal fibrosis in chronic kidney disease[33]. Those strategies have already been used in different animals models and must be considered in the near future as serious new opportunity for diseases in human beings.

REFERENCES

1. Chawla LS, Kimmel PL. Acute kidney injury and chronic kidney disease: an integrated clinical syndrome. *Kidney Int* 2012; **82**: 516-524.
2. Ali T, Khan I, Simpson W et al. Incidence and outcomes in acute kidney injury: a comprehensive population-based study. *J Am Soc Nephrol* 2007; **18**: 1292-1298.
3. Coresh J, Selvin E, Stevens LA et al. Prevalence of chronic kidney disease in the United States. *JAMA* 2007; **298**: 2038-2047.
4. Sociedade Brasileira de Nefrologia. O Brasil se ilumina em comemoração ao Dia Mundial do Rim, 8 de março. [cited 2012 October 22]; 1(1): [7 screens]. Available from: http://www.sbn.org.br/pdf/imprensa.pdf
5. Bartel DP. MicroRNAs: target recognition and regulatory functions. *Cell* 2009; **139**: 215-233.
6. Janssen HL, Reesink HW, Lawitz EJ et al. Treatment of HCV infection by targeting microRNA. *N Engl J Med* 2011; **368**: 1685-1694.
7. Clancy S, Brown W. Translation: DNA to mRNA to protein. Nature Education. 2008: Available in: http://www.nature.com/scitable/topicpage/translation-dna-to-mrna-to-protein-393
8. miRBase – the microRNA database. [base de dados na internet]. Manchester: The University of Manchester – Faculty of life science. [s.d.] [acessado em 2 de dezembro 2013]. Disponível em: http://www.mirbase.org
9. Tarbase – miRNA targets database. [base de dados na internet]. Pittsburgh University of Pittsburg – Health Science Library System. [s.d.] [acessado em 2 de dezembro 2013]. Disponível em: http://www.hsls.pitt.edu/obrc/index.php?page=URL1237572545
10. MicroRNA.org – Targets and expression. Predicted microRNA targets & target downregulation scores. Experimentally observed expression patterns. [s.d.] [acessado em 2 de dezembro 2013]. http://www.microrna.org/microrna/home.do
11. MiRdb – MicroRNA Target Prediction And Functional Study Database. [s.d.] [acessado em 2 de dezembro 2013]. Disponível em: http://mirdb.org/miRDB/
12. Lee RC, Feinbaum RL, Ambros V. The *C. elegans* heterochronic gene *lin-4* encodes small RNAs with antisense complementarity to *lin-14*. *Cell* 1993; **75**: 843-854.
13. Bernardo BC, Charchar FJ, Lin RC et al. A microRNA guide for clinicians and basic scientists: background and experimental techniques. *Heart Lung Circ* 2012; **21**: 131-142.
14. Xie J, Ameres SL, Friedline R et al. Long-term efficient inhibition of microRNA function in mice using rAAV vectors. *Nat Methods* 2012; **9**: 303-409.
15. Rayner KJ, Esau CC, Hussain FN et al. Inhibition of miR-33a/b in non-human primates raises plasma HDL and lowers VLDL triglycerides. *Nature* 2011; **478**: 404-407.
16. Sun Y, Koo S, White N et al. Development of a micro-array to detect human and mouse microRNAs and characterization of expression in human organs. *Nucleic Acids Res* 2004; **32**: e188.
17. Liu CG, Calin GA, Meloon B et al. An oligonucleotide microchip for genome-wide microRNA profiling in human and mouse tissues. *Proc Natl Acad Sci U S A* 2004; **101**: 9740-9744.
18. Tian Z, Greene AS, Pietrusz JL et al. Micro-RNA target pairs in the rat kidney identified by microRNA microarray, proteomic, and bioinformatics analysis. *Genome Res* 2008; **18**: 404-411.
19. Sequeira-Lopez ML, Weatherford ET, Borges GR et al. The MicroRNA-processing enzyme Dicer maintains juxtaglomerular cells. *J Am Soc Nephrol* 2010; **21**: 460-467.
20. Yellon DM, Hausenloy DJ. Myocardial reperfusion injury. *N Engl J Med* 2007; **357**: 1121-1135.
21. Kim J, Jang HS, Park KM. Reactive oxygen species generated by renal ischemia and reperfusion trigger protection against subsequent renal ischemia and reperfusion injury in mice. *Am J Physiol Renal Physiol* 2010; **292**: F158-F166.
22. Xu X, Kriegel AJ, Liu Y et al. Delayed ischemic preconditioning contributes to renal protection by upregulation of miR-21. *Kidney Int* 2012; **82**: 1167-1175.
23. Zeisberg M, Neilson EG. Mechanisms of tubulointerstitial fibrosis. *J Am Soc Nephrol* 2010; **21**: 1819-1834.
24. Patel V, Noureddine L. MicroRNAs and fibrosis. *Curr Opin Nephrol Hypertens* 2012; **21**: 410-416.
25. Wei Z, Biswas N, Wang L et al. A common genetic variant in the 3'-UTR of vacuolar H+-ATPase ATP6V0A1 creates a micro-RNA motif to alter chromogramin A processing and hypertension risk. *Cir Cardiovasc Genet* 2011; **4**: 381-389.
26. Marques FZ, Campain AE, Tomaszewski M et al. Gene expression profiling reveals renin mRNA overexpression in human hyperten-

26. sive kidneys and a role for microRNAs. *Hypertension* 2011; **58**: 1093-1098.
27. Patel V, Willians D, Hajarnis S *et al*. miR-17-92 miRNA cluster promotes kidney cyst growth in polycystic kidnwy disease. *Proc Natl Acad Sci U S A* 2013; **110**: 10765-10770.
28. Rangrez AY, M'Baya-Moutoula E, Metzinger-Le Meuth V *et al*. Inorganic phosphate accelerates the migration of vascular smooth muscle cells: Evidence for the Involvement of miR-223. *PLoS ONE* 2012; **7**: e47807.
29. Rangrez AY, Massy ZA, Metzinger-Le Meuth V *et al*. miR-143 and miR-145: molecular keys to switch the phenotype of vascular smooth muscle cells. *Circ Cardiovasc Genet* 2011; **4**: 197-205.
30. Eddy AA. Molecular basis of renal fibrosis. *Pediatr Nephrol* 2000; **15**: 290-301.
31. Boor P, Ostendorf T, Floege J. Renal fibrosis: novel insights into mechanisms and therapeutic targets. *Nat Rev Nephrol* 2010; **6**: 643-656.
32. Foley RN, Parfrey PS, Sarnak M. Clinical epidemiology of cardiovascular disease in chronic renal disease. *Am J Kidney Dis* 1998; **32**: 112-119.
33. Thum T, Gross C, Fiedler J *et al*. MicroRNA-21 contributes to myocardial disease by stimulating MAP kinase signalling in fibroblasts. *Nature* 2008; **456**: 980-984.
34. Patrick DM, Montgomery RL, Qi X *et al*. Stress-dependent cardiac remodeling occurs in the absence of microRNA-21 in mice. *J Clin Invest* 2010; **120**: 3912-3916.
35. Godwin JG, Ge X, Stephan K *et al*. Identification of a microRNA signature of renal ischemia–reperfusion injury. *Proc Natl Acad Sci U S A* 2010; **107**: 14339-14344.
36. Gregory PA, Bracken CP, Smith E *et al*. An autocrine TGF-beta/ZEB/miR-200 signaling network regulates establishment and maintenance of epithelial–mesenchymal transition. *Mol Biol Cell* 2011; **22**: 1686-1698.
37. Van Rooij E, Sutherland LB, Thatcher JE *et al*. Dysregulation of microRNAs after myocardial infarction reveals a role of miR-29 in cardiac fibrosis. *Proc Natl Acad Sci U S A* 2008; **105**: 13027-13032.
38. Igarashi P, Somlo S. Genetics and pathogenesis of polycystic kidney disease. *J Am Soc Nephrol* 2002; **13**: 2384-2398.
39. Taïbi F, Metzinger-Le Meuth V, M'baya-Moutoula E *et al*. Possible involvement of microRNAs in vascular damage in experimental chronic kidney disease. *Biochim Biophys Acta* 2014; **1842**: 88-98.
40. Valadi H, Ekstrom K, Bossios A *et al*. Exosome-mediated transfer of mRNA and microRNAs is a novel mechanism of genetic exchange between cells. *Nat Cell Biol* 2007; **9**: 654-659.
41. Montecalvo A, Larregina AT, Shufesky WJ *et al*. Mechanism of transfer of functional microRNAs between mouse dendritic cells via exosomes. *Blood* 2012; **119**: 756-766.
42. Mitchell PS, Parkin RK, Kroh EM *et al*. Circulating microRNAs as stable blood-based markers for cancer detection. *Proc Natl Acad Sci U S A* 2008; **105**: 10513-10518.
43. Melkonyan HS, Feaver WJ, Meyer E *et al*. Transrenal nucleic acids: From proof of principle to clinical tests. *Ann N Y Acad Sci* 2008; **1137**: 73-81.
44. Hanke M, Hoefig K, Merz H *et al*. A robust methodology to study urine microRNA as tumor marker: microRNA-126 and microRNA-182 are related to urinary bladder cancer. *Urol Oncol* 2010; **28**: 655-661.
45. Chin LJ, Slack FJ. A truth serum for cancer microRNAs have major potential as cancer biomarkers. *Cell Res* 2008; **18**: 983-984.

28

DIURÉTICOS TIAZÍDICOS E DOENÇA RENAL CRÔNICA AVANÇADA: HORA DE REVER ANTIGOS CONCEITOS

Flávio Teles
Clarice Kazue Fujihara
Roberto Zatz

INTRODUÇÃO

Os diuréticos tiazídicos foram desenvolvidos a partir da segunda metade dos anos 1950[1]. O mais antigo deles, a clorotiazida, foi saudado como um grande avanço em relação aos mercuriais, os únicos diuréticos disponíveis até então, os quais tinham seu uso drasticamente limitado por sua toxicidade. Pouco tempo depois surgia a hidroclorotiazida, a qual, embora diferisse apenas sutilmente da clorotiazida, apresentava potência diurética substancialmente mais alta. Mais tarde, foram desenvolvidos diuréticos que, embora estruturalmente muito diferentes da hidroclorotiazida, como a clortalidona, a indapamida e a metolazona, exercem efeito farmacodinâmico semelhante (daí a designação, aplicada a esses medicamentos, de *thiazide-like*). Essa classe de diuréticos veio revolucionar a prática clínica, passando de imediato a ocupar lugar de destaque no arsenal medicamentoso destinado ao tratamento dos estados edematosos e da hipertensão arterial[2]. Mais tarde, consolidou-se o conceito de que, além de poderem ser utilizados em monoterapia na hipertensão leve, os tiazídicos são extremamente úteis quando associados a outros medicamentos anti-hipertensivos e, em especial, inibidores do sistema renina-angiotensina-aldosterona[2].

Apesar de sua importância histórica e de sua utilidade na prática clínica, os tiazídicos são considerados diuréticos de potência apenas mediana (*low-ceiling*), especialmente quando comparados aos diuréticos de alça (*high-ceiling*). Isso ocorre porque o túbulo contorneado distal (TCD) reabsorve, por meio do cotransportador Na-Cl (NCC) situado na membrana luminal de suas células, uma porcentagem relativamente modesta do sódio filtrado, em torno de 4 a 5%. No entanto, essa quantidade está longe de ser insignificante, tendo em vista o fato sobejamente conhecido de que menos de 1% do sódio filtrado é excretado em condições normais. Por essa razão, o NCC tem enorme importância na manutenção do balanço de sódio, conforme se depreende das consequências de sua deficiência e de seu funcionamento excessivo, evidentes na síndrome de Gitelman e no pseudo-hiperaldosteronismo do tipo II (síndrome de Gordon), respectivamente. A importância fisiológica do túbulo contorneado distal tornou-se ainda mais clara em anos recentes, quando se demonstrou que a fosforilação do NCC, essencial à ativação dessa molécula, é fortemente estimulada pela aldosterona[3], sendo, além disso, estreitamente regulada por um complexo mecanismo que envolve a ação de uma família de cinases, as WNKs (*with no-lysine kinases*), responsiva à angiotensina II[4].

OS TIAZÍDICOS SÃO INEFICAZES NA DOENÇA RENAL CRÔNICA AVANÇADA: VERDADE OU MITO?

Ainda durante os anos 1960, poucos anos após a criação dos tiazídicos, firmou-se a noção de que essa classe de diuréticos era ineficaz nas fases avançadas da doença renal crônica (DRC) ou, mais especificamente, quando o ritmo de filtração glomerular (RFG) caía abaixo de 30 ou 40mL/min. Esse conceito sobreviveu até os dias de hoje, sendo frequentemente enunciado em livros de texto, artigos de revisão e até mesmo diretrizes clínicas[5-7]. O principal argumento teórico em apoio a essa tese é o de que, sendo baixos o RFG e, portanto, a carga filtrada de sódio, a quantidade de sódio processada no TCD, reduzida em proporção semelhante (ou até maior, em razão da expansão do volume extracelular), é insuficiente para que os tiazídicos promovam uma natriurese adequada. Em outras palavras, a margem de manobra para a ação natriurética dos tiazídicos estaria reduzida na DRC avançada. No entanto, é preciso considerar que, em resposta à expansão do volume extracelular e à necessidade de manter o balanço de sódio em face de uma redução crônica do número de néfrons, a reabsorção fracional de sódio no túbulo proximal (TP) e na porção ascendente espessa da alça de Henle (PAEH) diminui em relação ao normal[8,9]. Em consequência dessas alterações, a oferta de sódio ao TCD está aumentada na DRC e, mesmo que a reabsorção fracional de sódio nesse segmento estivesse inalterada, sua taxa de reabsorção de sódio em valores absolutos estaria elevada. Além disso, há evidências de que, ao receber uma carga aumentada de sódio, os segmentos que se seguem à PAEH sofrem hipertrofia e passam a expressar quantidades aumentadas de seus transportadores específicos, como é o caso do TCD e do NCC[10,11]. Portanto, o que parece ocorrer é um aumento da participação do TCD na reabsorção da carga filtrada de sódio, fazendo prever que a ação natriurética dos tiazídicos na DRC está aumentada em vez de diminuída.

Outra razão invocada para explicar a suposta ineficiência dos tiazídicos na DRC avançada é o acúmulo no organismo de ânions como o urato, em razão da queda do RFG. De acordo com essa concepção, esses ânions competiriam com os tiazídicos pelos transportadores de ânions orgânicos localizados principalmente no segmento S2 do túbulo proximal[12]. No entanto, deve-se considerar que esse mesmo argumento se aplica aos diuréticos de alça, sendo que eles também são transportados pelo mecanismo em questão. Além disso, o que se recomenda é que os tiazídicos sejam evitados na DRC quando o RFG cai abaixo de 30, 40 ou mesmo 50mL/min/1,73m². No entanto, tais níveis de função renal ainda são compatíveis com a manutenção da homeostase, fazendo com que o acúmulo de ânions, o estado urêmico e a suposta resistência a diuréticos por esse mecanismo sejam eventos ainda distantes. Por fim, deve-se notar que a meia-vida dos tiazídicos está notavelmente aumentada em pacientes com RFG inferior a 30mL/min/1,73m² [13], o que tende a minimizar os eventuais efeitos de uma limitação a seu transporte no TP.

Em seu conjunto, as considerações acima conduzem à inevitável conclusão de que o conceito de que os tiazídicos são ineficazes na DRC avançada, por disseminado que seja, é desprovido de embasamento teórico sólido. Veremos nos parágrafos seguintes que as evidências objetivas em apoio a essa ideia são igualmente rarefeitas.

QUAIS AS EVIDÊNCIAS DE QUE OS TIAZÍDICOS SÃO INEFICAZES NA DRC?

Embora esteja arraigada a ideia de que os tiazídicos deixam de agir quando o RFG cai abaixo de 30 ou 40mL/min, as evidências sólidas em favor dessa tese são surpreendentemente escassas. O único estudo em que se procurou pesquisar diretamente a suposta ineficácia dos tiazídicos foi publicado em 1961 por Reubi e Cottier[14]. Vale a pena examinar esse estudo com algum detalhe. Esses pesquisadores avaliaram o efeito da administração aguda de clorotiazida ou um diurético mercurial em 11 pacientes com DRC e graus variáveis de insuficiência renal. Quatro pacientes eram portadores de pielonefrite crônica, três de nefrosclerose hipertensiva, um de nefropatia diabética e em três deles a causa da DRC não foi determinada. Dos onze pacientes estudados, seis apresentavam RFG superior a 50mL/min. Nos demais, o RFG era 37, 32, 22, 11 e 6mL/min. Na maioria dos pacientes com RFG maior que 50mL/min, as frações de excreção de sódio, potássio e cloreto praticamente triplicaram após a administração de clorotiazida. Nos três pacientes com RFG de 22, 32 e 37mL/min, a excreção urinária de sódio, potássio e cloreto teve aumento superior a duas vezes após o uso da clorotiazida. Nos dois indivíduos com RFG mais baixo, o efeito da clorotiazida sobre a excreção urinária de sódio foi mais modesto, com aumento aproximado de 1,4 vez e 1,8 vez, respectivamente. Portanto, o conceito de que os tiazídicos são ineficientes e devem ser evitados quando o RFG cai abaixo de 30, 40 ou mesmo 50mL/min/1,73m² baseia-se largamente em um estudo publicado há mais de meio século, utilizando um tiazídico de primeira geração, de há muito aposentado, ao qual dois indivíduos de um total de 11 responderam de modo limitado. Cumpre notar que a fração de excreção de sódio desses dois indivíduos era extremamente elevada na condição basal, e que, portanto, seria de esperar que um aumento adicional fosse mais difícil de obter. Além disso, a mesma limitação foi observada com um diurético mercurial, sugerindo que a resposta limitada a diuréticos seria inespecífica. É importante salientar que não foi efetuada nenhuma comparação com os diuréticos de alça e, portanto, esse estudo não pode servir como base para uma recomendação em favor ou desfavor de qualquer dessas classes de diuréticos.

Apesar das limitações do estudo de Reubi e Cottier[14], o conceito de que os tiazídicos são de pouca valia na DRC avançada se firmou nos anos que se seguiram, fazendo com que esses diuréticos fossem gradativamente substituídos nessas condições por diuréticos de alça[15], embora continuassem a ser usados como anti-hipertensivos em pacientes com função renal normal ou não muito diminuída[16]. Essa tendência acentuou-se a partir dos anos 1980, com o advento dos inibidores da enzima conversora da angiotensina I (iECA) e, mais tarde, dos antagonistas do receptor AT1 da angiotensina II, os quais, além de sua ação anti-hipertensiva, também exercem efeitos cárdio e nefroprotetores. Nessas condições, até mesmo o uso dos tiazídicos como anti-hipertensivos entrou em declínio[17].

Além da suposta inoperância dos tiazídicos na DRC avançada, um argumento frequentemente utilizado para justificar a restrição a seu uso é o de que esses compostos apresentam efeitos metabólicos indesejáveis, tais como dislipidemia, aumento da glicemia e hiperuricemia[18,19], além de poderem promover diretamente lesões renais[20]. Embora tais argumentos estejam baseados em evidências, é preciso considerar que os diuréticos de alça podem exercer efeitos metabólicos semelhantes[21], além de outros mais específicos, como hipercalciúria. Deve-se lembrar ainda que não existem evidências de que, a longo prazo, esses efeitos estejam especificamente associados a um aumento da morbidade e da mortalidade entre os usuários de tiazídicos. Além disso, não podemos esquecer o princípio geral de que os eventuais efeitos adversos de qualquer fármaco devem ser sempre pesados contra seus efeitos benéficos.

Ao mesmo tempo que os tiazídicos e diuréticos *thiazide-like* eram cada vez mais considerados inócuos na DRC avançada, acumulavam-se lentamente evidências de que tal fama era na verdade imerecida. Knauf *et al*[22] mostraram que a bemetizida, um composto *thiazide-like*, exercia um efeito natriurético considerável, até 48 horas após seu uso, em 17 pacientes com DRC, mesmo quando o RFG era inferior a 30mL/min (o que era o caso de seis deles). Na verdade, esses pesquisadores, como todos os que se lhes seguiram, foram incapazes de determinar para o RFG um "ponto de corte", fosse qual fosse seu valor, abaixo do qual a administração de um tiazídico deixaria de exercer um efeito natriurético. Em outro estudo[23], o mesmo grupo examinou 19 pacientes renais crônicos, comparando-os a seis com função renal normal. Dos portadores de DRC, apenas sete apresentaram RFG inferior a 30mL/min. Praticamente todos esses apresentaram aumento substancial na excreção urinária de sódio após o uso de hidroclorotiazida e, conforme esperado, a associação com furosemida amplificou esse efeito. Posteriormente, Wollam *et al*[24] avaliaram oito pacientes com creatinina variando de 2,3 a 4,9mg/dL e refratários a doses de 240mg de furosemida. O aumento da furosemida para doses de até 480mg ao dia ofereceu apenas um modesto aumento no efeito diurético. Já a associação com 25 a 50mg de hidroclorotiazida (HCTZ) trouxe uma redução significativa no peso, no volume plasmático e na pressão arterial, em consonância com a hipótese de que ocorre hipertrofia anatômica e/ou funcional do TCD nesses pacientes. De modo semelhante, Fliser *et al*[25] avaliaram 10 pacientes com perda grave de função renal (RFG de 13 ± 6mL/min/1,73m^2) e observaram que a administração de um tiazídico aumentava a natriurese naqueles que já vinham recebendo um diurético de alça. Paton e Kane mostraram que a metolazona, outro composto *thiazide-like*, aumentava a excreção de sódio mesmo em pacientes com DRC avançada[26].

Resultados semelhantes aos desses estudos agudos foram obtidos em observações clínicas em que a administração de tiazídicos se estendeu por semanas ou meses. Dussol *et al*[27] estudaram, durante até cinco meses, a ação da hidroclorotiazida e da furosemida em sete pacientes com DRC avançada, cujos RFGs variavam entre 12 e 41mL/min (em média 25mL/min). O tratamento com hidroclorotiazida promoveu aumento médio de quase 50% da fração de excreção de sódio. É interessante observar que houve redução significativa nos níveis pressóricos após o uso isolado da HCTZ (de 112 ± 11mmHg para 99 ± 7mmHg após HCTZ), mesmo nos indivíduos com DRC avançada, algo não observado anteriormente. Deve-se ressaltar que essa ação natriurética da hidroclorotiazida foi até superior à da furosemida, estudada concomitantemente, contrariando assim frontalmente o conceito estabelecido desde os anos 1960. Em estudo posterior[28], o mesmo grupo mostrou efeitos semelhantes da hidroclorotiazida e da furosemida sobre a pressão arterial, a hemodinâmica renal e a natriurese em 23 pacientes com DRC e RFG médio de 25mL/min.

AÇÃO ANTI-HIPERTENSIVA DOS TIAZÍDICOS NA DRC AVANÇADA

As evidências enumeradas até aqui não dão respaldo à noção disseminada de que os tiazídicos são desprovidos de efeito natriurético ou hemodinâmico na DRC avançada. Seria de esperar, assim, que os tiazídicos exercessem um efeito anti-hipertensivo facilmente mensurável nesses pacientes. Efetivamente, inúmeros estudos clínicos recentes forneceram evidências de que os tiazídicos podem ser valiosos no tratamento da hipertensão e na prevenção de acidentes cardiovasculares na DRC avançada, trazendo essa classe de diuréticos de volta a uma posição de destaque. Por exemplo, Agarwal e Sinha[29] obtiveram redução da pressão arterial com o uso de clortalidona durante três meses, associada à medicação anti-hipertensiva vigente, em 14 pacientes com DRC e RFG médio de 27mL/min. Em 60 pacientes com DRC em estágio 3, Abe *et al*[30] mostraram que a associação de losartana (na máxima dose recomendada, 100mg/dia) e hidroclorotiazida (12,5mg/dia) era superior ao tratamento com losartana 100mg para baixar a pressão arterial e reduzir a proteinúria, indicando a possível existência de um efeito renoprotetor dos tiazídicos.

É provável que a eficácia dos tiazídicos na DRC seja subestimada devido a um motivo simples: são poucos os grandes (e, portanto, mais impactantes) estudos clínicos em que o efeito desses diuréticos é examinado em pacientes com DRC avançada. No estudo GUARD, por exemplo[31], 332 pacientes diabéticos (do tipo 2) e proteinúricos, com função renal praticamente normal, receberam benazepril em associação com hidroclorotiazida ou anlodipina durante um ano. A associação benazepril/hidroclorotiazida reduziu com mais eficiência a proteinúria, mas foi menos eficaz do que a associação benazepril/anlodipina em baixar a pressão arterial. Já no estudo VAST[32], a associação hidroclorotiazida/valsartana promoveu uma queda mais intensa da pressão arterial, com menores efeitos colaterais, comparada ao tratamento com anlodipina apenas. No entanto, a função renal nem mesmo foi relatada nesse estudo.

No estudo ALLHAT (*Antihypertensive and Lipid-Lowering treatment to prevent Heart Attack Trial*), um total de mais de 33.000 pacientes foi alocado a receber tratamento com clortalidona, anlodipina ou lisinopril durante um período médio de quase cinco anos. Os resultados desse estudo indicaram que a clortalidona nada ficava a dever às duas outras drogas no tratamento da hipertensão e, principalmente, na prevenção de eventos cardiovasculares[33]. Em uma análise separada, os pesquisadores responsáveis por esse estudo concluíram que a clortalidona reduziu, tanto quanto os outros dois medicamentos, a taxa de queda do RFG e o risco de evolução para DRC terminal[34], mesmo nos pacientes que iniciaram o estudo já com o RFG drasticamente diminuído. Esses resultados são importantes porque mostram que os tiazídicos podem exercer, tanto quanto outras medicações anti-hipertensivas, um efeito renoprotetor. Vale ressaltar que, nesses estudos, o subgrupo de indivíduos mais idosos foi o mais beneficiado.

Nem todos os estudos clínicos, no entanto, mostram superioridade dos tiazídicos em relação a outros medicamentos. No estudo ACCOMPLISH (*Avoiding Cardiovascular events through COMbination therapy in Patients LIving with Systolic Hypertension*)[35], mais de 1.000 pacientes com DRC e RFG médio de cerca de 45mL/min receberam uma associação benazepril/hidroclorotiazida ou benazepril/anlodipina. Esta última promoveu uma redução maior do risco de progressão para DRC terminal. No entanto, a queda da pressão arterial foi semelhante nos dois grupos. Deve-se notar que não esteve em questão a capacidade dos tiazídicos de promover natriurese ou influenciar a hemodinâmica renal, e sim sua eficácia renoprotetora em comparação com a da anlodipina.

A administração de tiazídicos na DRC avançada pode mostrar-se útil até mesmo naqueles cuja função renal está duplamente comprometida pela nefropatia e pela presença de insuficiência cardíaca congestiva (ICC), dificultando a ação de diuréticos no tratamento de edemas[36]. Por outro lado, conforme observado anteriormente, há evidências de que o uso crônico de diuréticos de alça, comum na ICC, induz um aumento da capacidade de retenção de sódio nos segmentos distais do néfron e, em especial, no TCD[10]. Assim, o uso de diuréticos poupadores de potássio ou tiazídicos, em associação com diuréticos de alça, pode ajudar a reduzir ou prevenir a formação de edema nesses pacientes[37,38]. Dormans et al[39] avaliaram 20 pacientes com filtração glomerular média de 32,7 ± 22,5mL/min e grau avançado de ICC (fração de ejeção < 0,25%), que se mostravam resistentes à ação dos diuréticos de alça. Os pacientes foram tratados durante até 12 dias com uma associação de furosemida e hidroclorotiazida. O uso desse esquema terapêutico causou aumento do débito urinário e da fração de excreção de sódio, promovendo redução acentuada dos edemas e do peso corporal. É interessante observar que doses de hidroclorotiazida superiores a 50mg/dia foram associadas a mais efeitos colaterais, promovendo até mesmo desidratação, mostrando que os tiazídicos podem agir até mesmo nessas situações extremas.

As associações entre os tiazídicos e outros diuréticos trazem uma importante vantagem adicional: possibilitam a redução da dose de todos os medicamentos utilizados, minimizando assim seus efeitos colaterais, como hipocalemia. No caso dos tiazídicos, há forte evidência de que doses superiores a 25mg/dia não oferecem vantagens terapêuticas adicionais, mas associam-se a maior número de eventos adversos, o que inclui morte súbita, possivelmente em consequência de arritmias cardíacas resultantes de hipocalemia[40,41]. É possível que doses baixas de hidroclorotiazida, como 6,25mg/dia, sejam suficientes para, em associação com outros diuréticos, promover a maioria dos efeitos terapêuticos desejados[42].

OS TIAZÍDICOS POSSUEM EFEITO RENOPROTETOR? E OS DIURÉTICOS DE ALÇA?

As observações descritas nos parágrafos anteriores sugerem que, além de sua ação natriurética e anti-hipertensiva, os tiazídicos podem ajudar a deter a progressão das nefropatias crônicas. Esse efeito renoprotetor não é facilmente demonstrado em pacientes com DRC, em vista da pletora de medicamentos de que esses pacientes costumam usar, o que inclui, na maioria das vezes, ao menos um diurético. Tal restrição não existe no estudo de modelos experimentais. É infrequente, no entanto, o uso destes últimos para testar essa possibilidade. Fujihara et al[43] examinaram o efeito da administração crônica de hidroclorotiazida em monoterapia ou associada à losartana, no modelo de ablação renal de 5/6 em ratos (Nx), um dos mais utilizados no estudo dos mecanismos de progressão da DRC. Os tratamentos foram iniciados um mês após a redução da massa renal, quando já são aparentes algumas lesões renais, ainda que de baixa intensidade, e mantidos durante sete meses. De início, a monoterapia com losartana atenuou fortemente a hipertensão arterial e a albuminúria características desse modelo. Com o tempo, no entanto, a pressão arterial e a albuminúria voltaram a se elevar, mantendo-se, no entanto, abaixo do observado em animais não tratados. Ao final do tempo de observação, o tecido renal remanescente apresentava lesões glomerulares e intersticiais consideráveis, ainda que mitigadas em comparação com o observado em animais não tratados, mimetizando a proteção incompleta observada na prática clínica. De forma até certo ponto surpreendente, a monoterapia com hidroclorotiazida trouxe resultados muito semelhantes aos obtidos com a losartana, indicando que, mesmo diante de uma redução drástica no número de néfrons, a hidroclorotiazida continuava a exercer seu efeito farmacológico, que no caso se traduziu por renoproteção parcial, contrariando frontalmente o conceito de que os tiazídicos deixam de agir quando a função renal cai a um terço ou menos do normal. Mais surpreendente ainda foi o efeito do tratamento combinado losartana/hidroclorotiazida: nos animais Nx assim tratados, a pressão arterial, a albuminúria e a glomerulosclerose foram reduzidas a níveis indistinguíveis do controle normal e assim mantidas durante os sete meses subsequentes, algo nunca observado com outros tratamentos.

Havia uma crítica séria a esse estudo: como os tratamentos foram iniciados em uma fase relativamente precoce da evolução da nefropatia, a intensidade das lesões renais era baixa, apesar da redução do número de néfrons. Essa situação não representa adequadamente o observado nas nefropatias crônicas humanas, nas quais a redução drástica do número de néfrons, quando chega a ocorrer, já se faz acompanhar de lesões glomerulares e intersticiais avançadas, além de intenso processo inflamatório. Por essa razão, esses pesquisadores repetiram o estudo, iniciando, porém, o tratamento combinado somente quatro meses após a ablação renal, quando as lesões glomerulares e intersticiais já se haviam tornado exuberantes. Os resultados foram muito semelhantes aos obtidos no estudo anterior: o tratamento combinado losartana/hidroclorotiazida fez regredir a hipertensão arterial e a albuminúria, e deteve completamente a progressão das lesões renais[44]. Esse efeito não pôde ser atribuído ao melhor controle pressórico proporcionado pela associação losartana/hidroclorotiazida, uma vez que não foi possível reproduzi-lo baixando a pressão arterial aos mesmos níveis com outro esquema terapêutico. Tomados em seu conjunto, esses dados experimentais indicam que a associação losartana/hidroclorotiazida é sinérgica e pode, em princípio, exercer um poderoso efeito protetor em nefropatias humanas.

É interessante observar que, em um terceiro estudo, a associação losartana/furosemida também se mostrou renoprotetora. No entanto, a proteção assim obtida foi menos completa do que aquela proporcionada pelo tratamento combinado losartana/hidroclorotiazida: a pressão arterial e a albuminúria não foram normalizadas e tenderam a progredir com o tempo. Além disso, a intensidade do dano e da inflamação renal ao final do estudo foi maior do que aquela verificada no grupo que recebeu a hidroclorotiazida em lugar da furosemida. Esses achados sugerem que o efeito renoprotetor da hidroclorotiazida pode não depender apenas de seu efeito diurético, estando possivelmente ligado a alguma ação específica[45].

Os mecanismos pelos quais os tiazídicos podem exercer uma ação renoprotetora independente de seu efeito diurético não estão claros. Sabe-se que os tiazídicos podem baixar a pressão arterial em pacientes em diálise crônica, nos quais o RFG é extremamente baixo[46], sugerindo fortemente um efeito extrarrenal. Em consonância com esse achado, há evidências de que os tiazídicos podem funcionar como vasodilatadores, seja por ação vascular direta[47], seja estimulando a produção local de prostaglandinas vasodilatadoras[48]. Outros efeitos não diuréticos dos tiazídicos são representados por uma ação antiplaquetária[49], que pode limitar a formação de microtrombos e o próprio processo inflamatório, e a inibição da produção de alfa-actina em cardiócitos[50]. A possível relação dessas propriedades com o efeito renoprotetor dos tiazídicos ainda é obscura.

CONCLUSÃO

Em sua maioria, as evidências disponíveis na literatura convergem para a conclusão de que os tiazídicos continuam a exercer seu efeito natriurético e anti-hipertensivo mesmo em fases já bem avançadas da DRC, especialmente quando associados a inibidores do sistema renina-angiotensina e a diuréticos de alça. O achado de que os tiazídicos podem ajudar a prevenir eventos cardiovasculares, frequentemente associados a nefropatias, reforça a necessidade de rever a recomendação de evitar essas drogas conforme o valor do RFG. As evidências clínicas e especialmente experimentais de que os tiazídicos podem retardar ou até impedir a progressão da DRC trazem argumentos adicionais nesse sentido. São necessários estudos clínicos prospectivos e aleatorizados para que, ao se confirmar esse efeito renoprotetor dos tiazídicos, seu uso com essa finalidade possa ser formalmente recomendado.

REFERÊNCIAS BIBLIOGRÁFICAS

1. Schreiner GE. Chlorothiazide in renal disease. *Ann N Y Acad Sci* 1958; **71**: 420-429.
2. Brown A, Captain B. 50 years of thiazides: should thiazide diuretics be considered third-line hypertension treatment? *Am J Ther* 2011; **18**: e244-e254.
3. Kim GH, Masilamani S, Turner R et al. The thiazide-sensitive Na-Cl cotransporter is an aldosterone-induced protein. *Proc Natl Acad Sci U S A* 1998; **95**: 14552-14557.
4. Castañeda-Bueno M, Gamba G. Mechanisms of sodium-chloride cotransporter modulation by angiotensin II. *Curr Opin Nephrol Hypertens* 2012; **21**: 516-522.
5. Brater DC. Diuretic therapy. *N Engl J Med* 1998; **339**: 387-395.
6. Sica DA. Diuretic use in renal disease. *Nat Rev Nephrol* 2011; **8**: 100-109.
7. K/DOQI Clinical practice guidelines on hypertension and antihypertensive agents in chronic kidney disease. Guideline 12: use of diuretics in CKD. 2002. http://www.kidney.org/professionals/kdoqi/guidelines_bp/guide_12.htm.
8. Kwon TH, Frøkiaer J, Fernández-Llama P et al. Altered expression of Na transporters NHE-3, NaPi-II, Na-K-ATPase, BSC-1, and TSC in CRF rat kidneys. *Am J Physiol* 1999; **277**: F257-F270.
9. Buerkert J, Martin D, Prasad J et al. Response of deep nephrons and the terminal collecting duct to a reduction in renal mass. *Am J Physiol* 1979; **236**: F454-F464.
10. Ellison DH, Velázquez H, Wright FS. Adaptation of the distal convoluted tubule of the rat. Structural and functional effects of dietary salt intake and chronic diuretic infusion. *J Clin Invest* 1989; **83**: 113-126.
11. Kaissling B, Stanton BA. Adaptation of distal tubule and collecting duct to increased sodium delivery. I. Ultrastructure. *Am J Physiol* 1988; **255**: F1256-F1268.
12. Uwai Y, Saito H, Hashimoto Y, Inui KI. Interaction and transport of thiazide diuretics, loop diuretics, and acetazolamide via rat renal organic anion transporter rOAT1. *J Pharmacol Exp Ther* 2000; **295**: 261-265.
13. Niemeyer C, Hasenfuss G, Wais U et al. Pharmacokinetics of hydrochlorothiazide in relation to renal function. *Eur J Clin Pharmacol* 1983; **24**: 661-665.
14. Reubi FC, Cottier PT. Effects of reduced glomerular filtration rate on responsiveness to chlorothiazide and mercurial diuretics. *Circulation* 1961; **23**: 200-210.
15. Monane M, Glynn RJ, Gurwitz JH et al. Trends in medication choices for hypertension in the elderly. The decline of the thiazides. *Hypertension* 1995; **25**: 1045-1051.
16. Frohlich ED. Diuretics in hypertension. *J Hypertens Suppl* 1987; **5**: S43-S49.
17. Onder G, Gambassi G, Landi F et al. Trends in antihypertensive drugs in the elderly: the decline of thiazides. *J Hum Hypertens* 2001; **15**: 291-297.
18. Reungjui S, Roncal CA, Mu W et al. Thiazide diuretics exacerbate fructose-induced metabolic syndrome. *J Am Soc Nephrol* 2007; **18**: 2724-2731.

19. Lewis PJ, Kohner EM, Petrie A, Dollery CT. Deterioration of glucose tolerance in hypertensive patients on prolonged diuretic treatment. *Lancet* 1976; **13**: 564-566.
20. Reungjui S, Hu H, Mu W *et al.* Thiazide-induced subtle renal injury not observed in states of equivalent hypokalemia. *Kidney Int* 2007; **72**: 1483-1492.
21. Wexler BC. Furosemide-induced hyperuricemia, hyperglycemia, hypertension and arterial lesions in nonarteriosclerotic and arteriosclerotic rats. *Atherosclerosis* 1981; **39**: 253-266.
22. Knauf H, Cawello W, Schmidt G, Mutschler E. The saluretic effect of the thiazide diuretic bemetizide in relation to the glomerular filtration rate. *Eur J Clin Pharmacol* 1994; **46**: 9-13.
23. Knauf H, Mutschler E. Diuretic effectiveness of hydrochlorothiazide and furosemide alone and in combination in chronic renal failure. *J Cardiovasc Pharmacol* 1995; **26**: 394-400.
24. Wollam GL, Tarazi RC, Bravo EL, Dustan HP. Diuretic potency of combined hydrochlorothiazide and furosemide therapy in patients with azotemia. *Am J Med* 1982; **72**: 929-938.
25. Fliser D, Schröter M, Neubeck M, Ritz E. Coadministration of thiazides increases the efficacy of loop diuretics even in patients with advanced renal failure. *Kidney Int* 1994; **46**: 482-488.
26. Paton RR, Kane RE. Long-term diuretic therapy with metolazone of renal failure and the nephrotic syndrome. *J Clin Pharmacol* 1977; **17**: 243-251.
27. Dussol B, Moussi-Frances J, Morange S *et al*. A randomized trial of furosemide vs hydrochlorothiazide in patients with chronic renal failure and hypertension. *Nephrol Dial Transplant* 2005; **20**: 349-353.
28. Dussol B, Moussi-Frances J, Morange S *et al*. A pilot study comparing furosemide and hydrochlorothiazide in patients with hypertension and stage 4 or 5 chronic kidney disease. *J Clin Hypertens* 2012; **14**: 32-37.
29. Agarwal R, Sinha AD. Thiazide diuretics in advanced chronic kidney disease. *J Am Soc Hypertens* 2012; **6**: 299-308.
30. Abe M, Okada K, Maruyama T, Matsumoto K. Antiproteinuric and blood pressure-lowering effects of a fixed-dose combination of losartan and hydrochlorothiazide in hypertensive patients with stage 3 chronic kidney disease. *Pharmacotherapy* 2009; **29**: 1061-1072.
31. Bakris GL, Toto RD, McCullough PA *et al*. Effects of different ACE inhibitor combinations on albuminuria: results of the GUARD study. *Kidney Int* 2008; **73**: 1303-1309.
32. Ruilope LM, Malacco E, Khder Y *et al*. Efficacy and tolerability of combination therapy with valsartan plus hydrochlorothiazide compared with amlodipine monotherapy in hypertensive patients with other cardiovascular risk factors: the VAST study. *Clin Ther* 2005; **27**: 578-587.
33. ALLHAT Officers and Coordinators for the ALLHAT Collaborative Research Group. Major outcomes in high-risk hypertensive patients randomized to angiotensin-converting enzyme inhibitor or calcium channel blocker vs diuretic: The Antihypertensive and Lipid-Lowering Treatment to Prevent Heart Attack Trial (ALLHAT). *JAMA* 2002; **288**: 2981-2997.
34. Rahman M, Pressel S, Davis BR *et al*. Renal outcomes in high-risk hypertensive patients treated with an angiotensin-converting enzyme inhibitor or a calcium channel blocker vs a diuretic: a report from the Antihypertensive and Lipid-Lowering Treatment to Prevent Heart Attack Trial (ALLHAT). *Arch Intern Med* 2005; **165**: 936-946.
35. Bakris GL, Sarafidis PA, Weir MR *et al*. Renal outcomes with different fixed-dose combination therapies in patients with hypertension at high risk for cardiovascular events (ACCOMPLISH): a prespecified secondary analysis of a randomised controlled trial. *Lancet* 2010; **375**: 1173-1181.
36. Cody RJ, Kubo SH, Pickworth KK. Diuretic treatment for the sodium retention of congestive heart failure. *Arch Intern Med* 1994; **154**: 1905-1914.
37. Channer KS, McLean KA, Lawson Matthew P, Richardson M. Combination diuretic treatment in severe heart failure: a randomised controlled trial. *Br Heart* 1994; **71**: 146-150.
38. Oster JR, Epstein M, Smoller S. Combined therapy with thiazide-type and loop diuretic agents for resistant sodium retention. *Ann Intern Med* 1983; **99**: 405-406.
39. Dormans TPJ, Gerlag PGG. Combination of high-dose furosemide and hydrochlorothiazide in the treatment of refractory congestive heart failure. *Eur Heart J* 1996; **17**: 1867-1874.
40. Carlsen JE, Køber L, Torp-Pedersen C, Johansen P. Relation between dose of bendrofluazide, antihypertensive effect, and adverse biochemical effects. *BMJ* 1990; **300**: 975-978.
41. Siscovick DS, Raghunathan TE, Psaty BM *et al*. Diuretic therapy for hypertension and the risk of primary cardiac arrest. *N Engl J Med* 1994; **330**: 1852-1857.
42. Chrysant SG. Antihypertensive effectiveness of low-dose lisinopril-hydrochlorothiazide combination. A large multicenter study. Lisinopril-hydrochlorothiazide group. *Arch Intern Med* 1994; **154**: 737-743.
43. Fujihara CK, Malheiros DM, Zatz R. Losartan-hydrochlorothiazide association promotes lasting blood pressure normalization and completely arrests long-term renal injury in the 5/6 ablation model. *Am J Physiol Renal Physiol* 2007; **292**: F1810-F1818.
44. Arias SC, Valente CP, Machado FG *et al*. Regression of albuminuria and hypertension and arrest of severe renal injury by a losartan-hydrochlorothiazide association in a model of very advanced nephropathy. *PLoS One* 2013; **8**: e56215.
45. Arias SC, Souza RA, Sena CR *et al*. Hydrochlorothiazide is superior to furosemide as a renoprotective and antiproliferative add-on to losartan in the remnant kidney model (abstract). *J Am Soc Nephrol* 2013; **24**: 962A.
46. Chan CY, Peterson EJ, Ng TM. Thiazide diuretics as chronic antihypertensive therapy in patients with severe renal disease-is there a role in the absence of diuresis? *Ann Pharmacother* 2012; **46**: 1554-1558.
47. Calder JA, Schachter M, Sever PS. Ion channel involvement in the acute vascular effects of thiazide diuretics and related compounds. *J Pharmacol Exp Ther* 1993; **265**: 1175-1180.
48. Kammerl MC, Nüsing RM, Richthammer W *et al*. Inhibition of COX-2 counteracts the effects of diuretics in rats. *Kidney Int* 2001; **60**: 1684-1691.
49. Woodman R, Brown C, Lockette W. Chlorthalidone decreases platelet aggregation and vascular permeability and promotes angiogenesis. *Hypertension* 2010; **56**: 463-470.
50. Kim S, Hamaguchi A, Shinkawa T *et al*. Molecular effects of M17055, furosemide and thiazide on cardiac hypertrophy of spontaneously hypertensive rats. *J Pharmacol Exp Ther* 1996; **279**: 983-990.

Seção 4

Gestão-Administração-*Marketing*

◆

29
GESTÃO DE QUALIDADE EM NEFROLOGIA

Grace Tamara Moscoso-Solorzano
Gianna Mastroianni Kirsztajn

INTRODUÇÃO

A doença renal crônica (DRC) é um grave problema sanitário em âmbito mundial que cresce cada vez mais e se associa à elevada morbimortalidade[1]. A DRC e especialmente a terapia renal substitutiva têm um alto impacto socioeconômico para o paciente, sua família e o Estado. A incidência da DRC é da ordem de 100 a 200 por milhão da população no mundo inteiro, afetando mais de 500 milhões de pessoas e com um custo global de 1,1 trilhão de dólares em 2010[2]. Cabe realçar que as complicações do paciente com DRC aumentam o custo da atenção dada a esse paciente, tornando necessário não só administrar bem os recursos, como também utilizá-los da melhor maneira, motivo pelo qual é necessário implantar um sistema de gestão de qualidade dos recursos sanitários[3].

A gestão da qualidade total (TQM) e a melhoria contínua da qualidade (CQI) são exemplos de modelos industriais bem definidos. Os profissionais da saúde dos Estados Unidos começaram a utilizar esses modelos na década de 1980. Alguns nomes-chave nessa área são W. Edwards Deming, Joseph M. Juran e Philip Crosby, entre outros, que contribuíram para o desenvolvimento da teoria da melhoria da qualidade[4].

Deming deu uma contribuição importante à indústria manufatureira japonesa depois da Segunda Guerra Mundial. Ele admitia que o controle da qualidade por meio de estatísticas era a base da qualidade de gestão e achava que a qualidade poderia melhorar se fossem utilizadas as mesmas técnicas para analisar os processos e as relações entre os processos.

Juran, outro líder do movimento para a melhoria da qualidade, concentrou-se nas responsabilidades administrativas. Baseava-se na chamada "Trilogia de Juran", que consistia no planejamento, controle e melhoria da qualidade[5,6].

A proposta relacionada à qualidade de Crosby consistia na definição de padrões para alcançar a ausência total de defeitos. Admitia que as instituições deveriam estabelecer objetivos claros para seus esforços de melhoria da qualidade[5].

Os métodos industriais poderiam ser aplicados à área da saúde, porque a maioria dos erros da assistência médica ocorre como resultado de problemas provenientes das relações entre os processos, problemas das especialidades ou dos departamentos, os quais são situações institucionais comuns aos sistemas de qualquer organização. Não existe um método único ou particular que seja o melhor para a gestão da qualidade. A qualidade depende do desempenho das pessoas e das estruturas, dos sistemas ou dos processos e dos recursos disponíveis para respaldar esse desempenho.

Definimos a "qualidade" como um processo contínuo de aprimoramento que leva a um impacto positivo na prevenção, proteção e promoção da saúde[5-7]. Trabalhar com qualidade consiste em desenhar, produzir um bem ou serviço que seja útil, o mais econômico possível e sempre satisfatório para o usuário. A partir dessas premissas, depreende-se que o controle da qualidade assistencial seja um processo no qual todos trabalhem adequadamente, reduzindo a variabilidade da prática médica para obter desfechos com padrões de qualidade recomendados. Isto permite que se conheça a situação do Serviço, tanto do próprio centro como de outros centros, o que possibilita melhorar determinados aspectos do atendimento oferecido aos usuários.

A visão sistemática e planejada de todos aqueles parâmetros (indicadores) cujo seguimento consideramos necessário faz parte das tarefas que devem ser desenvolvidas em qualquer atividade que pretenda melhorar seus desfechos. Estes indicadores que se relacionam com o objetivo ou padrões previamente definidos permitem introduzir atividades de melhoria e comprovar de forma contínua se elas são efetivas. Estes indicadores estão definidos com um intervalo de resultados e um padrão que pode ser uma taxa ou porcentagem de pacientes que cumprem essa definição e padrões[8-10].

Avedis Donabedian, um dos principais estudiosos na área de qualidade em saúde, tem seus conceitos utilizados até hoje pelas organizações de saúde, principalmente no que se refere à avaliação da qualidade em serviços de saúde. Ele apresentou a trilogia da qualidade baseada em sete pilares: eficácia, eficiência, otimização, aceitabilidade, legitimidade e equidade de custos[5].

Eficácia – é o resultado do cuidado obtido na melhor situação possível.

Efetividade – é o resultado do cuidado obtido na situação real.

Eficiência – inclui o conceito de custo: se duas medidas são igualmente eficazes e efetivas, a mais eficiente é a de menor custo.

Aceitabilidade – é o quanto o cuidado se adapta aos desejos, expectativas e valores dos pacientes.

Legitimidade – é a aceitabilidade do ponto de vista da sociedade ou comunidade.

Otimização – é o cuidado relativo ao custo do ponto de vista do paciente.

Equidade – é o que é justo ou razoável na distribuição dos cuidados e de seus benefícios.

Avedis Donabedian divide a trilogia da qualidade em saúde em três componentes do cuidado: estrutura, processo e resultado.

Estrutura – condições físicas, humanas e organizacionais em que o cuidado se dá; são as características mais fixas do sistema de saúde, que estão relacionadas à rede de Serviços, equipamentos e recursos humanos.

Processo – inter-relação entre prestador e receptor dos cuidados.

Resultado – produto final da assistência prestada, satisfação de padrões e expectativas, que pode ser avaliado, por exemplo, por meio dos indicadores da taxa de mortalidade.

Para ele, os meios são as estratégias de atenção, e os fins, as mudanças produzidas, o impacto determinado por essas estratégias. Propõe modelos de avaliação da **estrutura**, **processos** e **resultados**, que devem ser aferidos.

Na implementação da qualidade do sistema de saúde, devem-se identificar processos e realizar as seguintes atividades segundo a trilogia de Juran:

Planejar a qualidade – definir a qualidade segundo os interesses do cliente. Planejar serviços adequados a essa necessidade e prover os recursos necessários, assim como desenvolver processos capazes de gerar esses serviços. Transferir esses processos para as atividades habituais e decidir os padrões aceitáveis (objetivos da qualidade).

Medir a qualidade – monitorizar indicadores, comparar os resultados com o objetivo e corrigir os desajustes.

Melhorar a qualidade – estabelecer a infraestrutura, identificar necessidades para os projetos de melhoria e organizar as equipes de melhoria (recursos, motivação, formação).

OBJETIVOS DO SISTEMA DE GESTÃO DA QUALIDADE

Entre os principais objetivos estão:

- Atender às solicitações do cliente, visando aumentar sua satisfação.
- Obter uma visão da organização, utilizando a abordagem de processo.
- Medir e avaliar os resultados de desempenho e eficácia dos processos.
- Promover melhoria contínua dos processos.

FLUXO OPERACIONAL DO SISTEMA DE GESTÃO DA QUALIDADE

O fluxo operacional inclui:

- Diagnóstico situacional.
- Implantação de procedimentos gerais para controle dos processos.
- Monitorização.

PASSOS PARA PLANEJAR, MONITORIZAR OU REALIZAR UM CICLO DE MELHORIA

Identificação e priorização da oportunidade de melhoria.

- Análise do problema mais relevante para decidir o que fazer.
- Construção dos critérios para a avaliação da qualidade.
- Desenho do estudo de nível de qualidade ou das causas hipotéticas.
- Análise e apresentação de dados da avaliação.
- Desenho das intervenções para melhoria.
- Implementação das intervenções planejadas.
- Reavaliação e documentação das melhorias conseguidas.

Por meio da reavaliação, pode-se decidir monitorizar e reanalisar o problema, caso não se tenha conseguido melhorar ou empreender outro ciclo de melhoria. Para isso, devem-se identificar os procedimentos-chave e estabelecer uma metodologia de avaliação e seguimento dentro de uma estratégia de melhoria contínua[11].

A monitorização, ou seja, a medição sistemática e planejada de indicadores de qualidade em relação a um objetivo ou padrão previamente definido permite fazer o seguimento baseado em dados e não em opiniões, assim como introduzir as atividades de melhoria e comprovar que essas são efetivas. É, portanto, uma das atividades mais importantes a realizar no processo assistencial, pois ajuda a aperfeiçoar o controle sobre o paciente, melhorando os resultados.

Na Espanha, existe um sistema de gestão de qualidade em Nefrologia bem estabelecido e que está em constante melhoria. O grupo de gestão da qualidade da Sociedade Espanhola de Nefrologia (SEN) pretende melhorar os cuidados que são dados aos pacientes com doenças renais e seus desfechos, proporcionando ferramentas que podem ser utilizadas pela comunidade nefrológica no processo de dar atenção ao paciente e na identificação das possíveis áreas de melhoria[7-9].

No Equador, ainda não se conta com programas estabelecidos de gestão de qualidade em Nefrologia. O Ministério de Saúde do Equador conta com ferramentas básicas para controlar certos aspectos relacionados ao Serviço que prestam às unidades externas de diálise, mas não são indicadores de qualidade, não permitindo assim a medição da qualidade do Serviço que essas unidades oferecem, nem a qualidade da atenção ao usuário. No momento, o hospital público Dr. Abel Gilbert Ponton, que se encontra em segundo lugar entre os que são referência nacional, está realizando, em cooperação com outras instituições (Universidade de Especialidades Espiritu Santo – UEES, Fundacion Renal Inigo Alvarez de Toledo, inclusive em colaboração com a Escola Paulista de Medicina), um estudo de validação de indicadores de qualidade da SEN em pacientes em hemodiálise. Atualmente, está também trabalhando na acreditação do hospital e da área de nefrologia, e em um programa de educação e treinamento continuado, voltado para a melhoria dos processos que serão estabelecidos.

No Brasil, o manual de acreditação na área de nefrologia e terapia renal substitutiva começou a ser estruturado em meados de 2002. O primeiro manual brasileiro de acreditação para os serviços de nefrologia e terapia renal substitutiva foi reconhecido através de resolução da Anvisa – Agência Nacional de Vigilância Sanitária, em 2004, mesmo ano em que esse instrumento de avaliação desenvolvido pela ONA – Organização Nacional de Acreditação foi lançado no mercado. O comitê técnico que desenvolveu a primeira versão do manual contou com representantes das Instituições Acreditadoras Credenciadas (IACs), de entidades da área (Sociedade Brasileira de Nefrologia – SBN, Associação Brasileira de Enfermagem em Nefrologia – Soben, Federação das Associações de Renais e Transplantados do Brasil – Farbra), assim como com a ONA e a Anvisa. Nos últimos sete anos, foram realizadas 41 avaliações para a certificação de Serviços de Nefrologia e de terapia renal substitutiva e concedidos 33 certificados. Algumas organizações já estão em seu quarto ciclo de certificação e o instrumento de avaliação desenvolvido pela ONA está em sua terceira versão.

A SBN conta com um comitê de qualidade que tem uma parceria com a Anvisa e a ONA, tendo como uma de suas funções primordiais estimular e divulgar os conceitos da gestão de qualidade[12].

CONCLUSÃO

A melhoria da qualidade na assistência e a diminuição da variabilidade na prática clínica baseiam-se na comparação através do tempo dos resultados das diferentes unidades, contando com objetivos claramente definidos. Uma das ferramentas é a retroalimentação dos dados obtidos das unidades que participam do programa de melhoria da qualidade. Outra ferramenta para conseguir melhores desfechos é o *benchmarking*, que é um processo operacional de aprendizagem e adaptação permanentes que tem como finalidade otimizar os resultados. Consiste em adaptar e implantar métodos já aprovados em outras organizações com resultados positivos. O *benchmarkin* atua como um mecanismo de cooperação e colaboração entre entidades análogas, para compartilhar informação com o fim de melhorar seus processos. Os registros nacionais e internacionais desempenham um papel importante para obter informação, que pode estender a medição e a avaliação da qualidade em todos os centros e facilitar a melhoria da qualidade em todas as áreas da Nefrologia e, assim, dispor de indicadores de qualidade, especialmente nos processos de decisões clínicas e de resultados, que melhorem não só a sobrevida do paciente com doença renal com o menor custo, mas também sua qualidade de vida.

Por fim, o desenvolvimento de uma metodologia para implantação de um sistema de gestão de qualidade na área de Nefrologia se faz necessário para a melhoria contínua dos processos, tendo como foco principal a satisfação dos clientes que utilizam este Serviço.

REFERÊNCIAS BIBLIOGRÁFICAS

1. Levin A, Stevens P. Early detection of CKD: the benefits, limitations and effects on prognosis. *Nat Rev Nephrol* 2011; 7: 446-457.
2. K/DOQI – Clinical Practice Guidelines for Chronic Kidney Disease. Evaluation, Classification and Stratification. *Am J Kidney Dis* 2002; 39: S1-S266.
3. Centers for Medicare & Medicaid Services. *2005 Annual Report, End Stage Renal Disease Clinical Performance Measures Project*. Department of Health and Human Services, Centers for Medicare & Medicaid Services, Centers for Beneficiary Choices: Baltimore, Maryland. December 2005.
4. López-Revuelta K, Lorenzo S, Gruss E *et al.* Aplicación de la gestión por procesos en Nefrología. Gestión del proceso de hemodiálisis. *Nefrología* 2002; 22: 329-339.
5. *European Foundation for Quality Management: Modelo de Excelencia*. Ed. Club Gestion de Calidad: Madrid. 2004.
6. Donbedian A (ed). *Evaluation of the Quality of Medical Care*. Milbank Memorial Foundation. Annals 1966; 44 Nº 2.
7. Arenas MD, Lorenzo S, Alvarez-Ude F *et al*. Implantacion de sistema de gestion de calidad en las unidades de Nefrología españolas. *Nefrología* 2006; 26: 234-245.
8. Rocco MV, Frankenfield DI, Hopson SD, McClellan WM. Relationship between clinical performance measures and outcomes among patients receiving long-term hemodialysis. *Ann Intern Med* 2006; **145**: 512-519.
9. Plantinga LC, Fink NE, Jaar BG *et al*. Attainment of clinical performance targets and improvement in clinical outcomes and resource use in hemodialysis care: a prospective cohort study. *BMC Health Serv Res* 2007; 7: 5.
10. Mendelssohn DC, Ethier J, Elder SJ *et al.* Hemodialysis vascular access problems in Canada: results from the Dialysis Outcomes and Practice Patterns Study (DOPPS II). *Nephrol Dial Transplant* 2006; 21: 721-728.
11. Saturno P (ed). Estrategias de Implementación de Programas Internos, ciclos de Mejora de Calidad. Master en Gestión de la Calidad en Recursos Sanitarios. 2012.
12. Qualidade e acreditação das organizações prestadoras de serviços de Nefrologia e terapia renal substitutiva. Comitê de Gestão da Qualidade. Sociedade Brasileira de Nefrologia. www.ebah.com.br/content/ABAAAAmhAAC/qualidade-acreditacao-das-organizacoes-prestadoras-servicos-nefrologia-terapia-renal-substitutiva.

30

ADMINISTRAÇÃO, *MARKETING* E GESTÃO DE CARREIRA: NOVOS DESAFIOS PARA O JOVEM NEFROLOGISTA

Carmen Tzanno-Martins
Elzo Ribeiro Jr
Thiago Fernandes Diaz

A nefrologia está diante de uma infinidade de desafios. Além dos números cada vez mais expressivos da doença renal crônica e da lesão renal aguda, a demanda por mais atendimentos ambulatoriais a grupos de risco e portadores de doenças hereditárias faz-se acompanhar de uma necessidade crescente por novas tecnologias e tratamentos mais personalizados.

Em um mundo de informação instantânea, o conhecimento torna-se um bem de acesso fácil e rápido cuja transmissão é globalizada. As tendências e as novas terapias tornam-se, ao menor toque de tela, visíveis e almejadas. Nossos pacientes, então, esperam tratamentos melhores e mais resolutivos, muitas vezes independentes do custo. Como se vê, a oferta de trabalho é grande. Porém, o mercado exige hoje, mais do que nunca, qualificações e capacidade resolutiva. Em paralelo, o Estado, no seu papel de gestor maior, enfrenta o desafio de garantir a equidade diante de um aumento substancial da demanda por qualidade e universalidade da atenção.

A avaliação da qualidade do atendimento e do tratamento, devido à complexidade dos procedimentos, nem sempre é auferida, ou entendida, corretamente pelos pacientes.

Em um sistema de saúde que não admite exclusões, o número de pacientes cresce a olhos vistos, uma forte pressão que cobra mais tempo e estratégias de abordagem em um cenário onde a escassez é a norma. Assim, embora desejado, o tratamento mais personalizado perde margem para atendimentos massivos. A avaliação clínica cede espaço para a análise laboratorial e por imagem. Neste panorama de sobrecarga, a equipe multiprofissional ganha novo valor e supre, por meio da complementaridade de ações, a demanda por uma atenção mais integral. Daí, o trabalho em grupo, do qual o médico passa a ser mais um integrante, requerer transparência e eficiência na comunicação. Todos os seus membros devem conhecer as metas almejadas e os procedimentos para alcançá-las, assim como estar disponíveis para o trabalho compartilhado.

A nefrologia é uma especialidade recente e, pela sua complexidade, exige trabalho em equipe. No Brasil, sua expansão se deu a partir da década de 1960. Naqueles anos, iniciaram-se os primeiros serviços de nefrologia nas capitais, com lenta interiorização da especialidade[1].

Hoje, 343 municípios brasileiros contam com especialista, em um total de 5.565 (IBGE, 2009). No entanto, se descontarmos os municípios com menos de 20.000 habitantes, ou seja, 4.005 municípios e aqueles entre 20.001 e 100.000 habitantes (1.273 municípios), teremos um total de 287 municípios com mais de 100.001 habitantes e que, em geral, dão suporte a cidades menores e circunvizinhas. Portanto, em termos de assistência nefrológica, podemos dizer que existe cobertura nacional.

De acordo com o censo brasileiro de médicos especialistas e generalistas, a pesquisa "Demografia médica no Brasil: dados gerais e descrições de desigualdades" do Conselho Federal de Medicina (CFM)[2] revela que cerca de 40% dos médicos se concentram nas especialidades básicas (Ginecologia e Obstetrícia, Cirurgia Geral, Clínica Médica e Pediatria), enquanto aproximadamente 60% se dividem em outras 48 especialidades reconhecidas pela resolução 1.973/11 do CFM. Segundo o CFM, em 2011, no Brasil, tínhamos 2.228 nefrologistas, o que representa 1,09% do total de médicos, sendo a maioria concentrada nos grandes centros urbanos, onde está instalada, também, a maior oferta de recursos. A Nefrologia é uma especialidade que demanda infraestruturas laboratorial, hospitalar e tecnológica, portanto, é coerente a concentração dos profissionais nos centros que oferecem maior suporte operacional.

Conforme o censo da Sociedade Brasileira de Nefrologia, cerca de metade dos nefrologistas se encontra na Região Sudeste, onde também estão a maior porcentagem de recursos hospitalares, o maior número de clínicas de diálise, a maioria das vidas filiadas às operadoras de saúde e o maior número de municípios com mais de 100.001 habitantes.

Em contrapartida, o Brasil é um dos cinco países no mundo que tem o maior número de pacientes em programa de terapia renal substitutiva, embora a prevalência e a incidência de doença renal crônica (DRC) ainda sejam baixas em comparação com países europeus, da América do Norte e da própria América do Sul.

Considerando a prevalência da DRC de cerca de 470 por milhão de população, teríamos cerca de 287 municípios com capacidade para a instalação de pelo menos um serviço de nefrologia. Temos, atualmente, cerca de 730 clínicas de diálise vinculadas ou não a um serviço de atendimento de pacientes com lesão renal aguda ou atenção secundária. Entretanto, de acordo com o censo da Sociedade Brasileira de Nefrologia, apenas 60% dos serviços de nefrologia oferecem atendimento ambulatorial.

Houve, nas últimas décadas, um aumento do número de pacientes em diálise acima de 60 anos de idade, sendo que, atualmente, mais de 35% dos pacientes em programa de diálise têm mais de 65 anos. As causas mais frequentes são a hipertensão arterial sistêmica e a nefropatia diabética. Conforme o DATASUS[3], observa-se um envelhecimento gradual da população. Se em 1991 7,63% da população contava com idade superior a 60 anos, em 2011, a porcentagem subiu para 10,8%. O número de pacientes com *diabetes mellitus* e hipertensão arterial também tem aumentado nos últimos anos e hoje 14,5% dos brasileiros são obesos, outro fator de risco para a doença[4].

Considerando o número atual de cerca de 100.000 pacientes em programa de diálise crônica, o número de leitos de terapia intensiva com pacientes com possibilidade de lesão renal aguda, a proporção de 1 entre cada 10 brasileiros com algum grau de disfunção renal[5] e que apenas 60% das clínicas de diálise realizam atendimento ambulatorial, podemos concluir que o número de serviços e de nefrologistas é inferior à demanda e que existe e existirá grande oferta de postos de trabalho para o médico nefrologista em todo o território nacional.

O nefrologista conta, no cenário atual, com uma vasta área de atuação, quer seja no setor assistencial e nas políticas públicas, quer no ensino e na pesquisa médica. O jovem recém-formado pode optar por prestar concursos públicos para alcançar uma vaga nos bancos universitários ou no serviço público assistencial. Por outro lado, também está ao seu alcance decidir-se pela contratação na iniciativa privada em hospitais, clínicas, operadoras de saúde e indústria farmacêutica. Pode ainda ingressar na atividade empresarial como gestor de seu próprio negócio.

Esta última área de atuação é onde o médico mais pode disseminar ações de atendimento em massa e garantir a equidade de serviços, mas, como veremos, é justamente aí que se evidenciam suas mais pronunciadas deficiências. No entanto, não deveria ser assim, pois as diretrizes curriculares nacionais do curso de graduação em medicina, Conselho Nacional de Educação, Câmara de Educação Superior – resolução CNE/CES número 4 de 7 de novembro de 2001, definem o que se espera do médico, conforme estabelecido no artigo 4 transcrito abaixo:

> ARTIGO 4 – A FORMAÇÃO DO MÉDICO TEM POR OBJETIVO DOTAR O PROFISSIONAL DOS CONHECIMENTOS REQUERIDOS PARA O EXERCÍCIO DAS SEGUINTES COMPETÊNCIAS E HABILIDADES GERAIS:
> V – ADMINISTRAÇÃO E GERENCIAMENTO: OS PROFISSIONAIS DEVEM ESTAR APTOS A TOMAR INICIATIVAS, FAZER O GERENCIAMENTO E ADMINISTRAÇÃO TANTO DA FORÇA DE TRABALHO QUANTO DOS RECURSOS FÍSICOS E MATERIAIS E DE INFORMAÇÃO, DA MESMA FORMA QUE DEVEM ESTAR APTOS A SEREM EMPREENDEDORES, GESTORES, EMPREGADORES OU LIDERANÇAS NA EQUIPE DE SAÚDE.

Espera-se do médico, portanto, que assuma um papel de liderança. É dever de todo líder incentivar a inovação e ao mesmo tempo ser operacional; manter o equilíbrio e entender a necessidade de um planejamento estratégico de suas atividades.

E o que é planejamento estratégico? Trata-se de uma sistematização do trabalho que deve ser seguida com ações sobre as demandas diárias. Este plano pode ser sobre uma carreira individual ou sobre uma empresa prestadora de serviços na área da saúde. Em termos organizacionais, a estratégia pode ser conceituada como um conjunto de ações utilizadas para alcançar objetivos e que colocam a organização em uma situação futura desejada, sempre melhor que a vigente. Portanto, a estratégia competitiva consiste em escolher, deliberadamente, um conjunto diferente de atividades que sejam compatíveis e sinérgicas[6].

No papel de liderança, o nefrologista deve ter o conhecimento técnico necessário para ser resolutivo, assim como operacional, para lidar com as questões do dia a dia. Ao mesmo tempo, desse médico também se espera inovação; em outras palavras, que ele tenha amplitude de análise, não seja conservador, demonstre tolerância, persistência, atenção ao ambiente e resiliência para lidar com frustrações e dificuldades.

Uma qualidade que se espera do líder, principalmente do médico líder, é a resiliência. Mas qual o conceito por trás do termo? Ele se deriva do latim *resilientia* e do verbo *resilio*, que significa saltar para trás; em outras palavras, recuperar-se ou retornar à forma normal após uma deformidade. Daí, na física, resiliência configurar-se na propriedade fundamental dos corpos elásticos. Estes são deformados quando submetidos a uma força e absorvem energia. Ao cessar essa força, voltam ao formato original utilizando a energia armazenada. Para nós humanos, a resiliência seria a competência para enfrentar situações, capacidade de adaptabilidade sob pressão, ou seja, a habilidade de recuperação após traumas, crises, eventos estressantes e exaustão.

Para Paulo Yazigi Sabbag, autor do livro Resiliência[7], o termo traduz-se na competência para enfrentar situações extraordinárias na vida profissional e faz-se compor por nove fatores, quais sejam:

1. *Autoeficácia* – o valor que se atribui a si mesmo.
2. *Otimismo aprendido* – considerar as dificuldades sendo temporárias.
3. *Temperança* – regular as emoções em situações difíceis.
4. *Empatia* – colocar-se no lugar do outro.
5. *Competência social* – articular apoio de outros em situações adversas.
6. *Pró-atividade* – iniciativa diante de situações de risco e incerteza.
7. *Flexibilidade mental* – testar novas táticas de forma criativa e pragmática.
8. *Solução de problemas* – diagnosticar entraves de forma prática.
9. *Tenacidade* – suportar pressão e motivos estressantes.

Outra característica que se espera da liderança é a tomada de decisões. As pessoas podem seguir o modelo de tomada de decisões racionais, entretanto são poucas as situações simples e sem ambiguidades, portanto, na maioria das vezes, procuramos decisões satisfatórias que incorporam vieses e nossa intuição. Podemos aumentar a eficácia da decisão focando metas, buscar opiniões e dados contrários a nossa crença para ponderar a possibilidade de estar errado, evitar procurar sentido em eventos aleatórios e aumentar o leque de opções ampliando as probabilidades de encontrar a melhor solução[8].

Você tem dúvidas sobre como conduzir sua carreira? Bem-vindo ao clube. Não é o único. Na verdade, faz parte de uma classe de profissionais responsável e comprometida com seus ideais.

As dúvidas, a curiosidade e as escolhas fazem parte de nossa trajetória profissional. São elas que nos motivam, nos desafiam e promovem nosso desenvolvimento como seres humanos e profissionais. Porém, ao mesmo tempo que são necessárias para promover nossa carreira, também são fonte de ansiedade, insegurança e medo.

Estou no caminho certo? Como promovo minha carreira sem abrir mão da qualidade de vida? Gosto do que faço? Posso aprender a gostar do que faço? É possível mudar de rumo sem prejudicar minha carreira?

Tomar decisões exige coragem, ainda mais em um mundo cada vez mais competitivo como o nosso e com demandas crescentes, tanto internas quanto externas.

Atualmente, a estabilidade e a previsibilidade deixaram de ser certezas e não gozam mais da mesma estima que mereciam de gerações passadas. Entretanto, embora a sociedade caminhe a passos largos para o individualismo e o imediatismo, devemos conter a impulsividade, estudar o mercado e exercitar o autoconhecimento. Afinal, decisões impensadas e sem fundamento geram frustração e receitas mágicas para o sucesso não existem.

Como nefrologistas, lidamos com doenças crônicas não transmissíveis, tais como a doença renal crônica e suas principais causas, a hipertensão arterial sistêmica e o *diabetes mellitus*. Todas são condições que exigem autocuidado, um mantra que repetimos diariamente aos pacientes. Entretanto, na gerência de nossa profissão, esquecemos de aplicar as mesmas lições. Um erro crasso. Afinal, tal qual nossos pacientes, também somos os protagonistas do nosso destino. Cabe a cada um de nós encontrar seu caminho, sob pena de o mundo fazer isso por nós.

Já no início da vida profissional, a contratualização de serviços se faz necessária. Caso optemos por formar uma pessoa jurídica, o convívio com sócios cobra um contrato social. E este é apenas o primeiro. Na sua esteira, virão contratos com terceiros, como hospitais, clínicas, operadoras de saúde etc. Mesmo que prefira atuar como pessoa física, o médico firmará um contrato de trabalho com órgãos públicos e/ou setor privado. Dessa obrigação não escapa nem mesmo o profissional liberal. Mesmo sem maior formalização, em última instância, a relação médico-paciente estabelece-se em bases contratuais.

Contratos são precedidos por negociações. Estas devem ser livres e levar em conta índices de correção vigente e periodicidade de reajustes e revisões[9].

Dado esse primeiro passo para profissionalizar sua carreira, o jovem nefrologista depara-se hoje com um contexto de concorrência acirrada. Daí a necessidade de se investir em uma gestão voltada para resultados; um planejamento que estabelece investimento em gerenciamento de riscos, atenção à responsabilidade socioambiental, certificações e implantação de sistemas de tecnologia de informação.

Embora a personalização do atendimento seja uma meta, a rapidez de soluções, a produtividade e a segurança são demandas sociais.

O aumento da expectativa de vida e o consequente envelhecimento da população, assim como a longevidade dos idosos e dos doentes crônicos, geram a necessidade de novos produtos, serviços e mudanças. Entre essas demandas, podemos citar serviços de gerenciamento de doenças crônicas, programas de prevenção, aumento da qualidade de vida, monitorização de pacientes à distância, telemedicina e educação continuada para se lidar com pacientes e redes sociais mais bem informadas. Mais do que nunca, o profissional tem de entregar o que promete, pois, como em nenhuma outra época, viu-se tanta exposição e velocidade na transmissão de conhecimento.

Com uma taxa crescente de médicos por habitante e o custo elevado para infraestrutura, equipamentos e instalações, o nefrologista deverá vincular-se a uma instituição para ter boas condições de trabalho e sucesso profissional, ou criar sua própria empresa.

No curto prazo, espera-se operacionalidade. Todavia, no longo prazo, sobrevivem os inovadores.

O sonho de empreendedor pode ser interrompido a qualquer momento por ciladas que rondam os negócios e podem causar seu fim.

Como garantir a sobrevivência de seu projeto?

Qualquer negócio, independente de seu tamanho, deve investir em gestão.

Um dos principais problemas do jovem empreendedor é o capital de giro.

Quando a empresa entra na rotina, às vezes, pode esperar 30, 60 ou até 120 dias para receber. Dessa forma, é recomendável a previsão de uma reserva financeira para suprir os custos operacionais de pelo menos três meses.

Outro erro comum é a ausência de distinção entre conta pessoal da conta da empresa. Esse vício decorre de uma dificuldade em entender o que significa PF (pessoa física) e PJ (pessoa jurídica). Desde o início das operações, o fluxo de caixa das finanças pessoais deve ser separado das finanças da empresa.

É frequente a vivência de erros e acertos, reformulações frequentes e correções de rumo. Esse processo faz parte do crescimento do médico como empresário. Quanto maior sua flexibilidade e abertura para correções, maiores as chances de sucesso.

Outro item importante é o estabelecimento de controles internos para acompanhar o desempenho da empresa. São eles que conferem visão geral do andamento do negócio e da qualidade do serviço.

Na graduação do futuro médico, não estão incluídas disciplinas como contabilidade, fluxo de caixa, (Consolidação das Leis do Trabalho – CLT), gerenciamento de conflitos, compras, conhecimentos tributários. No entanto, o início da atividade profissional descortina toda nossa deficiência nestas áreas. Buscar capacitação nestas áreas por meio de cursos de especialização ou delegar a terceiros estas atividades são maneiras de saná-la. Afinal, é conveniente que o jovem empreendedor tenha, ao menos, noções básicas de contabilidade, recursos humanos e gestão financeira.

No Brasil, tributos são importantes companheiros do empresário. Se não tiver a devida atenção, a carga tributária poderá onerar demasiadamente a empresa.

Outro componente do sucesso é a compreensão do negócio, uma noção que não se obtém sem que se exercite a comunicação. Não tenha receio de perguntar. A todo momento, devemos estar atentos à experiência de pessoas que já estão no negócio[10].

É simples e de fácil execução a incorporação de ferramentas rudimentares de gestão como controle de estoques, contas a pagar e a receber. A rigor, devem ser as primeiras a serem implementadas.

Um dos paradigmas a ser rompido é a noção equivocada de que uma empresa pequena não precisa de controles nem metas, padronizações ou estrutura. Ledo engano. A falta de organização é causa frequente de falência.

Estratégias e metas bem definidas devem ser estabelecidas desde o início e revisadas anualmente. Uma vez definidas, precisam ser comunicadas a todos os integrantes da organização para que caminhem em uma única direção.

Outra regra de longevidade das empresas são os processos. Organizados e detalhados, eles facilitam o dia a dia e proporcionam metas que garantem a motivação. Os processos dão maior flexibilidade e liberdade para o empresário. Ele fica menos dependente de pessoas e de decisões improvisadas e passa a contar com ações articuladas e bem estabelecidas.

Por outro lado, empresa alguma prospera quando não há motivação e sem o crescimento concomitante de seus colaboradores. Rotação de atividades, cursos externos e de educação continuada, bem como desafios intelectuais revertem períodos de estagnação e promovem círculos virtuosos.

Negociações, compras e confecção de contratos exigem tempo, leitura de cláusulas, reconhecimento de sinais corporais e exaustiva prospecção do mercado.

Como pagar menos sem perder qualidade e simultaneamente garantir um contrato com valores justos?

Quais parâmetros devemos usar para definir uma política de preços?

No início do século XX, o pintor francês Renoir, já sexagenário e afamado pela vitalidade que deu ao impressionismo, foi procurado por um jovem admirador interessado em aprender as artes do desenho. Entretanto, alegava tempo escasso e desejava saber quanto tempo duraria o aprendizado, pois ficara animado ao observar a rapidez do mestre ao executar uma pintura. Diz Renoir, "nesse instante, fiz este desenho em cinco minutos, mas demorei 60 anos para consegui-lo". Quanto vale o trabalho de um pintor?, de um médico?, de um artesão?, de um palestrante? Quanto vale uma consulta médica? Baseia-se no tempo consumido?, na suposta dificuldade?, na percepção de valor da perícia? da expertise? do insólito?[11]

Estabelecer um valor pelo serviço prestado é uma decisão difícil e de suma importância dentro da empresa. Em última instância, garante sua solvência e sua sobrevivência em um ambiente de mercado dinâmico e mutável.

Devem ser considerados três componentes na formação do preço:

1. Competitividade no mercado.
2. Custos/despesas.
3. Rentabilidade quanto ao perfil do público-alvo.

O preço do serviço é a soma dos custos operacionais com o lucro, limitado pelo valor que os clientes estão dispostos a pagar por ele. Para o cliente, este preço é definido pelo valor que ele dá ao seu serviço. Para a empresa, no entanto, trata-se do montante que cobre os custos operacionais e ainda proporciona lucro. E não é apenas da síntese desses dois vetores que se chega à resultante. O preço também deve ser compatível com o que se pratica no mercado, levando-se em conta a disponibilidade do cliente, seus desejos, as tendências de época e as ofertas da concorrência.

Na área de saúde, outros fatores influenciam a precificação. Em nosso país, as normas das agências reguladoras restringem inúmeras práticas comuns a outros setores. As empresas de tecnologia têm que se adaptar a regras muitas vezes draconianas que abrangem desde os cuidados com certificação digital, passando pela confidencialidade de dados, até os limites impostos pelo código atual de ética médica. Exemplo deste último fator é a controversa proibição da tecnologia para consultas a distância ou programa *on line* de exercícios.

Caminhando sobre o fio da navalha, a telemedicina é um eloquente paradigma deste tipo de dificuldade. Atualmente, no Brasil, já existem empresas de jogos para tratar pacientes que necessitam de fisioterapia, outras que monitorizam e reduzem virtualmente níveis de estresse, sistema de prescrição de medicamento eletrônico e integrado às farmácias e redes sociais para profissionais que permitem compartilhar experiências, divulgar o trabalho e ampliar relacionamentos. Todavia, normas criteriosas que, ao mesmo tempo protegem o profissional e o paciente, engessam o setor, limitando o atendimento em áreas remotas, onde há escassez de médicos e serviços.

Uma vez que, em uma sociedade complexa e continental como a nossa, o crescimento das demandas só perde para a rapidez com que avança a tecnologia de informação, tais barreiras serão alvo de muitos debates nos próximos anos.

Em síntese, a gestão profissional para o sucesso de um negócio implica vários passos:

1. Firmar um contrato formal de cotistas.
2. Criar e cumprir regras para a tomada de decisões, horários e funções.
3. Comunicação objetiva e transparente entre os sócios e colaboradores.
4. Implementar política de controles (por exemplo, fluxo de caixa, contas a pagar e a receber, estoques) e documentação.
5. Definir e delimitar claramente cargos e funções.
6. Preparar gestores com cursos, palestras e *coaching* se necessário, assim como consultorias.
7. Administrar conflitos.

De acordo com Philip Kotler, economista e uma das principais autoridades mundiais em *marketing*, entender o ponto de vista do consumidor exige conhecimento de sociologia, psicologia e antropologia[12].

O que uma marca forte traz para o negócio? A resposta é simples. É a imagem que permite a uma empresa definir preços em vez de ficar refém do que o mercado está disposto a pagar. O início do processo começa com esta determinação, mas exige estudo do mercado. O mais importante é conversar com o cliente e entender suas necessidades. O que seu cliente deseja? Uma redução de preço, mesmo que abra mão de alguns itens de conforto ou pagar mais por um estilo de vida com maior qualidade?

No primeiro caso, podemos citar as companhias aéreas de baixo custo. Elas aumentaram seu faturamento, reduzindo itens como espaço e refeições. Dessa forma, aumentaram sua receita. No segundo caso, temos marcas como a Apple e a Harley Davidson que investem em *design* e inovação ou em um público que aprecia determinado estilo de vida.

E na saúde? Se temos uma marca forte, podemos cobrar mais pelos mesmos serviços, mas, em geral, para construir essa marca precisamos oferecer mais do que a concorrência, diferenciais como inovação e qualidade na prestação dos serviços. Estas ações aliadas à divulgação e ao *marketing* fidelizam clientes.

Entretanto, clínicas populares que oferecem consultas e serviços de baixo custo também atraem uma clientela cativa que não teria acesso a estes serviços caso não optasse por esta marca. Por exemplo, operadoras de saúde que focam o atendimento de clientes idosos, oferecendo valores abaixo da concorrência.

Grande parte da população mundial ainda vive na pobreza. Disso, deduz-se o que ainda há muito a se oferecer a esta parcela, a baixo custo e com qualidade. Mãos à obra.

REFERÊNCIAS BIBLIOGRÁFICAS

1. Censo Brasileiro de Nefrologia (http://www.sbn.org.br)
2. Demografia médica no Brasil: dados gerais e descrições de desigualdades (www.portalmedico.org.br)
3. www.datasus.gov.br
4. http://ces.ibge.gov.br/base-de-dados/metadados/ministerio-da-saude/vigilancia-de-doencas-cronicas-por-inquerito-telefonico-vigitel
5. Passos VM, Barreto SM, Lima-Costa MF. Detection renal dysfunction based on serum creatinine levels in a Brazilian community: the Bambuí Health and Ageing Study. *Braz J Med Biol Res* 2003; 36: 393-401.
6. Mello JB, Ortega M (eds). *Práticas de Gestão Empresarial de Alta Performance Baseada em Pessoas*. Editora Alaúde: São Paulo, 2012.
7. Sabbag PY (ed). *Resiliência Competência para Enfrentar Situações Extraordinárias na sua Vida Profissional*. Elsevier Editora: São Paulo, 2012.
8. Robbins SP (ed). *Comportamento Organizacional*, 11ª ed. Pearson Prentice Hall: São Paulo, 2005.
9. Saner R (ed). *O Negociador Experiente*, 2ª ed. Senac Editora: São Paulo, 2004.
10. Montgomery CA (ed). *O Estrategista*. Sextante Editora: Rio de Janeiro, 2012.
11. Cortella MS (ed). *Não Espere pelo Epitáfio...Provocações Filosóficas*, 7ª ed. Editora Vozes: Petrópolis, 2010.
12. Kotler P, Keller KL (eds). *Administração de Marketing*, 12ª ed. Pearson Prentice Hall: São Paulo, 2006.

Seção 5

Glomerulopatias

31

SÍNDROME NEFRÓTICA IDIOPÁTICA EM CRIANÇAS

Luciana dos Santos Henriques
Maria Helena Vaisbich

INTRODUÇÃO

A síndrome nefrótica idiopática (SNI), mais frequente em crianças, é definida por proteinúria nefrótica ($\geq$ 50mg/kg de peso/dia), edema e hipoalbuminemia (albumina sérica $\leq$ 2,5g/dL), associados ou não a hiperlipidemia e lipidúria[1].

A SNI predomina em crianças do sexo masculino (3:2), diferença não observada em adolescentes e adultos e na faixa etária entre 1 e 6 anos de idade. Sua incidência é de 2 a 7 casos e sua prevalência de 12 a 16 casos em cada 100.000 crianças por ano[2,3].

HISTOLOGIA

Os tipos histológicos mais comuns são lesões histológicas mínimas (LHM) e glomerulosclerose segmentar e focal (GESF)[4], responsáveis, respectivamente, por 70 a 90% e 10 a 15% dos casos[4]. Recentemente, alguns estudos sugerem que a incidência da GESF está aumentando[5]. A GESF é uma lesão inespecífica, primária ou secundária. Como doença primária tem relevância pela alta taxa de evolução para doença renal terminal e pela possibilidade de recidiva após o transplante renal[6].

Outros achados histológicos são mais raros, como glomerulonefrite mesangial proliferativa, glomerulonefrite membranoproliferativa (GNMP) e glomerulopatia membranosa (GM), as duas últimas geralmente associadas a doenças sistêmicas, autoimunes ou infecciosas. Seu diagnóstico é feito por meio da biópsia renal. As indicações de biópsia renal na SNI em crianças estão resumidas no quadro 31.1[1].

PATOGÊNESE

A barreira de filtração glomerular, composta por três camadas, endotélio fenestrado, membrana basal glomerular (MBG) e podócitos, funciona como barreira mecânica e elétrica. A SNI caracteriza-se pela perda seletiva de proteínas através da MBG[4,7]. Essa permeabilidade elevada deve-se a uma combinação entre o aumento do tamanho dos poros funcionais e a perda da carga aniônica normalmente presente na forma de proteoglicanos heparan sulfato[7].

No entanto, a real patogênese da SN ainda permanece desconhecida. Há forte evidência do envolvimento de células T e B. A recidiva da SN na vigência de infecção viral ou episódio de atopia, a associação com antígenos HLA classe II (DR e DQ) e linfoma de Hodgkin e a resposta satisfatória ao corticoide e outros imunossupressores reforçam essa hipótese[2,3,8].

Recentemente, estudos mostraram o papel dos podócitos na patogênese da SN. Os podócitos são células epiteliais que formam a camada mais externa da barreira glomerular, cujos processos podais são conectados na região justaposta à MBG pelo diafragma de fenda (DF). A estrutura dessa fenda, composta por diversas proteínas, é atualmente objeto de estudo, sendo a nefrina a principal

Quadro 31.1 – Indicações de biópsia renal na síndrome nefrótica[1].

SN congênita ($\leq$ 3 meses) e SN de início precoce (4º mês-1 ano)
SN de início tardio (adolescentes)
Apresentação anômala (exemplo: insuficiência renal)
Presença de hematúria macroscópica ou microscópica persistente
Presença de sinais clínicos ou laboratoriais de doenças sistêmicas
SN corticorresistente (SNCR) e SN corticodependente (SNCD)

SN = síndrome nefrótica.

delas[2]. Alterações na estrutura da MBG e fusão de podócitos são implicadas como as principais causas de proteinúria[1,4,9].

Atualmente, acredita-se que a GESF e a LHM tenham patogêneses diferentes, sendo esta última considerada uma desordem imunológica. No entanto, alterações na função e morfologia dos podócitos são descritas na recidiva da SN associada à LHM[9]. Sendo a GESF uma lesão focal, é importante ressaltar que, se uma amostra da biópsia renal não contém esclerose, um paciente com GESF pode ser diagnosticado com LHM[7].

ALTERAÇÕES ESTRUTURAIS DA BARREIRA GLOMERULAR[1,2,10,11]

Alguns pacientes com SNCR mostram mutações em genes que codificam proteínas do diafragma de fenda ou do citoesqueleto do podócito[1]. Mutações genéticas estão presentes em 10-20% dos pacientes com SNCR, sendo a proporção maior nos pacientes com história familiar de SN[1]. O quadro 31.2 resume as principais mutações encontradas.

DIAGNÓSTICO

As principais manifestações clínicas da SNI na infância encontram-se resumidas no quadro 31.3[7]. É importante sempre considerar os antecedentes familiares de SN na história clínica do paciente.

Os principais exames complementares que ajudam no diagnóstico da SNI incluem[7]:

- Exame de urina tipo I – proteinúria com ou sem cilindros; em alguns casos, hematúria e leucocitúria (mais frequentes na GESF).
- Proteinúria – análise em urina de 24 horas $\geq$ 50mg/kg/dia ou relação proteína/creatinina urinárias $\geq$ 2,0.
- Eletroforese de proteínas no sangue – hipoalbuminemia (albumina sérica $\leq$ 2,5g/dL) com aumento de α_2 e, em alguns casos, redução de gamaglobulina.

Quadro 31.3 – Manifestações clínicas da SNI na infância[7].

Edema: insidioso, mole, frio, depressível e sujeito à ação da gravidade; pode evoluir para anasarca com edema de genitais
Aumento súbito de peso
Sinais de derrames cavitários: derrames pleural, pericárdico e ascite
Sinais de hipovolemia (maioria): dor abdominal, oligúria, perfusão periférica > 4 segundos, hipotensão postural e taquicardia
Sinais de hipervolemia: hipertensão arterial sistêmica, insuficiência cardíaca e edema agudo de pulmão

- Hiperlipidemia – aumento dos níveis de colesterol e triglicérides.

Os exames gerais como ureia, creatinina, gasometria venosa, sódio, potássio, cloro, cálcio, fósforo e ácido úrico devem fazer parte da avaliação inicial e das descompensações da doença. É importante ressaltar também que pacientes com hipoalbuminemia podem apresentar redução do cálcio plasmático total; nesse caso, recomenda-se a medida do cálcio iônico e, caso esta não seja possível, usar um fator corrigindo os valores medidos de cálcio para a albuminemia ideal de 4,5g/dL:

$$\text{Cálcio corrigido} = \text{cálcio total } [(\text{mg/dL}) + 0,8 \times (4,5 - \text{albumina (g/dL)})]$$

O ácido úrico sérico auxilia no diagnóstico de hemoconcentração, bem como a dosagem da hemoglobina e do hematócrito. A exame ultrassonográfico de rins e vias urinárias também deve fazer parte da triagem inicial da doença. Outros exames devem ser solicitados de acordo com as manifestações clínicas: radiografia simples de tórax, culturas, proteína C-reativa (PCR) e D-dímero.

Além disso, na primeira descompensação da SN, exames específicos devem ser solicitados para afastar

Quadro 31.2 – Doenças genéticas dos podócitos resultando em síndrome nefrótica[1,2,11].

Condição	Gene	Proteína	Herança
Tipo finlandês	NPHS1	Nefrina	Recessiva
GESF	NPHS2	Podocina	Recessiva
GESF	ACTN4	α-actina 4	Dominante
Síndrome de Denys-Drash	WT1	Proteína WT1	Dominante
Síndrome de Frasier	WT1	Proteína WT1	Dominante
EMD	PLCE1/NPHS3	Fosfolipase C épsilon 1	Recessiva
Síndrome de Pearson	LAMB2	Laminina β_2	Recessiva
GESF	CD2AP	Proteína associada a CD2	Recessiva ou dominante
GESF	TRPC6	Receptor transitório do cálcio 6	Dominante
Síndrome nail-patella	LMX1B	Fator de transcrição Laminina β_1	–

GESF = glomerulosclerose segmentar e focal; EMD = esclerose mesangial difusa.

causas secundárias – sorologias: HIV, hepatites B e C, vírus Epstein-Barr e citomegalovírus (sorologia para sífilis na suspeita de SN congênita); complemento total e frações: CH50, C3 e C4; fator antinuclear (FAN); anticorpo anti-DNA; protoparasitológico de fezes e pesquisa do *Schistosoma mansoni*[12,13].

COMPLICAÇÕES NA SNI EM CRIANÇAS

As principais complicações na SNI em crianças estão resumidas no quadro 31.4.

É importante ressaltar ainda que, além de ser uma complicação da SN descompensada, a presença de infecção em paciente com SN compensada é um fator de risco para a descompensação da doença[14].

O tromboembolismo foi detectado em 1,8 a 5,0% das crianças com SNI, sendo que em adultos chega a 20 a 30%[19]. Entretanto, muitos eventos são assintomáticos, o que torna desconhecida a real incidência do tromboembolismo na SN em crianças. O risco de trombose varia com a gravidade e duração da SN, lesão histológica (mais frequente na GM e na GNMP), idade acima de 12 anos, presença de tromboembolismo prévio e história familiar de eventos tromboembólicos[16]. Várias alterações são descritas na SN levando a um estado de hipercoagulabilidade[15,16]. Porém, outros fatores presentes também corroboram esse estado, tais como hemoconcentração e trombocitose levando a hiperviscosidade sanguínea, hiperlipidemia, imobilização pelo edema, infecção, uso de corticoide e diuréticos[16].

TRATAMENTO DA SÍNDROME NEFRÓTICA

O tratamento da SN consiste de medidas gerais e tratamento específico. As medidas gerais na SN são importantes para a estabilização do paciente[1].

As medidas gerais incluem[1]:

- Dieta[20] – sem adição de sal e normoproteica, se RFG normal; dar preferência para ácidos graxos poli-insaturados; não se recomenda restrição hídrica.
- Atividade física – normal, dependendo da disposição do paciente.
- Tratamento do edema[1] – albumina por via intravenosa (0,5 a 1g/kg de albumina a 20% em 4 horas); diuréticos em raros casos de hipervolemia.

A indicação de albumina por via intravenosa restringe-se a um grupo de nefróticos em situações clínicas específicas[1,21]: anasarca, edema genital, derrames cavitários, lesão renal aguda de causa hipovolêmica, instabilidade hemodinâmica e presença de hemoconcentração com hematócrito acima de 40%.

Nos pacientes com sinais de hipervolemia, evitar a infusão por via intravenosa de albumina e utilizar diuréticos, geralmente diurético de alça (furosemida) ou hidroclorotiazida em associação com espironolactona. É importante lembrar que o uso de diuréticos em altas doses ou sua administração prolongada pode causar hipocalemia, exacerbar a hiponatremia, levar à depleção de volume intravascular e aumentar o risco de lesão renal aguda[20].

Devem ser tratadas possíveis complicações: infecções, HAS, LRA, tromboembolismo.

TRATAMENTO ESPECÍFICO DA SNI

O tratamento da SNI tem como objetivo induzir rápida remissão, diminuir a frequência das recidivas da doença e limitar os efeitos adversos das drogas, protegendo o rim da evolução para insuficiência renal[1,22].

O tratamento inicial é a corticoterapia, sendo a resposta terapêutica a essa droga o melhor marcador

Quadro 31.4 – Principais complicações da SNI em crianças e fatores envolvidos.

Infecções (IVAS, pneumonia, celulite, gastroenterocolite, PBE, entre outras)[2,14]   • Perda urinária de imunoglobulinas, principalmente IgG   • Defeito na opsonização   • Comprometimento da produção de anticorpos específicos   • Diminuição dos fatores B e D da via alternada do complemento   • Terapêutica imunossupressora
Tromboembolismo venoso (mais frequente) **e arterial**[15,16]: TEP, TVP, trombose da veia renal   • Predisposição genética: – Deficiência congênita de antitrombina   – Deficiência de proteína C e/ou S   – Fator V de Leiden   • Perda de proteínas reguladoras da coagulação: antitrombina e proteína S (forma livre)   • Aumento da síntese primária de proteínas hemostáticas: α_2-macroglobulina e lipoproteína A   • Aumento do fibrinogênio e diminuição do plasminogênio plasmático
Lesão renal aguda (LRA): hipovolemia (NTA), trombose da veia renal
Disfunção endocrinológica[17]: perda urinária da proteína transportadora da tiroxina (T_4), diminuição do T_4 total (50% dos casos); T_3 pode estar diminuído ou não, TSH normal
Metabolismo do cálcio e vitamina D[18]   • Perda urinária da proteína transportadora da vitamina D   • Diminuição da 25-hidroxivitamina D (calcidiol)   • Níveis normais da 1,25-di-hidroxivitamina D (calcitriol), exceto em casos de proteinúria maciça com comprometimento da síntese de calcitriol nas células epiteliais proximais   • Pacientes com SN prolongada apresentam cálcio iônico diminuído e aumento do PTH, que levam a alterações ósseas como osteomalacia e osteíte fibrosa   • Uso prolongado de corticosteroides e diuréticos de alça podem causar hipercalciúria
Anemia: ocorre por redução da síntese ou perda urinária de eritropoietina, mesmo com RFG normal
HAS: hipervolemia, uso de corticosteroides ou inibidores da calcineurina

IVAS = infecção de vias aéreas superiores; PBE = peritonite bacteriana espontânea; TEP = tromboembolismo pulmonar; TVP = trombose venosa profunda; NTA = necrose tubular aguda; PTH = hormônio da paratireoide; RFG = ritmo de filtração glomerular; HAS = hipertensão arterial sistêmica.

prognóstico da doença[22]. Um curso de corticoide sem realização de biópsia renal pode ser iniciado em crianças com SNI típica.

Nosso protocolo (Fig. 31.1), baseado na literatura[23-25], inclui o uso da prednisona na dose de 60mg/m² de superfície corporal/dia (máximo de 60mg/dia) durante 4 a 8 semanas. Se o paciente apresentar remissão completa (proteinúria < 5mg/kg/dia durante 3 dias consecutivos) em 4 semanas, a medicação deve ser prescrita na mesma dose, porém em dias alternados, durante 8 semanas. Se o paciente se mantém em remissão, iniciamos a redução gradual do corticoide em 0,5mg/kg/dia a cada 15 dias, em dias alternados. Cerca de 90% dos pacientes respondem em 4 semanas de corticoide e 10% em 6 a 8 semanas[1]. Caso o paciente não se apresente em remissão até a quarta semana de tratamento, estendemos a dose diária até 8 semanas ou realizamos 3 pulsos de metilprednisolona (30mg/kg/pulso, máximo de 1g/pulso) em dias alternados. Foi demonstrado que a administração de altas doses de metilprednisolona resultou em melhora da proteinúria[26]. Além disso, existe a possibilidade de remissão espontânea em cerca de 5% dos casos em 1 a 2 semanas[1].

Recentemente, a classificação da SNI de acordo com sua resposta à corticoterapia foi revisada[1,23,25] (Quadro 31.5).

Quadro 31.5 – Classificação da SNI de acordo com a resposta à corticoterapia[1,23,25].

> **Remissão completa** – ausência de proteinúria (Ptu/crea < 200mg/g) durante 3 dias consecutivos
> **Remissão parcial** – redução da proteinúria em 50% ou mais do valor inicial e Ptu/crea entre 200 e 2.000mg/g
> **SN corticossensível (SNCS)** – remissão após 4 a 8 semanas de corticoide diário
> **SN recidivante frequente (SNRF)** – 2 ou mais recidivas* em 6 meses ou 4 ou mais em 1 ano da resposta inicial
> **SN corticodependente (SNCD)** – presença de 2 recidivas consecutivas durante a redução do corticoide ou em 2 semanas após sua suspensão
> **SN corticorresistente (SNCR)** – ausência de remissão após 4 a 8 semanas de corticoide diário

*Recidiva: proteinúria acima de 50mg/kg/dia ou Ptu/crea ≥ 2.000mg/g durante 3 dias consecutivos. Ptu/crea = relação proteína/creatinina em amostra isolada de urina; SN = síndrome nefrótica.

A SNCR também pode ser caracterizada na ausência de remissão com prednisona diária durante 4 semanas associada a 3 pulsos de metilprednisolona[7,23,26]. Aproximadamente 40 a 50% dos casos podem tornar-se corticodependentes, e 7%, corticorresistentes[1]. Estudos recentes mostram que há um aumento significativo na incidência da SNCR na última década[27].

Devido à presença de efeitos colaterais do corticoide, novas alternativas terapêuticas estão sendo propostas para os pacientes com SNCR e SNCD[1,24,25]. As opções terapêuticas incluem: agentes alquilantes como a ciclofosfamida (CF) e o clorambucil, inibidores da calcineurina como a ciclosporina e o tacrolimus, micofenolato mofetil (MMF) e, mais recentemente, o rituximabe[1].

Nos pacientes com SNRF e SNCD, os agentes alquilantes têm boa indicação[1,25,28,29]. Nesses pacientes, o levamisole, uma droga anti-helmíntica com propriedade imunomoduladora, também se mostrou eficaz[25,28,30]. Uma boa opção terapêutica para os pacientes com SNCD é o inibidor da calcineurina, porém, devido a sua nefrotoxicidade, alguns estudos preferem o uso do MMF[2,25]. Por outro lado, o tratamento dos pacientes com SNCR ainda não está claro. Estudos controlados randomizados mostram benefício da ciclosporina A nesses casos, pois, além do seu efeito imunossupressor, apresenta um efeito na hemodinâmica renal e na estabilização do podócito, contribuindo para a diminuição da proteinúria[28,31]. O mesmo foi observado com o uso do tacrolimus em crianças com SNCR[28]. O MMF pode ser uma opção terapêutica nesses casos, entretanto, há poucos estudos com resultados favoráveis[32]. Em nosso serviço de Nefrologia do Instituto da Criança – HC-FMUSP, utilizamos o protocolo descrito na figura 13.1, que está de acordo com as novas recomendações do KDIGO (*Kidney Disease: Improving Global Outcomes*)[24]:

Os principais agentes terapêuticos utilizados na SNI estão resumidos no quadro 31.6[1,8,24,25,28,33,34].

Estudos recentes mostram que o uso por via intravenosa da ciclofosfamida em pulsos mensais tem a mesma eficácia da dose diária por via oral com menos efeitos colaterais e redução da dose cumulativa[8,28,33,35,36].

A remissão induzida pela ciclosporina A não é duradoura; os pacientes recidivam com sua redução ou retirada, tornando-se ciclosporina A-dependentes[14]. O uso da ciclosporina A acima de 36 meses e idade abaixo

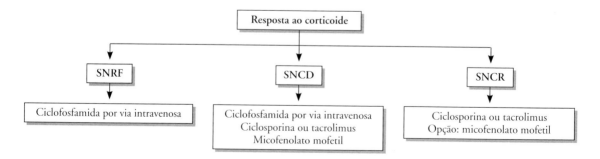

Figura 31.1 – Esquema terapêutico utilizado no Instituto da Criança – HC-FMUSP.

Quadro 31.6 – Principais imunossupressores utilizados na SNI[1,8,24,25,28,33,34].

Droga	Dose	Tempo	Monitorização por nível sérico	Efeito colateral
Ciclofosfamida (VO)	2,0-2,5mg/kg/dia	12 semanas	Não tem	Toxicidade gonadal Leucopenia Cistite hemorrágica
Ciclofosfamida (IV)	500mg/m²/mês	6 pulsos	Não tem	Toxicidade gonadal Leucopenia Cistite hemorrágica
Clorambucil (VO)	0,1-0,2mg/kg/dia	8-12 semanas	Não tem	Toxicidade gonadal Oncogenicidade Convulsão
Levamisole (VO)	2,0-2,5mg/kg/ dias alternados	8 semanas	Não tem	Gastrintestinal Neutropenia
Ciclosporina (VO)	4-5mg/kg/dia 12/12h	12-36 meses	C0 100-150ng/mL	Nefrotoxicidade HAS Hirsutismo
Tacrolimus (VO)	0,05-0,2mg/kg/dose 12/12h	12-36 meses	C0 5-7ng/mL	Nefrotoxicidade HAS *Diabetes mellitus*
Micofenolato mofetil (VO)	600mg/m²/dose 12/12h	12-36 meses	MPA	Gastrintestinal Hepatotoxicidade Linfopenia

VO = via oral; IV = via intravenosa; C0 = nível sérico no vale; HAS = hipertensão arterial sistêmica; MPA = ácido micofenólico.

de 5 anos ao início da terapia são fatores de risco para nefropatia por ciclosporina A em crianças com SN. Levando-se em consideração a ausência de correlação entre o ritmo de filtração glomerular e a gravidade das alterações histológicas, deve-se considerar a possibilidade de biópsia renal a cada 1 a 2 anos em crianças com SNI em uso de ciclosporina A por período prolongado. O tacrolimus, à semelhança da ciclosporina A, é um inibidor da calcineurina, e parece apresentar bons resultados nos pacientes com SNCD e SNCR com menos efeitos colaterais, principalmente nefrotoxicidade[28].

O ácido micofenólico (MPA) é o princípio ativo do MMF e do micofenolato sódico (EC-MPS), responsável por bloquear a purina sintetase, inibindo a proliferação de células T e B[28,31].

No entanto, um grupo seleto de pacientes permanece com SNCR ou dependente de dose alta e tempo prolongado de corticoide com sinais de toxicidade. Esses casos, considerados refratários, apresentam poucas alternativas terapêuticas e o risco de evolução para doença renal crônica é alto.

Uma das opções terapêuticas descritas para esses casos é o rituximab, um anticorpo monoclonal anti--CD20. Na literatura, encontramos apenas casos descritivos em pacientes com SNCD e SNCR com prognóstico reservado, ou que não encontraram remissão da doença com a ciclosporina A ou com o MMF[22,25,28]. Estudos mostram melhor resposta na SNCD (82%) do que na SNCR (44%)[24,27]. Não há consenso sobre a dose ideal e duração do seu tratamento na SNI; alguns protocolos utilizam de 1 a 4 doses mensais de 375mg/m²/dose, monitorizando os níveis séricos de CD20[8,37].

Por outro lado, alguns autores relataram benefícios da associação de tacrolimus e MMF ao corticoide em pacientes adultos com SN refratária[38]. A literatura pediátrica é escassa nesse sentido, mas alguns estudos com série de casos mostram bons resultados[39].

TRATAMENTO INESPECÍFICO

Deve ser empregado em associação aos imunossupressores, auxiliando no tratamento da proteinúria. É preconizado nos pacientes com SNCR, objetivando redução da proteinúria, controle dos níveis pressóricos e da hiperlipidemia. Fazem parte desse tratamento as drogas antiproteinúricas, como os inibidores da ECA (enalapril na dose de 0,1 a 0,5mg/kg/dia fracionado a cada 12 horas) e os bloqueadores do receptor da angiotensina (losartana na dose de 0,7 a 1,4mg/kg/dia em dose matinal), com monitorização dos níveis séricos de ureia, creatinina e potássio[1,24,25,28]. O tratamento da hiperlipidemia engloba dieta, quelantes de sais biliares (colestiramina) e estatinas a partir dos 10 anos de idade, exceto a atorvastatina, que pode ser empregada a partir dos 8 anos[40].

REFERÊNCIAS BIBLIOGRÁFICAS

1. Sinha A, Bagga A. Nephrotic syndrome. *Indian J Pediatr* 2012; 79: 1045-1055.
2. Bagga A, Mantan M. Nephrotic syndrome in children. *Indian J Med Res* 2005; 122: 13-28.

3. Ulinski T, Aoun B. New treatment strategies in idiopathic nephrotic syndrome. *Minerva Pediatr* 2012; **64**: 135-143.
4. Rocha RB, Okay Y, Fujimura MD. Síndrome nefrótica. In: Marcondes E, Vaz FAC, Ramos JLA, Okay Y (eds). *Pediatria Básica. Tomo III. Pediatria Clínica Especializada*. Sarvier: São Paulo, 2004, pp 362-371.
5. Borges FF, Shiraichi L, Silva MPH et al. Is focal segmental glomerulosclerosis increasing in patients with nephrotic syndrome? *Pediatr Nephrol* 2007; **22**: 1309-1313.
6. Moudgil A, Martz K, Stablein DM, Puliyanda DP. Variables affecting estimated glomerular filtration rate after renal transplantation in children: a NAPRTCS data analysis. *Pediatr Transplant* 2010; **14**: 288-294.
7. Schachter AD. The pediatric nephrotic syndrome spectrum: clinical homogeneity and molecular heterogeneity. *Pediatr Transplant* 2004; **8**: 344-348.
8. Hodson EM, Alexander SI. Evaluation and management of steroid-sensitive nephrotic syndrome. *Curr Opin Pediatr* 2008; **20**: 145-150.
9. Kemper MJ. Minimal change (steroid sensitive) nephrotic syndrome in children: new aspects on pathogenesis and treatment. *Minerva Pediatr* 2012; **64**: 197-203.
10. Boute N, Gribouval O, Roselli S et al. NPHS2 encoding the glomerular protein podocina is mutated in autosomal recessive steroid-resistant nephrotic syndrome. *Nat Genet* 2000; **24**: 349-354.
11. Pavenstadt H, Kriz W, Kretzler M. Cell biology of the glomerular podocyte. *Physiol Rev* 2003; **83**: 253-307.
12. Baqi N, Singh A, Balachandra S et al. The paucity of minimal change disease in adolescent with primary nephrotic syndrome. *Pediatr Nephrol* 1998; **12**: 105-107.
13. International Study of Kidney Disease in Children. Nephrotic syndrome in children: prediction of histopathology from clinical and laboratory characteristics at time of diagnosis. *Kidney Int* 1978; **13**: 159-165.
14. Bruneau S, Dantal J. New insights into the pathophysiology of idiopathic nephrotic syndrome. *Clin Immunol* 2009; **133**: 13-21.
15. Lijfering WM, Rosendaal FR, Cannegieter SC. Risk factors for venous thrombosis – current understanding from an epidemiological point of view. *Br J Haematol* 2010; **149**: 824-833.
16. Kerlin BA, Ayoob R, Smoyer WE. Epidemiology and pathophysiology of nephrotic syndrome-associated thromboembolic disease. *Clin J Am Soc Nephrol* 2012; **7**: 513-520.
17. Feinstein EI, Kaptein EM, Nicoloff et al. Thyroid function in patients with nephrotic syndrome and normal renal function. *Am J Nephrol* 1982; **2**: 70-76.
18. Biyikli NK, Emre S, Sirin A et al. Biochemical bone markers in nephrotic children. *Pediatr Nephrol* 2004; **19**: 869-873.
19. Kerlin BA, Blatt NB, Fuh B et al. Epidemiology and risk factors for thromboembolic complications of childhood nephrotic syndrome: A Midwest Pediatric Nephrology Consortium (MWPNC) Study. *J Pediatr* 2009; **155**: 105-110.
20. Gipson DS, Massengill SF, Yao L et al. Management of childhood onset nephrotic syndrome. *Pediatrics* 2009; **124**: 747-757.
21. Vande Walle JG, Donckerwolcke RA. Pathogenesis of edema formation in the nephrotic syndrome. *Pediatr Nephrol* 2001; **16**: 283-293.
22. Manrique-Rodríguez S, Fernandez-Llamazares C, Sanjurjo-Saez M. Pharmacotherapeutic review and uptade of idiopathic nephrotic syndrome in children. *Pharm World Sci* 2010; **32**: 314-321.
23. International Study of Kidney Disease in Children. Early identification of frequent relapsers among children with minimal change nephrotic syndrome. *J Pediatr* 1982; **101**: 514-518.
24. Lombel RM, Hodson EM, Gipson DS. Treatment of steroid-resistant nephritic syndrome in children: new guidelines from KDIGO. *Pediatr Nephrol* 2013; **28**: 409-414.
25. Lombel RM, Gipson DS, Hodson EM. Treatment of steroid-sensitive nephritic syndrome: new guidelines from KDIGO. *Pediatr Nephrol* 2013; **28**: 415-426.
26. Shenoy M, Lewis MA, Bradbury MG et al. Intravenous methylprednisolone in idiopathic childhood nephrotic syndrome. *Pediatr Nephrol* 2007; **22**: 1787-1791.
27. Prytula A, Iijima K, Kamei K et al. Rituximab in refractory nephrotic syndrome. *Pediatr Nephrol* 2010; **25**: 461-468.
28. Van Husen M, Kemper M. New therapies in steroid-sensitive and steroid-resistant idiopathic nephritic syndrome. *Pediatr Nephrol* 2011; **26**: 881-892.
29. Latta K, von Schnakenburg C, Ehrich JH. A meta-analysis of cytotoxic treatment for frequently relapsing nephrotic syndrome in children. *Pediatr Nephrol* 2001; **16**: 271-282.
30. Tenbrock K, Muller-Berghaus J, Fuchshuber A et al. Levamisole treatment in steroid-sensitive and steroid-resistant nephrotic syndrome. *Pediatr Nephrol* 1998; **12**: 459-462.
31. Hodson EM, Craig JC. Therapies for steroid-resistant nephrotic syndrome. *Pediatr Nephrol* 2008; **23**: 1391-1394.
32. Gargah TTG, Lakhoua MR. Mycophenolatemofetil in treatment of childhood steroid-resistant nephrotic syndrome. *J Nephrol* 2011; **24**: 203-207.
33. Vaisbich MH, Garcia LS, Modanez F et al. Ciclofosfamida no tratamento da síndrome nefrótica idiopática córtico-sensível da infância: tratamento via oral versus endovenoso. *Pediatr S Paulo* 2008; **30**: 95-99.
34. Kranz B, Vester V, Büscher R et al. Cyclosporine-A induced nephrotoxicity in children with minimal-change nephrotic syndrome: long-term treatment up to 10 years. *Pediatr Nephrol* 2008; **23**: 581-586.
35. Hodson EM, Willis NS, Craig JC. Corticosteroid therapy for nephritic syndrome in children. *Cochrane Database Syst Rev* 2007; **4**: CD001533.
36. Prasad N, Gulati S, Sharma RK et al. Pulse cyclophosphamide therapy in steroid-dependent nephrotic syndrome. *Pediatr Nephrol* 2004; **19**: 494-498.
37. Haffner D, Fischer DC. Nephrotic syndrome and rituximab: facts and perspectives. *Pediatr Nephrol* 2009; **24**: 1433-1438.
38. Jang HR, Jung HW, Lee YJ et al. Combination treatment with corticosteroid, cyclosporine A, and mycophenolate in refractory nephritic syndrome. *Clin Nephrol* 2011; **75**: 511-517.
39. Yashiro TA, Tsuruga K, Watanabe S et al. Novel multidrug therapy for children with cyclosporine-resistant or -intolerant nephritic syndrome. *Pediatr Nephrol* 2011; **26**: 1255-1261.
40. Durkan A, Hodson EM, Willis NS et al. Non-corticosteroid treatment for nephrotic syndrome in children. *Cochrane Database Syst Rev* 2008; **1**: CD002290.

32

VINCRISTINA NA SÍNDROME NEFRÓTICA CORTICORRESISTENTE E CORTICOSSENSÍVEL RECIDIVANTE FREQUENTE – ESTUDO DE 39 CASOS

Valderez Raposo de Melo
Eliana Biondi Medeiros Guidoni
Julio Toporovski

INTRODUÇÃO

Embora edema e proteinúria tenham sido clinicamente reconhecidos há mais de 2000 anos, a descrição inicial de uma criança com síndrome nefrótica ou nefrose foi creditada a Roelans em 1484 e somente em 1929 estabelecida a terminologia "síndrome nefrótica" (SN)[1]. Desde então, seu tratamento consiste em um grande desafio, visto que não se trata de doença única, mas de enfermidade multifatorial com componente imunológico[2].

Antes do advento dos glicocorticoides e antibióticos a mortalidade nessa doença era muito alta, 67%. A descoberta das sulfonamidas (1939) e penicilinas (1944) reduziu esta taxa para 42% e 35%, respectivamente. Porém, foi com a introdução do hormônio adrenocorticotrófico (ACTH) e cortisona (1950) que a mortalidade caiu drasticamente, 9%[1].

De acordo com a resposta aos corticosteroides, os portadores de SN passaram a ser classificados em dois grandes grupos: corticorresistentes (SNCR) e corticossensíveis (SNCS). A normatização do ISKDC (*International Study of Kidney Disease in Children*) considera o paciente portador de SNCS quando há remissão completa da nefrose após quatro semanas de tratamento e SNCR na ausência de remissão após esquema de oito semanas[3].

Observaram-se, conforme respostas clínica e laboratorial e padrão evolutivo, nuances dentro do grupo de SNCS. Designando-se: SN com remissão parcial quando a melhora clínica é acompanhada por pelo menos 50% de redução na proteinúria inicial; recidivância frequente (SNCS-RF), a presença de duas ou mais recaídas em seis meses após a resposta inicial, ou mais de quatro em qualquer período em 12 meses; SN corticodependente (SNCD), a presença de duas recidivas consecutivas em qualquer momento dentro da corticoterapia ou no decorrer de 14 dias após sua retirada[3].

Síndrome nefrótica na criança é, na maioria dos casos, idiopática e corticossensível, afetando 1-3 por 100.000 crianças < 16 anos de idade[4]. Aproximadamente 20% dos casos são classificados como SNCR, sendo as lesões histológicas mais frequentes: lesão histológica mínima (LHM), glomerulonefrite proliferativa mesangial (GNPM) e glomerulosclerose segmentar e focal (GESF). A escassez de ensaios clínicos randomizados em larga escala torna o tratamento da SNCR desafiador, requerendo cuidados de nefrologista pediátrico[5].

O KDIGO[6] (*Kidney Disease: Improving Global Outcomes*) fornece diretrizes para a condução adequada na SN. Estudos em GESF demonstram uma taxa de sobrevida renal em 5 anos de 90% nos que alcançaram remissão completa após qualquer terapia, única ou combinada. Quando a remissão é apenas parcial, essa taxa cai para 80% em adultos; caso a remissão completa ou parcial não seja alcançada, o risco de progressão para doença renal crônica em estágio final é de 50%. Nos portadores de SN associada a mutações genéticas, esses índices são mais preocupantes.

A estratégia terapêutica na SNCR sempre objetivou a identificação de imunossupressores alternativos. Porém, a descoberta do papel fundamental dos podócitos no mecanismo da SN conduziu à procura de novas drogas capazes de regular essas vias moleculares.

Tratamentos alternativos são recomendados para crianças que apresentam SNCD com toxicidade aos esteroides, bem como para aquelas com recidivas frequentes após ciclofosfamida (Cya) e/ou ciclosporina (Csa). Vários medicamentos, incluindo micofenolato mofetil (MMF), levamisole e vincristina, foram testados, porém se mostraram parcialmente eficazes e, muitos, com marcados efeitos adversos.

A vincristina é um alcaloide da vinca e seu efeito antiproliferativo está associado à inibição da função da proteína tubulina no citoesqueleto, fundamental para a formação do fuso mitótico. Estudos em animais demonstraram que a fusão dos processos podais na SN é causada pela redistribuição de quatro subunidades do citoesqueleto: tubulina, vimentina, actina e miosina. Os efeitos benéficos da vincristina na SN associada a neoplasias já foram observados anteriormente, porém há controvérsias quanto ao seu emprego na SN idiopática[7]. A vincristina deve ser usada apenas por via intravascular (por outras vias é fatal), na dose máxima de 2mg e com intervalo mínimo de 7 dias. Caso ocorra extravasamento, a infusão deve ser suspensa, devendo ser aplicadas compressas mornas com elevação do membro. Pode ser administrada com soro glicosado a 5%, soro fisiológico a 0,9% ou Ringer-lactato, com infusão em 5-10 minutos.

Até o momento, existem poucos trabalhos publicados sobre o uso da vincristina na SN[8-11]. Goonsekera et al[8] e Almeida et al[9,10] observaram seu efeito terapêutico em um pequeno grupo de SNCR (GESF/LHM) com resultados inconclusivos. Kausman[11] et al estudaram pacientes com SNCD que já haviam recebido Cya e/ou Csa e mantinham recidivas frequentes. Este grupo de SNCD foi submetido ao seguinte esquema: 1,0-1,5mg/m^2 (máximo 2mg/dose), doses semanais durante 1 mês seguidas por 4 doses mensais. Neste grupo (12 pacientes), 4 entraram em remissão na segunda dose. Foi observada redução na frequência de recidivas quando comparada aos 12 meses anteriores (de 4 para 1,5), a remissão sustentada teve mediana de 5 meses, tendo um paciente permanecido em remissão durante quatro anos. Esses autores também utilizaram a vincristina nas recidivas pós-tratamento.

No Brasil, a inexistência de registro nacional com dados confiáveis nos impede de avaliar a prevalência da SN na população. Atualmente, acompanhamos 436 crianças com SN no Serviço de Nefrologia Infantil da Santa Casa de São Paulo. A partir de 2007, introduzimos a vincristina, segundo esquema proposto por Kausman[11], em pacientes com SNCR e SNCS-RF, os quais já haviam recebido anteriormente, além do corticoide, outros imunossupressores como Cya, Csa e MMF. Trinta e nove crianças, entre 2 e 16 anos (média 8,75 anos ± 3,5 anos), portadoras de SNCR (n = 25) e SNCS-RF (n = 14) receberam essa medicação (artigo em vias de publicação) (Tabela 32.1). Em relação à histologia renal, 12 dos portadores de SNCR (48%) apresentavam biópsia compatível com GESF, e os demais, LHM; alguns casos não realizaram estudo por imunofluorescência. No grupo SNCS-RF, 6 pacientes (42,9%) apresentavam LHM, e 3, lesões compatíveis com GESF (21,4%). Cinco pacientes com SNCS-RF não foram biopsiados, pois atualmente existem o consenso e a prática estabelecida de não realizá-las em casos pediátricos de SNCS, exceção para aqueles com resposta clínica atípica[6]. Os pacientes acompanhados não foram submetidos a estudo genético.

No grupo SNCR (n = 25), os resultados foram satisfatórios, uma vez que os tratamentos anteriores não foram efetivos. Houve remissão completa em 5 (20%) e parcial em 5 (20%). Nos SNCS-RF (n = 14), observamos resposta excelente, pois 12 crianças (85,7%) apresentaram remissão completa e apenas 2 (14,3%) não apresentaram melhora (Tabela 32.2).

Em relação à resposta total à medicação, a remissão ocorreu entre a primeira e terceira doses semanais em 82,3% dos pacientes. Um ano após o término do esquema, 53% deles permaneciam em remissão completa. Na maioria, conseguimos reduzir ou mesmo suspender o corticoide. Um paciente permanece há 6 anos com dose mínima (5mg em dias alternados) de corticoide e outro há 5 anos em remissão, sem nenhuma medicação nos últimos 3 anos. Enfatizamos que quase a totalidade das crianças que responderam ao esquema (88%) apresentava-se descompensada ao início do tratamento (Tabela 32.3).

A corticoterapia em dias alternados foi mantida durante o esquema; quando necessário, após o tratamento utilizamos doses reduzidas. Para minimizar seus efeitos colaterais, presentes em 36% dos pacientes, substituímos essa droga pelo levamisole.

Os efeitos colaterais da vincristina são pouco frequentes e reversíveis, sendo os mais comuns alopecia e distúrbios neuromusculares. Esses, inicialmente, causam diminuição sensorial e parestesias, porém, com a continuidade do tratamento, podem evoluir com dores neuropáticas e dificuldades motoras, principalmente em pacientes com afecções neurológicas prévias. No trato gastrintestinal, pode causar constipação e até íleo paralítico. Outros eventos são: poliúria por secreção inadequada de hormônio antidiurético, febre, perda de peso, manifestações de nervos cranianos (observamos um caso com dor à mastigação), úlceras orais e cefaleia. No grupo estudado, observamos queixa leve/moderada em 33% dos casos (constipação, dor abdominal, parestesias e dor em membros), todos com reversão após diminuição ou término da medicação.

Devido à ausência de efeitos secundários significativos e tratamento eficaz em curto prazo, acreditamos que a vincristina, em certas condições, poderá ser um tratamento promissor, com resultados satisfatórios em alguns casos de SN de difícil controle, inclusive em pacientes com baixa aderência ao tratamento por via oral.

Agradecimento aos colaboradores
Simone Paiva Laranjo Martins e Andrea Oliva e Silva.

Tabela 32.1 – Dados dos 39 pacientes com SN submetidos ao esquema de vincristina, Santa Casa SP, 2007 a 2013.

Paciente	Sexo	SN	Biópsia MO/IF	Início da SN (anos)	Tratamentos anteriores
1	M	CS-RF	LHM/ negativa	2a 2m	CE/Cya/MMF/Csa/levamisole
2	M	CR	LHM	2a 8m	CE/Cya/MMF/Csa/levamisole
3	F	CS-RF	LHM	6a	CE/Cya/Csa/levamisole
4	M	CR	LHM	3a 5m	CE/Cya/Csa
5	M	CR	GESF	2a	CE/MMF/Csa
6	M	CR	LHM	3a	CE/Cya/MMF/Csa/Levamisole
7	M	CS-RF	GESF	2a 8m	CE/Cya/MMF/Csa
8	M	CS-RF	GESF	2a 8m	CE/Cya/Csa
9	M	CR	GESF	1a 7m	CE/Cya/MMF/Csa
10	M	CR	LHM	4a	CE/Cya/MMF/Csa/levamisole
11	M	CR	LHM	1a 8m	CE/Csa
12	M	CR	GESF	6a 4m	CE/Csa
13	M	CR	GESF/IgM+C3+	8a 2m	CE/Cya/MMF/Csa
14	F	CS-RF	LHM/ IgM+C3+	2a	CE/Cya
15	M	CR	GESF	7a 10m	CE/Cya/MMF/Csa/levamisole
16	M	CR	LHM	6a	CE/Cya/Csa/levamisole
17	M	CR	GESF	1a	CE/Cya/MMF/Csa/levamisole
18	M	CS-RF	LHM	3a 3m	CE/Cya/MMF/Csa/levamisole
19	M	CR	GESF	10a 9m	CE/Cya/MMF/Csa
20	M	CR	LHM/IgM+C3+	2a 1m	CE/Cya/MMF/Csa/levamisole
21	M	CR	LHM/IgM+C3+	6a 3m	CE/Cya/MMF/Csa
22	F	CR	LHM	12a 10m	CE/Csa
23	F	CR	GESF	2a 4m	CE/Cya/MMF/Csa
24	F	CR	GESF	2m	CE/Cya/Csa
25	M	CS-RF	LHM	2a 8m	CE/Cya/Csa/levamisole
26	M	CS-RF	LHM	3a 3m	CE/Cya/Csa
27	M	CR	GESF	2a	CE/Cya/MMF/Csa/levamisole
28	F	CS-RF	–	3a 2m	CE/Cya
29	F	CR	LHM/negativa	2a 6m	CE/MMF/Csa
30	M	CS-RF	–	1a 2m	CE/Csa
31	M	CR	LHM/negativa	4a	CE/Csa
32	M	CS-RF	–	6a	CE
33	M	CR	GESF	5a 2m	CE/Cya/MMF/Csa/levamisole
34	M	CS-RF	–	3a 5m	CE
35	M	CR	LHM	2a	CE/Cya/MMF/Csa/levamisole
36	M	CS-RF	GESF	3a 4m	CE/Csa
37	F	CR	GESF	5a 1m	CE/Cya/MMF
38	M	CR	LHM	2a 11m	CE/Cya/Csa
39	F	CS-RF	–	4a 10m	CE/Cya

SN = síndrome nefrótica; CR = corticorresistente; CS-RF = corticossensível recidivante frequente; MO = microscopia óptica; IF = imunofluorescência; CE = corticosteroide; Cya = ciclofosfamida; MMF = micofenolato mofetil; Csa = ciclosporina; a = anos; m = meses.

Tabela 32.2 – Resposta à vincristina em 39 crianças com SNCR e SNCS-RF, Santa Casa SP, 2007 a 2013.

	SNCR	SNCS-RF	Total
Remissão completa	5 (20%)	12 (85,7%)	17 (43,6% Ptu/crea = relação proteína/creatinina em amostra isolada de urina)
Remissão parcial	5 (20%)	0	5 (12,8%)
Sem resposta	15 (60%)	2 (14,3%)	17 (43,6%)
Total	25	14	39

Tabela 32.3 – Dados dos 17 pacientes com remissão completa após uso de vincristina, Santa Casa SP, 2007 a 2013.

Paciente	Início da SN (anos)	Início da VCR (anos)	Início da resposta	Remissão sustentada (meses)	Efeitos colaterais	ALB/PTU pré-VCR	ALB/PTU pós-VCR
1	2a 2m	9a 5m	2ª semana	72	–	2,5/55	4,7/1,6
3	6a	5a	1ª semana	21	–	2,3/65	4,4/Indt
4	3a 5m	7a 7m	3ª semana	29	–	2,0/60	4,7/6,4
5	2a	16 a	1ª semana	12	–	1,9/65	4,0/5,6
7	2a 8m	10a 3m	4ª semana	60	–	1,1/48	2,54/9,0
8	2a 8m	15a 11m	3º mês	28	–	2,3/60	4,3/4,9
14	2a	5a 2m	2ª semana	4	Dor abdominal	3,1/5,0	3,7/11,1
25	2a 8m	15a	1ª semana	24	Dor em membros	3,7/60	4,4/2,8
26	3a 3m	11a 9m	1ª semana	4	Dor abdominal	1,8/55	4,0/4,2
27	2a	5a 6m	1ª semana	5	–	0,7/56	3,48/3,0
28	3a 2m	11a 5m	2ª semana	12	Dor abdominal Constipação Dor em membros	3,4/65	3,69/1,7
31	4a	6a	1ª semana	5	Câimbras	2,6/54	4,6/Indt
32	6a	6a 8m	1ª semana	3	Dor abdominal	2,1/81	3,95/4,1
34	3a 5m	3a 10m	1ª semana	5	Dor abdominal Constipação	2,2/60	3,4/Indt
36	3a 4m	3a 10m	4ª semana	1	–	2,3/48	3,2/8,0
37	5a 1m	9a 9m	1ª semana	19	–	4,31/5,0	4,7/4,8
39	4a 10m	6a 4m	3ª semana	4	–	2,0/65	3,6/Indt

VCR = vincristina; ALB = albumina (mg/dL); PTU = proteinúria de 24 horas (mg/kg/dia); Inat = indetectável; a = ano; m = meses.

REFERÊNCIAS BIBLIOGRÁFICAS

1. Greenbaum AL, Benndorf R, Smoyer WE. Childhood nephrotic syndrome–current and future therapies. Nat Rev Nephrol 2012; 8: 445-458.
2. Elie V, Fakhoury M, Deschenes G, Jacqz-Aigrain E. Physiopathology of idiopathic syndrome: lessons from glucocorticoids and epigenetic perspectives. Pediatr Nephrol 2012; 28: 1249-1256.
3. International Study of Kidney Desease in Children. The primary nephrotic syndrome in children. Identification of patients with minimal change nephrotic syndrome from initial response to prednisone. A report of the International Study of Kidney Disease in Children. J Pediatr 1981; 98: 561-564.
4. Niaudet P. Steroid-sensitive idiopathic nephrotic syndrome in children. In Avner ED, Harmon WE, Niaudet P (eds). Pediatric Nephrology, 5th ed. Lippincott Williams & Wilkins: Philadelphia, 2004, vol I, pp 543-556.
5. Lombel RM, Hodson EM, Gipson DS. Treatment of steroid-resistant nephritic syndrome in children: new guidelines from KDIGO. Pediatr Nephrol 2013; 28: 409-414.
6. KDIGO Clinical Practice Guideline for Glomerulonephritis. Kidney Int 2012; 2: 139-274.
7. Gan PP, Kavallaris M. Tubulin-targeted drug action: functional significance of class II and class IVb B – tubulina in vinca alkaloid sensitivity. Cancer Res 2008; 68: 9817-9824.
8. Goonsekera CDA, Koziell AB, Hulton SA, Dillon MJ. Vincristine and focal segmental sclerosis: do we need a multicenter trial? Pediatr Nephrol 1998; 12: 284-289.
9. Almeida MP, Almeida HA, Coelho Rosa F. Vincristine in steroid-resistant nephrotic syndrome. Pediatr Nephrol 1994; 8: 79-80.
10. Almeida M, Ribeiro M, Rosa FC. Effect of vincristine in corticoresistant nephritic syndrome (abstract). Pediatr Nephrol 1987; 1: C93.
11. Kausman JY, Jones CY, Johnstone L, Powell HR. Vincristine treatment in steroid-dependent nephritic syndrome. Pediatr Nephrol 2005; 20: 1416-1419.

# 33

NOVOS MECANISMOS NA PATOGENIA DA GLOMERULOSCLEROSE SEGMENTAR E FOCAL

Rafael Luiz Pereira
Raphael José Ferreira Felizardo
Niels Olsen Saraiva Câmara

◆

INTRODUÇÃO

O termo glomerulosclerose segmentar e focal (GESF) foi inicialmente utilizado por Arnold Rich em 1957, que, ao analisar amostras de biópsias de crianças acometidas por síndrome nefrótica, observou esclerose envolvendo glomérulos justamedulares[1]. Essas observações foram compartilhadas posteriormente por laudos de um grupo particular de pacientes com síndrome nefrótica idiopática nos quais foram verificadas lesões glomerulares com esclerose, que se distinguiam de outras lesões mínimas e difusas[2]. Contudo, somente na década de 1970 a GESF emergiu como uma entidade clinicopatológica, distinta da doença glomerular de lesões mínimas por sua resistência aos esteroides, desenvolvimento de insuficiência renal e evolução para falência renal[3]. Desde então, surgem muitos relatos sobre os aspectos histológicos, características clínicas e patogênese da doença.

Nos últimos 30 anos, o aumento da incidência e as novas descobertas sobre a lesão aos podócitos levaram a avanços nos diagnósticos e no controle da doença. Hoje em dia, a principal causa de GESF ainda permanece desconhecida, mas diversas evidências sugerem a participação de um fator presente na circulação como importante agente da lesão podocitária e desenvolvimento da doença[4-6].

Acredita-se que a GESF seja a principal causa de síndrome nefrótica em adultos ao redor do mundo, com prevalência estimada de 20 a 30% em adultos acima dos 25 anos e 30 a 35% em adultos acima de 60 anos de idade[7]. Nos Estados Unidos, onde o controle epidemiológico oferece registros mais detalhados, a GESF é apontada como a causa mais comum de desordem glomerular primária, relacionada com doença renal, que leva à doença renal crônica terminal (DRCT), com um índice de prevalência de 4%. A prevalência da GESF difere nos aspectos etiológicos e genéticos; ela é responsável por aproximadamente 20% dos casos de síndrome nefrótica em crianças e 40% em adultos, com incidência estimada em 7 casos por milhão[8].

FISIOPATOLOGIA DA GESF

No glomérulo, a estrutura formada pelo endotélio fenestrado, membrana basal glomerular (MBG) e células epiteliais viscerais (ou podócitos) constituem uma barreira permeável e seletiva a uma pequena quantidade de substâncias que irão formar o ultrafiltrado. Embora o epitélio fenestrado seja responsável por repelir principalmente os componentes celulares do sangue, cabe à MBG e aos podócitos conter a filtração de proteínas solúveis[9]. Apesar de sua diversidade, a principal característica da GESF é a retração dos processos podais (RPP) dos podócitos, seguida de glomerulosclerose[10]. A perda dessas células na urina e a depleção de RNA mensageiro de podocina em pacientes com GESF, quando comparados com pacientes normais, dão suporte a essa hipótese (Fig. 33.1)[11,12].

Podócitos são células especializadas que emitem extensões de sua membrana, como "pés", chamados processos podais, que rodeiam a camada exterior dos capilares glomerulares, formando uma monocamada contínua de células epiteliais.

Os processos podais estão ligados e mantêm contato com as células adjacentes por meio de proteínas especializadas presentes nessas extensões citoplasmáticas. Dessa maneira, formam uma estrutura em forma de poros,

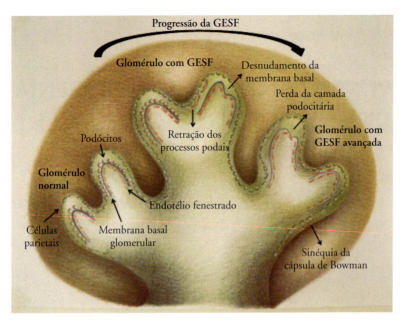

Figura 33.1 – Progressão da GESF e seus principais acometimentos.

chamados de diafragma da fenda (*slit diaphragm*), por meio do qual passa o ultrafiltrado glomerular. Parte da seletividade da barreira de filtração glomerular é atribuída aos podócitos, não só pela barreira física, mas principalmente por formar uma barreira eletrostática de carga negativa devido à presença de proteínas específicas como podoplanina, podocina e podocalixina[9]. Esse microambiente restringe a passagem de proteínas plasmáticas e garante a capacidade seletiva do glomérulo[13].

Para que os podócitos exerçam sua função, eles devem cobrir toda a área de filtração, sendo importante a interação célula-célula para sua sobrevivência. Qualquer evento que leve ao rompimento dos diafragmas da fenda, com consequente perda de contato entre os podócitos, seja por qualquer tipo de lesão, seja por estresse, pode desencadear a perda progressiva da camada de podócitos e o desenvolvimento da GESF[14]. Ou seja, uma vez que os podócitos são lesados ou estressados por algum estímulo, iniciam uma resposta que leva à RPP, desfazendo as interações célula-célula e os diafragmas da fenda. A perda de alguns podócitos gera um processo em cascata que culmina na perda de outros podócitos adjacentes, gerando um círculo vicioso[15].

As consequências ocasionadas pela perda ou dano dessas células vão desde a liberação de substâncias com potencial tóxico que irão lesar outros podócitos, como TGF-β[14] (*transforming growth factor beta*) até a diminuição da concentração de fatores de sobrevivência produzidos pelos próprios podócitos, como o VEGF (*vascular endothelial growth factor*). O aumento de proteínas de junções *gap* facilita a transmissão de sinais de morte celular entre as células viscerais, sugerindo que os podócitos não só respondem ao dano como uma célula individual, mas também como um epitélio integrado[16].

O podócito maduro tem capacidade limitada de proliferação *in situ*[17]. Muitas teorias tentam explicar como e em qual extensão ocorre a substituição de podócitos durante a vida ou durante alguma lesão. A primeira teoria considera que os podócitos seriam substituídos por células-tronco derivadas da medula óssea, migrando pelas vias sanguíneas, atravessando a MBG e estabelecendo-se nos glomérulos[18,19]. A segunda teoria aponta para a substituição dos podócitos por células do epitélio parietal, que estão estabelecidas na cápsula de Bowman, as quais migrariam para o epitélio visceral, diferenciando-se e alterando seu fenótipo[20,21]. Os principais indícios que dão suporte a essa opinião se baseiam no fato de as células parietais expressarem algumas proteínas, que, no rim, são exclusivas de podócitos[22,23]. Alguns trabalhos recentes apontam para uma diferenciação de grupos celulares comprometidos com a diferenciação de podócitos. Estes trabalhos citam que, antes da diferenciação celular, células chamadas de *células em transição*, que possuem marcadores de células parietais e podocitárias, diferenciariam-se em podócitos, diferentemente de células com marcadores somente parietais. Esse mesmo grupo sugere cautela ao considerar que a repopulação podocitária acontece a partir de células parietais, pois eles não observaram a migração celular em adultos. Ademais, propõem uma teoria na qual a população de células em transição teria número limitado e provavelmente não seria substituída por células parietais sem marcadores podocitários. Outra pergunta que vem à tona é acerca da funcionalidade dessas células após ocuparem o lugar dos podócitos maduros. Assim, esse assunto está longe de ser finalizado e carece de mais estudos[21,24].

Durante a homeostase, perdas ocasionais de podócitos podem ser restauradas por algum desses mecanismos, mas se a perda dessa população acontecer de maneira drástica, caracterizada por podocitopenia, ocorre o desnudamento da MBG e proteinúria. Há possibilidade de o podócito ainda hipertrofiar, de maneira limitada, na tentativa de cobrir áreas desnudadas. A GESF também está relacionada a condições nas quais o aumento do diâmetro glomerular não é preenchido de maneira eficiente por tais células. Isso acontece porque, à medida que ocorre perda progressiva de alguns glomérulos, os glomérulos remanescentes ficam sobrecarregados por filtrar todo o conteúdo plasmático que passa pelo rim. Esse evento é caracterizado por aumento da pressão e hiperfiltração glomerular, com consequente elevação do diâmetro do glomérulo, e está relacionado à obesidade e às condições endócrinas como acromegalia e diabetes[25]. Se essa condição for mantida durante longos períodos e o glomérulo hipertrofiar, o podócito não acompanha essa diferença e pode "descolar-se" da MBG e ser eliminado na urina[25].

À medida que as áreas desnudadas nas MBG se tornam maiores, uma sequência de eventos anatômicos acontece, compreendendo expansão mesangial, sinéquia com a cápsula de Bowman e esclerose segmentar[26]. Se o evento evoluir a ponto de comprometer aproximadamente 50% da camada podocitária, o glomérulo torna-se globalmente esclerosado e não filtrante[27].

TIPOS DE GESF

A GESF é muito difícil de ser caracterizada por apresentar diversos padrões de lesão, que podem afetar diferentes porcentagens dos glomérulos e túbulos. Na maioria dos casos, a causa inicial não é conhecida, e a doença é dita de origem idiopática[28,29].

Um grupo de patologistas classificou a doença conforme sua variedade histológica, apesar de alguns estudos relatarem que diferenças no prognóstico do paciente não necessariamente se correlacionam entre os subtipos. Os índices de remissão entre os subtipos também podem variar, ou seja, ainda são necessários muitos estudos acerca da fisiopatologia da GESF para melhor entender as peculiaridades e índices de progressão dos diversos subtipos histopatológicos[30,31].

Essa variedade de lesões levou a uma classificação de cinco subtipos da síndrome. Os cinco subtipos apresentam diferenças quanto a local da lesão, acometimento da matriz mesangial, dos túbulos e também proliferação e infiltrado celular, além de apresentarem diferentes prognósticos[30,31]. Apesar das diferenças, em todos os casos temos acometimento dos podócitos e dano glomerular associado à proteinúria[31]. No quadro 33.1 estão listadas as principais características dos subtipos de GESF.

Em muitos casos de GESF, a síndrome progride a um estágio de DRCT, na qual o paciente acaba necessitando de terapia renal substitutiva[32,33]. Nesses casos, o melhor tratamento é o transplante renal (Tx). Um grande problema do Tx na GESF é seu elevado índice de recorrência da doença pós-transplante, que gira em torno de 15-52%. A recorrência da doença acompanha proteinúria nefrótica, retração de processos podais, e, sem tratamento específico, mais de 50% dos pacientes perdem o enxerto renal[34-41].

Muitas evidências apontam para um papel determinante de um fator circulante como responsável por essa recorrência. Assim, o tratamento de plasmaférese passou a ser rotineiro para esses transplantados, o que leva à remissão da proteinúria e está associado a melhor prognóstico da doença[6].

CAUSAS DA GESF

A GESF é caracterizada por múltiplas etiologias e mecanismos patogênicos. Pode ser classificada como glomerulopatia secundária, quando a lesão glomerular segmentar e focal está relacionada com doenças e condições clínicas; ou glomerulopatia primária, quando as causas secundárias são excluídas, ou seja, não se conhece o agente etiológico.

GESF PRIMÁRIA

A GESF primária ou idiopática é uma doença glomerular frequente (80% das causas de GESF) e multifatorial. Acredita-se que em alguns casos pode ser causada por um fator circulante que induz proteinúria. Essa possibilidade foi associada com aumento dos fatores de risco para a recorrência da GESF após o transplante renal. Alguns

Quadro 33.1 – Subtipos de GESF de acordo com a classificação de Columbia.

Variante	Local da lesão	Distribuição da lesão	Principais características
NOS (clássica)	Qualquer	Segmentar	Colapso segmentar sem hiperplasia podocitária e obstrução do lúmen capilar
Peri-hilar	Peri-hilar	Segmentar	Hialinose peri-hilar e esclerose peri-hilar (> 50% dos glomérulos esclerosados)
Celular	Qualquer	Segmentar	Hipercelularidade segmentar
Tip	Polo tubular	Segmentar	Lesões segmentares no polo tubular, lesões celulares (> 50%) e tubulares (> 25%)
Colapsante	Qualquer	Segmentar/global	Esclerose colapsante, hipertrofia e hiperplasia podocitária

NOS = *not otherwhise spicified*.

estudos verificaram que 30% dos pacientes estudados com GESF tiveram "soro deletério" que poderia induzir distúrbios glomerulares in vitro[42]. Confirmando essa ideia, foi mostrado que soro com pacientes com GESF quando injetado em ratos induzia proteinúria[43], sugerindo que esse material poderia ter algum fator envolvido no desenvolvimento da doença, como, por exemplo, o fator solúvel do receptor de uroquinase (suPAR). Observou-se que o suPAR induzia a retração dos processos podais em modelos de GESF e que esse fator foi achado em altos níveis em pacientes com recorrência da doença após o transplante[4].

GESF SECUNDÁRIA

A GESF na qual um fator etiológico é conhecido é chamada de forma secundária. Esse tipo de GESF pode ser causado por mutações genéticas em proteínas específicas de podócitos, por vírus, drogas e adaptações estruturais renais, as quais podem elevar a pressão da parede dos capilares glomerulares e o fluxo plasmático que, por sua vez, afeta a estrutura podocitária[44].

GESF secundária a mutações

A síndrome nefrótica mais estudada e grave conhecida é chamada síndrome nefrótica congênita do tipo finlandês (CNF). Na Finlândia, a CNF apresenta incidência de 1:10.000, muito maior que em outros países. A CNF é causada por uma mutação no gene NPHS-1 (*nephrosis 1, congenital, finnish type*), que é traduzido em uma proteína chamada nefrina[45]. A nefrina é uma proteína localizada no diafragma da fenda, participando na manutenção da estrutura e conectando os processos podais interdigitados. Além disso, a nefrina também foi relacionada com vias de sinalização que afetam o crescimento celular, sobrevivência e migração celular[46]. Camundongos transgênicos que não expressam proteínas relacionadas à funcionalidade da nefrina apresentam defeitos na formação dos processos podais e síndrome nefrótica[47].

Mutações encontradas no gene NPHS-2 (*nephrosis 2, idiopathic, steroid-resistant*), que traduz a proteína chamada podocina[48], foram primeiramente encontradas em um paciente com síndrome nefrótica resistente aos esteroides associada à GESF, e que mais tarde foi chamada de síndrome nefrótica resistente autossômica recessiva (SRN-1), embora ela também seja encontrada em casos esporádicos de síndrome nefrótica resistente aos esteroides[49]. A podocina juntamente com a nefrina estão localizadas no diafragma da fenda e são responsáveis pela estabilização e sinalização na membrana. Foi mostrado que essa proteína interage com outras proteínas como CD2AP (*CD2-associated protein*), NPHS-1 e NEPH-1. A interação entre NPHS-1 e NPHS-2 é feita principalmente em estruturas encontradas nos podócitos chamadas *lipidrafts*, e, uma vez que essas interações são interrompidas, ocorrem proteinúria e retração dos processos podais (RPP)[50]. Foi observado que mutações no gene NPHS-2 afetam o recrutamento de nefrina para os poros em fenda, comprometendo a sinalização da atividade normal dos podócitos[50].

A falta da proteína CD2AP foi associada com proteinúria, hipercelularidade mesangial e padrões de GESF. Por participar de muitas cascatas de sinalização juntamente com a nefrina e a podocina e servir como um ligante ancorando proteínas entre o citoesqueleto de actina e proteínas da fenda, defeitos na tradução dessa proteína têm sido relacionados com a morte dos podócitos, bem como seu destacamento da MBG associado ao processo de apoptose[46,51].

Uma proteína associada à RPP, a α-actinina-4, está relacionada a uma doença chamada de GESF familiar com herança autossômica dominante[52]. Estudos mais recentes identificaram um subtipo de α-actinina, chamado α-actinina-4, conhecido por ser um dos principais componentes do citoesqueleto dos processos podais. Portanto, mutações nessa molécula levam à perda da função do citoesqueleto do podócito, a qual está relacionada ao desenvolvimento da GESF[53].

Pacientes com síndrome nefrótica também apresentam mutações em uma proteína chamada tumor de Wilms 1 (WT-1). À parte de seu papel no desenvolvimento tumoral, comumente encontrado em crianças, é uma proteína expressa durante o desenvolvimento de muitos tecidos (como renal e do trato genital), porém sua expressão é também encontrada em podócitos maduros[54]. A falta de WT-1 tem sido associada com síndrome nefrótica em doenças específicas chamadas de síndrome de Denys-Dash[55] e síndrome de Frasier[56]. Esses pacientes, além de apresentarem pseudo-hermafroditismo, desenvolvem também síndrome nefrótica com grande incidência de doença renal crônica associada ao padrão de GESF.

Outra mutação associada com o padrão de GESF acontece no gene TRPC6 (*transient receptor potential channel 6*), o qual controla o fluxo de cálcio na membrana podocitária, e está associada a formas dominantes de GESF, as quais podem levar à disfunção podocitária[54].

GESF secundária ao uso de drogas

Outra causa associada ao desenvolvimento de doenças com padrão de GESF é a utilização de drogas, tanto de forma recreativa como sob orientação médica. O uso de heroína tem sido associado com o desenvolvimento de nefropatia associada à heroína (HAN)[57], caracterizada por síndrome nefrótica, redução da massa renal, depósito de IgM e rápida progressão para DRCT[58]. Apesar da possível toxicidade glomerular, existem poucas explicações acerca da progressão da doença e desenvolvimento da GESF nesse contexto.

Fármacos utilizados em terapias já estabelecidas para o controle e cura de doenças, como o lítio, estão relacionados ao desenvolvimento de síndrome nefrótica associada à GESF, possivelmente por causar toxicidade e hiperfiltração glomerular que levam a danos no parênquima renal[59]. Inibidores da via mTOR (*mammalian targed for rapamycin*), como o sirolimus, e a terapia com interferon vêm sendo relacionados com o desenvolvimento da GESF, por causar estresse aos podócitos e redução da expressão de proteínas podocitárias[60,61].

GESF secundária a infecções virais

Alguns vírus têm sido relacionados ao destacamento do podócito da MBG e desenvolvimento de doenças com características de GESF. O vírus mais importante relacionado ao desenvolvimento da GESF é o da imunodeficiência humana (HIV)[62]. O tecido renal é um conhecido reservatório de HIV. A fonte do vírus são provavelmente os linfócitos T infectados, os quais migram para o órgão, induzindo a nefropatia associada ao HIV (HIVAN), a qual leva a um decréscimo da função renal associada à replicação ativa do vírus no rim. Biópsias renais de pacientes com HIVAN são caracterizadas por esclerose glomerular, na maioria das vezes do tipo colapsante (o subtipo mais grave de GESF associado à DRC). Alguns genes do HIV, como o *nef* e o *vpr*, estão relacionados ao desenvolvimento da HIVAN, por alterar proteínas do citoesqueleto e a morfologia celular do podócito[62]. Assim como o HIV, o vírus SV40 também se aloja nos rins de humanos e está associado ao desenvolvimento de GESF. Tem sido sugerido que esse vírus pode induzir inflamação renal e tubulite durante sua replicação por causar elevada incidência do vírus nos túbulos[63].

O parvovírus B19 também vem sendo associado ao desenvolvimento de GESF, afetando indivíduos suscetíveis, especialmente os imunossuprimidos. Foi encontrada uma associação positiva entre a incidência deste vírus no sangue de pacientes com GESF e o desenvolvimento do subtipo colapsante da doença[64].

GESF secundária a alterações da massa renal

Alterações que levam à má adaptação glomerular podem reduzir o número de podócitos funcionantes e induzir estresse hemodinâmico no rim. O aumento do fluxo de filtração glomerular leva ao aumento da filtração glomerular em um néfron único. A hiperfiltração causa a hipertrofia glomerular, a qual resulta em posterior lesão, levando ao destacamento podocitário e ao desenvolvimento de GESF[65].

Pacientes submetidos à nefrectomia unilateral (Nx) possuem maior índice de desenvolvimento de GESF no rim contralateral. Vários fatores podem regular essa incidência de GESF, como a idade do paciente durante a Nx e a causa primária da perda renal[66]. Outros fatores que podem contribuir para GESF são ablação cirúrgica, oligomeganefronia ou mecanismos envolvidos no estresse hemodinâmico nos néfrons, como, por exemplo, obesidade mórbida, doença congênita cianótica e anemia falciforme[67].

MODELOS EXPERIMENTAIS EM ANIMAIS

GESF INDUZIDA POR AGENTES QUIMIOTERÁPICOS

A principal característica da GESF é a proteinúria associada à RPP. Para melhor compreender a progressão da doença, têm sido desenvolvidos, nos últimos 30 anos modelos animais que mimetizam os sinais da doença humana. Antes do desenvolvimento de animais nocautes, os primeiros modelos foram baseados no uso de drogas que afetam a estrutura glomerular, em especial os podócitos[68], para induzir os principais sinais da doença humana, como albuminúria, inflamação renal, degeneração tubular e RPP[69-71]. Esses modelos foram caracterizados por diminuição da expressão de proteínas podocitárias, como a nefrina e a podoplanina, aumento da expressão de marcadores fibróticos, como o TGF-β, e migração de macrófagos ao tecido renal[69].

Hoje, as principais drogas quimioterápicas utilizadas para induzir a GESF experimental são a puromicina e a doxorrubicina (DOX). Embora o mecanismo pelo qual essas drogas causam a GESF ainda não tenha sido claramente elucidado, admite-se que elas se acumulam no glomérulo, induzem a produção de H_2O_2 nos podócitos e consequente dano por meio do estresse oxidativo, levando as células a entrar em apoptose[69,72,73].

A nefropatia induzida pelo aminonucleosídeo puromicina (PAN) é um clássico modelo de GESF induzido principalmente em ratos, através da injeção por via intravenosa de puromicina, com ou sem nefrectomia unilateral. Existem diferentes protocolos para induzir a doença, seja pela injeção de uma única dose, seja de mais doses da droga[69,72].

Em camundongos, a GESF é induzida principalmente pela administração de DOX ou adriamicina. Diferentemente do protocolo para induzir a GESF em ratos, o protocolo de DOX em camundongos é mais simples, feito por uma administração de DOX na dose de 10mg/kg[69]. Os primeiros estudos mostraram que a indução da doença é dependente da linhagem de camundongos, sendo o balb/c a mais suscetível. Por outro lado, publicações recentes têm mostrado que linhagens resistentes, como a C57black/6, podem desenvolver a doença com o uso de doses mais altas, em torno de 25mg/kg. Esse novo modelo em C57black/6 abriu novas portas para estudar o desenvolvimento da doença em animais nocautes[74].

GESF INDUZIDA POR ANIMAIS TRANSGÊNICOS

A descoberta de mutações associadas a genes que codificam proteínas do diafragma da fenda levou os pesquisadores a desenvolverem modelos animais que não expressam proteínas essenciais à manutenção dos processos podais e sustentação dos podócitos na MBG. Assim, foram criados animais nocautes que não expressam diferentes proteínas presentes no diafragma da fenda, como Neph-1, Fyn e FAT, actina associada a proteínas Nck 1/2; e proteínas de membrana basal, como, por exemplo, cinase associada à integrina (ILK)[68].

Entretanto, como essas proteínas se mostravam essenciais para a formação do néfron, os animais não eram viáveis e morriam durante o desenvolvimento embrionário. O desenvolvimento da tecnologia *cre-lox* veio para solucionar esse problema, pois permite o crescimento normal do camundongo e o silenciamento de um gene específico durante a fase adulta do animal. Portanto, o desenvolvimento de animais nocautes para proteínas podocitárias e acessórias, envolvidas na sinalização dos podócitos, tem possibilitado a melhor compreensão do desenvolvimento das glomerulopatias.

GESF INDUZIDA POR REMOÇÃO DE TECIDO RENAL

Estes modelos são desenvolvidos pela remoção parcial de massa renal de camundongos e ratos por intermédio de cirurgia. Muitos modelos vêm sendo desenvolvidos com diferentes estágios de progressão de GESF. Existem modelos de nefrectomia unilateral (Nx), Nx 5/6 e 7/8. Após a cirurgia, desenvolvem-se proteinúria, hipertrofia podocitária e lesões focais e segmentares no glomérulo e lesão tubular[68].

Os animais submetidos a Nx, com o passar do tempo, desenvolvem expansão da célula podocitária com hipertrofia, aumento no volume glomerular, expansão de células mesangiais, hiperplasia e finalmente esclerose. A esclerose mais intensa e a lesão fibrótica tubulointersticial desenvolvem-se tipicamente entre 10 e 12 semanas após a cirurgia e são acompanhadas de esclerose global e morte[75].

A lesão é acompanhada do aumento da expressão de marcadores fibróticos, como TGF-β e PAI-1 (*plasminogen activator inhibitor-1*) e também do depósito da matriz extracelular, a qual é relacionada com o aumento de angiotensina II[76-79].

PERSPECTIVAS FUTURAS

A GESF é a principal causa de síndrome nefrótica ao redor do mundo[80,81] e estudos apontam para um aumento de sua incidência[82]. Números associando a GESF e a DRCT mostram que cerca de 50% dos doentes com GESF desenvolvem falência renal em 20 anos[83,84]. A síndrome nefrótica resistente a esteroides que ocorre em mais que 20% dos adultos e 70% das crianças também têm prognóstico ruim[85,86]. Esses números encorajam mais estudos para a busca de novas estratégias para o manejo da GESF.

A descoberta de mutações nos genes de proteínas podocitárias abriu novas possibilidades para o entendimento do curso clínico das formas hereditárias da GESF[87]. Embora mutações nos genes NPHS-1 e NPHS-2 sejam bem conhecidas, outros genes que codificam proteínas relacionadas à regulação da polaridade da célula tubular, como o ECT2, e que está associado à GESF, sugerem que novos alvos devem ser entendidos para melhor caracterizar o desenvolvimento da doença[88].

Diferentemente das formas mais comumente encontradas de mutações com histórico familiar, alguns pacientes que não apresentam casos descritos na família podem também desenvolver mutações esporádicas, que podem estar associadas com aumento do risco de desenvolver GESF após transplantes renais. Nesse contexto, testes prévios já são realizados de modo a buscar mutações pontuais em genes já bem descritos, como o NPHS-2, a fim de gerenciar melhor os receptores e os doadores durante um transplante[89]. A proposta de realização de testes genéticos em pacientes adultos com GESF poderia ainda servir como suporte para a detecção de novos eventos dentro de outras gerações descendentes, uma vez que as mutações associadas à GESF em adultos têm caráter dominante[87].

Novos estudos têm mostrado a possível presença de fatores séricos associados com a recorrência da doença após o transplante renal. Estudos utilizando modelos animais mostram que o bloqueio de fatores, como o suPAR, poderia prevenir a rejeição[90]. Grande parte dos pacientes com GESF apresenta níveis altos de suPAR no soro. A atividade do suPAR foi relacionada com o aumento da integrina $β_3$ nos podócitos, que, por sua vez, leva à retração dos processos podais e proteinúria[91]. Esses estudos mostram a importância de se desenvolver testes de detecção de suPAR em pacientes com GESF antes e após serem submetidos ao Tx, assim como um tratamento por plasmaférese suplementado com terapia neutralizante desse fator.

Na busca de terapias substitutivas e por meio da utilização de modelos animais para auxiliar novas descobertas, o uso de células-tronco apresenta-se como uma alternativa viável para o tratamento de GESF. Estudos experimentais mostram que a utilização de células-tronco mesenquimais humanas isoladas do cordão umbilical foi capaz de reverter alguns índices de lesão glomerular e associadas à redução sérica de interleucina-6 (IL-6), fator de necrose tumoral alfa (TNF-α), TGF-β, fator de crescimento do tecido conjuntivo (CTGF) e aumento de IL-10[92,93].

Trabalhos recentes apontam a albuminúria como importante causa da progressão da glomerulosclerose, por suprimir a regeneração do podócito, evitando que células progenitoras renais se diferenciem em podócitos maduros[94]. Os autores sugerem que *in vitro* a albumina sequestra ácido retinoico, impedindo que elementos desse ácido iniciem a transcrição de genes específicos de podócitos. Esses resultados poderiam explicar por que a redução da proteinúria atrasa o desenvolvimento de doença renal crônica, encorajando a utilização de fármacos e outras terapias que reduzem a perda de albumina na urina.

Nos últimos anos, nosso grupo vem estudando mecanismos inflamatórios e fisiopatológicos da GESF experimental. Cada vez mais temos nos aprofundado no estudo de moléculas associadas ao poderoso processo inflamatório desencadeado na GESF, e, nessa busca de alvos terapêuticos, interessantes resultados acerca do papel de receptores de cininas têm sido observados. Trabalhos publicados por nosso grupo mostra que o receptor 1 das cininas (B1RBK) está diretamente associado com a progressão da doença[70], e recentemente observamos que o mesmo está associado ao receptor 2 B2RBK (dados ainda não publicados). Nestes estudos, o bloqueio de ambos os receptores tem sido associado à diminuição de proteinúria e da retração dos processos podais.

Mecanismos associados à diminuição de marcadores inflamatórios pró-fibróticos têm sido propostos, bem como o papel central dos macrófagos nessas lesões, como importante fonte de citocinas na progressão dessas doenças. Acerca do papel das citocinas temos verificado que a exacerbação do padrão Th2 está associada à progressão da doença[71,95]. Novas descobertas acerca de mecanismos inflamatórios estão em andamento para descobrir novos alvos terapêuticos da GESF.

Estudo recente associou o desenvolvimento da GESF em modelos experimentais com a produção de interleucina-18 (IL-18), uma citocina pró-inflamatória com relevante potencial em doenças renais e papéis pleiotrópicos na inflamação e imunidade, modulando as respostas Th2 e Th17. O estudo demonstrou que o bloqueio de IL-18 em animais que desenvolviam GESF amenizou o quadro de lesão renal causado experimentalmente. Essa neutralização foi associada com redução de moléculas pró-inflamatórias e expressão de citocinas envolvidas na resposta Th2 e Th17[96].

A pesquisa utilizando modelos animais abriram novas portas para o melhor entendimento da GESF, indicando possíveis novos alvos envolvidos na progressão e desenvolvimento da doença e elucidando causas ainda desconhecidas. O grande desafio para os pesquisadores da área ainda gira em torno da busca por um tratamento com capacidade de bloquear e, ainda mais importante, reverter os sinais da doença antes que ela evolua para condições graves.

Agradecimentos
Ilustração desenvolvida por Daniela Marton.

REFERÊNCIAS BIBLIOGRÁFICAS

1. Rich AR. A hitherto undescribed vulnerability of the juxtamedullary glomeruli in lipoid nephrosis. *Bull Johns Hopkins Hosp* 1957; 100: 173-186.
2. Habib R. Editorial: Focal glomerular sclerosis. *Kidney Int* 1973; 4: 355-361.
3. Churg J, Habib R, White RH. Pathology of the nephrotic syndrome in children: a report for the International Study of Kidney Disease in Children. *Lancet* 1970; 760: 1299-1302.
4. Wei C, El Hindi S, Li J et al. Circulating urokinase receptor as a cause of focal segmental glomerulosclerosis. *Nat Med* 2011; 17: 952-960.
5. Reiser J, Wei C, Tumlin J. Soluble urokinase receptor and focal segmental glomerulosclerosis. *Curr Opin Nephrol Hypertens* 2012; 21: 428-432.
6. McCarthy ET, Sharma M, Savin VJ. Circulating permeability factors in idiopathic nephrotic syndrome and focal segmental glomerulosclerosis. *Clin J Am Soc Nephrol* 2010; 5: 2115-2121.
7. Kanjanabuch T, Lewsuwan S, Kitiyakara C et al. Update in pathophysiology and histopathology of focal segmental glomerulosclerosis. *J Med Assoc Thai* 2006; 89 Suppl 2: S262-S279.
8. Kitiyakara C, Kopp JB, Eggers P. Trends in the epidemiology of focal segmental glomerulosclerosis. *Semin Nephrol* 2003; 23: 172-182.
9. Pavenstadt H, Kriz W, Kretzler M. Cell biology of the glomerular podocyte. *Physiol Rev* 2003; 83: 253-307.
10. Reidy K, Kaskel FJ. Pathophysiology of focal segmental glomerulosclerosis. *Pediatr Nephrol* 2007; 22: 350-354.
11. Schmid H, Henger A, Cohen CD et al. Gene expression profiles of podocyte-associated molecules as diagnostic markers in acquired proteinuric diseases. *J Am Soc Nephrol* 2003; 14: 2958-2966.
12. ara M, Yanagihara T, Kihara I. Urinary podocytes in primary focal segmental glomerulosclerosis. *Nephron* 2001; 89: 342-347.
13. Gbadegesin R, Lavin P, Foreman J et al. Pathogenesis and therapy of focal segmental glomerulosclerosis: an update. *Pediatr Nephrol* 2011; 26: 1001-1015.
14. Wu DT, Bitzer M, Ju W et al. TGF-beta concentration specifies differential signaling profiles of growth arrest/differentiation and apoptosis in podocytes. *J Am Soc Nephrol* 2005; 16: 3211-3221.
15. Matsusaka T, Sandgren E, Shintani A et al. Podocyte injury damages other podocytes. *J Am Soc Nephrol* 2011; 22: 1275-1285.
16. Yaoita E, Yao J, Yoshida Y et al. Up-regulation of connexin43 in glomerular podocytes in response to injury. *Am J Pathol* 2002; 161: 1597-1606.
17. Griffin SV, Petermann AT, Durvasula RV et al. Podocyte proliferation and differentiation in glomerular disease: role of cell-cycle regulatory proteins. *Nephrol Dial Transplant* 2003; 18 Suppl 6: vi8-vi13.
18. Sugimoto H, Mundel TM, Sund M et al. Bone-marrow-derived stem cells repair basement membrane collagen defects and reverse genetic kidney disease. *Proc Natl Acad Sci U S A* 2006; 103: 7321-7326.
19. Prodromidi EI, Poulsom R, Jeffery R et al. Bone marrow-derived cells contribute to podocyte regeneration and amelioration of renal disease in a mouse model of Alport syndrome. *Stem cells* 2006; 24: 2448-2455.
20. Ronconi E, Sagrinati C, Angelotti ML et al. Regeneration of glomerular podocytes by human renal progenitors. *J Am Soc Nephrol* 2009; 20: 322-332.
21. Appel D, Kershaw DB, Smeets B et al. Recruitment of podocytes from glomerular parietal epithelial cells. *J Am Soc Nephrol* 2009; 20: 333-343.
22. Bariety J, Mandet C, Hill GS et al. Parietal podocytes in normal human glomeruli. *J Am Soc Nephrol* 2006; 17: 2770-2780.
23. Guhr SS, Sachs M, Wegner A et al. The expression of podocyte-specific proteins in parietal epithelial cells is regulated by protein degradation. *Kidney Int* 2013; 84: 532-544.
24. Berger K, Schulte K, Boor P et al. The regenerative potential of parietal epithelial cells in adult mice. *J Am Soc Nephrol* 2014; 25: 693-705.
25. Wiggins JE, Goyal M, Sanden SK et al. Podocyte hypertrophy, "adaptation," and "decompensation" associated with glomerular enlargement and glomerulosclerosis in the aging rat: prevention by calorie restriction. *J Am Soc Nephrol* 2005; 16: 2953-2966.
26. Kriz W. Podocyte is the major culprit accounting for the progression of chronic renal disease. *Microsc Res Tech* 2002; 57: 189-195.
27. Wharram BL, Goyal M, Wiggins JE et al. Podocyte depletion causes glomerulosclerosis: diphtheria toxin-induced podocyte depletion in rats expressing human diphtheria toxin receptor transgene. *J Am Soc Nephrol* 2005; 16: 2941-2952.
28. Salwa-Zurawska W, Zurawski J, Wozniak A et al. Focal segmental glomerulosclerosis: a diagnostic problem. *Pol J Pathol* 2012; 63: 49-57.
29. Yang HC, Fogo AB. Idiopathic FSGS: an increasingly obsolete diagnosis? *Nephrol Dial Transplant* 2010; 25: 654-656.
30. D'Agati V. Pathologic classification of focal segmental glomerulosclerosis. *Semin Nephrol* 2003; 23: 117-134.
31. D'Agati VD, Fogo AB, Bruijn JA et al. Pathologic classification of focal segmental glomerulosclerosis: a working proposal. *Am J Kidney Dis* 2004; 43: 368-382.
32. Chun MJ, Korbet SM, Schwartz MM et al. Focal segmental glomerulosclerosis in nephrotic adults: presentation, prognosis, and response to therapy of the histologic variants. *J Am Soc Nephrol* 2004; 15: 2169-2177.
33. Valeri A, Barisoni L, Appel GB et al. Idiopathic collapsing focal segmental glomerulosclerosis: a clinicopathologic study. *Kidney Int* 1996; 50: 1734-1746.
34. Agarwal SK, Dash SC, Tiwari SC et al. Idiopathic adult focal segmental glomerulosclerosis: a clinicopathological study and response to steroid. *Nephron* 1993; 63: 168-171.
35. Cochat P, Fargue S, Mestrallet G et al. Disease recurrence in paediatric renal transplantation. *Pediatr Nephrol* 2009; 24: 2097-2108.
36. Dall'Amico R, Ghiggeri G, Carraro M et al. Prediction and treatment of recurrent focal segmental glomerulosclerosis after renal transplantation in children. *Am J Kidney Dis* 1999; 34: 1048-1055.

37. Hickson LJ, Gera M, Amer H et al. Kidney transplantation for primary focal segmental glomerulosclerosis: outcomes and response to therapy for recurrence. *Transplantation* 2009; **87**: 1232-1239.
38. Moroni G, Gallelli B, Quaglini S et al. Long-term outcome of renal transplantation in adults with focal segmental glomerulosclerosis. *Transpl Int* 2010; **23**: 208-216.
39. Pardon A, Audard V, Caillard S et al. Risk factors and outcome of focal and segmental glomerulosclerosis recurrence in adult renal transplant recipients. *Nephrol Dial Transplant* 2006; **21**: 1053-1059.
40. Schachter ME, Monahan M, Radhakrishnan J et al. Recurrent focal segmental glomerulosclerosis in the renal allograft: single center experience in the era of modern immunosuppression. *Clin Nephrol* 2010; **74**: 173-181.
41. Sener A, Bella AJ, Nguan C et al. Focal segmental glomerular sclerosis in renal transplant recipients: predicting early disease recurrence may prolong allograft function. *Clin Transpl* 2009; **23**: 96-100.
42. Sharma R, Sharma M, McCarthy ET et al. Components of normal serum block the focal segmental glomerulosclerosis factor activity in vitro. *Kidney Int* 2000; **58**: 1973-1979.
43. Avila-Casado Mdel C, Perez-Torres I, Auron A et al. Proteinuria in rats induced by serum from patients with collapsing glomerulopathy. *Kidney Int* 2004; **66**: 133-143.
44. Rennke HG, Klein PS. Pathogenesis and significance of nonprimary focal and segmental glomerulosclerosis. *Am J Kidney Dis* 1989; **13**: 443-456.
45. Kestila M, Lenkkeri U, Mannikko M et al. Positionally cloned gene for a novel glomerular protein--nephrin--is mutated in congenital nephrotic syndrome. *Mol Cell* 1998; **1**: 575-582.
46. Huber TB, Hartleben B, Kim J et al. Nephrin and CD2AP associate with phosphoinositide 3-OH kinase and stimulate AKT-dependent signaling. *Mol Cell Biol* 2003; **23**: 4917-4928.
47. Jones N, Blasutig IM, Eremina V et al. Nck adaptor proteins link nephrin to the actin cytoskeleton of kidney podocytes. *Nature* 2006; **440**: 818-823.
48. Boute N, Gribouval O, Roselli S et al. NPHS2, encoding the glomerular protein podocin, is mutated in autosomal recessive steroid-resistant nephrotic syndrome. *Nat Genet* 2000; **24**: 349-354.
49. Laakkonen H, Lonnqvist T, Uusimaa J et al. Muscular dystonia and athetosis in six patients with congenital nephrotic syndrome of the Finnish type (NPHS1). *Pediatric Nephrol* 2006; **21**: 182-189.
50. Huber TB, Kottgen M, Schilling B et al. Interaction with podocin facilitates nephrin signaling. *J Biol Chem* 2001; **276**: 41543-41546.
51. Schwarz K, Simons M, Reiser J et al. Podocin, a raft-associated component of the glomerular slit diaphragm, interacts with CD2AP and nephrin. *J Clin Invest* 2001; **108**: 1621-1629.
52. Kaplan BS, Leonard MB. Autosomal dominant hemolytic uremic syndrome: variable phenotypes and transplant results. *Pediatr Nephrol* 2000; **14**: 464-468.
53. Weins A, Schlondorff JS, Nakamura F et al. Disease-associated mutant alpha-actinin-4 reveals a mechanism for regulating its F-actin-binding affinity. *Proc Natl Acad Sci U S A* 2007; **104**: 16080-16085.
54. Lowik MM, Groenen PJ, Levtchenko EN et al. Molecular genetic analysis of podocyte genes in focal segmental glomerulosclerosis--a review. *Eur J Pediatr* 2009; **168**: 1291-1304.
55. Habib R, Gubler MC, Antignac C et al. Diffuse mesangial sclerosis: a congenital glomerulopathy with nephrotic syndrome. *Adv Nephrol Necker Hosp* 1993; **22**: 43-57.
56. Klamt B, Koziell A, Poulat F et al. Frasier syndrome is caused by defective alternative splicing of WT1 leading to an altered ratio of WT1 +/- KTS splice isoforms. *Hum Mol Genet* 1998; **7**: 709-714.
57. Friedman EA, Tao TK. Disappearance of uremia due to heroin-associated nephropathy. *Am J Kidney Dis* 1995; **25**: 689-693.
58. Sreepada Rao TK, Nicastri AD, Friedman EA. Renal consequences of narcotic abuse. *Adv Nephrol Necker Hosp* 1977; **7**: 261-290.
59. Markowitz GS, Radhakrishnan J, Kambham N et al. Lithium nephrotoxicity: a progressive combined glomerular and tubulointerstitial nephropathy. *J Am Soc Nephrol* 2000; **11**: 1439-1448.
60. Vollenbroker B, George B, Wolfgart M et al. mTOR regulates expression of slit diaphragm proteins and cytoskeleton structure in podocytes. *Am J Physiol Renal Physiol* 2009; **296**: F418-F426.
61. Markowitz GS, Nasr SH, Stokes MB et al. Treatment with IFN-{alpha}, -{beta}, or -{gamma} is associated with collapsing focal segmental glomerulosclerosis. *Clin J Am Soc Nephrol* 2010; **5**: 607-615.
62. Wyatt CM, Klotman PE, D'Agati VD. HIV-associated nephropathy: clinical presentation, pathology, and epidemiology in the era of antiretroviral therapy. *Semin Nephrol* 2008; **28**: 513-522.
63. Li RM, Branton MH, Tanawattanacharoen S et al. Molecular identification of SV40 infection in human subjects and possible association with kidney disease. *J Am Soc Nephrol* 2002; **13**: 2320-2330.
64. Moudgil A, Nast CC, Bagga A et al. Association of parvovirus B19 infection with idiopathic collapsing glomerulopathy. *Kidney Int* 2001; **59**: 2126-2133.
65. Nagata M, Scharer K, Kriz W. Glomerular damage after uninephrectomy in young rats. I. Hypertrophy and distortion of capillary architecture. *Kidney Int* 1992; **42**: 136-147.
66. Novick AC, Gephardt G, Guz B et al. Long-term follow-up after partial removal of a solitary kidney. *N Engl J Med* 1991; **325**: 1058-1062.
67. D'Agati VD, Kaskel FJ, Falk RJ. Focal segmental glomerulosclerosis. *N Engl J Med* 2011; **365**: 2398-2411.
68. Fogo AB. Animal models of FSGS: lessons for pathogenesis and treatment. *Semin Nephrol* 2003; **23**: 161-171.
69. Pereira RL, Buscariollo BN, Correa-Costa M et al. Bradykinin receptor 1 activation exacerbates experimental focal and segmental glomerulosclerosis. *Kidney Int* 79: 1217-1227.
70. Pereira RL, Buscariollo BN, Correa-Costa M et al. Bradykinin receptor 1 activation exacerbates experimental focal and segmental glomerulosclerosis. *Kidney Int* 2011; **79**: 1217-1227.
71. Pereira RL, Reis VO, Semedo P et al. Invariant natural killer T cell agonist modulates experimental focal and segmental glomerulosclerosis. *PloS One* 2012; **7**: e32454.
72. Diamond JR, Karnovsky MJ. Focal and segmental glomerulosclerosis following a single intravenous dose of puromycin aminonucleoside. *Am J Pathol* 1986; **122**: 481-487.
73. Shin M, Matsunaga H, Fujiwara K. Differences in accumulation of anthracyclines daunorubicin, doxorubicin and epirubicin in rat tissues revealed by immunocytochemistry. *Histochem Cell Biol* **133**: 677-682.
74. Jeansson M, Bjorck K, Tenstad O et al. Adriamycin alters glomerular endothelium to induce proteinuria. *J Am Soc Nephrol* 2009; **20**: 114-122.
75. Lee GS, Nast CC, Peng SC et al. Differential response of glomerular epithelial and mesangial cells after subtotal nephrectomy. *Kidney Int* 1998; **53**: 1389-1398.
76. Fogo AB. Mesangial matrix modulation and glomerulosclerosis. *Exp Nephrol* 1999; **7**: 147-159.
77. Fogo AB. Glomerular hypertension, abnormal glomerular growth, and progression of renal diseases. *Kidney Int Suppl* 2000; **75**: S15-S21.
78. Fogo AB. The role of angiotensin II and plasminogen activator inhibitor-1 in progressive glomerulosclerosis. *Am J Kidney Dis* 2000; **35**: 179-188.
79. Oikawa T, Freeman M, Lo W et al. Modulation of plasminogen activator inhibitor-1 in vivo: a new mechanism for the anti-fibrotic effect of renin-angiotensin inhibition. *Kidney Int* 1997; **51**: 164-172.
80. Haas M, Meehan SM, Karrison TG et al. Changing etiologies of unexplained adult nephrotic syndrome: a comparison of renal biopsy findings from 1976-1979 and 1995-1997. *Am J Kidney Dis* 1997; **30**: 621-631.
81. Kitiyakara C, Eggers P, Kopp JB. Twenty-one-year trend in ESRD due to focal segmental glomerulosclerosis in the United States. *Am J Kidney Dis* 2004; **44**: 815-825.
82. Batinic D, Milosevic D, Coric M et al. Idiopathic nephrotic syndrome in children: review of 282 Croatian cases. *Clin Nephrol* 2012; **78**: 116-121.

83. Choy BY, Chan TM, Lai KN. Recurrent glomerulonephritis after kidney transplantation. *Am J Transplant* 2006; **6**: 2535-2542.
84. Ponticelli C. Recurrence of focal segmental glomerular sclerosis (FSGS) after renal transplantation. *Nephrol Dial Transplantat* 2010; **25**: 25-31.
85. Boyer O, Nevo F, Plaisier E et al. INF2 mutations in Charcot-Marie-Tooth disease with glomerulopathy. *N Engl J Med* 2011; **365**: 2377-2388.
86. Conlon PJ, Lynn K, Winn MP et al. Spectrum of disease in familial focal and segmental glomerulosclerosis. *Kidney Int* 1999; **56**: 1863-1871.
87. Buscher AK, Konrad M, Nagel M et al. Mutations in podocyte genes are a rare cause of primary FSGS associated with ESRD in adult patients. *Clin Nephrol* 2012; **78**: 47-53.
88. Izu A, Sugimoto K, Fujita S et al. Nonfunction of the ECT2 gene may cause renal tubulointerstitial injury leading to focal segmental glomerulosclerosis. *Clin Exp Nephrol* 2012; **16**: 875-822.
89. Jungraithmayr TC, Hofer K, Cochat P et al. Screening for NPHS2 mutations may help predict FSGS recurrence after transplantation. *J Am Soc Nephrol* 2011; **22**: 579-585.
90. Wei C, El Hindi S, Li J et al. Circulating urokinase receptor as a cause of focal segmental glomerulosclerosis. *Nat Med* 2011; **17**: 952-960.
91. Reiser J, Wei C, Tumlin J. Soluble urokinase receptor and focal segmental glomerulosclerosis. *Curr Opin Nephrol Hypertens* 2012; **21**: 428-432.
92. Ma H, Wu Y, Xu Y et al. Human umbilical mesenchymal stem cells attenuate the progression of focal segmental glomerulosclerosis. *Am J Med Sci* 2013; **346**: 486-493.
93. Zickri MB, Fattah MM, Metwally HG. Tissue regeneration and stem cell distribution in adriamycin induced glomerulopathy. *Int J Stem Cells* 2012; **5**: 115-124.
94. Peired A, Angelotti ML, Ronconi E et al. Proteinuria impairs podocyte regeneration by sequestering retinoic acid. *J Am Soc Nephrol* 2013; **24**: 1756-1768.
95. Reis VO, Silva JC, Souza GT et al. The polysaccharide fraction of Propionibacterium acnes modulates the development of experimental focal segmental glomerulosclerosis. *Immunobiology* 2012; **217**: 831-841.
96. Wyburn KR, Chadban SJ, Kwan T et al. Interleukin-18 binding protein therapy is protective in adriamycin nephropathy. *Am J Physiol Renal Physiol* 2013; **304**: F68-F76.

34

GLOMERULOPATIA COLAPSANTE NÃO ASSOCIADA AO HIV

Maria Carolina Neves
Lucila Maria Valente
Eduardo Andraus Filho

INTRODUÇÃO

A glomerulopatia colapsante (GC) é uma lesão glomerular caracterizada, histologicamente, por proliferação podocitária associada ao enrugamento da membrana basal. Clinicamente, em geral, há uma síndrome nefrótica com perda rápida de função renal. Apesar de ter uma frequência elevada de associação à infecção pelo HIV, nota-se cada vez mais sua ocorrência em pessoas sem esse vírus[1,2].

HISTÓRICO

A GC foi descrita em 1978 como glomerulosclerose segmentar e focal (GESF) "maligna" e a apresentação era de síndrome nefrótica associada à disfunção renal progressiva[2]. Na década de 1980, a GESF colapsante esteve muito associada à infecção pelo vírus HIV, mas, na década de 1990, o termo glomerulopatia colapsante ganhou a preferência dos autores, pois essa denominação descreve o colapso glomerular associado à hipertrofia e à hiperplasia dos podócitos, diferente da GESF clássica, que é marcada por podocitopenia e esclerose segmentar do tufo glomerular com áreas de adesão à cápsula de Bowman[1].

PATOLOGIA

As características morfológicas mais importantes da GC estão não só nos glomérulos, como também nos túbulos. À microscopia óptica, observa-se colapso do tufo glomerular, mais frequentemente global do que segmentar, com hiperplasia e hipertrofia de podócitos, e formação de pseudocrescentes que ocupam o espaço de Bowman[4,5]. A importante proliferação dos podócitos preenche o espaço urinário, e algumas vezes pode haver confusão com as glomerulonefrites crescênticas. Vale ressaltar que nas formas crescênticas de glomerulonefrite, usualmente, há lesões necrotizantes e rupturas de membrana basal, o que não ocorre na GC e pode ajudar na diferenciação das duas condições[4,5].

Na GC, os podócitos mudam seu formato, perdem seus prolongamentos primários e destacam-se da membrana basal. Há perda de marcadores histoquímicos clássicos dos podócitos, como, por exemplo, do fator de transcrição da proteína 1 do tumor de Wilms (WT-1)[6].

Os túbulos apresentam dilatação microcística e ainda podem existir alterações do compartimento tubulointersticial, como atrofia, fibrose intersticial e infiltrado inflamatório[5]. No contexto desse compartimento, sugere-se que o pior prognóstico da GC esteja mais relacionado ao pior comprometimento tubulointersticial do que propriamente ao glomerular.

À microscopia eletrônica da GC são observadas alterações ultraestruturais dos podócitos com achatamento dos processos podocitários, edema ou desaparecimento dos processos primários e perda do citoesqueleto.

No glomérulo normal, os podócitos apresentam fenótipo característico com expressão WT-1, além de outras proteínas como podocina, sinaptopodina, podocalicina, nefrina e proteína 1 do epitélio glomerular. Na GC ocorre a perda desses marcadores de diferenciação (WT-1, CD10, proteína 1 do epitélio glomerular, sinaptopodina e podocalicina) e o glomérulo pode assumir um estado proliferativo de desdiferenciação que o torna positivo para Ki-67 e outras proteínas como CK19 e CK8/18[3,4,6]. Vale lembrar que esse assunto referente à fisiopatogenia da GC está bem discutido no Capítulo 36.

EPIDEMIOLOGIA

Na GC, os homens e as mulheres são igualmente afetados (ou pouco mais no sexo masculino), mas há predomínio de indivíduos da raça negra[1,5-7]. Entre as glomerulopatias, em geral, a GC, também denominada de GESF colapsante, para muitos é uma variante da GESF. Desse modo, um estudo brasileiro observou que cerca de 37% das GESF eram da forma colapsante[2].

A GC, com frequência, está associada ao vírus do HIV[3] e sua incidência geral não é conhecida. Nos últimos anos tem havido um aumento de publicações de casos e relatos de casos no ocidente e Ásia. No Brasil, particularmente nos Estados de Pernambuco e Mato Grosso, o grupo do Hospital das Clínicas da Universidade Federal de Pernambuco (HC-UFPE) e do Hospital Universitário Júlio Müller da Universidade Federal de Mato Grosso (HUJM/UFMT) vem observando aumento das glomerulopatias colapsantes não associadas ao HIV[6]. Não se pode afirmar se há aumento real da sua incidência, bem como a causa do possível aumento, mas isso pode ser resultado da maior exposição dos indivíduos a infecções, agentes químicos ou fatores ambientais envolvidos na fisiopatogenia da GC.

ETIOLOGIA

A causa exata de GC primária ainda não é conhecida. É evidente que a GC não é uma entidade única, mas um grupo heterogêneo de desordens unificado por um padrão morfológico característico de lesão no parênquima renal[7]. A maioria dos casos de GC não associada com a infecção pelo HIV é idiopática[5]. Há relatos crescentes de causas secundárias e genéticas de GC, o que fornece melhor visão sobre os vários caminhos etiopatogenéticos dessa doença. Entre as causas conhecidas, as mais comuns são os agentes infecciosos, sendo a infecção pelo HIV a mais frequente e, em segundo lugar, os distúrbios imunológicos[7,8].

INFECÇÕES

Outras infecções, que não o HIV, têm sido associadas à GC. Estas incluem infecção por citomegalovírus, leishmaniose parvovírus B19 e tuberculose pulmonar[9-12]. Não é bem compreendido se essas associações são verdadeiramente etiológicas. A síndrome hemofagocítica está presente em pelo menos alguns pacientes com GC não associada ao HIV[13,14].

BISFOSFONATOS E OUTRAS DROGAS

A associação do uso de bisfosfonatos em pacientes com mieloma múltiplo ou câncer de mama e o desenvolvimento de GC foi observada, vale ressaltar que nestes casos os pacientes eram tratados com doses superiores às recomendadas[15]. O mecanismo presumido é um efeito tóxico sobre a célula epitelial glomerular. Um número de casos de GC associado ao pamidronato já foi relatado. O pamidronato também tem sido associado à síndrome nefrótica devido a outras lesões glomerulares, incluindo GESF não colapsante e doença de lesões mínimas[16]. Em alguns, mas em não todos os casos relatados, a síndrome nefrótica foi revertida quando o pamidronato foi descontinuado. Outros bisfosfonatos, tais como alendronato e zoledronato, também têm sido associados com a GC[15].

Os anabolizantes e a utilização terapêutica de interferons alfa, beta e gama têm sido relacionados ao desenvolvimento de GC[17,18].

LÚPUS ERITEMATOSO SISTÊMICO

GC tem sido observada em pacientes com lúpus eritematoso sistêmico (LES)[19-21]. Uma revisão de biópsias renais realizadas em pacientes com LES ao longo de sete anos revelou 19 pacientes HIV-negativos com GC[19]. A maioria dos pacientes identificados foram mulheres negras e 16 dos 19 pacientes tinham sintomas de uma atividade inflamatória do lúpus ativo no momento da biópsia. Na avaliação histológica, menos da metade dos pacientes apresentava nefrite lúpica concomitante.

NEFROPATIA POR IgA

Características clínicas e histopatológicas típicas da GC foram descritas em pacientes com nefropatia por IgA[22,23]. Em um estudo, a GC (na ausência de HIV) foi identificada como um achado adicional em biópsias de 11 de 128 biópsias renais de adultos com nefropatia por IgA[22].

FATORES GENÉTICOS

Alguns genes de suscetibilidade para GC podem codificar proteínas envolvidas diretamente na função mitocondrial[5]. Como um exemplo, a deficiência primária de coenzima Q10 secundária a defeitos genéticos no gene COQ2 é uma causa de GC[25]. Isso sugere que alguns transtornos associados com GC podem induzir à doença, afetando a função mitocondrial, uma importante via que leva à morte celular no parênquima renal. Também parece haver uma correlação entre os genes que expressam moléculas de histocompatibilidade (MHC) e GC. A ligação entre o haplótipo MHC e GC em alguns indivíduos sugere que outros fatores possam estar envolvidos nessa patogênese.

FATORES DE CIRCULAÇÃO

A presença de fatores que podem ser tóxicos para a parede capilar glomerular ou para as células epiteliais viscerais glomerulares na circulação também foi relatada em pacientes com GC[5,24-26].

TRANSPLANTE RENAL

Ver Capítulo 36.

OUTRAS

Outras causas de GC que foram descritas em relatos de casos incluem anemia falciforme e doença de Still[27,28].

CARACTERÍSTICAS CLÍNICAS

O espectro clínico da GC aumenta rapidamente por meio da lista crescente de doenças associadas. Em geral, as características demográficas, clínicas e laboratoriais do tipo mais comum da lesão (primária ou idiopática) assemelham-se às observadas em GESF não colapsante, embora mais grave na GC. A forma idiopática da GC é tipicamente uma doença de adultos jovens, mais comum entre 30 e 40 anos, e há relatos que variam desde 18 meses até 83 anos. A GC em crianças é rara[22]. Quanto ao gênero, há discreta predominância do sexo masculino, mas em algumas séries não houve diferença da presença de GC entre os gêneros.

Desde o relatório original de Weiss et al[29], em que todos os pacientes com GC eram negros, tem sido observada predominância da doença em negros nos EUA e em revisão de séries de casos de GC cerca de 50% dos casos ocorreram em populações negras[5,29].

Clinicamente, cerca de 80% dos pacientes com GC apresentam proteinúria nefrótica, maior frequência de síndrome nefrótica e níveis mais elevados de proteinúria do que nos pacientes com GESF não colapsante. Há maior prevalência de insuficiência renal na apresentação dos casos de GC do que em pacientes com GESF não colapsante[1,5,7]. Outras manifestações da síndrome nefrótica são frequentes, incluindo hipoalbuminemia, hipercolesterolemia e edema, contudo essas manifestações não são significativamente diferentes das observadas em pacientes com a forma não colapsante da GESF.

DIAGNÓSTICO

O colapso glomerular faz o diagnóstico, mas há uma questão não totalmente resolvida. Qual o número necessário de glomérulos com colapso para que se possa afirmar o diagnóstico de GC? Devido ao prognóstico desfavorável da GC, na classificação de Columbia basta existir uma única lesão em colapso para o diagnóstico, substituindo, assim, qualquer outra forma de GESF[4].

DIAGNÓSTICO DIFERENCIAL

Existem algumas alterações morfológicas nas biópsias renais que se assemelham à GC e devem entrar na lista do diagnóstico histopatológico diferencial. Essas incluem outras variantes de GESF e outras formas de doença glomerular, mais notavelmente as glomerulonefrites crescênticas.

Entre as variantes da GESF, o diagnóstico diferencial mais próximo da GC é a variante celular. Tanto a variante celular como a colapsante são caracterizadas por hiperplasia e hipertrofia acentuada dos podócitos, destacando-se como características de diferenciação das duas variantes o enrugamento e a retração da membrana basal glomerular na GC que sempre está associada com hipocelularidade endocapilar, em oposição às lesões expansivas de hipercelularidade endocapilar observadas na variante celular. Em muitos casos de GC, a proliferação podocitária pode ser tão intensa que forma uma estrutura crescente do tipo celular, chamada de pseudocrescente. Em tais casos, a biópsia pode ser mal interpretada como glomerulonefrite crescêntica[1].

TRATAMENTO

Não há conclusões definitivas para o tratamento da GC. Há diversas publicações de relatos de casos, que em geral apresentaram resposta sombria para seu tratamento em pacientes HIV-negativos[5]. Não existem estudos prospectivos controlados que avaliaram a eficácia da terapia nessa desordem. Com base em um levantamento de estudos observacionais que relataram a resposta ao tratamento da GC, a porcentagem de pacientes que atingiram a remissão completa foi de cerca de 10 e 15% de remissão parcial[5].

Embora não haja uma terapia baseada em evidências para GC, alguns estudos com um pequeno número de pacientes sugeriram que o tratamento precoce e agressivo pode alcançar maior taxa de remissão. Isso pode ser particularmente verdadeiro em pacientes que apresentam concentrações de creatinina sérica menor que 2mg/dL e menos de 20% de fibrose intersticial na biópsia renal[5,24]. Embora o prognóstico geral da GC seja ruim, um pequeno número de pacientes HIV-negativos com GC obteve a remissão completa em resposta à terapia.

Sem conclusões definitivas, o uso de glicocorticoides por via oral durante seis meses, iniciando com 120mg em dias alternados de prednisona para os dois primeiros meses, com posterior redução de 20mg, a cada duas semanas, até 40mg. Pode ser tentada a suspensão gradativa até os seis meses nos pacientes sem risco elevado de infecção ou diabéticos[1].

O tratamento combinado com glicocorticoides e ciclosporina ou micofenolato mofetil e ciclosporina é considerado experimental, pois as evidências são anedóticas. Além disso, os pacientes com síndrome nefrótica persistente e hipercolesterolemia podem ser tratados com hipolipemiantes (estatina). No entanto, não há evidência de que isso conduzirá a uma diminuição significativa nos níveis de lípides. Lembrar que a miopatia pode resultar da combinação de ciclosporina e estatina.

Por comparação, a pouca eficácia e os efeitos colaterais significativos secundários a drogas citotóxicas, tais como a ciclofosfamida ou clorambucil, não justificam sua utilização[3].

Os bisfosfonatos devem ser interrompidos nos pacientes que desenvolvam GC. Não há respaldo científico para a administração de imunossupressores nesse cenário. O transplante renal foi realizado em pacientes com GC idiopática que evoluíram com necessidade de terapia renal substitutiva, mas a recorrência pode acontecer (ver Capítulo 36)[5].

PROGNÓSTICO

Na maioria dos estudos, o prognóstico da GC não associada à infecção pelo HIV é ruim[30-32]. Uma série comparou 43 pacientes com GC a 50 controles com GESF idiopática e observou que o tempo médio entre a biópsia renal e a fase final da doença renal foi muito menor nos pacientes com GC (13 versus 63 meses). No entanto, a maioria dos pacientes dessa série tinha insuficiência renal avançada e fibrose intersticial importante à biópsia renal no momento do diagnóstico. Resultados semelhantes foram observados em outros estudos retrospectivos[31,32].

APRESENTAÇÃO CLÍNICA E EXPERIÊNCIAS DOS SERVIÇOS

A GC, ou a variante colapsante da GESF, tem, na maioria dos casos, apresentação clínica de síndrome nefrótica associada à disfunção renal de evolução rápida. Há uma peculiaridade de os pacientes apresentarem grandes proteinúrias, muitas vezes acima de 10g/dia, além da anasarca, hipertensão arterial e perda progressiva e acelerada da função renal. Também pode manifestar-se com proteinúria importante, mas sem síndrome nefrótica. Evolui, na maioria das vezes em poucos meses a até três anos do diagnóstico, para doença renal crônica com necessidade de terapia renal substitutiva independentemente da etiologia[32].

No Serviço de Nefrologia do HC-UFPE e no Ambulatório de Nefrologia da UFMT vem sendo observada, desde o final da década de 1990, uma frequência importante de GC. O mais interessante é que os casos observados não estão associados ao HIV. Na última década tivemos a divulgação desse achado em congressos e, mais recentemente, o nefropatologista que analisa as biópsias renais dos Serviços de Nefrologia do HC-UFPE e da UFMT observou que nos dois serviços vinha acontecendo uma frequência importante de GC não associada ao HIV e colocou os autores deste capítulo em contato. Desse modo, resolvemos associar as experiências dos dois serviços e apresentaremos a seguir.

Em **Recife (PE)** foi realizado um estudo observacional, retrospectivo, em pacientes com diagnóstico de GC colapsante acompanhados no ambulatório de doenças glomerulares do serviço de Nefrologia do HC-UFPE entre janeiro de 1998 e dezembro de 2013. Foram incluídos pacientes com GC na biópsia renal com os critérios histológicos de acordo com a classificação da Universidade da Columbia[4,7].

As biópsias renais foram submetidas a colorações-padrão para microscopia óptica, e para a imunofluorescência eram utilizados os anticorpos IgA, IgG, IgM, C3, C1q, kappa e lambda. De especial, se havia fragmento renal disponível, posteriormente era realizada a avaliação imuno-histoquímica com os anticorpos CD10, WT-1, Ki67 e CK19.

Os dados demográficos, clínicos e laboratoriais dos pacientes selecionados foram coletados das fichas padronizadas de atendimento. Quanto ao resultado da pesquisa, encontramos 26 pacientes com GC[33], mas nesta análise quatro casos foram excluídos, pois três estavam associados ao HIV e o outro era de GC em rim transplantado. Os dados demográficos, clínicos e de análise histológica de 22 casos podem ser visualizados no quadro 34.1.

A idade mediana foi de 33,5 anos (variação de 14 a 69 anos), e a maioria dos pacientes, do sexo feminino (59%) e não brancos (59%). A apresentação clínica mais encontrada foi síndrome nefrótica (72%). A hipertensão arterial sistêmica foi evidenciada em 41% dos casos.

Quanto à etiologia, a forma idiopática ocorreu em 16 pacientes, e seis casos estavam associados a etiologias diferentes do HIV. O LES ocorreu em dois pacientes; a associação com drogas ocorreu em três pacientes: interferon (um), esteroide anabolizante (um) e pamidronato (um); o sexto paciente teve o diagnóstico de linfangioleiomiomatose.

Os exames laboratoriais (Quadro 34.2) mostraram proteinúria de 24 horas elevada, com mediana de 10,5g/24h (variação de 2 a 22g/24h), e albumina sérica baixa, com média de 1,5g/dL. Como era de esperar, havia disfunção renal na maioria dos casos, e a creatinina sérica variou de 0,9 a 11mg/dL, com média de 2,3g/dL e o *clearance* de creatinina mediano, estimado pela fórmula de Cockcroft-Gault, foi de 35mL/min/1,73m². A maioria dos pacientes apresentava hematúria (72%).

Quadro 34.1 – Características clinicodemográficas da GC não associada ao HIV, HC-UFPE, Recife – PE.

Paciente	Idade/gênero	Raça	Quadro clínico	Associação
1	38/F	Parda	Síndrome nefrótica	LES
2	42/F	Parda	Síndrome nefrítica-nefrótica	LES
3	49/M	Branca	Síndrome nefrótica	Idiopática
4	19/M	Branca	Síndrome nefrótica	Idiopática
5	69/F	Parda	GNRP	Idiopática
6	60/F	Branca	Síndrome nefrótica	Pamidronato
7	27/F	Parda	Síndrome nefrótica	LAM
8	14/M	Parda	Síndrome nefrótica	Idiopática
9	16/F	Branca	Síndrome nefrótica	Idiopática
10	21/M	Branca	LRA	Idiopática
11	33/F	Parda	Síndrome nefrótica	Idiopática

(Continua)

Quadro 34.1 – Características clinicodemográficas da GC não associada ao HIV, HC-UFPE, Recife – PE. (*Continuação*).

Paciente	Idade/gênero	Raça	Quadro clínico	Associação
12	34/M	Parda	Síndrome nefrótica	Idiopática
13	18/F	Parda	Síndrome nefrótica	Idiopática
14	26/M	Parda	Síndrome nefrítica-nefrótica	Anabolizante
15	25/M	Parda	Síndrome nefrótica	Idiopática
16	45/F	Parda	Síndrome nefrótica	Idiopática
17	46/F	Parda	GNRP	Idiopática
18	26/F	Branca	Síndrome nefrótica	Idiopática
19	44/M	Branca	Síndrome nefrótica	Interferon
20	38/F	Branca	Síndrome nefrítica-nefrótica	Idiopática
21	41/M	Parda	Síndrome nefrótica	Idiopática
22	18/F	Branca	Síndrome nefrótica	Idiopática

F = sexo feminino; M = sexo masculino; GNRP = glomerulonefrite rapidamente progressiva; LRA = lesão renal aguda; LAM = linfoangioleiomiomatose; LES = lúpus eritematoso sistêmico.

Quadro 34.2 – Dados laboratoriais dos casos de GC no momento da biópsia, do HC-UFPE, Recife – PE.

Paciente	Proteinúria (g/24h)	Albumina (g/dL)	Hematúria	Creatinina (mg/dL)	ClCr (mL/min/1,73m^2)
1	11,8	2,5	Não	3,0	20
2	6,5	3,5	Sim	2,4	30
3	17,3	2,6	Sim	1,3	82
4	8,1	1,1	Não	3,5	31
5	ND	1,2	Sim	4,1	13
6	3,1	1,7	Não	3,8	18
7	6,1	1,4	Não	2,5	42
8	19,2	1,2	Sim	1,3	61
9	10	1,8	Não	1,4	59
10	21,2	2,2	Sim	11,0	13
11	16	2,4	Não	1,3	63
12	2,1	2,0	Não	1,8	81
13	16	2,1	Sim	0,9	102
14	10,6	0,9	Sim	2,9	41
15	11,8	1,8	Sim	1,1	99
16	11	1,0	Sim	1,4	35
17	5,5	1,0	Sim	3,2	14
18	22	0,9	Não	1,0	87
19	4,7	ND	Não	3,9	26
20	ND	1,4	Sim	3,2	27
21	8	1,5	Sim	1,4	71
22	8	1,1	Sim	2,3	29

Hematúria = ≥ 5 hemácias/campo, ClCr = *clearance* de creatinina calculado pela fórmula de Crockcoft-Gault; ND = não disponível.

Os achados histológicos estão citados no quadro 34.3. Notam-se alterações tubulointersticiais moderadas e graves em 76% das biópsias. A imunofluorescência foi negativa em todas as amostras avaliadas. A imuno-histoquímica foi realizada em 11 das 22 amostras, as quais não mostraram perda da expressão dos marcadores de diferenciação podocitária (WT-1 e CD10). Quanto aos marcadores de desdiferenciação podocitária, o CK19 foi positivo em dois dos casos, um associado à LAM e um ao pamidronato; o Ki-67 foi positivo em um caso de GC idiopática.

Os dados referentes ao tratamento encontram-se no quadro 34.4. O período médio de seguimento dos pacientes foi de 25 meses (1-144 meses). A terapêutica consistiu em suspensão da possível droga associada (pamidronato, interferon, anabolizante) e tratamento da doença de base nos casos dos pacientes com LES e LAM.

Para avaliação de resposta terapêutica, foram incluídos os pacientes com tempo mínimo de tratamento de seis meses. Foi definido como remissão completa o retorno da creatinina ao nível basal e proteinúria inferior a 300mg/dia, e remissão parcial, a diminuição da creatinina e/ou proteinúria a pelo menos 50% dos valores iniciais, estando esta última entre 0,3g e 3,5g/24h. Dos 22 pacientes do estudo, 14 atingiram o tempo mínimo de tratamento. Nenhum paciente apresentou remissão completa, e remissão parcial foi atingida em dois casos. Um dos pacientes apresentava a GC associada ao uso anabolizante e o outro era de natureza idiopática.

A evolução para doença renal crônica terminal ocorreu na maioria dos pacientes. O tempo médio entre o diagnóstico e a necessidade de terapia renal substitutiva foi de 10 meses (0 a 28 meses).

O estudo do HC-UFPE demonstrou que a forma idiopática foi a mais prevalente, como evidenciado por outros. Isso revela a mudança de perfil em relação aos anos 1980 quando a GC era mais prevalente em pacien-

Quadro 34.3 – Características histopatológicas das GC acompanhadas no HC-UFPE, Recife – PE.

Paciente	Nº de glomérulo	Col	AT/FI	Imuno-histoquímica			
				CD10	WT-1	CK19	Ki-67
1	2	2	Grave	Ausência de amostra para IHQ			
2	14	14	Moderada	Ausência de amostra para IHQ			
3	20	3	Leve	+	+	–	–
4	1	1	Leve	+	+	–	–
5	22	22	Leve	+	+	–	–
6	5	3	Moderada	+	+	+	–
7	10	7	Moderada	+	+	+	–
8	10	10	Moderada	+	+	–	–
9	3	2	Leve	Ausência de amostra para IHQ			
10	9	3	Moderada	+	+	–	+
11	20	11	Moderada	+	+	–	–
12	25	8	Leve	+	+	–	–
13	6	6	Moderada	Ausência de amostra para IHQ			
14	25	7	Leve	Ausência de amostra para IHQ			
15	10	3	Moderada	Ausência de amostra para IHQ			
16	18	7	Moderada	+	+	–	–
17	21	7	ND	Ausência de amostra para IHQ			
18	ND	ND	ND	Ausência de amostra para IHQ			
19	ND	ND	ND	Ausência de amostra para IHQ			
20	ND	ND	ND	Ausência de amostra para IHQ			
21	ND	ND	ND	Ausência de amostra para IHQ			
22	ND	ND	ND	Ausência de amostra para IHQ			

Col = número de glomérulos colapsados; AT = atrofia tubular; FI = fibrose intersticial; IHQ = imuno-histoquímica; ND = não disponível.

Quadro 34.4 – Tratamento inicial e acompanhamento das GC no HC-UFPE.

Paciente	Acompanhamento (meses)	Tempo para falência renal (meses)	Tratamento/tempo	Remissão
1	36	23	Pred 6m/MMF 4m	NR
2	45	Sem falência	Pred 12m/CFF 5m/AZA 2m/MMF 22m	NR
3	36	21	Pred 7m/CYA 9m	NR
4	22	14	Pred 8m	NR
5	02	Imediata	Pred 2m	ND
6	16	1	Suspenso pamidronato	NR
7	09	Sem falência	Pred 5m	ND
8	01	ND	Nenhum	ND
9	09	Sem falência	9m CYA/1m	RP
10	12	10	Pred 6m/MMF 4m	NR
11	02	ND	Pred 2m	ND
12	10	10	Pred 4m	ND
13	10	10	Pred 7m	NR
14	06	Sem falência	Suspenso anabolizante/Pred 6m/MMF 6m	RP
15	01	ND	Pred 1m	ND
16	16	Sem falência	Pred 7m	NR
17	144	Sem falência	Pred 1m/CFF 1m	ND
18	10	8	Sem tratamento	ND
19	12	12	Sem tratamento	ND
20	03	3	Sem tratamento	ND
21	18	18	Pred 4m	ND
22	04	4	Pred 1m	ND

Pred = prednisona; ND = não disponível; CYA = ciclosporina; MMF = micofenolato mofetila; AZA = azatioprina; CFF = ciclofosfamida; m = meses.

tes HIV-positivos. De algum modo, o estabelecimento de critérios diagnósticos bem definidos e o distanciamento clínico e fisiopatológico da GC em relação à GESF corroboraram esses achados.

Um suporte adicional para o fato de a GC ser uma entidade distinta da GESF é fornecido com o uso da imuno-histoquímica. Em comparação com a GESF clássica, a GC apresenta um aumento da expressão de marcadores de proliferação glomerular e de células epiteliais tubulares[34].

Conforme descrito por outros, também tivemos uma resposta terapêutica ruim, e o prognóstico foi desfavorável com grande parte dos pacientes evoluindo para doença renal em estágio terminal. Em nosso estudo, nenhum paciente atingiu remissão completa e a maioria evoluiu com necessidade de terapia renal substitutiva[32].

Em **Cuiabá (MT)**, o grupo do HU-UFMT avaliou cinco casos de GC não associada ao HIV. Entre esses, quatro foram diagnosticados em 2012, todos idiopáticos, com idade mediana de 23 anos (variação 16 a 31 anos). Três pacientes eram do sexo masculino, todos eram negros e a HAS ocorreu em 80% dos casos. A mediana da proteinúria de 24 horas foi de 4,1g (variação de 2,1 a 7,0), creatinina mediana de 1,9mg/dL (variação 0,9 a 2,8g/dL) e havia comprometimento tubulointersticial à biópsia renal em todos os casos.

Vale ressaltar que, dos cinco pacientes com GC acompanhados em Cuiabá, quatro receberam tratamento imunossupressor (prednisona 1mg/kg e/ou ciclosporina), associado a inibidores da enzima conversora de angiotensina e sinvastatina. Entre os cinco casos, 60% evoluíram para doença renal crônica em curto período (Quadro 34.5).

Quadro 34.5 – Série de casos de GC acompanhados no HU-UFMT, Cuiabá – MT.

	Caso 1	Caso 2	Caso 3	Caso 4	Caso 5
Idade	16	18	23	25	31
Gênero	F	M	F	M	M
Creatinina (mg/dL)	1,2	0,9	1,9	2,4	2,8
Proteinúria (g/24h)	3,2	5,1	4,1	7,0	2,9
HAS	+	+	–	+	+
Túbulo/interstício	+	++	+++	++	++
Prednisona	+/–[1]	+/–*	+/+	–	–*
Ciclosporina	+/+[2]	+/–*	+/+	–	–*

[1]Resposta ao tratamento; [2]sem resposta ao tratamento; *doença renal crônica; F = sexo feminino; M = sexo masculino, HAS = hipertensão arterial sistêmica.

CONSIDERAÇÕES FINAIS

Por se tratar de uma doença pouco comum, as grandes séries de casos com GC são raras. Esse aspecto ressalta a importância de revisarmos as publicações e descrevermos os achados clínicos, laboratoriais e histopatológicos de 27 pacientes com diagnóstico de GC não associada ao HIV avaliados em dois centros distintos no Brasil.

REFERÊNCIAS BIBLIOGRÁFICAS

1. Albaqumi M, Barisoni L. Current views on collapsing glomerulopathy. *J Am Soc Nephrol* 2008; **19**: 1276-1281.
2. Testagrossa L, Azevedo Neto R, Resende A *et al.* Immunohistochemical expression of podocyte markers in the variants of focal segmental glomerulosclerosis. *Nephrol Dial Transplant* 2013; **28**: 91-98.
3. Brown CB, Cameron JS, Turner DR *et al.* Focal segmental glomerulosclerosis with rapid decline in renal function ("malignant FSGS"). *Clin Nephrol* 1978; **10**: 51-61.
4. D'Agati V. Pathologic classification of focal segmental glomerulosclerosis. *Semin Nephrol* 2003; **23**: 117-134.
5. Albaqumi M, Soos TJ, Barisoni L, Nelson PJ. Collapsing glomerulopathy. *J Am Soc Nephrol* 2006; **17**: 2854-2863.
6. Barisoni L, Schnaper HW, Kopp JB. A proposed taxonomy for the podocytopathies: a reassessment of the primary nephrotic diseases. *Clin J Am Soc Nephrol* 2007; **2**: 529-542.
7. Valeri A, Barisoni L, Appel GB *et al.* Idiopathic collapsing focal segmental glomerulosclerosis: a clinicopathologic study. *Kidney Int* 1996; **50**: 1734-1746.
8. Mubarak M. Collapsing focal segmental glomerulosclerosis: Current concepts. *World J Nephrol* 2012; **1**: 35-42.
9. Tomlinson L, Boriskin Y, McPhee I *et al.* Acute cytomegalovirus infection complicated by collapsing glomerulopathy. *Nephrol Dial Transplant* 2003; **18**: 187-189.
10. Beltrame A, Arzese A, Camporese A *et al.* Acute renal failure due to visceral leishmaniasis by Leishmania infantum successfully treated with a single high dose of liposomal amphotericin B. *J Travel Med* 2008; **15**: 358-360.
11. Moudgil A, Nast CC, Bagga A, Wei L *et al.* Association of parvovirus B19 infection with idiopathic collapsing glomerulopathy. *Kidney Int* 2001; **59**: 2126-2133.
12. Coventry S, Shoemaker LR. Collapsing glomerulopathy in a 16-year-old girl with pulmonary tuberculosis: the role of systemic inflammatory mediators. *Pediatr Dev Pathol* 2004; **7**: 166-170.
13. Thaunat O, Delahousse M, Fakhouri F *et al.* Nephrotic syndrome associated with hemophagocytic syndrome. *Kidney Int* 2006; **69**: 1892-1898.
14. Niang A, Niang SE, Ka el HF *et al.* Collapsing glomerulopathy and haemophagocytic syndrome related to malaria: a case report. *Nephrol Dial Transplant* 2008; **23**: 3359-3361.
15. Perazella MA, Markowitz GS. Bisphosphonate nephrotoxicity. *Kidney Int* 2008; **74**: 1385-1393.
16. Markowitz GS, Appel GB, Fine PL *et al.* Collapsing focal segmental glomerulosclerosis following treatment with high-dose pamidronate. *J Am Soc Nephrol* 2001; **12**: 1164-1172.
17. Herlitz LC, Markowitz GS, Farris AB *et al.* Development of focal segmental glomerulosclerosis after anabolic steroid abuse. *J Am Soc Nephrol* 2010; **21**: 163-172.
18. Markowitz GS, Nasr SH, Stokes MB, D'Agati V. Treatment with IFN-{alpha}, --{beta}, or {gamma} is associated with collapsing focal segmental glomerulosclerosis. *Clin J Am Soc Nephrol* 2010; **5**: 607-615.
19. Salvatore SP, Barisoni L, Herzenberg AM *et al.* Collapsing glomerulopathy in 19 patients with systemic lupus erythematosus or lupus-like disease. *Clin J Am Soc Nephrol* 2012; **7**: 914-925.
20. Haas M. Collapsing glomerulopathy in systemic lupus erythematosus: an extreme form of lupus podocytopathy? *Clin J Am Soc Nephrol* 2012;7: 878-880.
21. Larsen CP, Beggs ML, Saeed M, Walker PD. Apolipoprotein L1 risk variants associate with systemic lupus erythematosus-associated collapsing glomerulopathy. *J Am Soc Nephrol* 2013; **24**: 722-725.
22. El Karoui K, Hill GS, Karras A *et al.* Focal segmental glomerulosclerosis plays a major role in the progression of IgA nephropathy. II. Light microscopic and clinical studies. *Kidney Int* 2011; **79**: 643-654.
23. Cook HT. Focal segmental glomerulosclerosis in IgA nephropathy: a result of primary podocyte injury? *Kidney Int* 2011; **79**: 581-583.
24. Diomedi-Camassei F, Di Giandomenico S, Santorelli FM *et al.* COQ2 nephropathy: a newly described inherited mitochondriopathy with primary renal involvement. *J Am Soc Nephrol* 2007; **18**: 2773-2780.
25. Kopp JB, Smith MW, Nelson GW *et al.* MYH9 is a major-effect risk gene for focal segmental glomerulosclerosis. *Nat Genet* 2008; **40**: 1175-1184.
26. Genovese G, Friedman DJ, Ross MD *et al.* Association of trypanolytic ApoL1 variants with kidney disease in African Americans. *Science* 2010; **329**: 841-845.
27. Nasr SH, Markowitz GS, Sentman RL *et al.* Sickle cell disease, nephrotic syndrome, and renal failure. *Kidney Int* 2006; **69**: 1276-1280.

28. Kumar S, Sheaff M, Yaqoob M. Collapsing glomerulopathy in adult Still's disease. *Am J Kidney Dis* 2004; **43**: 4-10.
29. Weiss MA, Daquioag E, Margolin EG, Pollak VE. Nephrotic syndrome, progressive irreversible renal failure, and glomerular "collapse": a new clinicopathologic entity? *Am J Kidney Dis* 1986; **7**: 20-28.
30. Laurinavicius A, Hurwitz S, Rennke HG. Collapsing glomerulopathy in HIV and non-HIV patients: a clinicopathological and follow-up study. *Kidney Int* 1999; **56**: 2203-2213.
31. Laurinavicius A, Rennke HG. Collapsing glomerulopathy – a new pattern of renal injury. *Semin Diagn Pathol* 2002; **19**:106-115.
32. Chun MJ, Korbet SM, Schwartz MM, Lewis EJ. Focal segmental glomerulosclerosis in nephrotic adults: presentation, prognosis, and response to therapy of the histologic variants. *J Am Soc Nephrol* 2004; **15**:2169-2177.
33. Esteves A, Neves MC, Sette L *et al*. Clinical and laboratory findings of 26 patients with collapsing glomerulopathy: a single center experience. In: American Society of Nephology, Abstracts, Kidney Week, 2012, San Diego-CA.
34. Bariéty J, Nochy D, Mandet C *et al*. Podocytes undergo phenotypic changes and express macrophagic-associated markers in idiopathic collapsing glomerulopathy. *Kidney Int* 1998; **53**:918-925.

35
GLOMERULOSCLEROSE SEGMENTAR E FOCAL APÓS O TRANSPLANTE RENAL

Deborah de Alencar Oliveira
Juliana Busato Mansur
Gianna Mastroianni Kirsztajn

◆

INTRODUÇÃO

A prevalência de proteinúria no primeiro ano do transplante renal varia de 11 a 45%[1]. Glomerulosclerose segmentar e focal (GESF) é uma glomerulopatia pós-transplante renal particularmente frequente e de grande impacto, cuja prevalência gira em torno de 6 a 19,4% nos diferentes estudos[2,3].

A proteinúria decorre da inadequada reabsorção tubular proximal das proteínas (lesão por isquemia-reperfusão, rejeição ou agentes tóxicos), ou da passagem dessas pela barreira de filtração glomerular disfuncionante (glomerulopatia recorrente ou *de novo*, glomerulopatia do transplante, rejeição crônica ou toxicidade pelos inibidores de calcineurina)[1].

A recorrência de doença glomerular é a terceira principal causa de perda do enxerto após o primeiro ano de transplante renal, seguindo a nefropatia crônica do enxerto e morte com rim funcionante[2].

Pacientes com GESF primária evoluem para doença renal crônica terminal em 40 a 60% dos casos em 10 a 20 anos. A recorrência em receptores de transplante renal é de aproximadamente 30%[4]. A recorrência é definida como o desenvolvimento no enxerto renal da mesma doença glomerular que foi documentada nos rins nativos. Por outro lado, a GESF *de novo* é considerada uma complicação tardia, sendo consequência de mecanismos adaptativos devido à hiperfiltração. Nesse último caso, a doença de base que levou à insuficiência renal dos rins nativos é outra.

Alguns fatores estão associados ao aumento do risco de recorrência de GESF no enxerto renal, sendo esses a recidiva de GESF em transplante renal anterior, transplante renal em crianças com menos de 15 anos de idade, rápida progressão para insuficiência renal após o diagnóstico (em 3 anos) e proteinúria em níveis altos pré-transplante, proliferação mesangial nos rins nativos, doadores com mais idade, raça branca e nefrectomia bilateral pré-transplante[4-6].

O tempo de diagnóstico da recorrência é variável. Faz-se habitualmente em até 2 semanas após o transplante renal, quando se trata de crianças, e em até 7 meses, em adultos[4]. A recidiva precoce frequentemente é caracterizada por proteinúria em níveis nefróticos e alterações histológicas vistas precocemente apenas pela microscopia eletrônica na biópsia do enxerto renal[5]. A recorrência tardia é rara e de difícil diferenciação da GESF secundária a outras causas, como, por exemplo, toxicidade pelos inibidores da calcineurina.

Na fisiopatogenia da GESF, o evento principal parece ser a lesão podocitária. Os podócitos são células glomerulares que estão localizadas entre a membrana basal glomerular e o espaço de Bowman, fazendo parte da barreira de filtração glomerular. Além disso, são responsáveis pela produção de constituintes da membrana basal e manutenção da arquitetura do tufo glomerular. Estruturalmente, eles apresentam processos citoplasmáticos primários e secundários denominados pedicelos que se estendem e envolvem os capilares glomerulares, fixando-se à membrana basal. Os pedicelos adjacentes unem-se através do diafragma da fenda, que é formado por uma sucessão de moléculas proteicas (como a nefrina) e ancorado pela proteína podocina. À microscopia eletrônica, os pedicelos apresentam-se de forma perpendicular em relação à membrana basal em glomérulos normais, mas nos casos de GESF essa configuração encontra-se modificada, ocorrendo fusão de pedicelos.

Com isso, o podócito destaca-se da membrana basal. Os podócitos restantes não são suficientes para evitar áreas de desnudamento da membrana basal, a qual se adere ao epitélio parietal, com formação de sinéquias e, posteriormente, de áreas de esclerose[4,7]. A consequência dessa alteração estrutural é a perda da barreira de filtração glomerular, que se expressa clinicamente por proteinúria.

A patogênese da recorrência da GESF ainda não está completamente esclarecida. Acredita-se que a lesão podocitária seja causada por um fator circulante secretado a partir de clones anormais de células T[5]. Estudos em modelos animais demonstraram infiltração por macrófagos/monócitos juntamente com linfócitos Th2 no enxerto com recorrência da doença. É provável que o fator de permeabilidade induza à perda e à redistribuição da nefrina, além de reduzir a expressão da podocina, alterando o citoesqueleto de actina e a arquitetura podocitária. Entre os fatores estudados, o suPAR (receptor solúvel da urocinase) tem ação ao ligar-se à beta-3 integrina dos podócitos e gerar apagamento e retração dos processos podocitários. Em trabalho realizado por Wei et al, foi observada relação entre os níveis séricos altos do suPAR e maior risco de recorrência da GESF. Após a realização de plasmaférese e redução dos níveis do fator circulante, tem-se observado remissão da doença em alguns estudos. Porém, esses achados não foram confirmados por outros, e mais estudos serão necessários para esclarecer o seu papel[8].

Outros agentes implicados na etiologia dessa glomerulopatia (medicamentos, toxinas circulantes, infecções virais, estresse mecânico) podem levar à podocitopenia, com redução absoluta ou funcional do número de células. Como consequência, há o aumento da permeabilidade glomerular à albumina, levando à proteinúria, que chega a níveis nefróticos[5].

No que tange à sobrevida do enxerto renal, ela é menor em crianças com GESF quando comparadas aos adultos. A falência do enxerto ocorre em 32 meses em 84% dos adultos com recorrência de GESF e o risco relativo de falência renal é de 2,25 quando comparados esses indivíduos aos pacientes sem recorrência (*Renal Allograft Disease Registry*). A sobrevida do enxerto renal após 5 anos é de 55% em pacientes com recorrência de GESF e 93% naqueles sem recorrência[9].

O tratamento da recidiva de GESF após o transplante renal ainda não está bem estabelecido. A maioria dos trabalhos foi realizada a partir de estudos não controlados, com um número pequeno de pacientes, e mostra resultados conflitantes[9].

Em alguns trabalhos, a plasmaférese (PF) preemptiva (associada à PF adicional durante a primeira semana após o transplante) esteve associada à redução do risco de recidiva de GESF[10]. Entretanto, estudos mais recentes mostram que a recorrência de GESF é similar em pacientes que receberam ou não PF preemptiva[11]. Apesar disso, a apresentação mais grave (função tardia do enxerto, não resposta à PF após o transplante) não é observada no grupo de pacientes que realizaram PF preemptiva. Revisão recente demonstrou que a remissão parcial ou completa foi atingida em 70% das crianças e 63% dos adultos com recorrência de GESF[5]. Nesse cenário, surge o dilema dos pacientes que respondem à PF, porém dependem dessa terapia para manter a proteinúria e função do enxerto renal controladas. O tempo e a frequência das sessões, bem como a terapia adjuvante são empregados de forma empírica atualmente.

A ciclosporina também é utilizada na recorrência da GESF com resultados variados. O racional para seu uso está relacionado com a inibição das células T e, mais recentemente, inibição da desfosforilação mediada pela calcitonina da sinaptopodina. Essa droga tem-se mostrado eficaz em crianças. O uso de ciclosporina por via intravenosa após a recidiva de GESF está associado à redução importante da proteinúria em 82% desses pacientes. Estudos demonstraram eficácia quando mantidos níveis da droga entre 250 e 350ng/mL, porém a nefrotoxicidade limita o tratamento a longo prazo[12]. Nos pacientes em que não há redução da proteinúria com o uso de ciclosporina por via intravenosa, associa-se então à PF[13]. Alguns estudos têm usado o tacrolimus na prevenção ou tratamento da recorrência, porém com resultados divergentes[9].

O rituximabe, um anticorpo monoclonal anti-CD20, vem sendo utilizado com frequência nos casos refratários às demais terapias. O antígeno CD20 é uma proteína transmembrana presente nos linfócitos B. A ativação da cascata do complemento, o reconhecimento por macrófagos e a interação com células *natural killer* são interrompidos com a ação do medicamento. Revisão recente demonstrou remissão completa ou parcial em 64% dos pacientes[14]. Na maioria dos estudos, os resultados são variáveis. Além das respostas inconstantes, o rituximabe é menos efetivo na GESF pós-transplante quando comparado ao seu uso na síndrome nefrótica idiopática em rins nativos[14]. Existem também relatos da associação de rituximabe com PF, sugerindo aumento da eficácia de ambos[15].

A terapia mais utilizada nos casos de recidiva de GESF é o corticoide por via oral e em pulsos associado à plasmaférese. Há quem defenda que receptores com proteinúria superior a 2g/dia com diagnóstico de GESF como doença de base que motivou a insuficiência renal dos rins nativos devem receber o mais breve possível sessões de plasmaférese até o desaparecimento completo da proteinúria. A sobrevida do enxerto renal após 5 anos em pacientes com boa resposta a essa terapia foi de 91%, semelhante à sobrevida do enxerto em pacientes que não apresentaram recidiva (sobrevida de 93%). Entretanto, em pacientes sem esse tratamento a sobrevida do enxerto foi de apenas 40% ao final de 5 anos[9].

Inibidores da enzima conversora da angiotensina, bloqueadores dos receptores da angiotensina e hipolipemiantes podem ser utilizados em associação desde que a creatinina sérica e o potássio sejam monitorizados.

Outras drogas em estudo incluem uso de anti-CTLA4, fator de necrose tumoral alfa, galactose, ácido retinoico e inibidores da cinase dependente de ciclina, porém ainda não há resultados suficientes para a aplicação clínica dessas medicações[5,9].

Nos casos de GESF *de novo*, o tratamento deve ser voltado para a etiologia provável, sendo algumas vezes necessária a redução dos inibidores da calcineurina, renoproteção, tratamento da hipertensão arterial, dislipidemia e obesidade.

Em nosso serviço, estudo que envolveu 23 pacientes com glomerulopatia pós-transplante permitiu observar que, nos casos de GESF, GM (glomerulopatia membranosa) e NIgA (nefropatia por IgA), a imunossupressão resultou em melhor resposta inicial quando comparada à renoproteção no primeiro ano de transplante.

Em estudo mais amplo posterior, também realizado pelos setores de Glomerulopatias e Transplante Renal, demonstrou-se tendência a melhor prognóstico do enxerto renal com mudança da imunossupressão no primeiro e terceiro anos após o transplante; da mesma forma, o uso de bloqueadores do sistema renina-angiotensina-aldosterona apresentou significância estatística.

Tendo em vista a elevada prevalência de GESF após o transplante renal, a redução da sobrevida do enxerto causada por essa glomerulopatia e a ausência de consenso quanto ao melhor tratamento, esforços em estudos prospectivos controlados em grandes centros devem ser encorajados para melhor elucidação e tratamento adequado.

Agradecimentos

Aos membros dos Serviços de Transplante do Hospital do Rim – Disciplina de Nefrologia (Unifesp), na pessoa do Prof. Dr. José Osmar Medina de Abreu Pestana, cuja parceria permitiu ao nosso Setor de Glomerulopatias (Unifesp) desenvolver a experiência com glomerulopatias pós-transplante renal.

REFERÊNCIAS BIBLIOGRÁFICAS

1. Ponticelli C, Graziani G. Review. Proteinuria after kidney transplantation. *Transpl Int* 2012; **25**: 909-917.
2. Requiao-Moura LR, Mastroianni-Kirsztajn G, Moscoso-Solorzano GT *et al*. Impact of therapeutic changes on renal graft survival with posttransplant glomerulonephritis. *Transpl Proc* 2007; **39**: 453-456.
3. Briganti EM, Russ GR, McNeil JJ *et al*. Risk of renal allograft loss from recurrent glomerulonephritis. *N Engl J Med* 2002; **347**: 103-109.
4. Shimizu A, Higo S, Fujita E *et al*. Focal segmental glomerulosclerosis after renal transplantation. *Clin Transplant* 2011; **25** Suppl 23: 6-14.
5. Ponticelli C. Recurrence of focal segmental glomerular sclerosis after renal transplantation. *Nephrol Dial Transplant* 2010; **25**: 25-31.
6. D'Agati VD. Pathobiology of focal segmental glomerulosclerosis: new developments. *Curr Opin Nephrol Hypertens* 2012; **21**: 243-250.
7. Wiggins RC. The spectrum of podocytopathies: a unifying view of glomerular diseases. *Kidney Int* 2007; **71**: 1205-1214.
8. Wei C, El Hindi S, Li J *et al*. Circulating urokinase receptor as a cause of focal segmental glomerulosclerosis. *Nat Med* 2011; **17**: 952-960.
9. Canaud G, Martinez F, Noël LH *et al*. Therapeutic approach to focal and segmental glomerulosclerosis recurrence in kidney transplant recipients. *Transplant Rev* 2010; **24**: 121-128.
10. Gohn RY, Yango AF, Morrissey PE *et al*. Preemptive plasmapheresis and recurrence of FSGS in high-risk renal transplant recipients. *Am J Transplant* 2005; **5**: 2907-2912.
11. Hickson LTJ, Gera M, Amer H *et al*. Kidney transplantation for primary focal segmental glomerulosclerosis: outcomes and response to therapy for recurrence. *Transplantation* 2009; **87**: 1232-1239.
12. Raafat RH, Kalia A, Travis LB, Driven SC. High-dose oral cyclosporine therapy for recurrent focal segmental glomerulosclerosis in children. *Am J Kidney Dis* 2004; **44**: 50-56.
13. Salomon R, Gagnadoux MF, Niaudet P. Intravenous cyclosporine therapy in recurrent nephrotic syndrome after renal transplantation in children. *Transplantation* 2003; **75**: 810-814.
14. Araya CE, Dharnidharka VR. The factors that may predict response to rituximab therapy in recurrent focal segmental glomerulosclerosis: a systematic review. *J Transplant* 2011; **2011**: 374213.
15. Tsagalis G, Psimenou E, Nakopoulou L, Laggouranis A. Combination treatment with plasmapheresis and rituximab for recurrent focal segmental glomerulosclerosis after renal transplantation. *Artif Organs* 2011; **35**: 420-425.

36

GLOMERULOPATIA COLAPSANTE PÓS-TRANSPLANTE RENAL

Diogo Buarque Cordeiro Cabral
Vinícius de Oliveira
Gianna Mastroianni Kirsztajn

INTRODUÇÃO

A glomerulopatia colapsante (GC) foi descrita inicialmente em 1978 como glomerulosclerose segmentar e focal (GESF) maligna[1] e, desde o início da década de 1980, associada à infecção pelo vírus HIV. Esta glomerulopatia é caracterizada por síndrome nefrótica e perda rápida de função renal, e vem sendo cada vez mais relatada em associação com outros agentes etiológicos. A partir dos anos 1990, um número crescente de autores tem preferido chamá-la de glomerulopatia colapsante, denominação que melhor descreve a lesão glomerular: proliferação podocitária e colapso de alças capilares, diferente da GESF clássica, marcada por podocitopenia e esclerose segmentar do tufo[2]. Apesar de infrequente após o transplante renal, também se associa a prognóstico desfavorável nesse contexto. Pode apresentar-se como glomerulopatia recorrente ou *de novo*, sendo essa última mais comumente descrita[3,4].

PATOGÊNESE E ETIOLOGIA

O mecanismo desencadeante da proliferação podocitária, achado universal nessa condição, não é completamente compreendido. Nos casos de nefropatia pelo HIV (NHIV), há efeito direto do vírus sobre as células epiteliais glomerulares e tubulares, com expressão de genes e proteínas virais[5,6], e indireto, mediado por citocinas liberadas na circulação sistêmica ou no parênquima renal[1]. O parvovírus B19, detectado por imuno-histoquímica ou hibridização *in situ* nos podócitos, também causa lesão celular, com relatos de associação a doença de lesões mínimas, GESF, além da GC[7-9]. Mais recentemente, outras doenças infecciosas foram associadas a essa glomerulopatia, como infecção por citomegalovírus[10] e *Campylobacter jejuni*[11], leishmaniose[12,13] e tuberculose[14]. Influência genética é evidenciada por maior incidência e progressão mais rápida da NHIV em afro-americanos com variantes G1 e G2 do gene APOL1 e polimorfismo do gene MYH9[15-18], e pela ocorrência em irmãos com mesmo haplótipo HLA[19] e detecção de mutações no gene CoQ2 em família europeia[20]. Esse gene é responsável pela codificação da coenzima Q10, proteína diretamente envolvida na função mitocondrial, cuja disfunção seria outro mecanismo de lesão podocitária. Há relatos de GC em síndromes genéticas raras, como na displasia mandibuloacral[21] e na síndrome da mioclonia de ação relacionada à insuficiência renal[22]. Algumas drogas são relacionadas à GC. Entre elas, as mais citadas são os bifosfonatos, principalmente o pamidronato, mas também alendronato e zolendronato, que causariam dano mitocondrial e ao citoesqueleto, sendo esse último efeito semelhante ao exercido nos osteoclastos[23-26]. Todos os tipos de interferon[27], ácido valproico[28], esteroides anabolizantes[29] e, como descrito mais recentemente, antraciclinas[30] foram relacionados à GC. Têm sido publicados relatos e série de casos de doenças autoimunes, principalmente o lúpus eritematoso sistêmico, nos quais são evidenciadas lesões colapsantes[31-35]; especula-se que exista uma podocitopatia lúpica[36]. Há relatos anedóticos de GC em doença mista do tecido conjuntivo[1], doença de Still do adulto[37], síndrome hemofagocítica[38,39] e também em neoplasias hematológicas, como mieloma múltiplo e leucemia monoblástica aguda[1].

Outros mecanismos desencadeantes da GC seriam lesões isquêmicas que afetam os podócitos, encontradas na microangiopatia trombótica[40], anemia falciforme[41,42], nefropatia diabética[43] e em pacientes que utilizam inibidores de calcineurina. Nos dois últimos, observa-se arteriopatia hialina grave associada ao colapso glomerular[43,44]. A isquemia estaria associada ao aumento da expressão do fator de crescimento do endotélio vascular e à alteração dos canais iônicos na membrana interna da mitocôndria, ativando o fator 1 induzível por hipóxia, capaz de modular o fenótipo do podócito e iniciar a proliferação celular[45].

Na GC, as células epiteliais glomerulares exibem um fenótipo semelhante ao dos macrófagos, caracterizado por: perda da diferenciação celular, com ausência de marcadores de maturidade, como sinaptopodina, podocina, podocalixina, receptor C3b, GLEPP-1 (proteína epitelial glomerular 1), WT1 (proteína do tumor de Wilms), reexpressão de citoqueratinas no citoplasma (CK8, CK18, CK19 e CAM5) e Ki-67 no núcleo indicando reentrada no ciclo celular[46]. Comparativamente, na NHIV, o grau de ruptura com o perfil do podócito maduro é maior[2]. Existem duas teorias para a proliferação de células epiteliais e formação dos pseudocrescentes na GC[2,47]. Na primeira, o podócito, acometido por um estímulo lesivo, iniciaria um processo de perda da identidade de célula madura, com mobilização do maquinário genético para então se dividir e proliferar[47-52]. Na segunda, células-tronco epiteliais da cápsula de Bowman apresentariam uma resposta aberrante e proliferativa à lesão podocitária maciça. Isso explicaria a presença de marcadores de imaturidade e, principalmente, CD24 e CD133[47,53], presentes em outras células-tronco. Em consonância com essa teoria, estão os estudos em modelos animais de GC, em que células parietais constituem a maior parte da população celular das lesões proliferativas extracapilares e observam-se "células-ponte" entre o epitélio capsular e o tufo, que têm a função de substituir os podócitos perdidos[54].

Especificamente após o transplante renal, a GC tem frequência em torno de 3%, relatada em pequenos estudos de levantamento de biópsias[4,55]. Como já comentado, a GC pós-transplante tem prognóstico desfavorável e pode ser doença recorrente ou *de novo*. Nesse último cenário, algumas das condições citadas acima podem ser identificadas, inclusive em conjunto no mesmo caso, e contribuir para o desenvolvimento desse padrão de lesão glomerular. Apesar de se constatar maior tendência a ocorrer em enxertos de doador falecido, nenhum fator de risco pré-transplante foi definido[55,56].

Da mesma forma, também não se estabeleceu o papel de fatores pós-transplante. A frequência de rejeição aguda e função retardada do enxerto não parecem ser maiores nesses casos[55,56]. Quanto à imunossupressão, aventou-se a hipótese da participação de inibidores de calcineurina na gênese da GESF pós-transplante, correlacionando-a com arteriopatia hialina, assim como com o índice de fibrose intersticial e atrofia tubular[57,58]. Em pequena série de casos de GC após transplante renal do Hospital do Rim e Hipertensão, ainda não publicada, chamou a atenção como possível fator associado o uso de inibidores da mTOR (ImTOR), observando-se em parte dos casos remissão parcial da proteinúria e estabilização da função renal após suspensão desses medicamentos e aumento da dose de corticosteroide. Esse achado, entretanto, ainda carece de comprovação. É bem documentada a redução da expressão de nefrina e proteinúria em transplantados renais sob uso de ImTOR. Acredita-se que esse efeito pode ser mitigado com o uso de doses mais baixas[59].

APRESENTAÇÃO CLÍNICA

A variante colapsante da GESF pós-transplante apresenta-se clinicamente de maneira muito parecida com a que se manifesta em indivíduos não transplantados[60]. No passado, a GC em rins nativos era conhecida como "síndrome nefrótica maligna", devido ao acometimento grave e rápido da função renal associado à síndrome nefrótica. Apesar de não haver muitos estudos sobre o assunto, a maioria dos pacientes apresenta proteinúria maciça (> 10g/24h), anasarca, aumento dos níveis pressóricos e perda progressiva e acelerada da função do enxerto. Também pode manifestar-se como disfunção do enxerto e proteinúria sem síndrome nefrótica[4,55]. Está associada a alto índice de doença renal crônica estágio 5 com necessidade de terapia renal substitutiva, independentemente da etiologia[56].

Na investigação da GC, tem-se considerado importante pesquisar o parvovírus B19 como um possível agente etiológico. Em estudo retrospectivo com 29 biópsias de pacientes HIV-negativos e diagnóstico de GESF pós-transplante, 10 pacientes apresentaram GC. Os autores ressaltaram que nenhum caso se relacionou ao parvovírus B19, pesquisado por hibridização *in situ*. A média do tempo de diagnóstico dos pacientes com GESF foi de 1,5 ano, enquanto para GC foi de 1 ano. O grupo GC apresentou níveis de proteinúria mais elevados (11,9 ± 6,7 *vs.* 7,2 ± 9,5g/24h, p = 0,04) e nível de creatinina sérica maior (4,2 ± 2,6 *vs.* 1,9 ± 0,6mg/dL, p = 0,0001) no momento da biópsia do enxerto. Nesse estudo, em particular, observou-se também que o uso de ciclosporina foi mais frequente no grupo com GC (5/10 *vs.* 2/18, p = 0,03)[56].

Em casos associados à infecção por parvovírus B19, é descrito quadro clínico semelhante à gripe, além de exantema, artralgia e hipertensão arterial sistêmica, junto com o acometimento renal. Consumo de complemento e pancitopenia também podem estar presentes[61]. Contudo, vale ressaltar que o espectro de manifestações clínicas dessa infecção é amplo, com relato de doenças dermatológicas, reumatológicas, neurológicas e hepatobiliares relacionadas ao vírus[62]. Para o diagnóstico é necessário reação em cadeia polimerase (PCR) sérica positiva para o DNA do parvovírus B19 ou demonstração do vírus via hibridização *in situ* na biópsia renal. Sorologia positiva (IgG e IgM) pode ser observada, mas geralmente é negativa em imunossuprimidos.

Embora, até o momento, a etiologia da GC não esteja claramente definida, é preciso afastar algumas das possíveis causas, entre as quais: rejeição aguda vascular, microangiopatia trombótica, recorrência de doenças autoimunes, exposição a drogas, infecções virais, componente hereditário e até mesmo o tipo de imunossupressão vigente[56] (Quadro 36.1).

HISTOPATOLOGIA

À microscopia óptica, a GC é caracterizada por colapso segmentar ou global dos capilares glomerulares, acompanhado pelo enrugamento da membrana basal e hiperplasia e/ou hipertrofia das células epiteliais adjacentes, que geralmente apresentam proteínas intracitoplasmáticas e vacuolização[60].

Os critérios de classificação de Columbia para GESF definem para a variante colapsante a presença de ao menos um glomérulo com colapso global ou segmentar[63]. Os túbulos podem apresentar-se dilatados, chegando a formar microcistos, contendo cilindros proteicos eosinofílicos. Necrose tubular aguda pode estar presente. A imunofluorescência revela apenas IgM e C3, aprisionados em áreas de colapso. À microscopia eletrônica, é possível caracterizar a rarefação difusa dos processos podocitários, com perda dos processos primários e do citoesqueleto de actina. Os podócitos são grandes, cuboides, com citoplasma pálido, contendo proteínas eletrodensas reabsorvidas e estão destacados da membrana basal glomerular com interposição da nova matriz. Nos casos associados ao HIV, ao LES e ao uso de interferon, é possível visualizar inclusões tbulorreticulares nas células endoteliais[2]. Na doença avançada, já com intensa cronicidade, pode ser impossível distinguir a GC da GESF pela biópsia renal.

No pós-transplante, foram comparadas em uma série de casos biópsias de enxerto com GESF colapsante e não colapsante, segundo o escore de Banff. Os casos de GC exibiram maior lesão crônica, especificamente maior dano arterial e arteriolar. Esta observação levanta a hipótese de que lesões do doador ou doenças microvasculares desenvolvidas após o transplante renal contribuam para o perfil clínico e histológico da GESF[56]. Nesse contexto, a GC deve ser entendida como um padrão de lesão glomerular e não uma doença específica.

TRATAMENTO E PROGNÓSTICO

Os protocolos atuais de tratamento não são baseados em estudos prospectivos randomizados, mas na experiência de centros que, de modo geral, não têm condições de avaliar amostragens significativas.

Inicialmente, deve-se ter o cuidado de afastar os possíveis fatores desencadeantes, de modo a intervir, seja retirando drogas, seja tratando infecção ou rejeição, por exemplo. Na infecção por parvovírus B19, não existe protocolo de tratamento, mas é sugerido o uso de imunoglobulina associado à redução da imunossupressão nos casos refratários[64,65]. Recentemente foi descrita, em paciente com infecção recorrente e perda de enxerto prévio por GC, a realização do quarto transplante renal, bem-sucedido até 22 meses de seguimento, após erradicação do parvovírus B19 com o uso de imunoglobulina pré-transplante[66].

Em seguida, devem ser instituídas medidas gerais de renoproteção, com o uso de bloqueadores dos receptores de angiotensina (BRA) ou inibidores da enzima conversora de angiotensina (iECA), controle pressórico com outros anti-hipertensivos orais e dieta hipossódica. Nos casos de GESF pós-transplante, a maioria dos centros defende a utilização de altas doses de corticoide por via oral durante seis meses e manutenção da imunossupressão quando baseada em inibidores da calcineurina e micofenolato[67,68]. Há relatos de remissão completa da doença após a suspensão de inibidores da mTor, como, por exemplo, o sirolimus[3].

Não existe estudo clínico controlado comparando as taxas de resposta entre GC e GESF. Durante o seguimento clínico de pacientes transplantados com o diagnóstico de GESF ou GC durante três anos, foi constatada uma taxa de 100% de perda do enxerto no grupo GC, contra 40% no grupo GESF em três anos[56].

CONCLUSÃO

A GC pós-transplante, assim como no rim nativo, continua sendo um desafio para o nefrologista. Apesar de ser pouco frequente, é de difícil caracterização quanto à

Quadro 36.1 – Etiologias possíveis da glomerulopatia colapsante após transplante renal.

Infecções	Drogas	Doenças autoimunes	Outros
HIV	Bifosfonatos	LES	Microangiopatia trombótica
Parvovírus B19	Interferon	Doença de Still do adulto	Rejeição aguda
Poliomavírus	Ácido valproico	DMTC	Anemia falciforme
Citomegalovírus	Inibidores da calcineurina	Síndrome hemofagocítica	Diabetes
Campylobacter jejuni	Inibidores da mTOR		Familiar/genética
Tuberculose	Antracíclicos		Idiopática: recidiva ou *de novo*
Leishmaniose	Esteroides anabolizantes		Neoplasias hematológicas*

LES = lúpus eritematoso sistêmico; DMTC = doença mista do tecido conjuntivo.

*Mieloma múltiplo, leucemia monoblástica aguda.

etiologia e está associada a pior sobrevida do enxerto. Nos casos considerados glomerulopatia *de novo*, cabe investigação minuciosa em busca dos fatores etiológicos já descritos, para tentar reverter ou mesmo estabilizar a lesão glomerular. No que se refere à terapêutica, como em outras glomerulopatias pós-transplante, ainda são necessários estudos clínicos prospectivos comparando a efetividade das intervenções, como doses imunossupressoras de corticoide e plasmaférese, entre outras.

Agradecimentos

Aos membros dos Serviços de Transplante do Hospital do Rim – Disciplina de Nefrologia (Unifesp), na pessoa do Professor Doutor José Osmar de A. Medina Pestana, cuja parceria permitiu ao nosso Setor de Glomerulopatias (Unifesp) desenvolver a experiência com glomerulopatias pós-transplante renal.

REFERÊNCIAS BIBLIOGRÁFICAS

1. Albaqumi M, Soos TJ, Barisoni L et al. Collapsing glomerulopathy. *J Am Soc Nephrol* 2006; 17: 2854-2863.
2. Albaqumi M, Barisoni L. Current views on collapsing glomerulopathy. *J Am Soc Nephrol* 2008; 19: 1276-1281.
3. Dogan E, Ghanta M, Tanriover B. Collapsing glomerulopathy in a renal transplant recipient: potential molecular mechanisms. *Ann Transplant* 2011; 16: 113-116.
4. Gupta R, Sharma A, Agarwal SK et al. Collapsing glomerulopathy in renal allograft biopsies: a study of nine cases. *Indian J Nephrol* 2011; 21: 10-13.
5. Bruggeman LA, Ross MD, Tanji N et al. Renal epithelium is a previously unrecognized site of HIV-1 infection. *J Am Soc Nephrol* 2000; 11: 2079-2087.
6. Ross MJ, Bruggeman LA, Wilson PD et al. Microcyst formation and HIV-1 gene expression occur in multiple nephron segments in HIV-associated nephropathy. *J Am Soc Nephrol* 2001; 12: 2645-2651.
7. Moudgil A, Nast CC, Bagga A et al. Association of parvovirus B19 infection with idiopathic collapsing glomerulopathy. *Kidney Int* 2001; 59: 2126-2133.
8. Ohtomo Y, Kawamura R, Kaneko K et al. Nephrotic syndrome associated with human parvovirus B19 infection. *Pediatr Nephrol* 2003; 18: 280-282.
9. Tanawattanacharoen S, Falk RJ, Jennette JC et al. Parvovirus B19 DNA in kidney tissue of patients with focal segmental glomerulosclerosis. *Am J Kidney Dis* 2000; 35: 1166-1174.
10. Tomlinson L, Boriskin Y, McPhee I et al. Acute cytomegalovirus infection complicated by collapsing glomerulopathy. *Nephrol Dial Transplant* 2003; 18: 187-189.
11. Lim A, Lydia A, Rim H et al. Focal segmental glomerulosclerosis and Guillain-Barré syndrome associated with Campylobacter enteritis. *Intern Med J* 2007; 37: 724-728.
12. Leblond V, Beaufils H, Ginsburg C et al. Collapsing focal segmental glomerulosclerosis associated with visceral leishmaniasis. *Nephrol Dial Transplant* 1994; 9: 1353.
13. Beltrame A, Arzese A, Camporese A et al. Acute renal failure due to visceral leishmaniasis by Leishmania infantum successfully treated with a single high dose of liposomal amphotericin B. *J Travel Med* 2008; 15: 358-360.
14. Coventry S, Shoemaker LR. Collapsing glomerulopathy in a 16-year-old girl with pulmonary tuberculosis: the role of systemic inflammatory mediators. *Pediatr Dev Pathol* 2004; 7: 166-170.
15. Kopp JB, Nelson GW, Sampath K et al. APOL1 genetic variants in focal segmental glomerulosclerosis and HIV-associated nephropathy. *J Am Soc Nephrol* 2011; 22: 2129-2137.
16. Kopp JB, Smith MW, Nelson GW et al. MYH9 is a major-effect risk gene for focal segmental glomerulosclerosis. *Nat Genet* 2008; 40: 1175-1184.
17. Divers J, Freedman BI. Susceptibility genes in common complex kidney disease. *Curr Opin Nephrol Hypertens* 2010; 19: 79-84.
18. Kopp JB, Smith MW, Nelson GW et al. MYH9 is a major-effect risk gene for focal segmental glomerulosclerosis. *Nat Genet* 2008; 40: 1175-1184.
19. Avila-Casado MC, Vargas-Alarcon G, Soto ME et al. Familial collapsing glomerulopathy: clinical, pathological and immunogenetic features. *Kidney Int* 2003; 63: 233-239.
20. Diomedi-Camassei F, Di Giandomenico S, Santorelli FM et al. COQ2 nephropathy: a newly described inherited mitochondriopathy with primary renal involvement. *J Am Soc Nephrol* 2007; 18: 2773-2780.
21. Agarwal AK, Zhou XJ, Hall RK et al. Focal segmental glomerulosclerosis in patients with mandibuloacral dysplasia owing to ZMPSTE24 deficiency. *J Investig Med* 2006; 54: 208-213.
22. Badhwar A, Berkovic SF, Dowling JP et al. Action myoclonus-renal failure syndrome: characterization of a unique cerebro-renal disorder. *Brain* 2004; 127: 2173-2182.
23. Gokden N, Zangari M, Elici F et al. Potential effect of zoledronate therapy in heavy proteinuria. *Clin Nephrol* 2007; 67: 263-265.
24. Pascual J, Torrealba J, Myers J et al. Collapsing focal segmental glomerulosclerosis in a liver transplant recipient on alendronate. *Osteoporos Int* 2007; 18: 1435-1438.
25. Bodmer M, Amico P, Mihatsch MJ et al. Focal segmental glomerulosclerosis associated with long-term treatment with zoledronate in a myeloma patient. *Nephrol Dial Transplant* 2007; 22: 2366-2370.
26. ten Dam MA, Hilbrands LB, Wetzels JF. Nephrotic syndrome induced by pamidronate. *Med Oncol* 2011; 28: 1196-1200.
27. Markowitz GS, Nasr SH, Stokes MB et al. Treatment with IFN-[alpha], -[beta], or -[gamma] is associated with collapsing focal segmental glomerulosclerosis. *Clin J Am Soc Nephrol* 2010; 5: 607-615.
28. Ackoundou-N'guessan C, Canaud B, Leray-Moragues H et al. Collapsing focal segmental glomerulosclerosis as a possible complication of valproic acid. *S Afr Med J* 2007; 97: 388-390.
29. Herlitz LC, Markowitz GS, Farris AB et al. Development of focal segmental glomerulosclerosis after anabolic steroid abuse. *J Am Soc Nephrol* 2010; 21: 163-172.
30. Mohamed N, Goldstein J, Schiff J et al. Collapsing glomerulopathy following anthracycline therapy. *Am J Kidney Dis* 2013; 61: 778-781.
31. Salvatore SP, Barisoni LM, Herzenberg AM et al. Collapsing glomerulopathy in 19 patients with systemic lupus erythematosus or lupus-like disease. *Clin J Am Soc Nephrol* 2012; 7: 914-925.
32. Amoura Z, Georgin-Lavialle S, Haroche J et al. Collapsing glomerulopathy in systemic autoimmune disorders: a case occurring in the course of full blown systemic lupus erythematosus. *Ann Rheum Dis* 2006; 65: 277-278.
33. Marques LP, Pacheco GG, Rioja LS et al. Can systemic lupus erythematosus be the cause of collapsing glomerulopathy? *Lupus* 2005; 14: 853-855.
34. Melo NC, Malheiros DM, Barros RT et al. Collapsing glomerulopathy associated with proliferative lupus nephritis: reversible acute kidney injury. *Lupus* 2011; 20: 98-101.
35. Gupta R, Sharma A, Bhowmik D et al. Collapsing glomerulopathy occurring in HIV-negative patients with systemic lupus erythematosus: report of three cases and brief review of the literature. *Lupus* 2011; 20: 866-870.
36. Haas M. Collapsing glomerulopathy in systemic lupus erythematosus: an extreme form of lupus podocytopathy? *Clin J Am Soc Nephrol* 2012; 7: 878-880.
37. Kumar S, Sheaff M, Yaqoob M. Collapsing glomerulopathy in adult still's disease. *Am J Kidney Dis* 2004; 43: 4-10.
38. Thaunat O, Delahousse M, Fakhouri F et al. Nephrotic syndrome associated with hemophagocytic syndrome. *Kidney Int* 2006; 69: 1892-1898.

39. Niang A, Niang SE, Ka el HF et al. Collapsing glomerulopathy and haemophagocytic syndrome related to malaria: a case report. *Nephrol Dial Transplant* 2008; 23: 3359-3361.
40. Goes NB, Colvin RB. Case records of the Massachusetts General Hospital. Case 12 2007. A 56-year-old woman with renal failure after heart-lung transplantation. *N Engl J Med* 2007; 356: 1657-1665.
41. Nasr SH, Markowitz GS, Sentman RL et al. Sickle cell disease, nephrotic syndrome, and renal failure. *Kidney Int* 2006; 69: 1276-1280.
42. Ramidi GB, Kurukumbi MK, Sealy PL. Collapsing glomerulopathy in sickle cell disease: a case report. *J Med Case Rep* 2011; 21: 71-74.
43. Salvatore SP, Reddi AS, Chandran CB et al. Collapsing glomerulopathy superimposed on diabetic nephropathy: insights into etiology of an under-recognized, severe pattern of glomerular injury. *Nephrol Dial Transplant* 2014 29: 392-399.
44. Laurinavicius A, Rennke HG. Collapsing glomerulopathy – a new pattern of renal injury. *Semin Diagn Pathol* 2002; 19: 106-115.
45. Ding M, Cui S, Li C et al. Loss of the tumor suppressor Vhlh leads to upregulation of Cxcr4 and rapidly progressive glomerulonephritis in mice. *Nat Med* 2006; 12: 1081-1087.
46. Barisoni L, Schnaper HW, Kopp JB. A proposed taxonomy for the podocytopathies: a reassessment of the primary nephrotic diseases. *Clin J Am Soc Nephrol* 2007; 2: 529-542.
47. Lasagni L, Romagnani P. Glomerular epithelial stem cells: the good, the bad, and the ugly. *J Am Soc Nephrol* 2010; 21: 1612-1619.
48. Moeller MJ, Soofi A, Hartmann I et al. Podocytes populate cellular crescents in a murine model of inflammatory glomerulonephritis. *J Am Soc Nephrol* 2004; 15: 61-67.
49. Nagata M, Horita S, Shu Y et al. Phenotypic characteristics and cyclin-dependent kinase inhibitors repression in hyperplastic epithelial pathology in idiopathic focal segmental glomerulosclerosis. *Lab Invest* 2000; 80: 869-880.
50. Smeets B, Te Loeke NA, Dijkman HB et al. The parietal epithelial cell: a key player in the pathogenesis of focal segmental glomerulosclerosis in Thy-1.1 transgenic mice. *J Am Soc Nephrol* 2004; 15: 928-939.
51. Asano T, Niimura F, Pastan I et al. Permanent genetic tagging of podocytes: fate of injured podocytes in a mouse model of glomerular sclerosis. *J Am Soc Nephrol* 2005; 16: 2257-2262.
52. Smeets B, Dijkman HB, Wetzels JF et al. Lessons from studies on focal segmental glomerulosclerosis: an important role for parietal epithelial cells? *J Pathol* 2006; 210: 263-272.
53. Smeets B, Angelotti ML, Rizzo P et al. Renal progenitor cells contribute to hyperplastic lesions of podocytopathies and crescentic glomerulonephritis. *J Am Soc Nephrol* 2009; 20: 2593-2603.
54. Smeets B, Uhlig S, Fuss A et al. Tracing the origin of glomerular extracapillary lesions from parietal epithelial cells. *J Am Soc Nephrol* 2009; 20: 2604-2615.
55. Meehan SM, Pascual M, Williams WW et al. De novo collapsing glomerulopathy in renal allografts. *Transplantation* 1998; 65: 1192-1197.
56. Swaminathan S, Lager DJ, Qian X et al. Collapsing and non-collapsing focal segmental glomerulosclerosis in kidney transplants. *Nephrol Dial Transplant* 2006; 21: 2607-2614.
57. Cosio FG, Frankel WL, Pelletier RP et al. Focal segmental glomerulosclerosis in renal allografts with chronic nephropathy: implications for graft survival. *Am J Kidney Dis* 1999; 34: 731-738.
58. Nankivell BJ, Borrows RJ, Fung CL et al. Evolution and pathophysiology of renal-transplant glomerulosclerosis. *Transplantation* 2004; 78: 461-468.
59. Tedesco H. Combination of a calcineurin inhibitor and a mammalian target of rapamycin inhibitor: not so nephrotoxic as we thought? *Trends Transplant* 2011; 5: 49-56.
60. Stokes MB, Davis CL, Alpers CE. Collapsing glomerulopathy in renal allografts: a morphological pattern with diverse clinicopathologic associations. *Am J Kidney Dis* 1999; 33: 658-666.
61. Komatsuda A, Ohtani H, Nimura T et al. Endocapillary proliferative glomerulonephritis in a patient with parvovirus B19 infection. *Am J Kidney Dis* 2000; 36: 851-854.
62. Kerr JR. Pathogenesis of human parvovirus B19 in rheumatic disease. *Ann Rheum Dis* 2000; 59: 672-683.
63. D'Agati VD, Fogo AB, Bruijn JA et al. Pathologic classification of focal segmental glomerulosclerosis: a working proposal. *Am J Kidney Dis* 2004; 43: 368-382.
64. Moudgil A, Shidban H, Nast CC et al. Parvovirus B19 infection-related complications in renal transplant recipients: treatment with intravenous immunoglobulin. *Transplantation* 1997; 64: 1847-1850.
65. Tanawattanacharoen S, Falk RJ, Jennette JC et al. Parvovirus B19 DNA in kidney tissue of patients with focal segmental glomerulosclerosis. *Am J Kidney Dis* 2000; 35: 1166-1174.
66. Barsoum NR, Bunnapradist S, Mougdil A et al. Treatment of parvovirus B-19 (PV B-19) infection allows for successful kidney transplantation without disease recurrence. *Am J Transplant* 2002; 2: 425-428.
67. Ponticelli C, Glassock RJ. Posttransplant recurrence of primary glomerulonephritis. *Clin J Am Soc Nephrol* 2010; 5: 2363-2372.
68. Canaud G, Audard V, Kofman T et al. Recurrence from primary and secondary glomerulopathy after renal transplant. *Transpl Int* 2012; 25: 812-824.

37

NOVA CLASSIFICAÇÃO DA GLOMERULONEFRITE MEMBRANOPROLIFERATIVA: APLICAÇÃO CLÍNICA E COMPREENSÃO DA PATOGÊNESE

Cristiane Bitencourt Dias
Leonardo Testagrossa
Denise Malheiros

INTRODUÇÃO

O padrão membranoproliferativo à histologia renal está relacionado principalmente com doenças infecciosas, imunológicas, neoplásicas e causas idiopáticas. A doença imunológica mais associada a esse padrão histológico é a nefrite lúpica, a qual não será abordada neste capítulo. Uma nova classificação histológica a partir de dados da imunofluorescência foi proposta para facilitar a compreensão da patogênese e do diagnóstico etiológico.

EPIDEMIOLOGIA

Em análise do Registro Paulista de Glomerulopatias do período de 1999 a 2005, que compreendeu 1.849 biópsias de rins nativos, realizadas por suspeita de glomerulopatia, a glomerulonefrite membranoproliferativa (GNMP) correspondeu a 4,2% (n = 79) desse total[1]. Em registro espanhol, a prevalência foi de 3,8% em menores de 15 anos e 7,2% nos com mais de 65 anos de idade[2]. Alguns autores afirmam que a incidência de GNMP vem diminuindo ao longo do tempo provavelmente pelo maior controle de infecções e melhores hábitos de higiene[3]. Apesar de esta glomerulopatia estar associada a causas secundárias, principalmente infecções, há relato de formas idiopáticas em até 34% dos casos[4].

QUADRO CLÍNICO E LABORATORIAL

É a glomerulopatia que acomete crianças e adultos principalmente dos 8 aos 30 anos[5]. O acometimento em crianças está relacionado à patogênese de alteração da via alternativa do complemento por fatores genéticos ou imunológicos, e em adultos a doenças infecciosas, neoplásicas e autoimunes[5]. Nas formas idiopáticas descritas, a média de idade ao diagnóstico foi de 24,9 anos, predominância no sexo masculino (59%), apresentação de síndrome nefrótica na grande maioria e baixos níveis da fração C3 em aproximadamente metade dos casos[4].

Em geral, a glomerulonefrite membranoproliferativa apresenta-se ao diagnóstico com:

- Hematúria e proteinúria não nefrótica em 35% dos casos.
- Síndrome nefrótica em 35%.
- Doença renal crônica em 20%.
- Glomerulonefrite rapidamente progressiva em 10%.
- Hipertensão arterial sistêmica em 50 a 80%.
- Hipocomplementemia em 50%[5].

Em casuística da disciplina de Nefrologia do Hospital das Clínicas de São Paulo, 89 pacientes tiveram diagnóstico de glomerulonefrite membranoproliferativa não lúpica de 1999 a 2011 e caracterizavam-se pela presença de síndrome nefrótica, perda de função renal, hipertensão arterial e hematúria. O consumo de complemento ocorreu em metade dos casos.

PATOLOGIA

À microsopia óptica, a GNMP caracteriza-se por alterações tanto no mesângio quanto nas paredes capilares glomerulares. Os glomérulos apresentam-se aumentados e hipercelulares à custa principalmente de células mesangiais. As paredes capilares glomerulares exibem desdobramentos das membranas basais provocados pela produção de uma neomembrana pela célula mesangial, a qual se interpõe entre a célula endotelial e a membrana basal. Essa nova camada de membrana basal fica situada internamente em relação à membrana basal original e gera a imagem em "trilho de bonde" (*tram track*), mais bem observada pela impregnação pela prata à coloração de PAMS (Fig. 37.1A). Esse mecanismo possivelmente ocorre pela reação local à presença de imunocomplexos subendoteliais, que é a fisiopatogenia básica desse padrão de glomerulonefrite. Podem ser observados ainda depósitos eosinofílicos PAS-positivos ou vermelhos à coloração de Massom (fuccinofílicos), localizados em mesângio e em topografia subendotelial. As alterações descritas tendem a ser globais e difusas, mas podem ser segmentares e focais em casos mais brandos. Por vezes, a expansão da matriz mesangial pode adquirir aspecto nodular.

Em alguns casos, pode ocorrer infiltrado inflamatório glomerular por neutrófilos e monócitos, podendo ser tão acentuado a ponto de ser confundido com glomerulonefrite pós-infecciosa. Crescentes também podem ser observados em alguns casos. Os achados tubulointersticiais e vasculares são inespecíficos, caracterizados por diversos graus de atrofia tubular, fibrose intersticial, edema e inflamação.

À imunofluorescência (IF) observam-se depósitos de IgG e C3 com padrão granular em alças capilares dos glomérulos, com distribuição global e difusa. Há frequentes casos em que ocorre depósito apenas de C3 ou com nítida predominância, o que será discutido adiante. Os outros marcadores, tais como IgA, IgM e C1q, podem estar presentes em casos eventuais, estando ou não relacionados com a etiologia da glomerulonefrite. É importante que o patologista busque por características de IF que possam sugerir um diagnóstico mais específico de GNMP, por exemplo, o "aspecto em anel" gerado pelos depósitos de C3 que ocorrem na doença de depósitos densos (DDD).

O padrão de positividade à IF vem sendo objeto de intenso debate na literatura e tem sido determinante para a atual classificação da GNMP, que será discutida adiante.

CLASSIFICAÇÃO POR MICROSCOPIA ELETRÔNICA (ME)

Durante muito tempo a GNMP foi classificada com base nos achados de ME, com ênfase na localização dos depósitos elétron-densos e no padrão de reação da membrana basal glomerular (MBG). Assim, na GNMP conhecida como tipo I notam-se desdobramentos da membrana basal glomerular com depósito subendotelial de acúmulos elétron-densos à ME. No tipo II, ou DDD, os depósitos dispõem-se amplamente ao longo da membrana basal glomerular (MBG) em posição intramembranosa e formando imagens alongadas que expandem a lâmina densa e rara interna da membrana basal glomerular em longos trechos (Fig. 37.1B). Quanto ao tipo III, dois subtipos são apontados na literatura: o subtipo de Burkholder, que corresponde a alterações combinadas de GNMP e glomerulopatia membranosa, isto é, há depósitos elétron-densos tanto em compartimento mesangial e subendotelial, quanto subepitelial, levando ao surgimento de espículas e desdobramentos na MBG. A GNMP tipo III, do subtipo Strife e Anders, é menos difundida e caracteriza-se pela presença de depósitos subendoteliais e intramembranosos que promovem espessamento acentuado e complexo à MBG, com aspecto delaminado e focos de ruptura. Esse subtipo é menos diagnosticável na prática rotineira.

Atualmente, o papel da ME vem sendo relegado à busca de marcadores etiológicos mais específicos, como fibrilas, inclusões tubulorreticulares ou acúmulos metabólicos. Entretanto, a ME ainda é considerada o padrão-ouro para o diagnóstico da DDD.

CLASSIFICAÇÃO ATUAL

Nos últimos anos foi proposta uma classificação para a GNMP com base nos achados de imunofluorescência em detrimento da classificação baseada em ME. A razão para isso vem da ocorrência de glomerulopatias com padrão membranoproliferativo em pacientes com diferentes tipos de disfunção da via alternativa do complemento[6], em que nem sempre há correspondência com o tipo de GNMP definido pela ME (I, II e III)[7]. Muitos desses pacientes apresentam biópsias renais com imunofluorescência fortemente positiva para depósitos de C3, geralmente em alças capilares glomerulares. A maioria

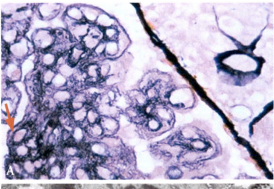

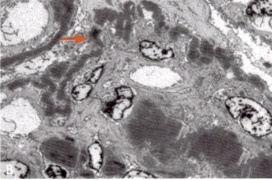

Figura 37.1 – A) GNMP à microscopia óptica mostrando glomérulo com desdobramentos da membrana basal à impregnação pela prata (PAMS). **B)** Microscopia eletrônica ilustrando depósitos densos ao longo da membrana basal glomerular em caso de DDD.

não apresenta depósitos concomitantes de imunoglobulinas, embora trabalhos recentes admitam a marcação fraca para imunoglobulinas e, nesses casos, são chamados de "glomerulopatias por C3"[8].

Dessa forma, a recente classificação por IF para a GNMP propõe a existência de dois grandes grupos dessa doença: o grupo dos casos mediados por imunocomplexos, em que há marcação forte e dominante de imunoglobulinas (IgG, IgA, IgM), e o grupo em que há marcação basicamente de C3[7]. O segundo grupo tem sido chamado, genericamente, de "glomerulopatia por C3" e nele estão contidas a DDD, que necessita de ME para o diagnóstico definitivo, e a glomerulonefrite por C3, que essencialmente corresponde aos casos de glomerulopatia por C3 sem os depósitos densos da DDD à ME[6]. Por outro lado, o grupo das GNMP mediadas por imunocomplexos remete a um possível diagnóstico diferencial sistêmico de base, que inclui infecções crônicas (hepatite C, HIV, esquistossomose, osteomielite etc.), gamopatias monoclonais e doenças autoimunes (por exemplo, lúpus eritematoso sitêmico) (Fig. 37.2).

ETIOLOGIA

Autores como Fervenza et al acreditam que formas idiopáticas de GNMP são cada vez mais raras em consequência da evolução de testes diagnósticos[3]. A proposta da nova classificação de GNMP a partir do resultado da IF nos dá informações sobre as prováveis etiologias.

O grupo de *GNMP em que a IF apresenta depósito de imunoglobulinas* (IgG/IgA/IgM) poderá ter três etiologias possíveis: infecciosa, as relacionadas a doença autoimune ou gamopatias monoclonais[3]. O exemplo clássico de infecção relacionada à GNMP é o vírus C da hepatite; no caso das doenças autoimunes o destaque é para a nefrite lúpica e as gamopatias monoclonais como a gamopatia de significado indeterminado (GMSI)[3]. Outras etiologias infecciosas, autoimunes e gamopatias/paraproteinemias estão listadas no quadro 37.1.

Em artigo brasileiro com 63 pacientes com o diagnóstico de esquistossomose, a frequência de doença renal foi de 12,7%, com a forma membranoproliferativa responsável por metade dos casos[6]. Na casuística do HC-FMUSP dos 89 casos, seis (6,7%) apresentavam diagnóstico de esquistossomose e todos tinham depósito de alguma imunoglobulina à IF.

No grupo de *GNMP em que na IF não há depósito de imunoglobulinas*, as etiologias são de doença de depósito denso (DDD) e glomerulopatia por C3[3]. Atualmente, a glomerulopatia do C3 tem por definição o padrão de depósito exclusivo de C3 à IF, entretanto, isso vem sendo questionado na literatura[8]. A DDD é uma doença rara, com padrão de depósito elétron-denso intramembranoso à microscopia eletrônica, predomínio de acometimento em mulheres e evolução para doença renal crônica em 50% dos casos em 10 anos[10].

Na prática, para a GNMP com depósito de imunoglobulina à IF, deve-se pesquisar: testes sorológicos e culturas para o diagnóstico de infecções, pesquisa de autoanticorpos para as doenças autoimunes e imunofixação sérica e urinária e pesquisa de cadeias leves para o diagnóstico de gamopatias monoclonais[3]. Para a GNMP sem depósito de imunoglobulina à IF, a combinação dos achados à microscopia eletrônica pode auxiliar no diagnóstico[3].

Quadro 37.1 – Etiologias da GNMP com a IF apresentando depósito de imunoglobulinas[3].

Causas infecciosas
  Virais: hepatite C, hepatite B (raramente)
  Bacteriana: endocardite, hanseníase, meningite meningocócica, abscessos
  Protozoários e outros: malária, esquistossomose, leishmaniose

Causas por doença autoimune
  Lúpus eritematoso sistêmico
  Síndrome de Sjögren
  Artrite reumatoide

Gamopatias/paraproteinemias
  GMSI, mieloma
  Leucemias e linfomas

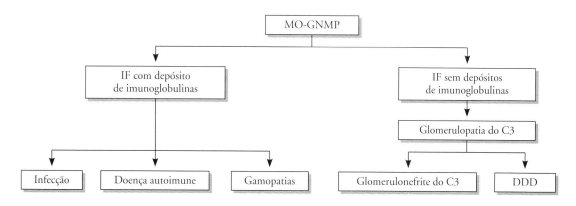

Figura 37.2 – Classificação da GNMP a partir da imunofluorecência. IF = imunofluorescência; DDD = doença de depósitos densos; ME = microscopia eletrônica; MO-GNMP = microscopia óptica – glomerulonefrite membranoproliferativa.

PATOGÊNESE

Como ressaltamos anteriormente, a nova classificação da GNMP pela IF ajudou a separar a patogênese dessa doença em duas formas de apresentação: mediada por imunocomplexos (grupo que apresenta imunoglobulina à IF) e causada por alterações da via alternativa do complemento (grupo sem imunoglobulina à IF).

A formação de imunocomplexos resulta de estímulos crônicos de processos infecciosos, ou desregulação do sistema autoimune, ou excesso de produção de anticorpos nas doenças monoclonais[7]. No caso das doenças infecciosas, estuda-se a participação dos *Toll-like receptors* que fazem parte dos receptores da imunidade inata e regulam as respostas imunes e inflamatórias. Quando em contato com o antígeno, o *Toll-like receptor* pode ativar macrófagos, células dendríticas, linfócitos T e B, culminando na geração dos anticorpos. O depósito de imunocomplexos também poderá ser facilitado pela presença de *Toll-like recptor* na célula endotelial e podócito[11].

A alteração na via do complemento ocorre em especial na via alternativa (Fig. 37.3), onde pode haver um mecanismo imune ou genético responsável pela sua desregulação. Já foram descritos anticorpos contra o fator H e I que promoveria uma permanente ativação da via alternativa com formação do complexo de ataque à membrana, já que esses fatores são responsáveis por sua inativação. Também já foram descritas mutações genéticas desses mesmos fatores. Entretanto, o acometimento desses fatores não é a única forma de manter o sistema ativado, e as alterações do fator B, C3, C3 convertase também estão implicadas[7].

Em resumo, a GNMP é uma doença rara que acomete diversas faixas etárias, sem preferência de gênero e com várias formas de apresentação clínica, destacando a síndrome nefrótica com hematúria, hipertensão, perda de função e hipocomplementemia. A nova classificação usando dados da IF visa ajudar na busca etiológica e na compreensão de sua patogênese com futuro uso de tratamento direcionado.

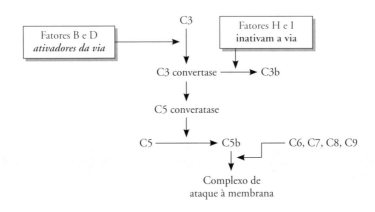

Figura 37.3 – Via alternativa do complemento.

REFERÊNCIAS BIBLIOGRÁFICAS

1. Malafronte P, Mastroianni-Kirsztajn G, Betônico GN et al. Paulista registry of glomerulonephritis: 5-year data report. *Neprol Dial Transplant* 2006; **21**: 3098-3105.
2. Rivera F, López-Gómez JM, Pérez-García R et al. Clinicopathologic correlations of renal pathology in Spain. *Kidney Int* 2004; **66**: 898-904.
3. Fervenza FC, Sethi S, Glassock RJ. Idiopathic membranoproliferative glomerulonephritis: does it exist? *Nephrol Dial Transplant* 2012; **27**: 4288-4294.
4. Little MA, Dupont P, Campbell E et al. Severity of primary MPGN, rather than MPGN type, determines renal survival and post-transplantation recurrence risk. *Kidney Int* 2006; **69**: 504-511.
5. Floege J, Johnson RJ, Feehally J (eds). *Comprehensive Clinical Nephrology*, 4th ed. Elsevier: St. Louis, Missouri, 2010, pp 260-269.
6. Bomback AS, Appel GB. Pathogenesis of the C3 glomerulopathies and reclassification of MPGN. *Nat Rev Nephrol* 2012; **8**: 634-642.
7. Sethi S, Fervenza FC. Membranoproliferative glomerulonephritis--a new look at an old entity. *N Engl J Med* 2012; **366**: 1119-1131.
8. Hou J, Markowitz GS, Bomback AS et al. Toward a working definition of C3 glomerulopathy by immunofluorescence. *Kidney Int* 2014; **85**: 450-456.
9. Rodrigues VL, Otoni A, Voieta I et al. Glomerulonephritis in schistosomiasis mansoni: a time to reappraise. *Rev Soc Bras Med Tropical* 2010; **43**: 638-642.
10. Smith RJH, Alexander J, Barlow PN. New approaches to the treatment of dense deposit disease. *J Am Soc Nephrol* 2007; **18**: 2447-2456.
11. Smith KD, Alpers CE. Pathogenic mechanisms in membranoproliferative glomerulonephritis. *Curr Opin Nephrol Hypertens* 2005; **14**: 396-403.

38

DOENÇAS DO PODÓCITO EM LÚPUS ERITEMATOSO SISTÊMICO

Cristiane Bitencourt Dias
Viktoria Woronik

INTRODUÇÃO

A nefrite lúpica é classificada pela ISN (*International Society of Nephrology*) em seis diferentes classes, entretanto, relatos de literatura demonstram que pacientes com diagnóstico de lúpus eritematoso sistêmico (LES) podem apresentar lesões glomerulares renais não compatíveis com nefrite lúpica.

Essas alterações glomerulares caracterizam-se principalmente por lesões de podócitos, sendo por isso chamadas de podocitopatias, que se exteriorizam clinicamente por proteinúria ou síndrome nefrótica completa e na histologia renal mostram o envolvimento de podócitos com achatamento e simplificação dos processos podocitários visualizados apenas à microscopia eletrônica. Não há depósitos de imunocomplexos e nenhum processo inflamatório no capilar glomerular. Podem ocorrer lesões de esclerose segmentar e focal de tal forma que o diagnóstico à microscopia óptica é compatível com doença de lesão mínima (DLM) ou glomerulosclerose segmentar e focal (GESF). Assim, Baranowska-Daca et al[1] relataram 13 pacientes com lesão renal não lúpica constatados entre 252 lúpicos, sendo 6 casos de GESF e os restantes com lesões variadas. Todos os pacientes apresentavam critérios clínicos de LES, porém, em metade dos casos de GESF, a instalação da glomerulopatia foi concomitante ao diagnóstico de LES. Continuando nessa linha, Hertig et al[2] relataram outros casos de glomerulopatias não lúpicas em pacientes com LES, com o seguinte título provocativo ...*SLE and idiopathic nephrotic syndrome: coincidence or not?* Neste artigo, descreveram 11 pacientes, sendo 4 com lesões mínimas, 6 com GESF e 1 com GESF colapsante. O exame por imunofluorescência da biópsia renal desses pacientes mostrou-se negativo em 8, e depósitos fracamente positivos para IgG ou IgM ou C3 nos outros 3. Como conclusão, sugerem uma associação relevante entre as duas doenças, em que o LES poderia ser um fator desencadeante da síndrome nefrótica.

Kraft et al[3] relataram com mais detalhes achados semelhantes. Assim, entre 480 biópsias renais de pacientes com LES encontraram 18 com lesões não compatíveis com nefrite lúpica, sendo 8 nefróticos e 10 não nefróticos. O diagnóstico histológico mais comum foi o de GESF, porém havia também o de rim normal. Existia simplificação de podócitos, constatada à microscopia eletrônica em todos os pacientes. As características clínicas e dos marcadores imunológicos eram compatíveis com LES.

Os autores mostraram também forte associação da intensidade de apagamento dos processos podocitários com a proteinúria e usaram o termo "podocitopatia" para definir a doença renal em pacientes lúpicos em que a agressão ao podócito não estava mediada por imunocomplexos como o encontrado em nefrite lúpica.

Dube et al[4] relataram 7 pacientes com LES e DLM com expressão clínica de síndrome nefrótica. Depósitos mesangiais elétron-densos, associados ou não à proliferação mesangial, foram encontrados em 5 pacientes, sugerindo diagnóstico de nefrite lúpica classe II subjacente à podocitopatia, o que dificulta a classificação histológica desses pacientes.

Wang et al[5] revisaram sua casuística de 202 pacientes lúpicas e encontraram 13 com diagnóstico de podocitopatia. Estudando a morfometria do podócito, por meio de microscopia eletrônica, constataram que a lesão podocitária era comum em nefrite lúpica e que os pacientes com podocitopatia lúpica estavam no extremo do espectro de lesão podocitária. A lesão podocitária secundária ao depósito de imunocomplexos era mais expressiva em pacientes com classe V, em que, por definição, predomina o depósito subepitelial. Os autores questionam sobre a inclusão das podocitopatias na classificação histológica da ISN/RPS (*International Society of Nephrology/Renal Pathology Society*), ainda em discussão na literatura.

Ainda estudando a participação do podócito na nefrite lúpica, Desai et al[6] abordaram pacientes com forma membranosa pura (classe V) e concluíram que a proteinúria está diretamente associada à lesão podocitária, como já sugerido por outros autores.

EPIDEMIOLOGIA

As podocitopatias lúpicas já foram descritas em diversas populações e etnias: brancos europeus, afro-americanos, asiáticos e brasileiros. Sua frequência entre casuísticas de pacientes com lúpus oscila entre 1,5 e 6,4%[2,5].

GLOMERULOPATIA COLAPSANTE

Relatos de casos isolados de GESF colapsante em LES têm sido frequentes[7,8], porém, a maior série é a de Salvatore et al[9], com 19 pacientes que apresentavam as seguintes características clínicas: proteinúria nefrótica em 95%, níveis de creatinina entre 0,6 e 9,6mg/dL, sorologias positivas para LES em 60% e complementos normais frequentemente. O colapso era visto em 11 a 77% dos glomérulos, e a atrofia tubular com alteração microcísticas focais e fibrose intersticial, em 38% dos pacientes, enquanto depósitos mesangiais em pequena quantidade estavam presentes em 63% dos pacientes. Por outro lado, havia extensa fusão e apagamento dos processos podocitários que foram observados em 82% dos pacientes. O tratamento foi com esteroides e, ao final do seguimento de 21 meses, 7 pacientes progrediram para doença renal crônica estágio V, 5 evoluíram com perda de função renal, 1 com creatinina normal e 6 com perda de seguimento. A conclusão dos autores é de que a GESF colapsante pode mudar o prognóstico do paciente com LES.

CASUÍSTICA DO HOSPITAL DAS CLÍNICAS DA FMUSP

Do nosso banco de dados de biópsias de pacientes com LES, 17 pacientes demonstraram um padrão compatível com podocitopatia[10]. Os aspectos clínicos estão apresentados na tabela 38.1.

A maioria dos pacientes (82,4%) era do sexo feminino, com média de idade de 34,4 anos. Também a maioria apresentava síndrome nefrótica (88%), enquanto a minoria tinha hematúria (35%) e hipertensão (41%). Com relação aos marcadores imunológicos, o fator antinuclear (FAN) estava presente na maioria (88%), porém em baixos títulos, e C3 era em média normal.

As características renais, na abertura do quadro, mostravam valores séricos de creatinina de 1,3 ± 0,9mg/dL e de proteinúria de 5,0 ± 3,9g/dia, enquanto a albumina no sangue era de 1,8 ± 0,6g/dL.

Tabela 38.1 – Aspectos clínicos do padrão compatível com podocitopatia.

Idade (anos)	34,4 ± 9,7
Sexo feminino	82,4%
Creatinina (mg/dL)	1,3 ± 0,9
Albumina (g/dL)	1,8 ± 0,65
Proteinúria (g/dia)	5,0 ± 3,9
Hematúria presente	35%
C3 (mg/dL)	100 ± 46
FAN > 1/80	88%
Hipertensão	41%
Síndrome nefrótica	88%
Diagnóstico de LES > 12 meses	30%

O tratamento instituído foi prednisona isolada em 12 pacientes, ou associada à ciclofosfamida em 2 pacientes, ou à azatioprina em outros 2 pacientes ou à ciclosporina em 1 paciente.

Ao final do seguimento de 82,5 ± 73,9 meses, a creatinina foi de 0,8 ± 0,16mg/dL, proteinúria de 1,2 ± 0,9g/dia e albumina de 3,6 ± 0,6g/dL.

As descrições histológicas por ocasião do diagnóstico mostravam rim normal (n = 2), proliferação mesangial (n = 2), GESF (n = 9) e GESF + proliferação mesangial (n = 4). Os achados de imunofluorescência foram presença de IgM fraca e isolada ou com C3 positivo em 9 pacientes e de traços de IgG/IgM/C3 e C1q em 4 pacientes e totalmente negativa em 4 pacientes. A microscopia eletrônica realizada em 6 pacientes foi negativa para imunocomplexos em todos, com simplificação de podócitos em intensidades variáveis.

Dois pacientes realizaram uma segunda biópsia renal em uma reativação da doença, encontrando-se mudança de classe para nefrite lúpica classe IV.

Nossa conclusão é de que pacientes com podocitopatia associada ao LES apresentam, caracteristicamente, síndrome nefrótica com boa resposta terapêutica aos esteroides e com baixo risco de progressão para doença renal crônica.

ESTRUTURA DO PODÓCITO E PODOCITOPATIAS

Várias doenças glomerulares apresentam-se basicamente com uma alteração estrutural expressa pela simplificação ou retração dos processos podocitários secundários a alterações de proteínas estruturais da célula podocitária ou da membrana da fenda. Essas estruturas, junto com a membrana basal glomerular (MBG) e células endoteliais, compõem os elementos ultraestruturais básicos da filtração glomerular[11]. Embora seja dito que a MBG restringe a passagem de proteínas plasmáticas de alto peso, acumulam-se evidências de que a barreira final para a passagem dessas proteínas e da albumina seja a membrana da fenda, cuja estrutura está intimamente ligada ao podócito. Chamam-se podocitopatias às doenças que acometem o complexo podócito-membrana da fenda.

Estudos genéticos em familiares de pacientes com GESF permitiram a identificação de numerosos genes mutados levando à expressão podocitária de proteínas anormalmente funcionantes, tais como nefrina, podocina, CD2AP, α-actinina-4, WT-1, TRPC6, caracterizando as formas hereditárias de GESF[12].

Para desempenhar seu importante papel na barreira de filtração glomerular, o podócito interage com as células endoteliais e mesangiais glomerulares produzindo VEGF (*vascular endothelial growth factor*), o qual atravessa a membrana basal glomerular para atuar em receptores de células endoteliais promovendo a fenestração normal dessas células.

O podócito também participa do sistema imune como mecanismo de alerta para patógenos ou proteínas que normalmente não devem estar presentes no espaço de Bowman, expressando constitutivamente TLR-4 (*receptores Toll-like 4*), que, uma vez estimulados, desencadeiam a produção de quimiocinas[13].

PATOGÊNESE

Lesão de podócito secundária a reações inflamatórias por depósito de imunocomplexos é esperada e habitualmente encontrada em diversas formas de nefrite lúpica. A questão de como o podócito sofre lesão na ausência de depósito de imunocomplexos é o que se coloca na tentativa de explicar as podocitopatias.

Vários autores[2,3] aventam a possibilidade de a lesão podocitária em LES ocorrer em consequência de ativação de células T, presente na doença lúpica, alterando a produção de citocinas e a expressão de moléculas de adesão à semelhança do mecanismo proposto por Shalhoub[14] para a síndrome nefrótica de lesões mínimas.

Deocharan *et al*[15] relataram altos títulos de anticorpos antialfa-actinina em soro e eluatos de rim de camundongos MRL-lor/lpr em nefrite ativa, sugerindo que a nefritogenicidade de alguns anticorpos anti-DNA seja mediada por uma reação cruzada com alfa-actinina.

Koop *et al*[16], estudando a expressão de proteínas podocitárias em diversas glomerulopatias, mostraram diminuição de nefrina e podocina em nefrite lúpica em relação a controles. Eles explicaram esse resultado por depósitos de IgG no espaço subepitelial nas biópsias renais e consequente lesão ao podócito. A partir dessa publicação, podemos especular que outros fatores, além dos imunocomplexos, como citocinas presentes na doença lúpica, possam contribuir para a lesão do podócito.

Reiser *et al*[17], em extenso protocolo experimental, demonstraram que a expressão de B7-1 (CD80), uma proteína transmembrana normalmente expressa na superfície de células B e células apresentadoras de antígenos, está aumentada em podócitos de vários modelos experimentais com proteinúria. A expressão de B7-1 em podócitos rompe o equilíbrio entre podócito e membrana da fenda, induzindo proteinúria.

Algumas importantes inferências são sugeridas pelo autor do artigo:

- B7-1 no podócito modifica o citoesqueleto de actina e sua interação com a membrana da fenda.
- B7-1 no podócito desencadeia proteinúria e simplificação de podócitos.
- Ativação sustentada de B7-1 em podócitos pode resultar em síndrome nefrótica persistente.
- Animais NZB/W (que desenvolvem lúpus) mostram maior expressão de B7-1 em podócitos e, como esperado, em linfócitos no interstício.

Os autores concluem que a expressão de B7-1 (CD80) em podócitos não é específica para nefrite lúpica, porém é encontrada também em condições inflamatórias com proteinúria não dependentes de imunocomplexos.

Perysinaki *et al*[18], estudando animais NZB/W, mostraram uma importante redução da expressão de nefrina em classes proliferativas III e IV de nefrite lúpica, porém este comprometimento já estava presente, em menor grau, na classe mesangial mínima, em que os depósitos de imunocomplexos são essencialmente mesangiais e não em alça capilar. Os autores especulam que essas alterações precedem as ultraestruturais do diafragma da fenda.

Poucos estudos em humanos correlacionam doenças altamente proteinúricas, em que o podócito tem papel preponderante apresentando fusão difusa de pedicelos, com perda da expressão de nefrina[16], e apenas um estudo relata diminuição da expressão de nefrina em pacientes com nefrite lúpica ativa[19].

Embora a exata patogênese das podocitopatias associadas ao LES seja desconhecida, há evidências de que células CD80 infiltrando o rim sejam secretoras de citocinas inflamatórias que mediam efeitos citotóxicos podocitários[20]. Por outro lado, anticorpos anti-dsDNA podem reagir de forma cruzada com proteínas podocitárias, tal como α-actinina-4, levando à lesão independente da participação de imunocomplexos[21]. Foi também demonstrado que algumas citocinas tais como I1-1b e TNF, conhecidamente elevadas em LES, podem suprimir o gene codificador da nefrina[22]. Já foi demonstrado também que podócitos podem expressar receptores para IL-4, 10 e 13 e ser ativados pelas respectivas citocinas que podem fazer parte do painel de ativação inflamatória sistêmica do LES[23].

Em resumo, a patogênese das podocitopatias associadas ao LES não está totalmente esclarecida, porém até o momento sabemos que o podócito possui propriedades imunológicas:

- expressando citocinas e receptores de quimiocinas;
- produzindo mediadores inflamatórios;
- regulando a ação co-estimulatória da molécula B7-1 por meio da sinalização da via do receptor *Toll-like* (TLR-4).

RESUMO

Em resumo, as podocitopatias associadas ao LES:

- Apresentam-se como síndrome nefrótica idiopática com histologia de lesões mínimas ou GESF sem depósito de imunocomplexos.

- Apresentam evolução clínica benigna, sem perda de função e com remissão completa, na maioria dos pacientes, apenas com tratamento corticoide.
- Não agravam a evolução do LES.
- Possíveis causas (?): citocinas ou outros produtos resultantes da ativação imunológica inflamatória do LES.

REFERÊNCIAS BIBLIOGRÁFICAS

1. Baranowska-Daca E, Choi YJ, Barros R *et al*. Non lupus nephritides in patients with systemic lupus erythematosus: a comprehensive clinicopathologic study and review of the literature. *Hum Pathol* 2001; **32**: 1125-1135.
2. Hertig A, Droz D, Lesarre P *et al*. SLE and idiopathic nephrotic syndrome: coincidence or not? *Am J Kidney Dis* 2002; **40**: 1179-1184.
3. Kraft SW, Schwartz MM, Korbet SM, Lewis FJ. Glomerular podocytopathy in patients with systemic lupus erythematosus. *J Am Soc Nephrol* 2005; **16**: 175-179.
4. Dube GK, Markowitz GS, Radhakrishnan J *et al*. Minimal change disease in systemic lupus erythematosus. *Clin Nephrol* 2002; **57**: 120-126.
5. Wang Y, Yu F, Song D *et al*. Podocyte involvement in lupus nephritis based on the 2003 ISN/RPS system: a large cohort study from a single centre. *Rheumatology* (Oxford) 2014; **53**: 1235-1244.
6. Desai N, Cimbaluk D, Lewis EJ, Whittier WL. Proteinuria in membranous lupus nephritis: the pathology is in the podocyte. *Lupus* 2013; **22**: 461-468.
7. Melo NC, Malheiros DM, Barros RT, Woronik V. Collapsing glomerulopathy associated with proliferative lupus nephritis: reversible acute kidney injury. *Lupus* 2011; **20**: 98-101.
8. Tungekar MF, Waller S, Clothier JC. Collapsing glomerulopathy in a girl with systemic lupus erythematosus. *Pediatr Nephrol* 2011; **26**: 809-813.
9. Salvatore SP, Barisoni LM, Herzenberg AM *et al*. Collapsing glomerulopathy in 19 patients with systemic lupus erythematosus or lupus-like disease. *Clin J Am Soc Nephrol* 2012; 7: 914-925.
10. Santos RS, Mattedi DL, Repizo LP *et al*. Association of glomerular podocytopathy and systemic lupus erythematosus (abstract). PUB-448, ASN 2011, San Diego, USA.
11. Kerjaschki D. Caught flat-foothold: podocyte damage and the molecular bases of focal glomeruloesclerosis. *J Clin Invest* 2001; **108**: 1583-1587.
12. Pollak MR. Focal segmental glomerulosclerosis: recent advances. *Curr Opin Nephrol Hypertens* 2008; **17**: 138-142.
13. Banas MC, Banas B Hudkins KL *et al*. TLR4 links podocytes with the innate immune system to mediate glomerular injury. *JASN* 2008; **19**: 704-713.
14. Shalhoub RJ. Pathogenesis of lipoid nephrosis: a disorder of T-cell all function. *Lancet* 1975; **2**: 556-560.
15. Deocharan B, Quing Y, Lichanco J *et al*. Alpha-actinin is a cross-reactive renal target for pathogenic anti-DNA antibodies. *J Immunol* 2002; **168**: 3072-3078.
16. Koop K, Eikmans M, Baelde HJ *et al*. Expression of podocyte-associated molecules in acquired human kidney disease. *J Am Soc Nephrol* 2003; **14**: 2063-2071.
17. Reiser J, von Gensdorff G, Loss M *et al*. Induction of B7-1 in podocytes is associated with nephrotic syndrome. *J Clin Invest* 2004; **10**: 1390-1397.
18. Perysinaki GS, Moysiadis DK, Bertsias G *et al*. Podocyte main slit diaphragm proteins, nephrin and podocin, are affected at early stages of lupus nephritis and correlate with disease histology. *Lupus* 2011; **20**: 781-791.
19. Machida H, Ito S, Hirose T *et al*. Expression of Toll-like receptor 9 in renal podocytes in childhood-onset active and inactive lupus nephritis. *Nephrol Dial Transplant* 2010; **25**: 2530-2537.
20. Couzi L, Merville P, Deminière C *et al*. Predominance of CD8+ T lymphocytes among periglomerular infiltrating cells and link to the prognosis of class III and class IV lupus nephritis. *Arthritis Rheum* 2007; **56**: 2362-2370.
21. Mason LJ, Ravirajan CT, Rahman A *et al*. Is alpha-actinin a target for pathogenic anti-DNA antibodies in lupus nephritis? *Arthritis Rheum* 2004; **50**: 866-870.
22. Takano Y, Yamauchi K, Hayakawa K *et al*. Transcriptional suppression of nephrin in podocytes by macrophages: roles of inflammatory cytokines and involvement of the PI3K/Akt pathway. *FEBS Lett* 2007; **581**: 421-426.
23. Parry RG, Gillespie KM, Mathieson PW. Effects of type 2 cytokines on glomerular epithelial cells. *Exp Nephrol* 2001; **9**: 275-283.

39

APLICABILIDADE DA PESQUISA DE PODOCITÚRIA

Juliana Busato Mansur
Sonia Kiyomi Nishida
Gianna Mastroianni Kirsztajn

INTRODUÇÃO

O aumento da prevalência de doença renal crônica terminal (DRCT) eleva a preocupação com suas etiologias e, consequentemente, com a necessidade de prevenção. Sabe-se que as glomerulopatias são a terceira causa de DRCT no Brasil, perdendo somente para hipertensão arterial sistêmica (HAS) e *diabetes mellitus* (DM)[1]. Considerada uma pandemia global, a DRCT dispõe de opções terapêuticas ainda limitadas[2].

Na busca de recursos para a investigação e acompanhamento das doenças glomerulares, tanto primárias como secundárias[3], o conhecimento da morfologia e função dos glomérulos e seus componentes são muito importantes.

As células epiteliais viscerais, também denominadas podócitos, são células polarizadas que compõem a terceira camada da barreira de filtração glomerular. Apresentam um corpo celular que exibe prolongamentos citoplasmáticos (processos primários) e originam novos prolongamentos (pedicelos) que se interdigitam e se fixam na membrana basal glomerular (MBG)[4]. Além da função de filtração, são responsáveis pela síntese da MBG, suporte estrutural das alças capilares e interação com outras células por meio do fator de crescimento do endotélio vascular (VEGF). Também fazem parte do sistema imune inato, expressando receptores (TLR4), os quais levam à produção de citocinas, que deflagram resposta imunológica[5].

Um rim adulto normal possui cerca de 500 a 600 podócitos por tufo glomerular, os quais apresentam um citoesqueleto de actina composto por microtúbulos e microfilamentos. As mudanças na morfologia dos processos podocitários determinam alterações na permeabilidade da barreira de filtração, e interferências em qualquer componente do citoesqueleto resultam em apagamento dos processos podocitários e proteinúria[4].

As células epiteliais parietais (PECs) têm despertado interesse ao se demonstrar que podem diferenciar-se em podócitos[6] e preencher as áreas desnudas da MBG. São células achatadas, semelhantes ao epitélio escamoso e que possuem junções descritas como labirínticas.

Reiser e Sever apresentam o termo *plasticidade* para explicar a capacidade de os podócitos de reverter lesões iniciais e evitar a evolução para DRCT. Sabe-se que o dano podocitário pode advir de alterações genéticas e/ou do meio ambiente, e a resposta a essa lesão tem um curso comum: ocorrerá simplificação dos processos podocitários e reorganização do citoesqueleto de actina resultando em proteinúria. Acredita-se que até esse ponto as lesões possam ser reversíveis; caso contrário, se o dano persistir, haverá perda de podócitos na urina, podocitopenia e esclerose glomerular[2].

A partir desse conhecimento, a pesquisa de podócitos na urina tornou-se um recurso laboratorial promissor com fins diagnósticos.

Para a detecção de podócitos na urina são utilizadas as técnicas de imunofluorescência e RT-PCR (reação em cadeia da polimerase em tempo real). Vários marcadores para a caracterização dos podócitos têm sido descritos, porém faltam aprimoramento das técnicas e maior conhecimento da participação de cada marcador nas diferentes doenças. Além disso, tem sido questionada a viabilidade, assim como a perda dos marcadores dos podócitos após se destacarem da MBG.

A podocalixina (PDX) é uma proteína que está localizada na membrana plasmática dos podócitos, e a pesquisa dessa proteína tem sido utilizada em várias doenças, como glomerulopatia membranosa (GNM), glomerulonefrite membranoproliferativa (GNMP), glomerulosclerose segmentar e focal (GESF), nefropatia por IgA (NIgA), nefrite lúpica (NL), nefropatia diabética (ND) e pré-eclâmpsia (PE). Não é específica para podócitos e é observada também em células endoteliais, plaquetas e PECs. As críticas a esse marcador residem na impossibilidade de diferenciá-lo das PECs; porém foi demonstrada a correlação com atividade da doença e terapêutica, além de indicar esclerose glomerular[7,8].

A nefrina e a podocina estão localizadas no diafragma da fenda e são altamente específicas para podócitos. Garovic et al[9] demonstraram que a podocina foi 100% sensível na detecção de podocitúria em mulheres com PE, quando comparada a nefrina e sinaptopodina. Por meio da realização de RT-PCR, observou-se relação positiva com a proteinúria e o ritmo de filtração glomerular (RFG) em ND[7,10].

Sabino et al analisaram a podocitúria em pacientes com nefrite lúpica por meio da técnica de imunofluorescência. Foram utilizados anticorpos antipodocina, nefrina e sinaptopodina e observou-se correlação com atividade da doença com o marcador para podocina.

A proteína epitelial glomerular (GLEPP1) está presente na superfície apical dos podócitos e regula a estrutura e a função dos processos podocitários. Já foi demonstrada em GNM e doença de lesões mínimas (DLM), porém não foi utilizada como marcador isolado para a detecção de podócitos[7].

A proteína do tumor de Wilms (WT1) é característica de podócitos maduros. Foi bem caracterizada na urina de pacientes com DLM e GNM, e na ND relacionou-se com o grau de fibrose tubulointersticial[7].

Estudo realizado em nosso Serviço analisou a podocitúria em pacientes com nefrite lúpica por meio da técnica de imunofluorescência. Foram utilizados anticorpos antipodocina, nefrina e sinaptopodina e observou-se correlação entre a atividade da doença e a pesquisa de podocitúria detectada por antipodocina[11].

A compreensão dos eventos que antecedem a progressão para DRCT, como a lesão podocitária levando a podocitopenia e glomerulosclerose, tornou a pesquisa da podocitúria assunto de interesse para muitos pesquisadores. Estudos nessa área ainda apresentam resultados pouco consistentes, talvez decorrentes de limitações técnicas, de modo que avaliações mais amplas ainda são necessárias para a real aplicabilidade desse marcador.

Agradecimentos

À bioquímica Amélia R. Pereira e à médica Thais A. Facca, mestres em Ciências da Saúde, que estiveram amplamente envolvidas nas avaliações de pacientes com glomerulopatias e pré-eclâmpsia e desenvolvimento de técnicas para a detecção de podocitúria em nosso serviço.

REFERÊNCIAS BIBLIOGRÁFICAS

1. Sociedade Brasileira de Nefrologia. Censo 2012. www.sbn.org.br
2. Reiser J, Sever S. Podocyte biology and pathogenesis of kidney disease. *Annu Rev Med* 2013; **64**: 357-366.
3. Kirsztajn GM (ed). *Discutindo Casos Clínicos em Doenças Renais*. Balieiro: São Paulo, 2012.
4. Jefferson JA, Alpers CE, Shankland SJ. Podocyte biology for the bedside. *Am J Kidney Dis* 2011; **58**: 835-845.
5. Floege J, Johnson RJ, Feehally J (eds). *Comprehensive Clinical Nephrology*, 4th ed. Elsevier: Philadelphia, 2010, pp 308-317.
6. Lasagni L, Romagnani P. Glomerular epithelial stem cells: the good, the bad, and the ugly. *J Am Soc Nephrol* 2010; **21**: 1612-1619.
7. Skoberne A, Konieczny A, Schiffer M. Glomerular epithelial cells in the urine: what has to be done to make them worthwhile? *Am J Physiol* 2009; **296**: F230-F241.
8. Hara M, Yanagihara T, Kihara I. Cumulative excretion of urinary podocytes reflects disease progression in IgA nephropathy and Schonlein-Henoch purpura nephritis. *Clin J Am Soc Nephrol* 2007; **2**: 231-238.
9. Garovic VD, Wagner SJ, Turner ST *et al*. Urinary podocyte excretion as a marker for preeclampsia. *Am J Obstet Gynecol* 2007; **196**: 320 e 1-7.
10. Palmen T, Ahola H, Palgi J *et al*. Nephrin is expressed in the pancreatic beta cells. *Diabetologia* 2001; **44**: 1274-1280.
11. Sabino A, Teixeira V, Nishida S *et al*. Detection of podocyturia in patients with lupus nephritis. *J Bras Nefrol* 2013; **35**: 252-258.

Seção 6

Hipertensão Arterial

◆

40

HIPERTENSÃO RESISTENTE: DIAGNÓSTICO E TRATAMENTO

Victor Galvão Moura Pereira
Erik Sementilli Cortina
Daniel Rinaldi dos Santos

INTRODUÇÃO

A hipertensão arterial sistêmica (HAS) é uma doença clínica multifatorial, caracterizada por níveis elevados e sustentados de pressão arterial (PA). Associa-se, frequentemente, a alterações funcionais e/ou estruturais dos órgãos-alvo (coração, encéfalo, rins e vasos sanguíneos) e a alterações metabólicas, com consequente aumento do risco de eventos cardiovasculares fatais e não fatais[1-2].

A hipertensão arterial resistente (HAR) é definida quando a pressão arterial permanece acima das metas recomendadas com o uso de três fármacos anti-hipertensivos com ações sinérgicas em doses máximas preconizadas e toleradas, sendo um deles preferencialmente um diurético, ou quando em uso de quatro ou mais fármacos anti-hipertensivos, mesmo com a PA controlada[3]. A HAR verdadeira deve ser diferenciada da pseudo-hipertensão, que ocorre em razão de não adesão ao tratamento, medidas inadequadas da PA, uso de doses ou esquemas terapêuticos não apropriados ou presença do efeito do avental branco (diferença de pressão obtida entre a medida conseguida no consultório e fora dele, desde que essa diferença seja igual ou superior a 20mmHg na pressão sistólica e/ou de 10mmHg na pressão diastólica)[4].

A prevalência de HAR ainda não foi estabelecida, mas estima-se que essa doença atinja 12 a 15% dos hipertensos. A análise dos dados do *National Health and Nutrition Examination Survey* (NHANES) de 2003 a 2008 mostrou que 12,8% dos hipertensos em uso de anti-hipertensivos nos Estados Unidos foram certificados como HAR e que esses percentuais têm aumentado nos últimos anos[5].

Os fatores relacionados à HAR incluem: maior sensibilidade ao sal, hipervolemia (decorrente de maior ingestão de sódio, nefropatia crônica ou terapêutica diurética inadequada), substâncias exógenas (anti-inflamatórios não hormonais, corticosteroides, contraceptivos orais, simpatomiméticos, quimioterápicos, antidepressivos, imunodepressores, descongestionantes nasais, anorexígenos, álcool e cocaína) e causas secundárias de hipertensão (com ênfase no hiperaldosteronismo primário, apneia obstrutiva do sono, nefropatia crônica e estenose de artéria renal). São características predominantes nesses pacientes de idade mais avançada, afro-descendência, obesidade, hipertrofia ventricular esquerda, *diabetes mellitus*, nefropatia crônica, síndrome metabólica, aumento da ingestão de sal e menor atividade física. Por isso, todas essas variáveis devem ser verificadas e corrigidas[6].

A HAR é uma entidade de difícil controle clínico e está associada a alto risco cardiovascular, sendo que seu prognóstico está relacionado especialmente com a exposição prolongada a níveis pressóricos elevados, danos em órgãos-alvo, excesso de mineralocorticoides (aldosterona) e consumo alimentar elevado. A monitorização ambulatorial da pressão arterial (MAPA) é um importante marcador de prognóstico, especialmente a pressão noturna e a pressão de pulso de 24 horas[7].

A abordagem clínica dos portadores de HAR merece uma investigação especial, pela maior prevalência de lesão em órgão-alvo e de hipertensão secundária. Dessa maneira, além de exames de rotina, exames complementares adicionais devem ser realizados, seguindo um fluxograma de abordagem de uma hipertensão arterial de difícil controle (Fig. 40.1).

FISIOPATOLOGIA

As alterações fisiológicas da HAR (Fig. 40.1) estão relacionadas especificamente aos seguintes mecanismos, que,

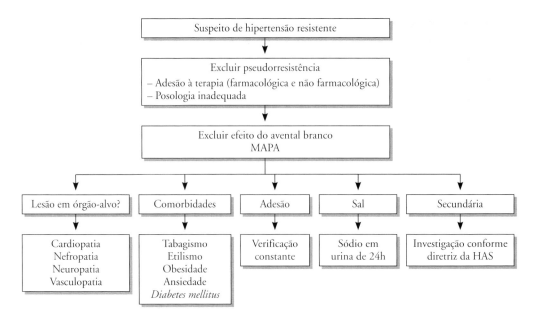

Figura 40.1 – Hipertensão arterial resistente. MAPA = monitorização ambulatorial da pressão arterial; HAS = hipertensão arterial sistêmica.

entre outros, regulam a pressão arterial: 1. tônus do músculo liso vascular e volemia aumentados; 2 exacerbação da atividade do sistema simpático; e 3. hiperatividade do sistema renina-angiotensina-aldosterona (SRAA)[8].

A sensibilidade aumentada ao sódio pode ser o ponto importante na compreensão da fisiopatologia dessa síndrome, não só por integrar os mecanismos anteriores, mas também por justificar, em parte, a variabilidade da resposta terapêutica em pacientes com hipertensão arterial refratária ou de difícil controle[9].

O SRAA é primordial para o sistema regulatório de controle do sódio corporal total, bem como os fatores peptídeo natriurético atrial e receptores atriais e renais de pressão. A retenção de sódio e água pode levar à refratariedade a fármacos anti-hipertensivos. A disfunção endotelial também tem sido observada como importante fator fisiopatológico nessa síndrome, pois contribui para o desequilíbrio do tônus nos territórios de resistência vascular, indução de hipertrofia e hiperplasia da musculatura lisa vascular, com consequente redução da complacência vascular, perpetuando e agravando o quadro hipertensivo[10] (Fig. 40.2).

DIAGNÓSTICO

A primeira etapa na investigação da HAR é a exclusão das causas de pseudorresistência, tais como técnica inadequada de aferição da PA, baixa adesão ao tratamento, pseudo-hipertensão e efeito do avental branco (Quadro 40.1).

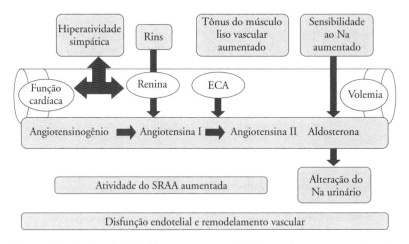

Figura 40.2 – Fisiopatologia da hipertensão refratária. ECA = enzima conversora de angiotensina; Na = sódio; SRAA = sistema renina-angiotensina-aldosterona.

Quadro 40.1 – Diagnóstico diferencial da hipertensão arterial resistente.

- Pseudo-hipertensão
  – Hipertensão do avental branco
  – MAPA
  – Medidas domiciliares
- Idosos com aterosclerose
- Não adesão ao tratamento
- Uso concomitante de fármaco e drogas
- Doença e condições associadas
- Hipertensão arterial secundária
- Urgências e emergências hipertensivas

A MAPA proporciona importantes dados diagnósticos e terapêuticos sobre o comportamento da pressão arterial em hipertensos resistentes, sendo o exame de eleição para a confirmação do controle pressórico inadequado, porém, caso não disponível, a monitorização residencial da pressão arterial (MRPA) ou a automedida da pressão arterial (AMPA) podem colaborar. Além disso, a MAPA também é útil para detectar ausência de queda de PA no período noturno, achado que implica maior risco cardiovascular e reavaliação posológica das medicações em uso[11].

Entre as causas de pseudorresistência, a má adesão é o grande desafio. Inércia terapêutica, prescrição de doses insuficientes ou medicações não sinérgicas e má relação médico-paciente devem ser observadas, bem como a procura por agentes que possam interferir no controle pressórico. Caso a meta a ser atingida não seja alcançada em seis meses, a internação por curto período deve ser considerada.

PSEUDO-HIPERTENSÃO

Pseudo-hipertensão é a condição clínica em que ocorre discrepância entre os valores pressóricos obtidos na avaliação com manguito braquial (os quais se encontram elevados) e os registrados de forma invasiva, por meio de cateterismo intra-arterial (invariavelmente menores), ou seja, uma PA falsamente elevada secundária à perda de complacência arterial, necessitando de maior pressão de insuflação do manguito para comprimir a artéria. Essa perda da complacência arterial é geralmente secundária à aterosclerose (ateromatose arterial difusa e/ou hiperplasia da camada média das artérias) e encontrada em idosos[12].

Diagnosticar hipertensão resistente, quando o paciente tem na verdade pseudo-hipertensão, pode levar a uma supermedicação desnecessária e eventualmente prejudicial ao paciente. Deve ser suspeitada em pacientes mais idosos cujos níveis de PA permanecem elevados, a despeito da terapia adequada, e que apresentam pouca ou nenhuma evidência de lesão de órgãos-alvo, ou que manifestam sintomas de supermedicação[13].

HIPERTENSÃO DO AVENTAL BRANCO

É identificada quando a PA aferida no consultório é maior que a obtida fora do ambiente médico-hospitalar e deve ser suspeitada na ausência de lesões em órgãos-alvo. Esse efeito pode levar o médico a aumentar o número de anti-hipertensivos ou sua dosagem, podendo ocasionar aumento dos efeitos colaterais e dos custos. Como essa entidade é relativamente comum, todos os pacientes com hipertensão devem ser encorajados a aferir sua pressão em casa ou fora do ambiente hospitalar. Nessa situação, a MAPA de 24 horas e a residencial são úteis para estabelecer o diagnóstico. Embora as diferentes diretrizes de tratamento não tenham definido a conduta mais adequada para esses pacientes, um seguimento cuidadoso, associado a modificações do estilo de vida, é recomendado. Em casos particulares, principalmente na presença de lesão de órgãos-alvo, o tratamento farmacológico é recomendado[14].

NÃO ADESÃO AO TRATAMENTO

Uma das maiores dificuldades no controle da hipertensão arterial e as razões alegadas por pacientes são "normalização da pressão arterial", efeitos colaterais, uso irregular e/ou alto custo do medicamento, receio de uso concomitante de álcool, ignorância da necessidade da continuidade do tratamento, terapias alternativas, receio de intoxicação ou hipotensão e de associação com outras drogas ou fármacos. Algumas medidas simples podem ser utilizadas na avaliação da adesão, como a contagem de comprimidos, autorrelatos, sendo necessário otimizar a adesão ao tratamento utilizando anti-hipertensivos com o menor efeito colateral possível, terapia combinada de baixa dose, diminuindo o número de tomadas diárias, controlando precocemente a PA, evitando a polifarmácia, diminuindo o custo do tratamento e educando o paciente a respeito de sua doença e seu tratamento medicamentoso[15].

USO CONCOMITANTE DE OUTROS FÁRMACOS

O uso concomitante de anti-hipertensivos com outros fármacos pode contribuir para elevar os níveis pressóricos (Quadro 40.2). Como exemplo, aqueles metabolizados pela mesma isoforma do citocromo C450 podem sofrer diminuição da meia-vida plasmática e redução do efeito anti-hipertensivo, como ocorre com o uso de anticonvulsivantes e rifampicina, que são indutores da atividade enzimática hepática.

A hipertensão arterial é duas a três vezes mais frequente em mulheres que tomam contraceptivos orais, especialmente em obesas e tabagistas. A suspensão do uso

Quadro 40. 2 – Hipertensão arterial induzida por agentes externos.

Fármacos	Esteroides, estrógenos, contraceptivos, anti-inflamatórios não esteroides, antidepressivos, ciclosporina, tacrolimus, eritropoietina, carbamazepina, metoclopramida
Drogas	Cocaína, anfetaminas, anabolizantes, erva-de-são-joão, retirada de narcóticos, álcool
Alimentos/ metais	Sal, alcaçuz, cobre, mercúrio, lítio

desses medicamentos normaliza a PA em alguns meses. O uso das aminas simpatomiméticas e de outras drogas vasoativas (efedrina e anfetamina) aumenta a resistência vascular periférica por elevação da excitação direta de receptores adrenérgicos e liberação de noradrenalina, elevando a PA. O uso de anti-inflamatórios não esteroides e esteroides dificultam o controle da pressão sanguínea por promoverem retenção de água e sódio. A cocaína pode elevar a PA por sua ação no sistema nervoso simpático, inibindo a resposta barorreflexa vagal e induzindo a vasoconstrição coronariana[16].

CONDIÇÕES CLÍNICAS ASSOCIADAS

Etilismo e tabagismo – o consumo de álcool é considerado uma causa de aumento da PA, quando consumido em doses superiores a 30mL de etanol/dia (mais de duas doses diárias). Os efeitos diretos do álcool sobre a PA são mediados por alterações vasculares funcionais reversíveis com a participação do sistema nervoso simpático e substâncias vasoativas, bem como pelo transporte celular de eletrólitos[17,18].

O aumento dos níveis pressóricos e da frequência cardíaca que acompanham o tabagismo é proporcional aos índices de nicotina consumidos por dia, mesmo na vigência de tratamento anti-hipertensivo adequado e em condições ideais. Esse aumento está relacionado com a liberação de catecolaminas responsáveis pela vasoconstrição sistêmica e elevação da contratilidade miocárdica, com consequente aumento do volume sistólico e do fluxo nos músculos esqueléticos. A nicotina também é responsável por disfunção endotelial, pela diminuição da disponibilidade de óxido nítrico em artérias e veias. Níveis elevados de tromboxano são observados em hipertensos leves tabagistas comparados com fumantes normotensos e não tabagistas; outros componentes gasosos da fumaça do cigarro causam efeitos vasculares semelhantes por mecanismos pró-oxidantes[19].

O tabagismo passivo, a terapia de reposição de nicotina e o uso da bupropiona (coadjuvantes na cessação do hábito) devem ser considerados possíveis causas de pseudorrefratariedade, embora o uso de nicotina transdérmica em hipertensos leves fumantes seja seguro. Efeitos de doses maiores do fármaco, e em hipertensos classificados em outros graus da doença, não foram totalmente investigados. Assim, apesar do uso seguro da terapia de reposição de nicotina, os efeitos do fármaco sobre a PA podem levar a falsos diagnósticos de HAS e de HAS refratária[19].

Obesidade e síndrome da apneia obstrutiva do sono – a obesidade aparece como causa frequente de hipertensão resistente, em particular a obesidade visceral, onde os mecanismos hipertensores relacionados à ativação dos sistemas neuro-hormonais (simpático, SRAA), a hiperinsulinemia e a consequente retenção hidrossalina se encontram exacerbados[20]. A atuação para a orientação na perda ponderal, por meio da reeducação alimentar e programas de exercícios físicos, apresenta impacto direto sobre a redução dos fatores de risco e controle pressórico.

Além disso, devem somar-se ações para o controle dos distúrbios metabólicos, assim como para o tratamento da hipertensão, que deve incluir preferencialmente as drogas bloqueadoras do SRAA, diuréticos e antagonistas dos canais de cálcio (ACC)[20].

A síndrome da apneia obstrutiva do sono (SAOS) está presente em cerca de 40% dos pacientes hipertensos refratários e, frequentemente, não diagnosticada. Por esse motivo, é importante a realização de anamnese dirigida na presença de sintomas de sonolência e cansaço excessivo durante o dia. A solicitação do exame polissonográfico confirma o diagnóstico, assim como determina o nível de gravidade. Vários mecanismos foram propostos para explicar a relação entre apneia do sono e hipertensão refratária: aumento do tônus simpático com elevação das catecolaminas séricas, aumento da angiotensina II e aldosterona plasmáticas devido à hipóxia e à hipercapnia, elevação da pressão negativa intratorácica durante o esforço inspiratório contra vias aéreas fechadas, interrupções constantes do sono, diminuição reversível da responsividade vascular à bradicinina e diminuição da sensibilidade barorreceptora[21] (Fig. 40.3).

A ausência do descenso noturno à MAPA é indicador de alerta para a investigação de apneia e, confirmado o diagnóstico, o emprego de medidas corretivas, como o uso de pressão positiva contínua nas vias aéreas (CPAP), assim como a eventual associação de simpatolíticos ao esquema terapêutico serão úteis no auxílio do controle pressórico[22,23].

Diabetes mellitus – a hipertensão resistente é doença prevalente na população de diabéticos, dada a associação dos componentes fisiopatológicos presentes na obesidade visceral e da maior dificuldade em se atingir um controle pressórico mais estreito nessa população (< 130/80mmHg), controle esse potencialmente capaz de diminuir a ocorrência de eventos cardiovasculares. No geral, todas as drogas de primeira linha podem ser utilizadas nos diabéticos dos tipos 1 e 2, não parecendo haver superioridade de uma droga em relação à outra sobre os desfechos cardiovasculares. A maioria certamente necessitará, em média, de três ou mais drogas para ter a pressão controlada[24].

O uso de medicamentos como os de enzima conversora de angiotensina (iECA) e os bloqueadores do receptor AT1 da angiotensina (BRA II), em vista dos seus efeitos favoráveis sobre a hemodinâmica glomerular e proteção cardiovascular em indivíduos de alto risco, têm sido recomendados para pacientes com risco cardiovascular mais elevado, como os portadores de nefropatia. Os diuréticos podem ser utilizados e a associação com os bloqueadores do SRAA é sinérgica e recomendável, já o uso dos betabloqueadores, particularmente os agentes cardiosseletivos, é indicado no paciente diabético com doença coronariana. A piora na sensibilidade à insulina não é contraindicação absoluta. Os ACC também têm demonstrado diminuir os eventos cardiovasculares em populações diabéticas e podem fazer parte da terapia combinada, em vista da dificuldade em se atingir alvos pressóricos almejados nessa população[24].

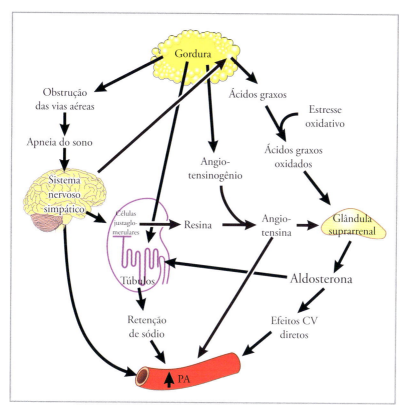

Figura 40.3 – Mecanismos prováveis e comprovados relacionando obesidade, HAS e apneia obstrutiva do sono[20]. PA = pressão arterial; CV = cardiovascular.

Doença renal crônica (DRC) – o declínio da função renal em hipertensos apresenta correlação contínua com os níveis pressóricos e com o tempo de hipertensão. Além disso, distúrbios metabólicos e neuro-hormonais parecem predispor ao prejuízo dos mecanismos de filtração glomerular. Assim, populações de idosos, negros, obesos e diabéticos estão mais sujeitas à disfunção renal e às repercussões negativas vinculadas à retenção hidrossalina, com consequente predisposição a quadros de hipertensão resistente. É causa comum de HAR e consequência do controle insuficiente da PA ao longo do tempo[25]. A retenção hídrica, a ativação excessiva do SRAA e o uso concomitante de medicamentos estão relacionados com a refratariedade ao tratamento dos pacientes com doença renal crônica (Fig. 40.4).

O ritmo de filtração glomerular estimado deve ser calculado em todos os pacientes com HAR por meio da equação desenvolvida pelo estudo *Modification of Diet in Renal Disease* (MDRD) ou pela equação de Cockcroft-Gault, uma vez que a creatinina sérica não é um marcador confiável de DRC, sobretudo em idosos; a presença e a quantificação da albumina na urina também devem ser avaliadas[26].

A diminuição da ingestão de sal é importante para reduzir a expansão volêmica em pacientes com DRC. Os diuréticos de alça reduzem a volemia e facilitam o controle pressórico em pacientes com *clearance* de creatinina < 30mL/min. Os inibidores da enzima conversora da angiotensina (iECA) ou bloqueadores dos receptores da angiotensina (BRA II) são indicados para pacientes com DRC a partir do estágio 3, principalmente na presença de albuminúria. O bloqueio do SRAA em portadores de DRC reduz o risco cardiovascular, melhora o controle da PA e da proteinúria, diminuindo a progressão para DRC terminal[27].

HIPERTENSÃO ARTERIAL SECUNDÁRIA

A investigação de hipertensão arterial secundária nos pacientes com hipertensão resistente deve ser realizada quando excluídas as outras possíveis causas, a não ser que existam evidências clínicas contundentes que levem à suspeita sobre determinada etiologia (Quadro 40.3). Embora a prevalência de casos de hipertensão secundária seja baixa nas séries de pacientes com hipertensão resistente, os diagnósticos de doença renovascular e doença parenquimatosa renal primária devem ser particularmente considerados, em especial a primeira condição, que muitas vezes aparece em sobreposição à hipertensão essencial, em grupos de indivíduos predispostos, como idosos, diabéticos e arteriopatas[28].

A "verdadeira hipertensão resistente" deveria ser diagnosticada apenas após a eliminação dos fatores contribuintes mencionados acima, lembrando que múltiplos fatores exógenos podem coexistir com uma causa secun-

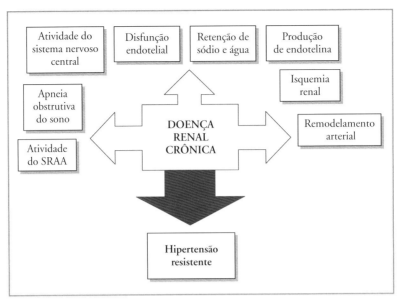

Figura 40.4 – Mecanismos fisiopatológicoas entre doença renal crônica e HAS resistente[29].
SRAA = sistema renina-angiotensina-aldosterona; HAS = hipertensão arterial sistêmica.

Quadro 40.3 – Hipertensão secundária.

Causa	Achados clínicos sugestivos	Exames de rastreamento	Propedêutica avançada
SAOS	Roncos, episódios de apneia do sono, sonolência diurna, obesidade, pescoço curto	Questionário de Berlim, escala de sonolência de Epworth	Polissonografia (índice de apneia/hipopneia > 5 eventos/hora)
Hiperaldosteronismo primário	Hipocalemia espontânea ou induzida por diuréticos, parestesias	Relação aldosterona/renina > 30 (renina < 1 e aldosterona > 12)	Tomografia computadorizada (nódulo ou hiperplasia), teste com fludrocortisona, teste de infusão salina, dosagem de aldosterona em veias adrenais por cateterização
Doença renal crônica	Edema facial, hálito urêmico, anemia, presença de diabetes ou história familiar de nefropatia	Creatinina, ritmo de filtração glomerular estimado por fórmulas (< 60mL/min), microalbuminúria, proteinúria	Ultrassonografia renal (sinais de nefropatia parenquimatosa)
Hipertensão renovascular	Sopro abdominal, elevação > 30% de creatinina com o uso de iECA, BRA ou IDR; hipertensão em jovens ou idosos	Doppler de artérias renais (pico de velocidade ≥ 150cm/s; relação velocidade renal/aorta ≥ 3), angiotomografia/angiorressonância de artérias renais	Arteriografia renal (lesão acima de 60%/gradiente translesional > 20mmHg)
Síndrome de Cushing	Fácies de lua, giba, estrias violáceas, obesidade central, hirsutismo	Cortisol urinário de 24 horas, teste de supressão de cortisol plasmático após baixa dose de dexametasona (*overnight*), cortisol salivar noturno	Tomografia computadorizada de adrenais e/ou ressonância magnética de hipófise
Feocromocitoma	Cefaleia, palpitações, sudorese, taquicardia, hipotensão ortostática	Metanefrinas plasmáticas e urinárias, catecolaminas plasmáticas	Ressonância magnética de adrenais, cintilografia, PET *scan*
Coartação de aorta	Redução de pulsos nos membros inferiores, diferença de pressão arterial maior que 20mmHg entre membros superiores e inferiores, sopro em dorso	Angiorressonância magnética da aorta, ecocardiograma	Aortografia
Hiper e hipotireoidismo	Taqui/bradicardia ou aumento da sensibilidade ao calor/frio, mixedema, diarreia ou constipação, alterações menstruais	TSH, T_4 livre	Ultrassonografia de tireoide

iECA = inibidor da enzima conversora de angiotensina; BRA = bloqueador do receptor da angiotensina; SAOS = síndrome da apneia obstrutiva do sono; IDR = inibidor direto da renina; TSH = hormônio estimulador da tireoide; T_4 = tirosina.

dária. A figura 40.5 apresenta um fluxograma para a avaliação do paciente com hipertensão resistente baseado nas possíveis causas já discutidas anteriormente[30].

TRATAMENTO

Uma boa relação médico-paciente e equipe multidisciplinar deve ser a base não farmacológica da terapêutica, pois tem reflexos evidentes na melhora da qualidade de vida do paciente e adesão ao tratamento proposto. Além da conscientização sobre a doença e a importância do tratamento farmacológico, a valorização da autoestima é fundamental na abordagem desses pacientes.

O uso de medidas não farmacológicas é de grande importância no tratamento da HAR e, apesar do pequeno número de estudos avaliando a eficácia dessas medidas, elas já se mostraram eficazes no tratamento de pacientes hipertensos em geral, e seu benefício parece ser maior em hipertensos graves do que naqueles com hipertensão leve/moderada. Dessa forma, pacientes com HAR devem ser orientados quanto à importância da redução de sal na dieta, perda de peso, prática de exercícios físicos regulares e moderação no consumo de álcool[31].

Os fatores relacionados à baixa adesão terapêutica também precisam ser avaliados, e conversar com o paciente sobre o custo e os efeitos adversos dos medicamentos, o número de comprimidos e os objetivos do tratamento pode aumentar a adesão. Equipes multidisciplinares formadas por enfermeiros, farmacêuticos, nutricionistas, psicólogos, fisioterapeutas e educadores físicos também podem melhorar os resultados do tratamento.

MEDIDAS NÃO FARMACOLÓGICAS

Restrição de sal

A ingestão elevada de sódio na dieta, comprovadamente, contribui para a resistência à terapia anti-hipertensiva; pacientes idosos, afro-descendentes ou com função renal diminuída são especialmente mais sensíveis ao sal. Apesar de a dieta hipossódica reduzir moderadamente (3,7-7/0,9-2,5mmHg) a PA em hipertensos em geral, aqueles com HAR são particularmente sal-sensíveis. Um estudo que comparou os efeitos da dieta hipossódica em hipertensos resistentes mostrou que uma dieta contendo aproximadamente 2,5g de sal/dia é capaz de reduzir a PA em até 23/9mmHg, este estudo demonstra que a redução no consumo de sal (3-4g de sal/dia) é imprescindível no manejo de pacientes com HAR. É importante ressaltar a dificuldade de se alcançar a redução do sal na dieta para os valores recomendados[32].

Álcool

Existe relação direta entre a quantidade de álcool consumida e os níveis pressóricos, de tal forma que o consumo excessivo de álcool contribui de forma importante para

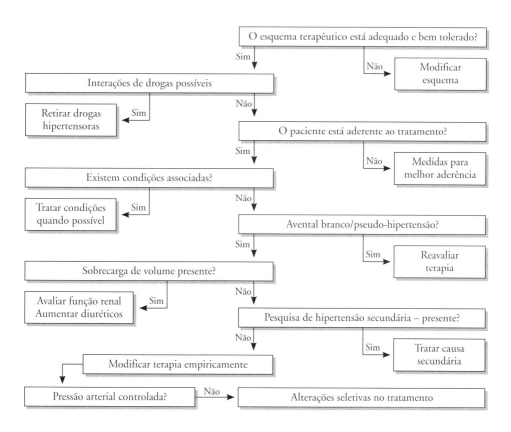

Figura 40.5 – Fluxograma para avaliação e conduta em hipertensão arterial resistente.

a dificuldade no controle da PA. Recomenda-se moderação no consumo de álcool (≤ 20g de etanol ou 2 doses por dia) ou abstinência total para os bebedores inveterados[33].

Diminuição de peso

A relação entre os aumentos de peso e da PA é quase linear, sendo observada em adultos e adolescentes. Perdas de peso e da circunferência abdominal correlacionam-se com reduções da PA e melhora de alterações metabólicas associadas. Assim, as metas antropométricas a serem alcançadas são o índice de massa corporal (IMC) menor que 25kg/m² e a circunferência abdominal < 94cm para os homens e < 80cm para as mulheres. O sucesso do tratamento depende, fundamentalmente, de mudança comportamental e da adesão a um plano alimentar saudável. Mesmo uma modesta perda do peso corporal está associada a reduções na PA em pessoas com sobrepeso, mas o alcance das metas deve ser o objetivo[34].

A utilização de dietas radicais, como as ricas em carboidratos ou em gorduras, deve ser desencorajada, pois não são sustentáveis a longo prazo e resultam, invariavelmente, em abandono de tratamento, além disso, o acompanhamento dos indivíduos após o emagrecimento deve ser estimulado para evitar o reganho de peso.

A cirurgia bariátrica é considerada o tratamento efetivo para obesidade moderada a grave; em pacientes com obesidade grave, ela reduz a mortalidade e tem potencial para controlar as condições clínicas como hipertensão arterial e *diabetes mellitus* tipo 2. Assim como no tratamento convencional, é necessário o seguimento dos indivíduos a longo prazo, para evitar o reganho de peso[35].

Atividade física

Os dados disponíveis apontam para um efeito benéfico evidente da prática regular de atividade física na redução da PA. A prática de exercícios físicos aeróbicos tem efeito direto na redução da pressão arterial e melhora o perfil metabólico. Exercícios resistidos também parecem exercer efeito benéfico sobre a PA, devendo complementar as atividades aeróbicas.

Dessa forma, pacientes hipertensos resistentes devem ser encorajados a realizar atividade física leve a moderada após avaliação médica e a sessão de treinamento não deve ser iniciada se as pressões arteriais sistólica e diastólica estiverem acima de 160 e/ou 105mmHg, respectivamente[36].

Estilo alimentar

O padrão dietético DASH (*Dietary Approaches to Stop Hypertension*), rico em frutas, hortaliças, fibras, minerais e laticínios com baixos teores de gordura, tem importante impacto na redução da PA. Um alto grau de adesão a esse tipo de dieta reduziu em 14% o desenvolvimento de hipertensão. Os benefícios sobre a PA têm sido associados ao alto consumo de potássio, magnésio e cálcio nesse padrão nutricional. A dieta DASH potencializa ainda o efeito de orientações nutricionais para emagrecimento, reduzindo também biomarcadores de risco cardiovascular[37].

A dieta do Mediterrâneo associa-se também à redução da PA, e o alto consumo de frutas e hortaliças revelou ser inversamente proporcional aos níveis de PA, mesmo com um mais alto percentual de gordura. A substituição do excesso de carboidratos nessa dieta por gordura insaturada induz a mais significativa redução da PA.

Dietas vegetarianas são inversamente associadas com a incidência de doenças cardiovasculares, isto se explica em razão de fornecerem menor quantidade de nutrientes, como gordura saturada e colesterol, entretanto, são deficientes em micronutrientes como ferro, vitamina B_{12} e cálcio, sendo necessária a suplementação para atender às recomendações vigentes[38].

As deficiências de micronutrientes, muitas vezes observadas em vegetarianos, têm sido identificadas como fatores predisponentes à HAS em adultos seguidores desse estilo alimentar. Fato relevante é a observação de que os vegetarianos apresentam, em geral, menor IMC, fato que, independentemente do tipo de dieta, associa-se à menor PA.

Cessação do tabagismo

Constitui medida fundamental e prioritária na prevenção primária e secundária das doenças cardiovasculares e de diversas outras doenças. Não há, entretanto, evidências de que, para o controle de PA, haja benefícios.

TRATAMENTO MEDICAMENTOSO

O objetivo do tratamento medicamentoso da HAR é a redução do risco cardiovascular e, para isso, preconiza-se atingir a meta pressórica da PA de consultório de 130/80mmHg, na MAPA de 24 horas, de 125/75mmHg (ideal), podendo ser tolerável 130/80mmHg e na MRPA 130/80mmHg[3].

A verificação do esquema anti-hipertensivo em relação às combinações medicamentosas e sua posologia, para a otimização adequada, corrigindo subdoses ou falta de adesão, bem como a investigação da utilização de outras classes de fármacos que possam interferir na eficácia anti-hipertensiva, deve sempre ser observada para a confirmação diagnóstica da HAR. O racional na escolha de um esquema de fármacos anti-hipertensivos é o bloqueio de todos os possíveis mecanismos envolvidos na elevação pressórica[6].

A combinação de um fármaco que bloqueie o SRAA, podendo ser utilizado um iECA ou BRA, associado a um ACC di-hidropiridínico de ação prolongada e um diurético tipo tiazídico, costuma ser bastante eficaz e com boa tolerância clínica. Essa é considerada a melhor combinação tripla, a mais eficaz e sinérgica na busca da meta pressórica preconizada[9].

A expansão volumétrica parece ser o mecanismo fisiopatológico mais frequente nessa população e diuréticos tipos tiazídicos de ação prolongada são recomendados. A clortalidona, por ter uma potência anti-hipertensiva maior que a hidroclorotiazida e uma meia-vida plasmática estimada entre 45 e 60 horas, é preferencialmente recomendada para os portadores de HAR com função renal preservada. Os diuréticos de alça são indicados se o *clearance* de creatinina for inferior a 30mL/min, e pela curta duração de ação, entre 3 e 6 horas, recomenda-se sua utilização em duas tomadas diárias[10].

Várias classes de fármacos anti-hipertensivos concorrem à posição de quarto fármaco, sem que até o momento tenha sido realizado qualquer estudo comparativo entre eles que demonstre superioridade, tanto em potência anti-hipertensiva quanto em proteção cardiovascular. A adição de bloqueadores dos receptores mineralocorticoides ao tratamento medicamentoso convencional é a estratégia de quarto fármaco com maior evidência e reduz a PA de forma significativa em pacientes com HAR. A redução pressórica com a espironolactona ocorre independentemente da relação aldosterona/atividade plasmática da renina[39-41].

A escolha de medicamentos adicionais à combinação quádrupla é empírica e deve ser individualizada (Fig. 40.6). A internação não é recomendada para a investigação da HA secundária ou otimização terapêutica, porém é uma estratégia que pode ser utilizada quando disponível, se após seis meses de otimização terapêutica não se tenha a meta pressórica preconizada, sendo uma alternativa de verificação da adesão e restrição de sódio.

Embora não tenhamos evidência da redução do risco cardiovascular, a **cronoterapia** é uma estratégia coadjuvante em pacientes em uso de três fármacos e que estejam com a PA fora de controle antes da associação de um quarto agente. A administração de um ACC no período noturno tem demonstrado eficácia na implementação da redução pressórica e do descenso do sono[42].

A adesão pode ser verificada com a simplificação do esquema terapêutico pela utilização de combinações medicamentosas fixas e, mesmo que a meta pressórica não seja atingida, devemos continuar a perseguir o valor pressórico mais próximo possível do objetivo preconizado.

A abordagem racional é efetuada considerando o perfil hemodinâmico e os níveis de atividade da renina plasmática, que permite dividir esse grupo de pacientes em *volume-dependente* e *renina-dependente*, podendo-se, assim, direcionar melhor a escolha dos anti-hipertensivos para cada subgrupo (Quadro 40.4). Lembrar que a idade é um indicador de diminuição da atividade da renina a ser considerado durante a escolha de fármacos anti-hipertensivos e que o predomínio de hiperatividade simpática encontrada em hipertensos jovens e elevação dos níveis de atividade da renina orientam para a utilização preferencial de betabloqueadores em associação com os tiazídicos[43].

Quadro 40.4 – Perfil hemodinâmico em hipertensão arterial resistente e recomendações terapêuticas.

Medidas hemodinâmicas	Recomendações
↑ Débito cardíaco	Betabloqueadores Antagonista de Ca++ (não di-hidropiridínicos)
↑ Resistência periférica	Inibidores da ECA, BRA Antagonista de Ca++ (não di-hidropiridínicos) Minoxidil/hidralazina
↑ Volume plasmático	Diuréticos/restrição rígida de sódio
↑ Catecolaminas plasmáticas	Clonidina/α-bloqueadores
↑ Renina plasmática ativa	Inibidores da ECA, BRA/betabloqueadores
↑ Aldosterona urinária/plasmática	Espironolactona/amilorida

BRA = bloqueador do receptor da angiotensina; ECA = enzima conversora da angiotensina; Ca++ = cálcio.

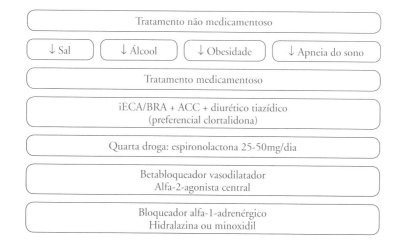

Figura 40.6 – Fluxograma do tratamento da HAR. iECA = inibidores da enzima conversora de angiotensina; BRA = bloqueador do receptor da angiotensina; ACC = antagonistas dos canais de cálcio.

NOVOS TRATAMENTOS

A falta de evidências sobre a melhor terapêutica na HAR levou ao desenvolvimento de novos tratamentos que estão sendo testados, prioritariamente, em pacientes com má resposta ao tratamento inicial farmacológico.

Inibidores de renina

A renina é uma aspartilprotease cuja única ação proteolítica conhecida é a formação de angiotensina I a partir do angiotensinogênio, que se constitui no passo inicial da cascata do sistema renina-angiotensina (SRA). Só recentemente (aprovado em 2007) foi desenvolvido um inibidor seletivo para a renina denominado alisquireno, seu uso está associado à diminuição das concentrações de angiotensinas I e II e à redução da pressão arterial, que parece ser semelhante à de outros agentes anti-hipertensivos, tais como iECA, BRA, diuréticos e betabloqueadores[44].

Como a administração de diuréticos tiazídicos, iECA e BRA causa elevação reativa da renina plasmática, parece racional a associação do alisquireno a esses fármacos na prevenção do aumento da renina e na obtenção de maior eficácia terapêutica na hipertensão resistente. Além da nefro e cardioproteção, boa tolerabilidade e segurança terapêutica têm sido demonstradas em vários estudos clínicos[27,28]. Recente metanálise realizada com 4.877 pacientes randomizados em oito estudos duplos-cego placebo versus substância ativa confirmou a eficácia terapêutica do alisquireno em monoterapia e demonstrou ausência de modificações significativas da atividade plasmática da renina em comparação a irbesartana, losartana, valsartana, ramipril e hidroclorotiazida. Assim, os inibidores da renina parecem ter potencial perfil para o uso combinado com o esquema tríplice inicial (quarto fármaco) em pacientes com hipertensão arterial resistente[45,46].

Inibidores seletivos da aldosterona

Entre os mecanismos que controlam a liberação de aldosterona do córtex da adrenal, a angiotensina II é o mais importante. Parte dos efeitos deletérios associados à estimulação do SRA é mediada pela aldosterona. A espironolactona tem-se mostrado eficaz em reduzir a pressão arterial de pacientes com hipertensão resistente aos anti-hipertensivos de primeira linha, mas uma desvantagem é sua pobre seletividade por receptores para mineralocorticoides, o que ocasiona efeitos indesejáveis dependentes de progesterona e testosterona. A eplerenona, um antagonista de aldosterona aprovado em 2002, bloqueia, seletivamente, o receptor de mineralocorticoide e tem-se mostrado eficaz como agente anti-hipertensivo, todavia, a eplerenona não bloqueia os receptores de glicorticoide, progesterona ou andrógenos. Devido a sua especificidade a receptores mineralocorticoides, a eplerenona está associada a efeitos adversos menos pronunciados que a espironolactona, no entanto, os dois antagonistas podem causar hipercalcemia[47-49].

Inibidores de vasopeptidase

A metaloprotease NEP (neprilisina) tem um papel importante no metabolismo da bradicinina e do peptídeo natriurético, os quais podem atuar como vasodilatadores e natriuréticos, assim como podem ter efeitos antitróficos cardíacos e vasculares[50]. A inibição da NEP poderia potencializar os efeitos benéficos desses peptídeos e exercer efeitos favoráveis no tratamento de doenças cardiovasculares. Os inibidores de vasopeptidases são compostos capazes de inibir tanto a ECA como a NEP. Essas duas peptidases podem agir em diferentes substratos e existe uma interação complexa entre a inibição da ECA e a da NEP. A ECA e a NEP metabolizam a bradicinina, enquanto a NEP também converte a angiotensina I em angiotensina (1-7) e participa da metabolização de angiotensina II. O efeito da inibição simultânea da NEP e da ECA resulta em maior aumento dos níveis de bradicinina, redução da formação de angiotensina (1-7) e aumento dos níveis de angiotensina II. Ensaios clínicos deram suporte aos benefícios da utilização de inibidores de vasopeptidases na hipertensão e insuficiência cardíaca, no entanto reportaram alta incidência de angioedema, limitando, assim, seu uso[51-53].

Antagonistas do receptor da endotelina

Concentrações plasmáticas elevadas de endotelina 1 têm sido observadas em pacientes com hipertensão e diabetes, indicando um potencial valor terapêutico nessa classe de fármacos. Por atuarem por meio de mecanismo distinto dos diuréticos, iECA, ARAII e BCC, esta classe de fármacos poderá ter espaço na HAR, associada a elas, ou seja, como quarto fármaco[54].

A endotelina, que foi reconhecida como um vasoconstritor potente, modula a função cardiovascular e estimula os receptores de endotelina no sistema vascular a produzir níveis altos de pressão arterial sustentada. Além disso, os resultados da administração de endotelina em vasoconstrição renal foram associados à diminuição da excreção de sódio. O receptor da endotelina tipo A é amplamente expresso e o principal receptor de endotelina no sistema no músculo liso vascular. Como os níveis plasmáticos de endotelina têm sido relacionados à gravidade da hipertensão, seus antagonistas foram testados em pacientes com hipertensão resistente. Um estudo duplo-cego, placebo controlado, randomizado (DORADO), testou o darusentan, um antagonista do receptor seletivo da endotelina, em 379 pacientes com hipertensão resistente que estavam recebendo pelo menos três medicamentos anti-hipertensivos, incluindo um diurético. Os participantes receberam placebo ou darusentan, 50, 100 ou 300mg, durante 14 semanas. As pressões sistólica e diastólica foram reduzidas em 9 ± 14mmHg e 5 ± 8mmHg, 17 ± 15mmHg e 10 ± 9mmHg, 18 ± 16mmHg e 10 ± 9mmHg e 18 ± 18mmHg e 11 ± 10mmHg com placebo e darusentan, em doses de 50mg, 100mg e 300mg, respectivamente ($p < 0,001$, para todas as três doses de darusentan em comparação com placebo). Os efeitos adversos relacionados com a retenção de fluidos ocorreram em aproximadamente 30% dos pacientes tratados com o darusentan, apesar do uso de diuréticos[55]. O receptor da endotelina tipo A, darusentan, parece ser eficaz no tratamento da hipertensão resistente, mas a retenção de volume e a exacerbação da insuficiência cardíaca, apesar do uso de diuréticos, ocorreram em quase um terço dos pacientes. Mais dados clínicos, bem como danos de hipertensão relacionada a órgãos-alvo e eventos cardiovasculares, e mais dados de segurança são necessários antes que os antagonistas do receptor da endotelina possam ser empregados no tratamento de rotina de pacientes com hipertensão resistente[56].

Desnervação simpática renal – os nervos simpáticos renais contribuem para a manutenção do líquido extracelular, para a atuação do sistema renina-angiotensina e a interação entre o sistema nervoso autônomo simpático e o rim. Sabe-se, também, que essa interação envolve a participação de aferências e eferências simpáticas renais, as quais promovem estreita interação rim-sistema nervoso central (SNC). Além disso, o aumento da atividade simpática renal sobre os vários aspectos da função renal leva à diminuição da excreção de sódio e água produzindo a disfunção renal, acarretando o aumento da pressão arterial sistêmica, a fim de se obter um equilíbrio de sódio e água por meio da hipertensão arterial. Pacientes hipertensos essenciais apresentam, de maneira prematura, aumento da atividade simpática eferente renal; por outro lado, pacientes hipertensos essenciais com doença renal crônica associada apresentam hiperatividade simpática global, mediada pelo SNC, envolvendo a ativação das aferências renais[56,58].

A aplicação de radiofrequência de baixa intensidade no interior da artéria renal, por meio de um cateter com acesso percutâneo via artéria femoral (Figs. 40.8 e 40.9), promoveu ablação efetiva da inervação simpática renal, determinando redução significativa da pressão arterial durante 12 meses. O mais importante dessa técnica é que, ao produzir desnervação renal efetiva, ela leva ao aumento da excreção urinária (diurese e natriurese) e reduz a liberação de renina sem, no entanto, comprometer outras funções renais importantes, tais como ritmo de filtração glomerular e fluxo sanguíneo renal[59,60].

Em 2009, um estudo multicêntrico (*Symplicity HTN-1*) examinou a durabilidade da hipotensão causa-

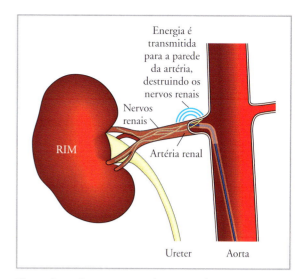

Figura 40.8 – Desnervação renal por meio do *Symplicity catheter* (Ardian, Inc), o qual é introduzido na artéria renal através da artéria femoral. A desnervação é realizada por meio de radiofrequência emitida por um eletrodo posicionado na extremidade do cateter.

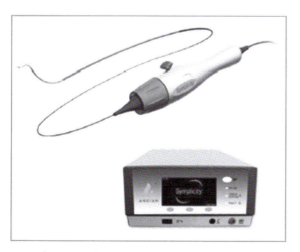

Figura 40.7 – *Symplicity catheter*.

da pela desnervação renal em 153 pacientes com hipertensão arterial resistente ao tratamento farmacológico, durante 24 meses. Os pacientes estudados apresentavam, inicialmente, pressão arterial no consultório de 176/98 ± 17/15mmHg e recebiam, em média, cinco agentes anti-hipertensivos. Vale destacar que 97% dos pacientes não apresentaram nenhuma complicação decorrente da ablação da inervação simpática renal, enquanto as quatro complicações ocorridas foram de menor importância e consistiram de três pseudoaneurismas e uma dissecção da artéria renal, que foram tratados com sucesso, sem sequela residual. Do ponto de vista de eficácia e durabilidade dessa abordagem terapêutica, foi observada queda sustentada da pressão arterial sistólica e diastólica durante os 24 meses pós-desnervação renal[61].

No final de 2010 foi publicado o ensaio *Symplicity HTN-2*, um estudo multicêntrico internacional, com tratamento randomizado. Foram selecionados 190 pacientes com diagnóstico de hipertensão resistente, entre 18 e 85 anos, com PAS ≥ 160mmHg (≥ 150mmHg em pacientes com *diabetes mellitus* tipo 2). Antes da randomização, os pacientes foram submetidos à avaliação da anatomia das artérias renais por métodos de imagens. No total, foram estudados 106 pacientes, sendo 52 alocados para o grupo de intervenção e 54 para o grupo controle. Os pacientes foram seguidos em um, três e seis meses após o procedimento. O ritmo de filtração glomerular e os níveis de creatinina e cistatina C não apresentaram alterações significativas quando comparados ao grupo controle. Não houve complicações sérias relatadas relacionadas ao procedimento. Após seis meses da randomização, houve queda na PA de consultório, de 33/11mmHg naqueles submetidos ao procedimento, mas não houve queda significativa no grupo controle. Observou-se que 20% dos pacientes submetidos ao procedimento reduziram o uso de medição anti-hipertensiva. Em 84% dos pacientes submetidos à desnervação, a PA reduziu 10mmHg ou mais. Estudos posteriores mostraram que essa redução da PA foi mantida em 12 meses de seguimento, sugerindo que não há reinervação, recuperação da fibra nervosa ou desenvolvimento de mecanismos de elevação de PA compensatórios[62].

Em 2011, diversos outros trabalhos e subestudos com desnervação foram publicados e, em um desses estudos, os autores avaliaram o efeito da desnervação de artéria renal em hipertensos resistentes e com diagnóstico de síndrome da apneia obstrutiva do sono (SAOS). Dez pacientes foram submetidos à desnervação e seis meses após o procedimento a PA sistólica de consultório reduziu 34mmHg em média. Diminuição não significativa do índice de apneia/hipopneia (IAH), assim como redução do índice de dessaturação de oxigênio, também foi notada. O mecanismo que explica esse achado ainda é desconhecido, mas postula-se que a desnervação renal reduza a avidez por sal em virtude da interrupção da atividade simpática renal. Isso reduziria o fluido corporal total que contribui para o edema perifaringeano, responsável pela obstrução de vias aéreas superiores[63].

Estes estudos multicêntricos permitiram concluir que a desnervação simpática renal em pacientes com hipertensão arterial refratária ao tratamento farmacológico é uma abordagem eficaz, e de certa forma duradoura, uma vez que manteve a redução da PA, aferida no consultório, por um longo período de observação, sem ocasionar efeito colateral significativo. Além disso, a desnervação de artéria renal parece melhorar o controle glicêmico e reduzir a gravidade da SAOS, contribuindo, assim, para o tratamento de algumas das principais doenças associadas à HAS de mais difícil controle[64].

Terapia de estimulação dos barorreceptores carotídeos

O aumento do tônus simpático e a diminuição do tônus parassimpático elevam a resistência vascular periférica e a retenção de sódio, reduzem o fluxo renal e o metabolismo da glicose, além de contribuírem negativamente para o remodelamento do miocárdio. A estimulação crônica de barorreceptores pode exercer efeito benéfico sobre a PA[65].

Entre os vários mecanismos fisiológicos que atuam de forma sinérgica e redundante para manter a PA dentro de limites considerados normais, o controle reflexo mediado pelos barorreceptores é um dos mais importantes no controle do batimento da PA. Esse reflexo é iniciado pela distensão e ativação dos mecanorreceptores (denominados barorreceptores ou pressorreceptores) localizados na croça da aorta e nos corpos carotídeos. A atividade elétrica originada nos receptores trafega pelos nervos carotídeos e aórticos (via aferente do reflexo) e atinge neurônios localizados em núcleos no tronco cerebral, onde, após integração com várias áreas de controle central (integração central), modulam a atividade dos neurônios do sistema nervoso simpático e parassimpático (vias eferentes do reflexo). O aumento dos disparos dos barorreceptores (aumento da atividade), secundário à maior distensão da parede arterial pela elevação da PA, leva reflexamente à redução da atividade simpática para o coração e vasos, fazendo a PA retornar aos níveis basais. Além disso, a estimulação dos barorreceptores diminui a liberação de renina e vasopressina, prevenindo incrementos do volume intravascular e maior vasoconstrição[66,67].

Desde 2004, o FDA (*US Food and Drug Administration*), agência americana de controle de medicamentos, aprovou estudos clínicos que utilizem para o tratamento da HAS resistente o equipamento Rheos desenvolvido pela CVRx (Minneapolis, MN, USA): *The Rheos Baroreflex Hypertension Therapy* (BHT) *System* (Fig. 40.9).

Rheos é um dispositivo programável tipo marca-passo implantado cirurgicamente e constituído por um gerador de impulsos, os eletrodos são colocados ao redor da região dos corpos carotídeos (evitando extensa dissecção), e para tal procedimento as carótidas são expostas por meio de uma pequena incisão longitudinal do pescoço (Fig. 40.10). Logo após a implantação dos eletrodos, faz-se um teste de sensibilidade, considerando a estimulação necessária para a redução da PA desejada. Os cuidados relacionados aos procedimentos de implantação do sistema fazem com que o paciente permaneça poucos dias no hospital. Imediatamente antes da alta, testa-se novamente o aparelho e fazem-se os ajustes quanto ao padrão de estimulação. Após a alta, o paciente permanece com o equipamento desligado durante 30 dias, para diminuir potenciais interferências[68].

O estudo europeu multicêntrico *The Rheos Device-Based Therapy of Hypertension* (DEBuT-HT) e o estudo americano *Rheos Feasibility Trial* foram conduzidos no período de 2004 a 2007 e incluíram pacientes com HAS refratária não controlada, em uso de mais de três classes de anti-hipertensivos (incluindo um diurético). Nesses estudos, pode-se detectar que o uso por tempo prolongado do dispositivo de estimulação dos barorreceptores (BAT) foi capaz de reduzir a PA de forma sustentada, bem como a frequência cardíaca. O número de drogas anti-hipertensivas manteve-se semelhante ao início do estudo e a redução da PA detectada na MAPA de 24 horas foi de 14 e 9mmHg para pressão arterial sistólica e diastólica, respectivamente. Não foram evidenciados hipotensão sintomática, bloqueios cardíacos ou bradicardias acentuadas, nem efeitos adversos renais ou significativos[69,70].

Recentemente, foram publicados os resultados do estudo *Rheos Pivotal Trial*, o primeiro estudo multicêntrico, prospectivo, randomizado e duplo-cego, realizado para avaliar o impacto do dispositivo BAT em reduzir a PA em pacientes com HAS refratária (estudo clínico fase III). Foram incluídos 265 pacientes que receberam implante do dispositivo BAT; na sequência, foram randomizados para receber a estimulação (grupo A) ou para permanecer sem ativar o dispositivo nos primeiros seis meses (retardo no início da estimulação, grupo B). Os resultados mostraram benefício significativo para os desfechos: eficácia sustentada, segurança do BAT e segurança dos dispositivos[71].

Assim, a estimulação do seio carotídeo, aguda ou prolongada, em pacientes com hipertensão refratária ao

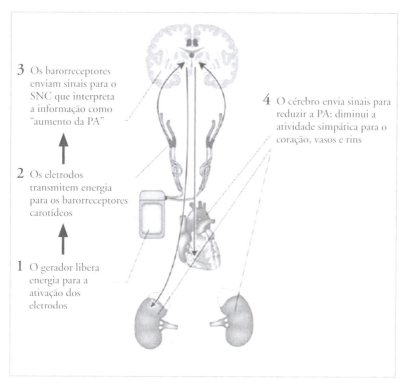

Figura 40.9 – Mecanismo de ação do sistema Rheos. PA = pressão arterial; SNC = sistema nervoso central.

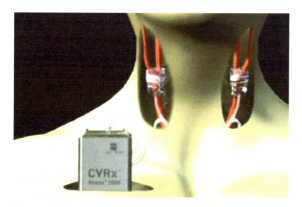

Figura 40.10 – Representação esquemática do posicionamento bilateral dos eletrodos ao redor do seio carotídeo e do gerador de impulsos elétricos.

tratamento farmacológico demonstrou que a ativação do barorreflexo promove redução mantida da atividade simpática e aumento da atividade vagal, associados à diminuição da PA e frequência cardíaca.

A estimulação elétrica dos barorreceptores tem sido estudada nos últimos anos como alternativa terapêutica no controle da PA em hipertensos de difícil manejo. Apesar de os primeiros estudos experimentais e clínicos terem evidenciado redução significativa da PA por período prolongado, além de segurança e eficácia dessa terapêutica, estudos adicionais são necessários para o estabelecimento desse dispositivo na prática clínica[72].

CONSIDERAÇÕES FINAIS

Exames complementares de alto custo, às vezes indisponíveis em serviços de assistência médica primária e secundária, justificam o encaminhamento de hipertensos de difícil controle ou refratários a centros especializados. No entanto, isso deve ocorrer apenas após a identificação diagnóstica "de certeza". Parece-nos razoável considerar que, mesmo sem êxito na obtenção de níveis adequados e desejáveis de pressão arterial, a ocorrência de eventos cardiovasculares, a sobrevida e a mortalidade sejam favoravelmente alteradas a médio e longo prazo.

O cenário comum de apresentação na prática clínica da HAR é o de uma população obesa, com alto consumo de sódio, com expansão volumétrica, usando combinações medicamentosas anti-hipertensivas em subdoses ou combinações inadequadas, com baixa adesão tanto ao tratamento medicamentoso como a um estilo de vida saudável, por isso todas essas variáveis devem ser verificadas e corrigidas[29].

A hipertensão arterial resistente, definida como PA não controlada apesar do uso de pelo menos três classes de medicamentos anti-hipertensivos, é um problema cada vez mais frequente (a meta pressórica na população geral é inferior a 140/90mmHg, e em pacientes diabéticos ou com doença renal crônica, ou seja, ritmo de filtração glomerular < 60mL/min, a meta a ser atingida é inferior a 130/80mmHg). Hiperaldosteronismo, obesidade, expansão volêmica e SAOS são achados bastante comuns nesses pacientes. A confirmação diagnóstica de HAR pela MAPA, a investigação cuidadosa de lesões de órgãos-alvo e hipertensão secundária são de fundamental importância na abordagem do hipertenso resistente. Medidas terapêuticas como redução da ingestão de sal e uso de espironolactona são eficazes na diminuição pressórica e devem fazer parte do tratamento do portador de HAR[73].

Em termos de novas abordagens terapêuticas, em relação ao sistema renina-angiotensina-aldosterona, juntam-se aos inibidores clássicos (inibidores da ECA e bloqueadores do receptor AT1 da angiontesina II) o alisquireno, um inibidor seletivo para a renina, a eplerenona, um antagonista de aldosterona que bloqueia seletivamente o receptor de mineralocorticoide e tem-se mostrado eficaz como agente anti-hipertensivo, os inibidores de vasopeptidase (neprilisina) e os antagonistas específicos dos receptores do tipo A para endotelina com boa eficácia hipertensiva. O darusentan, ainda não disponível no mercado brasileiro, é um agente anti-hipertensivo com eficácia comprovada que poderá ser um ótimo fármaco para a associação com outros anti-hipertensivos (quarta droga) na HAR.

Em relação à estimulação direta do seio carotídeo e da ablação endovascular da artéria renal, ensaios clínicos comprovaram sua eficácia e segurança em atingir melhores metas pressóricas em pacientes com má resposta ao tratamento medicamentoso convencional, porém ainda faltam estudos que mostrem a possibilidade de reprodução dos resultados e bom nível de evidência para que sejam recomendados pelas grandes diretrizes de tratamento de hipertensão arterial resistente.

REFERÊNCIAS BIBLIOGRÁFICAS

1. VI Diretrizes Brasileiras de Hipertensão Arterial. Sociedade Brasileira de Cardiologia – SBC. Sociedade Brasileira de Hipertensão – SBH. Sociedade Brasileira de Nefrologia – SBN. *Rev Bras Hipertens* 2010; **17**: 7-10.
2. Chobanian AV, Bakris GL, Izzo JL et al. The Seventh Report of the Joint National Committee on Prevention, Detection, Evaluation and Treatment of High Blood Pressure: the JNC 7 Report. *JAMA* 2003; **289**: 2560-2572.
3. Calhoun DA, Jones D, Toto RD et al. Resistant hypertension: diagnosis, evaluation, and treatment. A scientific statement from the American Heart Association Professional Education Committee of the Council for High Blood Pressure Research. *Hypertension* 2008; **51**: 1403-1419.
4. Vidt D. Contributing factors in resistant hypertension. *Postgrad Med* 2000; **107**: 57-70.
5. Persell SD. Prevalence of resistant hypertension in the United States, 2003-2008. *Hypertension* 2011; **57**: 1076-1080.
6. I Posicionamento Brasileiro sobre Hipertensão Arterial Resistente – Departamento de Hipertensão Arterial da Sociedade Brasileira de Cardiologia – SBC. *Arq Bras Cardiol* 2012; **99**: 576-585.
7. Sarafidis PA, Georgianos P, Bakris GL. Resistant hypertension – it´s identification and epidemiology. *Nat Rev Nephrol* 2012; **125**: 1594-1596.
8. Sarafidis PA. Epidemiology of resistant hypertension. *J Clin Hypertens* (Greenwich) 2011; **13**: 523-528.
9. Sander GE, Giles TD. Resistant hypertension: concepts and approach to management. *Curr Hypertens Rep* 2011; **13**: 347-355.
10. Carey RM. Resistant hypertension. *Hypertension* 2013; **61**: 746-750.
11. Pimenta E, Calhoun DA. Resistant hypertension: incidence, prevalence and prognosis. *Circulation* 2012; **125**: 1594-1596.
12. Kearney PM, Whelton M, He J et al. Worldwide prevalence of hypertension: a systematic review. *J Hypertens* 2004; **22**: 11-19.
13. Daugherty SL, Powers JD, Margolis KL et al. Incidence and prognosis of resistant hypertension in hypertensive patients. *Circulation* 2012; **125**: 1635-1642.
14. Calhoun DA. Resistant hypertension. In Oparil S, Weber MA (eds). *Hypertension*, 2nd ed. Elsevier Saunders: Philadelphia, 2005, pp 616-623.
15. Calhoun DA, Zamam MA, Nishizaka MK. Resistant hypertension. *Curr Hypertens Rep* 2002; **4**: 221-228.
16. Mann SJ. Drug therapy for resistant hypertension: simplifying the approach. *J Clin Hypertens* 2011; **13**: 120-130.
17. Sarafidis PA, Bakris GL. Resistant hypertension: an overview of evaluation and treatment. *J Am Coll Cardiol* 2008; **52**: 1749-1757.
18. O'Keefe JH, Bybee KA, Lavie CJ. Alcohol and cardiovascular health. *J Am Coll Cardiol* 2007; **50**: 1009-1014.
19. National Institute of Health State-of-The Science Conference Statement: tobacoo use: prevention, cessation and control. NIH Conference. *Ann Intern Med* 2006; **145**: 839-844.
20. Goodfriend TL, Calhoun DA. Resistant hypertension, obesity, sleep apnea, and aldosterone: theory and therapy. *Hypertension* 2004; **43**: 518-524.
21. Baguet JP, Barone-Rochette G, Pépin JL. Hypertension and obstructive sleep apnoea syndrome: current perspectives. *J Hum Hypertens* 2009; **23**: 431-443.
22. Logan AG, Perlikowski SM, Niroumand M et al. High prevalence of unrecognized sleep apnoea in drug-resistant hypertension. *J Hypertens* 2001; **19**: 2271-2277.
23. Lozano L, Tovar JL, Segarra A et al. Continuous positive airway pressure treatment in sleep apnea patients with resistant hypertension: a randomized, controlled trial. *J Hypertens* 2010; **28**: 2161-2168.
24. Bakris GL. A practical approach to achieving recommended blood pressure goals in diabetic patients. *Arch Intern Med* 2001; **161**: 2661-2667.
25. Jha V, Garcia-Garcia G, Yang C. Chronic kidney disease: global dimension and perspectives. *Lancet* 2013; **382**: 260-272.
26. KDIGO Clinical practice guideline for the diagnosis, evaluation, prevention, and treatment of Chronic Kidney Disease-Mineral and Bone Disorder (CKD-MBD). *Kidney Int Suppl* 2009; **113**: S1-S130.
27. Campese VM, Mitra N, Sandee D. Hypertension in renal parenchymal disease: why is it so resistant to treatment? *Kidney Int* 2006; **69**: 967-973.
28. Moser M, Setaro JF. Resistant or difficult-to-control hypertension. *N Engl J Med* 2006; **355**: 385-392.
29. Pimenta E, Calhoun DA, Oparil S. Mechanisms and treatment of resistant hypertension. *Arq Bras Cardiol* 2007; **88**: 683-669.
30. Marcia G, Grassi G. New therapeutic approaches for resistant hypertension. *J Nephrol* 2012; **25**: 276-281.
31. Gaddam KK, Nishizaka MK, Calhoun DA. Characterization of resistente hypertension: association between resistant hypertension, aldosterone, and persistent intravascular volume expansion. *Arch Intern Med* 2008; **168**: 1159-1164.
32. Pimenta E, Gaddam KK, Dell'Italia LJ. Effect of dietary sodium reduction on blood pressure in subjects with resistant hypertension: results from a randomized trial. *Hypertension* 2009; **54**: 475-4 81.
33. Aguilera MT, de la Sierra A, Urbano-Marquez A. effect of alcoohol abstinence on blood pressure: assessment by 24-hour ambulatory blood pressure monitoring. *Hypertension* 1999; **33**: 653-657.
34. Sposito AC, Caramelli B, Fonseca FA et al. IV Diretriz Brasileira Sobre Dislipidemias e Prevenção da Aterosclerose. Departamento de Aterosclerose da Sociedade Brasileira de Cardiologia. *Arq Bras Cardiol* 2007; **88**: 2-19.
35. Boramilage P, Boechler B, Lehwert H. Hypertension in overweight and obese primary care patients is highly prevalent and poorly controlled. *Am J Hypertens* 2004; **17**: 904-910.
36. Cornelissen VA, Fagard RH, Vanhees L. Impact of resistance training on blood pressure and other cardiovascular risk factors: a

36. meta-analysis of randomized, controlled trials. *Hypertension* 2011; **58**: 950-958.
37. Sacks FM, Svetkey LP, Harsha D. Effects on blood pressure of reduced dietary sodium and the Dietary Approaches to Stop Hypertension (DASH) diet. *N Engl J Med* 2011; **344**: 3-10.
38. Craig NJ, Mangels AR. Position of the American Dietetic Association: vegetarian diets. *J Am Diet Assoc* 2009; **109**: 1266-1282.
39. Nishizaka MK, Zamam MA, Calhoun DA. Efficacy of low dose spironolactone in subjects with resistant hypertension. *Am J Hypertens* 2003; **16**: 925-930.
40. Chapman N, Dobson J, Wedel H *et al*. Effect of spironolactone on blood pressure in subjects with resistant hypertension. *Hypertension* 2007; **49**: 839-845.
41. Vaclavik J, Sedlak R, Plachy M. Addition of spironolactone in patients with resistant arterial hypertension (ASPIRANT): a randomized, double blind, placebo-controlled trial. *Hypertension* 2011; **57**: 1067-1075.
42. Hermida RC, Ayala DE, Calvo C. Chronotherapy improves blood pressure control and reverts the nondipper patterns in patients with resistant hypertension. *Hypertension* 2008; **51**: 69-76.
43. Taler SJ, Textor SC, Augustine JE. Resistant hypertension: comparing hemodynamic management to specialist care. *Hypertension* 2002; **39**: 982-988.
44. Lambers Heerspink HJ, Perkovic V, de Zeeuw D. Renal and cardioprotective effects of direct renin inhibition: a systematic literature review. *J Hypertens* 2009; **27**: 2321-2331.
45. White WB, Bresalier R, Kaplan AP *et al*. Safety and tolerability of the direct renin inhibitor aliskiren: a pooled analysis of clinical experience in more than 12,000 patients with hypertension. *J Clin Hypertens* (Greenwich) 2010; **12**: 765-775.
46. Duggan ST, Chwieduk CM, Curran MP. Aliskiren: a review of its ues as monotherapy and as combination therapy in the management of hypertension. *Drugs* 2010; **70**: 2011-2049.
47. Krum H, Nolly H, Krause S *et al*. Efficacy of eplerenone added to renin-angiotensin blockade in hypertensive patients. *Hypertension* 2002; **40**: 117-123.
48. Struthers A, Krum H, Williams GH. A comparison of the aldosterone-blocking agents eplerenone and spironolactone. *Clin Cardiol*. 2008; **31**: 153-158.
49. Calhoun DA, White WB. Effectiveness of the selective aldosterone antagonist eplerenone in treating resistant hypertension. *J Am Soc Hypertens* 2008; **2**: 462-468.
50. Campbell DJ. Vasopeptidase inhibition: a double-edged sword? *Hypertension* 2003; **41**: 383-389.
51. Burnett JC. Vasopeptidase inhibition: a new concept in blood pressure management. *J Hypertens Suppl* 1999; **17**: S37-S43.
52. Cuculi F, Erne P. Combined neutral endopeptidase inhibitors. *Expert Opin Invest Drugs* 2011; **20**: 457-463.
53. Segura J, Ruilope LM. Dual acting angiotensin receptor-neprilysin inhibition. *Curr Hypertens Rep* 2011; **13**: 74-78.
54. Luscher TF, Barton M. Endothelins and endothelin receptor antagonists: therapeutic considerations for a novel class of cardiovascular drugs. *Circulation* 2000; **102**: 2434-2440.
55. Weber MA, Black H, Bakris G *et al*. A selective endothelin-receptor antagonista to reduce blood pressure in patients with treatment-resistant hypertension: a randomised, double-blind, placebo-controlled trial. *Lancet* 2009; **374**: 1423-1431.
56. Bakris GL, Lindholm LH, Black HR *et al*. Divergent results using clinic and ambulatory blood pressure. Report of a Darusentan-Resistant Hypertension Trial. *Hypertension* 2010; **56**: 824-830.
57. Katholi RE, Rocha-Singh KJ, Goswami NJ, Sobotka PA. Renal nerves in the maintenance of hypertension: a potential therapeutic target. *Curr Hypertens Rep* 2010; **12**: 196-204.
58. DiBona GF, Kopp UC. Neural control of renal function. *Physiol Rev* 1997; **77**: 75-197.
59. DiBona GF. Sympathetic nervous system and the kidney in hypertension. *Curr Opin Nephrol Hypertens* 2002; **11**: 197-200.
60. Schlaich MP, Sobotka PA, Esler MD *et al*. Renal denervation as a therapeutic approach for hypertension novel implications for an old concept. *Hypertension* 2009; **54**: 1195-1201.
61. Symplicity HTN-1 Investigators. Catheter-based renal sympathetic denervation for resistant hypertension: durability of blood pressure reduction out to 24 months. *Hypertension* 2011; **57**: 911-917.
62. Esler MD, Krum H, Böhm M *et al*. Renal sympathetic denervation in patients with treatment-resistant hypertension (The Symplicity HTN-2 Trial): a randomised controlled trial. *Lancet* 2010; **376**: 1903-1909.
63. Witkowski A, Prejbisz A, Biele P *et al*. Effects of renal sympathetic denervation on blood pressure, sleep apnea course, and glycemic control in patients with resistant hypertension and sleep apnea. *Hypertension* 2011; **58**: 559-565.
64. Krum H, Schlaich M, Bartus K *et al*. Catheter-based renal sympathetic denervation for resistant hypertension: a multicentre safety and proof-of-principle cohort study. *Lancet* 2009; **373**: 1275-1281.
65. Kougias P, Weakley SM, Chen C. Arterial baroreceptors in the management of systemic hypertension. *Med Sci Monit* 2010; **16**: 1-8.
66. Krieger EM. Arterial baroreceptor resetting in hypertension. *Clin Exp Pharmacol Physiol Suppl* 1989; **15**: 3-17.
67. Lohmeier TE, Iliescu R. Chronic lowering of blood pressure by carotid baroreflex activation: mechanisms and potential for hypertension therapy. *Hypertension* 2011; **57**: 880-886.
68. Schlaich MP, Krum H, Sobotka PA, Esler MD. Renal denervation and hypertension. *Am J Hypertens* 2011; **24**: 635-642.
69. Scheffers I, Schmidli J, Allemann Y *et al*. Sustained blood pressure reduction by baroreflex hypertension therapy with a chronically implanted system: 2-year data from the Rheos DEBuT-HT study in patients with resistant hypertension. *J Hypertens* 2008; **26**: S19.
70. Bisognano J, Sloand J, Flack J *et al*. An implantable carotid sinus baroreflex activating system for drug-resistant hypertension: interim chronic efficacy results from the multi-center Rheos Feasibility Trial (abstract 2751). *J Hypertens* 2008.
71. Bisognano JD, Bakris G, Schafer J *et al*. Baroreflex activation therapy lowers blood pressure in patients with resistant hypertension: results from the double-blind, randomized, placebo-controlled Rheos Pivotal Trial. *J Am Coll Cardiol* 2011; **58**: 765-773.
72. Bertaz SL, Sievent H. Renal denervation for hypertension. *J Am Coll Cardiol* 2012; **5**: 249-258.
73. Pedrosa RP, Drager LF, Amaro AC *et al*. Obstructive sleep apnea: the most common secondary cause of hypertension associated with resistant hypertension. *Hypertension* 2011; **58**: 811-817.

41

IMPACTO DE UMA DIETA REGIONAL NOS VALORES PRESSÓRICOS E METABÓLICOS DE HIPERTENSOS NA ATENÇÃO PRIMÁRIA À SAÚDE

Silvia Tereza Rodrigues Moreira Lima
Ana Karina Teixeira da Cunha França
Natalino Salgado Filho

INTRODUÇÃO

O perfil epidemiológico brasileiro vem-se modificando de forma considerável nas últimas décadas. No cenário atual, as doenças crônicas não transmissíveis (DCNT) assumem papel de destaque entre as causas de morbimortalidade, tornando-se uma prioridade de saúde no Brasil[1].

A hipertensão arterial sistêmica (HAS) enquadra-se entre as DCNT, afetando 1 bilhão de pessoas em todo o mundo[2] e, pelo menos, 30 milhões de brasileiros na idade adulta[3]. Está frequentemente associada a alterações funcionais e/ou estruturais de órgãos-alvo e a alterações metabólicas[4-6], sendo responsável por aproximadamente 7,1 milhões de mortes prematuras em todo o mundo[2,7,8]. No Brasil, também é considerada a principal causa de doença renal crônica (DRC)[9].

O programa oficial do Ministério da Saúde (MS) do Brasil para a assistência aos pacientes hipertensos é o "Sistema de Cadastramento e Acompanhamento de Hipertensos e Diabéticos" (Programa HiperDia), de abrangência nacional e implementado em todas as unidades ambulatoriais do Sistema Único de Saúde (SUS). Segundo dados do MS, 12.410.753 hipertensos são usuários do SUS[10] e apenas 7.277.785 hipertensos estão cadastrados no HiperDia[11]. Desse modo, faz-se necessário o aperfeiçoamento da atenção primária no tratamento desses pacientes, a fim de que sejam reduzidas as complicações da hipertensão e os custos para o SUS[12].

Considerando que o objetivo do tratamento desses pacientes é o controle adequado da pressão arterial, com consequente redução da morbimortalidade cardiovascular e renal, a terapia nutricional tem sido um aspecto fulgente no manejo da hipertensão e constitui-se em intervenção de base para prevenir ou retardar o aparecimento dessa condição clínica, bem como em uma terapia concomitante para aqueles que necessitam de tratamento farmacológico para hipertensão[13].

TERAPIA NUTRICIONAL NA HIPERTENSÃO

Os efeitos benéficos de uma dieta saudável sobre o comportamento dos níveis pressóricos são reconhecidos[14]. Dietas específicas vêm sendo testadas no controle da pressão arterial (PA), entre elas a dieta DASH (*Dietary Approaches to Stop Hypertension*), que ganha destaque e vem sendo foco de muitas pesquisas centradas em mudanças de grupos alimentares específicos[15,16].

Desenvolvida em meados da década de 1990, a DASH foi motivada pela crescente prevalência de hipertensão nos Estados Unidos, para identificar um padrão de dieta que diminuísse a pressão sanguínea e, aliado a isso, fosse palatável e aceitável para a população geral[17]. Esta testou os efeitos de uma alimentação saudável em geral, em vez de nutrientes individuais em participantes pré-hipertensos ou em estágio 1 de hipertensão[18].

O estudo DASH comparou a dieta tradicional americana (controle) com a dieta americana acrescida de frutas e vegetais (frutas e vegetais) e que também era moderadamente hiperproteica, acrescida de laticínios com pouca gordura e reduzida em colesterol, gorduras saturada e total (DASH)[19]. Em 8 semanas de experimento, houve redução de 11,4mmHg na pressão arterial sistólica (PAS) e de 5,5mmHg da pressão arterial diastólica (PAD), bem como da excreção urinária de sódio em 3,2mEq/dia. Também foram observadas reduções significativas nos níveis séricos de colesterol total (13,7mg/dL), LDL-colesterol (10,7mg/dL) e HDL-colesterol (3,7mg/dL)[20].

O padrão alimentar DASH está bem estabelecido na literatura como um componente da prática baseada em evidências para o tratamento não farmacológico de hipertensos[21], sendo sua adoção recomendada pela Sociedade Brasileira de Hipertensão (SBH)[4].

Subsequente à DASH, o experimento DASH-sódio foi outra alternativa para diminuir a pressão arterial e arrolou 412 participantes, sendo 41% hipertensos. Investigaram-se os efeitos da dieta americana tradicional e da dieta DASH com três níveis de sódio, sobre os níveis pressóricos. Os participantes foram alocados aleatoriamente para uma das duas dietas (DASH ou controle) e para um de três níveis de sódio, descritos a seguir: alta ingestão, 3,3g/dia; ingestão intermediária, 2,4g/dia; e baixa ingestão, 1,5g/dia[22].

Os resultados mostraram que, em cada nível de sódio, o efeito hipotensor foi menor na dieta DASH-sódio do que na dieta controle[23]. Os pacientes submetidos à dieta DASH com menor teor de sódio (1.500mg) exibiram redução da PAS em 11,9mmHg[22]. Embora não tenham sido observadas reduções significativas nas concentrações de lípides sanguíneos, essas reduções foram maiores na dieta DASH-sódio, quando comparada à dieta controle[17,24]. De modo semelhante, em outro estudo que utilizou a dieta DASH-sódio, também foi relatada apenas pequena redução na excreção urinária de sódio (6mEq/dia)[25].

Em um ensaio clínico multicêntrico e randomizado, conhecido como Estudo PREMIER, foram investigadas pela primeira vez exequibilidade e eficácia da DASH em combinação com as recomendações de alterações ao estilo de vida convencional para a redução da pressão arterial em 810 pré-hipertensos ou hipertensos leves por um período de 6 meses[26]. Além do grupo de intervenção combinada (DASH e alterações do estilo de vida), a investigação incluiu mais dois grupos de estudo, um dos quais recebeu apenas recomendações de alteração do estilo de vida convencional (intervenção convencional) e o outro que recebeu apenas aconselhamento (grupo controle). O grupo de hipertensos submetidos à DASH combinada com mudanças do estilo de vida apresentou reduções significativas da PAS (14,2mmHg) e da PAD (7,4mmHg), em comparação com o grupo controle. Contudo, a redução na excreção urinária de sódio (32,6mEq/dia) não foi significativa para esse grupo[27].

O estudo *Exercise and Nutrition Intervention for Cardiovascular Health* (ENCORE) estendeu o ensaio PREMIER e teve como objetivo comparar o efeito da dieta tradicional (controle), com a DASH e a DASH combinada com a perda de peso e atividade física, na redução da PA em 144 pré-hipertensos e hipertensos. Os resultados demonstraram que a dieta DASH, quando combinada com um programa de treinamento físico e controle de peso, apresentou maior redução da PAS em 16,1mmHg e 9,9mmHg na PAD, melhorando não só a redução da PA, como também sendo favorável à modificação de biomarcadores de risco da doença[28].

Os mecanismos postulados para o efeito redutor da pressão arterial pelo padrão dietético DASH não foram completamente elucidados. Lin et al[29], em um experimento que testou os potenciais mecanismos de redução da pressão arterial pelo padrão dietético DASH em adultos com hipertensão no estágio 1 e sem medicação, sugerem que estejam relacionados ao efeito natriurético da dieta, ao sistema renina-angiotensina-aldosterona e à melhoria na regulação positiva da biodisponibilidade do óxido nítrico.

A compreensão desses mecanismos pode, potencialmente, aumentar a eficácia dessa intervenção dietética, elucidando as condições em que ela vai ser mais eficaz e ajudar a identificar populações-alvo que podem receber benefícios ideais. Também podem ajudar a definir as interações ou efeitos sinérgicos com outras intervenções de PA concomitantes, como a farmacoterapia[29].

Outro aspecto que tem sido investigado no tratamento dietético de hipertensos é o consumo de alimentos de baixo índice glicêmico (IG)[30-32]. O conceito de IG foi introduzido pela primeira vez em 1981 por Jenkins et al[(apud 33)] e consiste em um sistema de avaliação que classifica alimentos contendo carboidratos de acordo com a resposta pós-prandial da glicose no sangue em relação à mesma quantidade de carboidrato disponível de um alimento padrão, como o pão branco ou a glicose[33].

Dietas com alto índice glicêmico parecem desencadear uma sequência de eventos hormonais que limita a disponibilidade de combustível metabólico no período pós-prandial e altera o perfil lipídico e glicêmico[34]. Por outro lado, estudos realizados com dietas de baixo IG indicam resultados favoráveis nos perfis lipídico e glicêmico[35], podendo prevenir ou retardar as complicações vasculares[33], o que também beneficia o paciente hipertenso. No entanto, achados inconsistentes de estudos observacionais prolongam a polêmica sobre os efeitos do IG e o risco de certas doenças crônicas[36]. Apesar de os estudos apresentarem metodologias diferentes e efeitos diversos sobre os níveis de pressão arterial e alterações metabólicas, é possível observar resultados favoráveis da intervenção nutricional no tratamento da hipertensão.

Atualmente há uma gama de opções de intervenção dietética com o propósito de prevenção e tratamento da hipertensão, contudo têm sido pouco exploradas no Brasil no âmbito da rede pública de atenção à saúde. Diante do exposto e considerando o efeito positivo da terapia nutricional no manejo da hipertensão, a abrangência do programa HiperDia e o baixo controle da pressão arterial dos pacientes hipertensos, foi proposto avaliar o impacto da implementação da dieta estilo DASH adaptada à realidade brasileira, com teor de sódio reduzido e alimentos de baixo índice glicêmico, sobre a pressão arterial, excreção urinária de sódio e perfil metabólico de pacientes hipertensos em acompanhamento na atenção primária à saúde.

ESTUDO EM SÃO LUÍS, MARANHÃO

Um ensaio clínico randomizado foi desenvolvido com 206 pacientes hipertensos cadastrados no Programa HiperDia, que estavam em acompanhamento regular em duas unidades básicas de saúde (UBS) na área urbana de São Luís, Maranhão, Brasil.

São Luís está localizado em uma ilha na Região Norte do Estado, com população estimada em 1.014.837 habitantes[37]. Situada em um Estado com os piores indicadores sociais, as UBS não oferecem atendimento nutricional.

O estudo seguiu um protocolo padronizado[38]. No dia agendado para a primeira consulta, os pacientes responderam a um questionário estruturado contendo dados sociodemográficos e referentes a estilo de vida, história clínica e terapia medicamentosa em uso. Também foram aferidas pressão arterial e medidas antropométricas. Na ocasião, foi coletado material biológico (sangue e urina) para avaliação do perfil lipídico e glicemia de jejum. A urina de 24 horas permitiu dosar a excreção urinária de sódio e potássio.

Após a avaliação inicial dos pacientes, sucedeu-se o processo de randomização dos grupos: grupo experimental (GE) e grupo controle (GC). Ambos os grupos foram submetidos à avaliação do consumo alimentar, por meio de três registros alimentares de 24 horas, e receberam orientações gerais para redução de sódio e controle da hipertensão, de acordo com a rotina da assistência prestada pela UBS. O GE, além dessas orientações, foi submetido à intervenção nutricional com entrega de dieta individualizada e orientações nutricionais impressas.

Nas consultas subsequentes, realizadas mensalmente conforme conveniência do paciente, por um período de seis meses, os grupos foram submetidos novamente à avaliação antropométrica e aferição da pressão arterial. No GE também eram feitos os ajustes da dieta. Ao final do estudo os grupos repetiram os exames laboratoriais e a avaliação do consumo alimentar. Apenas nesse momento o GC recebeu a orientação nutricional individualizada, o que possibilitou a comparação do impacto da intervenção entre grupos.

A intervenção nutricional individualizada, pautada nos princípios da dieta DASH com alimentos de baixo a moderado índice glicêmico, consistiu em um plano dietético contendo um cardápio básico com grupos e porções alimentares fracionadas, lista de substituição de alimentos equivalentes e orientações nutricionais específicas focadas na redução do consumo de sódio, doces, açúcares e refrigerantes. A avaliação nutricional foi realizada por meio do índice de massa corporal (IMC), circunferência da cintura (CC) e relação cintura-quadril (RCQ).

CARACTERIZAÇÃO DA POPULAÇÃO

Dos 206 indivíduos randomizados no estudo, 156 completaram a coleta de dados. As características da linha de base dos participantes são apresentadas na tabela 41.1. Verificamos que não houve diferenças significativas entre os dois grupos, exceto para a classificação econômica.

IMPACTO DA INTERVENÇÃO NUTRICIONAL NOS ÍNDICES ANTROPOMÉTRICOS

No início do estudo, os pacientes do GE e GC apresentaram média do IMC na faixa de sobrepeso (27,8kg/m² e 27,3kg/m², respectivamente). Não foi observada diferença estatística significativa dos índices nutricionais entre os grupos, na linha de base (Tabela 41.2).

Ao final do estudo, após a intervenção dietética, houve redução de 1kg/m² na média do IMC (p-valor < 0,01) e 2cm (p-valor < 0,01) da CC. Para o GE, apenas a RCQ não apresentou redução significativa, enquanto para o GC não foi observada redução em nenhum dos índices nutricionais avaliados.

Resultados semelhantes foram encontrados em um estudo realizado na cidade de São Paulo – SP. Os autores constataram redução de 0,8kg/m² no IMC, 1,3cm na CC e nenhuma alteração da RCQ de pacientes hipertensos e obesos que foram submetidos mensalmente à intervenção nutricional educativa, por um período de 4 meses[39].

As consequências do excesso de peso são enfatizadas em estudos que mostram a relação entre aumento da massa corporal com elevação da pressão arterial, alterações metabólicas e aumento do risco cardiovascular. Dessa forma, a redução de peso constitui em importante medida anti-hipertensiva, pois há evidências de que, embora discreta, melhore outras alterações metabólicas e reduza a mortalidade[40].

Além disso, ao diagnosticar a obesidade abdominal, obtêm-se subsídios para a identificação de indivíduos sob risco de doenças crônicas, visto que o acúmulo de gordura no abdome é um fator de risco independente para doenças do coração, hipertensão arterial e alterações metabólicas[41].

IMPACTO DA INTERVENÇÃO NUTRICIONAL NOS NÍVEIS PRESSÓRICOS

Os pacientes submetidos à intervenção dietética apresentaram redução de 7,9mmHg para a PA diastólica (p < 0,01) após o ajuste da PA na linha de base para peso, idade e duração da intervenção. Apesar de a PA sistólica ter reduzido 12,1mmHg, não alcançou significância estatística (p = 0,08) (Tabela 41.3).

As reduções observadas foram maiores do que as encontradas no estudo DASH original[19] e em metanálises de ensaios clínicos randomizados controlados que avaliaram o efeito da dieta com redução de sódio na PA[42-44].

IMPACTO DA INTERVENÇÃO NUTRICIONAL NOS NÍVEIS SÉRICOS E NA EXCREÇÃO URINÁRIA

Ao final do estudo, ambos os grupos apresentaram reduções nos níveis séricos de glicose, colesterol total (CT) e LDL-colesterol. Ressalta-se que, no GE, a redução desses parâmetros foi significativamente maior quando comparado com o GC, e a média das diferenças foi de –7,0mg/dL

Tabela 41.1 – Características sociodemográficas e de estilo de vida da linha de base dos participantes de acordo com o grupo de intervenção.

Variáveis	Grupo experimental n (%)	Grupo controle n (%)	p-valor
Sexo			0,137
Masculino	19 (18,1)	27 (26,7)	
Feminino	86 (81,9)	74 (73,3)	
Faixa etária			0,067
< 40 anos	9 (8,5)	3 (3,0)	
≥ 40 anos e < 60 anos	49 (46,7)	39 (38,6)	
≥ 60 anos	47 (44,8)	59 (58,4)	
Escolaridade			0,746
< 8 anos	79 (75,2)	74 (73,3)	
≥ 8 anos	26 (24,8)	27 (26,7)	
Classificação econômica*			0,011
Classes A e B	7 (6,7)	20 (19,8)	
Classe C	65 (61,9)	47 (46,5)	
Classes D e E	33 (31,4)	34 (33,7)	
Tabagismo			0,335
Não			
Parou	99 (94,3)	98 (97,0)	
Sim	6 (5,7)	3 (3,0)	
Etilismo			0,152
Não			
Parou	80 (76,2)	85 (84,2)	
Sim	25 (23,8)	16 (15,8)	
Nível de atividade física			0,899
Ativo	26 (24,8)	24 (24,0)	
Sedentário	79 (75,2)	76 (76,0)	

* Critério de Classificação Econômica Brasil da Associação Brasileira de Empresas de Pesquisa.

Tabela 41.2 – Índices antropométricos na linha de base e após intervenção, de acordo com o grupo.

	Índices nutricionais				Alteração da linha de base			
	Grupo experimental		Grupo controle		Grupo experimental		Grupo controle	
	Média	IC	Média	IC	Média	p-valor	Média	p-valor
Linha de base (n = 206)								
IMC (kg/m^2)	27,8	26,9-28,7	27,3	26,3-28,3				
CC (cm)	92,7	90,1-95,3	93,5	91,2-95,8				
RCQ	0,92	0,90-0,94	0,93	0,92-0,95				
Pós-intervenção (n = 156)								
IMC (kg/m^2)	26,1	25,0-27,2	27,3	26,0-28,6	–1,0	< 0,01	0,0	0,07
CC (cm)	90,0	87,6-92,5	93,3	90,6-96,1	–2,0	< 0,01	0,0	0,86
RCQ	0,92	0,90-0,93	0,94	0,92-0,95	–0,01	0,16	0,01	0,12

IC = intervalo de confiança; IMC = índice de massa corporal; CC = circunferência da cintura; RCQ = razão cintura-quadril.

Tabela 41.3 – Níveis pressóricos na linha de base e após intervenção, de acordo com o grupo.

Níveis pressóricos	Linha de base		Seguimento (6 meses)		Diferença[1]			Média da diferença entre grupos[2]	
	Média	DP	Média	DP	Média	DP	p-valor*	Média	p-valor**
Sistólica (mmHg)									
Experimental	143,8	23,6	131,7	18,6	−12,8	20,3	0,08	−4,4	0,13
Controle	142,9	21,2	140,0	17,5	−8,4	15,7			
Diastólica (mmHg)									
Experimental	84.6	13,0	76,7	8,2	−8,7	11,7	< 0,01	−3,7	0,02
Controle	82.7	12,4	81,0	11,2	−5,0	9,0			

*Teste-t pareado.
**Teste-t não pareado.
[1]Diferença: seguimento (6 meses) menos linha de base.
[2]Média da diferença entre grupos: experimental menos controle.

para a glicemia de jejum (p-valor < 0,01), −28,6mg/dL para o CT (p-valor < 0,01) e −23,8mg/dL para o LDL-colesterol (p-valor < 0,01). O HDL-colesterol permaneceu inalterado, enquanto os triglicérides reduziram-se significativamente nos pacientes submetidos à intervenção dietética, mas não no GC. A redução média da excreção urinária de sódio no GE foi 43,3mEq/24h (p-valor < 0 ,01), enquanto no GC houve um aumento de 2,5mEq/24h (p-valor = 0,77) (Tabela 41.4).

Os resultados apresentados neste estudo foram maiores e mais amplos do que os observados em estudos semelhantes[30,42,45,46].

IMPACTO DA INTERVENÇÃO NUTRICIONAL NO CONSUMO ALIMENTAR

A tendência do hábito alimentar da população brasileira caracteriza-se pela redução no consumo de frutas e vegetais[47]. Neste estudo, mudanças da ingestão dietética ao longo do tempo foram observadas nos dois grupos de pacientes. No grupo submetido à intervenção dietética, houve um aumento na ingestão de grupos alimentares incentivados no aconselhamento nutricional, principalmente de frutas e vegetais (Tabela 41.5), o que pode ter contribuído para uma redução de 9,6 na carga glicêmica desse grupo, quando comparado ao controle (p-valor < 0,01) (dados não apresentados em tabela).

CONSIDERAÇÕES FINAIS

Enfim, os resultados obtidos neste estudo demonstraram que a intervenção dietética pautada nos princípios da dieta DASH adaptada à realidade local, com baixo teor de sódio e alimentos de baixo índice glicêmico, foi capaz de reduzir índices antropométricos, níveis pressóricos, taxas metabólicas e excreção urinária de sódio, além de contribuir para mudanças dos hábitos alimentares promovendo aumentos de frutas, vegetais, feijões, peixes e leite e derivados. Sua aplicabilidade, portanto, torna-se viável ao nível de atenção primária à saúde.

Um aspecto positivo do estudo foi que os retornos às UBS foram agendados conforme conveniência e disponibilidade do paciente. Outro ponto positivo envolve a metodologia aplicada: um estudo longitudinal de 24 semanas de acompanhamento; análise da ingestão de sódio avaliada por meio da excreção urinária de 24 horas; e três registros alimentares de 24 horas para avaliação do consumo alimentar em três momentos diferentes, o que permitiu maior conhecimento dos hábitos alimentares dos pacientes. Por outro lado, uma limitação deste estudo foi que a população de hipertensos foi composta principalmente de pacientes do sexo feminino e idosos.

Agradecimentos

À Professora Doutora Rosely Sichieri do Instituto de Medicina Social da Universidade do Estado do Rio de Janeiro, à nutricionista Barbara Nalin de Souza, doutoranda em Saúde Coletiva do Instituto de Medicina Social da Universidade do Estado do Rio de Janeiro e ao Professor Ms. João Victor Leal Salgado do Departamento de Ciências Fisiológicas da Universidade Federal do Maranhão, pelas suas valiosas e inspiradoras contribuições que foram essenciais na definição e desenvolvimento do projeto que deu origem ao capítulo deste livro.

Tabela 41.4 – Níveis séricos e excreção urinária na linha de base e após intervenção, de acordo com o grupo.

Parâmetros bioquímicos	Linha de base Média	Linha de base DP*	Pós-intervenção Média	Pós-intervenção DP*	Diferença[1] Média	Diferença[1] DP*	Diferença[1] p-valor**	Média da diferença entre grupos[2] Média	Média da diferença entre grupos[2] p-valor***
Níveis séricos									
Glicose sanguínea, mg/dL								–7,0	< 0,01
Experimental	99,7	10,5	89,7	9,4	–9,6	11,2	< 0,01		
Controle	99,9	12,2	96,9	12,9	–2,6	8,5	0,01		
Colesterol total, mg/dL								–28,6	< 0,01
Experimental	228,2	48,0	178,0	35,8	–46,6	53,5	< 0,01		
Controle	216,2	45,7	203,1	42,5	–18,0	36,6	< 0,01		
HDL-colesterol, mg/dL								0,0	0,99
Experimental	49,8	13,1	51,3	13,4	1,7	10,1	0,13		
Controle	48,5	13,1	49,2	13,1	1,7	8,7	0,11		
LDL-colesterol, mg/dL								–23,8	< 0,01
Experimental	146,8	39,9	101,9	37,3	–42,5	48,5	< 0,01		
Controle	138,6	42,6	125,9	37,3	–18,7	37,1	< 0,01		
Triglicérides, mg/dL								–26,8	< 0,01
Experimental	153,2	75,6	114,9	38,4	–31,3	61,1	< 0,01		
Controle	144,6	82,1	138,2	75,6	–4,5	49,5	0,45		
Excreção urinária									
Sódio (mEq/24h)								–45,9	< 0,01
Experimental	151,0	64,7	106,0	32,5	–43,4	70,5	< 0,01		
Controle	134,0	67,4	136,0	68,4	2,5	73,2	0,77		

* Desvio-padrão.
** Teste-t pareado.
*** Teste-t não pareado.
[1] Diferença: seguimento (6 meses) menos linha de base.
[2] Média da diferença entre grupos: experimental menos controle.

Tabela 41.5 – Frequência do consumo de grupos alimentares por meio de registro alimentar de 3 dias, de acordo com o grupo.

Grupos alimentares	Grupos	Linha de base	Seguimento (3 meses)	Seguimento (6 meses)
Frutas	Experimental	4,09	4,44	7,18
	Controle	4,01	3,93	5,75
Leite e derivados	Experimental	4,74	5,30	6,36
	Controle	4,75	5,09	6,47
Peixes	Experimental	1,80	1,96	2,74
	Controle	1,95	1,75	2,44
Feijões	Experimental	1,94	2,39	3,13
	Controle	2,27	2,05	2,63
Vegetais	Experimental	2,97	3,64	5,85
	Controle	2,98	2,83	3,57
Óleos e gorduras de adição	Experimental	2,50	2,94	2,98
	Controle	2,67	3,24	3,08

Fonte: Lima et al, 2013[38].

REFERÊNCIAS BIBLIOGRÁFICAS

1. Schmidt MI, Duncan BB, Silva GA et al. Health in Brazil 4. Chronic non-communicable diseases in Brazil: burden and current challenges. *Lancet* 2011; **377**: 61-74.
2. World Health Organization (2012) World health statistics 2012. http://www.who.int/healthinfo/EN_WHS2012_Full.pdf
3. Dib MW, Riera R, Ferraz MB. Estimated annual cost of arterial arterial hypertension treatment in Brazil. *Rev Pan Salud Pub* 2010; **27**: 125-131.
4. Sociedade Brasileira de Cardiologia. VI Diretrizes Brasileiras de Hipertensão. *Arq Bras Cardiol* 2010; **95** (S 1): 1-51.
5. Malta DC, Moura L, Souza FM et al. Doenças crônicas não-transmissíveis: mortalidade e fatores de risco no Brasil, 1990 a 2006. In Ministério da Saúde (ed). Brasil 2008: *20 Anos do Sistema Único de Saúde* (SUS) no Brasil. Ministério da Saúde: Brasília 2009; pp. 337-362.
6. Williams B. The year in hypertension. *J Am Coll Cardiol* 2010; **55**: 66-73.
7. Lawes CMM, Vander Hoorn S, Rodgers A et al. Global burden of blood-pressure-related disease, 2001. *Lancet* 2008; **371**: 1513-1518.
8. Sun Z, Zheng L, Wei Y et al. Prevalence and risk factors of the rural adult people prehypertension status in Liaoning Province of China. *Circ J* 2007; **71**: 550-553.
9. Sociedade Brasileira de Nefrologia. Registro 2012. Censo de Diálise SBN 2012. http://www.sbn.org.br/pdf/publico2012.pdf. (acessado novembro 2013).
10. Brasil. Ministério da Saúde. Secretaria de Atenção à Saúde. Departamento de Atenção Básica. *Hipertensão Arterial Sistêmica*. Brasília, Distrito Federal: Ministério da Saúde, 2006. n. 15.
11. Brasil. Ministério da Saúde. Hipertensão arterial, viver com qualidade e prevenir a doença é possível. *Informe da Atenção Básica*, v. 9, n. 51, mar./abr. 2009. http://bvsms.saude.gov.br/bvs/periodicos/informe_atencao_basica_anoix_n51.pdf. (acessado outubro 2012).
12. Brasil. Ministério da Saúde. Conselho Nacional de Secretários de Saúde. Assistência de Média e Alta Complexidade no SUS. *Coleção Pró-gestores*: para entender a gestão do SUS. CONASS: Brasília, Distrito Federal, 2007. n. 9.
13. Khan NA, Hemmelgarn B, Herman RJ et al. The 2009 Canadian Hypertension Education Program recommendations for the management of hypertension: Part 2 – therapy. *Can J Cardiol* 2009; **25**: 287-298.
14. Parikh A, Lipsitz SR, Natarajan S. Association between a DASH-like diet and mortality in adults with hypertension: findings from a population-based follow-up study. *Am J Hypertens* 2009; **22**: 409-416.
15. Moore LL, Singer MR, Bradlee ML et al. Intake of fruits, vegetables, and dairy products in early childhood and subsequent blood pressure change. *Epidemiology* 2005; **16**: 4-11.
16. McCall DO, McGartland CP, McKinley MC et al. Dietary intake of fruits and vegetables improves microvascular function in hypertensive subjects in a dose-dependent manner. *Circulation* 2009; **119**: 2153-2160.
17. Champagne C M. Dietary interventions on blood pressure: the Dietary Approaches to Stop Hypertension (DASH) trials. *Nutr Rev* 2006; **64** (2 Pt 2): S53-S56.
18. Hedayati SS, Elsayed EF, Reilly RF. Non-pharmacological aspects of blood pressure management: what are the data? *Kidney Int* 2011; **79**: 1061-1070.
19. Appel LJ, Moore TJ, Obarzanek E et al. A clinical trial of the effects of dietary patterns on blood pressure. DASH Collaborative Research Group. *N Engl J Med* 1997; **17**: 1117-1124.
20. Obarzanek E, Sacks FM, Vollmer WM et al. Effects on blood lipids of a blood pressure-lowering diet: the dietary approaches to stop hypertension (DASH) trial DASH Research Group. *Am J Clin Nutr* 2001;**74**: 80-89.
21. Troyer JL, Racine EF, Ngugi GW, McAuley WJ. The effect of home-delivered Dietary Approach to Stop Hypertension (DASH) meals on the diets of older adults with cardiovascular disease. *Am J Clin Nutr* 2010; **91**: 1204-1212.
22. Sacks FM, Svetkey LP, Vollmer WM et al. Effects on blood pressure of reduced dietary sodium and the Dietary Approaches to Stop Hypertension (DASH) diet. *N Engl J Med* 2001; **344**: 3-10.
23. Myers VH, Champagne CM. Nutritional effects on blood pressure. *Curr Opin Lipidol* 2007; **18**: 20-24.
24. Harsha DW, Sacks FM, Obarzanek E et al. Effect of dietary sodium intake on blood lipids: results from the DASH-sodium trial. *Hypertension* 2004; **43**: 393-398.
25. Robare JF, Milas NC, Bayles CM et al. The key to life nutrition program: results from a community-based dietary sodium reduction trial. *Public Health Nutr* 2010; **13**: 606-614.
26. Appel LJ, Champagne CM, Harsha DW et al. Effects of comprehensive lifestyle modification on blood pressure control: main results of the PREMIER clinical trial. *JAMA* 2003; **289**: 2083-2093.
27. Funk KL, Elmer PJ, Stevens VJ et al. PREMIER – a trial of lifestyle interventions for blood pressure control: intervention design and rationale. *Health Promot Pract* 2008; **9**: 271-280.
28. Blumenthal JA, Babyak MA, Hinderliter A et al. Effects of the DASH diet alone and in combination with exercise and weight loss on blood pressure and cardiovascular biomarkers in men and women with high blood pressure: the ENCORE study. *Arch Intern Med* 2010; **170**: 126-135.
29. Lin PH, Allen JD, Li YJ et al. Blood pressure-lowering mechanisms of the DASH dietary pattern. *J Nutr Metab* 2012; **2012**: 1-9.
30. Nordmann AJ, Nordmann A, Briel M et al. Effects of low-carbohydrate vs low-fat diets on weight loss and cardiovascular risk factors – a meta-analysis of randomized controlled trials. *Arch Intern Med* 2006; **166**: 285-293.
31. Sloth B, Due A, Larsen TM et al. The effect of a high MUFA, low glycaemic index diet and a low fat diet on appetite and glucose metabolism during a 6 month weight maintenance period. *Br J Nutr* 2009; **101**: 1846-1858.
32. Lin, PH, Chen,C, Young DR et al. Glycemic index and glycemic load are associated with some cardiovascular risk factors among the PREMIER study participants. *Food Nutr Res* 2012; **56**: 1-8.
33. Rahelic D, Jenkins A, Bozikov V et al. Glycemic index in diabetes. *Coll Antropol* 2011; **35**: 1363-1368.
34. Carvalho GQ, Alfenas RCG. Índice glicêmico: uma abordagem crítica acerca de sua utilização na prevenção e no tratamento de fatores de risco cardiovasculares. *Rev Nutr* 2008; **21**: 577-587.
35. Sichieri R, Moura AS, Genelhu V et al. An 18-mo randomized trial of a low-glycemic-index diet and weight change in Brazilian women. *Am J Clin Nutr* 2007; **86**: 707-713.
36. Barclay AW, Petocz P, McMillan-Price J et al. Glycemic index, glycemic load, and chronic disease risk: a meta-analysis of observational studies. *Am J Clin Nutr* 2008; **87**: 627-637.
37. Instituto Brasileiro de Geografia e Estatística. Registrado 2011. Censo Demográfico 2010. http://www.censo2010.ibge.gov.br (acessado novembro 2013)
38. Lima STRM, Souza BSN, França AKT et al. Dietary approach to hypertension based on low glycaemic index and principles of DASH (Dietary Approaches to Stop Hypertension): a randomised trial in a primary care service. *Br J Nutr* 2013; **110**: 1472-1479.
39. Alvarez TS, Zanella MT. Impacto de dois programas de educação nutricional sobre o risco cardiovascular em pacientes hipertensos e com excesso de peso. *Rev Nutr* 2009; **22**: 71-79.
40. Teixeira NS, Ribeiro VS, Santos AM et al. Perfil antropométrico de hipertensos cadastrados pelo hiperdia em uma unidade de saúde da Região Nordeste do Brasil. *Rev Pesq Saúde* 2012; **13** (Supl 2): S48-S53.
41. Oliveira SM, Rezende EM, Sampaio IBM et al. Padrões de adiposidade em mulheres atendidas em um Centro Municipal de Saúde de Belo Horizonte, 2000. *Rev Bras Epidemiol* 2006; **94**: 506-513.
42. Graudal NA, Hubeck-Graudal T, Jürgens G. Effects of low-sodium diet vs. high-sodium diet on blood pressure, renin, aldosterone, catecholamines, cholesterol, and triglyceride (Cochrane Review). *Am J Hypertens* 2012; **25**: 1-15.

43. Taylor RS, Ashton KE, Moxham T. Reduced dietary salt for the prevention of cardiovascular disease: a meta-analysis of randomized controlled trials (Cochrane review). *Am J Hypertens* 2011; **24**: 843-853.
44. Horvath K, Jeitler K, Siering U *et al*. Long-term effects of weight-reducing interventions in hypertensive patients: systematic review and meta-analysis. *Arch Intern Med* 2008; **168**: 571-580.
45. Nowson CA, Worsle Y A, Margerison C *et al*. Blood pressure response to dietary modifications in free-living individuals. *J Nutr* 2004; **134**: 2322-2329.
46. Lin JS, O'Connor E, Whitlock EP *et al*. Behavioral counseling to promote physical activity and a healthful diet to prevent cardiovascular disease in adults: update of the evidence for the U.S. preventive services task force. Rockville (MD): Agency for Healthcare Research and Quality (US); 2010. [Report n. 11-05149-EF-1].
47. Brasil. Ministério da Saúde. Secretaria de Atenção à Saúde. Coordenação Geral da Política de Alimentação e Nutrição. *Guia Alimentar para a População Brasileira: Promovendo a Alimentação Saudável*. Ministério da Saúde: Brasília, Distrito Federal, 2006.

42

EFEITO FARMACOLÓGICO DE PLANTAS MEDICINAIS NA HIPERTENSÃO ARTERIAL

Antônio da Silva Novaes
Clévia dos Santos Passos

INTRODUÇÃO

O estudo do efeito farmacológico de plantas medicinais, tanto inteiras quanto em partes isoladas, constitui um campo abundante de novos conhecimentos científicos e contribui para o aprimoramento da medicina tradicional[1].

As vantagens das pesquisas farmacológicas e clínicas com plantas são de grande alcance social, o que favorece o retorno de informações, como identificação da espécie, melhor época de colheita, parte empregada e modo de preparo. Adicionalmente, mesmo sem o conhecimento do princípio ativo efetor, mas com a segurança e eficácia garantidas, a espécie pode ser comercializada na forma de fitoterápicos ou in natura, juntamente com informações de uso e precauções[2].

Dados científicos mostraram que existe maior probabilidade de encontrar um fármaco com grande valor terapêutico nos países em desenvolvimento pelo estudo de plantas medicinais, do que pela obtenção sintética[3]. É importante ressaltar que, de 119 medicamentos, derivados de plantas, 74% foram desenvolvidos de pesquisas com drogas usadas na medicina tradicional[4].

Uma infinidade de estudos tem relacionado os níveis pressóricos com eventos de morbimortalidade, pois esta doença tem relação com a idade, gênero, etnia, excesso de peso, ingestão alimentar de sal e álcool, sedentarismo, genética, fatores socioeconômicos e outros fatores de risco[5]. Sendo assim, tem crescido na pesquisa o interesse em aprofundar o conhecimento em anti-hipertensivos já utilizados na comunidade médica, assim como o interesse por novos medicamentos, sendo que muitos deles oriundos de drogas vegetais.

Adicionalmente, por meio de discurso popular, a ciência tem muito a contribuir, pois a utilização de plantas medicinais expõe, em muitos casos, com o uso tradicional nas populações, o que permitiria justificar sua eficácia, sem por isso prescindir dos estudos farmacológicos e toxicológicos indispensáveis para confirmar essa eficácia, garantindo a segurança do uso[6].

Nesse sentido, desenvolvemos em laboratório estudos experimentais que comprovam o efeito terapêutico de plantas medicinais nativas com foco na hipertensão arterial.

FITOMEDICINA: IMPORTÂNCIA HISTÓRICA E ATUAL DA CONCEPÇÃO DO FÁRMACO

A utilização de plantas medicinais na prevenção ou na cura de enfermidades é hábito corriqueiro prevalente na história da humanidade e remonta há mais de 5 mil anos, onde há escritos sobre o uso de plantas como remédio[7]. O termo fitoterapia foi introduzido pelo médico francês Henri Leclerc (1870-1955) na ciência médica[8] e, ainda hoje, os fitoterápicos continuam ocupando lugar de destaque na terapia disponível, por serem considerados medicamentos com constituintes ativos advindos de plantas ou derivados vegetais de conhecimento e uso popular[9].

Os fitofármacos geralmente são indicados em doenças funcionais e crônicas e, diferentemente dos fármacos químicos, possuem menos reações adversas, mesmo quando interagem com outros fármacos, porém a administração deve ser adaptada ao paciente[8]. Os médicos na Antiguidade tratavam os doentes com ervas[8], tendo em vista que vários povos utilizavam as plantas de forma terapêutica, egípcios, astecas, gregos como Hipócrates e Galeno, esse último contribuiu com diversos livros sobre farmácia.

Há referências de 2800 a.C. que incluem a *Ephedra sinica*, um potente broncodilatador, como fonte da efedrina usada na alopatia até os tempos de hoje[10]. Outros fármacos foram descobertos no século XVIII por Lavoisier, Leicester e Berzelius, encontrando novos compostos ativos das plantas. Da *Papaver somniferum* isolaram-se a morfina, a codeína e a papaverina. Da *Salix alba*, isolou-se a salicina e posteriormente sintetizou-se o ácido salicílico e depois surgiu o primeiro sintético de origem herbal, o ácido acetilsalicílico (AAS)[7], uma substância do grupo dos anti-inflamatórios não esteroides usada como analgésico, antipirético e antiagregante plaquetário. Da planta com ação cardiotônica, surgiu a digoxina (digitálico) isolada por Claude-Adophe Nativelle a partir da *Digitalis lanatao*[7]. As plantas estudadas no século XIX também contribuíram muito no surgimento de novos fármacos utilizados atualmente em problemas vasculares cerebrais, entre elas o *Ginkgo biloba*.

GOVERNO E PLANTAS NO SISTEMA ÚNICO DE SAÚDE (SUS)

Tem-se integrado o uso de plantas medicinais e fitoterápicos como paliativo e profilático, sendo recomendado o uso por organizações mundiais[11]. O uso das plantas medicinais como terapia foi reconhecido pela Organização Mundial da Saúde (OMS), em 1978, durante uma conferência em Alma-Ata e, entre 2002 e 2005, a OMS preconizou o incentivo no Sistema Nacional de Saúde, onde se publicou o documento Política Nacional de Medicina Tradicional e Regulamentação de Medicamentos Fitoterápicos, investigando a segurança e a eficácia[11,12]. Assim, os serviços de saúde têm integrado o conhecimento popular e o científico no Brasil (Fig. 42.1).

No Brasil, em 1982, o Ministério da Saúde criou o Programa de Pesquisa de Plantas Medicinais. Em 1983, houve uma reestruturação para o incentivo na produção de medicamentos fitoterápicos para o sistema de saúde e da pesquisa científica, almejando o desenvolvimento de novos fármacos[12]. Em 1991, o Programa de Pesquisas de Plantas Medicinais (PPPM) publicou um relatório sobre as espécies estudadas, entre as selecionadas, a *Maytenus ilicifolia* (espinheira santa) e o *Phyllantus niruri* (quebra-pedra) obtiveram confirmação de propriedades terapêuticas[11].

Em 1996, ocorreu a 10ª Conferência Nacional de Saúde em Brasília, deliberando a incorporação da fitoterapia e de outras terapias alternativas e práticas populares no Sistema Único de Saúde (SUS), elaborando-se normas para sua utilização. No Item 286.12: diz: "incorporar ao SUS, em todo o País, as práticas de saúde como a fitoterapia, acupuntura e homeopatia, contemplando as terapias alternativas e práticas populares"; e no Item 351.10: destaca-se que "o Ministério da Saúde deve incentivar a fitoterapia na Assistência Farmacêutica Pública e elaborar normas para sua utilização, amplamente discutidas com os trabalhadores em saúde e especialistas"[11].

O desenvolvimento do fármaco tem algumas etapas que vão desde a descoberta, até o paciente: tem-se a etapa botânica, a química para obter as substâncias fitoquímicas, a farmacológica e a toxicológica pré-clínica, a partir dessa última libera para a etapa clínica, depois acontecem o registro e o uso terapêutico[13].

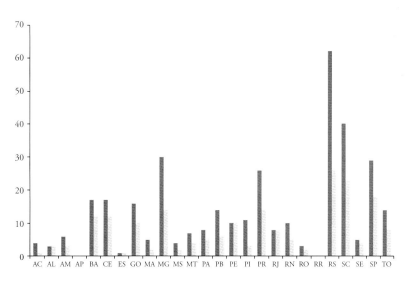

Figura 42.1 – Número de municípios por UF que implantaram e oferecem as plantas medicinais e fitoterápicos na Saúde Pública. Fonte: Brasil, Ministério Público, 2012[9].

TRATAMENTO DA HIPERTENSÃO

A hipertensão está envolvida na etiologia do desenvolvimento de complicações no eixo cardiorrenal[14] e cerebral[15]. Assim, o tratamento da hipertensão arterial sistêmica (HAS) ajuda na redução da morbidade e da mortalidade cardiovasculares[5], utilizando-se de medidas farmacológicas e não farmacológicas. Entre as medidas não farmacológicas mais utilizadas está a mudança nos hábitos do dia a dia, com aumento na prática diária de exercícios físicos[16-17], controle nutricional com dieta hipossódica e consumo maior de frutas e vegetais e redução do peso corporal[16,17].

Em relação ao tratamento farmacológico, a Sociedade Brasileira de Cardiologia (SBC)[5] chama a atenção da importância na escolha do anti-hipertensivo, mostrado no quadro 42.1. E ressalta sempre orientar o paciente a observar e relatar o surgimento de possíveis efeitos adversos. Recomendam-se fármacos que pertençam a uma das seis classes de anti-hipertensivos (Quadro 42.2). Com os dados clínicos, o médico escolhe entre o controle da pressão arterial com monoterapia, com possível aumento na dose do fármaco, ou associa a outro fármaco, observando sempre as indicações e contraindicações[5].

USO E AÇÃO DOS METABÓLITOS DE PLANTAS MEDICINAIS E FITOTERÁPICOS NA HIPERTENSÃO ARTERIAL

O uso de plantas medicinais no tratamento de doenças sempre foi presenciado na cultura popular e integrado com a história da Medicina e da Farmácia[18]. No mundo, estima-se que pelo menos 67% dos medicamentos provêm de plantas medicinais[11].

Quadro 42.1 – Características importantes dos anti-hipertensivos.

- Ser eficaz por via oral
- Ser seguro, bem tolerado e com relação de risco-benefício favorável ao paciente
- Permitir a administração em menor número possível de tomadas, com preferência para dose única diária
- Ser iniciado com as menores doses efetivas preconizadas para cada situação clínica, podendo ser aumentadas gradativamente, ressalvando-se que, quanto maior a dose, maiores serão as probabilidades de efeitos adversos
- Não ser obtido por meio de manipulação, pela inexistência de informações adequadas de controle de qualidade, bioequivalência e/ou de interação química dos compostos
- Ser considerado em associação para os pacientes com hipertensão em estágios 2 e 3 e para pacientes de alto e muito alto risco cardiovascular que, na maioria das vezes, não alcançam a meta de redução da pressão arterial preconizada com a monoterapia
- Ser utilizado por um período mínimo de 4 semanas, salvo em situações especiais, para aumento de dose, substituição da monoterapia ou mudança das associações em uso
- Ter demonstração em ensaios clínicos da capacidade de reduzir a morbidade e a mortalidade cardiovasculares associadas à hipertensão arterial (característica para preferência de escolha)

Fonte: SBC, 2010[5].

Quadro 42.2 – Classes de anti-hipertensivos disponíveis para uso clínico.

- Diuréticos
- Inibidores adrenérgicos
- Ação central – agonistas alfa-2 centrais
- Betabloqueadores – bloqueadores beta-adrenérgicos
- Alfabloqueadores – bloqueadores alfa-1-adrenérgicos
- Vasodilatadores diretos
- Bloqueadores dos canais de cálcio
- Inibidores da enzima conversora da angiotensina
- Bloqueadores do receptor AT1 da angiotensina II
- Inibidor direto da renina

Fonte: SBC, 2010[5].

O sistema metabólico (primário e secundário) de uma planta ocorre com conversões bioquímicas e transferência de massa[19]. Esses metabólitos classificam-se baseados na estrutura e categoria de compostos químicos que incluem carboidratos, lípides, aminoácidos, peptídeos, proteínas, enzimas, derivados de purina e pirimidina. Estes tornam-se medicinalmente úteis na biossíntese por meio de algumas vias, a exemplo do ácido chiquímico (chiquimato), que é responsável pela síntese de diversos aminoácidos aromáticos que incluem triptofano, fenilalanina, tirosina e ácidos orgânicos (benzoico). Muitos grupos de produtos naturais são construídos a partir da fenilalanina (cumarinas, flavonoides etc.). Os aminoácidos têm diversas funções, entre as quais a construção de blocos das proteínas, armazenamento de nitrogênio (cannovanine, hemoarginine) e inibidor de germinação[19].

A seleção de plantas medicinais para o desenvolvimento de estudos farmacológicos tem como base o uso popular, a exemplo da importância farmacológica de compostos que contêm enxofre (aliína, alcina e ajoene), alguns desses, isolados a partir do *Allium sativum* (alho), mostraram atividade biológica diversificada, entre as quais antiagregação plaquetária[20], anti-hipertensiva e anti-hipercolesterolêmica[19]. Tem-se recomendado o uso do alho nas formas de tintura, óleo e extrato seco[11]. Uma planta utilizada em parte da América do Sul, a *Folium cum Flore Crataegi*, é rica em flavonoides e procianidinas, os quais inibem a enzima conversora da angiotensina e mostraram aumentar o desempenho do miocárdio e atenuaram a hipertensão em estudos experimentais[19,21,22]. Em humanos houve melhora em pacientes nos estágios II e III com insuficiência cardíaca, os quais apresentaram melhora nas queixas subjetivas e na tolerância ao exercício físico[22], mas há estudos longitudinais avaliando a taxa de mortalidade em pacientes com insuficiência cardíaca congestiva crônica[19].

Diversos estudos científicos em pesquisa pré-clínica farmacodinâmica têm demonstrado propriedades anti-hipertensivas do chá da planta *Alpinia nutans* (colônia). Ela baixou a pressão de forma rápida, com retorno lento e baixa toxicidade em animais tratados. A injeção por via intravenosa da *Imperata exaltata* (sapé) reduziu a pressão arterial e sem toxicidade[11]. O extrato aquoso das sementes do *Phalaris canariensis* (alpiste) apresentou atividade hipotensora tanto em animais normotensos quanto em hipertensos espontaneamente, sem apresentar toxicidade na avaliação dos rins e fígado[21]; essa planta é considerada rica em triptofano[23]. As folhas da *Crataegus microphylla C. Koch* (Rosaceae) e as sementes do *Onopordon acanthium L.* (Asteraceae) são utilizadas no tratamento da hipertensão e sugere-se que o mecanismo aconteça por meio da inibição da enzima conversora da angiotensina[15]. Em estudos realizados em humanos com o chá da *Cecropia glazioui* (embaúba) em pesquisa clínica, os indivíduos normotensos não apresentaram atividade hipotensora, apenas em hipertensos, sem efeito tóxico[11].

Inúmeros extratos de plantas com propriedades terapêuticas potenciais para o tratamento da hipertensão e complicações como a doença cardíaca coronariana, angina, arritmias e insuficiência cardíaca congestiva foram identificados[24-27]. Curandeiros medicinais tradicionais do Sul da África têm usado *Helichrysum ceres* (*H. ceres*) para tratar rins e moléstias[28]. Estudos cardiorrespiratórios laboratoriais sugerem que o efeito hipotensor do extrato das folhas de *H. ceres* em ratos machos Sprague-Dawley poderia, em parte, ser atribuído a propriedades natriuréticas e diuréticas do extrato[29].

Musabayane *et al* relataram que o efeito hipotensor do extrato etanólico das folhas de *H. ceres* foi ativado em parte pelos efeitos relaxantes diretos sobre os músculos vasculares lisos e cardíacos[30]. Os dados sugerem que a redução da pressão arterial foi devida à resistência periférica reduzida provocada por efeitos vasodilatadores do extrato sobre os músculos lisos vasculares, mediados em parte via o fator de crescimento do endotélio vascular (VEGF). Essa sugestão foi corroborada pelas observações de que o extrato das folhas de *H. ceres* induziu potente efeito inotrópico e cronotrópico *in vivo* e exibiu efeitos vasorrelaxantes em preparações de tecidos vasculares.

PLANTAS DIURÉTICAS

O tratamento da hipertensão geralmente requer a combinação de drogas anti-hipertensivas e substâncias diuréticas. Os diuréticos são uma importante classe de medicamentos utilizados para tratar uma ampla variedade de condições agudas e crônicas, como insuficiência cardíaca, hipertensão e doenças renais. Eles atuam por meio do aumento da excreção urinária de água, sódio, e alguns outros eletrólitos, em diferentes locais do néfron (Fig. 42.3)[31].

Com base nos efeitos adversos indesejáveis que os diuréticos disponíveis no mercado apresentam, é necessária a busca por novas substâncias, sobretudo para uso clínico. Uma das possibilidades para o desenvolvimento de novas alternativas e minimização de efeitos colaterais é o estudo das plantas medicinais, incluindo a síntese farmacológica dessas mesmas substâncias[32]. Em laboratório, também desenvolvemos experimentos com plantas medicinais com propriedades diuréticas.

Os diuréticos presentes no mercado são sintetizados. Contudo, muitas plantas medicinais em todo o mundo apresentam propriedades diuréticas[34]. Como os atuais diuréticos disponíveis apresentam efeitos adversos, a busca por novas substâncias terapêuticas com menos efeitos colaterais tem aumentado, e as plantas medicinais é uma alternativa para a descoberta de novos compostos[19]. O quadro 42.3 apresenta várias plantas diuréticas, com seus efeitos farmacológicos, assim como seus principais

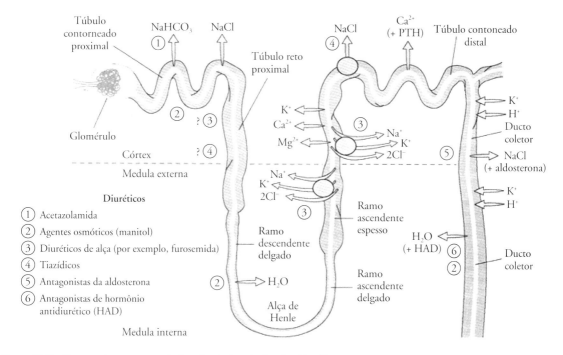

Figura 42.2 – Sistemas de transporte tubular e locais de ação dos diuréticos[33].

Quadro 42.3 – Efeito diurético de plantas medicinais.

Espécie	Parte utilizada	Tipo de extrato	Grupos fitoquímicos	Composto ativo	Mecanismo de ação ou alterações farmacodinâmicas	Referência
Ficus exasperata	Folhas	Aquoso	–	–	Aumenta a excreção urinária de eletrólitos, creatinina e ureia	40
Solanum xanthocarpum	Raiz	Aquoso	–	–	Aumenta a excreção urinária de eletrólitos	41
Piper amalago	Folhas	Etanólico	Amidas pirrolididas, calconas e um flavonol	–	Aumenta a excreção urinária de eletrólitos	42
Verbascum nigrum	Raízes, flores, folhas e caules	Etanólico	Flavonoides	Hesperidina	Aumenta a excreção urinária de eletrólitos	43
Achillea millefolium	Partes aéreas	Hidroetanólico	–	–	Ativação de receptores B2 da bradicinina e da atividade das ciclo-oxigenases	44
Ceratopteris pteridoide	Planta inteira	Aquoso e etanólico	Aminas aromáticas, triptaminas, ésteres, aldeídos e cetonas, taninos e cardiotônicos	–	Aumenta a excreção urinária de eletrólitos	34
Hibiscus sabdariffa	Cálices	Aquoso	Antocianinas, flavonoides e ácido clorogênico	–	Modulação da atividade de aldosterona	45
Colocasia esculenta	Folhas	Aquoso	Flavonoides	Vitexina, isovitexina, orientina e iso-orientina	Aumenta a excreção urinária de eletrólitos	46
Bombax ceiba	Frutos	Etanólico e aquoso	–	–	Aumenta a excreção urinária de eletrólitos	47
Tephrosia purpurea	Planta inteira	Metanólico	–	–	Aumenta a excreção urinária de eletrólitos	48
Smilax canariensis	Rizomas, folhas e caule	Aquoso e metanólico	Componentes fenólicos e ácidos graxos	–	Aumenta a excreção urinária de eletrólitos	49
Palicourea coriacea	Folhas e caule	Etanólico	Ácido ursólico	–	Aumenta a excreção urinária de eletrólitos	50
Cynoglossum lanceolatum	Raiz	Etanólico	–	–	Aumenta a excreção urinária de eletrólitos	51
Tropaeolum majus	Folhas	Hidroetanólico	Flavonoides	Isoquercitrina	Efeito poupador de potássio	52
Viscum angulatum	Caule	Metanólico	Compostos polifenoicos e triterpenoides	Ácido oleanólico	Efeito poupador de potássio	53
Erica multiflora	Flores	Aquoso	–	–	Aumenta a excreção urinária de eletrólitos	54

Espécie	Parte utilizada	Tipo de extrato	Grupos fitoquímicos	Composto ativo	Mecanismo de ação ou alterações farmacodinâmicas	Referência
Cynodon dactylon	Rizomas	Aquoso	–	–	Aumenta a excreção urinária de eletrólitos	54
Opuntia ficus indica	Frutos	Aquoso	–	–	Aumenta a excreção urinária de eletrólitos	55
Taraxacum officinale	Folhas	Etanólico	–	–	Aumenta o volume urinário em humanos	39
Equisetum arvense	Partes aéreas e caule	Aquoso	Flavonoides	–	Aumenta a excreção urinária de eletrólitos	56,57

compostos fitoquímicos e parte utilizada da planta. Embora já tenha vários estudos experimentais que comprovam o efeito diurético de diversas plantas, é necessário o aprofundamento do estudo em pesquisas clínicas que garantam a eficácia e a segurança da droga.

Os componentes básicos para diurese são a excreção aumentada de água e a perda de solutos (Na, K) na urina. Esse processo resulta da supressão da reabsorção tubular renal de água e íons do sangue. A furosemida (um diurético comercializado) aumenta a excreção do volume de urina, assim como de sódio e cloreto, e o mecanismo envolvido na ação diurética é mediado por meio da inibição do cotransportador Na-K-2Cl, no ramo ascendente espesso da alça de Henle[35]. No entanto, a furosemida, assim como outros diuréticos induzem a vários efeitos adversos[36]. Nesse sentido, a busca por novas moléculas com menos ou nenhum efeito adverso tem sido realizada, principalmente em plantas medicinais, por produzirem menos efeitos adversos.

O Ministério da Saúde divulgou uma lista de várias plantas medicinais que poderão ser usadas como medicamentos fitoterápicos pelo SUS. A ideia é que a relação sirva de base para uma ampliação do número de fitoterápicos que hoje são financiados com verba federal[37,38]. Foram selecionadas plantas com potencial para serem utilizadas no combate a inflamações, hipertensão, infecções na garganta, úlceras, aftas, vermes, diarreia, osteoporose, sintomas da menopausa e do diabetes, entre outros problemas de saúde[9,11,38]. Entre elas estão produtos como o *Equisetum arvense*, conhecido como cavalinha, com propriedade diurética. Essa planta é usada em diversas regiões brasileiras e já tem sido comprovado seu efeito terapêutico em animais. No entanto, são necessários estudos adicionais para estabelecer a segurança e a eficácia em humanos[38].

A planta *Taraxacum officinale* foi estudada e foi obtido resultado promissor diurético em humanos, embora mais estudos serão necessários para estabelecer seu valor na indução de diurese em humanos[39].

CONSIDERAÇÕES FINAIS

O estudo farmacológico de plantas medicinais em chás ou extratos vegetais exige investigações minuciosas, devido a uma série de fatores que dificultam a comprovação em modelos animais e em humanos. As plantas possuem misturas complexas, repletas de princípios ativos e outros secundários. Esses compostos variam constantemente e podem potencializar ou antagonizar mutuamente e, ainda, não produzir efeitos agudos em períodos de latência que podem alcançar várias semanas.

O conhecimento desses fatores para uma utilização racional das plantas medicinais e suas preparações para a medicina tradicional cabe, particularmente, ao farmacêutico, que deve estar atento à orientação do uso de chás e extratos vegetais.

Descrevemos a evidência farmacológica e terapêutica, em apoio a alguns dos extratos de plantas medicinais utilizadas no tratamento de hipertensão arterial. Alguns desses extratos de plantas medicinais são uma fonte potencial de medicamentos anti-hipertensivos devido a sua eficácia terapêutica e mecanismos relatados em animais experimentais. No entanto, atualmente, os mecanismos celulares/moleculares de ação desses extratos de plantas ainda não estão bem estabelecidos, e também estudos clínicos são muito necessários.

REFERÊNCIAS BIBLIOGRÁFICAS

1. Sixel PJ. O resgate das plantas medicinais e da fitoterapia. *Rev Cent Cienc Med UFF* 1998; 2: 49-54.
2. Carlini EA. Pesquisas com plantas brasileiras em medicina popular. *Rev Assoc Med Brasil* 1983; 29: 109-110.
3. Lapa AJ. Importância da farmacologia tradicional e novas descobertas no estudo das plantas medicinais. *ARS Curandi* 1995; 6: 46-52.
4. Farnsworth NR. Ethnopharmacology and future drug development: the North American experience. *J Ethnopharmacol* 1993; 38: 145-152.
5. http://www.scielo.br/pdf/abc/v95n1s1/v95n1s1.pdf
6. Bittencourt SC, Caponi S, Falkenberg MB. O uso das plantas medicinais sob prescrição médica: pontos de diálogo e controvérsias com o uso popular. *Rev Bras Farmaco* 2002; 12: 89-91.
7. Calixto JB, Siqueira Jr MS. Desenvolvimento de Medicamentos no Brasil: Desafios The Drug Development in Brazil: Challenges. Departamento de Farmacologia da UFSC; Florianópolis, SC, Brasil. *Gaz Med Bahia* 2008; 78: 98-106.
8. Ciuman R. Phytotherapeutic and naturopathic adjuvant therapies in otorhinolaryngology. *Eur Arch Otorhinolaryngol* 2012; 269: 389-397.
9. Brasil MdSSdAàS, Departamento de Atenção Básica. Práticas integrativas e complementares: plantas medicinais e fitoterapia na Atenção Básica. *Ministério da Saúde* 2012; 156.
10. Eldin S, Dunford A (eds). *Fitoterapia na Atenção Primária à Saúde.* Editora Manole: São Paulo, 2001.
11. BRASIL. Ministério da Saúde. Secretaria de Ciência, Tecnologia e Insumos Estratégicos. Departamento de Assistência Farmacêu-

tica. *A Fitoterapia no SUS e o Programa de Pesquisa de Plantas Medicinais da Central de Medicamentos*. Brasília: Ministério da Saúde, 2006; p 148. http://bvsms.saude.gov.br/bvs/publicacoes/fitoterapia_no_sus.pdf (acessado em novembro de 2013).

12. Bevilacqua H. Histórico das plantas medicinais. In Haraguchi LMM, Carvalho OB. *Plantas Medicinais*: *do Curso de Plantas Medicinais*. Secretaria Municipal do Verde e do Meio Ambiente. Divisão Técnica Escola Municipal de Jardinagem, 2010: **248**: 34-36. http://www.prefeirtura.sp.gov.br/cidade/secretarias/upload/meio_ambiente/arquivos/plantas_med_web.pdf (acessado em Dezembro de 2013).

13. Laporte JR, Tognoni G. Estudios de utilización de medicamentos y de farmacovigilancia. In Laporte JR, Tognoni G. *Principios de Epidemiología del Medicamento*. Ediciones Científicas y Técnicas: Barcelona, 1993, pp 147-170. https://www.icf.uab.es/pem/docs/pem.pdf (acesssado em setembro de 2013).

14. Kearney PM, Whelton K, Reynolds P *et al*. Global burden of hypertension: analysis of worldwide data. *Lancet* 2005; **365**: 217-223.

15. Sharifi N, Souri E, Ziai SA *et al*. Discovery of new angiotensin converting enzyme (ACE) inhibitors from medicinal plants to treat hypertension using an in vitro assay. *Daru* 2013; **21**: 74.

16. Harsha DW, Bray GA. Weight loss and blood pressure control (Pro). *Hypertension* 2008; **51**: 1420-1425.

17. Sacre JW, Jennings GL, Kingwell BA. Exercise and dietary influences on arterial stiffness in cardiometabolic disease. *Hypertension* 2014; **63**: 888-893.

18. Rodrigues VEG, Carvalho DA. Levantamento etnobotânico de plantas medicinais no domínio dos cerrados na região do Alto Rio Grande - Minas Gerais. *Cienc Agrotec* 2001; **25**: 102-123.

19. Gurib-Fakim A. Medicinal plants: traditions of yesterday and drugs of tomorrow. *Mol Aspects Med* 2006; **27**: 1-93.

20. Borek C. Garlic reduces dementia and heart-disease risk. *J Nutr* 2006; **136**: 810S-812S.

21. Passos CS, Carvalho LN, Pontes RB Jr *et al*. Blood pressure reducing effects of Phalaris canariensis in normotensive and spontaneously hypertensive rats. *Can J Physiol Pharmacol* 2012; **90**: 201-208.

22. World Health Organization. *WHO monographs on selected medicinal plants*. Geneva, 2004. v.2. http://apps.who.int/medicinedocs/pdf/s4927e/s4927e.pdf (acesado em Dezembro de 2013).

23. Adrian J, Lunven P, Carnovale E. [Alpist. l. Canary-grass seed (Phalaris canariensis L). An exceptional source of tryptophan]. *Ann Nutr Aliment* 1969; **23**: 299-312.

24. Miller NE, Thelle DS, Forde OH *et al*. The Tromsø heart-study. High-density lipoprotein and coronary heart-disease: a prospective case-control study. *Lancet* 1977; **7**: 965-968.

25. Osim EE, Mbajiorgu EF, Mukarati G *et al*. Hypotensive effect of crude extract of Olea africana (Oleaceae) in normo and hypertensive rats. *Cent Afr J Med* 1999; **45**: 269-274.

26. Somova LO, Nadar A, Rammanan P *et al*. Cardiovascular, antihyperlipidemic and antioxidant effects of oleanolic and ursolic acids in experimental hypertension. *Phytomedicine* 2003; **10**: 115-121.

27. Somova LI, Shode FO, Ramnanan P *et al*. Antihypertensive, antiatherosclerotic and antioxidant activity of triterpenoids isolated from Olea europaea, subspecies africana leaves. *J Ethnopharmacol* 2003; **84**: 299-305.

28. Gelfand M, Mavi S, Drummond RB *et al* (eds). *The Traditional Medical Practitioner in Zimbabwe*: *his Principles of Practice and Pharmacopoeia* Mambo Press: Zimbabwe, 1985.

29. Musabayane CT, Munjeri O, Mdege ND. Effects of Helichrysum ceres extracts on renal function and blood pressure in the rat. *Ren Fail* 2003; **25**: 5-14.

30. Musabayane CT, Kamadyaapa DR, Gondwe M *et al*. Cardiovascular effects of Helichrysum ceres S. Moore [Asteraceae] leaf ethanolic extract in experimental animal paradigms. *Cardiovasc J Afr* 2008; **19**: 246-253.

31. Filipowicz E, Staszków M. Diuretics. *Wiad Lek* 2013; **66**: 319-323.

32. Wright CI, Van-Buren L, Kroner CI *et al*. Herbal medicines as diuretics: a review of the scientific evidence. *J Ethnopharmacol* 2007; **114**: 1-31.

33. Katzung BG (ed). *Farmacologia Básica & Clínica*, 8ª ed. Guanabara Koogan: Rio de Janeiro, 2003.

34. Alviz AA, Salas RD, Franco LA. Efecto diurético agudo de los extractos etanólico y acuoso de Ceratopteris pteridoides (Hook) en ratas normales. *Biomédica* 2013; **33**: 115-121.

35. Goodman LS, Gilman AG. *As Bases Farmacológicas da Terapêutica*, 11ª ed. Guanabara Koogan: Rio de Janeiro, 2006, p 1848.

36. Jackson EK. Drugs affecting renal and cardiovascular function. In Hardman JC, Gilman AG Limbird LE (eds). *Goodman and Gilman's the Pharmacological Basis of Therapeutics*, 9th ed. Pergamnon Press: New York, 1996 pp 685-713.

37. Pinho A, Pichonelli M. Governo lista plantas que poderão virar fitoterápicos. Folha de São Paulo: São Paulo, 2009.

38. Brasil. Ministério da Saúde. RENISUS – *Relação Nacional de Plantas Medicinais de Interesse ao SUS, espécies vegetais*. http://portal.saude.gov.br/portal/arquivos/pdf/RENISUS.pdf (acessado em Setembro de 2013).

39. Clare BA, Conroy RS, Spelman K. The diuretic effect in human subjects of an extract of Taraxacum officinale folium over a single day. *J Altern Complement Med* 2009; **15**: 929-934.

40. Amonkan AK, Konan AB, Ahui BM *et al*. Diuretic effects of aqueous extract of Ficus exasperata Vahl. leaves in rat. *Pak J Biol Sci* 2013; **21**: 1383-1387.

41. Ranka D, Aswar M, Aswar U, Bodhanker S. Diuretic potential of aqueous extract of roots of Solanum xanthocarpum Schrad & Wendl, a preliminary study. *Indian J Exp Biol* 2013; **51**: 833-839.

42. Novaes AS, da Silva Mota J, Barison A *et al*. Diuretic and antilithiasic activities of ethanolic extract from Piper amalago (Piperaceae). *Phytomedicine* 2013 (apud a had of print).

43. Kalinina SA, Elkina OV, Kalinin DV *et al*. Diuretic activity and toxicity of some Verbascum nigrum extracts and fractions. *Pharm Biol* 2014; **2**: 191-198.

44. de Souza P, Crestani S, da Silva RCV *et al*. Involvement of bradykinin and prostaglandins in the diuretic effects of Achillea millefolium L. (Asteraceae). *J Ethnopharmacol* 2013; **149**: 157-161.

45. Jiménez-Ferrer E, Alarcón-Alonso J, Aguilar-Rojas A *et al*. Diuretic effect of compounds from Hibiscus sabdariffa by modulation of the aldosterone activity. *Planta Med* 2012; **78**: 1893-1898.

46. Vasant OK, Vijay BG, Virbhadrappa SR *et al*. Antihypertensive and diuretic effects of the aqueous extract of Colocasia esculenta Linn leaves in experimental paradigms. *Iran J Pharm Res* 2012; **11**: 621-634.

47. Jalalpure SS, Gadge NB. Diuretic effects of young fruit extracts of Bombax ceiba L. in rats. *Indian J Pharm Sci* 2011; **73**: 306-311.

48. Ashokkumar D, Narayana TV, Vidyasagar TR *et al*. Exploration of diuretic potential and electrolyte excretion of Tephrosia purpurea (Fabaceae) in rats. *J Diet Suppl* 2012; **9**: 9-18.

49. Abdala S, Martín-Herrera D, Benjumea D *et al*. Diuretic activity of some Smilax canariensis fractions. *J Ethnopharmacol* 2012; **140**: 277-281.

50. Freitas PCM, Pucci LL, Vieira MS *et al*. Diuretic activity and acute oral toxicity of Palicourea coriacea (Cham.) K Schum. *J Ethnopharmacol* 2011; **134**: 501-503.

51. Yu C-H, Tang W-Z, Peng C *et al*. Diuretic, anti-inflammatory, and analgesic activities of the ethanol extract from Cynoglossum lanceolatum. *J Ethnopharmacol* 2012; **139**: 149-154.

52. Gasparotto Junior A, Gasparotto FM, Boffo MA *et al*. Diuretic and potassium-sparing effect of isoquercitrin: an active flavonoid of Tropaeolum majus L. *J Ethnopharmacol* 2011; **134**: 210-215.

53. Jadhav RB, Bhatnagar SP, Surana SJ. Diuretic activity of squamate mistletoe, Viscum angulatum. *Pharm Biol* 2010; **48**: 417-421.

54. Sadki C, Hacht B, Souliman A *et al*. Acute diuretic activity of aqueous Erica multiflora flowers and Cynodon dactylon rhizomes extracts in rats. *J Ethnopharmacol* 2010; **128**: 352-356.

55. Bisson J-F, Daubié S, Hidalgo S *et al*. Diuretic and antioxidant effects of Cacti-Nea®, a dehydrated water extract from prickly pear fruit, in rats. *Phytother Res* 2010; **24**: 587-594.

56. Mamedova KT, Gysejnova ID. Effect of Equisetum arvense L. on diuresis. *Doklady Akad Nauk Azerb* 1996; **51**: 175-179.

57. Sandhu NS, Kaur S, Chopra D. Equietum arvense: pharmacology and phytochemistry – a review. *Asian J Pharm Clin Res* 2012; **3**: 146-150.

Seção 7

Lesão Renal Aguda

43

PARTICIPAÇÃO DO SULFETO DE HIDROGÊNIO NA LESÃO RENAL

Heloísa Della Coletta Francescato
Terezila Machado Coimbra

◆

INTRODUÇÃO

O sulfeto de hidrogênio (H_2S) pertence à família dos mediadores gasosos, que são moléculas de sinalização produzidas endogenamente. Assim como os outros membros dessa família, como o óxido nítrico (NO) e o monóxido de carbono (CO), esses mediadores são lipossolúveis, atravessam a membrana plasmática das células para ativar diretamente alvos intracelulares, eliminando assim a necessidade de receptores ligados à membrana. O H_2S foi o último mediador a ser identificado e caracterizado, é um gás incolor, inflamável e solúvel em água e já era conhecido por décadas por causa de sua toxicidade[1]. O principal mecanismo de toxicidade do H_2S é a inibição da respiração mitocondrial, resultante do bloqueio da citocromo c oxidase[2]. O interesse pelo estudo a respeito dos mecanismos na sua sinalização fisiológica cresceu bastante com a descoberta de sua presença e produção enzimática em mamíferos.

Sabe-se até agora que o H_2S pode ser formado a partir da L-cisteína por pelo menos quatro vias distintas[3]. A cistationina β sintase (CBS) produz H_2S e L-serina a partir da cisteína; a cistationina γ liase (CSE) forma tiocisteína, a qual se modifica para formar H_2S; a cisteína aminotransferase (CAT) catalisa a reação da L-cisteína com cetoácidos (como o α-cetoglutarato) para formar 3-mercaptopiruvato, o qual é então dessulfurado pela 3-mercaptopiruvato sulfotransferase (3-MST) para formar H_2S; e a cisteína liase (CL) converte L-cisteína e sulfito em L-cisteato e H_2S (Fig. 43.1).

O piridoxal 5'-fosfato é um cofator requerido pelas enzimas CBS, CAT, CSE e CL, enquanto a 3-MST é dependente de zinco. As CAT e 3-MST são enzimas citosólicas e mitocondriais, enquanto as CBS e CSE parecem ser exclusivamente citosólicas[3]. Grandes quan-

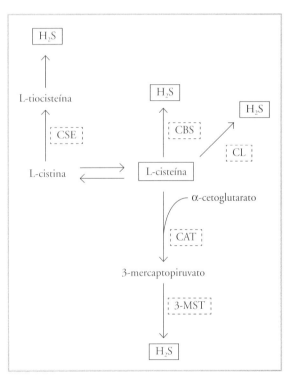

Figura 43.1 – Principais vias enzimáticas de formação do H_2S em mamíferos. O H_2S é formado a partir de 4 vias enzimáticas distintas. CSE = cistationina γ liase; CBS = cistationina β sintase; CL = cisteína liase; CAT = cisteína aminotransferase; 3-MST = 3-mercaptopiruvato sulfotransferase.

tidades de CBS estão presentes no cérebro, enquanto a atividade da CSE é mais alta em tecidos periféricos, principalmente no fígado, rins e vasos sanguíneos. Existem três vias conhecidas de degradação de H_2S: 1. oxidação mitocondrial para tiossulfato, o qual é então convertido para sulfito e sulfato; 2. metilação citosólica para dimetilsulfito; e 3. formação de sulfemoglobina após ligação com a hemoglobina[4]. Similarmente ao NO e CO, o H_2S pode também se ligar à hemoglobina, que é uma via comum de eliminação desses três gases[5].

O H_2S é reconhecido como uma importante molécula de sinalização do sistema nervoso e cardiovascular. Trabalhos recentes comprovam aumentos da produção endógena de H_2S e da atividade da CBS em área do sistema nervoso central (região pré-óptica anteroventral – AVPO; região termossensível e termointegrativa do SNC) durante a queda da temperatura corporal (anapirexia) induzida por hipóxia em ratos, bem como a interação dessa via com a do NO[6]. Além disso, o H_2S participa também na modulação da resposta ventilatória nesse modelo[7]. Os H_2S endógeno e exógeno podem também promover relaxamento da musculatura lisa vascular e queda da pressão sanguínea, exercendo, dessa forma, uma função na regulação das funções cardiovasculares. A inibição endógena de H_2S induz hipertensão[8,9]. O efeito do H_2S não está relacionado com o aumento do GMPc ou AMPc, como ocorre com o NO e outros vasodilatadores, mas envolve a abertura dos canais de potássio sensíveis ao ATP (K_{ATP}) em células da musculatura lisa vascular[10,11].

EVIDÊNCIAS DA PARTICIPAÇÃO DO H_2S NA INFLAMAÇÃO

O H_2S tem sido considerado um importante mediador da inflamação, contudo, em algumas condições, pode exercer também atividades anti-inflamatórias[12]. Vários experimentos realizados com inibidores da produção endógena de H_2S, como a DL-propargilgicina (PAG), e com compostos doadores para a formação de H_2S em diferentes modelos experimentais, como choque hemorrágico[13], isquemia-reperfusão[14], endotoxemia[15] e sepse[16], evidenciam a participação desse gás na inflamação. Estudos experimentais mostram que, em concentrações plasmáticas próximas às fisiológicas (< 100μM), o H_2S pode apresentar efeitos anti-inflamatórios, enquanto em concentrações mais altas ele apresenta efeitos pró-inflamatórios, indicando uma ação dupla desse gás na inflamação[17]. Altos níveis são acompanhados por efeitos citotóxicos[18], que resultam da geração de espécies reativas, diminuição dos níveis do antioxidante endógeno glutationa, liberação de ferro intracelular, inflamação, e apresentam também ação pró-apoptótica pela ativação das vias mitocondrial e do receptor de morte[19]. Por outro lado, tem-se verificado que em concentrações mais baixas próximas às fisiológicas esse gás pode apresentar efeitos anti-inflamatórios citoprotetores[20,21], dependendo do tipo de célula e das condições experimentais.

Li et al[22], utilizando um modelo de sepse induzida por LPS (lipopolissacarídeo) em camundongos, verificaram aumento da síntese de H_2S no plasma, fígado e rins desses animais. Os autores sugeriram, então, que a inibição da formação desse gás poderia ser uma estratégia anti-inflamatória efetiva. Dal-Secco et al[23], utilizando esse mesmo modelo experimental, verificaram que durante o processo inflamatório o H_2S aumenta a adesão e a locomoção de neutrófilos por mecanismo dependente dos canais K^+_{ATP}. Contudo, o aumento da migração dos neutrófilos pelo tratamento com um doador para a síntese de H_2S, hidrossulfito de sódio (NaHS), não foi observado em camundongos deficientes em ICAM (*intercellular adhesion molecule-1*). Bhatia et al[24] verificaram que o pré-tratamento de ratos com PAG, um inibidor da enzima CSE, em modelo de edema de pata induzido por carragenina, produzia uma inibição dose-dependente do edema, associado com a redução da atividade da mieloperoxidase (MPO) tecidual. A MPO é uma enzima liberada por neutrófilos, sendo, portanto, considerada um marcador de infiltração de neutrófilos[25].

Outros estudos mostram que o H_2S pode ter também uma atividade anti-inflamatória. Fiorucci et al verificaram que a inibição da formação de H_2S intensifica a lesão gástrica causada por anti-inflamatório não esteroide (AINS), mostrando, assim, um efeito protetor desse gás[26]. Esse trabalho foi a primeira demonstração sobre o efeito do H_2S reduzindo a aderência de leucócitos à mucosa gástrica. A exposição ao AINS reduziu a formação de H_2S e a expressão e a atividade da CSE. Já o tratamento com glibenclamida (inibidor dos K^+_{ATP}) e do PAG (inibidor da formação de H_2S) exacerbaram a lesão gástrica causada por AINS. Derivados do diclofenaco liberadores de H_2S (S-diclofenaco) exibem atividade anti-inflamatória em choque endotóxico e no edema de pata induzido por carragenina[27,28]. O GYY4137, um liberador de H_2S de ação lenta, também exerce efeito anti-inflamatório em modelo de choque endotóxico e, além disso, foi observado que a mesalamina, um outro liberador de H_2S, reduz a infiltração leucocitária e a expressão de várias citocinas inflamatórias associadas à colite[29,30]. O H_2S também pode promover a cicatrização de úlcera no rato[31].

EVIDÊNCIAS DA PARTICIPAÇÃO DO H_2S NA LESÃO RENAL AGUDA

A lesão renal aguda (LRA) constitui uma das causas mais comuns de mortalidade em pacientes hospitalizados. Cerca de 5% dos pacientes admitidos nos hospitais e 30% das internações nas unidades de tratamento intensivo são portadores de algum tipo de LRA[32]. A LRA é caracterizada por redução súbita da função renal, com queda do ritmo de filtração glomerular (RFG)[33]. A necrose tubular aguda (NTA) é uma das principais causas da LRA e pode ser provocada por fatores isquêmicos (choque, radiocontrastes), nefrotóxicos (aminoglicosídeos, quimioterápicos) ou ambos (radiocontrastes, sepse) e caracteriza-se pela queda do RFG, da osmolalidade urinária e do aumento da fração de excreção de sódio e potássio[34,35].

Independentemente do agente causador da NTA (se isquêmico ou nefrotóxico), a sequência de eventos que culminam no comprometimento da estrutura e função renal é comum. Após a lesão, observa-se presença de estresse oxidativo, necrose das células dos túbulos renais, infiltrado inflamatório com infiltração de neutrófilos, macrófagos e linfócitos e aumento de citocinas e quimiocinas, provocando alterações na estrutura e função das células renais. A recuperação das células lesadas pode não ser completa, ocorrendo áreas residuais de fibrose[36,37] (Fig. 43.2).

A participação do H_2S na gênese da LRA tem sido bastante discutida. Ambas as enzimas CBS e CSE estão presentes nos rins[38], porém a predominante é a CSE, principalmente nas células do túbulo proximal[1,39]. Em estudos recentes, avaliamos a participação do H_2S na nefrotoxicidade induzida pela cisplatina e pela gentamicina[40,41] como modelos de LRA induzida por fatores nefrotóxicos. A cisplatina é um quimioterápico largamente utilizado na prática clínica para o tratamento de tumores sólidos[42]. Esse medicamento é filtrado pelos glomérulos e recaptado pelas células dos túbulos renais, alcançando suas concentrações mais altas nas células dos túbulos proximais dos segmentos S2 e S3, principais locais da sua reabsorção, localizados na região interna do córtex e na medula externa[43]. Como resultado, esses segmentos são os principais locais em que ocorre a lesão renal induzida por esse medicamento[44], enquanto a gentamicina, um antibiótico também bastante utilizado na prática clínica, é reabsorvida nas primeiras porções do túbulo proximal por endocitose, transferida para lisossomos, onde se acumula e promove fosfolipoidose lisossomal com liberação de enzimas para o citoplasma e consequente degradação dos seus componentes e lise celular. A gentamicina acumula-se também nas mitocôndrias, promovendo uma disfunção dessas organelas com inibição da fosforilação e produção de energia. A região mais externa do córtex renal é o principal local de lesão provocada por esse antibiótico[45,46].

Nossos estudos mostraram que a atividade da enzima CSE e sua expressão estão aumentadas na medula externa renal de ratos Wistar injetados com dose única de cisplatina (5mg/kg) e no córtex renal daqueles injetados com gentamicina. O aumento da síntese endógena de H_2S estava associado com a elevação do processo inflamatório e alterações de estrutura e função renal nesses modelos[40,41]. Esses animais apresentaram também aumento dos níveis renais de TNF (*tumor necrosis factor*)-α, citocina pró-inflamatória, associado com intensa infiltração de neutrófilos, macrófagos e linfócitos T na região da medula externa renal, cinco dias após a administração de cisplatina. Esse processo inflamatório foi menos intenso nos rins daqueles animais tratados com injeções diárias de um inibidor da geração de H_2S, o PAG (5mg/kg), durante quatro dias. A atenuação do processo inflamatório nos animais em que a síntese endógena de H_2S foi inibida estava associada com a redução da lesão tubulointersticial (necrose tubular, infiltrado inflamatório e dilatação da luz tubular) (Fig. 43.3) e do número de células em apoptose, em comparação com aqueles tratados apenas com cisplatina. As alterações da função renal (aumento dos níveis plasmáticos de creatinina e ureia e das frações de excreção de sódio e potássio) estavam também menos intensas nesses animais. Esses resultados mostram que, nesse modelo, o efeito do H_2S na lesão das células renais está relacionado, pelo menos em parte, com a ativação de vias pró-inflamatórias. A incubação de células epiteliais tubulares com NaHS, um doador para a síntese de H_2S, não modificou a viabilidade celular[40]. Além disso, o efeito protetor do inibidor da enzima CSE que estudamos não está associado com alterações das concentrações de platina (indicador do acúmulo de cisplatina) nos rins desses animais.

O efeito de um doador para a formação de H_2S foi também avaliado e os resultados mostraram que doses diárias do reagente de Lawesson (30μmol/kg) em ratos tratados com cisplatina provocam aumento da síntese da citocina pró-inflamatória IL (interleucina)-1β, com o maior acometimento das células da medula externa renal desses animais. As alterações funcionais, como aumento

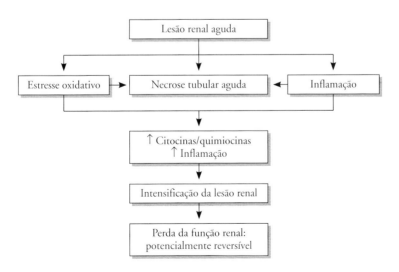

Figura 43.2 – Sequência de eventos associados com a lesão renal aguda.

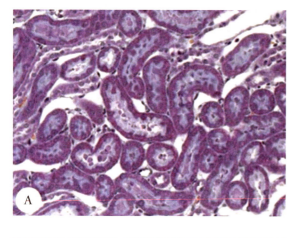
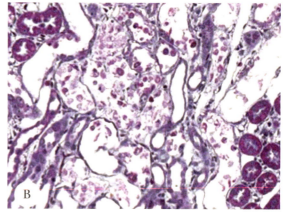
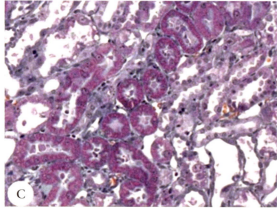

Figura 43.3 – Cortes histológicos de rins de ratos tratados com solução salina (A), cisplatina (B) e PAG + cisplatina (C), cinco dias após as injeções de solução salina ou cisplatina. Observar que a necrose tubular é maior em B do que em C.

dos níveis plasmáticos de ureia e das frações de excreção de sódio e potássio, observadas cinco dias após as injeções de cisplatina foram mais intensas nos animais que receberam esse doador. O efeito das injeções subcutâneas de sulfeto de sódio (30µmol/kg) estava associado com o aumento da expressão da MAPK (*mitogen-activated protein kinase*) JNK em rins de ratos injetados com cisplatina (dados não publicados). Sabe-se que as espécies reativas de oxigênio, bem como o aumento do número de neutrófilos, macrófagos e linfócitos, podem ainda ativar as vias de sinalização associadas ao processo inflamatório, como a via das MAPKs[47,48] e a do NF-κB (*nuclear factor-κB*)[46,49], provocando o aumento da síntese de várias substâncias relacionadas com a inflamação, como fatores quimiotáticos e citocinas, amplificando assim o processo inflamatório.

A participação do H_2S também foi estudada na lesão renal induzida por gentamicina e para isso foram utilizados ratos Wistar que receberam injeções por via intramuscular de gentamicina (40mg/kg), duas vezes ao dia, durante nove dias. Os animais foram avaliados dois dias após o término do tratamento. Os resultados mostraram que as alterações da estrutura e função renal (níveis plasmáticos de creatinina e ureia e das frações de excreção de sódio e potássio) foram atenuadas pelo tratamento com o PAG[41]. As lesões tubulointersticiais observadas na região do córtex renal, evidenciadas pela expressão aumentada de vimentina nas células dessa região, foram também menos intensas nesses animais. A expressão de vimentina é normalmente encontrada em glomérulos e as células tubulares apenas expressam vimentina quando estão proliferando. Portanto, a expressão de vimentina sugere lesão tubular recente[50]. A infiltração de macrófagos observada na área intersticial do córtex renal e as alterações da estrutura e da função renal dos animais tratados com gentamicina estavam associadas com o aumento da atividade da CSE, avaliada pela taxa de formação de H_2S no córtex renal. O tratamento com injeções intraperitoneais de PAG na dose de 10mg/kg, juntamente com as injeções de gentamicina, reduziu a taxa de formação de H_2S, a infiltração de macrófagos e as lesões tubulointersticiais nesses animais. Resultados semelhantes foram observados em um estudo de Dam et al[51], em que a proteção conferida pela inibição da síntese endógena de H_2S estava associada com menor expressão de caspase-3 (protease pró-apoptótica) no tecido renal de animais tratados com gentamicina. Esses estudos mostram que o H_2S pode participar do processo inflamatório que contribui para a intensificação das alterações de estrutura e função renal em modelos de lesão renal aguda.

Em estudos recentes avaliamos também a influência do H_2S na lesão renal provocada pela adriamicina, que é um quimioterápico bastante utilizado na clínica para o tratamento de leucemias agudas, linfomas e de alguns tumores sólidos. Esse quimioterápico apresenta efeito nefrotóxico em ratos e a nefropatia provocada é um dos modelos experimentais bastante utilizados para estudo dos mecanismos envolvidos na lesão renal progressiva[52,53].

A injeção única desse medicamento em ratos induz proteinúria persistente e progressiva, que evolui para lesões glomerulares e tubulointersticiais[52]. Nesse modelo, são observadas lesões das células epiteliais com perda dos processos podais e consequente perda da seletividade do filtro glomerular a macromoléculas[53]. Sun et al[54] demonstraram recentemente que a lesão e a disfunção endotelial precedem a lesão do podócito na nefropatia induzida por adriamicina. As células endoteliais glomerulares exercem um efeito protetor nos podócitos pela secreção de mediadores. O dano oxidativo às membranas e a outros componentes celulares é um dos principais fatores relacionados com a nefrotoxicidade da adriamicina[55] (Fig. 43.4).

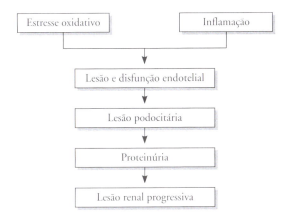

Figura 43.4 – Sequência de eventos associados com a lesão renal progressiva induzida por adriamicina.

As proteínas filtradas podem ser tóxicas para as células tubulares[56]. O aumento da concentração de proteínas no fluido tubular provocado pela lesão de componentes do filtro glomerular desencadeia alterações nas células tubulares que passam a produzir e liberar citocinas e outras substâncias envolvidas no processo inflamatório. As proteínas no interior dos túbulos renais são reabsorvidas pelas células tubulares e acumuladas em lisossomos. O acúmulo de proteínas no interior dos lisossomos provoca a ruptura da membrana desses, com consequente extravasamento do conteúdo lisossomal e lesão celular[57,58]. Como resultado, as células tubulares produzem uma série de mediadores inflamatórios e vasoativos[59,60], que induzem influxo de células inflamatórias para o compartimento intersticial e lesão renal progressiva.

Em estudo realizado recentemente em nosso laboratório, constatamos que a inibição da formação de H_2S teve efeito protetor quando administrado antes do estabelecimento da lesão renal induzida por adriamicina, mostrando a participação desse gás na lesão renal nesse modelo. Nos rins de ratos injetados com dose única de adriamicina (3,5mg/kg), observamos níveis aumentados de malondialdeído, um produto da peroxidação lipídica, 48 horas após sua administração[61]. Neste mesmo período, a atividade da enzima CSE, avaliada pela taxa de formação de H_2S, bem como o número de neutrófilos no glomérulo estavam aumentados no tecido renal. A inibição da formação de H_2S com o uso de PAG (50mg/kg) atenuou a peroxidação lipídica e preveniu o aumento do número de neutrófilos nos glomérulos dos rins desses animais e proteinúria, quando administrado 2 horas após o uso do quimioterápico, mostrando que o H_2S tem participação já nos eventos iniciais que contribuem para a lesão renal nesse modelo. Os neutrófilos contêm a enzima CSE[62] e, por isso, o influxo dessas células pode ser responsável pela maior atividade de síntese de H_2S.

Quinze dias após a administração de adriamicina, observamos aumento da expressão de desmina na periferia glomerular, indicando lesão dos processos podais. Neste mesmo período, ocorreu também aumento da expressão de vimentina no compartimento tubulointersticial, que é um indicador de lesão recente das células tubulares (Fig. 43.5). O processo inflamatório presente (aumento do número de neutrófilos e também de macró-

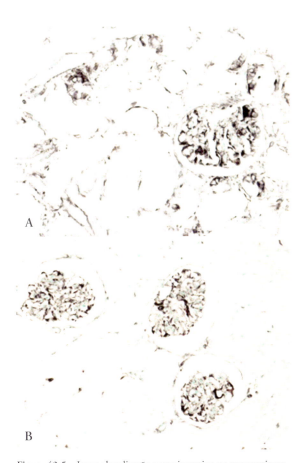

Figura 43.5 – Imunolocalização para vimentina no compartimento cortical de animais injetados com adriamicina (A) e adriamicina + PAG (B), 15 dias após a injeção do quimioterápico. Observar que a expressão de vimentina nas células tubulares e intersticiais é maior em A do que em B.

fagos nas regiões do glomérulo e tubulointersticial) estava associado com o aumento de albuminúria nesses animais. Essas alterações foram atenuadas nos rins daqueles animais onde a formação de H$_2$S foi inibida pelo PAG.

Por outro lado, Tripata et al[63] demonstraram, em modelo de isquemia-reperfusão em ratos, que o doador NaHS atenua a ativação das MAPKs ERK, JNK e p38. Eles propuseram que a redução seria, ao menos em parte, responsável pelos efeitos antiapoptóticos e anti-inflamatórios do H$_2$S nesse modelo. Recentemente, em modelo experimental de nefropatia obstrutiva, Song et al[64] demonstraram que o uso de doador para a síntese de H$_2$S em doses menores apresenta efeito antifibrótico e anti-inflamatório, pelo bloqueio do TGF (*transforming growth factor*)-β1 e da sinalização das MAPKs, evidenciando um efeito duplo desse gás e dependente das suas concentrações.

CONCLUSÕES

O H$_2$S é uma importante molécula de sinalização, cuja participação na lesão renal tem sido bastante evidenciada. Embora os mecanismos envolvidos ainda não sejam totalmente conhecidos, a inibição da formação desse gás no processo inflamatório pode ser uma importante estratégia terapêutica.

REFERÊNCIAS BIBLIOGRÁFICAS

1. Szabó C. Hydrogen sulphide and its therapeutic potential. *Nat Rev Drug Disco.* 2007; **6**: 917-935.
2. Dorman DC, Moulin FJM, McManus BE et al. Cytochrome oxidase inhibition induced by acute hydrogen sulfide inhalation: correlation with tissue sulfide concentrations in the rat brain, liver, lung, and nasal epithelium. *Toxicol Sci* 2002; **65**: 18-25.
3. Li L, Rose P, Moore PK. Hydrogen sulfide and cell signaling. *Annu Rev Pharmacol Toxicol* 2011; **51**: 169-187.
4. Lowicka E, Beltowski J. Hydrogen sulfide (H$_2$S) – the third gas of interest for pharmacologists. *Pharmacol Rep* 2007; **59**: 4-24.
5. Suematsu M. Quartet signal transducers in gas biology. *Antioxid Redox Signal* 2003; **5**: 435-437.
6. Kwiatkoski M, Soriano RN, Francescato HDC et al. Hydrogen sulfide as a cryogenic mediator of hypoxia-induced anapyrexia. *Neuroscience* 2012; **201**: 146-156.
7. Kwiatkoski M, Soriano RN, da Silva GSF et al. Endogenous preoptic hydrogen sulphide attenuates hypoxia-induced hyperventilation. *Acta Physiol* (Oxf) 2014; **210**: 913-927.
8. Cheng Y, Ndisang JF, Tang G et al. Hydrogen sulfide-induced relaxation of resistance mesenteric artery beds of rats. *Am J Physiol Heart Circ Physiol* 2004; **287**: H2316-H2323.
9. Yan H, Du J, Tang C. The possible role of hydrogen sulfide on the pathogenesis of spontaneous hypertension in rats. *Biochem Biophys Res Commun* 2004; **313**: 22-27.
10. Zhao W, Zhang J, Lu Y, Wang R. The vasorelaxant effect of H$_2$S as a novel endogenous gaseous K$_{ATP}$ channel opener. *EMBO J* 2001; **20**: 6008-6016.
11. Zhao W, Wang R. H$_2$S-induced vasorelaxation and underlying cellular and molecular mechanisms. *Am J Physiol Heart Circ Physiol* 2002; **283**: H474-H480.
12. Whiteman M, Winyard PG. Hydrogen sulfide and inflammation: the good, the bad, the ugly and the promising. *Expert Rev Clin Pharmacol* 2011; **4**: 13-32.
13. Mok YY, Atan MS, Yoke PC et al. Role of hydrogen sulphide in haemorrhagic shock in the rat: protective effect of inhibitors of hydrogen sulphide biosynthesis. *Br J Pharmacol* 2004; **143**: 881-889.
14. Sivarajah A, Collino M, Yasin M et al. Antiapoptotic and anti-inflammatory effects of hydrogen sulfide in a rat model of regional myocardial I/R. *Shock* 2009; **31**: 267-274.
15. Hu LF, Wong PT, Moore PK, Bian JS. Hydrogen sulfide attenuates lipopolysaccharide-induced inflammation by inhibition of p38 mitogen-activated protein kinase in microglia. *J Neurochem* 2007; **100**: 1121-1128.
16. Zhang H, Zhi L, Moochhala SM et al. Endogenous hydrogen sulfide regulates leukocyte trafficking in cecal ligation and puncture-induced sepsis. *J Leukoc Bio* 2007; **82**: 1-12.
17. Wallace JL. Hydrogen sulfide-releasing anti-inflammatory drugs. *Trends Pharmacol Sci* 2007; **28**: 501-505.
18. Cheung NS, Peng ZF, Chen MJ et al. Hydrogen sulfide induced neuronal death occurs via glutamate receptor and is associated with calpain activation and lysosomal rupture in mouse primary cortical neurons. *Neuropharmacology* 2007; **53**: 505-514.
19. Yang G, Yang W, Wu L, Wang R. H$_2$S, endoplasmic reticulum stress, and apoptosis of insulin-secreting beta cells. *J Biol Chem* 2007; **282**: 16567-16576.
20. Elrod JW, Calvert JW, Morrison J et al. Hydrogen sulfide attenuates myocardial ischemia-reperfusion injury by preservation of mitochondrial function. *Proc Natl Acad Sci U S A* 2007; **104**: 15560-15565.
21. Adhikari S, Bathia M. H$_2$S-induced pancreatic acinar cell apoptosis is mediated via JNK and p38 MAP kinase. *J Cell Mol Med* 2008; **12**: 1374-1384.
22. Li L, Bhatia M, Zhu YZ et al. Hydrogen sulfide is a novel mediator of lipopolysaccharide-induced inflammation in the mouse. *FASEB J* 2005; **19**: 1196-1198.
23. Dal-Secco D, Cunha TM, Freitas A et al. Hydrogen sulfide augments neutrophil migration through enhancement of adhesion molecule expression and prevention of CXCR2 internalization: role of ATP-sensitive potassium channels. *J Immunol* 2008; **181**: 4287-4298.
24. Bhatia M, Sidhapuriwala J, Moochhala SM, Moore PK. Hydrogen sulphide is a mediator of carrageenan-induced hindpaw oedema in the rat. *Br J Pharmacol* 2005; **145**: 141-144.
25. Flavio AGC, Cunha FQ, Francescato HDC et al. ATP-sensitive potassium channel blockage attenuates cisplatin-induced renal damage. *Kidney Blood Press Res* 2007; **30**: 289-298.
26. Fiorucci S, Antonelli E, Distrutti E et al. Inhibition of hydrogen sulfide generation contributes to gastric injury caused by anti-inflammatory nonsteroidal drugs. *Gastroenterology* 2005; **129**: 1210-1224.
27. Li L, Rossoni G, Sparatore A, Lee LC et al. Anti-inflammatory and gastrointestinal effects of a novel diclonac derivative. *Free Rad Biol Med* 2007; **42**: 706-719.
28. Wallace JL, Caliendo G, Santagada V et al. Gastraintestinal safety and antiinflammatory effects of a hydrogen sulfide-releasing diclofenac derivative in the rat. *Gastroenterology* 2007; **132**: 261-271.
29. Whiteman M, Li L, Rose P et al. The effect of hydrogen sulfide donors on lipopolysaccharide-induced formation of inflammatory mediators in macrophages. *Antioxid Redox Signal* 2010; **12**: 1147-1154.
30. Fiorucci S, Orlandi S, Mencarelli A et al. Enhanced activity of a hydrogen sulfide-releasing derivative of mesalamine (ATB-429) in a mouse model of colitis. *Br J Pharmacol* 2007; **150**: 996-1002.
31. Wallace JL, Dicay M, McKnight W, Martin GR. Hydrogen sulfide enhances ulcer healing in rats. *FASEB J* 2007; **21**: 4070-4076.
32. Levy EM, Viscoli CM, Horwitz RI. The effect of acute renal failure on mortality: a cohort analysis. *JAMA* 1996; **275**: 1489-1494.
33. Soares TJ, Costa RS, Balbi APC, Coimbra TM. Inhibition of nuclear factor-kappa B activation reduces glycerol-induced renal injury. *J Nephrol* 2006; **19**: 439-448.
34. Thadhani R, Pascual M, Boventre JV. Acute renal failure. *N Engl J Med* 1996; **334**: 1448-1460.
35. Bock HA. Pathogenesis of acute renal failure: new aspects. *Nephron* 1997; **76**: 130-142.

36. Soares TJ, Costa RS, Volpini RA et al. Long-term evolution of the acute tubular necrosis induced by glycerol: role of myofibroblasts and macrophages. *Int J Exp Pathol* 2002; **83**: 165-172.
37. Francescato HDC, Coimbra TM, Costa RS, Bianchi MLP. Protective effect of quercetin on the evolution of cisplatin-induced acute tubular necrosis. *Kidney Blood Press Res* 2004; **27**: 148-158.
38. Stipanuck MH, Beck PW. Characterization of the enzymic capacity for cysteine desulphhydration in liver and kidney of the rat. *Biochem J* 1982; **206**: 267-277.
39. House JD, Brosnan ME, Brosnan JT. Characterization of homocysteine metabolism in the rat kidney. *Biochem J* 1997; **328**: 287-292.
40. Francescato HDC, Cunha FQ, Costa RS et al. Inhibition of hydrogen sulphide formation reduces cisplatin-induced renal damage. *Nephrol Dial Transplant* 2011; **26**: 479-488.
41. Francescato HDC, Chierice JRA, Marin ECS et al. Effect of hydrogen sulfide inhibition on structural and functional renal disturbances induced by gentamicin. *Braz J Med Biol Res* 2012; **45**: 244-249.
42. Giaccone G. Clinical perspectives on platinum resistance. *Drugs* 2000; **59**: 9-17.
43. Chopra S, Kaufman JS, Jones TW et al. Cis-Diamminedichloroplatinum-induced acute renal failure in the rat. *Kidney Int* 1982; **21**: 54-64.
44. Leibbrandt MEI, Wolfgang GHI, Metz AL et al. Critical subcellular targets of cisplatin and related platinum analogs in rat renal proximal tubule cells. *Kidney Int* 1995; **48**: 761-770.
45. Geleilete TJ, Melo GC, Costa RS et al. Role of myofibroblasts, macrophages, transforming growth factor-beta, endothelin, angiotensin II, and fibronectin in the progression of tubulointerstitial nephritis induced by gentamicin. *J Nephrol* 2002; **15**: 633-642.
46. Volpini RA, Costa RS, da Silva CG, Coimbra TM. Inhibition of nuclear factor-kappa B activation attenuates tubulointerstitial nephritis induced by gentamicin. *Nephron Physiol* 2004; **98**: 97-106.
47. Volpini RA, Balbi APC, Costa RS, Coimbra TM. Increased espression of p38 mitogen-activated protein kinase is related to the acute renal lesions induced by gentamicin. *Braz J Med Biol Res* 2006; **39**: 817-823.
48. Francescato HDC, Costa RS, Barbosa Jr F, Coimbra TM. Effect of JNK inhibition on cisplatin-induced renal damage. *Nephrol Dial Transplant* 2007; **1**: 2138-2148.
49. Francescato HDC, Costa RS, Scavone C et al. Parthenolide reduces cisplatin-induced renal damage. *Toxicology* 2007; **230**: 64-75.
50. Coimbra TM, Janssen U, Grone HJ et al. Early events leading to renal injury in obese Zucker (fatty) rats with type II diabetes. *Kidney Int* 2000; **57**: 167-182.
51. Dam VP, Scott JL, Ross A, Kinobe RT. Inhibition of cystathionine gamma-lyase and the biosynthesis of endogenous hydrogen sulphide ameliorates gentamicin-induced nephrotoxicity. *Eur J Pharmacol* 2012; **685**: 165-173.
52. Bertani T, Poggi A, Pozzoni R et al. Adriamycin-induced nephritic syndrome in rats. *Lab Invest* 1982; **46**: 16-23.
53. Bertani T, Rocchi G, Sacchi G et al. Adriamycin-induced glomerulscherosis in the rat. *Am J Kidney Dis* 1986; **7**: 12-19.
54. Sun YBY, Qu X, Zhang X et al. Glomerular endothelial cell injury and damage precedes that of podocytes in adriamycin-induced nephropathy. *PLoS One* 2013; **8**: e55027.
55. Yang L, Zheng S, Epstein PN. Metallothionein over-expression in podocytes reduces adriamycin nephrotoxicity. *Free Rad Res* 2009; **43**: 174-182.
56. Remuzzi G, Ruggenenti P, Benigni A. Understanding the nature of renal disease progression. *Kidney Int* 1997; **51**: 2-15.
57. Coimbra TM, Furtado MR. Lachat JJ, Carvalho IF. Effects of administration of cationic and native homologous albumin on the kidney. *Nephron* 1983; **33**: 208-215.
58. Maack T, Park CH, Camargo MJ. Renal filtration, transport, and metabolism of proteins. In Seldin DW, Giebisch G (eds). *The Kidney: Physiology and Pathophysiology*, 2nd ed. Raven Press: New York/New York, 1992, pp. 3005-3038.
59. Wang Y, Chen J, Chen L et al. Induction of monocyte chemoattractant protein-1 in proximal tubule cells by urinary protein. *J Am Soc Nephrol* 1997; **8**: 1537-1545.
60. Zoja C, Donadelli R, Colleoni S et al. Protein overload stimulates RANTES production by proximal tubular cells depending on NF-κB activation. *Kidney Int* 1998; **53**: 1608-1615.
61. Francescato HDC, Marin ECS, Cunha FQ et al. Role of endogenous hydrogen sufide on renal damage induced by adriamycin injection. *Arch Toxicol* 2011; **85**: 1597-1606.
62. Uren JR, Ragin R, Chaykovsky M. Modulation of cysteine metabolism in mice – effects of propargylglycine and L-cyst(e)ine-degrading enzymes. *Biochem Pharmacol* 1978; **27**: 2807-2814.
63. Tripata P, Patel NS, Collino M et al. Generation of endogenous hydrogen sulfide by cystathionine γ-liase limits renal ischemia/reperfusion injury and dysfunction. *Lab Invest* 2008; **88**: 1038-1048.
64. Song K, Wang F, Li Q et al. Hydrogen sulfide inhibits the renal fibrosis of obstructive nephropathy. *Kidney Int* 2014; **85**: 1318-1329.

44

LESÃO RENAL AGUDA POR PICADA DE COBRA

Polianna Lemos Moura Moreira Albuquerque
Camilla Neves Jacinto
Elizabeth De Francesco Daher

◆

INTRODUÇÃO

O envenenamento por serpentes peçonhentas pertence ao grupo das principais doenças tropicais negligenciadas[1], constituindo um importante problema de saúde pública. Possui distribuição mundial, afetando principalmente populações rurais da Ásia, África, América Latina e Oceania[1].

As serpentes peçonhentas são definidas pela presença da fosseta loreal, órgão termorreceptor localizado entre a narina e o olho, por dentes inoculadores, desenvolvidos e situados anteriormente na mandíbula, e pela cauda com características peculiares, seja pelo guizo (*Crotalus* sp.), seja pelas escamas eriçadas (*Lachesis* sp.) ou por ser lisa (*Bothrops* sp.). Vale ressaltar que o gênero *Micrurus* é uma exceção a estas regras, pois não possui fosseta loreal nem aparelho inoculador desenvolvido.

Na América Latina, há quatro gêneros de serpentes venenosas clinicamente relevantes: *Bothrops*, *Crotalus*, *Lachesis* e *Micrurus*[2]. No Brasil, percebe-se aumento no número de acidentes por animais peçonhentos notificados desde 1986 até meados de 2012, de acordo com os dados do Ministério da Saúde.

O quadro clínico varia de acordo com a espécie de serpente envolvida, bem como a quantidade de veneno inoculada.

As manifestações locais, presentes principalmente em acidentes botrópicos e laquéticos, consistem em edema, dor, eritema e equimose. Complicações locais (celulite, abscesso, síndrome compartimental) podem evoluir para amputação do membro, se não tratadas[3]. Nos acidentes crotálicos, podem surgir edema e parestesia, porém, não se evidenciam alterações locais significativas[4].

As manifestações sistêmicas consistem principalmente em alterações renais[5], hemorrágicas (hematúria, hematêmese, hemorragias encefálicas e cavitárias) e neurológicas, comuns em acidentes crotálicos (parestesias, paralisia com progressão craniocaudal, iniciando com ptose palpebral e oftalmoplegia, podendo evoluir para paralisia da musculatura respiratória, ocasionando insuficiência respiratória aguda)[4].

Por ser um órgão altamente vascularizado, o rim é muito suscetível a toxinas[6]. As manifestações renais dos acidentes ofídicos possuem um amplo espectro clínico. A lesão renal aguda (LRA) é uma importante complicação dos acidentes por animais peçonhentos, sendo uma das principais causas de mortalidade[7].

ENVOLVIMENTO RENAL NA PICADA DE COBRA

As toxinas animais são substâncias complexas constituídas de enzimas, peptídeos, proteínas e outros compostos químicos com a finalidade de predar, digerir e proteger[6], cujos efeitos e interações ainda não foram inteiramente estudados.

Após um envenenamento, a exposição a antígenos desencadeia uma série de eventos envolvendo interações celulares múltiplas. Inicialmente, os antígenos são reconhecidos por receptores de células T, culminando com a produção de anticorpos pelas células B, capazes de reconhecer e interagir com o antígeno[8]. Entre esses eventos antígeno-específicos, as células T ajudam as células B a produzirem anticorpos por meio de citocinas ou da interação célula a célula[8]. O balanço entre a atividade pró-inflamatória e inflamatória propriamente dita é responsável pela melhora ou piora clínica. O envenenamento constitui um conjunto de sinais e sintomas clínicos resultante da resposta inflamatória sistêmica excessiva da vítima, que é exacerbada por citocinas liberadas na circulação[9].

A resposta inflamatória aguda tem papel relevante na lesão renal por acidentes ofídicos. Polipeptídeos e enzimas são componentes importantes em toxinas animais, que causam alterações hemodinâmicas por meio da ação de canais iônicos e mediadores vasoativos envolvidos no processo inflamatório[6]. Hipotensão, atribuída a vasodilatação periférica, cardiotoxicidade e hipovolemia, é comum em diversas apresentações de toxinas animais, especialmente em picadas de serpentes[6]. O aumento da resistência vascular renal e a diminuição do seu fluxo sanguíneo, secundários a uma série de efeitos da ação vascular de toxinas e mediadores inflamatórios nas células musculares lisas da circulação do rim, integram a patogênese da lesão renal em acidentes ofídicos[6].

Sabendo-se que tanto o gênero *Bothrops* quanto o gênero *Crotalus* fazem parte da família Viperidae, em um relato de Maduwage *et al*[10], foi descrita a ação pró-coagulante do veneno de uma serpente do Sri Lanka da família Viperidae (*Hypnale hypnale*) e sua possível associação com coagulopatia de consumo e efeito nefrotóxico. O dano na microvasculatura induzido pelas metaloproteinases é responsável pelo quadro hemorrágico secundário à picada de serpentes, possivelmente pela ligação e hidrólise de componentes da membrana basal e da associação de proteínas existentes na matriz extracelular[11]. Com efeito, destaca-se a metaloproteinase P-III, como a toxina hemorrágica mais potente[11]. As alterações hemorrágicas podem ser graves, acometendo sistema nervoso central, levando a convulsões, irritação meníngea, hipertensão intracraniana e perda de consciência. Outras complicações descritas são hemartrose, hematomas à distância (sublingual, submandibular, hepático subcapsular) e efusão pleural sérica ou hemorrágica[3].

As manifestações renais dos acidentes ofídicos constituem amplo espectro clínico. Proteinúria, hematúria e falência renal aguda estão entre as manifestações clínicas comuns da picada de serpentes[12].

Na lesão renal por toxinas animais, a LRA secundária à isquemia renal é a mais comum[13]. Múltiplos fatores concorrem para tal resultado, como fatores hemodinâmicos, reações inflamatórias e efeito nefrotóxico direto dos venenos[6] (Fig. 44.1). O conhecimento dos fatores envolvidos é de grande importância, pois possibilita uma terapia eficaz.

A patogênese da LRA por picada de cobra não está ainda completamente elucidada. As lesões renais podem ser produzidas pela atuação isolada ou combinada de variados mecanismos isquêmicos e/ou nefrotóxicos, desencadeados pelas atividades biológicas dos venenos no organismo[4].

Estudos experimentais sugerem uma patogênese multifatorial para a LRA, que inclui os seguintes mecanismos: isquemia renal resultante de hipovolemia e hipoperfusão, microangiopatia trombótica pelo depósito de fibrina nos capilares glomerulares e ação citotóxica direta do veneno sobre os túbulos renais[14].

A proteinúria secundária à picada de serpentes varia de incidência de acordo com as espécies envolvidas, sendo incomuns proteinúrias maiores que 1g/24 horas[15].

A hematúria é frequentemente causada por diversas espécies de serpentes, podendo ser microscópica ou macroscópica. O desfecho clínico é ordinariamente favorável, entretanto, pode estar associado à necrose tubular aguda (NTA), o que determina maior gravidade[12].

A presença de pigmentúria é resultante da enzima fosfolipase A_2, que induz rabdomiólise[12]. Estudo realiza-

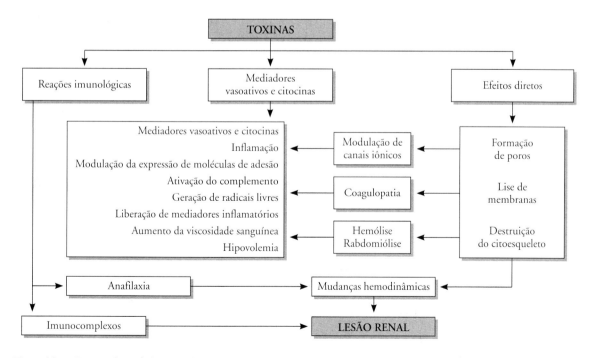

Figura 44.1 – Fisiopatologia da lesão renal aguda induzida por toxinas animais. Adaptada de Sitprija *et al*[6].

do por Braga et al[16] demonstrou alterações renais após a infusão de fosfolipase A$_2$ isolada de *Bothrops insularis* em ratos Wistar. Algumas alterações presentes nesse estudo foram aumento na pressão de perfusão, na resistência vascular renal, no fluxo urinário e no ritmo de filtração glomerular, bem como um decréscimo no transporte de sódio e cloro. As células tubulares proximais demonstram alterações hidrópicas, evidenciadas pela descontinuidade da borda em escova e descamação dessas células para o interior do lúmen tubular, o que pode refletir a atividade enzimática da fosfolipase A$_2$ nos fosfolípides da membrana e produção de derivados do ácido araquidônico.

Em virtude de os acidentes com serpentes dos gêneros *Elapidae* e *Lachesis* serem raros e com poucas descrições de LRA secundária a esses acidentes na literatura, detivemo-nos neste capítulo a discutir a LRA dos acidentes crotálicos e botrópicos.

LESÃO RENAL AGUDA NOS ACIDENTES PELO GÊNERO *BOTHROPS*

O gênero *Bothrops* representa o grupo mais importante de serpentes peçonhentas, com cerca de 60 espécies encontradas em todo o território brasileiro[4]. Em razão de tal fato, compreende-se a variabilidade do quadro clínico nesses acidentes. A LRA ocorre quase sempre nas primeiras 24 horas do acidente, podendo evoluir com redução do débito urinário apenas no segundo ou terceiro dia[17].

Nos acidentes botrópicos, a lesão anatomopatológica renal mais comumente descrita é a NTA, porém também são relatadas nefrite intersticial, necrose cortical e alterações glomerulares[2].

Burdmann et al[18] demonstraram, em modelo experimental, as alterações morfológicas e funcionais induzidas pelo veneno da *Bothrops*. Evidenciou-se queda significativa no ritmo de filtração glomerular e no fluxo sanguíneo renal, além de hemólise intravascular, caracterizada pela diminuição do hematócrito e aumento nos níveis de desidrogenase láctica (LDH) e hemoglobinemia. Às microscopias óptica e eletrônica, foi verificado depósito maciço de fibrina nos capilares glomerulares, além de necrose tubular proximal e distal. Concluiu-se que esses seriam os principais mecanismos envolvidos na gênese da LRA, embora não fosse possível excluir um efeito nefrotóxico direto do veneno.

Por outro lado, experimentos com o veneno da espécie *Bothrops moojeni* evidenciaram dano glomerular, degeneração tubular e descamação, hematúria e queda no ritmo de filtração glomerular, com incremento na excreção urinária de sódio, porém sem alterações na pressão arterial e sem depósito de fibrina nos capilares glomerulares[19].

Estudos recentes demonstraram um efeito direto do veneno botrópico sobre os rins, levando à lesão glomerular[20-22].

Uma série de variáveis parece estar envolvida no desenvolvimento de LRA após acidente ofídico: idade do paciente e sua área de superfície corporal, idade da serpente, quantidade inoculada do veneno, local da picada e tempo decorrido entre o acidente e a aplicação do soro específico. Além disso, comorbidades associadas, como hipertensão, diabetes, doença arterial coronariana e nefropatias prévias, podem tornar os pacientes mais vulneráveis aos efeitos do veneno[23].

Análises de estudos retrospectivos evidenciaram prevalência de LRA em acidentes botrópicos entre 1,4 e 38%, a depender da espécie envolvida[24]. A mortalidade varia de 13 a 19%[2]. O pico de incidência da falência renal aguda vai de poucas horas até 96 horas após a picada da serpente, sendo normalmente diagnosticada nas primeiras 24-48 horas. A necessidade de diálise varia de 33 a 75% dos casos[5,25,26].

LESÃO RENAL AGUDA NOS ACIDENTES PELO GÊNERO *CROTALUS*

A LRA nos acidentes crotálicos é bem mais frequente do que nos botrópicos[26]. A fase oligúrica tende a ter duração menor que no botrópico, variando de seis a 14 dias. A maioria dos casos de LRA ocorre precocemente, antes das primeiras 24 horas[5,17].

Já foram aventados diversos mecanismos acerca da origem da lesão renal provocada pela peçonha crotálica, destacando-se rabdomiólise, hemólise, choque e coagulação intravascular e ainda um possível efeito nefrotóxico direto[23].

O veneno crotálico é uma complexa mistura de enzimas, toxinas e peptídeos, sendo a crotoxina uma das principais responsáveis pela nefrotoxicidade. Como a peçonha é de excreção renal, os mecanismos de concentração e transporte tubular favorecem a ocorrência da toxicidade celular direta[26].

Estudo realizado por Monteiro et al[27] demonstrou que a crotoxina acarreta lesões sistêmicas e seletivas dos músculos esqueléticos ou grupos de músculos esqueléticos compostos por fibras dos tipos I e IIa, por demais vascularizadas e ricas em mioglobina. A crotoxina foi a principal responsável pela nefrotoxicidade aguda em rins de ratos isolados, sendo associada a alterações de filtração glomerular e de túbulos.

Apesar de o acidente botrópico ser 10 vezes mais frequente do que o crotálico, a incidência de LRA é semelhante, o que sugere maior nefrotoxicidade do segundo[18,28-30].

FATORES DE RISCO PARA LESÃO RENAL AGUDA

Muitos estudos foram desenvolvidos para investigar os fatores de risco envolvidos na LRA por acidentes ofídicos[2,24,31,32].

Reconhecidamente, o tempo entre a picada da serpente (exposição à peçonha) e a administração do soro antiofídico específico é um dos fatores mais associados ao desenvolvimento da LRA. Muitos estudos descreveram maior risco de LRA em pacientes com maior tempo entre a picada e a administração do soro[2,3,24,31,32]. Em um amplo estudo prospectivo na Índia (1.548 casos), identificaram como fatores de risco independentes para LRA: tempo entre a mordedura e o soro antiofídico superior a 2 horas, presença de hemólise intravascular, hipotensão e manifestações hemorrágicas. Em estudo mais recente, apesar de possuir menor amostragem (246 casos), Harshavardhan et al[32] descreveram como fatores preditores para o desenvolvimento de LRA: maior tempo entre a picada e a administração do soro antiofídico, presença de celulite, gangrena no local da picada e linfadenopatia regional.

Os fatores de risco descritos para o desenvolvimento da LRA depois de acidentes botrópicos são: idade da vítima (correlação positiva entre a idade e a LRA), tempo entre a picada e a administração do soro, quantidade de peçonha inoculada, espécie e tamanho da serpente, quantidade do soro antiofídico e via de administração[18].

No acidente crotálico, os fatores de risco independentes para o desenvolvimento da LRA são: tempo entre a picada e a administração do soro antiofídico, nível de creatina fosfoquinase > 2.000U/L e idade < 12 anos[24]. Sabe-se que a peçonha crotálica causa rabdomiólise e aumento significativo dos níveis de creatina fosfoquinase[2], podendo estar associada à gênese da LRA nesses casos.

Diferentemente de alguns estudos, a maior suscetibilidade das crianças para o desenvolvimento da LRA foi atribuída por Pinho et al[24] à menor superfície corporal das crianças e maior concentração do veneno nesses pacientes.

Em nosso estudo, realizado em Fortaleza (Ceará), foram avaliados 276 pacientes (Tabela 44.1) vítimas de acidente com serpentes peçonhentas, sendo encontrada LRA em 42 casos (15,2%). Quanto à distribuição do gênero da serpente causadora do acidente ofídico, 30 serpentes (71,4%) foram classificadas como *Bothrops*, 10 (23,8%) como *Crotalus*, 2 (4,8%) como *Micrurus* e nenhuma serpente foi identificada como do gênero *Lachesis*. A média de idade dos pacientes com LRA foi maior que naqueles sem LRA (43 ± 20 *vs.* 34 ± 21 anos, p = 0,015), respectivamente. O tempo entre o acidente e o atendimento médico foi maior no grupo com LRA (25 ± 28 *vs.* 14 ± 16h, p = 0,034), assim como o tempo entre o acidente e a administração de soro antiofídico (30,7 ± 27 *vs.* 15 ± 16h, p = 0,01) e o tempo de internação (9,1 ± 7,7 *vs.* 3,2 ± 2,2 dias, p < 0,01), respectivamente. Os pacientes com LRA foram classificados como *risk* (28,5%), *injury* (11,9%) e *failure* (57,1%), e como

Tabela 44.1 – Características demográficas dos pacientes que desenvolveram ou não LRA vítimas de acidentes com serpentes peçonhentas.

	LRA (N = 42)	Não LRA (N = 234)	p
Gênero			
Masculino	32 (76,2%)	198 (84,6%)	0,182
Feminino	10 (23,8%)	36 (15,4%)	
Idade (anos)**	43 ± 20	34 ± 21	0,015
Zona			
Rural	38 (90,5%)	198 (85,3%)	0,47
Urbana	4 (9,5%)	34 (14,7%)	
Gênero da serpente			
Bothrops	30 (71,4%)	197 (84,2%)	0,015
Crotalus	10 (23,8%)	18 (7,7%)	
Micrurus	2 (4,8%)	17 (7,3%)	
Lachesis	–	2 (0,9%)	
Gravidade do acidente			
Leve	9 (21,4%)	30 (12,8%)	0,741
Moderado	19 (45,2%)	154 (65,8%)	
Grave	14 (33,3%)	50 (21,4%)	
Tempo entre acidente e administração do soro (horas)*	24,0 (3-96)	9,0 (1-72)	0,01
Tempo de internamento (dias)*	8,0 (2-38)	3,0 (1-8)	< 0,001
Dose do soro antiofídico (ampolas)*	8 (0-33)	8 (0-25)	0,196

*Valores expressos como mediana (valor mínimo-valor máximo).
**Valores expressos como média ± desvio padrão.
Mann-Whitney significativo, p < 0,05.

AKIN1(35,7%), AKIN2 (7,1%) e AKIN3 (57,1%). As médias dos valores de creatinina e ureia séricas à admissão e durante a internação foram maiores para os piores estágios do RIFLE e do AKIN. O potássio sérico à admissão foi maior no RIFLE-F e AKIN3 (p = 0,045). A hemoglobina foi menor nos pacientes classificados dentro dos piores estágios do RIFLE e AKIN (p = 0,041; p = 0,042). Hemodiálise foi necessária em 30% dos casos, e recuperação completa da função renal foi observada em 54,8% dos casos. Houve 4 óbitos, nenhum com LRA. Os fatores de risco associados à LRA foram alterações hemorrágicas (p = 0,036, OR = 6,718, IC95% 1,067-25,661) e um maior tempo de internamento (p = 0,004, OR = 1,69, IC95% 1,165-2,088). Excepcionalmente, maior tempo entre a picada e a administração do soro antiofídico não permaneceu como fator de risco após a análise multivariada (Tabela 44.2).

A predominância do gênero masculino, em nosso estudo, foi tanto para o grupo que desenvolveu LRA (76,2%) quanto para o grupo que não a desenvolveu (84,6%), não havendo diferença entre esses grupos quanto ao gênero. Muitos estudos na literatura demonstraram o predomínio do gênero masculino nos acidentes ofídicos[33-37]. Porém, estudos mostraram que a distribuição do gênero masculino não foi diferente nos grupos que desenvolveram ou não LRA[24,31,32]. Feitosa et al[38] já tinham descrito a predominância do gênero masculino no Ceará (mais de 70%). Borges et al[39], em estudo na Amazônia, mostraram predomínio do gênero masculino (81,3%), sendo 72,1% da amostra economicamente ativa. A presença do homem em atividades rurais o tornaria mais vulnerável a acidentes com serpentes peçonhentas.

No estudo desenvolvido pelo nosso grupo, os pacientes que desenvolveram LRA no estudo eram de mais idade, sendo a diferença estatística entre os grupos significante. A literatura tem resultados variáveis quanto à idade e ao desenvolvimento de LRA em acidentes ofídicos. Alguns estudos demonstraram a predominância de LRA em pacientes de mais idade[31,32]. Pinho et al[24] mostraram a predominância de LRA em pacientes mais novos, por concentrarem maior quantidade de veneno em menor superfície corporal. Por outro lado, pacientes de mais idade apresentariam menor massa glomerular viável, o que poderia torná-los mais suscetíveis a toxinas. A zona de procedência predominante em ambos os grupos LRA (90,5%) e não LRA (85,3%) foi a rural, não havendo diferença estatística entre os grupos, dado que corroborou o fato de o acidente estar ligado à atividade do homem no campo. Akani et al[40] destacaram, em seu estudo, forte correlação entre a atividade humana e a ocorrência dos acidentes ofídicos.

Em nosso estudo, a distribuição dos gêneros das serpentes nos grupos LRA e não LRA evidenciou o predomínio do gênero *Bothrops* em ambos, dado que é concordante com o fato de que esse é o gênero predominante em todo o Brasil, com mais de 30 espécies espalhadas em todo o território[4]. Outros estudos chegaram a esse mesmo achado[36,37,41]. Quanto à gravidade dos acidentes, a maioria foi classificada como moderada gravidade, seguida de grave, dado presente em ambos os grupos (LRA e não LRA), não havendo diferença estatística. A literatura possui dados bem conflitantes de acordo com a região em que o estudo foi desenvolvido. Segundo Amaral et al[4], a maioria dos acidentes ofídicos notificados é de leve intensidade, dado que corrobora os achados de Oliveira et al[37], de Lima et al[35] e Lemos et al[41]. Mise et al[34] descreveram a predominância de casos de moderada intensidade, seguidos dos casos graves, dados que são consistentes com os achados em nosso estudo.

Em muitos estudos houve tendência ao desenvolvimento de LRA em pacientes que tinham maior tempo entre a picada e a administração do soro antiofídico[24,31,32]. Em nosso estudo, a análise multivariada não demonstrou diferença significativa entre os grupos LRA e não LRA quanto ao tempo decorrido entre a picada e a administração do soro antiofídico. Dado conflitante com alguns estudos que definiram o maior tempo entre a picada e a administração do soro como fator de risco independente para o desenvolvimento de LRA[24,31].

Quanto ao tempo de internação, os grupos LRA e não LRA diferiram de forma significativa em nosso estudo, o que foi corroborado pela literatura[24,31,32]. Houve associação entre o tempo de internamento e o desenvolvimento de LRA, o que pode representar maior complicação clínica do paciente, levando à maior permanência hospitalar e ao maior custo para o sistema de saúde.

Tabela 44.2 – Aspectos clínicos dos grupos LRA e não LRA, vítimas de acidentes ofídicos.

	LRA (N = 42)	Não LRA (N = 234)	p	OR	IC95% LI	IC95% LS
Alteração do sistema nervoso	12 (28,6%)	38 (16,4%)	0,06	2,042	0,960	4,34
Alteração hemorrágica	22 (52,4%)	62 (26,7%)	0,001	3,016	1,541	5,905
Lesão local	24 (57,1%)	172 (74,5%)	0,022	0,457	0,232	0,902
Ptose palpebral ou diplopia	7 (16,7%)	18 (7,8%)	0,065	2,378	0,926	6,107
Mialgia	8 (19%)	21 (9,1%)	0,053	2,364	0,970	5,764
TAP alterado	9 (21,4%)	88 (37,9%)	0,005	0,383	0,187	0,784
TTPa alterado	8 (19%)	71 (30,3%)	0,042	0,478	0,220	1,037

Teste de qui-quadrado. Significativo p < 0,05.

A presença de alterações hemorrágicas, mesmo sem alteração das provas de coagulação, foi um achado relevante nesse estudo. A hemorragia é um dos mais importantes efeitos induzidos por serpentes. O dano à microvasculatura é consequência da ação das metaloproteinases que levam a distensão, ruptura e edema da parede de capilares[11]. Santoro et al[42] despertaram para a existência de um fator inibidor plaquetário existente no plasma de coelhos injetados com peçonha da serpente do grupo *Bothrops*. Santoro et al[42] também descreveram a presença de trombos de fibrina na histologia dos pulmões e rins dos coelhos acometidos. A associação entre as manifestações hemorrágicas e o desenvolvimento da LRA pode representar uma característica típica do veneno das serpentes peçonhentas da Região Nordeste, representadas no estudo principalmente pelo gênero *Bothrops*. Fonseka et al[43] relataram um caso clínico de um paciente de 19 anos, vítima da serpente *Echis carinatus*, demonstrando que as manifestações hemorrágicas podem ser de alta gravidade. Silva et al[44] relataram a presença de petéquias e congestão grave em pulmões, rins e trato gastrintestinal de vítimas de acidentes com serpentes do *Hypnale*. Maduwage et al[10] relatam casos fatais de vítimas de serpentes *Hypnale zara* que apresentaram coagulopatia de consumo e LRA. A importância das alterações hemorrágicas como fator de risco para o desenvolvimento da LRA pode apontar para uma fisiopatologia própria das serpentes da Região Nordeste.

Na amostra estudada, os pacientes classificados como LRA e não LRA não diferiram quanto à presença de alterações do sistema nervoso central, à presença de ptose palpebral, de diplopia e de mialgia. Esse fato pode ter decorrido do próprio gênero da serpente, predominantemente *Bothrops*, que não levou a alterações dessa ordem. A rabdomiólise, cuja manifestação seria a mialgia, não foi relevante na fisiopatologia da LRA na amostra estudada. Achado semelhante foi relatado por Athappan et al[31]. No estudo de Pinho et al[24], a rabdomiólise foi um achado importante, uma vez que se tratava de casos de *Crotalus durissus*, sendo um fator de risco independente para o desenvolvimento de LRA. O valor limítrofe da significância do nosso estudo (p = 0,053) pode levar à mudança da significância diante do aumento da amostra (Tabela 44.3). A presença de lesão no local da picada não foi significativamente associada com a LRA na análise multivariada. No estudo de Athappan et al[31], a presença de lesão local (OR = 9,9; p = 0,02), que evoluiu para celulite, foi descrita como fator de risco independente para o desenvolvimento da LRA, achado discordante dos nossos resultados. Em nosso estudo, a presença da lesão local pode ter levado o paciente a procurar atendimento médico e administração de soro antiofídico de forma precoce. Os níveis de hemoglobina e hematócrito no grupo que desenvolveu LRA foram mais baixos, sendo essa diferença estatisticamente significativa (p < 0,0001; p = 0,002) (Tabela 44.4). Esse fato pode representar as alterações hemorrágicas secundárias ao envenenamento botrópico, resultando da ação das hemorraginas e metaloproteinases contendo zinco, as quais produzem lesões na membrana capilar basal, associadas a plaquetopenia e anormalidade de coagulação[4]. Athappan et al[31] descreveram a presença de hemólise intravascular como fator de risco independente para o desenvolvimento de LRA (OR = 3,2; p = 0,01), a qual justificaria a queda de plaquetas e hemoglobina da nossa amostragem. As plaquetas também podem estar diminuídas diante do quadro de ativação do sistema de coagulação e formação de fibrina intravascular, após a ativação do fator X pela peçonha botrópica.

As diferenças nas concentrações médias de sódio e potássio nos grupos não foram significantes, apesar de os níveis de sódio estarem mais baixos em vigência da LRA (fração de excreção de sódio aumentada?), achado que seria semelhante ao estudo de Pinho et al[24]. O aumento

Tabela 44.3 – Comparação dos achados laboratoriais entre os grupos de pacientes que desenvolveram lesão renal aguda (LRA) e que não desenvolveram (não LRA), vítimas de acidentes ofídicos atendidos em um hospital terciário de Fortaleza (Ceará), Brasil, 2003-2012.

	LRA (N = 42)	Não LRA (N = 274)	p
Sódio (mEq/L) **	137,4 (± 5,2)	140 (± 5,7)	0,06
Potássio (mEq/L)**	4,5 (± 0,9)	4,0 (± 0,4)	0,17
Creatinina admissional (mg/dL)**	3,07 (± 2,7)	0,94 (± 0,38)	< 0,0001
Creatinina da alta (mg/dL)**	3,0 (± 2,9)	0,9 (± 0,35)	< 0,0001
Ureia no diagnóstico da LRA (mg/dL)**	107,1 (± 74,1)	37,6 (± 27,5)	< 0,0001
Ureia na alta (mg/dL)**	72,9 (± 50,72)	32,4 (± 16,3)	< 0.0001
Hemoglobina (g/dL)*	9,42 (± 2,46)	12,7 (± 2,52)	< 0,0001
Hematócrito (%)*	28,86 (± 9,0)	39,1 (± 11,0)	0,002
Contagem de leucócitos (/mm³)*	13568,3 (± 5178,4)	11135 (± 3011,45)	0,044
Contagem de plaquetas (/mm³)*	95690,0 (± 79200,8)	212227 (± 90913)	< 0,0001

*Teste t-Student; ** Mann-Whitney. Significativo p < 0,05.

Tabela 44.4 – Fatores associados à lesão renal aguda (LRA) entre 276 pacientes vítimas de acidentes ofídicos atendidos em um hospital terciário de Fortaleza (Ceará), Brasil, 2003-2012.

Lesão renal aguda	p	OR	IC95% LI	IC95% LS
Dias de internação	0,004	1,698	1,165	2,088
Alterações hemorrágicas	0,036	6,718	1,067	25,661

Variáveis analisadas: Mialgia, Dias de Internação, Alterações Hemorrágicas, Idade, Lesão local, *Bothrops* sp., Tempo para administração do soro antiofídico, TAP e TTPa alterados.

dos níveis séricos de potássio pode sugerir a presença de disfunção renal e oligúria secundárias à LRA. Alterações tubulointersticiais podem ter contribuído para o prejuízo da fisiologia renal e controle hidroeletrolítico, descritas por Kanjanabuch e Sitprija[15].

TRATAMENTO

Ao atender uma vítima de picada de serpente, deve-se tentar acalmá-la, uma vez que o estado hiperdinâmico acelera a distribuição do veneno[45]. O paciente deve ser mantido deitado em posição confortável, com o membro afetado elevado ao nível do coração[45].

A abordagem da LRA pode ser dividida em medidas de suporte (atendimento inicial), medidas clássicas para LRA e medidas específicas.

O tratamento de suporte inclui: correção de hipovolemia, administração de antibióticos de amplo espectro em picadas de moderadas a graves (por exemplo, clindamicina e ceftriaxona, ciprofloxacino e clindamicina, ampicilina/sulbactam), profilaxia do tétano, acompanhar a evolução do edema local, vigiar a resposta à terapia específica com antiveneno, detecção precoce de complicações locais ou sistêmicas, procedimentos cirúrgicos e reabilitação (nos casos de graves complicações locais)[3].

A abordagem precoce da hipovolemia é uma medida fundamental para a prevenção da LRA. O emprego de soluções isotônicas (Ringer-lactato ou solução salina normal) é necessário para restabelecer o volume circulatório[3]. Deve-se medir a diurese horária, principalmente em casos graves. Normalmente, adolescentes e adultos possuem um débito urinário maior que 0,5mL/kg/h (30 a 40mL/h) e crianças mais que 1,0 a 2,0mL/kg/h.

A antibioticoterapia é controversa, pois há poucos ensaios clínicos controlados e existem diferentes espécies de serpentes com potenciais variados de promover infecção, entre outras causas descritas[3]. Amostras de cultura devem, entretanto, ser colhidas a fim de possibilitar a identificação de bactérias e o perfil de sensibilidade antimicrobiana correspondente[3]. Segundo Amaral et al[4], o uso de antibióticos deverá ser indicado quando houver evidência de infecção. As bactérias isoladas de material proveniente de lesões são principalmente *Morganella morganii*, *Escherichia coli*, *Providentia* sp. e *Streptococcus* do grupo D.

Deve-se estar atento aos sinais sistêmicos de gravidade: sangramento persistente, sintomas neurológicos (ptose palpebral, parestesias, alterações visuais, vertigem etc.), anormalidades cardiovasculares (hipotensão, arritmia, choque) e alterações renais (LRA, hemoglobinúria, mioglobinúria etc.)[46]. Entre as alterações locais, a síndrome compartimental é clinicamente suspeita na presença de edema tenso, disestesia, alteração da propriocepção e limitação do movimento com ou sem enchimento capilar diminuído. A pronta intervenção é mandatória, seja pelo uso do manitol venoso, seja pela conduta cirúrgica (fasciotomia)[3].

As medidas clássicas para LRA incluem um manejo correto de fluidos e eletrólitos, o emprego de drogas diuréticas e vasoativas (se indicadas)[47]. O estado volêmico adequado tanto é a principal medida para prevenção quanto para o tratamento da LRA instalada.

O uso da terapia dialítica em acidentes ofídicos já foi descrito por Sitprija *et al*[48], em 1971, tendo inclusive melhorado os sintomas de mialgia dos pacientes descritos.

Tratando-se de medidas específicas, o soro antiofídico (imunoglobulina, antiveneno) é o único tratamento para o envenenamento por serpentes. O soro é produzido pela fração do plasma obtida de animais domésticos hiperimunizados contra os venenos. Quando administrado no homem, ele neutraliza o veneno responsável pelo acidente ofídico e, em alguns casos, também venenos de espécies relacionadas[49].

A identificação da serpente e a classificação da gravidade do acidente são passos iniciais para a prescrição correta do soro. Outro passo importante é a vigilância do surgimento de anafilaxia durante a administração, por se tratar de imunoglobulinas heterólogas.

No envenenamento por *Bothrops* sp., a administração do soro antibotrópico (SAB) deve ser o mais precoce possível e, na falta deste, a associação do antibotrópico crotálico (SABC) ou antibotrópico laquético (SABL). A posologia segue a tabela 44.5[4]. Se o tempo de coagulação (TC) permanecer alterado 24 horas após a soroterapia, está indicada dose adicional de duas ampolas de antiveneno[4].

Nos acidentes botrópicos, deve-se solicitar tempo de coagulação, hemograma (pode revelar leucocitose com neutrofilia e desvio à esquerda e plaquetopenia de intensidade variável), sumário de urina (pode haver proteinúria, hematúria e leucocitúria) e outros exames para análise bioquímica, conforme a evolução do paciente, com especial atenção a eletrólitos, ureia e creatinina, visando à possibilidade de detecção da lesão renal aguda[4].

Tabela 44.5 – Acidente botrópico: classificação quanto à gravidade e soroterapia recomendada.

Manifestações e tratamento	Classificação		
	Leve	Moderada	Grave
Locais – dor/edema/equimose	Ausentes ou discretas	Evidentes	Intensas**
Sistêmicas – hemorragia grave/choque/anúria	Ausentes	Ausentes	Presentes
Tempo de coagulação (TC*)	Normal ou alterado	Normal ou alterado	Normal ou alterado
Soroterapia (nº de ampolas) SAB/SABC/SABL	2-4	4-8	12
Via de administração	Intravenosa		

*TC normal: até 10min; TC prolongado: de 10 a 30min; TC incoagulável: > 30min.
** Manifestações locais intensas podem ser o único critério para classificação de gravidade.
SAB = soro antibotrópico; SABC = soro antibotrópico crotálico; SABL = soro antibotrópico laquético.
Fonte: Adaptado do Ministério da Saúde, 2001.

Nos acidentes crotálicos, a dose do soro anticrotálico (SAC) varia de acordo com a gravidade do caso, devendo-se ressaltar que a quantidade a ser ministrada em crianças é a mesma de adultos. Poderá ser utilizado o soro SABC[4], seguindo a posologia da tabela 44.6.

Sabendo-se que a toxina crotálica possui ação principalmente miotóxica, neurotóxica e coagulante, a rabdomiólise torna-se um fator importante na gênese da LRA nesses acidentes. Assim, o manejo correto da rabdomiólise é fundamental. Segundo Bosch et al[50], como medidas preventivas e terapêuticas para LRA induzida pela rabdomiólise, tem-se: 1. verificar o estado volêmico do paciente, pressão venosa central e débito urinário; 2. solicitar níveis séricos de creatino fosfoquinase, mioglobina, aldolase, desidrogenase láctica, alanina aminotransferase e aspartato aminotransferase; 3. acompanhar níveis de ureia, creatinina, sódio, potássio, cálcio total e ionizado, fósforo, magnésio, ácido úrico, albumina, contagem de plaquetas, leucócitos e hemácias; 4. examinar sedimento urinário e fita reagente da urina; 5. iniciar a reposição volêmica com solução salina isotônica, na taxa de aproximadamente 400mL/h, com monitorização da pressão venosa central; 6. atingir um débito urinário de 3mL/kg/h; 7. verificar potássio com frequência; 8. corrigir hipocalcemia somente se sintomática ou se houver hipercalemia grave; 9. se o pH urinário estiver menor que 6,5, alternar cada litro da solução salina com dextrose ou solução a 0,45% com 100mmol/L de bicarbonato; 10. considerar tratamento com manitol, descontinuar se melhora da diurese (> 20mL/h) não ocorrer; 11. manter a reposição volêmica até a mioglobinúria evanescer; e 12. considerar terapia renal substitutiva, caso não haja resposta terapêutica e potássio persistentemente alto (> 6,5mmol/L), oligúria (< 0,5mL de urina/kg/h, em 12 horas), anúria, hipervolemia e acidose metabólica resistente.

No Brasil, os soros antiofídicos são produzidos na rede pública pelo Instituto Butantan (São Paulo), Fundação Ezequiel Dias (Minas Gerais) e Instituto Vital Brasil (Rio de Janeiro), sendo comercializados na forma líquida, devendo ser conservados à temperatura de 4 a 8 graus Celsius positivos[4].

É importante o conhecimento de reações precoces e tardias à administração dos soros e sua abordagem correta, a fim de evitar complicações fatais. Os efeitos adversos ao soro antiofídico são: reações agudas do tipo I

Tabela 44.6 – Acidente crotálico: classificação quanto à gravidade e soroterapia recomendada.

Manifestações e tratamento	Classificação – Avaliação inicial		
	Leve	Moderada	Grave
Fácies miastênico e visão turva	Ausente ou tardia	Discreta ou evidente	Evidente
Mialgia	Ausente ou discreta	Discreta	Intensa
Tempo de coagulação (TC)	Normal ou alterado	Normal ou alterado	Normal ou alterado
Urina vermelha ou marrom	Ausente	Pouco evidente ou ausente	Presente
Oligúria ou anúria	Ausente	Ausente	Presente ou ausente
Soroterapia (nº de ampolas) SAC/SABC	5	10	20
Via de administração	Intravenosa		

SAC = soro anticrotálico; SABC = soro antibotrópico crotálico.
Fonte: Adaptado do Ministério da Saúde, 2001.

em decorrência da imunoglobulina E circulante às proteínas do cavalo, reações anafilactoides em virtude da desgranulação direta de mastócitos e doença do soro (reação alérgica tardia causada por complexos imunes)[45].

As reações precoces ocorrem em 4,6 a 87,2% dos casos, nas 2 horas subsequentes à administração do soro, são de menor gravidade, devendo o paciente permanecer por 24 horas em observação pelo risco do surgimento de reações tardias mais graves[4]. Os sinais e sintomas observados são: urticária, tremores, tosse, náuseas, dor abdominal, prurido e rubor facial. Mais raramente são observadas reações precoces graves, semelhantes à reação anafilática ou anafilactoide. Nesses casos, os pacientes podem mostrar arritmias cardíacas, hipotensão arterial, choque e quadro obstrutivo das vias respiratórias[4].

As reações tardias ao soro antiofídico ocorrem de 5 a 24 dias após a administração, podendo cursar com febre, artralgia, linfadenomegalia, urticária e proteinúria. A incidência real da "doença do soro" é subestimada, pois muitos pacientes não retornam ao serviço de saúde. Nesses casos, pode ser utilizado corticosteroide (prednisona) na dose de 1mg/kg/dia (máximo de 60mg) durante 5 a 7 dias[4].

O uso de corticosteroide por via intravenosa e prometazina pode ser tanto terapêutico como profilático em reações anafiláticas aos soros heterólogos. Podem-se usar também como pré-medicação drogas antagonistas H_2, representadas pela cimetidina (máximo 300mg) ou ranitidina por via intravenosa[4]. Silva et al[51] demonstraram, em estudo randomizado com 752 pacientes que exibiram reações agudas ao soro heterólogo nas primeiras 48 horas, que o emprego de adrenalina por via subcutânea reduziu, substancialmente, o risco de reações adversas graves na primeira hora, no entanto, nem a hidrocortisona nem a prometazina tiveram algum efeito significativo.

Além de as medidas terapêuticas (iniciais, clássicas e específicas) serem de suma importância na abordagem do paciente, a precocidade na administração do soro heterólogo na prevenção da LRA é fundamental. Castro et al[21] demonstraram, em estudo experimental com veneno botrópico, que a proteção renal ideal só era alcançada quando a administração do veneno e do soro eram feitas simultaneamente. Em estudo prospectivo realizado com 100 vítimas de acidente crotálico, concluiu-se que o atraso na administração do soro antiofídico (> 2 horas) se constituiu em fator de risco independente para o desenvolvimento de LRA[24].

Alguns estudos buscam opções complementares no envenenamento por acidentes ofídicos. Barone et al[52], em modelo experimental, utilizando o veneno da espécie *Bothrops jararaca* na indução de LRA em ratos, demonstraram os efeitos benéficos do ácido lipoico e da sinvastatina em relação a hiperuricemia, estresse oxidativo renal e níveis plasmáticos de ureia e creatinina, criando perspectiva para a investigação clínica dessas drogas como agentes coadjuvantes na soroterapia do envenenamento botrópico.

Estudo experimental com ratos com falência renal aguda induzida pelo envenenamento da serpente *Crotalus durissus terrificus* evidenciou a relação da hiperuricemia com a lesão renal nestes animais, bem como o efeito benéfico do alupurinol em estágio precoce para prever e recuperar a função renal, especialmente prevenindo a mortalidade nos ratos[53].

Molander et al[54] criaram uma base de dados das plantas empregadas nos acidentes ofídicos no mundo, selecionando países de continentes distintos (Brasil, Nicarágua, China e Nepal). As famílias mais encontradas foram Apocynaceae, Lamiaceae e Rubiaceae, presentes em pelo menos dois dos países estudados. Encontrou-se o emprego de uma mesma flora medicinal por culturas diferentes, o que pode permitir estudos futuros nesta área.

Sabendo-se que as toxinas de serpentes atingem primeiro os linfonodos antes de entrar na circulação, Saul et al[55] estudaram a aplicação da pomada de óxido nítrico em 15 humanos, obtendo resultados satisfatórios quanto à inibição do trânsito linfático da toxina.

Os estudos citados e outros semelhantes podem servir de substrato para novas pesquisas nos acidentes ofídicos e suas consequências.

PROGNÓSTICO E MORTALIDADE DA LRA NOS ACIDENTES OFÍDICOS

O desfecho clínico da vítima de picada de serpente peçonhenta vai depender de fatores peculiares ao paciente, características da própria espécie de serpente e de como foi realizado o atendimento.

As taxas de mortalidade variam nas diferentes regiões do mundo[2]. Na Colômbia, os casos fatais de envenenamento por acidentes ofídicos variam de 3-5%[3]. Em estudo de Athappan et al[31], realizado na Índia, as taxas de mortalidade foram elevadas, principalmente nos pacientes que desenvolveram LRA. Após revisão sistemática dos acidentes ofídicos na Europa, Chippaux et al[56] concluíram que o número de óbitos anuais é menor que 5, e o total de casos graves por ano é de aproximadamente 1.000, sendo as características epidemiológicas estáveis ao longo dos anos, apesar da variabilidade climática.

No Brasil, a letalidade geral por acidentes ofídicos é relativamente baixa (0,4%). A maioria dos acidentes ofídicos notificados é de leve gravidade (50,7%), seguido pelos de moderada gravidade (36,1%)[4].

A mortalidade em nosso estudo foi de 1,4% nos acidentes ofídicos por serpentes peçonhentas, considerada baixa, concordante com os dados da literatura nacional[4,35,37,41], que evidencia a baixa letalidade dos acidentes ofídicos. A maior parte dos pacientes evoluiu para cura, no entanto 13 pacientes permaneceram com déficit de função renal até a alta hospitalar.

Dos pacientes que evoluíram a óbito (4), nenhum era portador de LRA. A presença de alterações hemorrágicas (3) e anafilaxia (1) se destacou, o que mostra o papel coagulante e hemorrágico da peçonha. A anafilaxia relatada deve chamar a atenção pelo conhecido risco na administração de soros heterólogos.

A hemodiálise foi necessária em 13 casos (30,9%), dado que se aproxima do estudo realizado por Pinho et al[24], que evidenciaram necessidade de 24%.

A LRA é uma das principais complicações dos acidentes ofídicos e importante causa de mortalidade nesses pacientes[2].

Agradecimentos

Ao Dr. Geraldo Bezerra da Silva Júnior, pelo seu apoio e suas sugestões, fundamentais para a concretização deste trabalho.

À Dr. Maria do Socorro Batista Veras, pelo seu empenho na coleta dos dados e na realização desta pesquisa em meio às atividades extenuantes da emergência.

REFERÊNCIAS BIBLIOGRÁFICAS

1. Gutiérrez JM, Theakston RD, Warrell DA. Confronting the neglected problem of snakebite envenoming: the need for a global partnership. *PLoS Med* 2006; 3: e150.
2. Pinho FM, Yu L, Burdmann EA. Snakebite-induced kidney injure in Latin America. *Semin Nephrol* 2008; 28: 354-362.
3. Otero-Patiño R. Epidemiological, clinical and therapeutic aspects of Bothrops asper bites. *Toxicon* 2009; 54: 998-1011.
4. Amaral CFS, Bucaretchi F, Araújo FAA et al (eds). *Manual de Diagnóstico e Tratamento de Acidentes por Animais Peçonhentos*, 2ª ed. Ministério da Saúde: Brasília, 2001.
5. Amaral CFS, Rezende NA, Silva OA et al. Insuficiência renal aguda secundária a acidentes ofídicos botrópico e crotálico: análise de 63 casos. *Rev Inst Med Trop São Paulo* 1986; 28: 220-227.
6. Sitprija V, Sitprija S. Renal effects and injury induced by animal toxins. *Toxicon* 2012; 60: 943-953.
7. Sitprija V, Boonpucknavig V. The kidney in tropical snake bite. *Clin Nephrol* 1977; 8: 377-383.
8. Petricevich V. Scorpion venom and inflammatory response. *Mediators Inflamm* 2010; 2010: 903295.
9. Cruz AH, Garcia-Jimenez S, Mendonça RZ, Petricevich VL. Pro- and anti-inflammatory cytokines release in Mice inject with Crotalus durissus terrificus venom. *Mediators Inflamm* 2008; 2008: 1-10.
10. Maduwage K, Hodgson WC, Konstantakopoulos N et al. The in vitro toxicity of venoms from South Asian Hump-nosed pit vipers (Viperidae: Hypnale). *J Venom Res* 2011; 2: 17-23.
11. Escalante T, Rucavo A, Fox JW, Gutiérrez JM. Key events in microvascular damage induced by snake venom hemorrhagic metalloproteinases. *J Proteomics* 2011; 74: 1781-1794.
12. Sitprija V. Snakebite nephropathy. *Nephrology* 2006; 11: 442-448.
13. Sitprija V. Animal toxins and the kidney. *Nat Clin Pract Nephrol* 2008; 4: 616-627.
14. Gutiérrez JM, Escalante T, Rucavado A. Experimental pathophysiology of systemic alterations induced by Bothrops asper snake venom. *Toxicon* 2009; 54: 976-987.
15. Kanjanabuch T, Sitprija V. Snakebite nephrotoxicity in Asia. *Semin Nephrol* 2008; 28: 363-372.
16. Braga MDM, Martins AMC, Amora DN et al. Purification and biological effects of C-type lectin isolated from Bothrops insularis venom. *Toxicon* 2006; 15: 859-867.
17. da Silva OA, Lopez M, Godoy P. Intensive care unit treatment of acute renal failure following snake bite. *Am J Trop Med Hyg* 1979; 28: 401-407.
18. Burdmann EA, Woronik V, Prado EB et al. Snakebite induced acute renal failure: an experimental model. *Am J Trop Med Hyg* 1993; 48: 82-88.
19. Boer-Lima PA, Gontijo JA, Cruz-Hofling MA. Histologic and functional renal alterations caused by Bothrops moojeni snake venom in rats. *Am J Trop Med Hyg* 1999; 61: 698-706.
20. Boer-Lima PA, Gontijo JA, Cruz-Hofling MA. Bothrops moojeni snake venom-induced renal glomeruli changes in rat. *Am J Trop Med Hyg* 2002; 67: 217-222.
21. Castro I, Burdmann EA, Seguro AC, Yu L. Bothrops venom induces tubular injury: role for lipidic peroxidation and prevention by antivenom. *Toxicon* 2004; 43: 833-839.
22. Nascimento JM. Cytoskeletal rearrangement and cell death induced by Bothrops alternatus snake venom in cultured Madin-Darby canine kidney cells. *Biochem Cell Biol* 2007; 85: 590-605.
23. Daher EF, Fernandes TA, Aguiar CN. Crotalic poisoning: epidemiology, acute renal failure and other clinical features. *Rev Eletron Pesq Med* 2008; 2: 1-10.
24. Pinho FMO, Zanetta DM, Burdmann EA. Acute renal failure after Crotalus durissus snakebite: a prospective survey on 100 patients. *Kidney Int* 2005; 67: 659-667.
25. Vêncio D. Estudo do ofidismo em Goiás: comprometimento da função renal. *Rev Goiana Med* 1988; 34: 95-116.
26. Santos MF, Farani MC, Roche PN. Acute kidney injury in *Bothrops* sp. and *Crotalus* sp. envenomation: critical review of the literature. *J Bras Nefrol* 2009; 31: 132-138.
27. Monteiro HS, da Silva IM, Martins AM, Fonteles MC. Actions of Crotalus durissus terrificus venom and crotoxin on the isolated rat kidney. *Braz J Med Biol Res* 2001; 34: 1347-1352.
28. Cupo P, Azevedo-Marques MM, Hering SE, Menezes JB. Acidentes ofídicos: análise de 102 casos (abstract). *Cong Soc Bras Med Trop* 1985, 21.
29. Pinto RNL, Souza LCS, Silva AM et al. Estudo Clínico-epidemiológico de 774 casos de acidentes ofídicos (abstract). *Cong Soc Brás Med Trop* 1987, 23.
30. Silveira PVP, Nishioka AS. South American Rattlesnake bite in a Brazilian teaching hospital. Clinical and epidemiological study of 87 cases, with analysis of factors predictive of renal failure. *Trans R Soc Trop Med Hyg* 1992; 86: 562-564.
31. Athappan MG, Balaji UV, Navaneethan PT. Acute renal failure in snake envenomation: a large prospective study. *Saudi J Kidney Dis Transpl* 2008; 19(Suppl 3): 404-410.
32. Harshavardhan L, Lokesh AJ, Tejeshwari HL et al. A study on the acute kidney injury in snake bite victims in a tertiary care centre. *J Clin Diagn Res* 2013; 7: 853-856.
33. Bochner R, Struchiner CJ. Epidemiologia dos acidentes ofídicos nos últimos 100 anos no Brasil: uma revisão. *Cad Saude Publica* 2003; 19: 7-16.
34. Mise Y, Silva ML, Carvalho FM. Envenenamento por serpentes do gênero *Bothrops* no estado da Bahia: aspectos epidemiológicos e clínicos. *Rev Soc Bras Med Trop* 2007; 40: 563-573.
35. Lima JS, Martelli Júnior H, Martelli DR et al. Perfil dos acidentes ofídicos no Norte do Estado de Minas Gerais, Brasil. *Rev Soc Bras Med Trop* 2009; 42: 561-564.
36. Lima AC, Campos CE, Ribeiro JR. Perfil epidemiológico de acidentes ofídicos do Estado do Amapá. *Rev Soc Bras Med Trop* 2009; 42: 329-335.
37. Oliveira FN, Brito MT, Morais ICO et al. Accidents caused by Bothrops and Bothropoides in the state of Paraíba: epidemiological and clinical aspects. *Rev Soc Bras Med Trop* 2010; 43: 662-667.
38. Feitosa R, Melo I, Monteiro H. Epidemiologia dos acidentes por serpentes peçonhentas no estado do Ceará – Brasil. *Rev Soc Bras Med Trop* 1997; 30: 295-301.
39. Borges C, Sadahiro M, Santos M. Aspectos epidemiológicos e clínicos dos acidentes ofídicos ocorridos nos municípios do Estado do Amazonas. *Rev Soc Bras Med Trop* 1999; 32: 637-646.
40. Akani GC, Ebere N, Franco D et al. Correlation between anual activity patterns of venomous snakes and rural people in the Niger Delta, Southern Nigeria. *J Venom Anim Toxins Ind Dis* 2013; 19: 2-8.
41. Lemos J, Almeida T, Fook S et al. Epidemiologia dos acidentes ofídicos notificados pelo Centro de Assistência e Informação Toxicológica de Campina Grande (Ceatox-CG), Paraíba. *Rev Bras Epidemiol* 2009; 12: 50-59.
42. Santoro ML, Sano-Martins IS. Platelet dysfunction during Bothrops jararaca snake envenomation in rabbits. *Thromb Haemost* 2004; 92: 369-383.

43. Fonseka CL, Jeevagan V, Gnanathasan CA. Life threatening intracerebral haemorrhage following saw-scaled viper (Echis carinatus) envenoming--authenticated case report from Sri Lanka. *BMC Emerg Med* 2013; **13**: 5.
44. Silva A, Gunawardena P, Weilgama D *et al*. Comparative in vivo toxicity of venoms from South Asian hump-nosed pit vipers (Viperidae: Crotalinae: Hypnale). *BMC Res Notes* 2012; **5**: 471.
45. Adukauskiene D, Varanauskiene E, Adukauskaite A. Venomous snakebite. *Medicina* (Kaunas) 2011; **47**: 461-467.
46. Ghosh MK. Management of snakebites cases by national treatment protocola Jalpaiguri District Hospital in West Bengal in the year 2010 – a retrospective study. *J Indian Med Assoc* 2011; **109**: 29-36.
47. Macedo E, Bouchard J, Metha, R. Prevention and nondialytic management of acute kidney injury. In Floege J, Johnson R, Feehally J (eds). *Comprehensive Clinical Nephrology*, 4th ed. Elsevier Saunders: New York, 2010, pp 813-814.
48. Sitprija V, Sribhibhadh R, Benyajati C. Haemodialysis in poisoning by sea-snake venom. *Br Med J* 1971; **3**: 218-219.
49. World Health Organization. Guidelines for production, control and regulation of snake antivenom immunoglobulins. WHO Press, Switzerland; 2010, 7.
50. Bosch X, Poch E, Grau JM. Rhabdomyolysis and acute kidney injury. *N Engl J Med* 2009; **361**: 62-72.
51. Silva HA, Pathmeswaran A, Ranasinha CD *et al*. Low-dose adrenaline, promethazine, and hydrocortisone in prevention of acute adverse reactions to antivenom following snakebite: a randomised, double-blind, placebo controlled trial. *PLoS Med* 2011; **8**: 1-10.
52. Barone JM, Alponti RF, Frezzatti R *et al*. Differential efficiency of simvastatin and lipoic acid treatments on Bothrops jararaca envenomation-induced acute kidney injury in mice. *Toxicon* 2011; **57**: 148-156.
53. Frezzatti R, Silveira PF. Allopurinol reduces the lethality associated with acute renal failure induced by crotalus durissus terrificus snake venom: comparison with probenecid. *PLoS Negl Trop Dis* 2011; **5**: 1-8.
54. Molander M, Saslis-Lagoudakis CH, Jager AK, Ronsted N. Cross-cultural comparison of medicinal floras used against snakebites. *J Ethnopharmacol* 2012; **139**: 863-872.
55. Saul ME, Thomas PA, Dosey PJ. A pharmacological approach to first aid treatment for snakebite. *Nat Med* 2011; **17**: 809-811.
56. Chippaux JP. Epidemiology of snakes in Europe: a systematic review of the literature. *Toxicon* 2012; **59**: 86-69.

45

LESÃO RENAL AGUDA NO PÓS-OPERATÓRIO IMEDIATO DO TRANSPLANTE HEPÁTICO

Fabiano Klaus
João Carlos Goldani
Elizete Keitel

INTRODUÇÃO

O transplante hepático é o tratamento de escolha para os pacientes com doença hepática crônica avançada em fase terminal, pois não há tratamento substitutivo da função hepática efetivo por tempo prolongado[1]. Porém é um procedimento com importante morbidade e mortalidade.

Os primeiros relatos de transplante hepático em humanos são de 1963, realizados por Thomas Starlz na cidade de Denver, no estado americano do Colorado. Em 1967, o mesmo autor publicou os quatro primeiros transplantes hepáticos realizados com sucesso em humanos[2,3].

No Brasil, os primeiros transplantes hepáticos foram realizados no início dos anos 1970 no Estado de São Paulo. Em setembro de 1985, foi realizado no Hospital das Clínicas de São Paulo o primeiro transplante hepático bem-sucedido na América Latina[4]. No Rio Grande do Sul, o primeiro transplante realizado ocorreu na Irmandade da Santa Casa de Misericórdia de Porto Alegre em 1991[5].

A lesão renal aguda (LRA) é uma complicação frequente no pós-operatório imediato dos pacientes submetidos a transplante hepático. As incidências relatadas são muito variáveis, em virtude dos diferentes critérios diagnósticos empregados, com parte dos casos necessitando de terapia renal substitutiva.

A apresentação de LRA está relacionada às condições clínicas preexistentes, eventos transoperatórios e complicações do período pós-operatório. No período pré-operatório, esses pacientes frequentemente apresentam disfunção concomitante de outros órgãos em virtude da gravidade da doença hepática. Eles são submetidos a um procedimento com tempo cirúrgico prolongado, podendo apresentar sangramentos, secundários à coagulopatia, com instabilidade hemodinâmica. Também necessitam usar drogas imunossupressoras, particularmente os inibidores de calcineurina, assim como outras drogas com potencial nefrotóxico e contrastes, apresentam frequentemente complicações infecciosas associadas, fatores esses que, agregados, aumentam o risco para o desenvolvimento de LRA no pós-operatório[6].

No período pós-operatório inicial, as complicações infecciosas, a disfunção do enxerto hepático, a necessidade de ventilação mecânica prolongada, juntamente com a LRA são os principais fatores que determinam a necessidade de manutenção dos pacientes em unidade de terapia intensiva e os determinantes no seu prognóstico[7].

Estudos têm demonstrado que os pacientes com LRA apresentam maior mortalidade tanto em curto prazo como após um ano do transplante, principalmente nos pacientes que necessitam de terapia renal substitutiva (TRS). Também tem sido sugerido que esses pacientes evoluem mais frequentemente com nefropatia crônica pós-transplante.

DEFINIÇÃO, DIAGNÓSTICO E CLASSIFICAÇÃO

A lesão renal aguda, classicamente, é caracterizada por rápida diminuição no ritmo de filtração glomerular com consequente retenção de compostos nitrogenados e, geralmente, acompanhada por redução do débito urinário, levando a comprometimento da compensação metabólica e hidroeletrolítica do organismo.

Várias definições para LRA já foram propostas, utilizando diferentes critérios diagnósticos baseados em alterações da creatinina e da ureia sérica, do volume de urina ou a necessidade de diálise. Essa ampla variedade de definições dificultava a comparação de resultados entre estudos e populações[8].

Na última década, para unificar a definição e os critérios diagnósticos de LRA, foram realizadas duas conferências de consenso, organizadas por sociedades de nefrologia e de terapia intensiva, que indicaram a associação de pequenas elevações dos níveis séricos de creatinina com redução do volume urinário, conhecidas como critérios RIFLE (*Risk, Injury, Failure, Loss, End-Stage Renal Disease*) e AKIN (*Acute Kidney Injury Network*), como métodos para definir e graduar a doença[9,10].

Os critérios diagnósticos estabelecidos por esses consensos foram redução abrupta da função renal (em 48 horas), com aumento absoluto da creatinina sérica maior ou igual a 0,3mg/dL, ou uma porcentagem de aumento maior ou igual a 50%, ou ainda redução do volume de urina a um valor menor que 0,5mL/kg/h durante 6 horas.

O termo proposto para definir a doença foi *Acute Kidney Injury (AKI)* em substituição ao antigo *Acute Renal Failure (ARF)*. Essa denominação foi utilizada com a finalidade de englobar todo o espectro da síndrome, desde a mínima alteração na função renal até a necessidade de terapia renal substitutiva (TRS)[9,10]. Na tradução para a língua portuguesa, entretanto, o termo ainda é motivo de discussões, sendo proposto: lesão renal aguda ou injúria renal aguda, entretanto o termo clássico, insuficiência renal aguda (IRA), ainda parece adequado diante das alternativas propostas*.

O estadiamento da doença foi revisado em 2012[11], sendo mantidos os critérios propostos pelos consensos anteriores (Tabela 45.1).

A definição e os critérios diagnósticos de LRA nos pacientes pós-transplante hepático têm sido discutidos[12].

Antes do surgimento dos consensos RIFLE e AKIN, existiam mais de 30 definições para LRA, geralmente utilizando uma redução de 25% na função renal, ou aumento da creatinina sérica em 0,5mg/dL ou um valor absoluto de creatinina sérica > 2,0mg/dL[13].

A utilização dos critérios RIFLE e AKIN para o diagnóstico e estadiamento de LRA no período pós-transplante hepático apresenta algumas limitações.

---

* Por motivo de padronização este livro adota o termo lesão renal aguda.

Inicialmente, eles se mostraram pobres preditores de desfechos em pacientes submetidos ao transplante hepático[13,14]. Entretanto, estudo mais recente de Ferreira *et al* demonstrou que a aplicação dos critérios do consenso RIFLE pode estratificar a gravidade da LRA, assim como determinar risco de óbito e de evolução para nefropatia crônica[15].

A creatinina sérica pode não ser um bom marcador de doença renal nos pacientes com hepatopatia crônica, em virtude de esses pacientes apresentarem menor massa muscular e de esse exame ser influenciado por fatores como sexo e idade, além de não distinguir as diversas apresentações de insuficiência renal e ser um marcador funcional e não de lesão do órgão[6].

Na ausência de dados mais consistentes para o diagnóstico e sabendo-se da finalidade dos consensos RIFLE e AKIN para estabelecer uma uniformização de critérios diagnósticos e de estratificação da doença, esses continuam sendo utilizados até existirem mais evidências para novas definições e critérios de diagnóstico nesses pacientes.

A cistatina C e os novos biomarcadores, como a lipocalina associada à gelatinase de neutrófilos (NGAL), também estão sendo estudados e poderão em breve ser empregados para o diagnóstico mais precoce da LRA e para predizer desfechos nesse grupo de pacientes[16,17].

INCIDÊNCIA

A LRA é uma das complicações mais comuns no pós-operatório imediato do transplante hepático e apresenta grande impacto prognóstico. A incidência pode chegar a 94%[18], em média de 46 a 61%, com 20-25% necessitando de TRS[19].

Em análise retrospectiva de 300 pacientes submetidos a 359 transplantes hepáticos entre os anos 1993 e 2004, utilizando como critério diagnóstico de lesão renal o aumento de creatinina sérica duas vezes o basal (RIFLE-I) e maior que três vezes o basal ou necessidade de diálise (RIFLE-F) nas duas primeiras semanas após o transplante, O'Riordan *et al* encontraram incidência de LRA RIFLE-I em 11,1% (39 pacientes) e RIFLE-F em 25,7% (90 pacientes), com 68 pacientes necessitando de TRS[14]. Em outro estudo foi relatada a incidência de 33,2% quando utilizado o estadiamento RIFLE[15]. Utilizando os critérios AKIN, Zhu *et al* analisaram retrospectivamente 193 pacientes, com incidência de diagnóstico de LRA de 60%, sendo 30% estágio 1, 13%

Tabela 45.1 – Classificação da LRA – Consenso AKIN.

	Creatinina sérica (mg/dL)	Débito urinário (mL)
Estágio I	Aumento na creatinina sérica de 0,3mg/dL ou 1,5-1,9 vez o valor basal	< 0,5mL/kg/h durante 6h
Estágio II	Aumento de 2-2,9 vezes da creatinina sérica basal	< 0,5mL/kg/h durante 12h
Estágio III	Aumento > 3 vezes da creatinina sérica basal, ou creatinina sérica > 4,0mg/dL ou necessidade de terapia renal substitutiva	< 0,3mL/kg/h durante 24h ou anúria durante 12h

KDIGO, 2012[11].

estágio 2 e 17% estágio 3[20]. Já Iglesias *et al*, também utilizando critérios AKIN, encontraram incidência de 35% entre 688 pacientes, com 178 (73%) estágio 1, 45 (18%) estágio 2 e 20 (8%) estágio 3[21].

Estudos que utilizaram o critério de aumento da creatinina sérica maior que 50% do nível basal tendem a apresentar maiores incidências de LRA em virtude do aumento da sensibilidade diagnóstica. São relatadas incidências entre 29,2 e 64,1%[22-24], entretanto McCauley *et al*, utilizando este critério, relataram incidência de 94%[25]. Quando o critério aplicado foi creatinina sérica > 2mg/dL ou aumento de 100% do seu nível basal, as incidências relatadas variaram de 36,8 a 61%[14,26,27].

Entre os pacientes que desenvolvem LRA, em média 11-17% necessitam de TRS, porém existem relatos de até 35% dos pacientes submetidos a transplante hepático necessitarem de diálise no período pós-operatório imediato[27-29].

Realizamos, em nosso serviço, um estudo de coorte retrospectiva, onde foram analisados os prontuários dos pacientes maiores de 18 anos submetidos a transplante hepático com órgão de doador falecido, realizado pela mesma equipe cirúrgica, no Hospital Dom Vicente Scherer da Irmandade Santa de Misericórdia de Porto Alegre (RS), no período de abril de 2008 a abril de 2011. Foram excluídos pacientes com LRA, com *clearance* de creatinina estimada pela fórmula MDRD (*modification of diet in renal disease*) < 60mL/min/1,73m² e os submetidos a transplante conjugado de rim e fígado. LRA foi definida como um aumento da creatinina sérica em 50% durante o período de internação para o transplante hepático, em relação ao nível inicial pré-operatório. O pós-operatório imediato foi estabelecido como o período em que o paciente ficou internado para a cirurgia do transplante. A técnica cirúrgica de *piggybak* é utilizada rotineiramente no serviço.

O objetivo primário deste estudo foi avaliar a incidência de LRA no pós-operatório imediato dos pacientes submetidos a transplante hepático. Também foram avaliados fatores de risco pré-operatórios para desenvolvimento da doença, necessidade de TRS, tempo de internação em unidade de terapia intensiva e hospitalar no pós-transplante imediato, mortalidade no pós-operatório e função renal após um ano do transplante.

Foram realizados 158 transplantes hepáticos em 150 pacientes no período. Foram excluídos 37 pacientes (22 pacientes com *clearance* de creatinina menor 60mL/min, 3 transplantes conjugados de rim e fígado, 10 pacientes que apresentavam LRA pré-operatória, 1 paciente com menos de 18 anos e 1 com óbito no pós-operatório imediato) que correspondem a 24,6% da amostra, dado que reforça o alta incidência de disfunção renal em pacientes com hepatopatia crônica[30], sendo selecionados 113 pacientes (Tabela 45.2).

A idade média da população do estudo foi de 54 anos, com predomínio de pacientes do sexo masculino (69%) e da raça branca (83,2%), dados semelhantes aos encontrados nas descrições da literatura[23,28,31]. Encontramos alta prevalência de diagnóstico de hepatites virais, principalmente vírus da hepatite C (71,8%), menos frequentemente vírus de hepatite B (11,5%). O diagnóstico de carcinoma hepatocelular estava presente em 75,2% dos pacientes, muito superior ao descrito em outros estudos, com relatos de 7-24%[3,31]. Os critérios adotados atualmente para alocação de órgãos para transplante hepático pela central de transplantes do nosso Estado utilizam o escore de estratificação de gravidade MELD (*Model End-Stage Liver Disease*), assim como as demais centrais de transplante do nosso país e de outros países como os Estados Unidos, e fornecem pontuação aos pacientes com diagnóstico de doença hepática maligna. A discrepância entre o escore de MELD calculado e o escore de MELD atribuído pela central de transplantes sugere que o diagnóstico de doença hepática maligna pode estar fornecendo pontuação que privilegie o transplante em pacientes com doença maligna em detrimento ao escore de gravidade da hepatopatia.

A prevalência de hipertensão arterial sistêmica (35,4%) foi maior que os dados relatados na literatura, geralmente próximos de 10%[14,31], chegando a 20%[13,15], mas esse é um dado que reflete a prevalência de hipertensão na população geral brasileira segundo dados da Sociedade Brasileira de Nefrologia, baseados em inquéritos populacionais; encontra-se acima de 30%, sendo maior de 50% na população acima de 60 anos de idade[32]. A prevalência de diagnóstico de *diabetes mellitus* (DM) no pré-operatório foi semelhante aos demais estudos encontrados na literatura[13,14,31] (Tabela 45.2).

A incidência de LRA encontrada neste estudo foi de 56,6% (64 pacientes), sendo que, desses, 22 pacientes (19,4%) necessitaram de TRS e 42 (37,2%) foram mantidos em tratamento clínico conservador (Fig. 45.1).

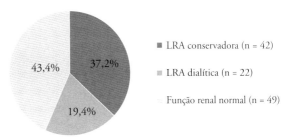

Figura 45.1 – Incidência de lesão renal aguda.

FATORES DE RISCO

A apresentação da LRA está relacionada a condições clínicas preexistentes, eventos transoperatórios e complicações do período pós-operatório. Pode ser dividida em uma fase inicial onde os eventos relacionados à cirurgia e à disfunção inicial do enxerto hepático são preponderantes, com a maioria dos pacientes apresentando quadros de necrose tubular aguda isquêmica ou etiologia pré-renal e, menos frequentemente, sepse. Mais tardiamente, predominam eventos relacionados à sepse e ao uso de drogas nefrotóxicas, particularmente os inibidores de calcineurina na imunossupressão.

Tabela 45.2 – Dados demográficos, clínicos e laboratoriais da população (n = 113).

Dados demográficos		
Idade (anos)		54,03 (9,38)
Sexo	Masculino	78 (69,0%)
	Feminino	35 (31,0%)
Raça	Branca	94 (83,2%)
	Outras	19 (16,8%)
Dados clínicos		
Doença hepática	Hepatite C	80 (71,8%)
	Hepatite B	13 (11,5%)
	Álcool	36 (31,9%)
	Outras	14 (12,5%)
Carcinoma hepatocelular		85 (75,2%)
Comorbidades	HAS	40 (35,4%)
	DM	30 (26,6%)
IMC		26,66 (5,89)
Medicamentos	Uso de iECA ou BRA	19 (16,8%)
	Uso de diurético	62 (54,9%)
	Tratamento de DM	28 (24,8%)
Exames laboratoriais		
Creatinina sérica (mg/dL)		0,94 (0,15)
CC (MDRD)		87,09 (19,67)
Hemoglobina (g/dL)		12,41 (1,86)
Albumina (g/dL)		3,21 (0,59)
Bilirrubina total (mg/dL)		3,35 (4,95)
RNI		1,51 (0,44)
MELD calculado		14,19 (5,01)
MELD atribuído		25,57 (4,91)
EQU	Hematúria	35 (31%)
	Proteinúria	28 (24,8%)
	Cilindros	9 (8,0%)

Variáveis contínuas com média e desvio-padrão, variáveis categóricas com n e %. IMC = índice de massa corporal; CC = *clearance* de creatinina estimada pelo método MDRD; HAS = hipertensão arterial sistêmica; DM = *diabetes mellitus*; iECA = inibidor da enzima conversora da angiotensina; BRA = bloqueadores dos receptores da angiotensina II; RNI = razão de normatização internacional; MELD = *Model End-Stage Liver Disease*; EQU = exame qualitativo de urina.

A LRA é um preditor de mortalidade em pacientes cirróticos, com prevalência de 20% nos pacientes hospitalizados[33].

A presença de LRA no período pré-operatório, bem como de síndrome hepatorrenal ou em associação com complicações clínicas dos pacientes com hepatopatia[30], assim como doença renal crônica preexistente[6,18], hipovolemia, diagnóstico de hipertensão arterial sistêmica e DM[6,34], maior gravidade em escores como MELD[6,23,35] e *Child-Pugh-Turcott*[21] são fatores de risco pré-operatórios bem estabelecidos. Outros fatores como idade, sexo masculino e IMC também são relatados em alguns estudos[18,21].

Quando analisada a doença de base que levou à hepatopatia e necessidade de transplante hepático, verificamos alguns relatos de maior incidência de LRA em pacientes com cirrose biliar primária e alcoólica[14]. Além disso, a hepatite C foi fator de risco para o desenvolvimento de nefropatia crônica[6].

A necessidade de drogas inotrópicas e vasopressoras no transoperatório, episódios de hipotensão, assim como maior número de transfusões sanguíneas e de fatores de coagulação, técnica cirúrgica com *by-pass* venovenoso e tempo de cirurgia, são fatores de risco transoperatórios para a apresentação da LRA[14,23,27,28].

No período pós-operatório inicial, os episódios de hipotensão secundária à hipovolemia ou a hemorragias, a necessidade de reintervenção cirúrgica, a disfunção do enxerto hepático, o uso de inibidores de calcineurina e de outras drogas nefrotóxicas, assim como sepse[14,23,27,28], são descritos como fatores de risco para a LRA.

O diagnóstico de LRA e o tempo de TRS são fatores de risco para o desenvolvimento posterior de nefropatia crônica[18]. Ela também está associada ao aumento do número de casos de doença por citomegalovírus no pós-transplante, episódios de rejeição aguda do órgão, apresentação de DM, desenvolvimento de nefropatia crônica, aumento de mortalidade precoce e tardia e maior tempo de internação hospitalar[14].

No estudo realizado em nosso serviço, não houve diferença significativa quanto a idade, raça e sexo na análise da incidência de LRA, assim como nas comorbidades e na doença hepática que evoluiu para necessidade de transplante, conforme demonstrado na tabela 45.3.

A análise dos dados laboratoriais pré-operatórios evidenciou que os pacientes que desenvolveram LRA apresentavam nível de creatinina sérica pré-operatório

Tabela 45.3 – Análise univariada dos dados demográficos, clínicos e laboratoriais entre os pacientes com diagnóstico de LRA e sem LRA.

	LRA (n = 64)	Sem LRA (n = 49)	p	OR
Dados pré-operatórios				
Idade (anos)	52,95 (9,36)	55,43 (9,32)	0,16	
Sexo masculino	41 (64,1%)	37 (75,5%)	0,22	
Sexo feminino	23 (35,9%)	12 (24,5%)		
Creatinina (mg/dL)	0,91 (0,16)	0,97 (0,15)	0,04	
CC (MDRD)	90,02 (22,19)	83,27 (15,17)	0,07	
Hemoglobina (g/dL)	12,04 (1,97)	12,89 (1,66)	0,01	
Albumina (g/dL)	3,08 (0,50)	3,38 (0,66)	< 0,01	
BT (mg/dL)	4,20 (6,19)	2,21 (2,07)	0,03	
RNI	1,59 (0,49)	1,41 (0,35)	0,03	
MELD calculado	15,27 (5,07)	12,78 (4,61)	< 0,01	
MELD atribuído	25,92 (5,52)	25,10 (4,00)	0,38	
Hepatite C	47 (73,4%)	33 (67,3%)	0,48	1,34 (0,59-3,02)
Hepatite B	8 (12,5%)	5 (10,2%)	0,70	1,25 (0,38-4,11)
Álcool	24 (37,5%)	12 (24,5%)	0,14	1,85 (0,81-4,22)
Carcinoma hepatocelular	44 (68,8%)	41 (83,7%)	0,06	0,42 (0,17-1,08)
HAS	22 (34,4%)	18 (36,7%)	0,96	
DM	13 (20,3%)	11 (22,4%)	0,95	
IMC	27,26 (5,28)	25,87 (6,57)	0,21	
Uso de iECA	14 (21,9%)	5 (10,2%)	0,10	2,46 (0,82-7,39)
Uso de diurético	44 (68,8%)	18 (36,7%)	< 0,01	3,78 (1,72-8,30)
Tratamento de DM	16 (25,0%)	12 (24,5%)	0,95	1,02 (0,43-2,43)
Alteração do sedimento urinário	31 (50%)	15 (31,9%)	0,07	
EQU – Hematúria	24 (38,7%)	11 (23,4%)	0,10	
– Proteinúria	22 (35,5%)	6 (12,8%)	< 0,01	3,75 (1,30-10,2)
– Cilindros	8 (12,9%)	1 (2,1%)	0,07	

menor do que aqueles que não desenvolveram (0,91 *versus* 0,97mg/dL; p = 0,04), mas sem diferença significativa quando avaliado o *clearance* de creatinina estimado pela fórmula MDRD (90,02 *versus* 83,27; p = 0,07). Comparando com os demais dados laboratoriais pré-operatórios, os pacientes que desenvolveram LRA apresentaram menor nível de hemoglobina (p = 0,01), menor nível de albumina sérica (p < 0,01), maior nível de RNI (p = 0,03) e maior nível de bilirrubina sérica (p = 0,03), dados expostos na tabela 45.3.

O uso de diurético pré-operatório foi fator de risco para o desenvolvimento de LRA nos transplantados hepáticos (OR 3,78; p < 0,01), sendo que o mesmo não foi observado com tratamento anti-hipertensivo com inibidor da enzima conversora de angiotensina (iECA) ou bloqueadores dos receptores de angiotensina II (BRA), assim como nos pacientes que realizaram tratamento medicamentoso ou com insulina para DM, dados também demonstrados na tabela 45.3. Entretanto, análise posterior dividindo em grupo que necessitou de TRS (n = 22) e grupo que não necessitou de TRS (n = 91), verifica-se que tanto o uso de diurético [p = 0,01; OR 3,47 (1,18-10,21)] como o tratamento com iECA ou BRA [p = 0,03; OR 3,07 (1,04-9,07)] são fatores de risco para necessidade de TRS.

O uso de diuréticos no pré-operatório foi fator de risco para a apresentação de LRA (p < 0,01), diferente da única descrição do uso de espironolactona ou diurético de alça no pré-operatório que não foram fatores de risco para o desenvolvimento de LRA. Este mesmo estudo descreve o uso de diurético de alça no período pós-operatório imediato de transplante hepático como fator de risco para o desenvolvimento de LRA[28]. Os hepatopatas geralmente apresentam ascite e necessitam do uso de diuréticos para o manejo, principalmente em quadros com doença mais avançada.

Evidências iniciais sugerem uma associação do uso de iECA e BRA com LRA em cirurgias de grande porte, em especial cirurgia cardíaca[36]. Estas drogas agem na arteríola eferente renal, causando vasodilatação. Em pacientes submetidos a grandes cirurgias, com risco de hipotensão e sangramento, a vasoconstrição da arteríola aferente é necessária para manter a perfusão glomerular, mecanismo esse inibido por tais drogas[37]. Essas evidências já são suficientes para a orientação de suspensão dessa classe de medicamentos previamente a cirurgias de grande porte, em especial a cirurgia cardíaca, pelo KDIGO de 2012[11]. O uso dessas classes de medicamentos não foi fator de risco para o desenvolvimento de LRA (p = 0,10), entretanto, ao analisarmos os pacientes que necessitaram de TRS comparativamente aos demais, evidenciamos que o uso dessas drogas foi fator de risco para a necessidade de diálise (p = 0,03).

Não houve diferença quanto à incidência de LRA aguda quando analisadas em conjunto as alterações do exame de urina. Entretanto, o achado de proteinúria foi mais frequente em pacientes que desenvolveram LRA [p < 0,01; OR 3,75 (1,30-10,2)]. Alteração do exame de urina foi encontrada em 46 pacientes, sendo hematúria e proteinúria na maioria dos casos; este dado demonstrou uma tendência ao desenvolvimento de LRA entre os pacientes com alteração do sedimento urinário (p = 0,07). Em estudo prévio de Cabezuelo, as alterações do sedimento urinário foram mais frequentemente diagnosticadas nos pacientes com LRA (p < 0,01)[23]. Analisando os pacientes com proteinúria, evidenciou-se maior risco para o desenvolvimento de LRA (p < 0,01), achado esse analisado previamente em urina de 24 horas, mas que não demonstrou ser fator de risco para a doença[14]. Essa análise não é realizada com frequência nos estudos, sendo necessário mais atenção aos achados urinários no pré-operatório para melhores conclusões.

Os pacientes que desenvolveram LRA apresentaram alteração de creatinina sérica significativamente maior do que aqueles que não desenvolveram LRA desde o primeiro dia do pós-operatório (1,23 *versus* 0,96mg/dL; p < 0,01), demonstrando que a apresentação da doença é mais frequente nos primeiros dias que sucedem o transplante hepático. Os pacientes que apresentaram LRA têm recuperação parcial de função renal até a data da alta hospitalar, encontrando-se diferença significativa entre aqueles que desenvolveram LRA e evoluíram com recuperação parcial de função renal (creatinina sérica 1,28mg/dL), comparativamente aos que não desenvolveram LRA (creatinina sérica 1,06mg/dL) com p < 0,01. Essa diferença na função renal também foi encontrada na análise após um ano do transplante (1,36 *versus* 1,23mg/dL; p = 0,04), mas sem diferença significativa quando avaliada a função renal estimada pela DCE (p = 0,06).

Tanto o tempo de internação em unidade de terapia intensiva (p = 0,02) como hospitalar (p = 0,01) foi maior nos pacientes que desenvolveram LRA (Tabela 45.4).

Após análise multivariada por regressão logística, o uso de diurético pré-operatório e o MELD calculado permaneceram como fatores de risco para o desenvolvimento de LRA, e o uso de diurético foi fator de risco para necessidade de TRS (Tabelas 45.5 e 45.6)

PREVENÇÃO

A atenção deve ser voltada aos fatores de risco pré-operatórios, como prevenção de sangramento digestivo, cuidados com o uso de diurético, prevenção de peritonite bacteriana espontânea, cuidados com o uso de lactulose, com a reposição de albumina nos pacientes que necessitam de paracentese de alívio, além de evitar drogas nefrotóxicas e contrastes radiológicos, e à avaliação de síndrome compartimental abdominal[6].

Os cuidados transoperatórios e no período pós-operatório incluem atenção com alterações hemodinâmicas (volemia, necessidade de drogas vasoativas e transfusões sanguíneas), mantendo a pressão arterial média próximo de 65mmHg, controle da diurese, avaliação de coagulopatia e necessidade de transfusão de fatores de coagulação, atenção à síndrome de reperfusão do enxerto, ao cuidado em evitar exposições desnecessárias às drogas nefrotóxicas e contrastes, e a avaliação de síndrome compartimental abdominal[6,38,39].

O uso dos inibidores de calcineurina proporcionou um importante aumento da sobrevida do enxerto hepático a curto e longo prazo. Entretanto, tanto o tacrolimus

Tabela 45.4 – Análise univariada dos dados pós-operatórios – comparação de pacientes com diagnóstico de LRA e sem LRA.

	LRA (n = 64)	Sem LRA (n = 49)	p
Função renal pós-operatório			
Creatinina 1º PO (mg/dL)	1,23 (0,49)	0,96 (0,28)	< 0,01
Creatinina alta (mg/dL)	1,28 (0,33)	1,06 (0,17)	< 0,01
Tempo de hospitalização			
Hospitalização em UTI (dias)	7,33 (7,42)	4,88 (1,83)	0,02
Internação hospitalar (dias)	35,20 (27,59)	24,51 (9,60)	0,01
Função renal após 1 ano			
Creatinina 1 ano (mg/dL)	1,36 (0,30)	1,23 (0,26)	0,04
Clearance de creatinina MDRD 1 ano	59,21 (14,78)	65,66 (17,63)	0,06

Tabela 45.5 – Análise multivariada por regressão logística dos fatores de risco para desenvolvimento de LRA.

	p	OR (CI95%)
Diurético	< 0,01	4.03 (1,77-9,14)
MELD calculado	< 0,01	1,12 (1,02-1,23)
Proteinúria	ns	
Hemoglobina	ns	

ns = não significativo; CI = intervalo de confiança.

Tabela 45.6 – Análise multivariada por regressão logística dos fatores de risco para LRA com necessidade de terapia renal substitutiva.

	p	OR (CI95%)
Diurético	< 0,01	3,47 (1,18-10,21)
MELD calculado	ns	
Proteinúria	ns	
Hemoglobina	ns	

como a ciclosporina são drogas potencialmente nefrotóxicas, podendo causar lesão aguda por vasoconstrição arteriolar renal ou nefropatia crônica com lesão estrutural irreversível (arteriolopatia obstrutiva, colapso isquêmico dos glomérulos, vacuolização tubular, com áreas de atrofia tubular e fibrose intersticial), sendo necessária a redução da sua exposição ou uso de outras medicações alternativas no esquema de imunossupressão, quando a condição imunológica permite, o que minimiza o risco de lesão aguda e retarda a progressão da nefropatia crônica[6].

TRATAMENTO

Uma vez estabelecida a perda de função renal, a decisão inicial é definir se há necessidade de tratamento dialítico ou se poderão ser adotadas medidas para o manejo clínico.

Os pacientes que apresentam diurese poderão ser mantidos em tratamento clínico, a não ser que apresentem alguma indicação de urgência dialítica. Identificar fatores de risco de agravamento do quadro, ajustar doses das drogas, evitar contrastes e drogas com potencial de nefrotoxicidade desnecessárias, além de otimizar monitorização clínica (hemodinâmica, distúrbios eletrolíticos, em especial hipercalemia, alterações metabólicas e nutricionais), são medidas fundamentais no manejo inicial para evitar a progressão da lesão e necessidade de TRS[11].

Pacientes anúricos normalmente necessitam de início de diálise precoce em virtude das limitações impostas por essa condição, exceto em casos de lesão pré-renal com condições de interrupção do processo com manejo volêmico.

Na avaliação dos pacientes com LRA, deve-se considerar a indicação da necessidade de substituição temporária de função renal. Avaliam-se níveis séricos de creatinina, ureia, potássio, equilíbrio metabólico, débito urinário, gravidade da doença, juntamente com outras complicações e comorbidades associadas.

As indicações para o início de TRS em LRA são clássicas e não mudaram nos últimos anos[40,41]:

1. Anúria (6 horas) ou oligúria (< 200mL/12h).
2. Hiperpotassemia (potássio sérico > 6,5mEq/L ou > 5,5mEq/L com alteração eletrocardiográfica).
3. Acidose metabólica grave (pH < 7,2 com pCO_2 normal/baixa em gasometria arterial).
4. Sobrecarga de volume – não responsiva a diurético, considerar ultrafiltração em insuficiência cardíaca congestiva refratária ao tratamento clínico.
5. Uremia complicações clínicas como encefalopatia, pericardite, sintomas digestivos, neuropatia e sangramentos secundários à disfunção plaquetária.
6. Hipo ou hipernatremia, hipo ou hipercalcemia, hiperuricemia, hipermagnesemia, intoxicação exógena.

Os métodos de TRS existentes para o tratamento de LRA são a hemodiálise e a hemofiltração, podendo ser realizadas de forma contínua ou intermitente, além da diálise peritoneal. Em nosso serviço, no período inicial do pós-operatório do transplante hepático, utilizamos rotineiramente hemodiafiltração venovenosa contínua para o tratamento dos pacientes que necessitam de substituição de função renal; conforme a evolução clínica e a condição hemodinâmica, ocorre conversão para hemodiálise convencional. Nas fases iniciais, não se utiliza nenhuma forma de anticoagulação sistêmica ou regional para o sistema de diálise, apenas se mantém lavagem contínua do sistema de diálise com solução de bicarbonato, a mesma utilizada como solução de reposição e dialisante. Em pacientes que apresentam função adequada do enxerto hepático, utilizamos anticoagulação regional com citrato a 4%, conforme protocolo da instituição.

No período transoperatório, tem sido cada vez mais frequente, em nosso serviço, a utilização de hemodiafiltração venovenosa contínua em pacientes que estejam em programa regular de hemodiálise (nefropatia crônica ou aguda) ou em hemodiálise contínua no período pré-operatório. Utilizamos a hemodiafiltração em mais de 20 casos nos últimos 5 anos.

MORTALIDADE

A apresentação de LRA no pós-operatório de transplante hepático tem importante impacto na sobrevida dos pacientes[31], aumentando em 3-4 vezes a mortalidade nos primeiros 30 dias após o procedimento[6].

Lima et al relataram mortalidade de 5,5% nos 30 dias seguintes ao transplante hepático em pacientes com função renal preservada e de 12,5% naqueles que apresentaram LRA e que não necessitaram de diálise[27].

Entre os pacientes que necessitaram de hemodiálise, a mortalidade foi maior. No estudo de Lütkes et al, 58% dos pacientes que necessitaram de terapia dialítica contínua evoluíram para óbito[29], acima dos 40% descritos por Faenza et al[42] e dos 30% relatados por Lima et al[27].

Quando utilizados os critérios RIFLE, um estudo que analisou 350 pacientes descreveu mortalidade em 30 dias de 4,3% entre os pacientes com função renal preservada, 8,8% entre os pacientes com RIFLE-I e 23,7% com RIFLE-F[14]. Utilizando critérios AKIN, Zhu et al descreveram mortalidade em 30 dias de 15,5% entre os que desenvolveram LRA, em um ano foi de 25,9%, sendo que entre os pacientes com AKIN estágio 3 a mortalidade em um ano foi de 54,7%[20].

A sobrevida em um ano encontra-se em torno de 92% nos pacientes que não apresentam LRA e 47% naqueles que desenvolvem LRA[6]. A sobrevida em um ano relatada no estudo de O'Riordan et al foi de 78,4% em pacientes com função renal preservada no pós-operatório, 76,5% nos pacientes com RIFLE-I e 47,5% nos pacientes com RIFLE-F[14].

No estudo realizado em nosso hospital, 19 pacientes evoluíram para óbito na internação do transplante (16,8%). Entre os pacientes que não apresentaram LRA, a mortalidade foi de 6,1% (3 pacientes); no grupo dos que desenvolveram quadro de LRA 16 pacientes (25%) evoluíram para óbito [OR 5,11 (1,39-18,71)]. Avaliando o grupo que apresentou LRA e subdividindo em necessidade ou não de diálise, encontramos mortalidade de 54,5% (12 pacientes) entre os pacientes que necessitaram de diálise, e de 9,5% (4 pacientes) entre os pacientes que apresentaram LRA e não necessitaram de diálise (p < 0,01). A mortalidade dos pacientes que necessitaram de hemodiálise (12/22 pacientes; 54,5%) comparada aos que não necessitaram de hemodiálise (7/91 pacientes; 7,7%) demonstrou um risco de mortalidade 14,4 vezes maior (4,60-45,09) entre os pacientes que necessitaram de hemodiálise.

A mortalidade após um ano do transplante foi de 32,2% no grupo com LRA e de 14,3% no grupo sem LRA (p = 0,03) (Tabela 45.7). Entre os pacientes que necessitaram de TRS, a mortalidade após um ano foi de 59,4%, comparada a 15,4% dos pacientes que não necessitaram de TRS (p < 0,01) (Tabela 45.8).

A sobrevida dos pacientes é demonstrada nas curvas de Kaplan-Meier (Fig. 45.).

Concluindo, demonstramos em nosso estudo, assim como descrito previamente na literatura, a alta incidência de LRA no período pós-operatório inicial dos pacientes submetidos a transplantes hepáticos, alguns fatores de risco relacionados à gravidade da doença hepática, com grande impacto na mortalidade hospitalar e após um ano do transplante, principalmente nos pacientes que necessitam de hemodiálise.

Agradecimentos

Ao Dr. Valter Duro Garcia – Chefe do Serviço de Transplante Renal da Irmandade da Santa Casa de Misericórdia de Porto Alegre, ao Dr. Guido Pio Cantisani – Chefe do Serviço de Transplante Hepático, à Dra. Maria Lúcia Zanotelli – Cirurgião da Equipe de Transplante Hepático da Instituição, e ao acadêmico de Medicina da Universidade Federal de Ciências da Saúde de Porto Alegre Leonardo Carvalho, pela colaboração na realização do estudo e sugestões para a elaboração do texto.

Tabela 45.7 – Mortalidade – comparação entre os pacientes que apresentaram ou não lesão renal aguda (LRA).

	LRA (n = 64)	Sem LRA (n = 49)	p	OR
Mortalidade hospitalar	16 (25%)	3 (6,1%)	0,01	5,11 (1,39-18,71)
Mortalidade em 1 ano	20 (32,2%)	7 (14,3%)	0,03	

Tabela 45.8 – Mortalidade – comparação entre os pacientes que necessitaram ou não de terapia renal substitutiva (TRS).

	LRA com TRS (n = 22)	Demais (n = 91)	p	OR
Mortalidade hospitalar	12 (54,5%)	7 (7,7%)	< 0,01	14,40 (4,60-45,00)
Mortalidade em 1 ano	13 (59,1%)	14 (15,4%)	< 0,01	

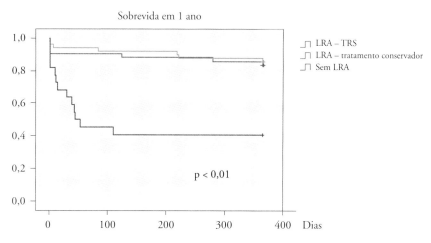

Figura 45.2 – Curvas de Kaplan-Meier.

REFERÊNCIAS BIBLIOGRÁFICAS

1. Kjaergard LL, Liu J, Als-Nielsen B, Gluud C. Artificial and bioartificial support systems for acute and acute-on-chronic liver failure. *JAMA* 2003; **289**: 217-222.
2. Starlz TE, Klintmalm GBG, Porter KA *et al*. Liver transplantation with use of cyclosporin-A and prednisone. *N Engl J Med* 1981; **305**: 266-269.
3. Küss R, Bourget P (eds). *El Hígado, el Pancreas y el Intestine. Una Historia Ilustrada del Trasplante de Oreganos*. Sandoz: Rueil-Malmaison, 1992, pp 76-90.
4. Mies S. Transplante hepático. *Rev Assoc Med Brasil* 1998; **44**: 127-134.
5. Marroni CA, Brandão ABM, Zanotelli ML, Cantisani GPC. Transplante hepático em adultos. *Rev AMRIGS* 2003; **47**: 1-84.
6. Charlton MR, Wall WJ, Ojo AO *et al*. Report of the first international liver transplantation society expert panel consensus conference on renal insufficiency in liver transplantation. *Liver Transpl* 2009; **15**: S1-S34.
7. Razonable RR, Findlay JY, O'Riordan AO *et al*. Critical care issues in patients after liver transplantation. *Liver Transpl* 2011; **17**: S11-S27.
8. Bellomo R, Kellum JA, Ronco C. Acute renal failure: time for consensus. *Intensive Care Med* 2001; **27**: 1685-1688.
9. Bellomo R, Ronco C, Kellum JA *et al*. Acute renal failure – definition, outcome measures, animal models, fluid therapy and information technology needs: the Second International Consensus Conference of the Acute Dialysis Quality Initiative (ADQI) Group. *Crit Care* 2004; **8**: R204-R212.
10. Mehta RL, Kellum JA, Shah SV *et al*. Acute kidney injury network: report of an a initiative to improve outcomes in acute kidney injury. *Crit Care* 2007; **11**: R31.
11. The Kidney Disease Improving Global Outcomes (KDIGO) Working Group. Clinical practice guideline for acute kidney injury. *Kidney Int Suppl* 2012; **2**: S1-S138.
12. Davis CD. What's name, AKI? *Liver Transpl* 2009; **15**: 455-456.
13. Barri YM, Sanchez EQ, Jennings LW *et al*. Acute kidney injury following liver transplantation: definition and outcome. *Liver Transpl* 2009; **15**: 475-483.
14. O'Riordan A, Wong V, McQuillan R *et al*. Acute renal disease, as definid by the RIFLE criteria post-liver transplantation. *Am J Liver Transplant* 2007; **7**: 168-176.
15. Ferreira AC, Nolasco F, Carvalho D *et al*. Impact of RIFLE classification in liver transplantation. *Clin Transplant* 2010; **24**: 394-400.
16. Portal AJ, McPhail MJW, Bruce M *et al*. Neutrophil gelatinase-associated lipocalin predicts acute kidney injury in patients undergoing liver transplantation. *Liver Transpl* 2010; **16**: 1257-1266.
17. Sirota JC, Walcher A, Faubel S *et al*. Urine IL-18, NGAL, IL-8 and serum IL-8 are biomarkers of acute kidney injury following liver transplantation. *BMC Nephrology* 2013; **14**:17.
18. Pham PT, Slavov C, Pham PC. Acute kidney injury after liver, heart and lung transplantation: dialisys modality, predictors of renal function recovery, and impact on survival. *Adv Chronic Kidney Dis* 2009; **16**: 256-267.
19. Ojo AO. Renal disease in recipients of nonrenal solid organ transplantation. *Semin Nephrol* 2007; **27**: 498-507.
20. Zhu M, Li Y, Xia Q *et al*. Strong impact of acute kidney injury on survival after liver transplantation. *Transplant Proc* 2010; **42**: 3634-3638.
21. Iglesias JI, DePalma JA, Levine JS. Risk factors of acute kidney injury following orthotopic liver transplantation: the impact of changes in renal function while patients await transplantation. *BMC Nephrol* 2010; **11**: 30.
22. Lebron GM, Herrera Gutierrez ME, Seller PG *et al*. Risk factors for renal dysfunction in the postoperative course of liver transplant. *Liver Transpl* 2004; **10**: 1379-1385.
23. Cabezuelo JB, Ramirez P, Rios A *et al*. Risk factors of acute renal failure after liver transplantation. *Kidney Int* 2006; **69**: 1073-1080.
24. Karapanagiotou A, Kydona C, Dimitridis C *et al*. Acute kidney injury after orthotopic liver transplantation. *Transplant Proc* 2012; **44**: 2727-2729.
25. McCauley J, Van Thiel DH, Starzl TE, Puschett JB. Acute and chronic renal failure in liver transplantation. *Nephron* 1990; **55**: 121-128.
26. Gainza FJ, Valdivieso A, Quintanilla N *et al*. Evaluation of acute renal failure in the liver transplantation perioperative period: incidence and impact. *Transplant Proc* 2002; **34**: 250-251.
27. Lima EQ, Zanetta DMT, Castro I *et al*. Risk factors for development of acute renal failure after liver transplantation. *Ren Fail* 2003; **25**: 553-560.
28. Bilbao I, Charco R, Balsells J *et al*. Risk factors for acute renal failure requiring dialysis after liver transplantation. *Clin Transplant* 1998; **12**: 123-129.
29. Lütkes P, Lutz J, Loock J *et al*. Continuos venovenous hemodialysis treatment in critically ill patients after liver transplantation. *Kidney Int Suppl* 1999; **72**: S71-S74.
30. Muciño-Bermejo J, Carrillo-Esper R, Uribe M, Méndez-Sánchez N. Acute kidney injury in critically ill cirrhotic patients: a review. *Ann Hepatol* 2012; **11**: 301-310.
31. Narciso RC, Ferraz LR, Mies S *et al*. Impact of acute kidney injury exposure period among liver transplantation patients. *BMC Nephrology* 2013; **14**: 43.
32. VI Diretrizes de Hipertensão. *Arq Bras Cardiol* 2010; **95** (1 Supl 1): 1-51.

33. D'Amico G, Garcia-Tsao G, Pagliaro R. Natural history and prognostic indicators of survival in cirrhosis: a systematic review of 118 studies. *J Hepatol* 2006; **44**: 217-231.
34. Lewandowska L, Matuszkiewicz-Rowinska J. Acute kidney injury after procedures of orthotopic liver transplantation. *Ann Transplant* 2011; **16**: 103-108.
35. Narayanan KV, Nyberg SL, Harmsen WS et al. MELD and other factors associated with survival after liver transplantation. *Am J Transplant* 2004; **4**: 819-825.
36. Arora P, Rajagopalam S, Ranjan R et al. Preoperative use of angiotensin-converting enzyme inhibitors/angiotensin receptor blockers is associated with increased risk for acute kidney injury after cardiovascular surgery. *Clin J Am Soc Nephrol* 2008; **3**: 1266-1273.
37. Raja SG, Fida N. Should angiotensin converting enzyme inhibitors/angiotensin II receptor antagonists be omitted before cardiac surgery to avoid postoperative vasodilatation? *Interact Cardiovasc Thorac Surg* 2008; **7**: 470-475.
38. Ruggeberg A, Boehm S, Napieralski A. Development of a risk stratification model for predicting acute renal failure in ortothopic liver transplantation recipients. *Anesthesia* 2008; **63**: 1174-1180.
39. Maerz L, Kaplan LJ. Abdominal cimpartment syndrome. *Crit Care Med* 2008; **36**: S12-S15.
40. Diretrizes da AMB – Sociedade Brasileira de Nefrologia – Insuficiência Renal Aguda. Comitê de Insuficiência Renal Aguda da Sociedade Brasileira de Nefrologia. 2007. www.sbn.org.br
41. Bellomo R, Kellum JA, Ronco C. Acute kidney injury. *Lancet* 2012; **380**: 756-766.
42. Faenza S, Santoro A, Mancini E et al. Acute renal failure requiring renal replacement therapy after orthotopic liver transplantation. *Transplant Proc* 2006; **38**: 1141-1142.

SEÇÃO 8

Nefrologia Clínica

46
UROLITÍASE EM CRIANÇAS E ADOLESCENTES: REVISÃO E ATUALIZAÇÃO

Nilzete Liberato Bresolin
Maria Goretti Moreira Guimarães Penido

◆

INTRODUÇÃO

A urolitíase (UL) é um problema mundial e o produto final de um processo multifatorial. Afeta crianças de todas as idades e pode resultar em consequências significantes em longo prazo, incluindo a morbidade de cálculos recorrentes e o desenvolvimento e progressão de disfunção renal. Os cálculos podem estar localizados nos rins, ureteres e bexiga e ser classificados como coraliformes e não coraliformes. Os não coraliformes podem ser definidos como calicinais ou pélvicos, e os ureterais, como proximais, médios ou distais. Nas últimas décadas, estudos têm demonstrado aumento na incidência de cálculos renais em adultos. Esse aumento tem sido demonstrado também em crianças, conforme já descrito por diversos autores[1-6]. Entretanto, a verdadeira incidência da UL pediátrica permanece desconhecida devido à multiplicidade de fatores etiopatogenéticos, inespecificidade do quadro clínico e escassez de estudos com desenho científico apropriado. Revisão feita por Sas et al[3] na Carolina do Sul, EUA, mostrou que a incidência de urolitíase em crianças menores de 18 anos foi 7,9/100.000 em 1996 e 18,5/100.000 em 2007, sendo maior em meninas vs. meninos e mais prevalente em adolescentes. No Japão, Yasui et al[7] mostraram incidência de 17,7/100.000 no sexo masculino e 12,4/100.000 no sexo feminino nas crianças e adolescentes entre 10 e 19 anos de idade. Na Islândia, Edvardsson et al[8] relataram que a incidência em crianças e adolescentes menores de 18 anos foi 6,6/100.000. VanDervoort et al[1] demonstraram que a UL pediátrica aumentou quase cinco vezes durante a última década nos EUA. Ainda nos EUA, 1/685 internações pediátricas são motivadas por cálculos urinários e mais de 50% são indivíduos menores de 13 anos[2]. Em 2013, Penido et al demonstraram que a incidência anual de UL pediátrica por 1.000 visitas clínicas triplicou de 1999 para 2010 em um hospital infantil do centro-oeste dos EUA[6]. A incidência, a composição e as características clínicas dos cálculos urinários em crianças variam em relação à localização geográfica e aos períodos históricos. Essa variação tem sido atribuída a alterações climáticas, hábitos alimentares, fatores genéticos, fatores socioeconômicos e, possivelmente, outros fatores ambientais[9,10]. Nesse contexto, há diversos fatores etiológicos que podem estar associados à ocorrência de UL: desordens metabólicas, alterações anatômicas do trato urinário, infecção, fatores ambientais e fatores nutricionais[9-11]. Exemplificando, nos EUA, a maioria das crianças com UL tem desordens metabólicas, enquanto em algumas regiões da Ásia os cálculos vesicais são endêmicos e relacionados com fatores dietéticos[9]. Estudos demonstram que a incidência de UL em crianças é de aproximadamente 10% daquela observada em adultos, a qual é de cerca de 5% em países industrializados[12]. Güven et al destacam, no entanto, que a real incidência da UL em crianças pode ser ainda maior do que a observada previamente[5]. Esse aumento, mesmo em regiões não endêmicas para UL, pode resultar de maior atenção ao diagnóstico dessa entidade, solicitação rotineira de ultrassonografia (US) para crianças com sintomas específicos ou inespecíficos de UL e de mudanças nas condições socioeconômicas e hábitos alimentares. Observa-se, então, que o padrão clínico e metabólico da UL tem mudado nos últimos anos e deve-se considerar essa nova realidade na avaliação dos possíveis fatores de risco[13]. Cerca de 40% das crianças e adolescentes com UL têm antecedentes familiares positivos para cálculos renais, e a maioria tem base metabólica para doença litiásica[11]. Assim, exames diagnósticos específicos e detalhados são necessários para pacientes pediátricos com cálculo renal, independente do número, para prevenir sua recorrência e progressão para doença renal terminal[10,11,14]. Embora a UL seja causa pouco frequente de morte ou doença renal crônica terminal, ela representa um problema importante de saúde pública, porque a recorrência é uma característica marcante e de alta morbidade. Nenhuma técnica de remoção de cálculos pode diminuir essa recorrência ou alterar a morbidade, que nos pacientes pediátricos está diretamente relacionada a intervenções cirúrgicas, alterações morfofuncionais resultantes de possíveis obstruções do aparelho urinário e, ainda, suas manifestações clínicas. Estudos em adultos demonstraram que, um ano após o primeiro episódio de litíase, 15% dos pacientes apresentariam novos cálculos. Em cinco anos, a recorrência pode chegar a 35-40% e, no final de 10 anos, este índice pode ser de até 50%[15]. Em relação à morbidade, cerca de 30% dos pacientes com UL necessitam de internação hospitalar e, em muitos casos, há necessidade de procedimento médico para a retirada do cálculo. A avaliação diagnóstica deve iniciar com anamnese detalhada, seguida por estudos de imagem e exames urinários e séricos específicos. Todos os passos diagnósticos devem ser direcionados para a determinação fisiopatológica da litíase, permitindo iniciar o tratamento precoce e adequado. Destaca-se aqui que os cálculos renais são sinal de uma doença, porém não são a doença propriamente dita[10,11,16].

PATOGÊNESE

Os cálculos urinários ocorrem em todas as partes do sistema coletor renal. Os sítios de ocorrência e de formação não são necessariamente idênticos. A anatomia da parte desse sistema coletor é determinante importante da forma física dos cálculos. Nos países considerados industrializados, 97% dos cálculos urinários encontram-se no parênquima, pelve, papila e cálices; 3% são achados na bexiga e uretra. A formação do cálculo renal é anormal por resultar de uma situação de biomineralização não esperada e não desejada[17]. O início e o crescimento dos cálculos requerem supersaturação de certos íons na urina. Os cristais urinários geralmente se formam sobre uma superfície de um núcleo que permite agregação e crescimento de uma partícula em concentração mais baixa do que seria necessário. Qualquer tipo de dano uroepitelial (infecção, corpo estranho ou placas de Randall) pode servir como núcleo. As placas de Randall compreendem sítios expostos de depósitos cristalinos de fosfato de cálcio intersticial que se originam na membrana basal da porção fina da alça ascendente de Henle[10]. À medida que os cristais se agregam eles se fundem para dentro das placas no interstício e finalmente são eliminados através do uroepitélio da papila renal[16,18,19]. Nesse momento, aparece um núcleo crítico para a formação da maioria dos cálculos idiopáticos de oxalato de cálcio. A supersaturação urinária, no que se refere à fase mineral do cálculo, é essencial para sua cristalização e formação[10]. As células do epitélio tubular respondem a diversos estímulos e agressões, os quais incluem altas concentrações de cálcio, oxalato e ácido úrico que causam estresse oxidativo e liberação de radicais livres de oxigênio. O resultado é um processo inflamatório com produção de macromoléculas (osteopontina, bicunina, entre outras)[16,17]. Essas macromoléculas agem na modulação e retenção de cristais na membrana apical das células epiteliais tubulares e, a seguir, endocitose para o interior da célula epitelial tubular. A partir daí, fenômenos de autorregulação, envolvendo citocinas e outras macromoléculas, provocam a expulsão desses cristais para o interstício renal, local no qual um infiltrado de monócitos irá degradá-los. No entanto, em situações de sobrecarga de oxalato e cristais, ocorrerá peroxidação lipídica intracelular, grande produção de radicais livres e morte celular. A maioria dos cálculos renais são cálculos de cálcio, como oxalato e fosfato de cálcio, respondendo por aproximadamente 80% dos cálculos; ácido úrico, cerca de 9%; e estruvita (fosfato de amônio magnesiano, a partir de infecções por bactérias que possuem urease), aproximadamente 10%, restando apenas 1% para todos os demais (cistina, cálculos associados a drogas, urato ácido de amônia)[18,19]. Destaca-se que os cálculos são denominados de acordo com sua fase sólida. Os principais determinantes da solubilidade da urina e da probabilidade de supersaturação (cristalização) são o volume urinário total, a concentração de íons formadores de pedras, a concentração dos inibidores da cristalização, a concentração dos promotores da cristalização e o pH urinário[18]. A urina diluída reduz a probabilidade de ocorrência de qualquer tipo de cálculo[18]. Em resumo, há na urina macromoléculas que atuam inibindo a agregação e/ou o crescimento dos cristais e há macromoléculas promotoras da UL. As inibidoras atuam facilitando sua dissolução e degradação no interior das células e no interstício renal. Essas macromoléculas inibem a aderência dos cristais na membrana apical das células tubulares e assim bloqueiam todo o processo de formação do cálculo renal. Por outro lado, as macromoléculas promotoras da litíase funcionam como "cola" entre os cristais e promovem sua agregação, favorecendo a formação dos cálculos. Essas mesmas macromoléculas facilitam a aderência dos cristais na membrana apical das células epiteliais tubulares e induzem a nucleação desses cristais no interstício renal. Nos últimos anos, com os conhecimentos de biologia molecular, diversas proteínas e macromoléculas têm sido apresentadas como relacionadas à formação da UL. No entanto, há necessidade de novos estudos para que se estabeleçam as mais relevantes[17]. Entre os inibidores da cristalização do oxalato de cálcio e do fosfato de cálcio, encontram-se citrato, magnésio, pirofosfatos, alguns glicosaminoglicanos, nefrocalcina e fitatos[18]. O citrato age como inibidor de formação de cálculos de cálcio por se ligar ao cálcio urinário e formar complexos solúveis que reduzem a disponibilidade de cálcio iônico livre necessário para a cristalização de fosfato e oxalato de cálcio. O citrato age também como inibidor direto de agregação e crescimento do cristal de cálcio. Por outro lado, a presença do ácido úrico promove a cristalização do oxalato de cálcio e, dessa forma, exemplifica o processo de *epitaxe*, no qual um cristal base permite o crescimento de um segundo mineral que está na mesma linha de cristalização. O pH urinário influencia a agregação de alguns cristais, como, por exemplo, a cistina (pH < 7,5) e o ácido úrico (pH < 6,0), que têm maior probabilidade de agregação em urina ácida. Por outro lado, o fosfato de cálcio (pH > 6,0) tem maior probabilidade de precipitação em urina alcalina. A solubilidade do oxalato de cálcio não sofre influência importante por alteração do pH urinário dentro da faixa fisiológica[17,18,20]. A manutenção do volume urinário adequado é fundamental para garantir a solubilidade das substâncias excretadas na urina. O volume urinário reduzido é consequência de ingestão hídrica diminuída, o que aumenta a saturação dos solutos na urina e predispõe à formação de cálculos por dois mecanismos: aumentando a concentração de oxalato de cálcio e diminuindo a velocidade do fluxo urinário. Isso favorece a agregação dos cristais no epitélio tubular e possibilita a formação lítica. O tipo de líquido ingerido também pode ser importante. A ingestão de mais de 1 litro de refrigerante acidificado com ácido fosfórico por semana pode aumentar o risco de formação de cálculos urinários. Como isso ocorre ainda não está claro, mas a pequena quantidade de ácido ingerido poderia aumentar a excreção urinária de cálcio e de ácido úrico reduzindo a excreção de citrato[21,22]. Curhan et al demonstraram que indivíduos com história familiar positiva para UL tiveram risco relativo para desenvolver cálculos urinários 2,57 vezes maior, após um período de oito anos, quando comparados com aqueles sem história familiar[23]. Estudos antigos correlacionam predisposição familiar para cálculos urinários a marcadores genéticos, por exemplo, os do complexo HLA. A cistinúria e a hiperoxalúria primária são doenças monogênicas para as quais genes responsáveis já foram identificados[24]. Contudo, é na hipercalciúria idiopática que esse envolvimento genético tem sido amplamente estudado, e 40% dos indivíduos com essa alteração metabólica têm história familiar de cálculos urinários. Modelos experimentais têm sugerido possível herança dominante para a hipercalciúria idiopática e defeito no manuseio do cálcio renal na porção delgada da alça ascendente de Henle[25]. Polimorfismo dos genes receptores de vitamina D também tem sido associado à excreção urinária de cálcio[26] e parece representar um dos fatores genéticos que afeta a densidade mineral óssea, embora concorra apenas parcialmente para o efeito genético sobre a massa óssea. Esse efeito não foi observado em todas as populações avaliadas[26].

FATORES PREDISPONENTES

ALTERAÇÕES METABÓLICAS

A UL em crianças e adolescentes está associada a uma anormalidade metabólica identificável em aproximadamente 30 a 84% dos casos. Essas anormalidades são caracterizadas por hiperexcreção de cristais aglutinadores e/ou deficiência de inibidores da cristalização[13,18]. A hipercalciúria é a alteração metabólica mais prevalente em crianças e adolescentes[9,13,17,18,27]. Além da hipercalciúria, a hipocitratúria é também comum. Menos frequentemente encontramos hiperuricosúria, hiperoxalúria absortiva, cistinúria e hipomagnesúria na faixa pediátrica[6,9,13,17,18].

HIPERCALCIÚRIA

A hipercalciúria é observada em 50 a 97% das crianças com UL que apresentam etiologia metabólica identificada[28,29]. Ela pode ser idiopática ou secundária a diversas causas (Quadro 46.1)[16]. Frequentemente, há história familiar positiva para UL e alterações metabólicas. As manifestações clínicas incluem dor abdominal crônica incaracterística, macro/micro-hematúria isoladas, disúria, dor suprapúbica, urgência/incontinência urinária ou, mais raramente, cólica nefrética clássica. A causa mais comum de hipercalciúria é a idiopática, isto é, aquela que ocorre na ausência de hipercalcemia em pacientes nos quais nenhuma outra etiologia foi identificada, e seu diagnóstico é de exclusão para as demais possibilidades (Quadro 46.1)[16]. Associação entre hipercalciúria idiopática e redução da densidade mineral óssea tem sido descrita em crianças. Essa perda óssea é nociva para seres que estão em crescimento, pois o maior acúmulo de massa óssea acontece na infância, com aceleração máxima na adolescência. Dessa maneira, a propedêutica da hipercalciúria envolve, necessariamente, a investigação do metabolismo ósseo e a caracterização do perfil das alte-

Quadro 46.1 – Desordens clínicas associadas à hipercalciúria[16].

Hipercalcemia
Hiperparatireoidismo
Hipervitaminose D
Imobilização
Sarcoidose
Neoplasias
Artrite idiopática juvenil
Excesso de corticoide
Insuficiência adrenal
Síndrome de Williams
Hipercalcemia idiopática da infância
Hipocalcemia
Hipoparatireoidismo
Hipercalciúria hipocalcêmica autossômica dominante
Normocalcemia
• Adquirida
Prematuridade
Furosemida
Topiramato
Dieta cetogênica
• Genética
Idiopática
Doença de Dent
Síndrome de Bartter
Hipomagnesemia familiar com hipercalciúria e nefrocalcinose
Acidose tubular renal distal primária
Raquitismo hipofosfatêmico hereditário com hipercalciúria
Outros
Rim esponja medular
Acidose tubular renal distal secundária
Doença de depósito de glicogênio tipo I

rações ósseas, para que se possa atuar de maneira objetiva na prevenção e no tratamento dessa nova doença óssea metabólica[30]. Entre as possíveis condições genéticas associadas à hipercalciúria normocalcêmica destacam-se a doença de Dent (condição herdada ligada ao cromossomo X), que é o resultado de uma mutação no gene CLCN5 e caracterizada por proteinúria de baixo peso molecular, nefrocalcinose, a hipercalciúria, a urolitíase e a doença renal crônica. O paciente pode permanecer assintomático durante a infância ou apresentar apenas nefrocalcinose e sinais ou sintomas da própria hipercalciúria. A alteração funcional no túbulo proximal pode causar glicosúria, aminoacidúria, acidose metabólica e hipofosfatemia que traduzem uma síndrome de Fanconi parcial associada[17]. A síndrome de Bartter é uma condição autossômica recessiva caracterizada por perda renal de sal, hipocalemia, alcalose metabólica, hipercalciúria e níveis séricos normais de magnésio. Deve ser suspeitada em criança com idade inferior a 6 anos que apresenta poliúria, hipernatriúria, vômitos, desidratação, constipação intestinal e dificuldade respiratória[16]. Além da doença de Dent e da síndrome de Bartter, há também a acidose tubular renal distal que pode ser herdada ou secundária a drogas ou toxinas e que cursa com nefrocalcinose e cálculos renais. Nesse caso, a hipercalciúria e a hipocitratúria são fatores etiológicos importantes na gênese dos cálculos[17].

HIPOCITRATÚRIA

O citrato é fator inibidor da cristalização urinária, especialmente dos sais de cálcio, e sua concentração na urina é determinada, principalmente, pela reabsorção tubular. A hipocitratúria pode apresentar-se isolada ou associada à hipercalciúria, diarreia crônica, hipocalemia induzida por diuréticos, acidose tubular renal e predispõe à UL[16,19]. A maioria dos casos de hipocitratúria é idiopática, no entanto, as dietas ricas em proteína animal e pobres em fibras vegetais e potássio podem resultar em menor excreção de citrato[16]. Os valores de citrato na urina podem estar artificialmente baixos na presença de ITU e devem ser repetidos após o término do tratamento antibiótico. Deve-se observar também que, embora o citrato de potássio possa ser administrado como inibidor da cristalização urinária, nos casos submetidos à litotripsia extracorporal, sua administração pode promover a formação de cálculos de fosfato de cálcio. Nesse caso, a alcalinização da urina favorece a retenção de apatita[10].

HIPERURICOSÚRIA

A hiperuricosúria é outra condição predisponente para UL e pode associar-se a desordens do metabolismo das purinas, doenças linfoproliferativas, policitemia e mutações em genes SLC22A12 e SLC2A9. Além disso, pode resultar de ingestão excessiva de purinas (proteína animal, anchovas etc.), hemólise, medicações uricosúricas (salicilatos, losartana), cardiopatia congênita cianótica[16]. A hiperuricosúria associada a pH urinário baixo é o principal fator de risco para a formação de cálculo de ácido úrico[16].

HIPEROXALÚRIA

O oxalato é o produto final de várias vias metabólicas, é absorvido pelo intestino e eliminado na urina[10]. A hiperoxalúria pode ser primária do tipo I (causa aumento da síntese de oxalato, UL, nefrocalcinose, oxalose sistêmica e comprometimento da função renal), primária do tipo II ou secundária. Os casos de hiperoxalúria primária tipo I são erros inatos do metabolismo, de transmissão autossômica recessiva ou mutação do gene AGXT, que podem cursar com UL recorrente e/ou nefrocalcinose progressiva, evoluindo para doença renal crônica terminal[11]. A hiperoxalúria secundária pode associar-se a excesso dietético (especialmente se há baixa ingestão de cálcio) e é mais comum do que as formas primárias. As doenças que afetam o íleo terminal (doença celíaca, doença de Chron) podem causar hiperoxalúria por aumento da absorção intestinal. Nesse caso, as dietas pobres em gordura e oxalato (espinafre, chocolate, beterraba, verduras verdes, chá e cacau) podem ser benéficas aos pacientes[10,31].

CISTINÚRIA

Cistinúria é uma doença hereditária autossômica recessiva, caracterizada bioquimicamente por defeito no transporte de aminoácidos dibásicos nas membranas das células dos túbulos proximais renais e do intestino. A cistinúria é o erro inato do metabolismo mais comum entre aqueles decorrentes de deficiência de transporte de aminoácidos. A hiperexcreção de cistina, aminoácido de baixa solubilidade, promove a formação de cálculos no túbulo distal. O transportador da cistina também efetua o transporte de outros aminoácidos, tais como lisina, ornitina e arginina. A excreção aumentada desses outros aminoácidos dibásicos não acarreta formação de cálculos porque eles têm alta solubilidade em meio aquoso[32]. Pacientes formadores de cálculo de cistina têm aumento progressivo da excreção desse aminoácido e esta é uma alteração metabólica onde o constituinte do cálculo é excretado em altas quantidades. Para seu controle são necessárias modificações importantes e permanentes nos hábitos de vida. A primeira manifestação clínica aparece na infância ou entre 15 e 20 anos, e essa manifestação não é diferente daquela dos demais cálculos urinários. Quando um diagnóstico de cistinúria é feito, é necessário investigar os familiares. O defeito intestinal até hoje não foi imputado como responsável por manifestações clínicas[33]. A cistinúria pode afetar ambos os sexos, com gravidade e frequência similares[27,34] e a incidência dessa doença é de 0,05% na população geral[35]. Na experiência da Unidade de Nefrologia Pediátrica do Hospital das Clínicas da Universidade Federal de Minas Gerais (UNP-HC-UFMG), essa incidência é de 1%.

HIPERFOSFATÚRIA IDIOPÁTICA

A hiperfosfatúria renal idiopática resulta da perda tubular renal de fosfato com consequente hipofofosfatemia. A hipofosfatemia provoca hidroxilação renal de vitamina D e consequente aumento da absorção intestinal de cálcio. Há hiperfosfatúria e hipercalciúria secundárias.

OBESIDADE E SÍNDROME METABÓLICA

A obesidade associada à síndrome metabólica é fator de risco conhecido para a UL em pacientes adultos, entretanto não está bem estabelecido se é fator de risco em pacientes pediátricos. A resistência à insulina resulta em menor produção renal de amônia. A formação dos cálculos de ácido úrico relaciona-se, primariamente, com pH urinário baixo[36]. Além dos efeitos metabólicos da obesidade, os procedimentos cirúrgicos bariátricos, os quais têm aumentado em adolescentes, associam-se com hiperoxalúria, baixo volume urinário e UL[37].

HÁBITOS DIETÉTICOS

Estudos epidemiológicos têm demonstrado que a dieta tem um papel maior na patogênese da UL[17-19]. Dietas com baixo conteúdo de proteína animal e ricas em cereais contribuem para a formação de cálculos vesicais endêmicos em crianças. Por outro lado, alta ingestão de proteína animal predispõe à hiperexcreção de ácido úrico, cálcio e oxalato, à hipoexcreção de citrato, além de reduzir o pH urinário, todos favorecendo para a formação de cálculos de oxalato de cálcio. O requerimento proteico varia de 1,12g/kg/dia até 6 meses, 0,74g/kg/dia até 10 anos, com redução lenta em adolescentes e adultos[19]. No entanto, em alguns países (América do Norte, Arábia Saudita), a ingestão proteica é 3 a 5 vezes superior às taxas recomendadas. Diversas são as alterações metabólicas causadas pela alta ingestão proteica: 1. as proteínas animais contêm alta concentração de aminoácidos, tais como cistina e metionina, que quando oxidados geram sulfato e alta carga ácida, que é tamponada pelo osso. A dissolução óssea resultante produz maior quantidade de cálcio para ser excretada; 2. o sulfato forma complexo solúvel com o cálcio no néfron e limita a reabsorção desse cátion; 3. a maior ingestão proteica aumenta a filtração glomerular e, dessa forma, também o transporte tubular de cálcio; 4. a proteína animal tem alto conteúdo em purina, o que explica a associação com hiperuricosúria, que é fator de risco para a formação de cálculo de ácido úrico e de cálculo de cálcio; 5. a acidose metabólica crônica induzida pelo aumento da carga ácida reduz a reabsorção tubular de cálcio; 6. a diminuição do pH urinário pode potencializar a formação de cálculos de ácido úrico, além de aumentar a reabsorção de citrato no túbulo proximal e diminuir a excreção desse importante inibidor da cristalização; 7. a hiperexcreção de oxalato pode estar relacionada à maior geração do glicolato, que é um precursor do oxalato[19]. Múltiplos estudos têm demonstrado a associação entre a concentração urinária de sódio e a excreção de cálcio e, consequentemente, a relação entre o conteúdo de sódio da dieta e a hipercalciúria[38,39]. Para a maioria dos pacientes com UL, especialmente cálculos de cálcio, o ajuste na quantidade de sódio da dieta indica redução significante na ingestão habitual. Nos países considerados desenvolvidos, o alto consumo de alimentos industrializados excede em muito as necessidades fisiológicas de sódio. Estudo demonstrou que o cloreto de sódio ingerido induz acidose metabólica leve, afeta o estado ósseo e promove a formação de cálculos[39]. Por outro lado, a alta ingestão de potássio tem efeito inverso sobre a calciúria, isto é, reduz a excreção de cálcio urinário[38,39]. Observa-se nesse contexto um comportamento semelhante ao que ocorre na hipertensão arterial. O excesso de ingestão de sódio (especialmente NaCl) aumenta os níveis tensionais e alta oferta de potássio reduz a pressão arterial[39].

INFECÇÃO DO TRATO URINÁRIO

A associação entre infecção do trato urinário (ITU) e formação de cálculos tem sido reconhecida desde a Antiguidade. Cálculos infecciosos são compostos de estruvita e/ou carbonato de apatita com grande componente de matriz orgânica. A condição necessária para sua formação é a ITU causada por bactérias desdobradoras da ureia através da enzima urease, tais como *Proteus, Klebsiella, Pseudomonas, Providencia*, enterococos e *Staphylococcus aureus*[39]. Essa enzima transforma ureia em amônia e bicarbonato e aumenta a capacidade de tamponamento dos íons hidrogênio secretados, elevando o pH urinário. Dessa forma, ela favorece a precipitação de cálcio, fósforo e magnésio e a formação de cálculos mistos de fosfato amoníaco magnesiano (cálculo de estruvita) e carbonato de apatita[27,39]. Esses cálculos podem preencher o sistema coletor, apresentam crescimento rápido e formam os chamados cálculos coraliformes[27]. Os cálculos de ácido úrico, cálcio e cistina podem tornar-se infectados, especialmente quando ocorre manipulação do trato urinário, como a cateterização vesical crônica nos casos de bexiga neurogênica e a derivação ureteral[27,40]. Cabe destacar aqui que, embora os cálculos renais sejam causa infrequente de doença renal crônica terminal, pacientes com UL secundária a cistinúria, hiperoxalúria primária e ITU apresentam maior risco de comprometimento da função renal[27].

ALTERAÇÕES ANATÔMICAS E/OU URODINÂMICAS

Alterações anatômicas e/ou urodinâmicas predispõem a UL por modificarem a dinâmica urinária, determinarem estase urinária (que promove precipitação de cristais na urina) e facilitarem a incidência de ITU[27].

MEDICAMENTOS

Há medicamentos que promovem cristalúria e por isso são considerados de risco para a formação de cálculos urinários. São exemplos: sulfadiazina, ceftriaxona, indinavir, topiramato e trianteren. Além disso, o uso prolongado de furosemida, corticosteroides e vitamina D também pode resultar em nefrocalcinose e hipercalciúria com consequente formação de cálculos[39].

ASPECTOS CLÍNICOS

A apresentação aguda clássica dos adultos de dor intensa em flancos que se irradia para a virilha e aface interna das coxas é incomum em crianças, principalmente em menores de 5 anos[16]. As crianças têm manifestações variáveis, as quais incluem dores inespecíficas (abdominal, pélvica, suprapúbica ou em flancos) e sinais e sintomas do trato urinário inferior e de ITU[16,27,29]. Em lactentes os sintomas podem ser confundidos com a "cólica do lactente". Hematúrias microscópica e macroscópica podem ocorrer em até 90% das crianças com UL[27]. Outros sintomas relatados incluem disúria, urgência e/ou incontinência urinária, irritabilidade, febre, náuseas, vômitos, mal-estar, anorexia, enurese[13,29]. As manifestações clínicas diferem de acordo com a localização do cálculo. Cálculos do trato urinário inferior podem manifestar-se com disúria, enurese, polaciúria, outros problemas miccionais, retenção urinária completa e, às vezes, febre[11]. Os cálculos renais podem ser descobertos ao acaso e permanecer assintomáticos durante anos[16]. Cálculos na porção alta ou mediana do ureter podem causar dor em cólica crescente associada a palidez, agitação, irritabilidade e sudorese fria, configurando a cólica nefrética clássica. A manipulação dos genitais pode ser o primeiro sinal de UL de uretra e em alguns lactentes o cálculo pode obstruí-la e ser palpável. Vale ressaltar ainda que a UL pode ser o primeiro sinal de doença renal policística, especialmente nas formas autossômicas dominantes[11] e a falha diagnóstica pode resultar em sérias consequências.

ABORDAGEM DIAGNÓSTICA

Um paciente pediátrico pode apresentar quadro agudo de dor devido a cálculo em ureter ou ter diagnóstico casual de cálculo intrarrenal ou intravesical, por ocasião de propedêutica de imagem no abdome por qualquer outro motivo. Assim, a atenção dispensada à UL pediátrica depende da apresentação clínica do cálculo.

ABORDAGEM DO PACIENTE AGUDO
Exames laboratoriais e de imagem são necessários para a confirmação diagnóstica. Frequentemente, é necessário o uso de medicação analgésica e antiemética antes do início da propedêutica. Os exames realizados na fase aguda são: gota de urina não centrifugada de rotina examinada pelo método de Gram, urocultura e antibiograma, radiografia simples de abdome sem preparo e ultrassonografia de vias urinárias (US). O exame de urina geralmente demonstra macro ou micro-hematúria, o que reforça o diagnóstico prévio de cólica nefrética aguda. A urina turva com cheiro pútrido, leucocitúria e bacteriúria, com ou sem teste do nitrito positivo, sugere infecção urinária associada, piorando sensivelmente o prognóstico. A suspeita de ITU será reforçada com o achado de bactérias ao exame pelo método de Gram de urina não centrifugada. Nesse caso, institui-se a terapêutica medicamentosa antimicrobiana enquanto se aguarda o resultado da urocultura. Outros achados ao exame de urina são: proteinúria discreta (não nefrótica) e cristalúria. O achado de cristais no sedimento urinário, especialmente de oxalato de cálcio, de ácido úrico ou de cistina, contribui para o diagnóstico. Desse modo, a presença de cristalúria persistente deve ser valorizada em paciente de qualquer faixa etária, havendo necessidade de investigação de história de UL nos familiares. Entretanto, não há associação direta entre cristalúria e calculose renal e entre cristalúria e atividade metabólica da UL[41]. Habitualmente, exames de sangue não são necessários, exceto nos casos com suspeita de pielonefrite aguda, os quais necessitam de avaliação completa da bioquímica sanguínea para monitorização adequada do paciente e avaliação da gravidade do quadro clínico. A radiografia simples de abdome está indicada na fase aguda (mesmo sem preparo) e juntamente com a US das vias urinárias, procedimento simples e de baixo custo, pode confirmar o diagnóstico, caracterizar o tipo do cálculo (radiopaco ou radiotransparente), quantificar o número de cálculos existentes e monitorizar a migração e as variações no tamanho desse cáculo. A US de vias urinárias é um exame rápido e não invasivo que permite avaliar quase tudo o que foi descrito para a radiografia simples de abdome. Também possibilita avaliar o comprometimento renal e das vias urinárias, especialmente quando há hidronefrose importante, o que pode alterar a conduta imediata. Também pode ser repetida quantas vezes forem necessárias sem prejuízo para o paciente. A urografia excretora (UGE) não é feita como rotina na fase aguda, especialmente em pacientes pediátricos. Ela estaria indicada apenas em casos excepcionais, quando há necessidade de diagnóstico diferencial com quadros clínicos atípicos e/ou complicados com outras doenças. Durante o quadro agudo, a UGE é um procedimento bastante desconfortável e a injeção do contraste pode provocar vômitos e dores. Além disso, em pacientes desidratados aumenta sensivelmente o risco de nefrotoxicidade pelo contraste radiológico. Outro problema é a impossibilidade de boa qualidade técnica do procedimento nessa fase devido à agitação do paciente e ao processo semiobstrutivo/obstrutivo que pode estar presente. As fases da UGE (vascular, secreção, filtração e excreção) estarão prejudicadas pela contração do volume extracelular. A semiobstrução/obstrução determina liberação de aminas vasoativas, especialmente o tromboxano, provocando vasoconstrição, reduções do fluxo vascular renal, da filtração glomerular, do fluxo urinário e da pressão intratubular, que dificultam a progressão do cálculo. Embora esse processo esteja ocorrendo em um rim, o reflexo renorrenal pode ser desencadeado, acometendo o rim contralateral e levando à exclusão renal na UGE. Condutas errôneas e intempestivas podem ser adotadas nessa situação. A tomografia computadorizada helicoidal não contrastada é considerada atualmente o padrão-ouro para o diagnóstico de UL e pode identificar obstrução e distinguir cálculos de coágulos ou tumores. Entretanto, é um procedimento de alto custo e nem sempre disponível.

TRATAMENTO DO PACIENTE AGUDO
Cálculos urinários que estejam em movimento no sistema coletor renal podem causar cólica intensa ou infecção, especialmente se o trato urinário estiver parcial ou totalmente obstruído. A dor da cólica renal é, usualmente, intensa e requer atendimento imediato e eficaz. Essa dor pode ser explicada por dois mecanismos: distensão de receptores de dor devido à dilatação do sistema urinário obstruído e liberação de mediadores da dor decorrente

de irritação local e edema da parede do ureter ou da pelve renal. Dessa maneira, o uso de anti-inflamatórios não esteroides pode ser indicado como primeira escolha, em função dos benefícios que trazem. Essas drogas possuem efeitos antiflogísticos, diminuindo o edema no ureter e ao redor do cálculo, facilitando sua progressão e reduzindo a intensidade da dor. Do mesmo modo, elas bloqueiam as prostaglandinas vasoconstritoras, eliminando seus efeitos, os quais também dificultam a progressão do cálculo. No entanto, deve-se monitorizar a função renal devido ao risco de nefrotoxicidade.

Alívio dos sintomas

O arsenal terapêutico inclui:

Drogas antiespasmódicas e/ou analgésicas

1. Diclofenaco sódico (Voltaren®, Biofenac®) – utilizado por vias oral, retal e intramuscular. Dose: 1 a 3mg/kg a cada 8 horas. Apresentação: comprimidos de 50 e 75mg; supositório de 50mg e ampolas de 75mg em 3mL (o Biofenac® só existe no comércio para uso oral).
2. n-Butilbrometo de escopolamina (Hioscina®, Buscopan®) – utilizado por vias oral, intramuscular e intravenosa, diretamente na veia ou diluído em soro para gotejamento lento. A dose baseada no peso corporal de uma criança pode ser calculada como segue:
   - Crianças até 3 meses de idade – 1,5mg/kg/dose, repetir 3 vezes ao dia.
   - Crianças entre 3 e 11 meses de idade – 0,7mg/kg/dose, repetir 3 vezes ao dia.
   - Crianças de 1 a 6 anos de idade – 0,3 a 0,5mg/kg/dose, repetir 3 vezes ao dia.

Apresentação: drágeas de 10mg, solução oral de 10mg/mL, ampolas de 20mg em 1 mL.

Morfina e análogos:

1. Morfina (Dimorf®) – utilizada por vias subcutânea e oral. Dose: 0,1 a 0,2mg/kg, dose máxima de 15mg. Apresentação: ampolas de 2mg em 2mL, 10mg em 1mL e 10mg em 10mL; comprimidos de 10 e 30mg; cápsulas de 30, 60 e 100mg de liberação cronogramada.
2. Meperidina (Dolantina®) – utilizada por via intramuscular ou subcutânea. Dose: 1 a 1,5mg/kg, dose máxima de 100mg. Apresentação: ampolas de 100mg em 2mL. Essas são drogas utilizadas em situações muito especiais e com critérios bem definidos, devido a riscos inerentes.

Há, também, a amitriptilina (Tryptanol®) que age como relaxante da musculatura lisa do trato urinário atuando na abertura dos canais de potássio voltagem-dependente. O cloridrato de tamsulosina (Secotex®) é um bloqueador alfa-1 da musculatura lisa da próstata e da uretra que reduz a tensão nessa musculatura com consequente aumento do fluxo urinário. Os bloqueadores de canais de cálcio e esteroides promovem relaxamento da musculatura lisa do trato urinário bloqueando a entrada de cálcio nas células musculares e ação anti-inflamatória no tônus da musculatura ureteral.

Drogas antieméticas

Dimenidrinato (Dramin®, Dramin B6®) – utilizado por vias oral e intramuscular/intravenosa. Dose: 1 a 5mg/kg a cada 6 horas (dose máxima: 300mg/kg/dia). Apresentação: comprimidos de 50mg; gotas de 25mg/mL; e ampolas de 50mg em 2mL. A dose para o Dramin B6® é de 1,25mg/kg/dose, 3 gotas/2kg a cada 6 horas (dose máxima até 6 anos de idade: 75mg/dia).

Cuidados gerais

A hidratação deverá ser incrementada logo após a comprovação de que o cálculo pode migrar e ser eliminado. O fluxo urinário aumentado será garantido por meio de hidratação por via oral ou parenteral nos casos com vômitos intensos, diarreia ou falta de aceitação por via oral. A ingestão deve ser de, pelo menos, 30 a 40mL de líquidos por quilo de peso, distribuídos nas 24 horas, sem exceder 2 litros.

ACOMPANHAMENTOS CLÍNICO, LABORATORIAL E DE IMAGEM PERIODICAMENTE

A avaliação clínica, laboratorial e de imagem deve ser feita, sistematicamente, naquele paciente com cálculo descendo no trato urinário. A periodicidade do exame clínico depende da gravidade do paciente. Os exames de urina e urocultura serão feitos regularmente, se possível semanalmente. A US das vias urinárias deverá ser realizada a cada 15 dias para acompanhamento da descida do cálculo, até sua eliminação. O paciente deve ser orientado para observar a eliminação do seu cálculo que pode ocorrer de forma indolor. Recomenda-se que a criança ou adolescente carregue junto ao seu material escolar um filtro de papel (filtro para coar café) para utilizar quando for urinar fora do ambiente domiciliar. O período de espera para a descida do cálculo sem consequências para o rim é de seis semanas. Após esse período, se o cálculo não migrou e está obstruindo, é aconselhável a interconsulta com um urologista. Os cálculos urinários têm grande morbidade quando se associam à infecção, configurando pielonefrite obstrutiva e não há, necessariamente, associação com cólica renal. Nesses pacientes, observam-se dores nos flancos, febre, oligoanúria, prostração e à US dilatação do sistema coletor renal. Trata-se de uma emergência com alta taxa de mortalidade (> 50%) e a administração de antibióticos pode ser insuficiente para impedir o desenvolvimento de sepse. O tratamento dessa condição clínica, muitas vezes dramática, exige rápida resolução do fator obstrutivo, com procedimentos endoscópicos ou cirúrgicos[42,43].

CONDUTA CIRÚRGICA NOS CÁLCULOS URINÁRIOS NO PACIENTE AGUDO

A presença de cálculo renal não implica obrigatoriamente remoção cirúrgica e há critérios que auxiliam nessa decisão. A UL é considerada cirúrgica nos casos de dor intratável, obstrução ou ITU associada. No paciente pediátrico agudo, o cálculo pode ser eliminado sem maiores consequências. Cerca de 60 a 70% deles serão eliminados espontaneamente e algumas atitudes podem ser adotadas para facilitar sua passagem: alívio da dor e prevenção de novos episódios de cólica renal, normalização da função intestinal, aumento da diurese e aumento da atividade física. Quando o cálculo não é eliminado espontaneamente, o paciente necessitará de monitorização delicada e constante. As limitações para a passagem do cálculo estão relacionadas principalmente ao seu tamanho e às características da sua superfície. Constituem indicação para a remoção do cálculo no ureter proximal: cálculo com diâmetro > 5mm; cálculo com diâmetro < 4mm associado a obstrução completa, urossepse, rim único, deterioração da função renal, sintomatologia intratável, não progressão do cálculo durante o período de seis semanas. Nos casos com acometimento do ureter distal, as indicações para a remoção cirúrgica do cálculo são: cálculo com diâmetro > 7mm; cálculo com diâmetro < 6mm associado a obstrução completa, urossepse, rim único, deterioração da função renal, sintomatologia intratável, não progressão do cálculo durante o período de seis semanas. Portanto, a conduta está relacionada à localização do cálculo e às repercussões renais. Os urologistas devem ser consultados. As opções terapêuticas para os cálculos que não progridem incluem: litotripsia extracorpórea (LECO), litotripsia endoscópica com ultrassonografia, pielolitotomia aberta e nefrolitotomia percutânea. A LECO é o tratamento de escolha em 85% dos casos e está particularmente indicada para cálculos no ureter proximal e em pelve renal. Com as novas máquinas, a grande maioria dos pacientes tolera muito bem o procedimento e apenas um terço deles apresenta febre transitória com obstrução por fragmentos do cálculo. A ITU ocorre em menos de 10% dos casos e a hipertensão arterial praticamente não tem sido identificada. Entretanto, como se trata de um procedimento relativamente novo, recomenda-se cautela na sua indicação. Mais estudos, com longo tempo de acompanhamento, são necessários.

ABORDAGEM PROPEDÊUTICA DO PACIENTE APÓS A FASE AGUDA

Após a resolução da fase aguda, sendo o cálculo eliminado espontaneamente ou retirado por meio de cirurgia ou por outra técnica ou, ainda, se o diagnóstico foi feito por exames de imagem, o paciente será conduzido para o estudo metabólico. Vale lembrar que todo paciente pediátrico com UL é considerado metabolicamente ativo. Se o paciente for agudo, recomenda-se repouso metabólico durante 30 dias. O protocolo de investigação deve incluir:

1. Urina para sedimentoscopia, método de Gram de gota de urina não centrifugada e urocultura.
2. Urina colhida durante 24 horas (duas amostras coletadas em dias diferentes, com pelo menos uma semana de intervalo) para dosagem de creatinina, cálcio, ácido úrico, citrato, fosfato, oxalato, magnésio, sódio, potássio e cistina qualitativa.
3. Amostra única de urina de jejum (duas amostras) para a medida do pH urinário avaliado no pHmetro, valores da relação cálcio/creatinina e de ácido úrico segundo a fórmula de Simkin et al[44].
4. Sangue venoso (uma amostra coletada em jejum) para dosagem de creatinina, cálcio, fósforo, ácido úrico, magnésio, sódio, cloro, potássio; hemograma e gasometria venosa.
5. Ultrassonografia de vias urinárias.
6. Outros exames quando necessário e se disponíveis.

Usualmente, a partir dessa investigação, é possível fazer o diagnóstico metabólico e instituir o tratamento adequado.

DIAGNÓSTICO METABÓLICO

HIPERCALCIÚRIA IDIOPÁTICA

É definida como excreção urinária de cálcio igual ou maior que 4mg/kg/24 horas para qualquer sexo ou faixa etária ou, ainda, excreção de cálcio (mg) relacionada à creatinina (mg) na urina de amostra única em jejum acima de 0,80 para recém-nascidos e lactentes de 1-6 meses; 0,60 para lactentes de 7-24 meses; 0,40 para pré-escolares; e 0,25 para escolares e adolescentes. Esse quociente é utilizado especialmente para crianças muito pequenas ou para aquelas maiores sem controle esfincteriano vesical noturno. Outro critério para definir hipercalciúria é o que considera a excreção de cálcio corrigida pelo ritmo de filtração glomerular (RFG) de creatinina em urina de amostra única matinal (mg/100mL do RFG), segundo fórmula proposta por Simkin et al[44], e descrita abaixo para a hiperexcreção de ácido úrico. O valor de normalidade para excreção de cálcio de acordo com essa formula é < 0,10[39,45] (Quadro 46.2).

HIPOCITRATÚRIA IDIOPÁTICA

É definida como excreção de citrat em urina de 24 horas < 400mg/g de creatinina[46]. Entretanto, alguns autores utilizam os valores < 180mg/g de creatinina[47]. Na urina de amostra única, podem ser utilizados os seguintes valores de normalidade para a excreção de citrato relacionado à creatinina, se o paciente não possui controle esfincteriano vesical diurno e noturno – citrato/creatinina (mmol/L): > 0,28 ou urina amostra única (mg/L): 100mL do RFG > 0,18[39,45] (Quadro 46.3).

HIPERURICOSÚRIA IDIOPÁTICA

É definida como excreção de ácido úrico em urina de 24 horas > 815mg/1,73m^2 de superfície corporal[39,45]. Outro critério utilizado é a excreção de ácido úrico em urina de amostra única matinal, corrigida pelo RFG, conforme a fórmula[44]:

$$Eau = \frac{Uau \times Scr}{Ucr}$$

Em que:

Eau = excreção urinária de ácido úrico corrigida pelo RFG.
Uau = concentração de ácido úrico na urina em mg/dL.
Scr = concentração de creatinina sérica em mg/dL.
Ucr = concentração de creatinina na urina em mg/dL.

Quadro 46.2 – Valores de referência para o diagnóstico de hipercalciúria[39,45].

Urina de 24h	≥ 4,0mg/kg		0,10mmol/kg	
Amostra única corrigida/RFG	> 0,10			
Amostra única de cálcio/creatinina	Idade	(mg/mg)	Idade	mmol/mmol
	0-6 meses	> 0,80	0-6 meses	> 2,24
	6-12 meses	> 0,60	6-12 meses	> 1,68
	1-2 anos	> 0,40	1-2 anos	> 1,12
	2-18 anos	> 0,21	2-18 anos	> 0,56

Valores maiores ou iguais a 0,56 para qualquer faixa etária são considerados hiperexcreção de ácido úrico. Para a relação ácido úrico (mg/dL)/creatinina (mg/dL), os valores maiores que 0,65 são considerados hiperexcreção[39,45] (Quadro 46.3).

HIPEROXALÚRIA ABSORTIVA

É definida como uma excreção de oxalato em urina de 24 horas > 50mg/1,73m² de superfície corporal ou > 0,49mmol/1,73m² de superfície corporal[21]. Na urina de amostra única, os valores estão descritos no quadro 46.3[39].

CISTINÚRIA

Para triagem de cistinúria, utiliza-se o teste qualitativo do nitroprussiato de sódio. Se esse teste for positivo, passa-se à dosagem quantitativa em urina de 24 horas pelo método de Shinohara e Padis modificado por Henry. Nesse caso, o valor de referência para hiperexcreção é > 60mg/1,73m² de superfície corporal. Na urina de amostra única, esse valor é > 0,02 (mg/mg) para todas as idades[39] (Quadro 46.3).

HIPOMAGNESIÚRIA

O magnésio é considerado um protetor urinário. Valores menores que 88mg/1,73m² de superfície corporal são considerados hipomagnesiúria[39] (Quadro 46.3).

HIPERFOSFATÚRIA IDIOPÁTICA

É definida como excreção urinária de fosfato maior que 600mg/24h. Entretanto, a melhor maneira para expressar a excreção urinária de fosfato é avaliando a reabsorção tubular de fosfato pelo RFG, de acordo com a fórmula:

$$TP/RFG = Pp - \frac{Up \times Pcr}{Ucr}$$

Pp = concentração plasmática de fosfato em mg/dL.
Up = concentração urinária de fosfato em mg/dL.
Pcr = concentração plasmática de creatinina em mg/dL.
Ucr = concentração urinária de creatinina em mg/dL (Quadro 46.3)[39].

Observação importante deve ser feita em relação à excreção de sódio e potássio na urina. Sabe-se que a maior ingestão de sódio aumenta a excreção de cálcio urinário. Assim, é aconselhável avaliar a excreção urinária desses dois íons e verificar se a relação sódio/potássio é maior que 3,5. Valores > 3,5 configuram hiperexcreção de sódio (Quadro 46.3)[39].

Um percentual pequeno de pacientes formadores de cálculos urinários não apresenta nenhuma alteração metabólica.

TRATAMENTO E ACOMPANHAMENTO DO PACIENTE APÓS A FASE AGUDA

A UL caracteriza-se principalmente pela recorrência, e até o momento não há tratamento clínico conhecido que determine sua cura. Os tratamentos existentes são direcionados para restaurar a bioquímica e a físico-química urinárias, já que a eliminação espontânea ou cirúrgica de um cálculo não impede sua neoformação, não diminui a morbidade nem determina a correção das manifestações extrarrenais das doenças de base coexistentes. Assim, resolvida a fase aguda, o paciente é encaminhado para tratamento a longo prazo, o qual consta de medidas gerais e específicas.

MEDIDAS GERAIS

HIDRATAÇÃO

A finalidade da ingestão hídrica é diluir a concentração das substâncias litogênicas na urina. Deve-se garantir oferta hídrica de aproximadamente 30 a 40mL/kg/dia sem, no entanto, exceder 2 litros em 24 horas[39,45]. Se houver maiores gastos (perda insensível e sudorese), a ingestão deve ser aumentada. Para garantir o volume urinário desejado, recomenda-se ingestão hídrica de 500 a 700mL acima da diurese. O ideal seria um volume urinário superior a 750mL/dia no lactente, 1.000mL/dia no pré-escolar, 1.500mL/dia no escolar e 2.000mL/dia no pré-adolescente e adolescente. A quantidade ingerida

Quadro 46.3 – Valores de referência para o diagnóstico de hipocitratúria[39,45].

	Urina de 24h	Amostra única relacionada à creatinina	Amostra única/RFG*
Creatinina	2 a 3 anos: 6 a 22mg/kg > 3 anos: 12 a 30mg/kg		
Citrato	≥ 400mg/g creatinina	≥ 0,28 (mmol/L/mmol/L)	> 0,18 (mg/L/mg/L)
Na/K	≤ 3	≤ 3	
Volume	≥ 1,0mL/kg/h		
Ácido úrico	< 815mg/1,73m² SC	< 0,65	< 0,56mg < 0,03mmol
Cistina	< 60mg/1,73m² SC	< 0,02 (mg/mg) < 0,01 (mmol/mmol)	
Magnésio	> 88mg/1,73m² SC		
Fosfato	< 600mg	Ideal: TP/RFG < 4,4mg/dL	
Oxalato	< 50mg/1,73m² SC < 0,49mmol/1,73m² SC	Idade	(mg/mg)	
		0-6 meses	< 0,30	
		7 meses-4 anos	< 0,15	
		> 4 anos	< 0,10	

*Amostra única corrigida pelo ritmo de filtração glomerular. SC = superfície corporal.

de líquidos deverá ser distribuída durante todo o dia para a manutenção de fluxo urinário adequado e constante. Aproximadamente 50% dessa quantidade líquida deve ser água, a outra metade poderá ser escolhida pelo paciente (sucos, chás etc.).

DIETA

Restrições alimentares graves são contraindicadas. Em primeiro lugar, porque podem dificultar a adesão ao tratamento; em segundo lugar, porque podem determinar deficiências nutricionais eventualmente mais significativas que a própria UL, por exemplo: redução da densidade mineral óssea, deficiência pôndero-estatural, deficiência vitamínica múltipla e outras. A dieta deve ser corrigida e adequada às necessidades da criança ou adolescente com conteúdo normal de cálcio e proteínas de acordo com o RDA (*recommended dietary allowances*), restrição de sódio (2,0 a 2,5g/dia) e suplementação de potássio (3,0 a 3,5g/dia) com frutas (~ 3 unidades por dia) e vegetais. Quanto ao sódio, sais substitutos podem ser utilizados. Orientações são importantes para evitar a ingestão de alimentos sabidamente muito salgados: linguiça, carne de sol, bacalhau, pipoca salgada, *chips* etc. Gorduras e açúcares precisam ser evitados, pois, além de predispor à obesidade, levam a aumento da incidência de cálculos secundários à hipercalciúria e à hiperoxalúria. Erros comuns na orientação dietética são: eliminação de tomate, derivados de leite, chocolate, chás etc. Essas são crenças arraigadas na população e difícil de serem mudadas.

ATIVIDADE FÍSICA

Exercícios físicos devem ser regulares, uma vez que a incidência de cálculos é diretamente proporcional ao sedentarismo, assim como à obesidade. Entretanto, é preciso dar ênfase ao cuidado com a reposição de líquidos após a atividade física para que não se favoreça a concentração e saturação urinárias.

MEDIDAS ESPECÍFICAS

O tratamento específico é proposto de acordo com as alterações metabólicas encontradas.

HIPERCALCIÚRIA IDIOPÁTICA

A abordagem inicial consiste de modificações dietéticas durante quatro meses (ingestão elevada de líquidos, ingestão normal de cálcio, proteína, sódio e potássio). Em caso de não normalização da excreção de cálcio, inicia-se citrato de potássio por via oral, juntamente com as medidas dietéticas, durante dois meses. Dose: 0,5 a 1mEq/kg duas vezes ao dia com alimento[39,45]. Apresentação: xarope manipulado, 5mL contém 20mEq de citrato.

Fórmula:

- Citrato de potássio – 200g
- Xarope com sabor – 500mL
- Sabor a escolher: framboesa, groselha, morango, abacaxi etc.

Fórmula:
- Citrato de potássio – 200 cápsulas
- Preparar cápsulas de 5 ou 10mEq (Lithocit®: comprimidos de 5 e 10mEq)

O controle clínico ambulatorial será a cada quatro meses com exames laboratoriais correspondentes às alterações metabólicas identificadas. A US de vias urinárias deve ser repetida a cada seis meses. O tratamento com o diurético hidroclorotiazida (Clorana®) é iniciado (0,5-1mg/kg/dia), combinado com citrato de potássio, se não houver normalização da calciúria após dois meses de tratamento apenas com o citrato de potássio e/ou se os sintomas persistirem.

HIPOCITRATÚRIA IDIOPÁTICA

Citrato de potássio utilizado por via oral. Dose: 1 a 3mEq/kg duas vezes ao dia com alimento[39,45]. Apresentação (ver acima).

HIPERURICOSÚRIA IDIOPÁTICA

Citrato de potássio utilizado por via oral. Dose: 1 a 3mEq/kg duas vezes ao dia com alimento[39,45]. E, nesse caso, o primeiro retorno deve ser feito em dois meses para avaliar a normalização da uricosúria. A medicação deve ser suspensa após seis meses de tratamento e o controle clínico ambulatorial deve ocorrer a cada quatro meses. É importante esclarecer à família que os alimentos ricos em ácido úrico deverão ser diminuídos e não abolidos. Frutos do mar, peixes pequenos (especialmente sardinha), leguminosas (feijão, ervilha, grão-de-bico etc.) e miúdos (fígado de galinha, coração, vísceras etc.) contêm taxas significativas de purina. A cocção retira grande parte delas. Raramente se administra alopurinol, uma vez que, com as medidas citadas, geralmente se consegue controle adequado da excreção urinária do ácido úrico. Nos casos rebeldes aos tratamentos descritos e uricosúria maior que 1g em 24 horas, pode-se utilizar essa droga na dose de 50mg/dia para crianças < 10 anos de idade e 100mg/dia para crianças > 10 anos.

HIPEROXALÚRIA

Recomenda-se dieta pobre em oxalato reduzindo-se a ingestão de espinafre, ruibarbo, chás escuros, *nuts*, arroz integral e frutas vermelhas (*berries*). A recomendação dietética envolve também redução de gorduras, ingestão normal de cálcio para a faixa etária, líquidos em grande quantidade, e não usar vitamina C. A terapêutica inclui uso de piridoxina (vitamina B_6) por via oral na dose de 30mg/kg duas vezes ao dia, além de administração por via oral de ortofosfato neutro ou fosfato neutro (30mg/kg duas vezes ao dia). Apresentação: xarope manipulado de acordo com a fórmula (5mL contém 270mg de fosfato neutro):

- Fosfato de potássio – 150mg
- Fosfato de sódio – 350mg
- QSP água destilada – 5mL

O ortofosfato reduz o cálcio urinário, aumenta o pirofosfato urinário e a excreção urinária de citrato. Assim, a saturação urinária do oxalato de cálcio é reduzida e a atividade inibidora contra a cristalização do oxalato de cálcio pode ser aumentada pela ação do pirofosfato. Outra opção é a prescrição de citrato de magnésio por via oral. O magnésio forma um complexo solúvel com o oxalato reduzindo sua concentração na forma livre e, consequentemente, diminuindo a saturação urinária de oxalato de cálcio.

CISTINÚRIA

As recomendações gerais incluem: diurese de 3,0 a 3,5L por dia ou $1,5L/m^2/dia$; manter pH urinário entre 7,0 e 7,5; não realizar exercícios extremos; não usar laxativos. A dieta deve ser rica em fibras, restrita em sal, restrita em proteína (metionina) – 0,8 a 1g/kg/dia. Os alimentos defumados e picles são proibidos, assim como bebidas com alto teor de ácido fosfórico ("cola"), bebidas alcoólicas, limonada e café devem ser evitados. Aqui também se utiliza citrato de potássio (1 a 3mEq/kg duas vezes ao dia, com alimentos) associado à vitamina C (1 a 2g por dia), além de prevenção de infecção urinária com sulfametoxazol-trimetoprima (10mg/kg/dia de sulfametoxazol) e prescrição da D-penicilamina (20mg/kg/dia).

HIPOMAGNESIÚRIA

Citrato de magnésio: utilizado por via oral. Dose: 100mEq duas vezes ao dia.

HIPERFOSFATÚRIA

Ortofosfato neutro ou fosfato neutro por via oral (30mg/kg duas vezes ao dia).

CONSIDERAÇÕES FINAIS

A UL tem alta prevalência e frequentemente resulta em morbidade. A recorrência é sua principal característica. A eliminação do cálculo não descarta a possibilidade de nova formação lítica. As observações epidemiológicas relacionadas a fatores nutricionais, ambientais, genéticos e a avaliação dos principais elementos que propiciam a supersaturação urinária demonstram que o diagnóstico metabólico é necessário e de grande utilidade para a prevenção da formação lítica. Programas efetivos para diagnóstico, tratamento e acompanhamento ambulatorial têm permitido o manejo adequado dos pacientes com cálculos urinários, prevenindo sobremaneira sua recorrência. A Associação Latino-Americana de Nefrologia Pediátrica (ALANEPE) está realizando um registro multicêntrico sobre UL pediátrica e já conta com a participação de diversos serviços brasileiros. Certamente, as crianças e os adolescentes com cálculos urinários serão beneficiados com os resultados desse registro, uma vez que, conforme descrito inicialmente, a incidência, a composição e as características clínicas dos cálculos urinários variam em relação a localização geográfica, clima, fatores dietéticos, socioeconômicos, além dos fatores genéticos[7,8].

REFERÊNCIAS BIBLIOGRÁFICAS

1. VanDervoort K, Wiesen J, Frank R et al. Urolithiasis in pediatric patients: a single center study of incidence, clinical presentation and outcome. *J Urol* 2007; **177**: 2300-2305.
2. Bush NC, Xu L, Brown BJ et al. Hospitalizations for pediatric stone disease in United States, 2002-2007. *J Urol* 2010; **183**: 1151-1156.
3. Sas DJ, Hulsey TC, Shatat IF et al. Incidence of kidney stones in children evaluated in the ER is increasing. *J Pediatr* 2010; **157**: 132-137.
4. Routh JC, Graham DA, Nelson CP. Epidemiological trends in pediatric urolithiasis at United States freestanding pediatric hospitals. *J Urol* 2010; **184**: 1100-1104.
5. Dwyer ME, Krambeck AE, Bergstralh EJ et al. Temporal trends in incidence of kidney stones among children: a 25-year population based study. *J Urol* 2012; **188**: 247-252.
6. Penido MGMG, Srivastava T, Alon US. Pediatric primary urolithiasis: 12-year experience at a Midwestern Children's Hospital. *J Urol* 2013; **189**: 1493-1497.
7. Yasui T, Iguchi M, Suzuki S et al. Prevalence and epidemiological characteristics of urolithiasis in Japan: national trends between 1965 and 2005. *Urology* 2008; **71**: 209-213.
8. Edvardsson V, Elidottir H, Indridason OS et al. High incidence of kidney stones in Icelandic children. *Pediatr Nephrol* 2005; **20**: 940-944.
9. Safaei Asl A, Maleknejad S. Pediatric urolithiasis: an experience of a single center. *Iran J Kidney Dis* 2011; **5**: 309-313.
10. Evan AP. Physiopathology and ethiology of stone formation in the kidney e urinary tract. *Pediatr Nephrol* 2010; **25**: 831-841.
11. Hoppe B, Kemper MJ. Diagnostic examination of the child with urolithiasis or nephrocalcinosis. *Pediatr Nephrol* 2010; **25**: 403-413.
12. Hesse A. Reliable data from diverse regions of the world exist to show that there has been a steady increase in the prevalence of urolithiasis. *World J Urol* 2005; **23**: 302-303.
13. Güven AG, Koyun M, Baysal YE et al. Urolithiasis in the first year of life. *Pediatr Nephrol* 2010; **25**: 129-134.
14. Van't Hoff WG. Aetiological factors in pediatric urolithiasis. *Nephron Clin Pract* 2004; **98**: c45-c48.
15. Lieske JC, Pena de la Vega LS, Slezake JM. Renal stone epidemiology in Rochester, Minnesota: an update. *Kidney Int* 2006; **69**: 760-768.
16. Coe FL, Parks JH, Asplin JR. The pathogenesis and treatment of kidney stones. *N Engl J Med* 1992; **327**: 1141-1148.
17. Silva, JAM. Atualização em urolitíase: novos conceitos. In Cruz J, Cruz HMM, Kirsztajn GM, Barros RT (eds). *Atualidades em Nefrologia 12*. Sarvier: São Paulo, 2012, pp 453-460.
18. Copelovitch L. Urolithiasis in children. Medical approach. *Pediatr Clin North Am* 2012; **59**: 881-896.
19. Lopez M, Hoppe B. Hystory, epidemiology and regional diversities of urolithiasis. *Pediatr Nephrol* 2010; **25**: 49-59.
20. Coe FL, Evan AP, Worcester E. Kidney stone disease. *J Clin Invest* 2005; **115**: 2598-2608.
21. Borghi L, Meschi T, Amato F et al. Urinary volume, water and recurrences in idiopathic calcium nephrolithiasis: a 5-year randomized prospective study. *J Urol* 1996; **155**: 839-843.
22. Shuster J, Jenkins A, Logan C et al. Soft drink consumption and urinary stone recurrence: a randomized prevention trial. *J Clin Epidemiol* 1992; **45**: 911-916.
23. Curhan GC, Willett WC, Rimm EB et al. Family history and risk of kidney stones. *J Am Soc Nephrol* 1997; **8**: 1568-1573.
24. Scheinman SJ. X-linked hypercalciuric nephrolithiasis: clinical syndromes and chloride channel mutation. *Kidney Int* 1998; **53**: 3-17.
25. Bushinsky DA. Genetic hypercalciuric stone-forming rats. *Curr Opin Nephrol Hypertens* 1999; **8**: 479-488.
26. Bover J, Bosch RJ. Vitamin D receptor polymorphisms as a determinant of bone mass and PTH secretion: from facts to controversies. *Nephrol Dial Transplant* 1999; **14**: 1066-1068.
27. Ali SH, Rifat UN. Etiological and clinical patterns of childhood urolithiasis in Iraq. *Pediatr Nephrol* 2005; **20**: 1453-1457.
28. Cameron MA, Sakhaee K, Moe OW. Nephrolithiais in children. *Pediatr Nephrol* 2005; **20**: 1587-1592.
29. Alpay H, Ozen A, Gokee I, Biyikli N. Clinical and metabolic features of urolithiasis and microlithiasis in children. *Pediatr Nephrol* 2009; **24**: 2203-2209.
30. Penido MGMG, Lima EM, Tupinambá ALF et al. Bone alterations in children with idiopathic hypercalciuria at the time of diagnosis. *Pediatr Nephrol* 2003; **18**: 133-139.
31. Parks JH, Worcester EM, O'Connor RC, Col FL. Urine stone risk factors in nephrolithiasis patients with and without bowel disease. *Kidney Int* 2003; **63**: 255-265.
32. Tekin A, Tekgul S, Atsu N et al. Cystine calculi in children: the results of a metabolic evaluation and response to medical therapy. *J Urol* 2001; **165**: 2328-2330.
33. Joly D, Rieu P, Méjean A et al. Treatment of cystinuria. *Pediatr Nephrol* 1999; **13**: 945-950.
34. Choong S, Whitfield H, Duffy WP et al. The management of paediatric urolithiasis. *BJU Int* 2000; **86**: 857-860.
35. Botzenhart E, Vester U, Schimidt C et al. Cystinuria in children: distribution and frequencies of mutations in the SLC3A1 and SLC7A9 genes. *Kidney Int* 2002; **62**: 1136-1142.
36. Abate N, Chandalia M, Cabo-Chan AV. The metabolic syndrome and nephrolithiasis: novel features of renal manifestation of insulin resistence. *Kidney Int* 2004; **65**: 386-388.
37. Asplin JR, Coe FL. Hyperoxaluria in kidney stone formers treated with modern bariatric surgery. *J Urol* 2007; **177**: 565-569.
38. Alon UA, Zimmerman H, Alon M. Evaluation and treatment of pediatric idiophatic urolithiasis – revisited. *Pediatr Nephrol* 2004; **19**: 516-520.
39. Alon US. Medical treatment of pediatric urolithiasis. *Pediatr Nephrol* 2009; **24**: 2129-2135.
40. Morton AR, Iliescu EA, Wilson JWL. Nephrology: investigation and treatment of recurrent kidney stones. *CMAJ* 2002; **166**: 213-218.
41. Elliot JS, Rabinowitz IN. Calcium oxalate crystalluria: crystal size in urine. *J Urol* 1980; **123**: 324-327.
42. Schor N, Heilberg IP. Quadro clínico e diagnóstico diferencial. In Schor N, Heilberg IP (eds). *Calculose Renal – Fisiopatologia, Diagnóstico e Tratamento*. Sarvier: São Paulo, 1995, pp 137-141.
43. Hesse AB, Tiselius HG, Jahnsen AB. Introduction. In *Urinary Stones – Diagnosis, Treatment and Prevention of Recurrence*. Karger: Bonn, 1997; pp 207.
44. Simkin PA, Hoover PL, Paxson CS, Wilson WF. Uric acid excretion: quantitative assessment from spot, midmorning serum urine samples. *Ann Intern Med* 1979; **91**: 44-47.
45. Penido MG, Diniz JS, Guimarães MM et al. Excreção urinária de cálcio, ácido úrico e citrato em crianças e adolescentes. *J Pediatr* (Rio J) 2002; **78**: 153-160.
46. Chen YH, Lee AJ, Chen CH et al. Urinary mineral excretion among Taiwanese children. *Pediatr Nephrol* 1994; **8**: 36-40.
47. Srivastava T, Garg U, Chan YR et al. Essentials of laboratory medicine for the nephrology clinician. *Pediatr Nephrol* 2007; **22**: 170-182.

47

HIV E RIM: ATUALIZAÇÃO

Jarinne Camilo Landim Nasserala
Geraldo Bezerra da Silva Junior
Elizabeth De Francesco Daher

◆

INTRODUÇÃO

A síndrome da imunodeficiência adquirida (aids), causada pelo vírus da imunodeficiência humana (HIV), descrita pela primeira vez em 1981, nos Estados Unidos, é um problema de saúde pública que afeta milhões de pessoas em todo o mundo[1,2].

Mundialmente, 34 milhões de pessoas viviam com o HIV no final de 2011. Estima-se que 0,8% dos adultos com idade entre 15 e 49 anos no mundo vivem com o HIV, embora a epidemia continua a variar consideravelmente entre países e regiões. A região mais gravemente afetada continua sendo a África sub-Saariana, com cerca de 1 adulto em cada 20 (4,9%) vivendo com o HIV, responsável por 69% das pessoas infectadas com o vírus em todo o mundo. Depois da África sub-Saariana, as regiões mais afectadas são Europa Oriental, Ásia Central e Caribe, onde 1% dos adultos viviam com HIV em 2011[3].

No Brasil, segundo o Ministério da Saúde, foram identificados um total de 656.701 casos de aids desde 1980 até junho de 2012. O óbito ocorreu em 61.400 (9,3%), sendo 41.459 (67,5%) no sexo masculino e 19.933 (32,5%) no sexo feminino. Somente em 2012, cerca de 46 mil pessoas vivendo com HIV foram atendidas pela primeira vez na rede pública de Serviços de Assistência Especializada (SAE) e cerca de 313 mil receberam medicamentos antirretrovirais pelo Sistema Único de Saúde (SUS)[4].

O acometimento renal como complicação da infecção pelo HIV foi identificado logo nos primeiros anos da epidemia e inclui um espectro de doenças como a nefropatia associada ao HIV (HIVAN – *HIV-associated nephropathy*), doença renal associada a imunocomplexos, nefrotoxicidade medicamentosa e doença renal associadas a comorbidades (hipertensão, neoplasias, diabetes, hepatites virais e doenças oportunistas)[5,6].

Taxas de mortalidade por eventos relacionados à aids em indivíduos com HIV diminuíram com a introdução da terapia antirretroviral altamente ativa (HAART) e a profilaxia das infecções oportunistas. Nesse novo cenário, as doenças crônicas passaram a fazer parte da história natural da infecção por HIV. As complicações renais nessa população vêm aumentando progressivamente, sendo a nefropatia relacionada ao HIV a terceira causa de doença renal crônica estágio V entre afro-americanos nos Estados Unidos[7-9].

ENVOLVIMENTO RENAL NO HIV

As alterações renais de pacientes infectados com HIV são diversas. O acometimento pode ser intersticial, tubular ou glomerular. O tipo histológico da doença glomerular mais comum é a nefropatia associada ao HIV (HIVAN)[10], podendo ser a manifestação inicial da infecção pelo HIV, porém a ocorrência tardia é mais frequente, principalmente quando a carga viral está elevada e a contagem de CD4 baixa[11]. É a principal causa de doença renal terminal em pacientes com HIV, podendo ser encontrada também em pacientes assintomáticos infectados pelo vírus[6].

Na HIVAN, a maioria dos casos é relatada (> 90%) em indivíduos afro-descendentes ou latinos, sendo mais frequente no sexo masculino[12-14]. A principal característica da nefropatia associada ao HIV é a proteinúria, sendo o diagnóstico definitivo estabelecido por meio de biópsia renal. Muitos padrões histológicos podem ser observados na HIVAN. Observam-se desde corpos de inclusão tubulorreticulares em grande número, mas não correspondendo a partículas virais, até glomerulosclerose segmentar e focal (GESF) associada à doença tubulointersticial microcítica, a qual pode aumentar o tamanho renal[11]. Alguns autores relatam GESF em 80% dos casos e proliferação mesangial em 10 a 15%[6]. GESF variante colapsante também tem sido relatada, porém não é patognomônica de HIVAN[14,15].

Outras doenças renais encontradas em pacientes com HIV incluem nefropatia diabética, hipertensiva, nefropatia membranosa, que pode estar associada à coinfecção pelos vírus das hepatites B e C ou sífilis[16]. Glomerulonefrite membranoproliferativa ocorre principalmente quando há coinfecção com o vírus da hepatite C (HCV). Essa associação de vírus HIV-HCV é particularmente comum em pacientes com histórico de uso de drogas injetáveis. Além da presença de diminuição do complemento e dos níveis de circulantes de crioglobulina, a apresentação de HCV em pacientes coinfectados HIV-HCV pode incluir qualquer combinação de insuficiência renal, proteinúria e hematúria[11,12]. Glomerulonefrite por imunocomplexos pode ser decorrente de anticorpos IgA dirigidos contra os antígenos do HIV[16]. Sinais clínicos de nefropatia por IgA incluem hematúria e proteinúria que normalmente são inferiores a 2g/dia[12].

Além das glomerulopatias, nefrite intersticial aguda (NIA) também é descrita em pacientes com HIV, principalmente devido ao uso de drogas nefrotóxicas como betalactâmicos, sulfonamidas, rifampicina, inibidores da bomba de prótons, anti-inflamatórios não esteroides, alopurinol e fenitoína[6,12]. A utilização de doses progressivamente maiores de sulfametoxazol/trimetoprima nas infecções pulmonares por *Pneumocystis jiroveci* e de sulfonamida na toxoplasmose cerebral em pacientes com aids, além de NIA, pode resultar em nefropatia por obstrução intratubular, principalmente na presença de pH urinário ácido (pH < 5,5), formando pequenos cristais de sulfadiazina, que precipitam no túbulo causando obstrução[17].

A nefropatia por cristais é outra entidade descrita em pacientes HIV-positivos, principalmente com o uso do indinavir, atazanavir, ciprofloxacino e aciclovir. Devido a alterações no pH urinário, depleção de volume e diminuição do ritmo de filtração glomerular, essas drogas precipitam no túbulo formando cristais[18]. O indinavir é um dos principais fármacos causadores de lesão renal no HIV, por meio da formação de cálculos renais. Esse distúrbio é observado em cerca de 10% dos pacientes tratados com indinavir, podendo apresentar diversas manifestações, que vão desde hematúria assintomática até cólica renal[6,19].

Em pacientes soropositivos, em tratamento antirretroviral, também se pode encontrar disfunção tubular proximal (síndrome de Fanconi) produzida, principalmente, por drogas inibidoras da transcriptase reversa. A fisiopatogenia dessa alteração tubular não é totalmente conhecida, mas há hipóteses de um mecanismo sinérgico entre a toxicidade direta dessas drogas e a replicação viral[18].

Pacientes com infecção por HIV têm maior suscetibilidade para o desenvolvimento de microangiopatia trombótica (MAT), com incidência relatada de 1,4 a 7%, antes da HAART, caindo para 0,3% após a introdução dessa terapia[20]. MAT no contexto da infecção pelo HIV é caracterizada por manifestações neurológicas frequentes ou envolvimento renal, tornando a distinção entre púrpura trombocitopênica trombótica (PTT) e síndrome hemolítico-urêmica (SHU) menos clara do que nos pacientes com MAT idiopática. Isso poderia ser explicado devido ao menor número de células T CD4+ e um maior nível de RNA do HIV do que em pacientes HIV-positivos sem MAT[20,21].

Em resumo, as doenças renais associadas ao HIV têm impacto importante na morbimortalidade desses pacientes e seu manejo adequado é essencial para o sucesso do tratamento e prevenção de complicações. O quadro 47.1 apresenta um resumo das principais doenças renais associadas ao HIV[10].

Quadro 47.1 – Principais doenças renais associadas ao HIV.

Categoria	Doenças renais
Glomerular	Nefropatia associada ao HIV, GESF, nefropatia por IgA, nefropatia membranosa, GN membranoproliferativa, glomerulopatia de lesões mínimas, microangiopatia trombótica, amiloidose, GNDA
Tubular	Nefropatia por cristal, necrose tubular aguda, síndrome de Fanconi, *diabetes insipidus*
Intersticial	Nefrite intersticial

GESF = glomerulosclerose segmentar e focal; GN = glomerulonefrite; GNDA = glomerulonefrite difusa aguda. Adaptado de Hartle et al[10].

LESÃO RENAL AGUDA (LRA) E HIV

Lesão renal aguda é caracterizada por uma redução abrupta da função renal que se mantém por períodos variáveis, resultando na inabilidade dos rins em exercer suas funções básicas de excreção e manutenção da homeostase hidroeletrolítica do organismo[22,23]. Embora a LRA seja potencialmente reversível, pode levar à doença renal crônica e a mortalidade é alta, o que se explica pela complexidade das circunstâncias em que ela ocorre e dos mecanismos que a ela conduzem[23,24]. Devido à falta de consenso quanto à definição quantitativa da LRA, a investigação clínica dessa síndrome torna-se mais complexa. Estudos epidemiológicos tentaram definir a presença de LRA com bases nos aumentos de creatinina sérica, entretanto, os resultados não foram os esperados, obtendo uma medida complexa e de difícil análise[25,26].

Em 2004, o *The Acute Dialysis Quality Initiative* (ADQI), um grupo de nefrologistas, publicou a classificação com novos critérios para a definição da LRA, a qual foi chamada de RIFLE, referindo-se ao acrônimo que significa *Risk, Injury, Failure, Loss, End-stage renal disease*, sendo três categorias de gravidade: risco, injúria e falência, e duas de prognóstico: perda e estágio terminal[27,28]. Hoje, ela é mundialmente utilizada para a classificação de LRA, com base no volume urinário, filtração glomerular e aumento da creatinina[29,30].

As diretrizes do KDIGO (*Diseases Improving Global Outcomes*) definem LRA como um aumento da creatinina sérica ≥ 0,3mg/dL em 48 horas; ou um aumento da creatinina sérica ≥ 1,5 vez o valor basal, conhecido ou presumido (como tendo ocorrido nos últimos sete dias); ou um volume urinário < 0,5mL/kg/h durante 6 horas[24,31]. Em estudo recente realizado por nosso grupo de estudo, foi encontrada associação significativa entre a classificação RIFLE e a mortalidade em pacientes com HIV[1].

Recentes estudos mostram a LRA como um evento comum, complicando cerca de 3,2 a 9,6% das hospitalizações, com mortalidade hospitalar total em torno de 20% de todos os pacientes e até 50% dos pacientes internados em unidade de terapia intensiva[24,30,32-34]. Estima-se que a cada ano cerca de 2 milhões de pessoas morrem devido à LRA[24]. Geralmente ela é assintomática, e o diagnóstico é estabelecido quando a monitorização bioquímica de pacientes hospitalizados revela aumento recente das concentrações sanguíneas de ureia e creatinina[32].

A LRA pode complicar uma ampla variedade de doenças, sendo dividida em três categorias: 1. pré-renal – doenças que provocam hipoperfusão renal, sem comprometer a integridade do parênquima renal, correspondendo a cerca de 55% dos casos; 2. intrínseca – doenças que afetam diretamente o parênquima renal, que correspondem a cerca de 40% dos casos; 3. pós-renal – doenças associadas à obstrução do trato urinário, responsáveis por aproximadamente 5% dos casos[5,23]. A incidência de cada um desses tipos de LRA varia de acordo com idade, sexo e quadro clínico[35]. A maioria dos casos de LRA é reversível, e o rim é relativamente peculiar entre os principais órgãos devido à sua capacidade de recuperar-se da perda quase total de sua função; além disso, a LRA está associada a morbidade e mortalidade hospitalares significativas, devido, em grande parte, à natureza grave da doença que precipita essa alteração[32].

Desde o início da epidemia de aids no mundo, já se descrevia lesão renal aguda associada ao HIV como complicação de sepse, hipotensão e uso de drogas nefrotóxicas[5,36-38]. Estima-se que aproximadamente 30% dos portadores desse vírus apresentam alteração da função renal[16]. O risco elevado de desenvolver LRA surgiu, principalmente, após a introdução da HAART, que prolongou a sobrevida dos pacientes, apresentando como consequência maior risco de comorbidades, incluindo LRA[39]. Possíveis fatores de risco para LRA nessa população são carga viral elevada, níveis reduzidos de células CD4, coinfecção pelo vírus da hepatite C, diabetes, raça negra, sexo masculino e doença renal crônica[40].

Franceschini *et al*, em ambulatório de pacientes com HIV, relataram uma taxa de LRA de 5,9 casos por 100 pessoas-ano em 754 pacientes observados no período de 2000-2002. Nesse mesmo estudo, a LRA foi mais comum entre homens, pacientes com contagens de células CD4 < 200 células/mm³ e níveis de RNA do HIV > 10.000 cópias/mL. As principais causas de LRA foram pré-renal (principalmente diarreia e náuseas/vômitos, insuficiência hepática ou infecções) em 38% dos casos, causas renais (principalmente isquêmica ou relacionada à medicação) em 46% e causas obstrutivas em 7%[41].

Fatores de risco para LRA em pacientes com infecção pelo HIV são: idade avançada, doença renal crônica, doença hepática/vírus da hepatite C, diminuição da contagem de células CD4, elevado nível de RNA-HIV, história de doença definidora de aids, história de tratamento com HAART[39].

Causas comuns de LRA, como em pacientes hospitalizados não infectados pelo HIV, são: azotemia pré-renal, por diminuição da perfusão renal, e necrose tubular aguda, causada por isquemia e/ou exposição a alguns medicamentos[12]. Alguns estudos também destacam aumento da incidência de microangiopatia trombótica associada ao HIV e rabdomiólise, podendo esta última decorrer do uso de estatinas em pacientes utilizando terapia antirretroviral[13,42]. Infecções oportunistas, tais como tuberculose, citomegalovírus, fungos, e complicações, como linfoma e sarcoma de Kaposi, estão associadas com anormalidades renais anatômicas, estruturais e lesão renal aguda[13].

Necrose tubular aguda (NTA) secundária a isquemia e substâncias tóxicas, incluindo medicamentos, é o tipo mais comum de LRA no HIV[43,44]. Em estudo realizado em Minas Gerais, de Laguna-Torres *et al*, incluindo necropsias de pacientes com aids, foi encontrada incidência de nefrite tubulointersticial aguda (NIA) em 56% dos casos, seguida de 36% de NTA. Em 71,6% dos casos de NIA, nesse estudo, foram identificados agentes infecciosos[45]. Em muitos casos de infecções oportunistas complicadas e disfunção de múltiplos órgãos na aids, o desenvolvimento de NTA é um evento terminal no curso da doença[43,45]. Em nosso serviço de anatomopatologia foi registrado caso de NTA em biópsia renal de paciente com HIV (Figs. 47.1 e 47.2).

Distúrbios hidroeletrolíticos e acidobásicos são frequentemente encontrados em pacientes com aids e representam um importante fator de risco para o desenvolvimento de LRA[43]. Entre esses, a hiponatremia é o mais frequente[46,47]. Em um estudo realizado na Tailândia, encontrou-se hiponatremia em 56,5% dos pacientes com aids. Hipocalemia, hipercalemia e hipocalcemia foram observadas em 29%, 11,3% e 5,9% dos pacientes, respectivamente[48]. A hiponatremia, nesses pacientes, tem sido

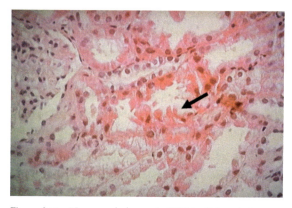

Figura 47.1 – Necrose tubular aguda (NTA): células tubulares em descamação em paciente com diagnóstico de HIV. HE 40×. Imagem cedida pelo Serviço de Patologia Renal da Universidade Federal do Ceará.

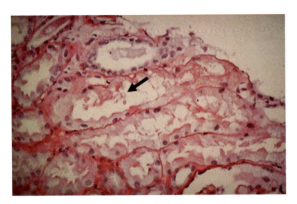

Figura 47.2 – NTA com perda da borda em escova das células tubulares proximais em paciente com infecção pelo HIV. PAS 40×. Imagem cedida pelo Serviço de Patologia Renal da Universidade Federal do Ceará.

atribuída geralmente a perdas gastrintestinais, secreção inapropriada do hormônio antidiurético (SIHAD) e disfunção adrenal, que pode levar também à hipocalemia[46].

Estudo recente realizado em nossa região comparou 159 portadores de HIV com e sem acidose metabólica, sendo encontrada maior mortalidade entre os pacientes com acidose (52,7% vs. 17,2%, p < 0,0001), evidenciando que a acidose metabólica é uma complicação potencialmente fatal na aids[49]. LRA foi encontrada em 33% desses pacientes, sendo os níveis de creatinina mais elevados entre aqueles com acidose (2,7 ± 2,6mg/dL vs. 1,2 ± 1,9mg/dL, p < 0,0001). Nesse mesmo estudo não foi evidenciada associação do uso de antirretrovirais e desenvolvimento de acidose metabólica[49].

A LRA induzida por cristalúria é comum, associada ao uso de inibidores de proteases virais[43]. Indinavir é um inibidor de protease que foi mais frequentemente associado a efeitos renais adversos, incluindo nefrolitíase, cristalúria, disúria, necrose papilar e LRA[50]. Em 1997, um estudo demonstrou que cristais urinários compostos por indinavir ocorreram em 20% de todos os pacientes que usaram o indinavir, e a condição progrediu para nefrolitíase em 3%[51].

Os pacientes infectados pelo HIV podem manifestar uma série de formas reversíveis de LRA, com necrose tubular e várias glomerulopatias, tais como nefropatia por IgA, glomerulonefrite membranosa, glomerulonefrite membranoproliferativa, glomerulopatia de lesões mínimas, e em particular a variante de colapsante de glomerulosclerose segmentar e focal, que é uma apresentação usual de nefropatia associada ao HIV, clinicamente caracterizada por síndrome nefrótica e rápida progressão, em semanas, para doença renal crônica terminal[5,14,38,52]. HIVAN (nefropatia associada ao HIV) clássica é uma síndrome causada por glomerulopatia esclerosante focal com proteinúria grave, insuficiência renal e rápida progressão para doença renal crônica terminal. Tornou-se a causa mais comum de doença renal crônica terminal em pacientes HIV-soropositivos, ocorrendo principalmente em pacientes de descendência africana[51,53].

A prevalência da glomerulonefrite mediada por imunocomplexos (GMI) associada ao HIV foi estimada em 15 a 80%. Um estudo de 60 amostras de biópsia observou que essas formas de glomerulonefrite estavam presentes em 37%. Os autores classificaram suas conclusões em 4 categorias: GMI, nefrite por IgA, doença inflamatória/esclerose mista e síndrome de lúpus-*like* (caracterizada pela presença das imunoglobulinas IgG, IgA e IgM e dos depósitos de complementos C3 e C1q, na ausência de marcadores sorológicos para lúpus eritematoso sistêmico)[44,51,54]. GMI pode apresentar-se como glomerulonefrite pós-infecciosa, nefropatia membranosa, nefrite por IgA, glomerulonefrite fibrilar, glomerulopatia imunotactoide e glomerulonefrite membranoproliferativa. O tratamento com inibidores da enzima conversora de angiotensina, glicocorticoides e terapia antirretroviral pode ser benéfico[13,51]. Monteiro *et al* também descreveram um caso grave de associação com glomerulonefrite antimembrana basal glomerular (glomerulonefrite anti-MBG) e HIV, chamando a atenção para o diagnóstico precoce dessa associação do vírus com glomerulonefrite grave[55].

É possível que a infecção pelo HIV com acometimento glomerular seja responsável por lesão endotelial ou dos podócitos, levando a danos à membrana basal glomerular e revelando antígenos para os indivíduos que têm predisposição à formação de autoanticorpos. Isso poderia explicar o aparecimento de anticorpo anti-MBG em 17% dos pacientes infectados pelo HIV[10,56]. Acredita-se que esse vírus seja responsável por alterações da imunidade humoral, com a produção de vários anticorpos. A SIRI (síndrome inflamatória da reconstituição imune) é o reconhecimento pelo sistema imune de antígenos associados com infecção conhecida ou de antígenos persistentes e não replicantes de infecção prévia, representada por piora ou reaparecimento de manifestações de um processo infeccioso/inflamatório apesar da terapêutica adequada[57,58].

A SIRI ocorre principalmente nos três primeiros meses do início da HAART, durante a fase de rápida reconstituição imune. Pode ocorrer também quando um esquema antirretroviral em falha é trocado por um esquema mais potente, ou quando a HAART é retomada após interrupção[59,60]. Em resumo, são vários os mecanismos de LRA em pacientes infectados pelo vírus HIV, sendo importante a suspeição clínica do acometimento renal e o tratamento específico para cada tipo de lesão. Na figura 47.3 apresentamos um algoritmo dos mecanismos de LRA em HIV.

DIAGNÓSTICO DE LRA E HIV

O diagnóstico da infecção pelo HIV depende da demonstração de anticorpos anti-HIV e/ou da detecção direta do vírus ou de um dos seus componentes. Os anticorpos contra o HIV aparecem na circulação 2 a 12 semanas após a infecção. O teste de triagem padrão de infecção pelo HIV é o ELISA (imunoensaio enzimático), cuja sensibilidade é maior que 99,5%. O exame de confirmação mais comumente utilizado é o *Western blot*[5,6,61,62].

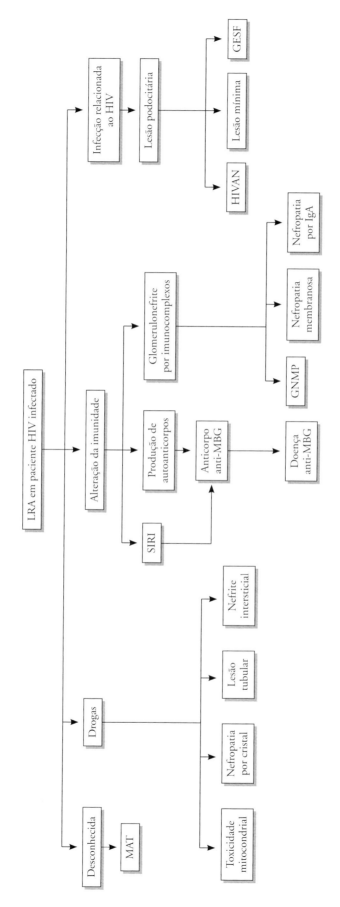

Figura 47.3 – Esquema dos mecanismos fisiopatológicos da LRA em pacientes HIV-positivos. HIVAN = nefropatia associada ao HIV; SIRI = síndrome inflamatória da reconstituição imune; GNMP = glomerulonefrite membranoproliferativa; MAT = microangiopatia trombótica; GESF = glomerulosclerose segmentar e focal; anti-MBG = antimembrana basal glomerular; LRA = lesão renal aguda. Adaptado de Hartle et al[10].

Os sintomas da doença pelo HIV podem surgir a qualquer momento durante a infecção. A diminuição da contagem de células T CD4, principalmente quando estão abaixo de 200/µL, reflete as complicações mais graves e potencialmente fatais da infecção pelo HIV[37]. O diagnóstico de aids baseia-se na contagem de células T CD4 < 200/µL, bem como em qualquer pessoa com infecção pelo HIV que apresente uma das doenças associadas ao HIV consideradas indicativas de defeito grave da imunidade celular (doenças oportunistas). Cerca de 60% das mortes entre os pacientes com aids resultam diretamente de outra infecção que não o HIV, sendo as principais a infecção por *P. jiroveci*, hepatite viral e infecções bacterianas não definidoras de aids[6,62].

O diagnóstico de LRA não é universalmente padronizado. Baseia-se na alteração aguda da função, que pode ser classificada de acordo com os critérios RIFLE.

Alguns estudos aplicaram o RIFLE em pacientes hospitalizados, particularmente em UTI, com alguns mostrando boa correlação com prognóstico[63-65]. Lopes *et al* utilizaram o critério RIFLE pela primeira vez em pacientes com HIV e encontraram boa correlação com a taxa de mortalidade, que foi progressivamente maior à medida que o critério RIFLE progredia (23,5% para a função renal normal, 50% para o RIFLE-R, 66,6% para o RIFLE-I e 72% para o RIFLE-F)[66].

O dano renal detecta-se, habitualmente, por meio de marcadores bioquímicos, como a taxa de elevação da creatinina, perda urinária de albumina ou proteínas e alteração do sedimento urinário. Estabelecido o diagnóstico de LRA em pacientes com HIV, para determinar a necessidade de biópsia renal, é essencial a compreensão da apresentação clínica e fatores de risco para cada uma das principais doenças renais que afetam portadores desse vírus[12]. Após a exclusão de azotemia pré-renal, NTA e obstrução, devem-se considerar as várias alterações no parênquima renal ou hemodinâmicas responsáveis pela LRA. Essas incluem doenças que afetam principalmente o glomérulo (glomerulonefrite e outras glomerulopatias), o interstício (nefrite intersticial) ou vasculatura renal (oclusão vascular ou vasculite)[67]. O quadro 47.2 aponta algumas alterações renais que podem indicar a necessidade de biópsia renal. Como já visto anteriormente, a causa mais comum de LRA em pacientes com HIV é devido à diminuição da perfusão renal e necrose tubular aguda, e o diagnóstico dessa entidade pode ser por meio de dados clínicos e laboratoriais, incluindo o sumário de urina[12,40].

Azotemia pré-renal pode ser distinguida de NTA com base no exame físico, demonstrando depleção de volume e em vários índices urinários. Desses, a fração de excreção de sódio (FENa) é mais frequentemente usada[67]. A FENa mede a proporção de sódio excretado (sódio urinário × volume) para o sódio filtrado (sódio sérico × RFG) por meio da seguinte fórmula: FENa = (UNa/SNa)/(Ucr/Scr) × 100, onde U indica urina; S, sérico; Cr, creatinina. O teste pode ser realizado com uma amostra de urina e sangue. A FENa é inferior a 1%, quando a azotemia aguda é pré-renal devido à depleção de volume, e maior que 1%, quando é NTA, onde a disfunção tubular associada não permite reabsorção de sódio adequado. Rabdomiólise, nefropatia por contraste, glomerulonefrite aguda e sepse são todas as causas de LRA em que a FENa pode ser baixa, particularmente no início da curso[67]. É importante reconhecer que, em muitos casos, a infusão de fluidos é a maneira mais fácil para avaliar essa etiologia. Azotemia pré-renal pode, por conseguinte, ser confirmada e simultaneamente tratada, se o débito urinário melhorar e a azotemia se resolver com a administração de fluidos isotônicos (solução salina normal é preferível)[40,67].

A obstrução do fluxo urinário, responsável por 7% dos casos de LRA, pode causar azotemia pós-renal. Embora anúria pode ser observada, muitas vezes está flutuante ou até com maiores volumes urinários, resultado de uma obstrução parcial ou unilateral. Se a obstrução é relativamente recente (dias a semanas), a correção da obstrução irá normalmente resolver a azotemia. Cateter uretral e/ou ultrassonografia renal são necessários para o diagnóstico em qualquer paciente com azotemia aguda[67]. A principal causa de azotemia pós-renal é a nefrolitíase que pode ocorrer durante estados de depleção de volume, após o uso de antimicrobianos, tais como indinavir, aciclovir (particularmente em forma intravenosa), e em doentes tratados com sulfadiazina[40]. Na figura 47.4 é apresentado um algoritmo para o diagnóstico de LRA em pacientes com HIV[69].

As taxas de mortalidade na LRA variam muito, de acordo com a causa. A oligúria (diurese < 400mL/dia) é um importante fator determinante de mau prognóstico, conforme demonstrado em pesquisas recentes[32,70]. As taxas de mortalidade são maiores em pacientes idosos e debilitados e naqueles com falência de múltiplos órgãos. A maioria dos pacientes que sobrevivem a um episódio de LRA recupera a função renal. A recuperação da função renal depende do número de néfrons funcionantes remanescentes, que aumentam sua taxa de filtração glomerular[5].

O uso de escores prognósticos em pacientes com HIV tem sido pouco investigado, sendo mais raros ainda estudos investigando fatores prognósticos de LRA em pacientes com HIV. Em estudo realizado pelo nosso

Quadro 47.2 – Indicações para biópsia renal em pacientes com lesão renal e infecção pelo HIV.

1. LRA sem causa aparente, particularmente na presença de proteinúria ou hematúria
2. Início recente de proteinúria, se em níveis nefróticos (> 3,5g/dia ou relação proteína/creatinina > 3,5, com hipoalbuminemia < 3g/dL) ou proteinúria significativa (> 1g/dia ou relação proteína/creatinina > 1)
3. Hematúria inexplicada, principalmente se houver presença de cilindros celulares ou alteração da função renal
4. Glomerulonefrite rapidamente progressiva
5. Evidência clínica de microangiopatia trombótica
6. Doença renal crônica de causa indefinida, sem nenhum indício das causas citadas acima e com progressão inexplicada

LRA = lesão renal aguda. Adaptado de Fine *et al*[67] e Gutierrez e Polo[68].

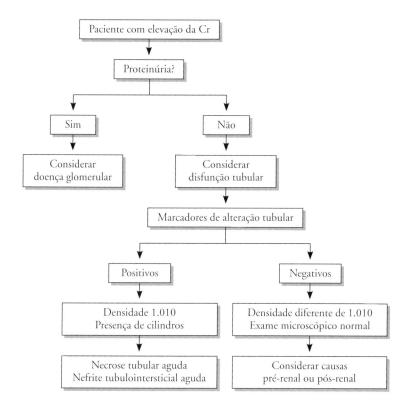

Figura 47.4 – Diagnóstico das alterações renais na lesão renal aguda em pacientes infectados com HIV. Cr = creatinina. Adaptado de Szczech[69].

grupo de pesquisa, incluindo pacientes com HIV e histoplasmose disseminada, foram encontrados os seguintes fatores de mau prognóstico: diarreia (*odds ratio* – OR = 3,9; p < 0,001), alterações neurológicas (OR = 5,8; p < 0,001), hemoglobina < 8,0g/dL (OR = 2,7; p = 0,004), ureia > 2 vezes o limite superior da normalidade (OR = 5,0; p < 0,001), creatinina sérica > 1,5mg/dL (OR = 2,9; p = 0,005), aspartato aminotransferase (AST) > 2,5 vezes o limite superior da normalidade (OR = 3,1; p = 0,01), insuficiência respiratória (OR = 9,7; p < 0,001), sepse (OR = 20,2; p < 0,001) e LRA (OR = 2,5; p = 0,011), na análise univariada[71]. Fatores de risco independentes para óbito foram hemoglobina < 8,0g/dL (OR = 3,8; p = 0,008), aspartato aminotransferase (AST) > 2,5 vezes o limite superior da normalidade (OR = 1,0; p = 0,007), LRA (OR = 2,6; p = 0,015) e insuficiência respiratória (OR = 12,2; p = 0,01)[72].

TRATAMENTO DA LRA EM PACIENTES COM HIV

O tratamento da LRA em pacientes infectados com HIV consiste na identificação do fator causal daquela lesão e se possível sua remoção. Nos casos de LRA de origem pré-renal, o rápido estabelecimento da volemia com hidratação adequada garante, na maioria dos casos, a reversão da lesão. Na LRA intrínseca, NTA ou NIA, o manejo adequado da volemia e a suspensão de drogas nefrotóxicas são essenciais para o sucesso do tratamento[37]. Uma das drogas nefrotóxicas é o tenofovir que, embora apresente incidência enganosamente baixa (0,3-2%), é a droga que mais se associa à síndrome de Fanconi. As consequências do uso dessa medicação incluem desregulação do cálcio e fósforo e osteomalacia[37]. O quadro 47.3 aborda os principais medicamentos associados à LRA em pacientes HIV-positivos[73].

Pacientes com infecção pelo HIV que apresentam proteinúria, principalmente se em níveis nefróticos (> 3,5g/dia) com alterações no sedimento urinário (hematúria e cilindros hemáticos), têm como principal hipótese diagnóstica glomerulopatia. Porém quando a proteinúria não é tão intensa (< 3,5g/dia) e se acompanha de alterações da função tubular, provavelmente se trata de tubulopatia. Na presença de imunossupressão grave, com síndrome nefrótica, hematúria microscópica e diminuição do RFG, deve-se suspeitar de HIVAN ou glomerulonefrite por imunocomplexos[68]. Quando há *diabetes mellitus* ou hipertensão arterial, provavelmente a proteinúria é secundária à nefropatia diabética ou nefrosclerose hipertensiva. Na presença de coinfecção pelo vírus da hepatite B ou C, a principal hipótese seria glomerulonefrite membranosa ou membranoproliferativa[68]. Em recente estudo de pacientes infectados pelo HIV com proteinúria nefrótica, biópsias renais mostraram que

Quadro 47.3 – Medicações associadas à lesão renal aguda (LRA) em pacientes HIV-positivos.

Medicamento	Doença renal associada
Aciclovir (por via intravenosa)	LRA induzida por cristais
Adefovir	LRA, síndrome de Fanconi
Aminoglicosídeos	Necrose tubular aguda
Anfotericina B	Necrose tubular aguda
Cidofovir	Necrose tubular aguda
Foscarnet	Necrose tubular aguda
Indinavir	Nefrolitíase, obstrução ureteral e nefrite intersticial aguda
Anti-inflamatórios não esteroides	Necrose tubular aguda, nefrite intersticial aguda
Pentamidina	Necrose tubular aguda
Tenofovir	Síndrome de Fanconi
Sulfadiazina	Nefrolitíase

Adaptado de Ross et al[73].

53,6% deles tinham HIVAN, 28,6% glomerulonefrite e alguns tinham nefropatia diabética (presumivelmente não relacionada com infecção por HIV) e outros não tinham suspeita de LRA[74].

O tratamento da proteinúria associada ao HIV deve incluir a retirada de fármacos nefrotóxicos e o controle da hipertensão e diabetes, se existirem. Em todo caso, se há proteinúria intensa, o tratamento com bloqueadores do sistema renina-angiotensina-aldosterona, como iECA (inibidores da enzima conversora de angiotensina) ou BRA (bloqueadores dos receptores AVI da angiotensina), é recomendado, além de prosseguir a investigação diagnóstica[36]. Quando há suspeita de HIVAN, recomenda-se iniciar HAART e, se em três meses não houver melhora da proteinúria, deve ser realizada biópsia renal[68].

A eficácia da HAART também é consistente com o papel patogênico da infecção direta pelo HIV, no desenvolvimento de HIVAN. Até recentemente, o uso adjuvante de corticosteroides não foi apoiado, embora alguns estudos não controlados têm sugerido alguma melhora no curso clínico da HIVAN[75]. O suporte para a utilização de iECA e BRA para o tratamento da proteinúria é baseado na evidência de benefícios em outras doenças renais com proteinúria, com dados limitados em HIVAN[16,76,77].

Se a introdução da HAART teve um impacto significativo sobre a epidemiologia da doença renal relacionada com o HIV, a terapia antirretroviral parece ser apenas parcialmente protetora. Isso pode refletir uma combinação de eficácia incompleta, abaixo do ideal, falta de adesão e falta de acesso universal à HAART. Adicionalmente, HAART a longo prazo pode ser complicada por nefrotoxicidade direta ou por perturbações metabólicas que estão associadas com o desenvolvimento de doença renal, tais como a hipertensão e o diabetes[76].

Como os pacientes com HIV estão expostos a inúmeros medicamentos, agentes antirretrovirais e outros, é necessário compreender a importante toxicidade associada com estes. Nefrite intersticial aguda, que continua a ser importante causa de LRA em paciente com HIV, pode surgir com qualquer exposição à droga. Os medicamentos antirretrovirais atualmente em uso, indinavir e tenofovir, são as drogas de maior preocupação. Indinavir faz com que haja disfunção renal por meio do depósito de cristais no rim, com nefrite intersticial associada e formação de cálculo[67]. No ambiente hospitalar são utilizados vários medicamentos nefrotóxicos, incluindo pentamidina, para tratar a infecção por *Pneumocystis* em pacientes alérgicos a sulfa, cidofovir e foscarnet; ganciclovir para a infecção por citomegalovírus resistentes; aminoglicosídeos para bacteriemias gram-negativas graves; anfotericina B para o tratamento de infecções fúngicas graves; e vários medicamentos antirretrovirais, como tenofovir e indinavir. O tratamento da toxicidade medicamentosa consiste na suspensão ou substituição da droga[37].

Pacientes infectados pelo HIV também têm risco aumentado de nefropatia por contraste, devido ao seu frequente estado hipovolêmico ou insuficiência renal preexistente. A profilaxia deve ser considerada para qualquer paciente com fatores de risco clássicos para nefropatia induzida por contraste[40].

HIVAN tornou-se a terceira causa de doença renal crônica terminal entre os jovens afro-americanos nos Estados Unidos. Até recentemente, a diálise crônica era a única forma de tratamento disponível para esses pacientes[9]. Estudo em pacientes HIV-positivos que realizaram transplante renal, realizado por Kumar *et al* em 2005, concluiu que nenhum deles desenvolveu aids ou infecções oportunistas com o regime de imunossupressão usado combinando HAART e outros medicamentos e que o transplante renal não deve ser contraindicado nessa população[9,78]. Roland et al apresentaram dados preliminares de pacientes HIV-1 soropositivos sem história de infecções oportunistas, com contagem de células T CD4 superior a 200 células/mm³ (480-1.700 células/mm³) e com carga viral indetectável, que foram submetidos a transplantes de órgãos sólidos. Os pacientes foram acompanhados por apenas cerca de 1 ano, e os dados sugerem que a contagem de células CD4 e a supressão do RNA-HIV podem ser mantidos no ambiente de imunossupressão pós-transplante[79-81].

Diante desta nova realidade, surgiu a necessidade de se estabelecer critérios para a prática de transplantes de órgãos nessa população. Recentemente, com base nos estudos de maior impacto sobre transplante renal em pacientes infectados pelo HIV, Bhagani et al reuniram as principais recomendações para considerar o paciente um candidato a receptor de órgão sólido: contagem de linfócitos T CD4 maior que 200 células/mm³, carga viral indetectável (menor que 50 cópias de RNA/mL) pelo menos seis meses, tratamento com esquema HAART por pelo menos seis meses, ausência de doenças definidoras de aids após o início da terapia HAART[82].

REFERÊNCIAS BIBLIOGRÁFICAS

1. Silva Junior GB, Libório AB, Mota RMS et al. Acute kidney injury in AIDS: frequency, RIFLE classification and outcome. *Braz J Med Biol Res* 2010; **43**: 1102-1108.
2. Levy JA. HIV pathogenesis: 25 years of progress and persistent challenges. *AIDS* 2009; **32**: 147-160.
3. Joint United Nations Programme on HIV/AIDS. *UNAIDS Report on the Global AIDS Epidemic* 2012; 1-108.
4. Mistério da Saúde. *Boletim Epidemiológico Aids* 2012; **1**: 1-63.
5. Silva GB Jr, Daher EF. Lesão renal aguda em pacientes portadores de HIV internados em um hospital de Fortaleza, Ceará. 2010. 1-88. [Mimeografado]
6. Fauci AS, Lane HF. Doença causada pelo vírus da imunodeficiência humana: AIDS e distúrbios relacionados. In Kasper DL, Fauci AS, Longo DL et al (eds). *Harrison Medicina Interna*, 16ª ed. McGraw-Hill: Rio de Janeiro, 2006, pp 1130-1196.
7. Barber TJ, Hughes A, Dinsmore WW et al. How does HIV impact on non-AIDS events in the era of HAART? *Int J STD AIDS* 2009; **20**: 1-3.
8. Allison SJ. The renal complications of HIV. *Nat Rev Nephrol* 2009; **5**: 545.
9. Kumar MS, Sierka DR, Damask AM et al. Safety and success of kidney transplantation and concomitante immunosuppression in HIV-positive patients. *Kidney Int* 2005; **67**: 1622-1629.
10. Hartle PM, Carlo ME, Dwyer JP et al. AKI in an HIV patient. *J Am Soc Nephrol* 2013; **24**: 1-5.
11. Mastroianni GK (ed). *Glomerulopatias – Manual Prático: Uso Diário Ambulatorial e Hospitalar*. Baleiro: São Paulo, 2011, pp 136-139.
12. Fine DM, Perazella MA, Lucas GM, Atta MG. Kidney biopsy in HIV: beyond HIV-associated nephropathy. *Am J Kidney Dis* 2008; **51**: 504-514.
13. Kimmel PL, Barisoni L, Kopp JB. Pathogenesis and treatment of HIV-associated renal diseases: lessons from clinical and animal studies, molecular pathologic correlations, and genetic investigations. *Ann Intern Med* 2003; **139**: 214-226.
14. Rao TK. Human immunodeficiency virus (HIV) associated nephropathy. *Annu Rev Med* 1991; **42**: 391-401.
15. Lai CF, Huang JW, Lin WC et al. Human immunodeficiency virus-associated nephropathy. *J Formos Med Assoc* 2006; **105**: 680-684.
16. Gupta SK, Eustace JA, Winston JA et al. Guidelines for the management of chronic kidney disease in HIV-infected patients: recommendations of the HIV Medicine Association of the Infectious Diseases Society of America. *Clin Infect Dis* 2005; **40**: 1559-1584.
17. Schor N, Boim MA, Santos OFP (eds). *Insuficiência Renal Aguda: Fisiopatologia, Clínica e Tratamento*. Sarvier: São Paulo, 1997, pp 103-108.
18. Pernasetti1 MM, Chiurchiu C, Fuente J de L et al. Compromiso renal en pacientes HIV+. *Medicina* (B. Aires) 2010; **70**: 247-253.
19. Steel-Duncan J, Miller M, Pierre RB et al. Renal manifestations in HIV-infected Jamaican children. *West Indian Med J* 2008; **57**: 246.
20. Becker S, Fusco G, Fusco J et al. HIV-associated thrombotic microangiopathy in the era of highly active antiretroviral therapy: na observational study. *Clin Infect Dis* 2004; **39**: S267-S275.
21. Malak S, Wolf M, Millot GA et al. Human immunodeficiency virus-associated thrombotic microangiopathies: clinical characteristics and outcome according to ADAMTS13 activity. *Scand J Immunol* 2008; **68**: 337-344.
22. Riella MC. *Princípios de Nefrologia e Distúrbios Hidroeletrolíticos*, 5ª ed. Guanabara Koogan: Rio de Janeiro, 2010, pp 356-368.
23. Zatz R. *Bases Fisiológicas da Nefrologia*. Atheneu: Rio de Janeiro, 2011, pp 291-313.
24. Li PKT, Burdmann EA, Mehta RL. Injúria renal aguda: um alerta global. *J Bras Nefrol* 2013; **35**: 1-5.
25. Mehta RL, Chertow GM. Acute renal failure definitions and classification: time for change? *J Am Soc Nephrol* 2003; **14**: 2178-2187.
26. Hou SH, Bushinsky DA, Wish JB et al. Hospital-acquired renal insufficiency: a prospective study. *Am J Med* 1983; **74**: 243-248.
27. Bellomo R, Kellum JA, Ronco C. Defining and classifying acute renal failure: from advocacy to consensus and validation of the RIFLE criteria. *Intensive Care Med* 2007; **33**: 409-413.
28. Kellum JA, Bellomo R, Ronco C. Classification of acute kidney injury using RIFLE: what's the purpose? *Crit Care Med* 2007; **35**: 1983-1984.
29. Bellomo R, Ronco C, Kellum JA et al. Acute renal failure-definition, outcome measures, animal models, fluid therapy and information technology needs: the Second International Consensus Conference of the Acute Dialysis Quality Initiative (ADQI) Group. *Crit Care* 2004; **8**: R204-R212.
30. Wahrhaftig KM, Correia LCL, Souza CAM. Classificação de RIFLE: análise prospectiva da associação com mortalidade em pacientes críticos. *J Bras Nefrol* 2012; **34**: 369-377.
31. KDIGO. Clinical Practice Guideline for Acute Kidney Injury. *Kidney Int* 2012; **2**: 1-138.
32. Brady HR, Brenner BM. Insuficiência renal aguda. In Kasper DL, Fauci AS, Longo DL et al (eds). *Harrison Medicina Interna*, 16ª ed. McGraw-Hill: Rio de Janeiro, 2006, pp 1722-1732.
33. Lameire N. The pathophysiology of acute renal failure. *Crit Care Clin* 2005; **21**: 197-210.
34. Needham E. Management of acute renal failure. *Am Fam Physician* 2005; **72**: 1739-1746.
35. Stevens P. Assesment of patients presenting with acute renal failure (acute kidney injury). *Medicine* 2007; **35**: 429-433.
36. Silva TI, Post FA, Griffin MD et al. HIV-1 infection and the kidney: an evolving challenge in HIV medicine. *Mayo Clin Proc* 2007; **82**: 1103-1116.
37. Izzedine H, Baumelou A, Deray G. Acute renal failure in HIV patients. *Nephrol Dial Transplant* 2007; **22**: 2757-2762.
38. Williams DI, Williams DJ, Williams IG et al. Presentation, pathology, and outcome of HIV associated renal disease in a specialist centre for HIV/AIDS. *Sex Transm Infect* 1998; **74**: 179-184.
39. Kalim S, Szczech LA, Wyatt CM. Acute kidney injury in HIV-infected patients. *Semin Nephrol* 2008; **28**: 556-562
40. Cohen SD, Chawla LS, Kimmel PL. Acute kidney injury in patients with human immunodeficiency virus infection. *Curr Opin Crit Care* 2008; **14**: 647-653.

41. Franceschini F, Napravnik S, Eron Jr J et al. Incidence and etiology of acute renal failure among ambulatory HIV-infected patients. *Kidney Int* 2005; **67**: 1526-1531.
42. Kopp JB. Renal dysfunction in HIV-1-infected patients. *Curr Infect Dis Rep* 2002; **4**: 449-460.
43. Rao TK. Acute renal failure syndromes in human immunodeficiency virus infection. *Semin Nephrol* 1998; **18**: 378-395.
44. Weiner NJ, Goodman JW, Kimmel P. The HIV-associated renal diseases: current insight into pathogenesis and treatment. *Kidney Int* 2003; **63**: 1618-1631.
45. Laguna-Torres VA, Reis MA, Menegaz RA et al. Alterações anatomopatológicas renais em indivíduos com a síndrome da imunodeficiência adquirida. *Rev Soc Bras Med Trop* 1998; **31**: 465-472.
46. Mochel A, Rosa TT, Veiga JPR. Aspectos da função renal em portadores do vírus da imunodeficiência humana. *Rev Soc Bras Med Trop* 1998; **31**: 179-186.
47. Libório AB, Silva GB Jr, Silva CGCH et al. Hyponatremia, acute kidney injury, and mortality in HIV-related toxoplasmic encephalitis. *Braz J Infect Dis* 2012; **16**: 558-563.
48. Praditpornsilpa K, Napathorn S, Yerundi S et al. Renal pathology and HIV infection in Thailand. *Am J Kidney Dis* 1999; **33**: 282-286.
49. Daher EF, Cezar LC, Silva GB Jr et al. Metabolic acidosis in AIDS patients. *Arch Med Res* 2009; **40**: 109-113.
50. Daugas E, Rougier JP, Hill G. HAART-related nephropathies in HIV infected patients. *Kidney Int* 2005; **67**: 393-403.
51. Röling J, Schmid H, Fischereder M et al. HIV-associated renal diseases and highly active antiretroviral therapy-induced nephropathy. *Clin Infect Dis* 2006; **42**: 1448-1495.
52. Titan SM, Testagrossa L, Saldanha BL et al. HIV infection and acute glomerulonephritis. *Clinics* (São Paulo) 2007; **62**: 653-666.
53. Laradi A, Mallet A, Beaufils H et al. HIVassociated nephropathy: outcome and prognosis factors. Groupe d'Etudes Nephrologiques d'Ile de Rance. *J Am Soc Nephrol* 1998; **9**: 2327-2335.
54. Haas M, Kaul S, Eustace JA. HIV-associated immune complex glomerulonephritis with "lupus-like" features: a clinocopathological study of 14 cases. *Kidney Int* 2005; **67**: 1381-1390.
55. Monteiro EJ, Caron D, Franco M et al. Anti-glomerular basement membrane glomerulonephritis in an HIV positive patient: case report. *Braz J Infect Dis* 2006; **10**: 55-58.
56. Hernandez GT, Critchfield JM, Rodriguez RA. Interpretation of serologic tests in na HIV-infected patient with kidney disease. *Nat Clin Pract Nephrol* 2006; **2**: 708-712.
57. Guimarães T. Criptococose e SIRI em HIV/aids. *Infectologia Hoje* 2008; **7**: 5-6.
58. Arruda E. Síndrome inflamatória da reconstituição imune em HIV/aids. *Infectologia Hoje* 2008; **7**: 1-2.
59. Zambrini H. Criptococose e SIRI em HIV/aids. *Infectologia Hoje* 2008; **7**: 7.
60. Azevedo KM, Setúbal S, Oliveira AS. Infecção pelo parvovírus humano B19 entre indivíduos nfectados pelos HIV na era da terapia antirretroviral altamente potente. *DST – J Bras Doenças Sex Transm* 2009; **21**: 38-41.
61. Wainberg MA, Jeang KT. 25 years of HIV-1 research – progress and perspectives. *BMC Med* 2008; **6**: 31.
62. Klimas N, O'Brien AK, Fletcher MA. Overview of HIV. *Psychosom Med* 2008; **70**: 523-530.
63. Daher EF, Marques CN, Lima RSA et al. Acute kidney injury in an infectious disease intensive care unit – an assessment of prognostic factors. *Swiss Med Weekly* 2008; **138**: 128-133.
64. Hoste EA, Kellum JA. Acute kidney dysfunction and the critically ill. *Minerva Anesthesiol* 2006; **72**: 133-143.
65. Uchino S, Bellomo R, Goldsmith D et al. An assessment of the RIFLE criteria for acute renal failure in hospitalized patients. *Crit Care Med* 2006; **34**: 1913-1917.
66. Lopes JA, Fernandes J, Jorge S et al. An assessment of the RIFLE criteria for acute renal failure in critically ill HIV-infected patients. *Crit Care* 2007; **11**: 401.
67. Fine DM, Atta MG. Kidney disease in the HIV-infected patient. *AIDS Patient Care and STDs* 2007; **21**: 813-824.
68. Gutierrez F, Polo P. Diagnóstico, tratamento y prevencion de las alteraciones renales en pacientes com infeccion por el vírus de la inmunodeficiencia humana. Recomendaciones del Grupo de Estudio del Sida/PlanNacional sobre el Sida. *Enferm Infect Microbiol Clin* 2010; **28**: 520-522.
69. Szczech LA. Renal dysfunction and tenofovir toxicity in HIV-infected patients. *Top HIV Med* 2008; **16**: 122-126.
70. Silva GB Jr, Daher EF, Mota RMS et al. Risk factors for death among critically ill patients with acute renal failure. *São Paulo Med J* 2006; **124**: 257-263.
71. Daher EF, Barros FAS, Silva GB Jr et al. Risk factors for death in acquired immunodeficiency syndrome-associated disseminated histoplasmosis. *Am J Trop Med Hyg* 2006; **74**: 600-603.
72. Daher EF, Silva GB Jr, Takeda CFV. Acometimento renal na histoplasmose disseminada. In Cruc J, Cruz HMM, Barros RT (eds). *Atualidades em Nefrologia 9*. Sarvier: São Paulo, 2006, pp 183-190.
73. Ross MJ, Klotman PE, Winston JA. HIV-associated nefropathy: case study and review of literature. *AIDS Patient Care STDs* 2000; **14**: 637-646.
74. Cohen SD, Kimmel PL. Renal biopsy is necessary for the diagnosis of HIV-associated renal diseases. *Nat Clin Pract Nephrol* 2009; **5**: 22-23.
75. Wyatt CM, Klotman PE, D'Agati VD. HIV-associated nephropathy: clinical presentation, pathology, and epidemiology in the era of antiretroviral therapy. *Semin Nephrol* 2008; **28**: 513-522.
76. Wyatt CM, Klotman PE. HIV-1 and HIV-associated nephropathy 25 years later. *Clin J Am Soc Nephrol* 2007; **2**: S20-S24.
77. Wyatt CM, Klotman PE. HIV-associated nephropathy in the era of antiretroviral therapy. *Am J Med* 2007; **120**: 488-492.
78. Siqueira RC, Moreno CN, Silva ANC et al. Transplante renal em receptor HIV positivo. *J Bras Nefrol* 2008; **30**: 305-309.
79. Roland ME, Stock PG. Review of solid-organ transplantation in HIV-infected patients. *Transplantation* 2003; **75**: 425-429.
80. Lu TC, Ross M. HIV-associated nephropathy: a brief review. *Mount Sinai J Med* 2005; **72**: 193-199.
81. Stock GS, Barin B, Murphy B et al. Outcomes of kidney transplantation in HIV-infected recipients. *N Engl J Med* 2010; **363**: 2004-2014.
82. Moreno CN, Siqueira RC, Noronha IL. Transplante renal em pacientes infectados pelo HIV. *Rev Assoc Med Bras* 2011; **57**: 100-106.

48

ACOMETIMENTO RENAL NA LEISHMANIOSE VISCERAL (CALAZAR): ATUALIZAÇÃO

Elizabeth De Francesco Daher
Geraldo Bezerra da Silva Junior
Elvino José Guardão Barros

INTRODUÇÃO

A leishmaniose visceral (LV) ou calazar é uma doença parasitária crônica causada por agentes do gênero *Leishmania*, um protozoário intracelular. A doença caracteriza-se por um amplo espectro de manifestações clínicas decorrentes da invasão do sistema reticuloendotelial (fígado, baço, medula óssea, linfonodos e sistema digestório). Os sintomas variam desde febre intermitente, irregular, recorrente, a pancitopenia, fenômenos hemorrágicos e hepatoesplenomegalia[1]. O envolvimento renal na leishmaniose crônica é frequente e está associado com o aumento da mortalidade. A LV é endêmica em regiões tropicais e subtropicais, com incidência de aproximadamente 0,5 milhão de casos/ano[2]. Se essa doença não for tratada, a mortalidade é elevada, podendo chegar a 95% dos casos. Entre as doenças tropicais, o calazar é uma das prioridades da Organização Mundial da Saúde. No Brasil, a LV é endêmica, sendo o agente causal a *Leishmania chagasi*, sendo transmitida pelo inseto vetor *Lutzomyia longipalpis*, e apresentando uma tendência recente de urbanização, atingindo grandes regiões metropolitanas do País[3]. O diagnóstico é confirmado pela demonstração do parasita em tecidos pela coloração Giemsa e pela detecção do antígeno do parasita K-39[1].

ENVONVIMENTO RENAL

Envolvimento renal tem sido descrito no paciente com calazar, sendo que a maioria dos casos se apresenta com a síndrome de lesão renal aguda (LRA) e infiltrado inflamatório intersticial. Os pacientes com a forma crônica do calazar podem apresentar proteinúria leve, hematúria microscópica e leucocitúria. Hipoalbuminemia, hipergamaglobulinemia e níveis séricos elevados de IgG e β_2-microglobulina foram encontrados em uma coorte de 55 pacientes com LV em estudo de Lima Verde *et al*[4]. Aumento da excreção de albumina foi observado em 44% dos pacientes deste mesmo estudo. A proteinúria consistiu predominantemente de proteínas de baixo peso molecular que migraram na faixa das frações alfa-1, alfa-2, beta e especialmente gamaglobulinas. A excreção de β_2-microglobulina urinária estava aumentada em todos os casos. Microalbuminúria é detectada em mais de 40% dos pacientes com LV, mesmo naqueles com creatinina normal[5]. Nefrite intersticial com alterações glomerulares pode ser encontrada. Lesão proliferativa mesangial é frequentemente encontrada, mas lesão membranoproliferativa não é rara[1]. Depósitos amiloides também podem ser encontrados na doença crônica.

O envolvimento renal pode ser leve e transitório. Perda de função renal, com alterações no sedimento urinário, tem sido relatada na LV. Estudos prospectivos têm demonstrado que hematúria, proteinúria leve a moderada e leucocitúria aparecem em mais de 50% dos casos[6].

Outras alterações menos frequentes têm sido descritas na LV, incluindo alterações hormonais e eletrolíticas. Em um estudo de Lima Verde *et al*[7], com 72 pacientes com LV, os níveis plasmáticos de ACTH (corticotrofina) estavam significativamente maiores entre os pacientes com LV em comparação com um grupo controle, bem como a atividade plasmática de renina. Insuficiência adrenal primária foi observada em metade dos casos, que apresentaram reduzida razão aldosterona/renina, baixa excreção urinária diária de aldosterona e baixo gradiente transtubular de potássio. Neste mesmo estudo, todos os pacientes tinham níveis plasmáticos normais de hormônio antidiurético (HAD), hiponatremia e alta osmolaridade urinária, e mais da metade dos pacientes apresentava baixos níveis séricos de hormônio da paratireoide (PTH) e hipomagnesemia. Em outro estudo do mesmo grupo, com 55 pacientes com LV e 20 indivíduos normais, hiponatremia e altos níveis de sódio urinário foram detectados em todos os casos, sugerindo secreção persistente de HAD sem evidência de depleção de volume extracelular. A síndrome da secreção inapropriada do HAD (SIHAD) poderia ser responsável por estes achados[7]. Distúrbios eletrolíticos em pacientes com LV incluem hiponatremia (94,6%), hipocalemia (26%), hipocloremia (27,2%), hipocalcemia (32%) e hipomagnesemia (41,8%)[4]. Aumento da fração de excreção de sódio, potássio, cloro, cálcio, fósforo e ácido úrico foi encontrado em um terço dos pacientes[4]. Déficit de concentração e acidificação urinária também são descritos na LV[8].

Em estudo recente realizado por nosso grupo, foram encontradas algumas diferenças importantes entre adultos e crianças com LV. O tempo entre o início dos sintomas e o início do tratamento foi maior entre os adultos (89,5 vs. 48,5 dias, p < 0,001). Falência no tratamento com glucantime foi mais comum entre os adultos (17,6% vs. 8,8%, p = 0,008). Lesão renal aguda (LRA) associada à LV, observada em 37% dos casos, foi mais grave nos adultos. Fatores de risco para LRA em adultos foram hipocalemia, leucopenia, calafrios e uso de anfotericina B. Nas crianças, infecções secundárias foram associadas com maior risco para LRA[9].

LRA pode ser encontrada em um número significativo de pacientes com LV[10,11]. Em estudo recente do nosso grupo, com 146 crianças com LV, LRA foi encontrada em 45,9% dos casos. Os pacientes com LRA eram mais jovens, tinham mais icterícia e infecções secundárias. O grupo com LRA também apresentou sódio e potássio plasmáticos mais baixos, menores níveis de albumina sérica e tempo de ativação da protrombina mais alargado. Os fatores de risco para LRA foram infecções secundárias (OR = 3,65, p = 0,007), hipoalbuminemia (OR = 1,672, p = 0,019) e hipergamaglobulinemia (OR = 1,35, p = 0,029)[10]. A comparação de pacientes adultos com leishmaniose visceral com e sem LRA, de acordo com a classificação RIFLE, também mostra algumas diferenças significativas nos parâmetros clínicos e laboratoriais, como mostrado nas tabelas 48.1, 48.2 e 48.3. Fatores de risco para LRA incluem uso de anfotericina B, icterícia, gênero masculino e idade > 40 anos[11] (Tabela 48.4).

Em outro estudo recente realizado por nosso grupo de estudo foram pesquisadas as funções tubulares por meio dos testes de concentração e acidificação urinárias. Foram evidenciados menor fração de excreção de potássio e menor sódio sérico entre os pacientes com leishmaniose visceral, bem como menor relação entre osmolaridade urinária e plasmática e maior pH urinário após sobrecarga de ácido, evidenciando déficit de concentração e acidificação urinárias[8], como mostrado nas tabelas 48.5 e 48.6.

Tabela 48.1 – Distribuição dos pacientes internados no Hospital São José de Doenças Infecciosas, em Fortaleza, Ceará, no período de 2002 a 2008, com diagnóstico de leishmaniose visceral e lesão renal aguda (LRA), de acordo com o critério RIFLE.

	N = 76 (100%)
R (*Risk*)	10 (13,2%)
I (*Injury*)	26 (34,2%)
F (*Failure*)	40 (52,6%)

Fonte: Oliveira et al[11].

FISIOPATOLOGIA

Muitas doenças parasitárias tornam-se crônicas, com flutuações na antigenemia e na resposta imunológica do hospedeiro. Algumas explicações para isso incluem baixa imunidade natural ou habilidade do parasita de evadir-se do sistema imune do hospedeiro. Foi demonstrado que o desenvolvimento de resistência no hospedeiro é usualmente dependente de células T CD4 produtoras de interferon – resposta tipo Th1. Entretanto, uma resposta mista de Th1 e Th2 parece estar envolvida na erradicação de parasitas extracelulares[12]. A *Leishmania* é capaz de manipular o sistema imune do hospedeiro induzindo a produção de fator de crescimento β, citocina inibitória de macrófagos e interleucina-10, afetando a resposta imune celular e reduzindo a ativação de células B policlonais, o que tem sido associado à doença glomerular no calazar[12]. Anticorpos produzidos em resposta à infecção podem depositar-se nos glomérulos por diferentes mecanismos, como depósito de imunocomplexos ou desenvolvimento *in situ* de imunocomplexos (anticorpos ligando-se a antígenos glomerulares). Alguns estudos demonstram que anticorpos isolados não explicam a ocorrência de proteinúria[12,13]. Macrófagos, granulócitos e linfócitos *natural-killer* são parte das defesas do hospedeiro e participam da gênese das lesões glomerulares na LV por meio de uma intrincada cadeia de citocinas e mediadores inflamatórios, como evidenciado em estudos experimentais[12,13]. É possível que a redução da capacidade de concentrar e acidificar a urina seja causada por uma sobrecarga de IgG nas células tubulares em pacientes apresentando alterações na concentração das globulinas plasmáticas[14].

HISTOPATOLOGIA

Lesões mesangiais proliferativas, membranoproliferativas e esclerose segmentar e focal são os padrões histológicos mais frequentemente observados na nefropatia do calazar, com a gravidade variando de infiltrado intersticial mononuclear a infiltrado difuso composto por macrófagos, linfócitos e plasmócitos[15]. À imunofluorescência podem ser encontrados depósitos de IgG, IgM, IgA e C3 na matriz mesangial[15]. Em estudos experimentais, lesões tubulares e intersticiais têm sido as mais frequentemente observadas na nefropatia do calazar. Entretanto, depósi-

Tabela 48.2 – Características epidemiológicas e clínicas dos pacientes internados no Hospital São José de Doenças Infecciosas, em Fortaleza, Ceará, no período de 2002 a 2008, com diagnóstico de leishmaniose visceral, de acordo com o desenvolvimento de lesão renal aguda (LRA).

	LRA N = 76	Não LRA N = 148	p
Idade média (anos)	41 ± 15	33 ± 14	< 0,001
Gênero			
Masculino	65 (85,5%)	107 (72,3%)	0,03
Feminino	11 (14,5%)	41 (27,7%)	
Tempo de internação (dias)	22 ± 15	13 ± 11,8	0,19
Início dos sintomas (dias)	81,9 ± 99,8	93,4 ± 109,1	0,003
PAS (mmHg)	118 ± 21	109 ± 17	0,05
PAD (mmHg)	72 ± 16	67 ± 11	0,33
Sinais e sintomas à admissão			
Anorexia	42 (55,3%)	89 (60,1%)	0,56
Artralgia	5 (6,6%)	4 (2,7%)	0,17
Astenia	49 (64,5%)	89 (60,1%)	0,56
Calafrios	36 (47,4%)	62 (41,9%)	0,47
Cefaleia	19 (25%)	59 (40%)	0,03
Desidratação	12 (15,8%)	15 (10,1%)	0,27
Diarreia	27 (35,5%)	37 (25%)	0,11
Dispneia	24 (31,6%)	24 (16,2%)	0,01
Dor abdominal	32 (42,1%)	46 (31,1%)	0,10
Edema	21 (27,6%)	21 (14,2%)	0,01
Epistaxe	5 (6,6%)	7 (4,7%)	0,54
Esplenomegalia	62 (81,6%)	133 (89,9%)	0,09
Estertores crepitantes	5 (6,6%)	3 (2%)	0,12
Febre	65 (85,5%)	138 (93,2%)	0,08
Hematêmese	3 (3,9%)	1 (0,7%)	1,0
Hematúria	4 (5,3%)	6 (4,1%)	0,73
Hepatomegalia	60 (78,9%)	113 (76,4%)	0,73
Hipotensão	1 (1,3%)	1 (0,7%)	1,0
Icterícia	24 (31,6%)	20 (13,5%)	0,002
Linfadenopatia	4 (5,3%)	10 (6,8%)	0,77
Melena	1 (1,3%)	3 (2%)	1,0
Mialgia	10 (13,2%)	24 (16,2%)	0,69
Oligúria	5 (16,6%)	0 (0%)	0,004
Palidez	53 (69,7%)	101 (68,2%)	0,88
Perda ponderal	54 (71,1%)	117 (79,6%)	0,18
Tosse	35 (46,1%)	58 (39,2%)	0,39
Vômitos	21 (27,6%)	35 (23,6%)	0,51
Óbito	23 (30,2%)	7 (4,7%)	< 0,0001

LRA = lesão renal aguda; PAS = pressão arterial sistólica; PAD = pressão arterial diastólica; média ± desvio-padrão; porcentagem (%). Testes t de Student e Fischer. Significativo p < 0,05. Fonte: Oliveira et al[11].

Tabela 48.3 – Parâmetros laboratoriais entre os pacientes internados no Hospital São José de Doenças Infecciosas, em Fortaleza, Ceará, no período de 2002 a 2008, com diagnóstico de leishmaniose visceral, entre os grupos que desenvolveram ou não lesão renal aguda (LRA).

Exames laboratoriais (sangue)	LRA N = 76	Não LRA N = 148	p
Ureia (mg/dL)	58 ± 46	30 ± 10	0,0001
Creatinina (mg/dL)	1,8 ± 1,8	0,8 ± 0,2	0,0001
Sódio (mEq/L)	132 ± 4,7	133 ± 4,2	0,04
Potássio (mEq/L)	4,2 ± 0,7	4,0 ± 5,0	0,02
HCO_3^- (mEq/L)	15 ± 5,8	21 ± 8,8	0,04
pH arterial	7,35 ± 0,12	7,44 ± 0,10	0,10
pO_2 (mmHg)	104 ± 29	101 ± 29	0,81
pCO_2 (mmHg)	25 ± 8,1	32 ± 7,1	0,04
$SatO_2$ (%)	95 ± 4,7	97 ± 0,9	0,30
Glicose (mg/dL)	109 ± 50	106 ± 26	0,66
Amilase (UI/L)	85 ± 64	92 ± 53	0,80
DHL (UI/L)	1.626 ± 1.348	1.056 ± 1.031	0,23
Bilirrubina total (g/dL)	6,1 ± 7,9	1,2 ± 1,6	0,07
Bilirrubina direta (g/dL)	4,5 ± 6,1	0,8 ± 1,6	0,03
Bilirrubina indireta (g/dL)	1,5 ± 2,0	0,4 ± 0,2	0,009
Albumina (g/dL)	2,5 ± 0,8	2,8 ± 0,7	0,01
AST (UI/L)	199 ± 399	101 ± 122	0,11
ALT (UI/L)	225 ± 342	143 ± 215	0,57
FA (UI/L)	439 ± 312	455 ± 368	0,89
Ht (%)	25 ± 5,2	25 ± 5,1	0,40
Hb (g/dL)	8,3 ± 1,7	8,3 ± 1,8	0,34
Leucócitos (mm³)	3.258 ± 2.944	2.279 ± 1.173	0,04
Plaquetas (mm³)	83.813 ± 71.801	90.856 ± 67.545	0,26
VHS (mm)	107 ± 41	79 ± 35	0,07
TAP (%)	56 ± 21	62 ± 19	0,01

HCO_3^- = bicarbonato; $SatO_2$ = saturação de oxigênio; AST = aspartato aminotransferase; ALT = alanina aminotransferase; FA = fosfatase alcalina; Ht = hematócrito; Hb = hemoglobina; VHS = velocidade de hemossedimentação; TAP = tempo de ativação de protrombina; média ± desvio-padrão (variação). Testes t de Student e Fischer. Significativo p < 0,05. Fonte: Oliveira et al[11].

Tabela 48.4 – Fatores preditivos de lesão renal aguda (LRA) em pacientes internados no Hospital São José de Doenças Infecciosas, em Fortaleza, Ceará, no período de 2002 a 2008, com diagnóstico de leishmaniose visceral.

	OR	IC95%	p
Anfotericina B	18,4	7,9-42,8	< 0,0001
Icterícia	2,9	1,5-5,8	0,002
Sexo masculino	2,2	1,0-4,7	0,03
Idade acima de 40 anos	1,05	1,02-1,08	< 0,001

OR = *odds ratio*; IC = intervalo de confiança 95%. Significativo p < 0,05. Fonte: Oliveira et al[11].

Tabela 48.5 – Comparação dos parâmetros de função renal entre pacientes com leishmaniose visceral após o tratamento com antimonial pentavalente e um grupo de voluntários sadios (controles).

Parâmetros	Leishmaniose visceral (N = 14)	Controles (N = 14)	p
RFG (mL/min/1,73m^2)	111 ± 51	109 ± 8,9	0,443
Microalbuminúria (mg/dia)	28,8 ± 22,2	26,2 ± 8,9	0,356
U$_{Prot}$ (mg/dia)	75,0 ± 50,9	64 ± 37,4	0,206
FE$_{Na}$ (%)	0,90 ± 0,65	0,74 ± 0,2	0,249
FE$_K$ (%)	5,33 ± 4,07	9,75 ± 2,94	0,005
S$_{Na}$ mEq/L	136 ± 3,19	139 ± 1,76	0,004
P$_{Osm}$ mOsm/kgH$_2$O	274,4 ± 4,2	293 ± 3,2	0,292
TTKG	4,04 ± 4,01	4,05 ± 0,29	0,003
C$_{H_2O}$ (L/dia)	–0,24 ± 0,18	–0,32 ± 0,13	0,154

U$_{Prot}$ = proteinúria de 24h; RFG = ritmo de filtração glomerular; FE$_{Na}$ = fração de excreção de sódio; FE$_K$ = fração de excreção de potássio; S$_{Na}$ = sódio sérico; P$_{Osm}$ = osmolaridade plasmática; TTKG = gradiente de transporte transtubular de potássio; C$_{H_2O}$ = *clearance* de água livre. Dados mostrados em média ± DP. Significativo p < 0,005 *vs*. controles pelo teste t de Student. Fonte: Daher *et al*[6].

Tabela 48.6 – Comparação dos testes de acidificação e concentração urinárias entre pacientes com leishmaniose visceral após o tratamento com antimonial pentavalente e um grupo de voluntários sadios (controles).

Parâmetros	Leishmaniose visceral (N = 14)	Controles (N = 14)	p
U$_{osm\ T0}$ mOsm/kg	645 ± 304	902 ± 241	0,004
U$_{osm\ T4}$ mOsm/kg	988 ± 358	969 ± 358	0,418
U/P$_{osm\ T0}$	2,33 ± 1,04	3,10 ± 0,09	< 0,001
U/P$_{osm\ T4}$	3,49 ± 1,17	3,28 ± 0,12	0,253
U$_{pH\ T0}$	6,10 ± 1,21	5,74 ± 0,56	0,034
U$_{pH\ T4}$	6,10 ± 0,22	5,18 ± 0,11	< 0,001

U$_{osm\ T0}$ = osmolaridade urinária em T0; U$_{osm\ T4}$ = osmolaridade urinária em T4; U/P$_{osm\ T4}$ = razão entre a osmolaridade urinária e plasmática em T4; U$_{pH\ T0}$ = pH urinário em T0; U$_{pH\ T4}$ = pH urinário em T4. Dados mostrados em média ± DP. Significativo p < 0,005 *vs*. controles pelo teste t de Student. Fonte: Daher *et al*[8].

tos amiloides e glomerulonefrite rapidamente progressiva com síndrome nefrótica também já foram demonstrados em pacientes com LV[16,17]. A infecção experimental por *L. donovani* pode levar ao depósito de substância amiloide, seguindo a ocorrência de lesão glomerular proliferativa difusa[18]. O achado de formas amastigotas nos rins é raro, sendo possível identificar antígenos de *Leishmania* em infiltrados inflamatórios renais[12]. A figura 48.1 ilustra os achados à biópsia renal na leishmaniose visceral.

TRATAMENTO E EVOLUÇÃO

Os compostos antimoniais pentavalentes ainda são as drogas de primeira linha no tratamento da LV. A anfotericina B pode ser igualmente eficaz. Usualmente, as alterações renais desaparecem após o tratamento específico.

O Ministério da Saúde recomenda o antimoniato de N-metilglucamina como fármaco de primeira escolha para o tratamento da LV. Os antimoniais pentavalentes são drogas consideradas leishmanicidas, pois interferem na bioenergética das formas amastigotas de leishmânia. Tanto a glicólise, quanto a oxidação dos ácidos graxos, processos localizados em organelas peculiares, são inibidos, sendo que essa inibição é acompanhada de redução na produção de ATP (adenosina trifosfato) e GTP (trifosfato de guanosina). A exposição das formas mastigotas por 4 horas, nas doses de 150 a 500mg de Sb+5/mL, resultou em um decréscimo de certos substratos, dose-dependente de CO_2. Se expostos a 500mg de Sb+5/mL, observou-se a queda no nível de produção de CO_2 a partir da glicólise, facilitando a destruição do parasita. Visando padronizar o esquema terapêutico, a Organização Mundial da Saúde recomenda que a dose de antimo-

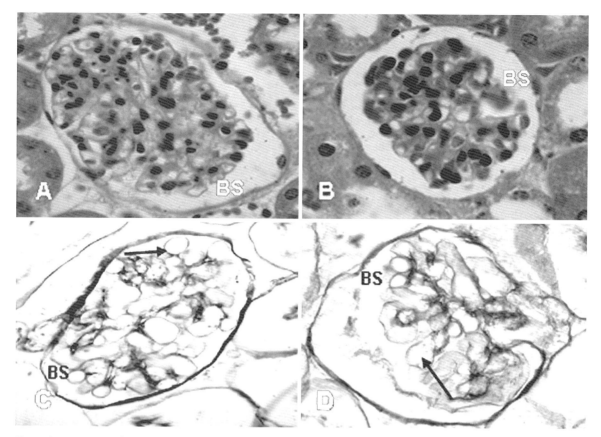

Figura 48.1 – Lesão renal associada à leishmaniose visceral. A) Glomerulonefrite em ratos BALB/c infectados por *L. chagasi*, com hipercelularidade no tufo glomerular ocupando quase todo o espaço de Bowman (40×). B) Celularidade normal no glomérulo de ratos controle (20×). C) Hipercelularidade com alças capilares normais (seta). D) Celularidade normal no glomérulo de ratos controle. Adaptado de Prianti *et al*[13].

nial seja calculada em mg/Sb+5/kg/dia (Sb+5 significando antimônio pentavalente). Há dois tipos de antimoniais pentavalentes que podem ser utilizados, o antimoniato de N-metilglucamina e o stibogluconato de sódio (este último não comercializado no Brasil). O antimoniato de N-metilglucamina apresenta-se comercialmente em frascos de 5mL que contêm 1,5g do antimoniato bruto, correspondente a 405mg de Sb+5. Portanto, uma ampola com 5mL tem 405mg de Sb+5, e cada mL contém 81mg de Sb+5. A dose recomendada para o tratamento da LV é de 20mg/kg/dia de Sb+5, durante 20 dias, podendo chegar a 30 dias e, no máximo, 40 dias, utilizando o limite máximo de 3 ampolas/dia[19].

A anfotericina B é a droga leishmanicida mais potente disponível comercialmente, com ação em formas promastigotas e amastigotas, tanto *in vitro* quanto *in vivo*. A experiência clínica acumulada com seu uso no tratamento da LV vem aumentando ao longo dos últimos anos. Tem sido demonstrado que doses menores do medicamento podem ser utilizadas sem prejuízo da eficácia, com consequente diminuição de sua toxicidade. A anfotericina B é a única opção no tratamento de gestantes e de pacientes que tenham contraindicações ou que tenham apresentado toxicidade ou refratariedade relacionado ao uso dos antimoniais pentavalentes. Atualmente, duas apresentações de anfotericina B são disponibilizadas pelo Ministério da Saúde: o desoxicolato de anfotericina B e a anfotericina B lipossomal, com eficácias comparáveis, sendo que esta última apresentou menor toxicidade em trabalhos desenvolvidos na Índia. No Brasil, não existem evidências suficientes para indicação das drogas baseadas em dados de eficácia. Atualmente, estudos multicêntricos para avaliar a segurança e eficácia da terapêutica da leishmaniose visceral estão em desenvolvimento[19].

REFERÊNCIAS BIBLIOGRÁFICAS

1. Magill AJ. Leishmania species: visceral (kala-azar), cutaneous, and mucosal leishmaniasis. In Mandell GL, Bennett JE, Dolin R (eds). *Mandell, Douglas, Bennett's Principles and Practice of Infectious Diseases*, 7th ed. Churchill Livingstone: London, 2009, pp 3463-3480.
2. Dantas-Torres F, Brandão-Filho SP. Visceral leishmaniasis in Brazil: revisiting paradigms of epidemiology and control. *Rev Inst Med Trop São Paulo* 2006; 48: 151-156.
3. Albuquerque PL, Silva Junior GB, Freire CC *et al*. Urbanization of visceral leishmaniasis (kala-azar) in Fortaleza, Ceará, Brazil. *Rev Panam Salud Pública* 2009; 26: 330-333.
4. Lima Verde FAA, Lima Verde FA, Daher EF *et al*. Renal tubular dysfuncion in human visceral leishmaniasis (Kala-azar). *Clin Neprhol* 2009; 71: 492-500.

5. Elnojomi N, Musa AM, Younis BM et al. Surrogate markers of subtle renal injury in patients with visceral leishmaniasis. *Saudi J Kidney Dis Transpl* 2010; **21**: 872-875.
6. Salgado Filho N, Ferreira TMAF, Costa JML. Envolvimento da função renal em pacientes com leishmaniose visceral (calazar). *Rev Soc Bras Med Trop* 2003; **36**: 217-221.
7. Lima Verde FA, Lima Verde FAA, Saboia Neto A et al. Hormonal disturbances in visceral leishmaniasis (Kala-azar). *Am J Trop Med Hyg* 2011; **84**: 668-673.
8. Daher EF, Rocha NA, Oliveira MJ et al. Renal function improvement with pentavalent antimonial agents in patients with visceral leishmaniasis. *Am J Nephrol* 2011; **33**: 332-336.
9. Rocha NA, Oliveira MJ, Franco LF et al. Comparative analysis of pediatric and adult visceral leishmaniasis in Brazil. *Pediatr Infect Dis J* 2013; **32**: e182-e185.
10. Libório AB, Rocha NA, Oliveira MJ et al. Acute kidney injury in children with visceral leishmaniasis. *Pediatr Infect Dis J* 2012; **31**: 451-454.
11. Oliveira MJC, Silva Junior GB, Abreu KLS et al. Risk factors for acute kidney injury in visceral leishmaniasis (kala-azar). *Am J Trop Med Hyg* 2010; **82**: 449-453.
12. Costa FA, Prianti MG, Silva TC et al. T cells, adhesion molecules and modulation of apoptosis in visceral leishmaniasis glomerulonephritis. *BMC Infect Dis* 2010; **10**: 112.
13. Prianti MG, Yokoo M, Saldanha LCB et al. Leishmania (Leishmania) *chagasi*-infected mice as a model for the study of glomerular lesions in visceral leishmaniasis. *Braz J Med Biol Res* 2007; **40**: 819-823.
14. Lima Verde FAA, Lima Verde FA, Lima Verde IA et al. Evaluation of renal function in human visceral leishmaniasis (kala-azar): a prospective study on 50 patients from Brazil. *J Nephrol* 2007; **20**: 430-436.
15. Kumar PV, Daneshbod Y, Sadeghipoor A. Leishmania in the glomerulus. *Arch Pathol Lab Med* 2004; **128**: 935-936.
16. Navarro M, Bonet J, Bonal J, Romero R. Amiloidosis secundaria por leishmaniosis visceral como causa de fracaso renal agudo irreversible en paciente con SIDA. *Nefrología* 2006; **26**: 745-746.
17. De Vallière S, Mary C, Joneberg JE et al. AA-amyloidosis caused by visceral leishmaniasis in a human immunodeficiency virus-infected patient. *Am J Trop Med Hyg* 2009; **81**: 209-212.
18. Oliveira AV, Roque-Barreira MC, Sartori A et al. Mesangial proliferative glomerulonephritis associated with progressive amyloid deposition in hamsters experimentally infected with leishmania donovani. *Am J Pathol* 1985; **120**: 256-262.
19. Ministério da Saúde, Secretaria de Vigilância em Saúde, Departamento de Vigilância Epidemiológica. *Guia de Vigilância Epidemiológica*, 7ª ed. Ministério da Saúde: Brasília, 2009, pp. 31-64.

49

NEFROTOXICIDADE POR LÍTIO

Geraldo Bezerra da Silva Junior
Jobson Lopes de Oliveira
Elizabeth De Francesco Daher

◆

INTRODUÇÃO

O uso terapêutico do lítio iniciou-se há quase 150 anos. No século XIX, Garrod e Hammond defendiam a utilização de sais de lítio para o tratamento de gota e litíase renal por ácido úrico. Quase um século depois, Cade, após observar o efeito calmante do lítio em cobaias, relatou resultados extremamente bem-sucedidos em 10 pacientes maníacos que receberam a droga em 1949[1]. No entanto, nesse mesmo ano, a *Food and Drug Administration* (FDA) retirou a droga do mercado americano devido à morte de vários pacientes por intoxicação por lítio. Esses pacientes, portadores de insuficiência cardíaca ou hipertensão, receberam sais de cloreto de lítio como substituto do sal de cozinha. Por conseguinte, as pesquisas dos efeitos do lítio na estabilização do humor progrediram vagarosamente, e apenas em 1970 o FDA liberou sua utilização no tratamento da mania[1].

Atualmente, o lítio é o tratamento de primeira escolha para o transtorno bipolar, prevenindo recorrências e tentativas de suicídio. Sua utilização é bem-sucedida em reduzir drasticamente os sintomas depressivos e maníacos em 70 a 80% dos pacientes[2]. Entretanto, a despeito de tamanho êxito, o lítio apresenta um estreito índice terapêutico, com níveis séricos terapêuticos entre 0,6 e 1,5mEq/L[3,4]. Na fase inicial do tratamento, sede excessiva, náuseas, diarreia, dor epigástrica, fraqueza muscular e fadiga são sintomas que trazem grande desconforto ao paciente, não raramente levando à baixa aderência ao medicamento[3]. O sintoma neurológico mais comum são tremores, acometendo 25 a 50% dos usuários. O lítio também pode, frequentemente, causar achatamento ou inversão de onda T ao eletrocardiograma, mas efeitos cardiovasculares clinicamente importantes são raros, exceto em casos de intoxicação[1]. Os sintomas de toxicidade geralmente se correlacionam com as concentrações plasmáticas do lítio nas intoxicações agudas, mas podem variar em pacientes em uso crônico[5], podendo, em níveis graves, acarretar a necessidade de hemodiálise[1]. Os fatores de risco para o desenvolvimento de intoxicação por lítio incluem idade avançada, overdose, insuficiência renal, drogas que afetam a função renal (anti-inflamatórios não esteroides – AINEs, inibidores da enzima conversora de angiotensina – iECA diuréticos tiazídicos), diminuição do volume sanguíneo circulante (cirrose, insuficiência cardíaca congestiva, síndrome nefrótica), diminuição da ingestão de sódio, *diabetes mellitus* e *diabetes insipidus* induzido pela terapia crônica por lítio[1].

A nefrotoxicidade induzida pelo lítio é uma complicação conhecida desde o advento de sua utilização no tratamento dos transtornos de humor[6-8]. As complicações renais incluem prejuízo à função tubular (destacando-se o desenvolvimento de *diabetes insipidus* nefrogênico e acidose tubular renal) e doença renal crônica progressiva (secundária à nefrite tubulointersticial crônica induzida pelo lítio)[7,9]. Hiperparatireoidismo e hipercalcemia também são efeitos adversos do tratamento crônico com lítio[9].

ASPECTOS FARMACOLÓGICOS DO LÍTIO

O lítio é um cátion monovalente de peso molecular de 7 dáltons da família dos metais alcalinos, a mesma do sódio e do potássio. Normalmente, sua concentração nos fluidos corporais não é significativa (< 0,2mEq/L). Administrado por via oral formando um sal com citrato (líquido) ou carbonato (cápsula), o lítio é completamente absorvido no trato gastrintestinal alto em cerca de 8 horas. O tempo para atingir um pico plasmático varia de 1 a 2 horas para as preparações-padrão a cerca de 4 horas em preparações de liberação lenta, podendo continuar aumentando por 3 a 4 dias em caso de envenenamento agudo[4,5]. A toxicidade pelo lítio pode ocorrer mesmo com os níveis séricos dentro da faixa terapêutica[10]. Estudos mais recentes têm recomendado utilizar a dose terapêutica de maneira individualizada, com uma dose menor (0,5-0,6mEq/L) nos pacientes com idade mais avançada, aqueles com algumas comorbidades como *diabetes insipidus*, insuficiência renal e disfunção tireoidiana e nos pacientes em uso de diuréticos, inibidores da enzima conversora da angiotensina (iECA) e anti-inflamatórios não esteroides[11]. Doses mais altas (0,7-0,8mEq/L) estariam indicadas para o tratamento da mania aguda ou profilaxia de episódios maníacos[11].

A ligação do lítio às proteínas plasmáticas é inferior a 10%, distribuindo-se no total de água do organismo em um volume de distribuição de 0,7 a 0,9L/kg. Há uma distribuição preferencial do lítio para alguns tecidos. Verifica-se, por exemplo, atraso significativo para atingir as concentrações do estado de equilíbrio no cérebro, em comparação com as concentrações no plasma[9].

A meia-vida plasmática do lítio varia consideravelmente entre pacientes. Em indivíduos com ritmo de filtração glomerular (RFG) normal, observa-se variação entre 12 e 27 horas após uma única dose. Em idosos e pacientes em uso crônico de lítio, a meia-vida plasmática prolonga-se consideravelmente, podendo atingir aproximadamente 60 horas[12].

O lítio é eliminado exclusivamente pelos rins, sendo livremente filtrado pelos glomérulos. A fração de excreção do lítio é de 20%, sendo 60% do lítio filtrado reabsorvido pelo túbulo proximal e 20% pela alça de Henle e ducto coletor[12]. A reabsorção de lítio no túbulo proximal é semelhante à do sódio, fazendo com que estados nos quais a avidez por sódio esteja aumentada (como diarreia, insuficiência cardíaca congestiva, cirrose, e uso de AINEs) levem a aumento da fração reabsorvida de lítio, ocasionando níveis sérios elevados desse cátion[4]. Mesmo em níveis terapêuticos, o próprio lítio pode predispor a retenção da droga por induzir poliúria e depleção de volume[5]. De maneira recíproca, qualquer lesão que reduza a reabsorção proximal de sódio, como inibidores da anidrase carbônica, aminofilina e diuréticos osmóticos, estimulará a excreção renal de lítio, levando à redução de sua concentração plasmática[4].

Várias proteínas transportadoras de sódio no néfron também podem carrear o lítio, como o trocador de sódio-hidrogênio no túbulo proximal (NHE3), o cotransportador de Na^+-K^+-$2Cl^-$ do ramo ascendente espesso da alça de Henle e o canal de sódio epitelial (ENaC) do túbulo coletor cortical. O ENaC tem uma permeabilidade 1,5 a 2 vezes maior ao lítio do que ao sódio[7]. Em contraste, a afinidade do lítio na bomba Na^+-K^+-ATPase basolateral consiste em pelo menos uma ordem de magnitude inferior à do sódio ou potássio[4]. A tabela 49.1 resume os principais aspectos farmacológicos do lítio.

DISFUNÇÃO TUBULAR INDUZIDA PELO LÍTIO

A forma de lesão renal mais prevalente induzida por lítio consiste no defeito da capacidade de concentração urinária[13], o qual pode ser detectado após cerca de 8 semanas do início do tratamento[14]. Em um estudo envolvendo 1.172 pacientes submetidos à terapia crônica com lítio, Boton *et al*[14] verificaram que a redução da capacidade de concentração urinária estava presente em pelo menos 54% de 1.105 indivíduos não selecionados. Inicialmente recuperável com a interrupção do tratamento, a disfunção tubular expressa-se como franca e irreversível poliúria e polidipsia com a utilização contínua, acometendo entre 20 e 40% dos pacientes[15]. Esse é o quadro clínico característico de *diabetes insipidus* nefrogênico, que é resistente à ação da argina-vasopressina (AVP)[13].

FISIOLOGIA DO MECANISMO DE CONCENTRAÇÃO URINÁRIA

Dois processos essenciais constituem a base da capacidade de concentração urinária pelo rim nos mamíferos. O primeiro deles é a geração de um interstício medular hipertônico, e o segundo fator é a inserção de canais de água, as aquaporinas, nas membranas apical (AQP2) e basolateral (AQP3 e AQP4) do ducto coletor, permitindo a reabsorção de água do filtrado tubular através de um gradiente de concentração entre a luz do ducto coletor e o interstício medular hiperosmótico[13,16,17]. Em resposta ao aumento da osmalaridade sérica, o AVP (arginina-vasopressina) é liberado da neuro-hipófise, liga-

Tabela 49.1 – Aspectos da farmacologia do lítio.

Peso molecular	7 dáltons
Níveis plasmáticos terapêuticos	0,6-1,5mEq/L
Tempo para atingir pico plasmático	0,5-2 horas; acima de 72 horas em caso de overdose
Volume de distribuição	0,7-0,9L/kg
Biodisponibilidade	95%
Ligação às proteínas plasmáticas	10%
Meia-vida de eliminação	24 horas; acima de 60 horas durante tratamento crônico com lítio

Fonte: Timmer e Sands[4].

-se a receptores V2 na membrana basolateral das células do ducto coletor e, por meio da ativação da adenilciclase, desencadeia uma série de eventos intracelulares que culminam na inserção de moléculas de AQP2 na membrana apical, a qual é voltada para a luz tubular. Esse processo resulta em aumento da permeabilidade à água nesse segmento do néfron, conferindo um efeito antidiurético[16].

Além de regular a concentração final de urina, o ducto coletor também é importante na regulação do equilíbrio hidroeletrolítico. Cerca de 5% do sódio filtrado é reabsorvido nesse segmento do néfron. Nas células principais do ducto coletor, o sódio entra passivamente pela membrana apical através do canal de sódio epitelial sensível à amilorida (ENaC), ao longo de um gradiente eletroquímico mantido pela bomba Na$^+$-K$^+$-ATPase da membrana basolateral. Além disso, essas células também secretam potássio por um canal de K$^+$ da membrana apical. Todo o processo é controlado pela aldosterona, um hormônio mineralocorticoide que medeia a transcrição gênica dos ENaC, da bomba Na$^+$-K$^+$-ATPase basolateral e do canal de K$^+$ apical[17].

PATOGÊNESE DO *DIABETES INSIPIDUS* NEFROGÊNICO INDUZIDO POR LÍTIO

Não estão bem estabelecidos quais os mecanismos moleculares subjacentes à diurese hídrica e natriurese induzidas por lítio[7]. Entre os mecanismos postulados, incluem-se inibição da adenilciclase, redução da densidade de receptores para AVP e diminuição da expressão de aquaporina 2[6]. Entretanto, Li et al[18] mostraram que o desenvolvimento de *diabetes insipidus* nefrogênico induzido por lítio é dissociado da atividade da adenilciclase. Um estudo feito com voluntários sadios que receberam carbonato de lítio durante 4 semanas demonstrou redução significativa na excreção de AQP2 urinária e na capacidade de concentração urinária estimulada pelo 1-desamino-8-D-arginina vasopressina (dDAVP)[19]. Em ratos submetidos à administração de lítio durante 25 dias, observou-se redução na expressão de AQP2 na medula renal[20].

O lítio filtrado entra na célula do ducto coletor através do ENaC, o qual apresenta uma permeabilidade 1,5 a 2 vezes maior a esse cátion do que ao sódio. No entanto, ao contrário do sódio, o lítio não é exportado para fora da célula pela Na$^+$-K$^+$-ATPase, o que leva ao seu acúmulo intracelularmente. O lítio promove a inibição da glicogênio sintase cinase 3 (GSK-3), uma enzima que controla o transporte de água e sódio via AQP2 e ENaC, respectivamente. Como resultado dos efeitos do lítio, a célula torna-se menos responsiva aos efeitos da aldosterona e da arginina-vasopressina (AVP)[7].

Outra hipótese para explicar o desenvolvimento do *diabetes insipidus* nefrogênico surgiu com a observação de que o lítio pode induzir a expressão de ciclo-oxigenase 2 (COX-2) na medula renal via inibição da glicogênio sintase cinase 3 (GSK-3). Tanto a COX-1 quanto a COX-2 são expressas pelos rins, e as prostaglandinas sintetizadas por elas podem desempenhar um importante papel na poliúria induzida por lítio[21].

TRATAMENTO DO *DIABETES INSIPIDUS* NEFROGÊNICO INDUZIDO POR LÍTIO

O tratamento de escolha do *diabetes insipidus* nefrogênico induzido por lítio é feito com a amilorida. Este fármaco originalmente bloqueia a entrada de sódio pelo ENaC, mas também inibe a entrada de lítio na célula principal do ducto coletor. A amilorida parcialmente restaura a capacidade de concentração urinária, e isto está associado com o aumento da excreção urinária de AQP2[13].

ACIDOSE TUBULAR RENAL DECORRENTE DO USO DO LÍTIO

Outra disfunção tubular resultante do tratamento prolongado com lítio é a acidose metabólica hiperclorêmica. Sugere-se que essa condição resulte da diminuição da excreção de prótons pelo ducto coletor e/ou retrodifusão excessiva de equivalentes ácidos[7,9].

NEFROPATIA INDUZIDA POR LÍTIO

A nefrite tubulointersticial induzida por lítio caracteriza-se pela presença de fibrose intersticial cortical e medular e atrofia tubular[22]. Em 1977, Hestbech et al (*Apud* Markowitz et al[22]) documentaram pela primeira vez essas alterações em biópsias renais de um pequeno grupo de pacientes tratados com lítio por um período entre 2 e 15 anos. No mesmo estudo, cistos tubulares corticais e medulares ocorreram em 62,5% dos espécimes, e dilatação tubular, em 33%[22] (Fig. 49.1). Estudos de imagem por ressonância magnética, embora não sejam necessários para o diagnóstico, também podem revelar a presença de microcistos renais em muitos pacientes[23] (Fig. 49.2).

Há poucos dados na literatura a respeito do acometimento glomerular na nefrotoxicidade por lítio[22]. Proteinúria não é uma manifestação comumente encontrada, sendo em geral de pouca gravidade (< 1g/dia)[24]. A ocorrência de síndrome nefrótica é rara, com apenas 26 casos descritos na literatura[22,24]. Markowitz et al[22], em estudo analisando tecido renal biopsiado de 24 pacientes que recebiam tratamento prolongado com lítio, observaram uma surpreendente prevalência de glomerulosclerose segmentar e focal (50%) e glomerulosclerose global (100%), algumas vezes de gravidade análoga à da lesão tubuloinsticial crônica[22]. O mecanismo de lesão glomerular pode ser secundário à toxicidade celular direta do lítio, resultando em doença de lesão mínima ou glomerulosclerose segmentar e focal secundária[6]. Na doença por lesão mínima, alguns pacientes se recuperam após a retirada do lítio, o que sugere forte relação etiológica[25].

FATORES DE RISCO PARA NEFROPATIA POR LÍTIO

O principal fator de risco para progressão da nefropatia induzida por lítio é a duração da administração da droga[26]. O regime de administração da droga, uma única vez por dia, parece ser menos deletério do que esquemas múltiplos diários, talvez pelo fato da possibilidade de

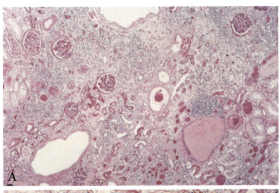

Figura 49.1 – A) Nefropatia tubulointersticial em grau elevado, com o achado adicional de cistos tubulares focais em meio à intensa fibrose intersticial e atrofia tubular. Coloração pelo PAS, 40×. **B)** Visão aumentada 100× mostrando cistos tubulares (c) revestidos por epitélio cuboide simples, juntamente com túbulos adjacentes com dilatação (d). Adaptado de Markowitz *et al*[22], com permissão da *American Society of Nephrology*.

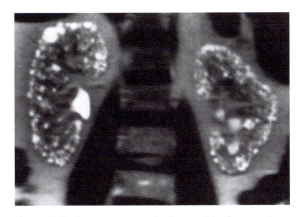

Figura 49.2 – Imagem por ressonância magnética de um paciente de 68 anos de idade mostra abundantes microcistos nas regiões cortical e medular de ambos os rins. Adaptado de Farres *et al*[23], com permissão da *Radiological Society of North America*.

regeneração tubular renal naqueles que recebem o esquema único. Por outro lado, em pacientes que trocaram de um esquema para outro, não foi observada mudança significativa da função tubular, exceto naqueles cuja troca ocorreu em menos de 5 anos de tratamento[27]. Outros fatores de risco para a progressão de lesão renal incluem terapia atual com lítio, uso concomitante de drogas nefrotóxicas, idade avançada, episódios de intoxicação por lítio e presença de comorbidades como hipertensão, *diabetes mellitus*, hiperparatireoidismo e hiperuricemia[8,9].

PATOGÊNESE DA NEFROPATIA POR LÍTIO

Os mecanismos patogênicos pelos quais o lítio desencadeia a nefrite tubulointersticial e as lesões glomerulares não são bem compreendidos[7,9]. O lítio exerce um papel modulador da via do inositol monofosfato, o que resulta em diminuição dos níveis de inositol e inibição do ciclo celular[28]. Desse modo, o acúmulo de lítio nas células do néfron distal via ENaC poderia ser responsável pela lesão tubulointersticial crônica[7]. Tamm *et al*[25] propuseram que a modulação da via do inositol monofosfato também estaria implicada na patogênese da doença por lesão mínima após tratamento com lítio. Em estudo experimental recente foi observado que em ratos tratados com lítio (concentração sérica de 0,44 a 0,66mM) houve aumento significativo de ureia e creatinina séricas, com redução da excreção de ureia no 7º dia de tratamento[29]. Neste mesmo estudo, o lítio mostrou ser um agente ativador de estresse oxidativo nos rins e no fígado, levando a um aumento da peroxidação lipídica e das atividades da dismutase superoxidase e catalase[29].

NEFROPATIA POR LÍTIO E DOENÇA RENAL CRÔNICA (DRC)

A relação entre o lítio e o surgimento de doença renal crônica (DRC) progressiva era, no passado, um tema controverso. Johnson sugere que a DRC induzida por lítio é muito incomum[30]. Um estudo comparando 107 pacientes submetidos à terapia com lítio com um grupo controle de pacientes psiquiátricos mostrou não haver relação entre o *clearance* de creatinina e a duração do tratamento e a dose empregada[31].

Atualmente, o risco de desenvolvimento de DRC em pacientes que fazem uso prolongado de lítio está bem estabelecido por meio de vários estudos clínicos, histopatológicos e epidemiológicos[7,22,26]. Um estudo francês com 54 pacientes com nefropatia induzida por lítio demonstrou redução média anual do *clearance* de creatinina de 2,29mL/min[26]. Nesse país, a prevalência de doença renal crônica terminal (DRCT) secundária ao lítio é estimada em 2 por 1.000 pacientes em diálise, correspondendo a 0,22% do total de casos de DRCT[26]. A progressão da DRC induzida por lítio é lentamente progressiva, necessitando de um período de 10 a 20 anos para que sobrevenha o estágio terminal[7,26]. Isto pode explicar o fato de que a associação entre DRC e uso de lítio não era bem aceita no passado.

TRATAMENTO DA NEFROPATIA INDUZIDA POR LÍTIO

A monitorização cuidadosa da função renal de pacientes submetidos a tratamento com lítio é importante para a detecção precoce da nefropatia induzida por essa droga[6].

A medida dos níveis séricos de creatinina deve ser realizada a cada 2 meses durante os primeiros 6 meses de terapia com lítio, passando posteriormente a ser mensurada anualmente[32].

Os casos em que se detecta alteração da função renal representam um dilema[7]. O tratamento contínuo com lítio reconhecidamente reduz o risco de suicídios em pacientes com transtorno bipolar[33]. O risco de recorrência precoce do transtorno bipolar parece aumentar com a interrupção do tratamento[34]. Alguns pacientes, cuja doença se encontra bem controlada com o lítio, não aceitam trocar ou interromper a terapia. Desse modo, a decisão para substituir o lítio por outro estabilizador de humor deve envolver o paciente, o psiquiatra e o nefrologista[7,26].

A probabilidade de recuperação da função renal após a retirada do lítio aumenta quando o *clearance* de creatinina estimado é maior que 40mL/min[26] e quando os níveis séricos de creatinina são inferiores a 220µmol/L[22]. Existe provavelmente um ponto no qual a interrupção do uso de lítio não modifica o curso da doença renal, ou seja, o processo de fibrose renal progride, não obstante a supressão do agente agressor[26].

Além da função renal, outros preditores de mau prognóstico são a extensão de fibrose intersticial na biópsia renal e a presença de proteinúria[7,26]. Esta deve ser adequadamente tratada para diminuir a progressão da DRC.

Ainda não se sabe se a amilorida previne os efeitos a longo prazo da nefropatia induzida por lítio. Caso seja identificada tal ação preventiva, isto sugeriria fortemente que o lítio exerce um efeito citotóxico primário limitado às células principais do ducto coletor e que é mediado pela entrada do cátion através dos ENaCs[7].

Em estudo realizado pelo nosso grupo de estudo, incluindo 17 pacientes com transtorno bipolar em uso de carbonato de lítio, com média de idade de 39 ± 12 anos, foi evidenciada lesão renal aguda (LRA) em 29,4% dos casos. Os pacientes com LRA apresentaram maiores níveis de potássio, sódio e enzimas hepáticas. Não houve diferença entre os dois grupos (LRA *vs.* não LRA) com relação às reações adversas mais comuns, incluindo sede excessiva, anorexia, vômitos, diarreia, adinamia, poliúria e sonolência, como pode ser visto na tabela 49.2.

HIPERCALCEMIA E HIPERPARATIREOIDISMO INDUZIDOS POR LÍTIO

Um efeito colateral menos conhecido da terapia com lítio é o hiperparatireoidismo com hipercalcemia e hipocalciúria associadas[35]. Em usuários de lítio por mais de 10 anos, a prevalência de hiperparatireoidismo é de aproximadamente 10-15%[36]. A prevalência de hipercalcemia induzida por lítio é maior em pacientes com insuficiência renal, nos quais a excreção renal de cálcio é diminuída[7]. A nefrolitíase e a nefrocalcinose podem advir da hipercalcemia nesses pacientes[7].

PATOGÊNESE DO HIPERPARATIREOIDISMO E DA HIPERCALCEMIA INDUZIDOS POR LÍTIO

Um mecanismo proposto para explicar o hiperparatireoidismo induzido por lítio baseia-se na alteração da sensibilidade do receptor sensível ao cálcio na glândula paratireoide, acarretando diminuição no *set point* para a secreção do hormônio da paratireoide (PTH)[35,37]. Se não corrigido, o hiperparatireoidismo persistente e a hipercalcemia resultante podem exacerbar as manifestações psiquiátricas e levar a ações deletérias no metabolismo mineral ósseo, na função de excreção renal e nos vasos sanguíneos[35].

TRATAMENTO DO HIPERPARATIREOIDISMO E DA HIPERCALCEMIA INDUZIDOS POR LÍTIO

O tratamento da hipercalcemia em usuários crônicos de lítio pode ser clínico ou cirúrgico. A ablação de um único adenoma da paratireoide geralmente normaliza a calcemia, mesmo em pacientes que continuam usando lítio[36]. Alguns autores não recomendam a paratireoidectomia para o tratamento da hipercalcemia nesses casos[37], devido aos riscos e às dificuldades técnicas nos casos de doença multiglandular (50% dos casos)[7,35]. Recentemente, o cinacalcet, uma droga calcimimética, tem sido empregado para o tratamento clínico do hiperparatireoidismo secundário ao uso de lítio. Essa droga sensibiliza os receptores sensíveis ao cálcio das células principais da glândula tireoide, reduzindo o limiar de ativação desses receptores ao cálcio extracelular. Como resultado, há diminuição da secreção de PTH, com consequente redução dos níveis séricos de cálcio[35,37]. A concentração sérica de cálcio deve ser medida a cada 1 a 2 anos para detectar a hipercalcemia[7].

CONCLUSÃO

Há mais de meio século, o lítio é a droga mais amplamente utilizada no tratamento do transtorno bipolar. A nefrotoxicidade renal pode apresentar-se de diferentes formas, de alterações mais precoces como *diabetes insipidus* nefrogênico e acidose metabólica a lesões secundárias ao uso crônico, como hipercalcemia, nefropatia tubulointersticial e doença renal crônica. O uso de bloqueadores do ENaC, como a amilorida, no tratamento do *diabetes insipidus* nefrogênico, alicerça-se na constatação do papel fundamental desempenhado por esses canais transportadores na patogênese dessa afecção. A monitorização dos níveis séricos de creatinina e de cálcio dos pacientes tratados com lítio é mandatória para a detecção precoce da DRC e da hipercalcemia. Decidir interromper o uso de lítio é um dilema, sendo necessária a integração entre o psiquiatra, o nefrologista e o paciente. Paradoxalmente, a eficácia da terapia com lítio no transtorno bipolar é tão boa que alguns pacientes abandonam o acompanhamento médico, omitindo-se de realizar a monitorização bioquímica regular e, por conseguinte, a descoberta da falência renal é tardia.

Tabela 49.2 – Comparação dos aspectos clínicos e laboratoriais de acordo com a ocorrência de lesão renal aguda (LRA) de pacientes com transtorno bipolar em uso de carbonato de lítio acompanhados ambulatorialmente em Fortaleza, Ceará, Brasil.

	LRA (n = 5)	Não LRA (n = 12)	p
Idade (anos)	44 ± 9,5	37 ± 12	0,26
Sexo			
Masculino	4 (80%)	3 (25%)	0,10
Feminino	1 (20%)	9 (75%)	
Dose média de carbonato de lítio (mg/dia)	960 ± 272	700 ± 147	0,02
Efeitos adversos			
Adinamia	3 (60%)	3 (25%)	0,28
Sonolência	0	6 (50%)	0,10
Poliúria	1 (20%)	3 (25%)	1,0
Sede intensa	1 (20%)	1 (8,3%)	0,51
Anorexia	1 (20%)	1 (8,3%)	0,51
Diarreia	1 (20%)	1 (8,3%)	0,51
Vômitos	0	1 (8,3%)	1,0
Exames laboratoriais			
Ureia (mg/dL)	29 ± 8,9	27 ± 30	0,99
Creatinina (mg/dL)	1,2 ± 0,2	0,7 ± 0,1	0,0001
Hematócrito (%)	42 ± 4,1	41 ± 4,3	0,66
Hemoglobina (g/dL)	14 ± 1,7	14 ± 1,3	1,0
Leucócitos (mm^3)	9.460 ± 2.646	6.520 ± 3.845	0,14
Plaquetas (mm^3)	280.400 ± 50.500	325.333 ± 100.741	0,36
Glicemia de jejum (mg/dL)	90 ± 13	108 ± 36	0,30
Potássio (mEq/L)	4,6 ± 0,02	4,1 ± 0,2	0,0001
Sódio (mEq/L)	143 ± 4,9	135 ± 5,0	0,008
AST (UI/L)	31 ± 9,2	18 ± 5,3	0,002
ALT (UI/L)	53 ± 29	18 ± 5,6	0,0008

AST = aspartato aminotransferase; ALT = alanina aminotransferase.
Testes t de Student e Fisher. Significativo p < 0,05.

REFERÊNCIAS BIBLIOGRÁFICAS

1. Price LH, Heninger GR. Lithium in the treatment of mood disorders. *N Engl J Med* 1994; **331**: 591-598.
2. Muller-Oerlinghausen B, Berghofer A, Bauer M. Bipolar disorder. *Lancet* 2002; **359**: 241-247.
3. Ferrier N, Ferrie IJ, Macritchie KA. Lithium therapy. *Adv Psychiatr Treat* 2006; **12**: 256-264.
4. Timmer RT, Sands JM. Lithium intoxication. *J Am Soc Nephrol* 1999; **10**: 666-674.
5. Borkan SC. Extracorporeal therapies for acute intoxications. *Crit Care Clin* 2002; **18**: 393-420.
6. Alexander MP, Farag YMK, Mittal BV *et al*. Lithium toxicity: a double-edged sword. *Kidney Int* 2008; **73**: 233-237.
7. Grünfeld JP, Rossier BC. Lithium nephrotoxicity revisited. *Nat Rev Nephrol* 2009; **5**: 270-276.
8. Gitlin M. Lithium and the kidney. *Drug Safety* 1999; **20**: 231-243.
9. Oliveira JL, Silva Junior GB, Abreu KL *et al*. Lithium nephrotoxicity. *Rev Assoc Med Bras* 2010; **56**: 600-606.
10. Venkatarathnamma PN, Patil AR, Nanjundaiah N. Fatal lithium toxicity with therapeutic levels – a case report. *Int J Clin Pharmacol Ther* 2011; **49**: 336-338.
11. Wijeratne C, Draper B. Reformulation of current recommendations for target serum lithium concentration according to clinical indication, age and physical comorbidity. *Aust N Z J Psychiatry* 2011; **45**: 1026-1032.
12. Okusa MD, Crystal LJT. Clinical manifestations and management of acute lithium intoxication. *Am J Med* 1994; **97**: 383-389.
13. Bedford JJ, Weggery S, Ellis G *et al*. Lithium-induced nephrogenic diabetes insipidus: renal effects of amiloride. *Clin J Am Soc Nephrol* 2008; **3**: 1324-1331.

14. Boton R, Gaviria M, Batlle DC. Prevalence, pathogenesis, and treatment of renal dysfunction associated with chronic lithium therapy. *Am J Kidney Dis* 1987; **10**: 329-345.
15. Stone KA. Lithium-induced nephrogenic diabetes insipidus. *J Am Board Fam Pract* 1999; **12**: 43-47.
16. Singer G, Brenner B. Distúrbios hidreletrolíticos. In Kasper DL, Fauci AS, Longo DL et al. (eds). *Harrison Medicina Interna*, 17ª ed. McGrawHill: Rio de Janeiro, 2008, p. 274-285.
17. George Jr. A, Neilson E. Biologia celular e molecular do rim. In Kasper DL, Fauci AS, Longo DL et al. (eds). *Harrison Medicina Interna*, 17ª ed. McGrawHill: Rio de Janeiro, 2008, p. 1741-1748.
18. Li Y, Shaw S, Kamsteeg EJ et al. Development of lithium-induced nephrogenic diabetes insipidus is dissociated from adenylyl cyclase activity. *J Am Soc Nephrol* 2006; **17**: 1063-1072.
19. Walker RJ, Weggery S, Bedford JJ et al. Lithium-induced reduction in urinary concentrating ability and urinary aquaporin 2 (AQP2) excretion in healthy volunteers. *Kidney Int* 2005; **67**: 291-294.
20. Marples D, Christensen S, Christensen EI et al. Lithium-induced downregulation of aquaporin-2 water channel expression in rat kidney medulla. *J Clin Invest* 1995; **95**: 1838-1845.
21. Rao R, Zhang MZ, Zhao M et al. Lithium treatment inhibits renal GsK-3 activity and promotes cyclooxygenase 2-dependent polyuria. *Am J Physiol Renal Physiol* 2005; **288**: F642-F649.
22. Markowitz GS, Radhakrishnan J, Kambham N et al. Lithium nephrotoxicity: a progressive combined glomerular and tubulointerstitial nephropathy. *J Am Soc Nephrol* 2000; **11**: 1439-1448.
23. Farres MT, Ronco P, Saadoun D et al. Chronic lithium nephropathy: MR imaging for diagnosis. *Radiology* 2003; **229**: 570-574.
24. Santella RN, Rimmer JM, MacPherson BR. Focal segmental glomerulosclerosis in patients receiving lithium carbonate. *Am J Med* 1988; **84**: 951-954.
25. Tamm VKK, Green J, Schwieger J, Cohen AH. Nephrotic syndrome and renal insufficiency associated with lithium therapy. *Am J Kidney Dis* 1996; **27**: 715-720.
26. Presne C, Fakhouri F, Noël LH et al. Lithium-induced nephropathy: rate of progression and prognostic factors. *Kidney Int* 2003; **64**: 585-592.
27. Muir A, Davidson R, Silverstone T et al. Two regimens of lithium prophylaxis and renal function. *Acta Psychiatr Scand* 1989; **80**: 579-583.
28. Quiroz JA, Gould TD, Manji HK. Molecular effects of lithium. *Mol Interv* 2004; **4**: 259-272.
29. Nciri R, Allagui MS, Bourogaa E et al. Lipid peroxidation, antioxidant activities and stress protein (HSP72/73, GRP94) expression in kidney and liver of rats under lithium treatment. *J Physiol Biochem* 2012; **68**: 11-12.
30. Johnson, G. Lithium-early development, toxicity, and renal function. *Neuropsychopharmacology* 1998; **19**: 200-205.
31. Coskunol H, Vahip S, Mees ED et al. Renal side-effects of long-term lithium treatment. *J Affect Disord* 1997; **43**: 5-10.
32. Freeman MP, Freeman SA. Lithium: clinical considerations in Internal Medicine. *Am J Med* 2006; **119**: 478-481.
33. Kessing LV, Søndergård L, Kvist K, Andersen PK. Suicide risk in patients treated with lithium. *Arch Gen Psychiatr* 2005; **62**: 860-866.
34. Suppes T, Baldessarini RJ, Faedda GL, Tohen M. Risk of recurrence following discontinuation of lithium treatment in bipolar disorder. *Arch Gen Psychiatr* 1991; **48**: 1082-1088.
35. Sloand JA, Shelly MA. Normalization of lithium-induced hypercalcemia and hyperparathyroidism with cinacalcet hydrochloride. *Am J Kidney Dis* 2006; **48**: 832-837.
36. Hundley JC, Woodrum DT, Saunders BD et al. Revisiting lithium-associated hyperparathyroidism in the era of intraoperative parathyroid hormone monitoring. *Surgery* 2005; **138**: 1027-1031.
37. Gregoor PS, de Jong GM. Lithium hypercalcemia, hyperparathyroidism, and cinacalcet. *Kidney Int* 2007; **71**: 470.

50

COMO ABORDAR E TRATAR A SÍNDROME HEPATORRENAL

Rafael Oliveira Ximenes
Claudia Maria de Barros Helou

INTRODUÇÃO

A síndrome hepatorrenal (SHR) é caracterizada pela piora da função renal em pacientes com cirrose e ascite na ausência de outras causas que a justifiquem. Os critérios diagnósticos da SHR estabelecidos pelo *International Ascites Club* foram atualizados em 2007 e, desde então, apesar dos avanços recentes, ainda não foram modificados (Quadro 50.1)[1].

Quadro 50.1 – Critérios diagnósticos da síndrome hepatorrenal (*International Ascites Club*).

- Cirrose com ascite
- Creatinina sérica maior que 1,5mg/dL
- Ausência de melhora da creatinina (redução dos valores abaixo de 1,5mg/dL) após pelo menos 2 dias de suspensão dos diuréticos e administração de albumina na dose de 1g/kg/dia (máximo de 100g/dia)
- Ausência de choque
- Ausência de uso atual ou recente de drogas nefrotóxicas
- Ausência de doença parenquimatosa renal, demonstrada por hematúria **acima de** 50 hemácias por campo, proteinúria maior que 500mg/24h e/ou alterações à ultrassonografia renal

A SHR pode ser classificada em 2 tipos: a) tipo 1 – elevação da creatinina sérica maior que 100% em menos de 2 semanas, geralmente para um valor final acima de 2,5mg/dL. Diversos fatores podem desencadear a SHR tipo 1, sendo os principais a ocorrência de infecção bacteriana (em especial peritonite bacteriana espontânea), paracentese volumosa (retirada de mais de 5 litros de líquido ascítico) e hemorragia digestiva. A SHR tipo 1 é a de maior relevância clínica devido ao pior prognóstico; b) tipo 2 – elevação lenta e progressiva da creatinina sérica, geralmente para valores finais intermediários (entre 1,5 e 2,5mg/dL). Ocorre normalmente no contexto da ascite refratária[1].

A SHR é responsável por 13 a 46% dos casos de alteração de função renal em pacientes com cirrose[2,3] e também pode ser observada em casos de insuficiência hepática aguda grave[1]. Em pacientes com cirrose avançada, a incidência de SHR é de 18% em 1 ano e 39% em 5 anos[4]. Durante internações por peritonite bacteriana espontânea, a incidência é de 30%[5,6].

Quanto ao prognóstico, a sobrevida em 3 meses ocorre em 75% dos pacientes com SHR tipo 2 e apenas 15% na SHR tipo 1[1,3]. De fato, a sobrevida mediana de pacientes com SHR tipo 1 é de apenas 14 dias[4,7]. Portanto, a avaliação imediata para transplante hepático é necessária nos pacientes candidatos a esse procedimento.

FISIOPATOLOGIA

Os portadores de SHR apresentam redução da filtração glomerular devido à baixa perfusão renal consequente à vasoconstrição renal e diminuição do débito cardíaco. Trata-se, portanto, de um distúrbio funcional justificado pelas alterações hemodinâmicas encontradas na cirrose avançada (Fig. 50.1)[8].

As alterações cardiovasculares associadas à cirrose são descritas há 60 anos, quando se observou que pacientes com cirrose alcoólica apresentavam débito cardíaco aumentado, resistência vascular sistêmica diminuída e redução do gradiente arteriovenoso de oxigênio[9].

O evento fisiopatológico inicial é o desenvolvimento de hipertensão portal, que tem um componente fixo (alterações anatômicas hepáticas) e outro dinâmico, ocasionado pela disfunção endotelial, que pode piorar durante descompensações (exemplo: infecções bacteria-

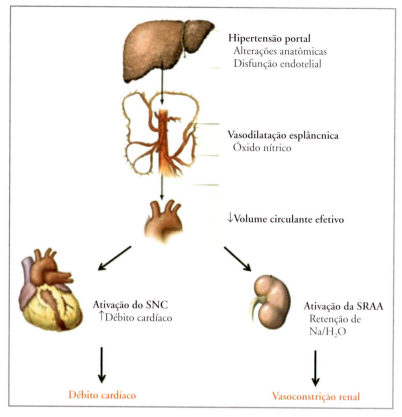

Figura 50.1 – Alterações hemodinâmicas na cirrose avançada. Em vermelho, os eventos relacionados ao aparecimento da SHR (modificado de Ginès e Schrier)[8]. SNC = sistema nervoso central; SRAA = sistema renina-angiotensina-aldosterona.

nas)[10]. A hipertensão portal induz maior produção de vasodilatadores endógenos na circulação esplâncnica, como o óxido nítrico, o monóxido de carbono e os endocanabinoides. Então, a resistência vascular sistêmica é reduzida, o que gera estado de hipovolemia efetiva que, por sua vez, ativa sistemas vasoconstritores como o sistema nervoso simpático e o sistema renina-angiotensina-aldosterona. Esses sistemas, uma vez ativados, causam quadro de circulação hiperdinâmica, com aumento da frequência cardíaca e do débito cardíaco, e maior reabsorção renal de sódio e água na tentativa de restaurar a volemia[8]. O aumento da reabsorção do sódio e da água contribui para a formação da ascite, marco importante da transição da cirrose compensada para sua fase descompensada.

Apesar da ativação dos sistemas neuro-humorais, o paciente com cirrose apresenta hiporreatividade vascular à noradrenalina e à angiotensina II, provavelmente relacionada à presença local do óxido nítrico[11]. Com isso, os vasoconstritores endógenos não conseguem reverter a vasodilatação esplâncnica em pacientes com cirrose avançada. Porém, em territórios como o fígado e os rins, a produção de vasodilatadores é diminuída e o aumento progressivo da liberação de vasoconstritores pode ser suficiente para a ocorrência de vasoconstrição renal, um dos fatores implicados no desenvolvimento da SHR[12].

Apesar de inicialmente a cirrose cursar com um quadro circulatório hiperdinâmico, marcado por um débito cardíaco aumentado, há progressiva falência hemodinâmica que ocasiona a diminuição da resposta cardíaca ao estresse e a redução do débito cardíaco (Fig. 50.2)[13-15].

Há correlação entre débito cardíaco diminuído e evolução para síndrome hepatorrenal em pacientes com cirrose avançada, provavelmente devido à contribuição da diminuição do débito cardíaco para a piora da perfusão renal[13,14].

DIAGNÓSTICO

CONCEITOS DE LESÃO RENAL AGUDA EM PACIENTES COM CIRROSE

Atualmente, há certa controvérsia no conceito de lesão renal aguda (LRA) em pacientes com cirrose. Tradicionalmente, o diagnóstico de LRA em cirróticos era feito quando havia elevação de creatinina sérica para um valor acima de 1,5mg/dL, eventualmente com aumento de pelo menos 50% em relação ao valor basal[6,16]. O ponto de corte de 1,5mg/dL foi escolhido, pois acima desse limite o ritmo de filtração glomerular estimado pela depuração de inulina encontra-se abaixo de 40mL/min, enquanto abaixo dele o ritmo de filtração glomerular é extremamente variável (Fig. 50.3)[12].

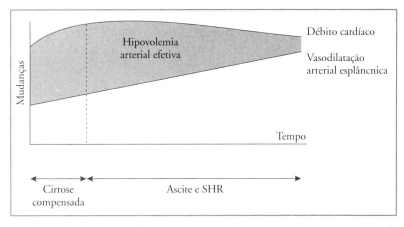

Figura 50.2 – Evolução da disfunção hemodinâmica na cirrose. Adaptado de Arroyo et al[6].

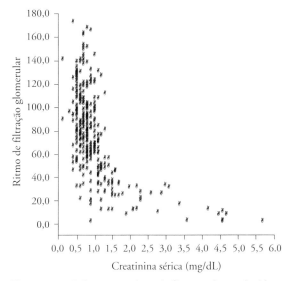

Figura 50.3 – Relação entre ritmo de filtração glomerular (depuração de inulina) e creatinina sérica em pacientes cirróticos com ascite (modificado de Arroyo et al)[12].

Praticamente todo o conhecimento produzido em relação à LRA em pacientes com cirrose nas últimas décadas utilizou o ponto de corte de creatinina sérica de 1,5mg/dL para determinar diagnóstico, tratamento e prognóstico desses pacientes.

Porém, nos últimos anos, houve a iniciativa em se padronizar o conceito de LRA por grupos internacionais de Nefrologia. Os resultados dessas iniciativas foram novas classificações de LRA, como RIFLE, AKIN e, a mais recente delas, a classificação do *Kidney Disease: Improving Global Outcomes* (KDIGO)[17]. Um dos grandes avanços destas novas classificações foi o reconhecimento de que mesmo pequenas variações na creatinina sérica (> 0,3mg/dL) têm impacto negativo no prognóstico dos pacientes.

Visando à adequação dos conceitos de disfunção renal em cirrose às classificações modernas de LRA, um grupo de trabalho composto por membros da *Acute Dialysis Qualite Initiative* (ADQI) e do *International Ascites Club* sugeriu que os critérios de AKIN (Quadro 50.2) fossem utilizados para o diagnóstico de LRA em cirrose, independente da causa da disfunção renal[18].

Alguns trabalhos realizados em pacientes com cirrose em diferentes cenários (ambulatorial, hospitalar e UTI) confirmaram que a classificação de AKIN tem valor prognóstico nesses pacientes[19-21]. Porém, esses trabalhos não compararam a acurácia da classificação de AKIN com o conceito tradicional de LRA em cirrose na predição de desfechos clínicos. Recentemente, Piano *et al* mostraram que o conceito tradicional de LRA em cirrose é superior à classificação de AKIN para predizer mortalidade intra-hospitalar, sugerindo que ele não deve ser abandonado[22]. De forma ainda mais interessante, Fagundes *et al* demonstraram que ao se estratificar pacientes com LRA classificada como estágio 1 pelos critérios de AKIN em dois grupos, de acordo com os valores

Quadro 50.2 – Classificação de LRA do *Acute Kidney Injury Network* (AKIN).

Estágio	Critério da creatinina	Critério do débito urinário
1	Elevação ≥ 0,3mg/dL ou de 50 a 100% da creatinina basal	< 0,5mL/kg/h por mais de 6 horas
2	Elevação de 100 a 200% da creatinina basal	< 0,5mL/kg/h por mais de 12 horas
3	Elevação de > 200% da creatinina basal ou para valor acima de 4mg/dL com aumento ≥ 0,5mg/dL	< 0,5mL/kg/h por mais de 24 horas ou anúria por mais de 12 horas

de creatinina sérica maior ou menor que 1,5mg/dL, o prognóstico é diferente[23]. Como ilustra a figura 50.4, a combinação da classificação de AKIN com o conceito tradicional de LRA em cirrose resulta na identificação de 3 grupos de pacientes com prognósticos diferentes.

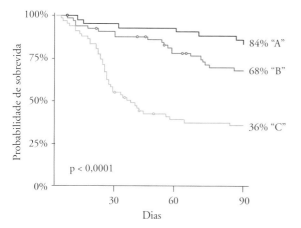

Figura 50.4 – Sobrevida em 90 dias de pacientes cirróticos com LRA divididos em 3 grupos: A) Estágio 1 de AKIN com creatinina < 1,5mg/dL. B) Estágio 1 de AKIN com creatinina ≥ 1,5mg/dL. C) Estágios 2 e 3 de AKIN[23].

Dessa forma, apesar do movimento atual para que se utilizem as novas classificações de LRA em cirrose, ainda não está claro se elas são superiores ao conceito tradicional. É possível que uma combinação entre tais conceitos seja superior a qualquer um deles isoladamente.

LIMITAÇÕES DOS CRITÉRIOS DIAGNÓSTICOS DE SHR

O diagnóstico de SHR deve ser pensado sempre que ocorrer piora de função renal em paciente cirrótico com ascite. Até o momento, não há marcador com boa acurácia para identificar pacientes com SHR, sendo esse um diagnóstico de exclusão[1].

Os critérios diagnósticos vigentes (ver Quadro 50.1) apresentam algumas limitações em seu uso na prática clínica. Em primeiro lugar, eles exigem a expansão com albumina humana por via intravenosa na dose de 1g/kg/dia durante 2 dias, o que aumenta os custos e atrasa o diagnóstico de SHR. Além disso, ao se recomendar doses fixas de albumina em vez de se guiar a expansão volêmica por parâmetros clínicos e/ou hemodinâmicos, corre-se o risco de expandir excessiva ou insuficientemente esses pacientes.

Outro ponto importante é que os critérios diagnósticos não contemplam a possibilidade do desenvolvimento de SHR em pacientes com nefropatias crônicas, apesar de que as alterações hemodinâmicas associadas à SHR possam acontecer nesses pacientes. Caso se utilizem os critérios de forma estrita, um paciente cirrótico com nefropatia diabética e proteinúria acima de 500mg em 24 horas nunca poderá ter o diagnóstico de SHR, mesmo que ocorra elevação abrupta de creatinina sérica, que não se justificaria pela nefropatia diabética. O mesmo ocorre em pacientes com doença renal crônica com alterações renais à ultrassonografia, o que excluiria o diagnóstico de SHR. Apesar de ainda não haver modificações nos critérios diagnósticos, a 8ª Conferência Internacional de Consenso da ADQI reconheceu que a SHR pode ocorrer em pacientes com doenças renais crônicas estruturais ou funcionais[24].

Outra situação que pode gerar controvérsia é a presença de hematúria maior que 50 hemácias por campo de grande aumento. Apesar de esse parâmetro sugerir doença glomerular, o mesmo também pode ocorrer em situações como traumatismo na sondagem vesical ou infecções urinárias, o que, a princípio, não deveria excluir a possibilidade de SHR.

Com isso, na prática clínica, algumas vezes o diagnóstico de SHR é feito de forma presuntiva. Em um estudo observacional prospectivo que avaliou 116 pacientes com diagnóstico de SHR em 21 hospitais italianos, em 36% dos casos um ou mais critérios não estavam presentes[2]. Portanto, apesar da importância dos critérios diagnósticos, eles não devem substituir uma avaliação individualizada dos pacientes para que se confirmem ou se excluam outras causas para a piora de função renal e se decida por administrar ou não o tratamento para SHR.

TRATAMENTO

MEDIDAS GERAIS

Durante o tratamento da SHR, devem-se evitar outros fatores que causem a lesão renal. Dessa forma, recomenda-se que os diuréticos sejam suspensos e que drogas nefrotóxicas como anti-inflamatórios não hormonais e aminoglicosídeos não sejam utilizadas.

No caso de pacientes com ascite tensa, sugerimos que a paracentese de alívio seja limitada a volumes menores (até 3 litros), pelo risco de disfunção circulatória induzida por paracentese. Caso seja necessária a retirada de volumes maiores, deve-se repor albumina na dose de 6 a 8g por litro retirado, particularmente se forem excedidos 5 litros.

Os inibidores da enzima conversora de angiotensina (iECA) e/ou bloqueadores de receptor de angiotensina (BRA) também devem ser suspensos. Na realidade, mesmo em pacientes cirróticos com ascite sem SHR, esses medicamentos estão associados a maior risco de hipotensão e disfunção renal. Portanto, os iECAs e os BRAs não devem ser usados em pacientes cirróticos com ascite[25].

Outro ponto importante é o reconhecimento e o tratamento precoce dos fatores desencadeantes da SHR, particularmente infecções bacterianas e hemorragia digestiva alta.

TRATAMENTO FARMACOLÓGICO

O tratamento da SHR é baseado na administração combinada de albumina e um vasoconstritor. Esse tratamento consegue reverter a SHR em cerca de 46 a 60% dos casos[1,26]. Alguns parâmetros úteis em predizer não resposta ao tratamento incluem classificação de Child-Pugh, bilirrubina sérica maior que 10mg/dL, elevação da pressão arterial média (PAM) menor que 5mmHg no 3º dia de tratamento e variação de creatinina no 4º dia (DCD4) menor que 0,15mg/dL/dia[27-29]. Este último pode ser calculado pela fórmula abaixo, com probabilidade de resposta de 12% se DCD4 < 0,15mg/dL/dia e 78% se DCD4 ≥ 0,15mg/dL[29].

$$DCD4 = \frac{\text{creatinina inicial} - \text{creatinina no 4º dia de tratamento}}{4}$$

A albumina deve ser administrada na dose de 1g/kg no 1º dia de tratamento, seguida de 20 a 40g/dia a partir do 2º dia. Alguns autores sugerem que a albumina pode ser suspensa se os níveis séricos estiverem acima de 4,5g/dL. Deve-se ter atenção ao risco de congestão pulmonar, devendo cada frasco de 50mL de albumina a 20% ser infundido em pelo menos 30 a 60 minutos.

Entre os vasoconstritores utilizados, os principais são a terlipressina, a noradrenalina e o midodrine associado ao octreotide. O objetivo de sua administração é reverter a vasodilatação esplâncnica, restaurar o volume circulante efetivo, aumentar a pressão arterial e com isso melhorar a perfusão renal e o ritmo de filtração glomerular[30].

A terlipressina é o vasoconstritor mais utilizado fora dos Estados Unidos, onde não está disponível. Por ser o vasoconstritor mais estudado nesse cenário, a terlipressina é considerada a droga de escolha no tratamento da SHR[1,24]. A dose preconizada é de 2 a 12mg/dia (0,5 a 2mg a cada 4 a 6 horas). Doses menores que 3mg estão associadas à maior mortalidade e, portanto, devem ser evitadas[31]. Recomendamos que se inicie o tratamento com a dose de 1mg por via IV de 6/6 horas e que seja aumentada a cada 2 dias caso não haja resposta (diminuição da creatinina sérica de pelo menos 25%), até a dose máxima de 2mg de 4/4 horas. O tratamento deve ser mantido até que a creatinina sérica diminua para valores abaixo de 1,5mg/dL. Outras situações que indicariam a suspensão do tratamento seriam a ocorrência de eventos adversos graves ou quando houver critérios de ausência de resposta apesar de dose máxima de terlipressina (Quadro 50.3)[1].

Os eventos adversos associados ao uso da terlipressina ocorrem em 5 a 40% dos casos e incluem congestão pulmonar, arritmias cardíacas e isquemia (esplâncnica, periférica, cardíaca), com necessidade de suspensão do tratamento em cerca de 7% dos pacientes[1,26]. Portanto, em pacientes com alto risco de isquemia (insuficiência arterial periférica, doença cerebrovascular, coronariopatia), a terlipressina está contraindicada. Uma estratégia que eventualmente pode reduzir o risco de eventos adversos é a administração em bomba de infusão contínua em vez de em *bolus*. Nesse caso, o esquema proposto é o início da infusão na dose de 3mg/dia, com aumento de 1mg/dia caso não haja queda de 30% da creatinina sérica[32].

Há controvérsia quanto à redução de mortalidade nos pacientes com SHR tratados com terlipressina e albumina. Metanálises a esse respeito tiveram resultados conflitantes, não permitindo conclusões definitivas nesse aspecto[24,33].

Outra opção de vasoconstritor associado à albumina para o tratamento da SHR é a noradrenalina. Dois ensaios clínicos randomizados que compararam noradrenalina com terlipressina mostraram eficácia e segurança semelhantes[27,29]. Apesar de o custo da noradrenalina ser mais baixo que o da terlipressina, há necessidade de internação em unidade de terapia intensiva e monitorização invasiva de pressão arterial, o que poderia aumentar o custo total do tratamento. A dose inicial de noradrenalina recomendada é de 0,5mg/h em infusão contínua, que pode ser aumentada em 0,5mg/h a cada 4 horas, até o máximo de 3mg/h. O alvo é o aumento de pressão arterial média de 10mmHg ou do débito urinário de 4 horas para mais de 200mL.

Por fim, outra opção utilizada no tratamento da SHR é a combinação de octreotide e midodrine com albumina. Apesar de um trabalho retrospectivo sugerir que esse tratamento reduza a mortalidade de pacientes com SHR[34], um ensaio clínico randomizado posterior que o comparou com a combinação de terlipressina e albumina mostrou superioridade na reversão da SHR com a terlipressina, apesar de não ter havido diferença na sobrevida entre os dois grupos[35]. A dose recomendada de octreotide é de 100 a 200μg por via subcutânea de 8 em 8 horas ou 25μg por via IV em *bolus*, seguido de infusão venosa contínua a 25μg/h. O midodrine deve ser iniciado na dose de 7,5mg por VO 3 vezes ao dia, podendo ser aumentado até 12,5 a 15mg/dose, visando a um aumento da pressão arterial média de 15mmHg em relação ao basal.

OUTROS TRATAMENTOS

O uso de *shunt* portossistêmico intra-hepático transjugular (TIPS) é uma alternativa no tratamento da SHR. Trata-se de um *stent* que comunica um ramo da veia porta com um ramo das veias hepáticas, inserido através de radiologia intervencionista. Apesar do número limitado de estudos, sendo a maioria com n reduzido, sem grupo controle e nenhum randomizado, parece haver melhora da função renal na maioria dos pacientes (até 86%) e sobrevida aceitável pela sua gravidade (sobrevida média de 4,7 meses em um trabalho com pacientes com SHR tipo 1 e sobrevida em 1 ano de 48% em outro com SHR tipos 1 e 2)[36,37].

Porém, o uso de TIPS é limitado por 2 fatores: a) risco de encefalopatia; b) congestão pulmonar. Então, o uso de TIPS está contraindicado em pacientes com história prévia de encefalopatia grave ou disfunção hepática importante (bilirrubina > 5mg/dL, INR > 2 e/ou Child-Pugh > 12) e naqueles com insuficiência cardíaca, uma vez que o TIPS reduz a pressão portal e aumenta a pré-carga.

Quadro 50.3 – Critérios de ausência de resposta ao tratamento da SHR.

- Ausência de qualquer queda de creatinina após 3 dias
- Queda de creatinina sérica menor que 50% após 7 dias
- Ausência de reversão da SHR após 14 dias

Outro tratamento que tem sido proposto para a SHR é a diálise com albumina (*molecular adsorbent recirculating system* – MARS). Um ensaio clínico randomizado envolvendo 13 pacientes com SHR tipo 1 com indicação de diálise mostrou maior sobrevida em 1 mês no grupo tratado com MARS quando comparado à hemodiafiltração (25% × 0%, p < 0,01)[38].

A maioria dos trabalhos subsequentes com MARS foi realizada em pacientes com insuficiência hepática aguda ou agudização de doença hepática crônica, não especificamente com SHR. Apesar de estarem relacionadas com melhora da encefalopatia hepática e de parâmetros laboratoriais (incluindo redução da creatinina, que poderia ser justificada pelo processo de remoção e não necessariamente melhora da função renal), não foi demonstrada melhora de sobrevida com o uso da diálise com albumina nesses trabalhos, incluindo um ensaio clínico randomizado com 189 pacientes e uma metanálise[39-41]. Essa ausência de aumento de sobrevida somada ao alto custo e baixa disponibilidade do método resultam no baixo uso da diálise com albumina fora de protocolos de pesquisa.

DIÁLISE

As indicações de diálise para pacientes com SHR não diferem daquelas utilizadas para outros pacientes (hipercalemia, acidose, hipervolemia, síndrome urêmica). Porém, devido ao prognóstico ruim desses pacientes e à alta incidência de complicações, o uso de diálise geralmente é restrito àqueles em programação de transplante hepático. Porém, apenas 35% dos pacientes cirróticos com LRA em diálise sobrevivem até o transplante, ressaltando a gravidade desses casos[42]. Um dos fatores de risco para mortalidade em pacientes com SHR e indicação de diálise é a necessidade de ventilação mecânica, que está associada à mortalidade de 100% em 1 mês[43].

A escolha do método dialítico deve ser feita de acordo com as condições clínicas do paciente, não havendo evidência de aumento de sobrevida quando se comparam terapia renal substitutiva contínua e hemodiálise intermitente[44].

TRANSPLANTE HEPÁTICO

Desde a adoção do escore de MELD para a priorização dos pacientes na fila de espera de transplante hepático, os pacientes com SHR passaram a ter alta prioridade devido à elevada pontuação atingida pelo aumento de creatinina sérica.

Há tendência de melhora da função renal e hemodinâmica após o transplante hepático, com elevação progressiva do ritmo de filtração glomerular média dos pacientes com SHR no pós-transplante (pré-transplante: 19,9mL/min; 6 semanas após o transplante: 32,5mL/min; e 1 ano após o transplante: 45,8mL/min)[1,45]. Apesar disso, a incidência de doença renal crônica terminal após o transplante é bem mais frequente em transplantados com SHR quando comparados com transplantados sem SHR (10% × 0,8%, p < 0,005)[45]. Apesar de ainda não haver critérios bem definidos que permitam identificar com precisão os pacientes com SHR que irão necessitar de diálise a longo prazo no pós-transplante, o Ministério da Saúde recomenda que aqueles com creatinina sérica maior que 2,0mg/dL e que estão em diálise há mais de 8 semanas sejam considerados candidatos a transplante duplo (fígado e rins). Já a UNOS (*United Network for Organ Sharing*) recomenda que pacientes cirróticos com LRA em diálise há mais de 6 semanas ou com *clearance* ≤ 25mL/min (estimado pelo MDRD6 ou medido diretamente) há mais de 6 semanas sem necessidade de diálise sejam candidatos a transplante duplo[24].

Pacientes transplantados com SHR apresentam maior incidência de complicações, maior tempo de UTI e maior mortalidade intra-hospitalar que pacientes sem SHR[1]. Porém, ao se avaliar no longo prazo, não há diferença na sobrevida em 2 anos (76,6% × 82,1%, p = NS).

PERSPECTIVAS FUTURAS

Devido à alta morbimortalidade e aos elevados custos do tratamento da SHR, há constante interesse em se avançar no diagnóstico e tratamento dessa síndrome. Talvez o maior avanço esperado para os próximos anos nesse campo seja o uso dos biomarcadores de lesão renal, em especial o NGAL (*neutrophil gelatinase-associated lipocalin*).

O NGAL é um peptídeo expresso por células tubulares renais lesadas, que foi proposto como marcador precoce do desenvolvimento de LRA. Estudos recentes mostraram concentrações urinárias de NGAL diferentes entre as principais causas de LRA em pacientes com cirrose[46,47]. Pacientes cirróticos com LRA pré-renal apresentam baixos valores de NGAL urinário. Pacientes com necrose tubular aguda (NTA) apresentam níveis muito elevados de NGAL urinário, enquanto aqueles com SHR têm níveis intermediários (Quadro 50.4).

Tal achado abre espaço para a hipótese de que o NGAL urinário poderá ser utilizado para o diagnóstico

Quadro 50.4 – NGAL urinário (μg/g creatinina) em pacientes cirróticos com LRA conforme a etiologia (mediana – intervalo interquartil).

	Fagundes et al[46]	**Verna et al[47]**
Pré-renal	30 (20-59)	20 (15-45)
SHR	76 (43-263)	105 (27,5-387,5)
NTA	417 (238-2.342)	325 (100-700)

SHR = síndrome hepatorrenal; NTA = necrose tubular aguda.

Quadro 50.5 – NGAL urinário (μg/g creatinina) em pacientes cirróticos com infecção bacteriana (média ± desvio-padrão).

	LRA	Sem LRA	P
NGAL 0h	169 ± 49	50 ± 18	0,08
NGAL 6h	143 ± 33	48 ± 13	0,04
NGAL 12h	229 ± 127	45 ± 15	0,20
NGAL 24h	141 ± 33	30 ± 10	0,03
NGAL 48h	188 ± 29	33 ± 24	0,03

de SHR, ajudando no diagnóstico diferencial com outras causas de LRA em cirrose e contribuindo para a escolha do melhor tratamento.

Além disso, por se tratar de marcador precoce de lesão renal, a dosagem de NGAL urinário tem sido estudada como preditor do desenvolvimento de LRA em diversos cenários, inclusive em pacientes com doenças hepáticas. Um trabalho piloto de nosso grupo avaliou 9 pacientes cirróticos consecutivos que foram internados devido a infecções bacterianas no Hospital das Clínicas da Faculdade de Medicina da Universidade de São Paulo, a maioria deles com peritonite bacteriana espontânea. Foi realizada dosagem de NGAL na urina nos tempos 0h (admissão hospitalar), 6h, 12h, 24h e 48h[48]. Utilizando o conceito tradicional de LRA em cirrose, observamos a ocorrência dessa complicação em 56% de nossos pacientes em tempo médio de 5,4 dias. A comparação entre as dosagens urinárias de NGAL em pacientes que desenvolveram ou não LRA durante a internação está apresentada no quadro 50.5.

Foi realizado ainda cálculo da fração de excreção de sódio (FENa) nos mesmos momentos, a qual não se correlacionou com as dosagens de NGAL, sendo os valores da FENa menores que 1%. Com isso, concluímos que o NGAL urinário elevado pode predizer LRA em pacientes com cirrose e infecção bacteriana nas primeiras 48 horas da admissão hospitalar. Além disso, confirmamos que a FENa não é um bom marcador de LRA nesses pacientes[48].

CONCLUSÕES

- A SHR é um distúrbio funcional justificado pelas alterações hemodinâmicas encontradas na cirrose avançada, devendo-se suspeitar desse diagnóstico sempre que houver piora da função renal em um paciente com cirrose e ascite.
- Os principais mecanismos fisiopatológicos da SHR são a vasoconstrição renal e a diminuição do débito cardíaco, o que resulta na piora da perfusão renal.
- Trata-se de um diagnóstico de exclusão, devendo-se afastar outras possíveis causas para a disfunção renal.
- Há controvérsia atualmente quando do melhor conceito de LRA em cirrose, principalmente quando se compara o conceito tradicional (elevação de creatinina sérica para um valor final acima de 1,5mg/dL) com as novas classificações de LRA, como a de AKIN.
- Os critérios diagnósticos de SHR utilizados atualmente apresentam uma série de limitações, resultando que em uma grande proporção dos casos na prática clínica um ou mais critérios não estejam presentes e o diagnóstico de SHR seja feito de forma presuntiva.
- O tratamento farmacológico da SHR é a combinação entre albumina humana por via intravenosa e um vasoconstritor, sendo a primeira escolha a terlipressina e, como alternativas, encontram-se noradrenalina ou octreotide associado a midodrine.
- O prognóstico de pacientes com SHR é extremamente ruim, com sobrevida mediana de apenas 14 dias nos casos de SHR do tipo 1. Por isso, esses pacientes devem ser avaliados precocemente para o transplante hepático caso não haja contraindicações para esse procedimento.

REFERÊNCIAS BIBLIOGRÁFICAS

1. Salerno F, Gerbes A, Ginès P et al. Diagnosis, prevention and treatment of hepatorenal syndrome in cirrhosis. *Gut* 2007; **56**: 1310-1318.
2. Salerno F, Cazzaniga M, Merli M et al. Diagnosis, treatment and survival of patients with hepatorenal syndrome: a survey on daily medical practice. *J Hepatol* 2011; **55**: 1241-1248.
3. Martín-Llahí M, Guevara M, Torre A et al. Prognostic importance of the cause of renal failure in patients with cirrhosis. *Gastroenterology* 2011; **140**: 488-496.
4. Ginès A, Escorsell A, Ginès P et al. Incidence, predictive factors, and prognosis of the hepatorenal syndrome in cirrhosis with ascites. *Gastroenterology* 1993; **105**: 229-236.
5. Arroyo V, Fernandez J, Ginès P. Pathogenesis and treatment of hepatorenal syndrome. *Semin Liver Dis* 2008; **28**: 81-95.
6. Fasolato S, Angeli P, Dallagnese L et al. Renal failure and bacterial infections in patients with cirrhosis: epidemiology and clinical features. *Hepatology* 2007; **45**: 223-229.
7. Olivera-Martinez M, Martinez MO, Sayles H et al. Hepatorenal syndrome: are we missing some prognostic factors? *Dig Dis Sci* 2012; **57**: 210-214.
8. Ginès P, Schrier RW. Renal failure in cirrhosis. *N Engl J Med* 2009; **361**: 1279-1290.
9. Kowalski H. The cardiac output at rest in Laennecs cirrhosis. *J Clin Invest* 1953; **32**: 1025-1033.
10. Iwakiri Y, Groszmann RJ. Vascular endothelial dysfunction in cirrhosis. *J Hepatol* 2007; **46**: 927-934.
11. Helmy A, Newby DE, Jalan R et al. Nitric oxide mediates the reduced vasoconstrictor response to angiotensin II in patients with preascitic cirrhosis. *J Hepatol* 2003; **38**: 44-50.
12. Arroyo V, Terra C, Ginès P. Advances in the pathogenesis and treatment of type-1 and type-2 hepatorenal syndrome. *J Hepatol* 2007; **46**: 935-946.
13. Krag A, Bendtsen F, Henriksen JH et al. Low cardiac output predicts development of hepatorenal syndrome and survival in patients with cirrhosis and ascites. *Gut* 2010; **59**: 105-110.

14. Ruiz-del-Arbol L, Monescillo A, Arocena C et al. Circulatory function and hepatorenal syndrome in cirrhosis. *Hepatology* 2005; **42**: 439-447.
15. Kim MY, Baik SK, Won CS et al. Dobutamine stress echocardiography for evaluating cirrhotic cardiomyopathy in liver cirrhosis. *Korean J Hepatol* 2010; **16**: 376-382.
16. Sort P, Navasa M, Arroyo V et al. Effect of intravenous albumin on renal impairment and mortality in patients with cirrhosis and spontaneous bacterial peritonitis. *N Engl J Med* 1999; **341**: 403-409.
17. Kellum JA, Lameire N, Group ftKAGW. Diagnosis, evaluation, and management of acute kidney injury: a KDIGO summary (Part 1). *Crit Care* 2013; **17**: 204.
18. Wong F, Nadim MK, Kellum JA et al. Working Party proposal for a revised classification system of renal dysfunction in patients with cirrhosis. *Gut* 2011; **60**: 702-709.
19. Belcher JM, Garcia-Tsao G, Sanyal AJ et al. Association of AKI with mortality and complications in hospitalized patients with cirrhosis. *Hepatology* 2013; **57**: 753-762.
20. Cholongitas E, Calvaruso V, Senzolo M et al. RIFLE classification as predictive factor of mortality in patients with cirrhosis admitted to intensive care unit. *J Gastroenterol Hepatol* 2009; **24**: 1639-1647.
21. Tsien CD, Rabie R, Wong F. Acute kidney injury in decompensated cirrhosis. *Gut* 2013; **62**: 131-137.
22. Piano S, Rosi S, Maresio G et al. Evaluation of the acute kidney injury network criteria in hospitalized patients with cirrhosis and ascites. *J Hepatol* 2013; **59**: 482-489.
23. Fagundes C, Barreto R, Guevara M et al. A modified acute kidney injury classification for diagnosis and risk stratification of impairment of kidney function in cirrhosis. *J Hepatol* 2013; **59**: 474-481.
24. Nadim MK, Kellum JA, Davenport A et al. Hepatorenal syndrome: the 8th international consensus conference of the Acute Dialysis Quality Initiative (ADQI) Group. *Crit Care* 2012; **16**: R23.
25. EASL clinical practice guidelines on the management of ascites, spontaneous bacterial peritonitis, and hepatorenal syndrome in cirrhosis. *J Hepatol* 2010; **53**: 397-417.
26. Sagi SV, Mittal S, Kasturi KS et al. Terlipressin therapy for reversal of type 1 hepatorenal syndrome: a meta-analysis of randomized controlled trials. *J Gastroenterol Hepatol* 2010; **25**: 880-885.
27. Singh V, Ghosh S, Singh B et al. Noradrenaline vs. terlipressin in the treatment of hepatorenal syndrome: a randomized study. *J Hepatol* 2012; **56**: 1293-1298.
28. Nazar A, Pereira GH, Guevara M et al. Predictors of response to therapy with terlipressin and albumin in patients with cirrhosis and type 1 hepatorenal syndrome. *Hepatology* 2010; **51**: 219-226.
29. Sharma P, Kumar A, Shrama BC et al. An open label, pilot, randomized controlled trial of noradrenaline versus terlipressin in the treatment of type 1 hepatorenal syndrome and predictors of response. *Am J Gastroenterol* 2008; **103**: 1689-1697.
30. Wong F. Recent advances in our understanding of hepatorenal syndrome. *Nat Rev Gastroenterol Hepatol* 2012; **9**: 382-391.
31. Colle I, Durand F, Pessione F et al. Clinical course, predictive factors and prognosis in patients with cirrhosis and type 1 hepatorenal syndrome treated with Terlipressin: a retrospective analysis. *J Gastroenterol Hepatol* 2002; **17**: 882-888.
32. Gerbes AL, Huber E, Gülberg V. Terlipressin for hepatorenal syndrome: continuous infusion as an alternative to i.v. bolus administration. *Gastroenterology* 2009; **137**: 1179-1181.
33. Gluud LL, Christensen K, Christensen E et al. Terlipressin for hepatorenal syndrome. *Cochrane Database Syst Rev* 2012; **9**: CD005162.
34. Esrailian E, Pantangco ER, Kyulo NL et al. Octreotide/midodrine therapy significantly improves renal function and 30-day survival in patients with type 1 hepatorenal syndrome. *Dig Dis Sci* 2007; **52**: 742-748.
35. Cavallin M, Merli M, Fasolato S et al. Terlipressin and albumin vs midodrine plus octreotide and albumin in the treatment of hepatorenal syndrome in patients with cirrhosis: results of a controlled clinical trial by the Italian Association for the Study of the Liver. *Hepatology* 2012; **54**: 1426A-1427A.
36. Guevara M, Ginès P, Bandi JC et al. Transjugular intrahepatic portosystemic shunt in hepatorenal syndrome: effects on renal function and vasoactive systems. *Hepatology* 1998; **28**: 416-422.
37. Brensing KA, Textor J, Perz J et al. Long term outcome after transjugular intrahepatic portosystemic stent-shunt in non-transplant cirrhotics with hepatorenal syndrome: a phase II study. *Gut* 2000; **47**: 288-295.
38. Mitzner SR, Stange J, Klammt S et al. Improvement of hepatorenal syndrome with extracorporeal albumin dialysis MARS: results of a prospective, randomized, controlled clinical trial. *Liver Transpl* 2000; **6**: 277-286.
39. Carpentier B, Gautier A, Legallais C. Artificial and bioartificial liver devices: present and future. *Gut* 2009; **58**: 1690-1702.
40. Bañares R, Nevens F, Larsen FS et al. Extracorporeal albumin dialysis with the molecular adsorbent recirculating system in acute-on-chronic liver failure: the RELIEF trial. *Hepatology* 2013; **57**: 1153-1162.
41. Vaid A, Chweich H, Balk EM et al. Molecular adsorbent recirculating system as artificial support therapy for liver failure: a meta-analysis. *ASAIO J* 2012; **58**: 51-59.
42. Wong LP, Blackley MP, Andreoni KA et al. Survival of liver transplant candidates with acute renal failure receiving renal replacement therapy. *Kidney Int* 2005; **68**: 362-370.
43. Witzke O, Baumann M, Patschan D et al. Which patients benefit from hemodialysis therapy in hepatorenal syndrome? *J Gastroenterol Hepatol* 2004; **19**: 1369-1373.
44. Gonwa TA, Wadei HM. The challenges of providing renal replacement therapy in decompensated liver cirrhosis. *Blood Purif* 2012; **33**: 144-148.
45. Gonwa TA, Morris CA, Goldstein RM et al. Long-term survival and renal function following liver transplantation in patients with and without hepatorenal syndrome--experience in 300 patients. *Transplantation* 1991; **51**: 428-430.
46. Fagundes C, Pépin MN, Guevara M et al. Urinary neutrophil gelatinase-associated lipocalin as biomarker in the differential diagnosis of impairment of kidney function in cirrhosis. *J Hepatol* 2012; **57**: 267-273.
47. Verna EC, Brown RS, Farrand E et al. Urinary neutrophil gelatinase-associated lipocalin predicts mortality and identifies acute kidney injury in cirrhosis. *Dig Dis Sci* 2012; **57**: 2362-2370.
48. Ximenes RO, Farias AQ, Helou CMB. Urinary NGAL (uNGAL) may predict acute kidney injury (AKI) in patients with cirrhosis and bacterial infection. World Congress of Nephrology 2013, Hong-Kong, China.

51

PRÉ-ECLÂMPSIA VERSUS FATORES ANGIOGÊNICOS

Cilene Carlos Pinheiro
Cristiane Bitencourt Dias

INTRODUÇÃO

Pré-eclâmpsia (PE) é uma síndrome heterogênea específica da gravidez, associada à alta morbidade materno-fetal. Pode ser considerada a expressão clínica de uma lesão endotelial materna difusa secundária, entre outros fatores, a um desequilíbrio entre fatores pró e antiangiogênicos[1-4]. A última década caracterizou-se por importantes avanços na compreensão de sua fisiopatologia e neste capítulo abordaremos especialmente o papel dos fatores angiogênicos na PE.

DEFINIÇÃO

O último relatório do *The American College of Obstetricians and Gynecologists' Task Force on Hypertension in Pregnancy*[5] mantém a classificação anteriormente publicada[6], em que divide as desordens hipertensivas da gestação em quatro categorias: pré-eclâmpsia/eclâmpsia, hipertensão crônica de qualquer etiologia (primária ou secundária), pré-eclâmpsia superposta à hipertensão arterial crônica e hipertensão gestacional.

A grande mudança ocorrida na atual classificação[5] foi quanto à definição de pré-eclâmpsia (PE), pois anteriormente havia necessidade do aparecimento de proteinúria associado à hipertensão arterial sistêmica (HAS) para se definir o quadro, e atualmente a presença de proteinúria não é condição essencial para esse diagnóstico. Na nova definição, na ausência de proteinúria, o aparecimento de HAS associado a trombocitopenia ou insuficiência renal ou alteração da função hepática ou edema agudo de pulmão ou sintomas visuais/neurológicos é diagnóstico de PE.

Portanto, os critérios diagnósticos de PE são:
1. Aumento da pressão arterial que ocorre após a 20ª semana de gestação em mulher previamente normotensa – pressão arterial (PA) sistólica ≥ 140mmHg ou PA diastólica ≥ 90mmHg em duas aferições, com intervalo de pelo menos 4 horas. Caso PA sistólica ≥ 160mmHg ou PA diastólica ≥ 110mmHg, a próxima aferição deverá ser confirmada em minutos para não retardar o início do tratamento anti-hipertensivo. E proteinúria ≥ 300mg/24h ou relação proteína urinária (mg/dL)/creatinina (mg/dL) ≥ 0,3 ou *dipstick* ≥ 1+ (utilizar apenas quando métodos quantitativos não disponíveis).
2. Na ausência de proteinúria, o aparecimento de HAS associado a quaisquer dos relacionados: trombocitopenia (plaquetas < 100.000/μL), insuficiência renal (creatinina sérica > 1,1mg/dL ou aumento em 2 vezes o basal na ausência de outra doença renal), alteração da função hepática (aumento da concentração sérica das enzimas hepáticas em 2 vezes), edema pulmonar ou sintomas visuais ou cerebrais.

As definições das outras três categorias de HAS na gestação se mantêm:

1. Hipertensão gestacional caracterizada pelo aumento da PA após a 20ª semana de gestação. Não ocorre proteinúria, nem quaisquer das alterações clínicas ou laboratoriais acima mencionadas.
2. Hipertensão arterial crônica é aquela que está presente antes da gestação.
3. Pré-eclâmpsia superposta à hipertensão arterial crônica quando ocorre quadro de PE em gestante com diagnóstico de HAS.

Eclâmpsia é definida como a ocorrência, em gestante com PE, de crises convulsivas que não podem ser atribuídas a outras causas.

EPIDEMIOLOGIA

A PE afeta 3-5% das gestações e é uma das principais causas de mortalidade materna, principalmente em países em desenvolvimento. Em artigo sobre o impacto global de pré-eclâmpsia/eclâmpsia, Duley[7] relata dados da Organização Mundial da Saúde (OMS) em que mais de 500.000 mulheres morrem anualmente devido a causas relacionadas à gestação, sendo que 10-15% das causas obstétricas diretas estão associadas à pré-eclâmpsia e eclâmpsia. Laurenti et al, em estudo sobre mortalidade materna em capitais brasileiras, constataram que pré-eclâmpsia e eclâmpsia totalizaram 37% de todas as mortes obstétricas diretas[8]. Em relação ao feto, podem ocorrer restrição do crescimento intrauterino (RCUI), oligo-hidrâmnio, prematuridade, aumento do risco de mortalidade perinatal, entre outros[1].

FISIOPATOLOGIA

A PE é um processo dinâmico, de natureza progressiva e expressão clínica variável[2,5] que pode desenvolver-se antes da 34ª semana de gestação (início precoce), ter início tardio ($\geq$ 34ª semana), aparecer durante ou após o parto[3]. Tanto a evolução materna quanto a fetal dependem da idade gestacional do aparecimento da PE, da gravidade do quadro clínico, da presença ou não de doenças preexistentes e do manejo clínico/obstétrico adequado[1].

Embora os mecanismos fisiopatológicos da pré-eclâmpsia não estejam completamente esclarecidos, estudos experimentais e dados epidemiológicos indicam que o desenvolvimento anormal da placenta desempenhe papel fundamental na patogênese da PE. Corroboram essa afirmação os dados de que é necessária a presença de tecido placentário para o desenvolvimento da PE, que a presença do feto não é condição necessária (mola hidatiforme, por exemplo) e que o tratamento definitivo para a PE é o parto[4,9,10].

PLACENTA

A placenta é um órgão altamente vascularizado e durante seu desenvolvimento ocorre tanto vasculogênese (formação do vaso), quanto angiogênese (crescimento do vaso), que, quando adequadas, permitem a troca de nutrientes, oxigênio e produtos de metabolismo entre o binômio materno-fetal[11] Participam do processo do desenvolvimento placentário fatores pró-angiogênicos, como fator de crescimento do endotélio vascular (VEGF, *vascular endothelial growth factor*) e fator de crescimento placentário (PlGF, *placental growth factor*), fatores antiangiogênicos (sFlt-1), interação entre antígenos classe HLA1 expressos pelo trofoblasto e células *natural killer* da decídua materna, macrófagos, citocinas, estrógeno, progesterona, entre outros[12,13].

Na gestação normal, após aproximadamente uma semana da fertilização, ocorre implantação do blastocisto na parede uterina. As arteríolas espiraladas uterinas passam a sofrer um processo de remodelação, inicialmente dependente da decídua e, a partir da 6ª-8ª semanas de gestação, dependente também da ação do trofoblasto[14].

O citotrofoblasto extraviloso (origem fetal) invade o endométrio, o terço inicial do miométrio e a circulação materna (arteríolas espiraladas). Ao invadir a porção distal dessas arteríolas, o citotrofoblasto substitui o endotélio materno, em um processo conhecido como pseudovasculogênese.

Nesse processo, o citotrofoblasto deixa de expressar marcadores epiteliais (E-caderina e $\alpha_6\beta_3$ integrina) e passa a expressar marcadores endoteliais (VE-caderina, $\alpha_1\beta_1$ integrina e $\alpha_v\beta_3$ integrina). Em paralelo, ocorre remodelação da túnica muscular média das arteríolas espiraladas em um processo que envolve tanto citotrofoblasto, quanto macrófagos e células *natural killer* da decídua. Essas alterações levam a aumento do diâmetro das arteríolas espiraladas que perdem suas características de vasos de alta resistência e passam a funcionar como um sistema de alta capacitância e baixa resistência, o que acarreta maior oferta sanguínea com baixa pressão para o espaço viloso, permitindo fornecimento adequado de oxigênio e nutrientes para o feto[11,14,15].

Além da pré-eclâmpsia, outras síndromes obstétricas também apresentam placentação inadequada, tais como RCUI associada ou não à hipertensão arterial, trabalho de parto prematuro, descolamento prematuro de placenta, abortamento no segundo trimestre, infarto placentário, entre outros.

Em trabalho de revisão, Brosens et al ressaltaram que o tamanho do leito placentário, representado pela quantidade de arteríolas espiraladas que se comunicam com os espaços intervilosos, e a profundidade e extensão da remodelação dessas arteríolas é o maior responsável pelo fluxo sanguíneo ofertado para a placenta. Graus variáveis de comprometimento da placentação estariam relacionados a diferentes síndromes de hipoperfusão/isquemia placentárias[15]. No entanto, essas alterações não explicariam, na sua totalidade, o amplo espectro de apresentação clínica da insuficiência placentária e acredita-se que, além do fator vascular, fatores ambientais, genéticos, imunológicos, inflamatórios e de predisposição materna estariam envolvidos nesses processos[16].

Em estudo histológico de placentas comparando um grupo de gestantes com PE e outro de normotensas, em que se analisou a presença de arteriolopatia decidual, trombo na circulação fetal, trombose no espaço interviloso, infarto central ou hipermaturidade dos vilos, foi observado que no grupo PE a presença dessas alterações era significativamente maior e que, quanto mais precoce a idade gestacional do parto, maior era a proporção de arteriolopatia, infarto e hipermaturidade[17].

Outros estudos em que também foram avaliadas biópsias de placentas de gestantes com pré-eclâmpsia vs. grupo normalidade, foi observado que, enquanto na normalidade o grau de remodelação arterial do segmento miometral (placentação profunda) era em média de 88%, na PE a média era de 27%[15].

A teoria mais aceita atualmente é que, na pré-eclâmpsia, a invasão citotrofoblástica ocorre de maneira incompleta e mais superficialmente na parede uterina. Ou seja, um número expressivo de artérias espiraladas da região do miométrio não sofre transformação ou é parcialmente transformado[15,16]. Dessa forma, as arteríolas espiraladas mantêm suas características de vasos de alta resistência, com fluxo sanguíneo tipo "jato pulsátil", levando a concentrações variáveis de oxigênio (lesão isquemia/reperfusão) que, por sua vez, gera estresse oxidativo e aumento da liberação de mediadores inflamatórios, fragmentos apoptóticos (trofoblasto, sinciciotrofoblasto, DNA fetal, citoqueratina) e fatores antiangiogênicos na circulação materna com subsequente lesão endotelial materna difusa e apresentação clínica da PE[16,18,19].

FATORES ANGIOGÊNICOS

O estudo do papel dos fatores angiogênicos ganhou importância na última década, devido às evidências laboratoriais, clínicas e experimentais de sua participação na fisiopatologia da síndrome da pré-eclâmpsia.

Vascular endothelial growth factor (VEGF)

VEGF é uma glicoproteína que faz parte da família dos fatores de crescimento (*growth factor family*). Os membros dessa família incluem VEGF-A, VEGF-B, VEGF-C, VEGF-D e PlGF (*placental growth factor*), sendo que VEGF-C e VEGF-D têm ação no sistema linfático, enquanto VEGF-A e PlGF atuam no endotélio vascular[11].

VEGF-A (referido agora como VEGF) é considerado um fator pró-angiogênico, pois promove a proliferação e sobrevida das células endoteliais. PlGF (*placental growth factor*), outro fator com atividade pró-angiogênica, é expresso pela placenta e ambos exercem sua função através da ligação a receptores tirosina-cinases, Flt-1 (VEGFR-1) e KDR/Flk-1 (VEGFR-2), presentes na superfície das células endoteliais[11].

No entanto, enquanto o VEGF tem a capacidade de se ligar a ambos os receptores, o PlGF liga-se apenas ao Flt-1. Fisiologicamente, ocorre também a produção de uma forma alternativa do Flt-1, conhecida como sFlt-1 (*soluble fms-like tyrosine kinase 1*), onde estão ausentes o domínio citoplasmático e transmembrana e presente apenas o sítio ligante. Essa variante solúvel do receptor antagoniza a ação do VEGF e do PlGF, pois essas proteínas, ao se ligarem ao sFlt-1, deixam de exercer sua atividade na superfície da célula endotelial[4].

Em 2003, Maynard *et al* demonstraram que na pré-eclâmpsia ocorria aumento dos níveis séricos de sFlt-1 e que isso estava associado à diminuição do VEGF e PlGF circulantes; além disso, a expressão de sFlt-1 em ratos estava relacionada a hipertensão arterial, proteinúria e endoteliose glomerular, manifestações essas semelhantes à PE[20]. Trabalhos subsequentes, além de confirmarem que gestantes com PE apresentavam níveis maiores de sFlt-1 quando comparadas a gestantes normais, demonstraram que, em formas clínicas mais graves, o aumento do sFlt-1 sérico era maior[21].

Levine *et al*, ao avaliarem os níveis séricos de sFlt-1, PlGF e VEGF de gestantes que desenvolveram PE *vs.* grupo gestantes normotensas, demonstraram que, na gestação normal, os níveis de sFlt-1 ficavam estáveis até a 33ª-36ª semanas e, a partir daí, começavam a elevar-se e que isso coincidia com o declínio dos níveis de PlGF. Porém, em pacientes que desenvolviam PE, o aumento do sFlt-1 iniciava-se mais precocemente (28ª-29ª semanas), atingia níveis maiores e ocorria pelo menos 5 semanas antes do aparecimento do quadro clínico de PE e, em paralelo a esse aumento, os níveis de PlGF diminuíam. Nas gestantes que desenvolveram PE antes da 34ª semana de gestação e naquelas em que a PE estava associada a fetos pequenos para a idade gestacional, as alterações nos níveis de PlGF e sFlt-1 eram ainda maiores[22].

Em 2007, Makris *et al,* estudando modelo de isquemia uteroplacentária em primatas gestantes (babuínos), observaram que elas desenvolviam quadro semelhante à PE (HAS, proteinúria e endoteliose glomerular), apresentavam aumento da expressão de RNAm do sFlt-1 tanto na placenta, quanto em células mononucleares de sangue periférico e aumento do nível sérico desse fator[23]. Nagamatsu *et al*, em estudos *in vitro,* onde analisaram o efeito de baixa tensão de oxigênio em culturas de citotrofoblasto, observaram aumento expressivo do RNAm (sFlt-1), aumento do sFlt-1 no meio de cultura e diminuição do PlGF "livre" no mesmo meio, sugerindo a participação da placentação anormal com participação dos fatores angiogênicos na gênese da PE[24].

No mesmo período, foi demonstrado que a utilização de terapia anti-VEGF para o tratamento de alguns tipos de câncer (pulmão, fígado, rim) utilizando bevacizumab (anticorpo monoclonal anti-VEGF) se associava à proteinúria, à hipertensão arterial e em algumas situações à microangiopatia trombótica, refletindo lesão endotelial semelhante à PE[25].

Em conjunto, esses são alguns dos muitos estudos que forneceram substrato para a teoria que na PE ocorre um desequilíbrio entre fatores pró e antiangiogênicos, com diminuição da biodisponibilidade do VEGF e PlGF, resultando em lesão endotelial difusa materna.

Endoglina solúvel (sEng)

A família dos *transforming growth factors*-β (TGF-β) também está envolvida no processo de angiogênese e sua ação se faz através da ligação a dois receptores da superfície celular, ALK5 (*activin-like kinase type* I TGF-β *receptor*) e TGF-β receptor II. Modulando a ação do TGF-β no vaso, existem correceptores, entre eles a endoglina (Eng), que é expressa tanto no endotélio quanto no sinciciotrofoblasto da placenta e que, em última análise, atua junto aos receptores TGF-β/ALK na função de proliferação e migração das células endoteliais.

Endoglina solúvel é outro fator antiangiogênico produzido pela placenta de gestantes com PE que, em associação com sFlt-1, parece levar a alterações clínicas mais graves (disfunção hepática, RCUI, alterações de coagulação, alterações neurológicas)[8]. Quando ratas gestantes recebiam sFlt-1 e sEng, desenvolviam hipertensão arterial, proteinúria nefrótica, plaquetopenia, aumento das enzimas hepáticas e seus fetos eram menores[26]. Foi observado que sEng está aumentada no soro de gestantes com PE 2 a 3 meses antes do aparecimento do quadro clínico e seu nível sérico correlaciona-se positivamente com a gravidade clínica[27]. Pode-se supor que, em algumas situações, ocorra sinergismo entre os fatores antiangiogênicos, contribuindo para maior gravidade da PE.

LESÃO ENDOTELIAL MATERNA

Em trabalho de revisão, Mutter e Karumanchi destacam que a PE seria, na sua essência, o resultado de uma lesão endotelial materna difusa. Soros de pacientes com PE apresentam aumento dos níveis circulantes de fatores associados à lesão endotelial (fibronectina, trombomodulina, fator de von Willebrand), diminuição da produção de vasodilatadores derivados de endotélio (prostaciclinas, óxido nítrico), elevação da produção de vasoconstritores (endotelina e tromboxano) e aumento da sensibilidade vascular a angiotensina II e norepinefrina[28].

Em estudo transversal em que foram avaliados marcadores de formação de óxido nítrico (NO), sFlt-1 e sEng, comparando gestantes saudáveis (GS) *vs.* gestantes com pré-eclâmpsia (PE) *vs.* gestantes com hipertensão gestacional (HG), foi observada redução de formação de NO nos grupos PE (-58%) e HG (–36%) quando comparados com o grupo GS. Os níveis de sFlt-1 e sEng foram significativamente maiores no grupo PE quando comparados aos grupo GS e HG. Houve correlação negativa entre sFlt-1, sEng e NO; maiores concentrações do sFlt-1 e sEng se associaram à menor concentração de NO, o que poderia sugerir um efeito inibitório dos fatores antiangiogênicos na formação de óxido nítrico[29].

Murphy *et al* estudaram o papel da interação entre endotelina 1 (ET1) e sFlt-1 na gênese da hipertensão arterial sistêmica (HAS) em ratas grávidas. Foi realizada infusão de sFlt-1 em dois grupos, um de ratas grávidas normais (RGN) e outro de ratas grávidas previamente tratadas com antagonista seletivo do receptor de ET1 (RG-ET1). Houve aumento plasmático do sFlt-1 e da expressão de RNAm da pré-pró-endotelina no córtex renal em ambos os grupos, porém o aumento da pressão arterial (PA) ocorreu apenas no grupo RGN, sendo que o grupo RG-ET1 manteve PA normal, o que supõe um papel do sFlt-1 na gênese da HAS via ET1[30].

Para estudar o papel do estresse oxidativo na disfunção endotelial, Bridges *et al* submeteram ratas grávidas à infusão de sFlt-1 (RG-sFlt) *vs.* grupo que recebeu "veículo" (RG-N) e avaliaram: PA, peso da placenta e feto, estresse oxidativo e relaxamento dos vasos. Houve aumento da concentração plasmática do sFlt-1, elevação da produção de superóxido, aumento da PA, redução do VEGF, fetos e placentas menores no grupo RG-sFlt quando comparado ao grupo RGN. No estudo avaliando o comportamento dos vasos (segmentos de carótida) quando expostos à acetilcolina (ACO) e nitroprussiato de sódio (NS), verificou-se que a resposta de relaxamento era menor no grupo RG-sFlt e que, ao se utilizar antioxidante previamente ao uso de ACO/NS, o efeito era parcialmente revertido. Esse trabalho aponta para a participação do aumento do sFlt-1 e da diminuição do VEGF na disfunção vascular via estresse oxidativo[31].

Eremina *et al*, na tentativa de determinar se quadros de microangiopatia trombótica em pacientes utilizando bevacizumab poderiam ser explicados pela redução glomerular de VEGF, criaram um modelo animal onde camundongos adultos quando expostos à tetraciclina apresentavam deleção do gene para VEGF apenas nos podócitos, sabidamente a maior fonte de produção de VEGF do glomérulo. Após um mês da exposição à tetraciclina, todos os animais apresentavam proteinúria, e após 5 semanas, HAS. Na análise histológica, à microscopia eletrônica os achados eram compatíveis com microangiopatia trombótica (MAT). Esses dados sugerem que o VEGF produzido no podócito é importante para a "saúde" do endotélio glomerular e o uso de bevacizumab (anti-VEGF) pode induzir MAT por diminuição do VEGF glomerular. Nesse mesmo artigo, a autora compara as similaridades entre grávidas com PE e pacientes utilizando bevacizumab, tanto na expressão clínica de HAS, proteinúria, lesão endotelial glomerular, quanto na reversibilidade dessas alterações após o parto e após a interrupção da medicação, respectivamente[25].

Em 2007, Garovic *et al* demonstraram que ocorria excreção de podócitos viáveis (podocitúria) em urina de gestantes com PE e que, quando a proteína marcada era a podocina, a sensibilidade e a especificidade eram de 100%[32]. Os mesmos autores mostraram que a expressão de nefrina e sinaptopodina estava diminuída em biópsia de tecido renal pós-morte de gestantes (devido à PE grave) quando comparadas à de gestantes normais (morte por acidente). No mesmo trabalho, foi administrado sFlt-1 ou anticorpo anti-VEGF em camundongos, que resultou em diminuição da expressão tanto da nefrina quanto da sinaptopodina. Nos animais que eram suplementados com VEGF 5 minutos após a infusão de sFlt-1 ou de anticorpo anti-VEGF, ocorria recuperação da expressão da nefrina e da sinaptopodina[33].

Henao *et al* publicaram artigo de revisão onde discutem a possibilidade de as alterações glomerulares presentes na PE serem a expressão de uma quebra da simbiose existente entre o endotélio dos capilares glomerulares e o podócito. Nessa teoria, o VEGF produzido no podócito exerceria função autócrina através de receptores VEGFR-1, presentes no próprio podócito, e função parácrina, através de receptores VEGFR-2, presentes no endotélio. Em condições normais, a ação do VEGF seria de manutenção da estrutura podocitária e do endotélio frenestrado dos capilares glomerulares. Na PE, o aumento de sFlt-1 diminuiria a biodisponibilidade do VEGF que diretamente e/ou através da ação de ET1 liberada pelo endotélio alterariam a barreira de filtração glomerular[34].

APLICAÇÃO CLÍNICA

Os estudos dos fatores angiogênicos (sFlt-1, PlGF) eram realizados até recentemente através de ensaios ELISA (*enzyme linkad immunoassay*), com duração média de 4 a 5 horas, com o propósito principal de pesquisa. A partir de 2009, um ensaio automatizado de eletroquimioluminescência, cujos resultados são determinados com base em uma curva de calibração gerada especificamente para um analisador de imunoensaios, permite a dosagem dessas proteínas em aproximadamente 20 minutos. Surge assim uma possível ferramenta de auxílio tanto para o diagnóstico quanto para o manejo clínico da PE[35,36].

Schiettecatte *et al* mostraram que a relação sérica sFlt-1/PlGF apresentava melhor sensibilidade e especificidade para o diagnóstico de PE de início precoce (< 34 semanas), bem como nos casos de maior gravidade clínica[36]. Verlohren *et al* demonstraram que a razão sérica sFlt-1/PlGF apresentava a melhor área sob a curva ROC (*receiver operating characteristic*) quando comparada às medidas isoladas de PlGF ou de sFlt-1 (0,95 *versus* 0,92 *versus* 0,91, respectivamente). O melhor desempenho foi obtido na identificação de PE de início precoce, área sob a curva ROC de 0,97[35]. Portanto, as dosagens do sFlt-1 e PlGF, além de caracterizar o *status* antiangiogênico presente na PE, permitem agora estudos clínicos com possibilidade de aplicação prática.

Em nosso estudo (dados não publicados), observamos que PE de início precoce (< 34 semanas de gestação) apresentava maior razão sérica sFlt-1/PlGF quando comparada a pacientes com PE tardia (após 34 semanas) e que havia correlação positiva entre a razão sérica sFlt-1/PlGF com gravidade da evolução clínica, principalmente nos recém-nascidos.

CONCLUSÃO

Pré-eclâmpsia é uma síndrome com alta morbidade materno-fetal, cuja etiologia é multifatorial. A apresentação clínica abrange desde quadros leves até situações em que ocorre comprometimento sistêmico com riscos, tanto para a gestante quanto para o feto.

A compreensão cada vez maior dos fatores envolvidos na fisiopatologia da PE cria a possibilidade de obtermos ferramentas não apenas para o diagnóstico precoce, mas também de monitorização intensiva, permitindo "otimizar" o cuidado materno-fetal. A aplicação clínica dos fatores angiogênicos ainda é objeto de estudo, há necessidade de trabalhos prospectivos para avaliar o papel da dosagem desses fatores como ferramenta para diagnóstico, prognóstico e de predição da PE. Além disso, novos biomarcadores estão sendo estudados, tornando a PE um campo de pesquisa dos mais interessantes.

REFERÊNCIAS BIBLIOGRÁFICAS

1. Sibai B, Dekker G, Kupferminc M. Pre-eclampsia. *Lancet* 2005; **365**: 785-799.
2. Sibai BM, Stella CL. Diagnosis and management of atypical preeclampsia-eclampsia. *Am J Obstet Gynecol* 2008; **200**: 481-487.
3. Sibai BM. Maternal and Uteroplacental hemodynamics for the classification and prediction of preeclampsia. *Hypertension* 2008; **52**: 805-806.
4. Powe CE, Levine RJ, Karumanchi A. Preeclampsia, a disease of the maternal endothelium: the role of antiangiogenic factors and implications for later cardiovascular disease. *Circulation* 2011; **123**: 2856-2869.
5. Hypertension in pregnancy. Report of the American College of Obstetricians and Gynecologists. Task Force on Hypertension in Pregnancy. *Obstet Gynecol* 2013; **122**: 1122-1131.
6. Report of National High Blood Pressure Education Program Working Group on High Blood Pressure in Pregnancy. *Am J Obstet Gynecol* 2000; **183**: S1-S22.
7. Duley L. The global impact of pre-eclampsia and eclampsia. *Semin Perinatol* 2009; **33**:130-137.
8. Laurenti R, Jorge MH, Gotlieb SL. A mortalidade materna nas capitais brasileiras: algumas características e estimativa de um fator de ajuste. *Rev Bras Epidemiol* 2004; 7: 449-460.
9. Matsuo K, Kooshesh S, Dinc M et al. Late postpartum eclampsia: report of two cases managed by uterine curettage and review of the literature. *Am J Perinatol* 2007; **24**: 257-266.
10. Nugent CE, Punch MR, Barr M Jr et al. Persistence of partial molar placenta and severe preeclampsia after selective termination in a twin pregnancy. *Obstet Gynecol* 1996; **87**: 829-831.
11. Khankin EV, Royle C, Karumanchi SA. Placental vasculature in health and disease. *Semin Thromb Hemost* 2010; **36**: 309-320.
12. Guzeloglu-Kayisli O, Kayisli UA, Taylor HS. The role of growth factors and cytokines during implantation: endocrine and paracrine interactions. *Semin Reprod Med* 2009; **27**: 62-79.
13. Moffett A, Hiby SE. How does the maternal immune system contribute to the development of pre-eclampsia? *Placenta* 2007; **28**: S51-S56.
14. Whitley GSJ, Cartwright JE. Trophoblast-mediated spiral artery remodeling: a role for apoptosis. *J Anat* 2009; **215**: 21-26.
15. Brosens I, Pijnenborg R, Vercruysse L, Romero R. The "great obstetrics syndromes" are associated with disorders of deep placentation. *Am J Obstet Gynecol* 2011; **204**: 193-201.
16. Ilekis JV, Reddy UM, Roberts JM. Preeclampsia - a pressing problem: an executive summary of a National Institute of Child Health and Human Development Workshop. *Reprod Sci* 2007; **14**: 508-523.
17. Moldenhauer JS, Stanek J, Khoury CWJ, Sibai B. The frequency and severity of placental findings in women with preeclampsia are gestational age dependent. *Am J Obstet Gynecol* 2003; **189**: 1173-1177.
18. Cindrova-Davies T. Gabor Than Award Lecture 2008: pre-eclampsia-from placental oxidative stress to maternal endothelial dysfunction. *Placenta* 2009; **30** (Suppl A): S55-S65.
19. Redman CW, Sargent IL. Placental debris, oxidative stress and pre-eclampsia. *Placenta* 2000; **21**: 597-602.
20. Maynard SE, Min JY, Merchan J et al. Excess placental soluble fms-like tyrosine kinase 1 may contribute to endothelial dysfunction, hypertension, and proteinuria in preeclampsia. *J Clin Invest* 2003; **111**: 649-658.
21. Chaiworapongsa T, Romero R, Espinoza J et al. Evidence supporting a role for blockade of the vascular endothelial growth factor system in the pathophysiology of preeclampsia. *Am J Obstet Gynecol* 2004; **190**: 1541-1550.
22. Levine R, Maynard SE, Qian C et al. Circulating angiogenic factors and the risk of preeclampsia. *N Engl J Med* 2004; **350**: 672-683.
23. Makris A, Thornton C, Thompson J et al. Uteroplacental ischemia results in proteinuric hypertension and elevated sFlt-1. *Kidney Int* 2007; **71**: 977-984.
24. Nagamatsu T, Fujii T, Kusumi M et al. Cytotrophoblasts up-regulate soluble fms-like tyrosine kinase-1 expression under reduced oxygen: an implication for the placental vascular development and the pathophysiology of preeclampsia *Endocrinology* 2004; **145**: 4838-4845.
25. Eremina V, Jefferson A, Kowalewska J et al. VEGF inhibition and renal thrombotic microangiopathy. *N Eng J Med* 2008; **358**: 1129-1136.
26. Venkatesha S, Toporsian M, Lam C et al. Soluble endoglin contributes to the pathogenesis of preeclampsia. *Nat Med* 2006; **12**: 642-649.
27. Levine RJ, Lam C, Qian C et al. Soluble endoglin and other circulating antiangiogenic factors in preeclampsia. *N Engl J Med* 2006; **355**: 992-1005.
28. Mutter WP, Karumanchi SA. Molecular mechanisms of preeclampsia. *Microvasc Res* 2008; **75**: 1-8.

29. Sandrim VC, Palei ACT, Metzger IF *et al*. Nitric oxide formation is related to serum levels of antiangiogenic factors soluble fms-like tyrosine kinase-1 and soluble endogline in preeclampsia. *Hypertension* 2008; **52**: 402-407.
30. Murphy SR, LaMarca BBD, Cockrell K, Granger JP. Role of endothelin in mediating soluble fms-like tyrosine kinase 1-induced hypertension in pregnant rats. *Hypertension* 2010; **55**: 394-398.
31. Bridges JP, Gilbert JS, Colson D *et al*. Oxidative stress contributes to soluble fms-like tyrosine kinase-1 induced vascular dysfunction in pregnant rats. *Am J Hypertens* 2009; **22**: 564-568.
32. Garovic VD, Wagner SJ, Turner ST *et al*. Urinary podocyte excretion as a marker for preeclampsia. *Am J Obstet Gynecol* 2007; **196**: 320e.1-7.
33. Garovic VD, Wagner SJ, Petrovic LM *et al*. Glomerular expression of nephrin and synaptopodin, but not podocin, is decreased in kidney sections from women with preeclampsia. *Nephrol Dial Transplant* 2007; **22**: 1136-1143.
34. Henao DE, Saleem MA, Cadavid AP. Glomerular disturbances in preeclampsia: disruption between glomerular endothelium and podocyte symbiosis. *Hyperten Pregnancy* 2010; **29**: 10-20.
35. Verlohren S, Galindo A, Schlembach D *et al*. An automated method for the determination of the sFlt-1/PlGF ratio in assessment of preeclampsia. *Am J Obstet Gynecol* 2010; **202**: 161.e11.
36. Schiettecatte J, Russcher H, Anckaert E *et al*. Multicenter evaluation of the first automated Elecsys sFlt-1 and PlGF assays in normal pregnancies and preeclampsia. *Clin Biochem* 2010; **43**: 768-770.

52

EMBOLIA POR COLESTEROL

Lisandre Romagnoli
Miguel Ernandes Neto
Raquel Cruzeiro de Siqueira

◆

INTRODUÇÃO

A embolia por colesterol é uma desordem sistêmica caracterizada pela oclusão arterial de vasos de pequeno calibre por cristais de colesterol embolizados a partir de uma artéria proximal de maior calibre. Geralmente acomete artérias com diâmetro entre 100 e 200nm[1,2]. Ela pode ser espontânea ou secundária a procedimentos vasculares invasivos, podendo também ocorrer após terapia anticoagulante[3]. Trata-se de uma causa de lesão renal aguda ainda subdiagnosticada em nosso meio, a qual vem ganhando prevalência com o aumento do uso de procedimentos invasivos no diagnóstico e manejo das doenças cardiovasculares.

PATOGÊNESE

A presença de uma placa aterosclerótica complicada é pré-requisito para o desenvolvimento da síndrome da embolia por colesterol. Essas placas no interior das paredes das artérias são formadas por acúmulo de colesterol, com reação inflamatória local, podendo levar à sua instabilidade[4].

Placas ricas em lípides e com uma fina capa fibrosa são mais vulneráveis à ruptura. Um estresse mecânico ou hemodinâmico pode levar à ruptura da capa fibrosa, expondo a matriz extracelular da placa, a qual é rica em colesterol. Uma vez expostos ao fluxo sanguíneo, esses cristais de colesterol podem desprender-se da placa, impactando-se a montante em vasos de menor calibre.

Essa ateroembolização pode ser iatrogênica, especialmente após cateterizações de grandes vasos ou procedimentos cirúrgicos, pode ser ainda secundária à anticoagulação ou também ocorrer espontaneamente[5,6].

MANIFESTAÇÕES

A distribuição das lesões e as manifestações clínicas da embolia por colesterol vão depender do território vascular comprometido originalmente pela placa aterosclerótica[3]. Qualquer tecido ou órgão pode ser afetado, contudo os órgãos mais acometidos são o cérebro, a retina (geralmente os cristais de colesterol são provenientes das artérias carótidas), os rins, o trato gastrintestinal, a pele e os músculos esqueléticos das extremidades inferiores[2].

A incidência do comprometimento sistêmico apresenta uma grande variabilidade na literatura. As manifestações cutâneas ocorrem em 35 a 96% dos casos, lesão renal em 50% dos casos[7], comprometimento do trato digestório variando entre 18 e 48%, acometimento da retina em 6 a 25% dos casos[1] e manifestações neurológicas entre 4 e 23%[3].

A tríade clássica da síndrome da embolia por colesterol inclui: livedo reticular, lesão renal aguda e eosinofilia[5], porém, com prevalência não relatada na literatura.

O livedo reticular é causado pela oclusão de pequenas artérias, capilares e vênulas, comumente acometendo vasos da derme profunda de pés, pernas, região lombar e nádegas[3]. Outra lesão cutânea frequente é a chamada "síndrome do dedo azul", que consiste em cianose e dor em região de extremidades, podendo evoluir para infartos digitais e gangrena, com acometimento, em geral, bilateral.

O rim é usualmente envolvido devido à proximidade das artérias renais à aorta, bem como pelo grande fluxo sanguíneo desse órgão. Tal acometimento se dá pela oclusão intra-arterial, arteriolar ou pela obstrução mecânica dos glomérulos[8].

Clinicamente, são descritos três tipos de acometimento renal ateroembólico. O primeiro tipo caracteriza-

-se pelo seu aparecimento repentino, sendo uma causa aguda de falência renal. Geralmente, é consequente a uma embolização que compromete os rins de forma maciça. O segundo tipo, o mais comumente observado, é caracterizado por apresentar um curso subagudo. O comprometimento renal nesse caso é secundário a reações de corpo estranho, podendo também ser decorrente de múltiplos ciclos de microembolizações pelos cristais de colesterol. No terceiro tipo, o comprometimento renal ocorre de forma crônica e estável, sendo associado à nefroangiosclerose e/ou nefropatia isquêmica[3].

No primeiro e segundo tipos, a necessidade de diálise pode estar presente em 25-60% dos pacientes. Diversos estudos têm mostrado a recuperação da função renal em $1/3$ desses pacientes[9]. A recuperação da função renal provavelmente ocorre pela reversão da inflamação, resolução da necrose tumoral aguda (NTA) e hipertrofia dos néfrons remanescentes[3]. Pacientes que progrediram para o estágio terminal da doença renal apresentaram mortalidade elevada (75%), quando comparados àqueles que recuperaram a função[10].

A eosinofilia é outra manifestação que pode estar presente na embolia por colesterol em 14 a 80% dos casos, sendo uma expressão da resposta inflamatória desencadeada pela isquemia local[3].

ACHADOS LABORATORIAIS

Os achados laboratoriais não são específicos, mas podem auxiliar no diagnóstico. O comprometimento renal caracteriza-se por elevação na creatinina e ureia séricas, podendo também ser encontradas proteinúria e hematúria macroscópica[3].

Quando os cristais de colesterol atingem outros leitos (intestinos, pele, extremidades etc.), uma resposta inflamatória é desencadeada, podendo ser detectados eosinofilia, consumo de complemento sérico e elevação dos marcadores de inflamação aguda, como a proteína C-reativa[1,8].

DIAGNÓSTICO

O diagnóstico de certeza é feito pelo achado do depósito dos cristais de colesterol, seja no exame de retina, seja na biópsia de pele ou na biópsia renal[8]. Contudo, a indicação da biópsia renal não é uma prática rotineira nos casos suspeitos, sendo o diagnóstico fundamentado somente pelos achados clínicos. Tal conduta contribui para que a doença seja, muitas vezes, pouco diagnosticada.

O diagnóstico histológico, quando realizado, é altamente característico e inclui a oclusão de lúmen de pequenas artérias pelo material aterosclerótico. Com a técnica de preparo do tecido para análise histológica, os lípides são dissolvidos e os cristais de colesterol são identificados pela presença de espaços em formato de agulha, que aparecerão vazios no corte. Essas fissuras biconvexas são encontradas em vasos com diâmetro de 50-200mm (artérias interlobulares e arqueadas). Tais cristais são geralmente pequenos e não ocluem completamente a luz dos vasos, porém, frequentemente, induzem uma resposta inflamatória que levará à obstrução completa dos vasos em semanas a meses[11].

Com a progressão da lesão, também poderão ser encontrados focos irregulares de atrofia do parênquima renal, com a presença de túbulos atróficos e áreas de isquemia[3]. A isquemia secundária à obstrução dos vasos leva a encolhimento e afilamento da membrana basal glomerular[11].

Fukumoto *et al* foram o primeiro grupo a realizar um estudo prospectivo em Fukuoka, no Japão, intitulado *The Cholesterol Embolism Study* (CHEST). O trabalho analisou a incidência da embolia por colesterol em pacientes submetidos à cateterização cardíaca, encontrando incidência de 1,4%. Os autores utilizaram apenas critérios clínicos e laboratoriais para definir a embolia por colesterol. Eles consideraram o diagnóstico de embolia definitiva quando os pacientes apresentavam sinais cutâneos, como livedo reticular, síndrome do dedo azul e gangrena digital, com ou sem envolvimento renal. Já a embolia por colesterol era relatada como possível quando os pacientes apresentavam apenas disfunção renal, considerada creatinina sérica acima de 1,3mg/dL e aumento de 50% da creatinina basal após 2 semanas do procedimento[12].

TRATAMENTO

Ainda não há tratamento específico para a síndrome da embolia por colesterol. Os objetivos do tratamento incluem o suporte clínico relacionado ao órgão acometido e a profilaxia contra novos episódios de embolização. Como essa desordem está relacionada à aterosclerose, a modificação de fatores de risco tradicionais como tabagismo, hipertensão arterial e hipercolesterolemia deve ser empregada.

Muitos estudos têm demonstrado que o uso de estatinas diminui o risco da embolização por colesterol. Procedimentos cirúrgicos como *bypass* aórtico, endarterectomia e uso de *stents* em aneurisma de aorta abdominal também são descritos como fatores de proteção para um novo evento[2].

Nos casos em que é necessária a implementação de terapia renal substitutiva, há poucos relatos mostrando diferenças de benefícios entre as modalidades. A hemodiálise usualmente necessita de anticoagulação, o que pode ser fator de risco para novos eventos tromboembólicos; por outro lado, a diálise peritoneal pode estar contraindicada em grupos específicos de pacientes, incluindo aqueles que evoluíram com isquemia mesentérica[9].

O uso de corticosteroides ainda é controverso. Alguns estudos demonstraram que altas doses de esteroides se mostraram benéficas na diminuição da progressão para falência renal, provavelmente por reduzir a reação inflamatória local causada pelos cristais de colesterol[7].

REFERÊNCIAS BIBLIOGRÁFICAS

1. Jucgla A, Moreso F, Muniesa C et al. Cholesterol embolism: still an unrecognized entity with a high mortality rate. *J Am Acad Dermatol* 2006; **55**: 786-793.
2. Kronzon I, Saric M. Cholesterol embolization syndrome. *Circulation* 2010; **122**: 631-641.
3. Venturelli C, Jeannin G, Sottini L et al. Cholesterol crystal embolism (atheroembolism). *Heart Int* 2006; **2**: 155-160.
4. Dave T, Ezhilan J, Vasnawala H et al. Plaque regression and plaque stabilisation in cardiovascular diseases. *Indian J Endocrinol Metab* 2013; **17**: 983-989.
5. Hirano Y, Ishikawa K. Cholesterol embolization syndrome: how to recognize and prevent this potentially catastrophic iatrogenic disease. *Intern Med* 2005; **44**: 1209-1210.
6. Moll S, Huffman J. Cholesterol emboli associated with warfarin treatment. *Am J Hematol* 2004; **77**: 194-195.
7. Madhav D, Ram R, Prayaga A et al. Cholesterol crystal embolization (CCE): improvement of renal function with high-dose corticosteroid treatment. *Saudi J Kidney Dis Transpl* 2011; **22**: 327-330.
8. Stratta P, Bozzola C, Quaglia M. Pitfall in nephrology: contrast nephropathy has to be differentiated from renal damage due to atheroembolic disease. *J Nephrol* 2012; **25**: 282-289.
9. Ravani P, Gaggi R, Rollino C et al. Lack of Association between dialysis modality and outcomes in atheroembolic renal disease. *Clin J Am Soc Nephrol* 2010; **5**: 454-459.
10. Frock J, Bierman M, Hammeke M et al. Atheroembolic renal disease: experience with 22 patients. *Nebr Med J* 1994; **79**: 317-321.
11. Mittal BV, Alexander MP, Rennke HG et al. Atheroembolic renal disease: a silent masquerader. *Kidney Int* 2008; **73**: 126-130.
12. Fukumoto Y, Tsutsui H, Tsuchihashi M et al. The Incidence and risk factors of cholesterol embolization syndrome, a complication of cardiac catheterization: a prospective study. *J Am Coll Cardiol* 2003; **42**: 211-216.

53

NEFROTOXICIDADE DAS POLIMIXINAS: VERDADE OU MITO?

Thiago Gomes Romano
Ronaldo Roberto Bergamo

INTRODUÇÃO

As polimixinas foram descritas pela primeira vez em 1947 e seu nome deriva do micro-organismo do qual foram sintetizadas, o *Bacillus polimyxa*[1]. Existem cinco tipos de polimixinas: A, B, C, D e E, porém apenas a B e a E apresentam aplicação clínica, tendo em vista a toxicidade das demais[2].

Inicialmente abandonadas da prática clínica, justamente devido a sua toxicidade, as polimixinas ressurgiram, na última década, devido ao aumento da prevalência de agentes multirresistentes e à falta de perspectiva de disponibilidade de novos agentes antimicrobianos[2,3].

MECANISMO DE AÇÃO E ESTRUTURA DA MOLÉCULA

Essencialmente, esse grupo de antimicrobianos são agentes bactericidas cuja ligação a componentes da membrana citoplasmática e externa como liposacarídeos e fosfolípides da bactéria leva a alterações nos canais de cálcio com ruptura e liberação de componentes celulares[4].

Quanto à estrutura, as moléculas são compostas de decapeptídeos com anéis de heptapeptídeos que contêm ligação com ácido graxo, aminobutírico e amido. A polimixina E difere da B, pois contém na posição 6 a D-leucina em vez da D-fenilalanina[5].

PREPARAÇÕES COMERCIAIS E DOSAGEM

A polimixina E (colistina) é disponível em preparações de uso tópico como sulfato ou colistimetato para uso parenteral. O sulfato de polimixina B é usado como medicação tópica e parenteral[6].

O colistimetato de sódio é uma colistina derivada da reação com formaldeído e bissulfito de sódio[7] e, após a administração, é convertido em colistina cujas ações foram supramencionadas.

O fabricante recomenda a dose de polimixina B de 15.000-25.000UI/kg/dia (lembrando que 1mg de sulfato de polimixina corresponde a 10.000UI) por via intravenosa dividida em duas tomadas em infecções sistêmicas, com dose máxima de 2.000.000UI/dia. Para a colistina, a dose recomendada é de 2,5-5mg/kg/dia dividida em 2 a 4 doses por via intravenosa[6]. Quanto ao ajuste da droga pela função renal, discutiremos ao longo deste capítulo.

AÇÃO ANTIMICROBIANA E FARMACOCINÉTICA

O espectro de ação inclui exclusivamente bactérias gram-negativas, sendo ineficazes contra agentes gram-positivos e fungos. Dados epidemiológicos revelam que a polimixina B é muito eficaz no tratamento de infecções por *Pseudomonas aeruginosa* (1,3% de resistência), *Acinetobacter* spp. (2,1% de resistência), *Citrobacter* spp., *Escherichia coli* e *Klebsiella* spp. (menos de 2% de resistência para esses últimos três agentes)[8].

A polimixina B apresenta taxa de ligação proteica ao redor de 56%, meia-vida de aproximadamente 6 horas com pico sérico em 2 horas, volume de distribuição plasmática de 70 a 200mL/kg e menos de 1% da droga é de clareamento renal. Quanto à colistina, dada como uma pró-droga na forma de colistimetato de sódio, ela apresenta meia-vida de 2 horas, com pico sérico em 10 minutos e excreção predominantemente urinária.

NEFROTOXICIDADE DA DROGA

A nefrotoxicidade da polimixina é atribuída a sua estrutura química, onde os ácidos graxos e aminoácidos de sua composição provavelmente são parte importante desse mecanismo. Os efeitos nas células tubulares renais são os mesmos daqueles observados na parede bacteriana, especificamente a polimixina aumenta a permeabilidade tubular resultando em maior influxo de cátions, ânions e água, gerando edema e lise celular[9].

Dados experimentais publicados por Abdelraouf *et al* demonstraram, por meio de análise histológica do tecido renal de ratos expostos à polimixina B, que houve uma vacuolização citoplasmática nas células epiteliais do túbulo proximal, bem como necrose tubular e dilatação tubular, com alguns túbulos revelando exposição de sua membrana basal e edema intersticial, porém glomérulos e túbulos distais permaneciam inalterados ao longo do tratamento. Interessante notar que tais alterações eram mais evidentes e mais rápidas no grupo exposto ao regime de múltiplas doses, em comparação ao grupo com dose única diária. No mesmo estudo, menos de 5% da dose administrada foi recuperada na urina, reforçando o dado de que a eliminação da droga depende muito mais de mecanismos não renais[10].

Kim *et al* trouxeram o conceito de que dose cumulativa, hipoalbuminemia e uso concomitante de drogas anti-inflamatórias são fatores de risco para o desenvolvimento de nefrotoxicidade pela polimixina[11]. Falagas *et al* mostraram que a elevação da creatinina sérica após a exposição ao uso prolongado (mais de quatro semanas) de colistina por via intravenosa tende a retornar aos valores basais após suspensão do uso da droga[12]. Achados esses semelhantes aos de Kubin *et al*[13], com média de pico de creatinina após o início da terapia em 4 dias.

Em relação a estudos clínicos, Levin *et al* publicaram incidência de lesão renal aguda (LRA) de 37% em 59 indivíduos submetidos à terapia com colistina, sendo que a piora da função renal foi mais prevalente naqueles com disfunção renal prévia (58%) do que naqueles com função renal normal (27%)[14]. Michalopoulos *et al* demonstraram incidência de LRA de 18% em 43 indivíduos criticamente enfermos, e todos aqueles que desenvolveram LRA faleceram[15]. Kasiakou *et al*, em contrapartida, encontraram incidência de apenas 8%[16], achados mais compatíveis com Kallel *et al*, onde LRA não foi observada em 60 pacientes tratados com colistina[17].

As tabelas 53.1 e 53.2 trazem alguns estudos que abordaram tal questão e seus principais achados.

COMPARAÇÃO DE POTENCIAL NEFROTÓXICO ENTRE AS POLIMIXINAS

A questão de qual apresentação tem maior potencial de nefrotoxicidade foi abordada em alguns estudos:

Akajagbor *et al*, em estudo coorte retrospectivo com cerca de 400 pacientes, observaram que a colistina apresentou maior potencial de nefrotoxicidade quando comparada à polimixina B (60,4% *vs.* 41,8%, respectivamente; p = 0,003), sendo que a toxicidade observada foi reversível na maioria dos pacientes com pico de creatinina sérica ao redor de 6 dias de uso da droga, com efeito dose-dependente[26].

Por outro lado, um grupo brasileiro do Hospital das Clínicas da Faculdade de Medicina da Universidade de São Paulo e do Hospital do Servidor Público Estadual de São Paulo, em estudo retrospectivo, com número menor de pacientes do que o estudo supracitado, demonstrou que a incidência de toxicidade renal foi similar no grupo polimixina B quando comparado ao da colistina (44% *vs.* 56%; p = 0,92), achado semelhante ao estudo de Oliveira *et al*, com incidência de lesão renal em 26% no grupo colistina *vs.* 27% no grupo polimixina B (p = 0,92)[27].

Tabela 53.1 – Estudos sobre a nefrotoxicidade do colistimetato de sódio.

Autor	Número de pacientes	Dose	Definição de nefrotoxicidade	Incidência de nefrotoxicidade (%)
Levin *et al*[14]	59	2,5-5mg/kg/dia	Aumento da creatinina sérica > 1,5mg/dL	37
Michalopoulos *et al*[15]	43	3mg/kg/dia	Elevação da creatinina sérica > 2mg/dL	18
Kasiakou *et al*[16]	50	2mg/kg/dia	Elevação em 50% da creatinina sérica	8
Reina *et al*[18]	55	5mg/kg/dia	Elevação da creatinina sérica > 2mg/dL	0
Kallel *et al*[19]	75	100UI/kg/dia	Elevação de creatinina > 1,5mg/dL	9
Koomanachai *et al*[20]	78	5mg/kg/dia	Elevação de duas vezes a creatinina sérica	30
Kallel *et al*[17]	60	6mg/kg/dia	–	0
Pintado *et al*[21]	60	2,5-5mg/kg/dia	Elevação da creatinina > 2mg/dL	10

Tabela 53.2 – Estudos sobre a nefrotoxicidade da polimixina B.

Autor	Número de pacientes	Dose	Definição de nefrotoxicidade	Incidência de nefrotoxicidade (%)
Ouderkirk et al[22]	60	1,5-2,5mg/kg/dia	Elevação em duas vezes a creatinina basal	14
Sobieszczyc et al[23]	25	2,5-3mg/kg/dia	Elevação em duas vezes a creatinina basal	6
Holloway et al[24]	33	130mg/dia	Elevação em 50% da creatinina sérica	21
Furtado et al[25]	74	1,5-2,5mg/kg/dia	Necessidade de diálise, elevação da creatinina sérica > 2mg/dL ou dobro do valor basal	9

Devido à discrepância dos achados e à ausência de estudos randomizados, existe espaço para futuros estudos abordando a comparação das duas apresentações no que diz respeito à nefrotoxicidade.

AJUSTE DA DOSE BASEADO NA FUNÇÃO RENAL

As recomendações clássicas em relação ao ajuste da droga pelo *clearance* de creatinina são as seguintes:

Polimixina B:
- *Clearance* de creatinina entre 30 e 80mL/min: dose de 10.000 a 15.000UI/kg dividida a cada 12 horas.
- *Clearance* abaixo de 30mL/min: 10.000 a 15.000UI/kg a cada 2 a 3 dias.
- Indivíduos anúricos: 10.000UI/kg a cada 5 a 7 dias[28].

Colistina (polimixina G):
- *Clearance* entre 50 e 79mL/min: 2.5-3,5mg/kg/dia em duas doses.
- *Clearance* entre 30 e 49mL/min: 2,5mg/kg/dia em dose única ou dividida em duas doses.
- *Clearance* entre 10 e 29mL/min: 1,5mg/kg a cada 36 horas.

Porém, Zavaski *et al* estudaram a cinética da polimixina B em indivíduos críticos, por meio de análise sérica, urinária e pela determinação da taxa de ligação proteica da droga. Esses autores demonstraram que o pico sérico da droga após administração variou de 3,8 a 13,9mg/L, sendo que, naqueles pacientes em que a dosagem urinária da droga foi possível, menos de 1% foi recuperada na urina (valores variando de 0,04 a 0,86%), concluindo que o clareamento da droga depende de fatores extrarrenais[29], que independe da função renal e que o ajuste da dose baseado no *clearance* de creatinina deve aguardar mais estudos. Vale a pena lembrar que tal controversa gira em torno do uso da polimixina B e não da colistina.

OPÇÕES TERAPÊUTICAS INALATÓRIAS

Entre as infecções por agentes gram-negativos multirresistentes, destacam-se as pneumonias associadas à ventilação mecânica (PAV), as quais estão associadas ao maior tempo de internação em unidades de tratamento intensivo (UTI) e mortalidade. Em 2004, a IDSA (*Infectious Diseases Society of America*) publicou um relatório intitulado *Bad Bugs, No Drugs: As Antibiotic Discovery Stagnates, a Public Health Crisis Brews*; neste documento chama-se a atenção para a falta de novas opções terapêuticas aos agentes multirresistentes e destaca-se a necessidade da criação de ao menos 10 novas drogas até 2020. Enquanto tal proposta não seja alcançada, encoraja-se o uso de estratégias alternativas de tratamento.

A administração de terapia antimicrobiana por aerossol vem sendo estudada com resultados animadores. Czosnowski *et al* avaliaram pacientes com PAV por *Pseudomonas aeruginosa, Acinetobacter baumanii* ou ambos tratados com tobramicina, amicacina e colistina inalatória associadas a antibióticos sistêmicos, demonstrando um sucesso de 85% naqueles casos refratários à terapia sistêmica isolada[30]. Michalopoulos *et al*, em análise de 60 pacientes criticamente enfermos tratados com colistina inalatória para PAV por agentes multirresistentes, observaram resultados semelhantes ao trabalho supracitado, com taxa de sucesso ao redor de 85%, sem efeitos colaterais associados ao uso da droga[31].

Em estudo randomizado, Lu *et al* demonstraram que o uso de antimicrobiano inalatório (ceftazidima e amicacina), quando comparado ao uso parenteral, apresentou a mesma taxa de sucesso terapêutico (70% *vs.* 55%)[32].

Naesens *et al*, em estudo retrospectivo, demonstraram que a administração inalatória em pacientes sob ventilação mecânica por nebulizadores comuns (Servo Ultra Nebulizer 145/345 – Maquet, Solna, Suécia e o 84 12 935 para o Dräger Evita 4 – Dräger, Lennik, Bélgica), assim como a administração em pacientes sob respiração espontânea, foi mais eficaz no tratamento de pneumonia associada a *Pseudomonas aeruginosa* do que quando comparada à terapia sem uso de drogas inalatórias (87% *vs.* 40%)[33].

Uma crítica ao uso da via inalatória é a dispersão das partículas durante sua administração; grande quantidade da droga permanece no circuito da ventilação mecânica e árvore traqueobrônquica, não alcançando assim o compartimento alveolar. Para minimizar tal crítica, Luyt *et al* estudaram a farmacocinética da administração inalatória de amicacina por um dispositivo chamado *Pulmonary Drug Delivery System* (PDDS), o qual consiste em uma unidade de nebulização com vibração de alta frequência adaptada por uma peça T, que oferta partículas pequenas (3 a 5μm) de aerossol durante os primeiros 75% da fase inspiratória. Tal dispositivo demonstrou-se capaz de manter os níveis alveolares da droga sempre acima da concentração inibitória mínima dos agentes gram-negativos responsáveis pelo desenvolvimento de PAV em ambiente de UTI[34].

Portanto, os dados disponíveis atualmente apontam para que a via inalatória seja uma opção terapêutica e que alguns nebulizadores de nova geração potencializem sua eficácia.

CONCLUSÃO

As polimixinas são drogas cujo uso aumentou nos últimos anos devido ao surgimento de bactérias gram-negativas multirresistentes. A questão da nefrotoxicidade da droga está bem definida por modelos experimentais e por dados clínicos, porém o ajuste da dose da polimixina B a ser infundida baseado no *clearance* de creatinina é ponto controverso, uma vez que a eliminação renal do fármaco é muito pequena.

Outro ponto que merece mais investigação é a eventual diferença na incidência de nefrotoxicidade das duas apresentações disponíveis atualmente.

Uma estratégia válida na redução de tal nefrotoxicidade é o uso da via inalatória quando o foco infeccioso for pulmonar e, idealmente, na presença de dispositivos que elevem a concentração alveolar da droga evitando a dispersão da molécula na via aérea.

REFERÊNCIAS BIBLIOGRÁFICAS

1. Stansly PG, Sheper DRG, White HJ. Polymyxin: a new chemotherapeutic agent. *Bull Johns Hopkins Hosp* 1947; **81**: 43-54.
2. Falagas ME, Kasiakou SK. Colistin: the revival of polymyxins for the management of multidrug-resistant gram-negative bacterial infections. *Clin Infect Dis* 2005; **40**: 1333-1341.
3. Li J, Nation RL. Old polymyxins are back: is resistance close? *Clin Infect Dis* 2006; **43**: 663-664.
4. Giamarellou H. Treatment options for multidrug-resistant bacteria. *Expert Rev Anti Infect Ther* 2006; **4**: 601-618.
5. Mendes CA, Burdmann EA. [Polymyxins – review with emphasis on nephrotoxicity]. *Rev Assoc Med Bras* 2009; **55**: 752-759.
6. Falagas ME, Kasiakou SK, Tsiodras S, Michalopoulos A. The use of intravenous and aerosolized polymyxins for the treatment of infections in critically ill patients: a review of the recent literature. *Clin Med Res* 2006; **4**: 138-146.
7. Vinnicombe J, Stamey TA. The relative nephrotoxicities of polymyxin B sulfate, sodium sulfomethyl-polymyxin B, sodium sulfomethyl-colistin (colymycin), and neomycin sulfate. *Invest Urol* 1969; **6**: 505-519.
8. Gales AC, Jones RN, Sader HS. Global assessment of the antimicrobial activity of polymyxin B against 54.731 clinical isolates of Gram-negative bacilli: report from the SENTRY antimicrobial surveillance programme (2001-2004). *Clin Microbiol Infect* 2006; **12**: 315-321.
9. Falagas ME, Kasiakou SK. Toxicity of polymyxins: a systematic review of the evidence from old and recent studies. *Crit Care* 2006; **10**: R27.
10. Abdelraouf K, Braggs KH, Yin T *et al*. Characterization of polymyxin B-induced nephrotoxicity: implications for dosing regimen design. *Antimicrob Agents Chemother* 2012; **56**: 4625-4629.
11. Kim J, Lee KH, Yoo S, Pai H. Clinical characteristics and risk factors of colistin-induced nephrotoxicity. *Int J Antimicrob Agents* 2009; **34**: 434-438.
12. Falagas ME, Rizos M, Bliziots IA *et al*. Toxicity after prolonged (more than four weeks) administration of intravenous colistin. *BMC Infect Dis* 2005; **5**: 1.
13. Kubin CJ, Ellman TM, Phadke V *et al*. Incidence and predictors of acute kidney injury associated with intravenous polymyxin B therapy. *J Infect* 2012; **65**: 80-87.
14. Levin AS, Barone AA, Penco J *et al*. Intravenous colistin as therapy for nosocomial infections caused by multidrug-resistant Pseudomonas aeruginosa and Acinetobacter baumannii. *Clin Infect Dis* 1999; **28**: 1008-1011.
15. Michalopoulos AS, Tsiodras S, Rellos K *et al*. Colistin treatment in patients with ICU-acquired infections caused by multiresistant Gram-negative bacteria: the renaissance of an old antibiotic. *Clin Microbiol Iinfect* 2005; **11**: 115-121.
16. Kasiakou SK, Michalopoulos A, Soteriades ES *et al*. Combination therapy with intravenous colistin for management of infections due to multidrug-resistant Gram-negative bacteria in patients without cystic fibrosis. *Antimicrob Agents Chemother* 2005; **49**: 3136-3146.
17. Kallel H, Hergafi L, Bahloul M *et al*. Safety and efficacy of colistin compared with imipenem in the treatment of ventilator-associated pneumonia: a matched case-control study. *Intensive Care Med* 2007; **33**: 1162-1167.
18. Reina R, Estenssoro E, Saenz G *et al*. Safety and efficacy of colistin in Acinetobacter and Pseudomonas infections: a prospective cohort study. *Intensive Care Med* 2005; **31**: 1058-1065.
19. Kallel H, Bahloul M, Hergafi L *et al*. Colistin as a salvage therapy for nosocomial infections caused by multidrug-resistant bacteria in the ICU. *Int J Antimicrob Agents* 2006; **28**: 366-369.
20. Koomanachai P, Tiengrim S, Kiratisin P, Thamlikitkul V. Efficacy and safety of colistin (colistimethate sodium) for therapy of infections caused by multidrug-resistant Pseudomonas aeruginosa and Acinetobacter baumannii in Siriraj Hospital, Bangkok, Thailand. *Int J Infect Dis* 2007; **11**: 402-406.
21. Pintado V, San Miguel LG, Grill F *et al*. Intravenous colistin sulphomethate sodium for therapy of infections due to multidrug-resistant gram-negative bacteria. *J Infect* 2008; **56**: 185-190.
22. Ouderkirk JP, Nord JA, Turett GS, Kislak JW. Polymyxin B nephrotoxicity and efficacy against nosocomial infections caused by multiresistant gram-negative bacteria. *Antimicrob Agents Chemother* 2003; **47**: 2659-2662.
23. Sobieszczyk ME, Furuya EY, Hay CM *et al*. Combination therapy with polymyxin B for the treatment of multidrug-resistant Gram-negative respiratory tract infections. *J Antimicrob Chemother* 2004; **54**: 566-569.
24. Holloway KP, Rouphael NG, Wells JB *et al*. Polymyxin B and doxycycline use in patients with multidrug-resistant Acinetobacter baumannii infections in the intensive care unit. *Ann Pharmacother* 2006; **40**: 1939-1945.
25. Furtado GH, d'Azevedo PA, Santos AF *et al*. Intravenous polymyxin B for the treatment of nosocomial pneumonia caused by multidrug-resistant Pseudomonas aeruginosa. *Int J Antimicrob Agents* 2007; **30**: 315-319.

26. Akajagbor DS, Wilson SL, Shere-Wolfe KD *et al*. Higher incidence of acute kidney injury with intravenous colistimethate sodium compared with polymyxin B in critically ill patients at a tertiary care medical center. *Clin Infect Dis* 2013; **57**: 1300-1303.
27. Oliveira MS, Prado GV, Costa SF *et al*. Polymyxin B and colistimethate are comparable as to efficacy and renal toxicity. *Diagn Microbiol Infect Dis* 2009; **65**: 431-434.
28. Hoeprich PD. The polymyxins. *Med Clin North Am* 1970; **54**: 1257-1265.
29. Zavascki AP, Goldani LZ, Cao G *et al*. Pharmacokinetics of intravenous polymyxin B in critically ill patients. *Clin Infect Dis* 2008; **47**: 1298-1304.
30. Czosnowski QA, Wood GC, Magnotti LJ *et al*. Adjunctive aerosolized antibiotics for treatment of ventilator-associated pneumonia. *Pharmacotherapy* 2009; **29**: 1054-1060.
31. Michalopoulos A, Fotakis D, Virtzili S *et al*. Aerosolized colistin as adjunctive treatment of ventilator-associated pneumonia due to multidrug-resistant Gram-negative bacteria: a prospective study. *Resp Med* 2008; **102**: 407-412.
32. Lu Q, Yang J, Liu Z *et al*. Nebulized ceftazidime and amikacin in ventilator-associated pneumonia caused by Pseudomonas aeruginosa. *Am J Resp Crit Care Med* 2011; **184**: 106-115.
33. Naesens R, Vlieghe E, Verbrugghe W *et al*. A retrospective observational study on the efficacy of colistin by inhalation as compared to parenteral administration for the treatment of nosocomial pneumonia associated with multidrug-resistant Pseudomonas aeruginosa. *BMC Infect Dis* 2011; **11**: 317.
34. Luyt CE, Clavel M, Guntupalli K *et al*. Pharmacokinetics and lung delivery of PDDS-aerosolized amikacin (NKTR-061) in intubated and mechanically ventilated patients with nosocomial pneumonia. *Crit Care* 2009; **13**: R200.

54

HEMATÚRIA NO ADULTO: DUAS VISÕES

Gianna Mastroianni Kirsztajn
Maria Goretti Polito
Ronaldo Maia

INTRODUÇÃO

A hematúria é um problema diagnóstico frequente não só no dia a dia de nefrologistas e urologistas, como também dos médicos generalistas. Há relatos de hematúria macroscópica em 4 a 13% da população adulta[1], citando-se até 16%[2]. Além disso, em geral não é fácil estabelecer sua origem, visto que a hematúria é manifestação de doenças muito variadas. Vale salientar que uma das maiores dificuldades no manuseio dos casos de hematúria isolada é determinar a extensão da investigação diagnóstica, que, mesmo sendo ampla, muitas vezes é inconclusiva. Não bastassem essas dificuldades, o valor atribuído a cada procedimento diagnóstico varia muito em diferentes estudos, dificultando o estabelecimento de uma sequência ideal de investigação.

CLASSIFICAÇÃO

A hematúria pode ser classificada, para fins didáticos e práticos, segundo critérios diversos, como citado a seguir, levando em consideração:

1. Tipo: microscópica ou macroscópica, contínua ou intermitente.
2. Sintomatologia: assintomática, acompanhada de sinais e sintomas.
3. Origem: glomerular e extraglomerular.
4. Ocorrência ou não de dismorfismo eritrocitário: dismórfica, eumórfica.

INVESTIGAÇÃO DE HEMATÚRIA

Diante de um paciente com hematúria isolada, o plano básico de investigação em caso de hematúria envolve cuidadosa avaliação clínica, valorizando-se devidamente a história da doença atual, antecedentes pessoais e familiares e exame físico; segue-se a confirmação da hematúria pelo exame de urina e, de acordo com as informações inicialmente obtidas, procede-se à avaliação laboratorial complementar, que será descrita de forma mais detalhada ao longo deste capítulo.

Em caso de hematúria isolada, quando da obtenção da história clínica, alguns aspectos que devem ser particularmente enfatizados são listados adiante. Tais informações clínicas contribuem para que se chegue mais fácil e rapidamente à causa da hematúria em determinadas situações ou, pelo menos, constituem-se em recurso simples capaz de reduzir o espectro de possibilidades diagnósticas, ajudando a escolher o rumo que a investigação tomará inicialmente[1]. A título de exemplo, a concomitância de tonsilites com episódios de hematúria macroscópica faria pensar em doença de Berger como etiologia mais provável para doenças glomerulares. Por outro lado, sintomas de prostatismo sugeririam que se enfatizasse a investigação predominantemente urológica.

Entre as informações que devem rotineiramente ser pesquisadas na história clínica em pacientes com hematúria citamos:

1. Características da hematúria em si (quando macroscópica): se é inicial, terminal ou total; se é indolor ou faz-se acompanhar de quadro de dor; se há formação de coágulo ou não.
2. Intervalo de aparecimento de hematúria macroscópica em relação a quadros infecciosos ou simplesmente quadros febris.
3. Antecedentes pessoais ou familiares de hematúria.
4. Antecedentes familiares de doença renal progressiva/doença renal crônica.

5. Paciente e/ou familiares com evidência de deficiência auditiva.
6. Antecedentes pessoais ou familiares de calculose, neoplasia, tuberculose, diabetes, anemia falciforme.
7. Evidências de doença autoimune.
8. Ocorrência de hipertensão arterial sistêmica.
9. Quadro clínico de prostatismo.

Já no que se refere ao diagnóstico laboratorial, informações adicionais úteis podem ser fornecidas pelo mesmo exame de urina em que se constatou a hematúria e podem dar uma primeira orientação quanto aos próximos passos. Presença de dismorfismo eritrocitário, cilindrúria hemática e/ou proteinúria sugeririam tratar-se de doença glomerular[3]; a concomitância do achado de glicosúria tornaria necessário afastar *diabetes mellitus*, por exemplo. Detectando-se leucocitúria, a possibilidade de infecção do trato urinário deveria ser inicialmente considerada e, se não fosse confirmada, outras causas poderiam ser avaliadas.

A avaliação laboratorial complementar varia de um caso para outro; mas, pode-se dizer que os exames costumeiramente utilizados para a investigação laboratorial de hematúria isolada são os seguintes: 1. exame de urina; 2. citologia urinária; 3. avaliação do ritmo de filtração glomerular (RFG): creatinina sérica, *clearance* de creatinina ou outro marcador de RFG; 4. urocultura; 5. avaliação dirigida à exclusão de doenças sistêmicas e infecciosas; 6. estudo da coagulação; 7. avaliação de distúrbios metabólicos (cálcio e ácido úrico urinários).

Não existe, de modo geral, uma sequência ideal para a realização da investigação, mas, aliado às informações clínicas, um dos recursos que poderia torná-la um pouco mais simples seria, desde o início, estabelecer a provável origem do sangramento, ou seja, se é glomerular ou não glomerular[1].

Vale salientar, entretanto, que, mesmo quando a hematúria é de origem glomerular, cilindrúria hemática e/ou proteinúria podem não ser observadas. Nesse caso, é extremamente útil a pesquisa de dismorfismo eritrocitário[4]. Tal pesquisa vem a ser um exame da morfologia dos eritrócitos, realizada em geral por microscopia de contraste de fase, e que revelou sensibilidade e especificidade elevadas no diagnóstico diferencial entre sangramento glomerular e não glomerular, tanto nos estudos iniciais[5,6], como nos maios recentes, sendo seu papel reconhecido atualmente em todo o mundo[7].

A hematúria é dita "glomerular" se os eritrócitos na urina apresentarem ampla faixa de variação morfológica. Além dessa análise microscópica, que tem a peculiaridade de ser subjetiva, alguns serviços vêm utilizando técnica automatizada para a avaliação de tamanho e características outras dos eritrócitos, também com sucesso[8].

Os que acompanham os critérios inicialmente descritos por Fairley e Birch[9] para a definição de dismorfismo eritrocitário utilizam-se de uma avaliação qualitativa sem preocupação com a quantificação do seu número, classificando-o como ausente, discreto, moderado ou evidente. Para facilitar a caracterização do dismorfismo eritrocitário, utiliza-se também pesquisa específica de acantócitos[10] e codócitos. Considera-se que se os eritrócitos com essas morfologias estiverem presentes em uma frequência de 1% e 4%, respectivamente, a hematúria é dismórfica[4].

Os recursos de diagnóstico por imagem são extremamente importantes na investigação de hematúria e, entre os exames costumeiramente utilizados na investigação diagnóstica da hematúria isolada, citam-se: ultrassonografia renal, exame radiológico sem e com contraste, com destaque para urografia excretora, arteriografia renal, venocavografia, ressonância magnética e tomografia renal se necessário, outros "exames de imagem" de trato urinário ou outras regiões, de acordo com a necessidade.

Vale salientar que os recursos endoscópicos também são fundamentais nessa linha de investigação, particularmente nas hematúrias não glomerulares, destacando-se a cistoscopia com e sem cateterização ureteral e coleta de urina, bilateralmente, em separado, e outros exames endoscópicos do trato urinário, se necessário.

Por fim, é inquestionável a necessidade de se fazer exames anatomopatológicos, tanto na investigação nefrológica como urológica da hematúria. Assim, por exemplo, em caso de suspeita de doença glomerular que se manifestou como hematúria isolada, a biópsia renal poderá estabelecer o diagnóstico preciso[11], assim como as biópsias de diferentes pontos do trato urinário quando se suspeita de neoplasia

Quanto à etiologia, as hematúrias poderiam ser divididas em glomerulares e não glomerulares ou extraglomerulares.

A hematúria que se deve a uma doença glomerular abrange não só um grupo heterogêneo de doenças renais primárias, como também várias doenças heredofamiliares (síndrome de Alport, doença de membrana fina) e sistêmicas (lúpus eritematoso sistêmico, púrpura de Henoch-Schönlein) ou infecciosas, cuja primeira e por vezes única manifestação renal pode ser a hematúria.

Já as causas extraglomerulares são bem mais numerosas e incluem: 1. distúrbios metabólicos: hipercalciúria, hiperuricosúria; 2. nefropatia tubulointersticial: por analgésico, de refluxo, infecção do trato urinário, por outras causas; 3. cistos renais (inclusive rins policísticos); 4. litíase (de diferentes sítios do trato urinário); 5. tumores do trato geniturinário; 6. neoplasias próprias do trato geniturinário: próstata, bexiga, ureter, pelve e rins; 7. divertículos e pólipos de bexiga; 8. hipertrofia prostática; 9. anemia falciforme; 10. traumatismos: renal, abdominal.

HEMATÚRIA GLOMERULAR

Como anteriormente citado, a hematúria pode ser o modo de apresentação de várias doenças glomerulares. Em geral, é descoberta graças a episódios de hematúria macroscópica ou quando se faz exame de urina de rotina.

Alguns autores defendem a ideia de que não é necessário proceder a uma investigação exaustiva quando se trata de hematúria glomerular[12]. Diante desses casos, é recomendável que se use o bom senso e, utilizando-se das informações obtidas a partir da história do paciente, antecedentes (pessoais e familiares), exame físico e alguns exames (glicemia, dosagens de complemeto, anticorpos antinucleares, HBsAg, anti-HCV, anti-HIV, outros conforme o caso), são criadas condições para que se alcance o esclarecimento diagnóstico[1], que pode culminar com a realização de biópsia renal (sempre com as três análises microscópicas: microscopia óptica [MO], imunofluorescência [IF] e microscopia eletrônica [ME]).

Estabelecer qual a doença subjacente do ponto de vista histológico em hematúrias glomerulares não é tão crucial quanto naquelas de origem extraglomerular, porque há poucos recursos terapêuticos disponíveis em glomerulopatias que se manifestam como hematúria isolada. Vale ressaltar que não há consenso quanto à indicação de biópsia renal em pacientes com hematúria isolada de origem glomerular de etiologia a esclarecer, mas, quando indicada, a biópsia deve sempre incluir análises por MO, IF e ME.

Estudos envolvendo sobretudo crianças têm demonstrado que a realização de biópsia renal (ainda que com MO, IF e ME), em casos de hematúria microscópica isolada, com frequência não se mostra útil, já que quase sempre revela morfologia normal ou alterações inespecíficas de relevância clínica desconhecida, não compensando o risco para estabelecer-se precocemente o diagnóstico histológico. Por outro lado, avaliando-se biópsias renais realizadas apenas em casos de hematúria que se mantinha por mais de 6 meses, com história familiar de hematúria em parente de primeiro grau e/ou pelo menos um episódio de hematúria macroscópica, foram encontradas aproximadamente 75% de biópsias renais com alterações e diagnósticos clínicos importantes na maioria, constatando-se que 60% deles correspondiam a doença de Alport ou nefropatia por IgA[11].

Pode-se dizer que a concomitância de achados clinico-colaboratoriais sugestivos de determinadas doenças de base (as heredofamiliares, por exemplo) aumenta a probabilidade de que a biópsia renal venha a mostrar-se conclusiva[13].

Alguns autores preconizam que os pacientes sejam mantidos em seguimento e se proteinúria, hipertensão arterial ou redução da função renal forem observadas, só então a possibilidade de biópsia renal deve ser considerada. No que se refere à função renal, o prognóstico dos pacientes com hematúria isolada é em geral bom[14].

HEMATÚRIA EXTRAGLOMERULAR

Esse grupo merece um cuidado especial por envolver doenças em geral mais graves, algumas delas curáveis, sobretudo se diagnosticadas precocemente. Seguem-se comentários sobre algumas delas.

É interessante lembrar que a hematúria é uma das principais manifestações dos adenocarcinomas renais, de tumores de pelve e de ureter, em todos eles, muito frequentemente, é a manifestação inicial[15]. Pode ser a primeira manifestação de câncer de bexigas ou, de certa forma, preceder seu aparecimento, já que lesões pré-malignas da mucosa da bexiga tendem a sangrar. Tratando-se de tumores de próstata, é em geral observada bem mais tardiamente. Deve-se ter em mente, entretanto, que o diagnóstico de neoplasia do trato urinário por vezes não se faz na primeira avaliação, ainda que ampla e invasiva, só se chegando ao diagnóstico após alguns anos[1].

Hematúria macroscópica pode estar associada à obstrução do trato urinário. Isso pode ocorrer agudamente em associação com a passagem de cálculos renais. Pode ser intermitente, como quando a lesão que causa obstrução é um tumor necrótico ou uma papila necrótica. Obstrução por coágulo deve ser considerada quando a hematúria está presente e a função renal diminui agudamente.

Foi inicialmente descrita em crianças uma associação entre hematúria (micro ou macroscópica) e excreção urinária aumentada de cálcio. Atualmente, hipercalciúria e hiperuricosúria estão bem definidas como causa de hematúria isolada em adultos[16,17].

Hematúria macroscópica indolor, por vezes prolongada, é uma complicação bem conhecida de anemia falciforme; ocorre tanto na doença, como no traço falciforme. Resulta de infartos papilares (devidos à falcização na medula renal).

As anormalidades vasculares, entre as quais se encontram os aneurismas, os hemangiomas e as fístulas arteriovenosas renais, podem causar hematúria. Também o encarceramento da veia renal esquerda entre a aorta e a artéria mesentérica superior, conhecida como síndrome do encarceramento de veia renal esquerda (ou de *nutcracker*), é capaz de determinar hematúria macroscópica com dor abdominal[18].

RELATO DE EXPERIÊNCIA DOS AUTORES

Em levantamento realizado em nosso Serviço e apresentado no Encontro Paulista de Nefrologia de 2005, envolvendo 96 pacientes de um total de 190 com hematúria isolada de natureza glomerular que foram seguidos por mais de dois anos, constatamos que a biópsia renal não teve uma contribuição importante para a tomada de conduta nesses casos. Apenas 14% apresentava ao final do seguimento proteinúria e essa era não nefrótica. Nenhum dos pacientes cuja apresentação foi hematúria isolada e que se manteve em seguimento por 10 anos evoluiu para doença renal crônica estágio 5. Constatamos também que a hematúria foi a única manifestação renal de pacientes que apresentavam sorologias positivas para vírus das hepatites B e C, ou com fator antinuclear positivo. Nossos achados reforçam que a biópsia renal em hematúria glomerular isolada deve ser feita em situações especiais, levando-se em consideração sobretudo o quanto esse procedimento pode interferir no tratamento.

CONSIDERAÇÕES FINAIS

O tratamento vai depender da causa da hematúria, devendo ser individualizado com base nos achados da fase de investigação. É importante lembrar que a investigação não deve seguir propostas estanques, mas adaptar-se ao caso. Deve-se salientar que na investigação da hematúria os objetivos são tanto excluir doenças graves e potencialmente curáveis mediante intervenção precoce, quanto estabelecer o diagnóstico. Além disso, é fundamental evitar que o paciente com doença glomerular venha a ser submetido inutilmente a uma investigação urológica. Infelizmente, apesar dos recursos diagnósticos atualmente disponíveis, o número de casos de hematúria isolada cuja investigação se mostra inconclusiva ainda é grande, segundo diferentes estudos[1].

Por fim, consideramos que é conveniente manter o paciente com hematúria isolada em acompanhamento quando, em uma primeira avaliação, a causa não vem a ser estabelecida.

REFERÊNCIAS BIBLIOGRÁFICAS

1. Mastroianni-Kirsztajn G. Hematúria: aspectos clínicos. In Schor N, Srougi M (eds). *Nefrologia-Urologia Clínica*. Sarvier: São Paulo, 1998, pp 133-138.
2. Lopez Cubillana P, Prieto Gonzalez A, Server Pastor G. Controversies in the evaluation of asymptomatic microhematuria. *Arch Esp Urol* 2002; **55**: 31-34.
3. Sokolosky MC. Hematuria. *Emerg Med Clin North Am* 2001; **19**: 621-632.
4. Mastroianni Kirsztajn G. Avaliação da função renal para o clínico. In Ajzen H, Schor N (eds). *Guias de Medicina Ambulatorial e Hospitalar: Nefrologia*. Manole: São Paulo, 2011, pp 9-15.
5. Docci D, Delvecchio C, Turci A *et al*. Detection of glomerular bleeding by urinary-red-cell-size distribution. *Nephron* 1988; **50**: 380-382.
6. Schramek P, Georgopoulos M, Schuster F X, Porpaczy P. Value of urinary erythrocyte morphology in assessment of symptomless microhaematuria. *Lancet* 1989; **2**: 1316-1319.
7. Heine GH, Sester U, Girndt M, Kohler H. Acanthocytes in the urine: useful tool to differentiate diabetic nephropathy from glomerulonephritis? *Diabetes Care* 2004; **27**: 190-194.
8. Shichiri M, Oowada A, Nishio Y *et al*. Use of autoanalyser to examine urinary-red-cell morphology in the diagnosis of glomerular haematuria. *Lancet* 1986; **2**: 781-782.
9. Fairley KF, Birch DF. Hematuria: a simple method for identifying glomerular bleeding. *Kidney Int* 1982; **21**: 105-108.
10. Köhler H, Wandel E, Brunck B. Acanthocyturia – a characteristic marker of glomerular bleeding. *Kidney Int* 1991; **40**: 115-120.
11. Schroder CH, Bontemps CM, Assmann KJ *et al*. Renal biopsy and family studies in 65 children with isolated hematuria. *Acta Paediatr Scand* 1990; **79**: 630-636.
12. Blumenthal SS, Fritsche C, Lemann J Jr. Establishing the diagnosis of benign familial hematuria. The importance of examining the urine sediment of family members. *JAMA* 1988; **259**: 2263-2266.
13. Trachtman H, Weiss RA, Bennett B, Greifer I. Isolated hematuria in children: indications for a renal biopsy. *Kidney Int* 1984; **25**: 94-99.
14. Yamagata K, Yamagata Y, Kobayashi M, Koyama A. A long-term follow-up study of asymptomatic hematuria and/or proteinuria in adults. *Clin Nephrol* 1996; **45**: 281-288.
15. Srougi M. Câncer de rim. In Schor N, Srougi M. *Nefrologia-Urologia Clínica*. Sarvier: São Paulo, 1998, pp 215-220.
16. Praga M, Alegre R, Hernandez E *et al*. Familial microscopic hematuria caused by hypercalciuria and hyperuricosuria. *Am J Kidney Dis* 2000; **35**: 141-145.
17. Stapleton FB. Hematuria associated with hypercalciuria and hyperuricosuria: a practical approach. *Pediatr Nephrol* 1994; **8**: 756-761.
18. Chang CT, Hung CC, Ng KK, Yen TH. Nutcracker syndrome and left unilateral haematuria. *Nephrol Dial Transplant* 2005; **20**: 460-461.

SEÇÃO 9

Nefrologia Intensiva

55
SÍNDROME HEMOLÍTICO-URÊMICA EM UNIDADE DE CUIDADOS INTENSIVOS: ATUALIZAÇÃO

Nilzete Liberato Bresolin
Francisca Ligia Cirilo Carvalho
Julio Toporovski

INTRODUÇÃO

A síndrome hemolítico-urêmica (SHU) é uma doença caracterizada pela tríade: anemia hemolítica microangiopática com eritrócitos fragmentados (esquizócitos), trombocitopenia e comprometimento da função renal[1]. Em crianças, a forma mais frequente (90% dos casos) é a chamada típica ou pós-diarreia (D+) e é causada por infecção por *Escherichia coli*, usualmente êntero-hemorrágica (ECEH), produtora da toxina shiga, predominantemente o sorotipo O157:H7; pode ser endêmica ou esporádica[1]. Acomete especialmente crianças entre 6 meses e 3 anos de idade; costuma ter uma evolução favorável e, raramente, ocorre progressão rápida para doença renal crônica terminal (DRCT). Em 75% dos pacientes, ocorre recuperação completa da função renal[2]. A outra forma, não associada à *E. coli* produtora da toxina shiga, também definida como D–, ocorre em um grupo heterogêneo de pacientes e pode ter como agentes etiológicos bactérias, vírus, drogas, doenças sistêmicas (lúpus, síndrome antifosfolípide, esclerodermia), neoplasias, transplante de medula óssea ou de órgãos sólidos, quimioterapia, radioterapia, inibidores de calcineurina, sirolimus, gravidez, síndrome HELLP (anemia hemolítica, aumento de enzimas hepáticas e trombocitopenia), hipertensão arterial maligna, glomerulopatias, acidúria metilmalônica com homocistinúria[1,3]. A terceira forma, chamada de SHU atípica (SHUa), ocorre em qualquer idade, pode ser idiopática, esporádica ou familial, apresenta prognóstico reservado com 50% dos pacientes evoluindo para DRCT e taxa de recorrência pós-transplante de cerca de 80%[4-6]. Na última década, diversos estudos têm demonstrado uma correlação entre SHUa e anormalidades genéticas em genes regulatórios do sistema complemento e, por isso, alguns autores consideram mais adequado diferenciá-la dos casos D– (não associados à toxina shiga que, no entanto, apresentam uma determinada etiologia), sugerindo na forma D– denominação baseada na etiologia (por exemplo, *S. pneumoniae*) em vez de SHUa. Os casos sem etiologia exógena definida, provavelmente hereditários, e associados à desregulação do complemento seriam os denominados SHUa[1]. Destaca-se, no entanto, que essa classificação não é absoluta, uma vez que podem existir quadros de infecção por bactérias êntero-hemorrágicas e citotoxinas, sem manifestação de diarreia e, também, quadros diarreicos desencadeando SHU em pacientes com predisposição genética[5]. Este progresso no entendimento da fisiopatologia da SHUa tem permitido melhor abordagem da criança com essa doença[1,2,4]. Destaca-se também que, embora, conforme relatado previamente, 75% dos casos típicos apresentem recuperação completa, na fase aguda muitos pacientes necessitam de cuidados intensivos e seu reconhecimento e a transferência precoce para unidade de cuidados intensivos interferem positivamente no prognóstico dessa doença séria e potencialmente fatal[3].

EPIDEMIOLOGIA

A incidência da SHU apresenta variações regionais e é maior nos países mais frios (por exemplo, Escócia 3,4/10[5] crianças < 5 anos de idade e Inglaterra 1,54/10⁵ crianças < 5 anos). A incidência na Inglaterra e França é similar e maior que a da Itália. No entanto, podem ocorrer flutuações na incidência com epidemias locais ligadas a uma fonte comum de infecção. Nessas situações, estima-se que 1 em cada 10 indivíduos expostos à infecção por ECEH desenvolverá sintomas de dor abdominal em cólica e diarreia e 15% dos que apresentam diarreia com ou sem sangue desenvolverão SHU. Esses *outbreaks* podem ser bifásicos, com uma segunda onda ocorrendo 2 semanas após o episódio inicial devido à transmissão pessoa a pessoa[7]. O gado bovino é considerado o principal reservatório da *E. coli* O157:H7 e, nos casos típicos, a maioria das infecções ocorre como resultado do consumo de alimentos contaminados e malcozidos, entre os quais se destacam: carne, leite não pasteurizado e suco de maçã/sidra fertilizados ou irrigados com adubo de fezes de animais[6]. Outros fatores de risco incluem ingestão de água de piscina contaminada e manuseio de fezes de animais. Habitualmente, há um período de incubação de 3 a 4 dias, em alguns casos de até 8 dias[6]. Embora o pródromo possa ocorrer sem diarreia, os casos de diarreia por *E coli* O157:H7 comumente progridem com diarreia sanguinolenta[3,5-7]. Em todos os casos suspeitos de contaminação, deve-se realizar coprocultura para identificar a *E. coli*, o que desempenhará um papel epidemiológico na prevenção de ocorrência de novos casos[8].

PATOGÊNESE

SHU ASSOCIADA À DIARREIA

Estudos recentes atualizaram nossos conhecimentos sobre a biologia molecular envolvida em microangiopatias trombóticas, incluindo SHU[3,9,10]. O principal alvo da lesão, em todas as formas de SHU, são as células endoteliais vasculares que representam o início da cascata de eventos. A ECEH produz toxinas shiga 1 e 2 que se ligam com alta afinidade a receptores glicopeptídicos da superfície das células, os quais são formados por hidrato de carbono da parede das células e chamados de globotriaocilceramida (Gb3) que inibem a síntese proteica. À medida que a toxina for reconhecida por esses receptores (pode haver ou não predisposição genética na expressão desses receptores), ocorre lesão citotóxica em células-alvo do cólon, cerebrovasculares e células epiteliais e endoteliais glomerulares. É importante relembrar, aqui, que os rins recebem 25% do débito cardíaco e têm capacidade de concentrar em até 100 vezes substâncias plasmáticas e, por isso, são muito vulneráveis às toxinas circulantes. Com a ligação do Gb3 em vários tipos de células, ocorre liberação de interleucina-8, com consequente estímulo de neutrófilos que liberam fator de necrose tumoral, interleucina-6 e peróxido. As citocinas aumentam a expressão dos receptores Gb3 nas células do endotélio, assim como aumentam a liberação do fator de von Willebrand (fator VIII), em sua forma multimérica, e do fator de agregação plaquetária (PAF), facilitando a formação do trombo. O consumo das plaquetas, através da formação de microtrombos hialinos (formados de plaquetas e fibrina), em áreas de dano endotelial leva à trombocitopenia por consumo[10]. Com a microangiopatia trombótica, expressão anatômica da SHU, ocorre estreitamento da luz dos vasos (principalmente os renais) que dificulta o fluxo das hemácias que serão deformadas (esquizócitos) e sofrerão hemólise à medida que atravessam esses vasos estreitados. O sistema reticuloendotelial removerá os fragmentos de células vermelhas da circulação e, com isso, determinará anemia traduzida pela característica palidez observada nas crianças com SHU. Os pequenos vasos de outros tecidos (baço, intestino, pâncreas, sistema nervoso central) também podem ser atingidos por esses fenômenos de trombose[9]. É importante que se saiba, ainda, que estudos recentes têm demonstrado que, além da *E. coli* O157, há outros sorotipos causadores de SHU (O26, O103, O111, O145, O113) e, segundo alguns autores, 20 a 50% dos casos são secundários a esses outros sorotipos[3,6-8].

SHU ASSOCIADA A OUTROS AGENTES

Entre os demais agentes associados, destaca-se o *S. pneumoniae* que parece ter como fator desencadeante primário a produção de neuraminidase[3,6,7]. O pneumococo, produtor de neuroaminidase, cliva o ácido N-acetilneuroamínico e expõe um antígeno criptogênico, usualmente "mascarado" pelo ácido siálico do glicocálice celular, no endotélio vascular (antígeno de Thomsen-Friedenreich). Especula-se que pode haver formação de anticorpos contra este antígeno. Estes anticorpos seriam os responsáveis pela agressão e disfunção endoteliais[7].

SHU ATÍPICA (ASSOCIADA À DESORDEM DO COMPLEMENTO)

Os mecanismos por meio dos quais as mutações em genes do complemento podem resultar em SHU têm sido parcialmente elucidados nas últimas décadas, e vários padrões de herança têm sido descritos. Além disso, correlações genotípicas-fenotípicas têm começado a emergir[7]. As características que fazem pensar em SHU atípica, isto é, ligada a uma desordem de base do complemento, incluem: idade inferior a 6 meses, história familiar de SHU de ocorrência assincrônica, ou passado com história de anemia inexplicada, SHU presente sem causa infecciosa óbvia, ou episódio de recidiva. Sabe-se, também, que poucos pacientes com SHUa apresentarão níveis diminuídos de C3, no entanto, embora níveis séricos baixos de C3 indiquem SHUa, níveis normais de C3 não afastam essa possibilidade. Para entender a patogênese da SHUa, deve-se ressaltar que a via alternativa do complemento prové rápida resposta de defesa independente contra micro-organismos e é fortemente ativada por fragmentos microbiológicos. Estudos têm demonstrado que 4 proteínas regulatórias da via alternativa do complemento – fator H do complemento (CFH), proteína cofator de membrana (CD46 ou MCP), fator I (CFI) e fator B (CFB) – e 2 proteínas da C3 convertase desempenham "algum papel" na patogênese da SHUa[1,7]. Destaca-se, também, uma ocorrência familiar da doença em aproximadamente 20% dos casos de SHUa. O padrão de herança pode ser autossômico recessivo ou dominante, mas podem existir mutações em pacientes sem antecedentes familiais[1].

APRESENTAÇÃO CLÍNICA

Nos quadros de SHU típicos, após um curto período de incubação de 3-4 dias, a maioria das crianças apresenta sintomas de diarreia. Em mais de 50% dessas, em 2-3 dias a diarreia torna-se sanguinolenta. A faixa etária de maior risco é entre 6 meses e 4 anos de idade, com um pico entre 1 e 2 anos. A diarreia é frequentemente associada com dor abdominal intensa, mimetizando apendicite aguda ou doença intestinal inflamatória. A colite infecciosa causa hemorragia e infarto em todas as camadas intestinais e, embora raras, podem ocorrer complicações como perfuração intestinal, obstrução e infarto isquêmico. Usualmente, palidez e oligúria surgem em torno do quarto dia de diarreia e marcam o início da SHU. Nesse momento, a maioria das crianças com SHU típica apresenta-se com a tríade clássica de lesão renal aguda, anemia hemolítica, *Coombs* negativo e trombocitopenia, levando ao diagnóstico. Apesar da trombocitopenia significante, a hemorragia é incomum, provavelmente devido à ativação do sistema de coagulação[7,11]. Púrpura e equimoses são usualmente leves ou ausentes. A falência renal ocorre abruptamente nas formas pós-infecciosas de SHU e é tipicamente oligoanúrica. Hipertensão arterial é frequente e muitas vezes grave, devido à sobrecarga de volume (comum nos casos de oligúria e anúria) e hipereninemia secundária à microangiopatia trombótica (MAT)[2]. Podem ocorrer falência cardíaca e/ou complicação neurológica devido à hipertensão arterial[2]. Infarto do miocárdio secundário à microangiopatia cardíaca tem sido relatado em aproximadamente 3% dos pacientes e explica casos de morte súbita[2]. Icterícia leve ocorre em um terço dos casos e, frequentemente, há elevação leve e transitória das enzimas hepáticas; hepatomegalia é menos frequente. Alguns pacientes se encontram desidratados e hipovolêmicos na chegada, enquanto outros apresentam volemia normal; podem, porém, na presença de oligoanúria, tornar-se hipervolêmicos. Manifestações extrarrenais são observadas em 20% das crianças[2], e são importantes causas de morbidade adicional e a principal causa de morte[4]. O envolvimento do sistema nervoso central (SNC) observado em cerca de 10% dos pacientes ocorre precocemente no curso da doença e manifesta-se como uma variedade de achados clínicos que incluem irritabilidade, confusão, sonolência, alucinações, convulsões, diplopia, cegueira cortical, hemiparesia ou hemiplegia, estupor e coma[2,4,7,11]. Edema cerebral maciço e difuso pode induzir a uma compressão cerebral posterior e levar a quadro de descerebração e morte cerebral[7]. O envolvimento pancreático é raro e pode levar a *diabetes mellitus*[7]. Miocardiopatia e miocardite são descritas, podendo ocorrer várias semanas após o início e não ser secundárias a hipertensão ou sobrecarga de volume. Aproximadamente 5% dos pacientes apresentam-se com falência de múltiplos órgãos e sistemas e consequente risco de morte devido à trombose microangiopática difusa[2]. Alguns casos têm início gradual com anemia subclínica, trombocitopenia oscilante durante semanas ou meses e função renal normal ao diagnóstico. Eles podem entrar em remissão e subsequentemente ter uma recaída aguda ou desenvolver hipertensão progressiva, proteinúria, síndrome nefrótica e elevação da creatinina sérica ao longo de várias semanas ou meses. Outros pacientes podem não ter anemia ou trombocitopenia e, nesse caso, as manifestações da MAT serão: hipertensão arterial, proteinúria e aumento progressivo da creatinina sérica[2]. Nos casos de SHU atípica, ao contrário das formas pós-infecciosas, frequentemente, observa-se início insidioso. Tanto o aparecimento inicial quanto as recaídas podem ser desencadeadas por uma simples infecção de vias aéreas superiores. Achados consistentes no início são hipertensão arterial que frequentemente é grave, podendo levar a falência cardíaca e encefalopatia, além de proteinúria e hematúria importantes em todos os pacientes que mantêm diurese. Manifestações extrarrenais podem ocorrer, mas, no entanto, são menos frequentes. A recidiva hematológica, definida como retorno da anemia hemolítica microangiopática após duas semanas com contagem de plaquetas normal, não é incomum. Nos casos de mutação do fator H, pode ser observada microangiopatia trombótica na retina. Ainda em relação às mutações do fator H, 70% dos quadros têm início antes dos 12 anos de idade e, historicamente, 70% progridem para falência renal irreversível ou morte. Aqueles com mutação do fator I têm evolução adversa semelhante. Pacientes com mutação MCP têm evolução um pouco melhor, porém também podem ter curso recidivante, com progressão gradual para o estágio final da falência renal em mais da metade dos pacientes.

DIAGNÓSTICO

A apresentação clássica da tríade anemia, trombocitopenia e falência renal é importante para incluir a possibilidade de SHU no diagnóstico diferencial. Em uma criança com história de diarreia sanguinolenta, anemia e trombocitopenia, o diagnóstico é, usualmente, simples. Na SHU típica, cultura de fezes em seis dias do início da doença em meio adequado para o crescimento de ECEH apresenta resultado positivo em mais de 90%. No entanto, essa taxa diminui quando a coleta ocorre após esse período. Infelizmente, na fase precoce da doença, os sintomas são comumente inespecíficos e, quando o quadro clínico se torna mais sugestivo de SHU, a cultura de fezes, frequentemente, já está negativa. Portanto, quando se tem um alto índice de suspeição mesmo na ausência de queixas abdominais, deve-se solicitar cultura de fezes. A anemia hemolítica microangiopática (AHMA) é não imunomediada e o teste de Coombs direto é negativo. Um esfregaço de sangue periférico usualmente mostra evidência de esquizócitos ou *helmet cells*, bem como eritrócitos fragmentados, indicando hemólise microangiopática. Parece que a AHMA resulta do dano mecânico aos eritrócitos durante sua passagem através da microcirculação renal em que há microangiopatia trombótica. A trombocitopenia é comum a todos os tipos de SHU, mas pode ser variável, transitória e assim não ser observada. A contagem de plaquetas usualmente é menor que 50.000/mm³, mas o grau de trombocitopenia não necessariamente se relaciona com a gravidade da doença. Uma vez que o diagnóstico é suspeitado, exames laboratoriais adicionais devem ser solicitados. Esses incluem hemograma completo com contagem de reticulócitos frequentemente elevada, indicando resposta apropriada da medula óssea. Crianças com enterite por ECEH e leucocitose maior que 13.000/mL têm até sete vezes mais risco de desenvolver SHU, mas se conhece pouco sobre os efeitos da leucocitose inicial no prognóstico da SHU típica[11]. Deve ser solicitado um perfil metabólico com testes de função hepática, desidrogenase láctica (DHL), amilase e lipase. A concentração plasmática de DHL está elevada e a haptoglobulina reduzida, confirmando a hemólise intravascular secundária à microangiopatia. Na prática clínica, a haptoglobulina é o mais sensível teste de hemólise intravascular e, frequentemente, o último a normalizar quando a AHMA se resolve. A elevação abundante da DHL nas hemácias está correlacionada com o grau de hemólise. Deve-se realizar urinálise para a pesquisa de hematúria, hemoglobinúria e proteinúria. Nos casos de SHU atípica, recomenda-se investigar o sistema complemento (C3, C4, concentração plasmática dos fatores H e I, expressão leucocitária de MCP e anticorpos antifator H, além de triagem genética para identificar fatores de risco). No entanto, excetuando-se C3 e C4, a investigação do sistema complemento requer laboratório especializado.

DIAGNÓSTICO DIFERENCIAL

A SHU é, na maioria das vezes, caracterizada pela tríade: anemia hemolítica microangiopática (AHMA), trombocitopenia e comprometimento renal agudo. A apresentação clínica quase sempre permite diferenciar os casos típicos D+ dos casos D– associados a outras condições e dos casos de SHUa associados a desordens do complemento devido à mutação genética. Destaca-se aqui, no entanto, que em 30 a 50% dos pacientes com SHUa não se consegue identificar a mutação genética responsável pela doença. Diarreia secundária a outras infecções gastrintestinais (amebíase, *Campylobacter, Salmonella, Shigella*) podem ter apresentação clínica potencialmente similar. Os casos de diarreia que induzem desidratação podem apresentar-se com elevações de ureia e creatinina séricas, mimetizando lesão renal aguda (LRA) da SHU. No entanto, nesses pacientes, salienta-se melhora da uremia com restauração da volemia[11].

A púrpura trombocitopênica trombótica (PTT), outra forma de AHMA e trombocitopenia, pode apresentar-se clinicamente com características muito similares e, no passado, acreditava-se serem manifestações clínicas diferentes da mesma doença. Ambas apresentam as mesmas lesões histológicas: alargamento do espaço subendotelial e trombos intraluminares. No entanto, trombos de plaqueta e fibrina são observados principalmente na circulação renal dos pacientes com SHU. Na PTT, mais comumente, observa-se agregação de plaquetas nos microvasos sistêmicos causando isquemia ao cérebro e outros órgãos[11]. Justifica-se, assim, a predominância dos sintomas neurológicos nos pacientes com PTT. Há, ainda, os casos familiares de PTT em crianças por defeito funcional da metaloprotease ADAMTS 13, caracterizado por quebra do fator de von Willebrand em grandes multímeros. Outras formas de PTT incluem: autoanticorpos contra ADAMTS 13, defeitos transitórios ou adesão anormal de ADAMTS 13 à célula endotelial. Salienta-se que a diferenciação das duas entidades é particularmente importante para a escolha terapêutica e a otimização do acompanhamento[11]. Em recém-nascidos e lactentes menores de 6 meses, a primeira linha de possibilidade diagnóstica envolve SHUa associada a alterações hereditárias do complemento; no entanto, SHU associada a pneumococos também deve ser considerada. Devem-se lembrar também, nesses pacientes, como possibilidades diagnósticas raras, a PTT hereditária congênita e a acidúria metilmalônica que necessitarão de investigação específica[1]. Para crianças com idade entre 6 meses e 5 anos, embora predomine o SHU D+, deve-se considerar o diagnóstico de SHU associada a pneumococos e também a SHUa associada à desordem do complemento. Adolescentes e pré-adolescentes, mais comumente, apresentam SHUa associada à desordem do complemento. Em adultos, SHUa secundária e PTT imune podem ter causas comuns, tais como doença autoimune (lúpus eritematoso sistêmico, síndrome antifosfolípide). A gravidez pode desencadear SHU (mais comumente pós-parto) e PTT (mais comumente entre o segundo e o terceiro trimestres da gestação)[1]. Cabe observar ainda que, raramente, pacientes com SHU podem apresentar-se com dor em quadrante inferior direito, precedida por quadro diarréico, e receber o diagnóstico de apendicite aguda. Embora existam relatos de pacientes com SHU e apendicite, recomenda-se alto nível de suspeita antes da intervenção cirúrgica[11]. Outra observação importante é que nos últimos anos publicações têm chamado a atenção para um tipo peculiar de glomerulonefrite. Essa, denominada glomerulonefrite do C3, caracteriza-se por depósitos mesangiais isolados de C3 e difere da glomerulonefrite membranoproliferativa tipo II, por não apresentar depósitos densos no interior das membranas tubulares e glomerulares, e da glomerulonefrite difusa aguda pós-estreptocócica devido à ausência de lesão exsudativa e à presença de depósitos mesangiais[12]. A doença, usualmente, recorre em transplantados renais, sugerindo o papel de um fator do hospedeiro. Assim como a SHUa, a glomerulonefrite do C3 sem glomerulonefrite membranoproliferativa apresenta fatores de risco genéticos comuns. Isto é, desregulação constitucional ou adquirida da via alternativa do sistema complemento e alguns autores acreditam fazer parte de um amplo espectro de doenças, que incluem SHUa, glomerulonefrite do C3 e glomerulonefrite do C3 com glomerulonefrite membranoproliferativa[12].

ASPECTOS HISTOLÓGICOS

A microangiopatia trombótica é o achado característico da SHU. Esse termo descreve a presença de **trombos hialinos** que ocorrem com distribuição arteriolocapilar distinta, na ausência de inflamação vascular primária.

Na SHU, conforme estabelecido por Habib[13], existem 3 tipos de comprometimento[7,13]:

1. Microangiopatia trombótica glomerular, que acomete, principalmente, os capilares glomerulares e arteríolas pré-glomerulares que ficam distendidos com trombos de plaqueta e fibrina. As células endoteliais ficam edemaciadas e podem destacar-se da membrana basal dos capilares. As paredes capilares parecem espessadas. À imunofluorescência, observam-se depósitos de fibrina nos espaços subendoteliais e nos trombos capilares. Essas alterações são as mais frequentemente observadas nos casos típicos.

2. Microangiopatia trombótica arterial, que é mais comum nas formas atípicas. A arteríola aferente ou as artérias interlobulares são envolvidas com edema endotelial, estreitamento do lúmen e quantidades variadas de trombos intraluminares em diferentes estágios de organização. Essa apresentação é mais comum nos casos típicos, os quais, geralmente, estão associados à hipertensão arterial e pior prognóstico.

3. Necrose cortical, que é irreversível e observada, especialmente, nos casos graves de SHU típica com anúria prolongada e que apresenta alto risco de evolução para DRCT.

ASPECTOS GERAIS DO TRATAMENTO

Até o momento não há tratamento que reduza a produção, a absorção ou os efeitos citopáticos da toxina shiga. O uso de antibiótico não é recomendado, uma vez que a infecção intestinal é autolimitada e não invasiva. Existem, ainda, evidências de que o uso de antibiótico facilita a ocorrência de SHU por aumentar a liberação da toxina shiga pela *E. coli* O157:H7 e, portanto, antibióticos só devem ser indicados em pacientes com quadro de sepse[7,11]. Os fármacos antimotílicos também são contraindicados. Com a lentificação da motilidade, o intestino fica exposto à toxina por maior período de tempo e isso aumenta o risco de progressão para SHU em pacientes com *E. coli* O157:H7. O ponto básico do tratamento é a terapia de suporte, com atenção especial para hidratação e balanço eletrolítico, estabilidade hemodinâmica, normalização da pressão arterial, suporte nutricional (restrição de sal e potássio, porém com manutenção da oferta metabólica adequada, considerando pacientes hipercatabólicos). O déficit de fluido deve ser corrigido e, assim que as perdas forem repostas e a perfusão restaurada, passar para a monitorização do balanço hídrico para evitar sobrecarga hídrica[11]. O esclarecimento dos familiares é fundamental, uma vez que o curso da doença é imprevisível, exigindo muitas vezes intervenções agressivas que podem incluir instalação de métodos dialíticos e, em alguns casos, ventilação mecânica[7,11].

MANUSEIO EM UNIDADE DE CUIDADOS INTENSIVOS (UCI)

Devido à complexidade da doença e à falta de marcadores de gravidade, recomenda-se que pacientes com SHU sejam internados para tratamento[11]. A principal razão para essa recomendação é que pacientes com SHU podem evoluir com piora do estado geral em poucas horas. Critérios comuns para a transferência para UCI incluem: deterioração clínica e necessidade de monitorização, instabilidade cardiovascular e oligúria prolongada com necessidade de terapia renal substitutiva (TRS). O controle de eletrólitos e estado acidobásico é essencial, especialmente nos pacientes com diminuição do débito urinário. A hiponatremia, principalmente dilucional, é comum e deve ser manuseada, minimizando o excesso de água livre. Fluidos hipotônicos não devem ser administrados, uma vez que o grau de hiponatremia se correlaciona com a intensidade do dano neurológico[11]. A acidose é comum e, na maioria das vezes, necessita de correção com bicarbonato[7]. Potássio sérico deve ser monitorizado devido ao risco de aumentos súbitos diante de episódios de hemólise e transfusão de sangue[7]. Acesso venoso central é, particularmente, importante nos pacientes nos quais o curso clínico indica piora da função renal ou balanço hídrico progressivamente positivo associado à redução do débito urinário. A indicação da TRS não deve ser retardada para prevenir as dificuldades representadas pela sobrecarga hídrica[11]. A diálise peritoneal (DP) pode ser uma opção nos casos nos quais a colite não apresenta risco cirúrgico[7,14]. A hemodiálise é, usualmente, efetiva, embora o acesso vascular possa ser um desafio em lactentes anêmicos e trombocitopênicos. Cerca de 80% dos pacientes requerem transfusão de hemácias para estabilizar a anemia[7,11]. A TRS venovenosa contínua, também, é uma opção[11]. Deve-se observar que, ocasionalmente, a colite pode representar risco de morte. Crianças com distensão abdominal podem, excepcionalmente, desenvolver megacólon tóxico, obstrução, perfuração intestinal e choque[7].

MANUSEIO DA ANEMIA

Crianças com SHU podem apresentar quedas súbitas dos níveis de hemoglobina e hematócrito e o controle seriado pode ser necessário. Os níveis de desidrogenase láctica (DHL), enzima que catalisa a conversão do piruvato em lactato, presente em abundância nas hemácias e liberada durante hemólise, pode ser um parâmetro útil para acessar o grau de hemólise e para a avaliação da necessidade de transfusão. Após início da TRS, sua utilidade fica limitada porque seus níveis são afetados por todas as formas de TRS[11]. Não há consenso sobre qual o nível de hemoglobina/hematócrito representa indicação absoluta de hemotransfusão e essa decisão, da mesma forma que para outros pacientes criticamente enfermos, dependerá não apenas dos níveis séricos, mas sim da gravidade da doença e de fatores de agravo associados. Deve-se considerar, no entanto, o risco de reações transfusionais, o grande potencial para a supressão de medula óssea em paciente que apresente resposta de medula óssea apropriada (indicada pela contagem elevada de reticulócitos). Há, também, o risco pós-transfusional de agravo da hipertensão arterial, especialmente em pacientes oligoanúricos. Em publicação recente, Lacroix *et al*[15] recomendam estratégia restritiva de transfusão em crianças gravemente enfermas, porém estáveis, até que a hemoglobina caia abaixo de 7g/dL[11,15].

MANUSEIO DA TROMBOCITOPENIA

A transfusão de plaquetas, em pacientes com SHU, deve ser evitada sempre que possível. A trombocitopenia da SHU é secundária ao dano endotelial com consumo de plaquetas nos trombos. É, portanto, um processo dinâmico e, segundo alguns estudos, trombocitopenia prolongada associa-se com anormalidades renais a longo prazo[11]. Outro ponto a ser considerado é a associação com evolução desfavorável diante da administração de plaquetas em outros processos microangiopáticos, possivelmente porque as plaquetas adicionais agiriam como substrato para a formação de novos trombos hialinos de plaqueta-fibrina. O uso de plaquetas deve ser restrito à hemorragia significante e para a realização de procedimentos invasivos, tais como passagem de cateter venoso central. Uma vez que as plaquetas são consumidas muito rapidamente, na fase aguda da doença, a transfusão (quando indicada) deve ser realizada próxima ou durante o procedimento[7,11].

MANUSEIO DA LESÃO RENAL AGUDA

A LRA na SHU pode ser oligúrica ou não oligúrica e, na maioria das vezes, está presente no momento do diagnóstico. Nesse ponto, destaca-se a importância da utilização dos novos critérios de diagnóstico e a classificação da LRA, critérios de RIFLE, publicados em 2004[16]. Esses critérios utilizam mudanças nos valores da creatinina sérica (ou no ritmo de filtração glomerular – RFG) a partir dos níveis basais ou alteração do débito urinário (o pior dos 2 critérios) para definir 3 níveis crescentes de disfunção renal (risco, lesão, insuficiência), além de 2 critérios clínicos evolutivos (perda da função renal e DRCT). Para desenvolver uma versão modificada do RIFLE para pacientes pediátricos (pRIFLE), os critérios foram analisados e modificados por Akcan-Arikan *et al*[17] em 2007 (Tabela 55.1). O pRIFLE é baseado em variações do *clearance* estimado da creatinina (eClCr) calculado a partir da equação de Schwartz[18], tendo por base a dosagem de creatinina determinada até 3 meses antes da internação em UTI. Caso essa não esteja disponível, considerava-se o eClCr basal o valor de 100mL/min/1,73m². Esses novos critérios de definição/classificação de LRA permitiram que estudos em adultos e em populações pediátricas demonstrassem consistentemente que exerce impacto independente na sobrevida dos pacientes, mesmo após correção para comorbidades, complicações e gravidade da doença[19]. E, por permitirem o diagnóstico em níveis crescentes de gravidade de LRA, garantem o diagnóstico precoce, a prevenção de lesões iatrogênicas (a partir, por exemplo, da não utilização de drogas nefrotóxicas) e o reconhecimento e eliminação de situações de risco. Após o diagnóstico da LRA, deve-se, inicialmente, instituir medidas terapêuticas visando ao controle dos distúrbios eletrolíticos, distúrbios acidobásicos e do balanço hídrico, o qual deve ser rigoroso para evitar sobrecarga hídrica, uma das principais indicações para o início da TRS. Nos pacientes hipervolêmicos e oligúricos, pode-se considerar a administração de diuréticos[11]. Em relação ao modo de prescrição, embora haja controvérsias, em crianças hemodinamicamente instáveis recomenda-se a administração em infusão contínua, a qual permite melhor controle da diurese, com menor risco de depleção de volume e de ototoxicidade[11]. Bagshaw *et al*[20], em uma metanálise recente envolvendo pacientes com LRA, demonstraram que diuréticos de alça não afetaram a mortalidade nem a necessidade de TRS, porém encurtaram a duração da diálise e melhoraram o débito urinário. No entanto, a maioria dos pacientes do referido estudo não era criticamente enferma, dificultando que se chegue a conclusões para essa população[11,20].

TERAPIA RENAL SUBSTITUTIVA

A SHU é causa comum de LRA em diversas UCI pediátricas ao redor do mundo. Apesar do manuseio conservador adequado, 30 a 50% das crianças com SHU necessitaram de algum tipo de TRS. Há grande possibilidade de recuperação da função renal, mesmo após

Tabela 55.1 – Critérios modificados de RIFLE para pacientes pediátricos com LRA[17].

Risco	ClCr estimado*	Critério débito urinário
Disfunção renal	eClCr diminuído 25%	< 0,5mL/kg/h × 8h
Lesão renal	eClCr diminuído 50%	< 0,5mL/kg/h × 16h
Insuficiência renal	eClCr diminuído 75% eClCr < 35mL/min/1,73m²	< 0,3mL/kg/h × 24h Ou anúria × 12h
Perda da FR	Falência > 4 semanas	
DRCT	Falência > 3 meses	

* eClCr = *clearance* estimado de creatinina; FR = função renal.

semanas de oligoanúria, e a maioria dos pacientes necessitará de TRS apenas por períodos limitados. Não há consenso sobre o melhor momento para a indicação da TRS. No entanto, a maioria dos autores concorda que a indicação precoce é melhor do que a tardia e que pacientes com menor sobrecarga hídrica e níveis menores de uremia têm melhor prognóstico[11,21,22]. As indicações absolutas de TRS para crianças com SHU são essencialmente as mesmas de qualquer outra criança com LRA. É importante lembrar que as diferentes modalidades de TRS têm certos riscos potenciais e o manuseio conservador deve ser otimizado antes do seu início. Por outro lado, crianças com LRA em UCI apresentam-se frequentemente desnutridas devido à combinação: doença primária grave, hipercatabolismo e má absorção de nutrientes. A desnutrição é fator de mau prognóstico em pacientes graves e, por isso, embora a diálise precoce possa não alterar o prognóstico dos pacientes, há evidências de que a otimização da nutrição em pacientes com LRA resulta em maior taxa de recuperação. Portanto, parece razoável recomendar a TRS para a manutenção e adequação do suporte nutricional nos pacientes nos quais esse fica comprometido, devido às dificuldades com balanço hídrico[11]. A oferta calórica deve suprir, pelo menos, o mínimo recomendado para a idade. Devido ao comprometimento do *clearance* de lípides, secundário à LRA, sua oferta deve ser progressiva com monitorização dos níveis séricos. A necessidade de nutrição parenteral deve ser considerada nas crianças que não tolerem ou não tenham disponibilidade para a manutenção da via enteral[11].

ESCOLHA DA MODALIDADE DE DIÁLISE

A escolha do modo de diálise depende dos objetivos da diálise, vantagens e desvantagens de cada método, experiência do profissional e disponibilidade institucional. A diálise peritoneal (DP) continua sendo um dos métodos preferíveis, a menos que existam complicações abdominais (por exemplo, colite grave com necessidade de intervenção cirúrgica) que a contraindiquem[7,11,14]. O cateter de diálise pode ser facilmente inserido à beira do leito ou no centro cirúrgico e pode ser utilizado imediatamente[3]. As principais complicações incluem extravasamento ao redor do cateter, peritonite, dor abdominal e desconforto respiratório[11,14]. Com os avanços no tamanho dos filtros, disponibilidade de cateteres pediátricos e melhora do controle da ultrafiltração (UF), as formas contínuas de hemodiafiltração (HDFVVC) tornaram-se disponíveis para as crianças menores e mais jovens, inclusive lactentes. TRS contínua exige, no entanto, equipe especializada. Sedação e entubação podem ser necessárias em crianças muito jovens para a realização do procedimento e isso representa uma desvantagem em relação à DP. As vantagens do método incluem possibilidade de remoção de fluido, mesmo em crianças hemodinamicamente instáveis, redução lenta da azotemia e, também, melhor controle do balanço hídrico, em relação à DP e à hemodiálise intermitente (HDI). Os principais cuidados incluem: risco de sangramento, coagulação do circuito e infecção[11]. Embora a HDI possa ser efetiva, o acesso vascular continua sendo um desafio em crianças pequenas que estão anêmicas e trombocitopênicas[7,11]. Além disso, a remoção de fluidos e eletrólitos ocorre muito rapidamente, não sendo adequado para o tratamento de crianças criticamente enfermas.

PLASMATERAPIA

Apesar dos benefícios relatados com o uso da plasmaférese (PF) em PTT, não há consenso sobre sua utilidade na SHU típica[7,23]. Em revisão sistemática recente, os autores concluíram que nenhuma intervenção é melhor do que o tratamento de suporte em crianças com SHU associada a quadro infeccioso[23]. Por outro lado, em alguns casos de SHU de alto risco (SHUa, hipertensão, comprometimento neurológico) e de PTT, a plasmaférese tem-se mostrado vantajosa[7,11,23,24]. Nesse contexto, Loirat *et al*[2] relataram recentemente que, embora haja muitos relatos de utilização de plasmaterapia em SHUa, não há estudos controlados sobre o tema. No entanto, apesar da falta de evidência, ela se mantém como principal suporte terapêutico para a SHUa. O plasma fresco congelado repõe os componentes defeituosos CFH, CFI, CFB e C3. A PF tem por objetivo remover esses componentes (CFH, CFI, CFB, C3) que sofreram mutação e, também, o anti-CFH e outros gatilhos de disfunção endotelial. Ao mesmo tempo, a restituição do plasma fresco congelado restaura a função de proteínas. Ainda, a PF previne a sobrecarga hídrica e a insuficiência cardíaca quando grandes quantidades de plasma fresco congelado são infundidas[2]. Fica fácil entender que os poucos pacientes com deficiência quantitativa de uma proteína do complemento, como a CFH, podem melhorar apenas com a infusão de plasma fresco congelado, o qual contém a proteína normal. Porém, a maioria dos pacientes é portadora de deficiência funcional de uma ou mais proteínas do complemento. Essas proteínas mutantes estão presentes no sangue circulante e também na superfície das células, interferindo com a função protetora das proteínas normais. A PF poderia ser necessária para retirar essas proteínas mutantes[2]. Cabe destacar, no entanto, que há dificuldade em verificar a eficácia da plasmaterapia nas grandes séries recentemente publicadas porque as modalidades de tratamento são descritas de modo incompleto. A impressão geral é de que essa terapia é benéfica em pacientes com mutações CFH ou CFI e não parece influenciar o prognóstico de pacientes com mutação MCP[4]. Em conclusão, na prática clínica, as recomendações sobre plasmaterapia em pacientes com SHU são apenas empíricas. *Guideline* recente do Grupo de Estudos Europeu Pediátrico de crianças com SHUa recomenda que a plasmaterapia seja iniciada tão precocemente quanto possível, preferencialmente nas primeiras 24 horas de apresentação, em paralelo com o tratamento conservador[2]. A primeira linha de tratamento deve ser a PF com troca de 1,5 volume plasmático por sessão (60-75mL/kg), reposto com plasma fresco congelado. Nos casos nos quais a PF não pode ser realizada em 24 horas do início da apresentação, recomenda-se infusão de 10 a 20mL/kg de plasma fresco congelado, desde que não haja sobrecarga hídrica e/ou hipertensão. A PF deve ser diária durante 5 dias, seguida 5 vezes por semana durante 2 semanas e, após, 3 vezes por semana durante 2 semanas. Posteriormente, a frequência de PF deverá ser considerada individualmente[2].

NOVAS ESTRATÉGIAS TERAPÊUTICAS EM SHUa

O uso de anticorpos monoclonais humanos (eculizumab) contra componentes ativadores-chave do complemento, tais como C5, parece ser benéfico. Esses previnem ativação da via terminal do complemento ligando o C5 e inibindo a geração de pró-inflamatório C5a e de complexo lítico de ataque à membrana C5b. A administração do eculizimab permite a interrupção rápida e mantida do processo de microangiopatia trombótica, com melhora significativa da função renal a longo prazo e redução da necessidade de diálise[25-27]. Esses anticorpos estão licenciados pela *US Food and Drug Administration* (FDA) para a utilização em hemoglobinúria paroxística noturna e SHUa[2,25]. Essa aprovação ocorreu com base em dados de adultos e crianças resistentes ou intolerantes à plasmaterapia ou recebendo plasmaférese ou transfusão de plasma a longo prazo[26].

PREVENÇÃO

PREVENÇÃO DA SHU TÍPICA

SHU típica, D+, conforme relatado anteriormente, relaciona-se mais comumente à exposição à ECEH. O ponto principal de prevenção da doença é minimizar a exposição a esse agente. Manuseio adequado da carne e do preparo dos alimentos, incluindo cozinhar em altas temperaturas, pode reduzir o risco de infecção por ECEH. O leite deve ser pasteurizado. Os casos índices devem ser identificados para prevenir a exposição de outros indivíduos. Devido à correlação com natação em água contaminada, devem existir regras de regulamentação para a segurança em piscinas[11].

PREVENÇÃO DE INFECÇÕES E VACINAS EM SHUa

Existe alta frequência de recidivas da SHUa desencadeadas por processos infecciosos e, por isso, devem-se diagnosticar e tratar precocemente as infecções de tonsilas, adenoides e dentárias[2]. Justifica-se, também, intensificar a plasmaterapia durante quadros infecciosos. As vacinas podem funcionar como gatilho, embora raramente, e o efeito benéfico parece maior que o risco. Os poucos pacientes com ativação permanente da via alternativa do complemento e com níveis muito baixos de C3 devem ser considerados imunodeficientes. Nesse caso, recomenda-se o uso permanente profilático de antibiótico (penicilina ou macrolídeos para os alérgicos) e vacinação contra *Neisseria meningitides* e *Streptococcus pneumoniae*[2].

MANUSEIO DAS COMPLICAÇÕES

Diversas são as possíveis complicações associadas à SHU e é importante que o médico esteja capacitado para diferenciar complicações da doença primária dos efeitos adversos associados à terapia de suporte.

COMPLICAÇÕES CARDIOVASCULARES

A hipertensão comumente se associa com SHU, pode ser grave e a monitorização da pressão arterial (PA) é fundamental durante a fase aguda da doença. Há dois fatores, potencialmente, envolvidos na sua patogênese:

a) Hipervolemia secundária ao desequilíbrio entre as necessidades hídricas e inabilidade de excreção devido à LRA.
b) Ativação do sistema renina-angiotensina-aldosterona (SRAA) devido à lesão hipóxico-isquêmica pré-renal e intrarrenal[11].

Conforme já relatado, o manuseio adequado de volume é necessário para minimizar o risco de sobrecarga hídrica e de hipertensão arterial secundária a essa sobrecarga e, também, para prevenir déficit de volume que poderia agravar a LRA. A medida precisa da PA (muitas vezes um desafio em crianças muito novas ou não cooperativas) é essencial para o diagnóstico e manuseio dos pacientes hipertensos. Em alguns casos, há necessidade de obtenção de uma linha arterial para seu controle. A escolha da via de administração (intravenosa ou oral) da terapêutica anti-hipertensiva dependerá da gravidade da hipertensão. Em UCI, a via intravenosa é frequentemente a opção. Nesses pacientes, as principais categorias de drogas escolhidas são os vasodilatadores diretos, os betabloqueadores e os bloqueadores de canal de cálcio.

Miocardiopatia pode ocorrer em um período evolutivo mais tardio da doença quando os aspectos hematológicos parecem estar solucionados. É necessária a observação para detectar descompensação cardíaca[7].

COMPLICAÇÕES NEUROLÓGICAS

O envolvimento cerebral é comum na SHU e pode ser traduzido por comprometimento do nível de consciência, convulsões, déficit neurológico focal ou generalizado ou evidência de eventos cerebrovasculares. Qualquer sintoma neurológico necessita de avaliação por neurologista e profunda investigação. Esses casos devem ser manuseados em UCI, necessitam de exames de imagem e especial atenção em relação a distúrbios metabólicos, especialmente hiponatremia e uremia, qualquer disfunção respiratória e/ou da coagulação[3,7,11].

OUTRAS COMPLICAÇÕES

Comprometimento pulmonar secundário à hipervolemia é bastante comum nos pacientes com SHU. Com manuseio cuidadoso do balanço hídrico e indicação precoce de TRS, pode-se reduzir a incidência dessa complicação que pode afetar o prognóstico do paciente. Pancreatite e *diabetes mellitus* transitório também são relatados em 5 a 15% dos pacientes[11].

PROGNÓSTICO EVOLUTIVO

Em relação ao prognóstico, embora estudos recentes demonstrem redução das taxas de mortalidade para valores inferiores a 5%, observam-se também anormalidades renais persistentes em 30 a 50% dos casos e cerca de 5% necessitam de terapia dialítica a longo prazo[11,28]. Existe correlação entre duração da TRS e risco para doença renal crônica (DRC). Os pacientes que necessitam de TRS com duração superior a 7 dias apresentam risco maior de progressão para DRC em comparação com os demais. Crianças com proteinúria persistente, hematúria microscópica, hipertensão arterial ou que mantenham valores de ureia e creatinina acima dos valores basais têm alto risco de anormalidades renais a longo prazo. Por outro lado, a recuperação progressiva da diurese, após período de anúria, associa-se com evolução favorável e recuperação da função renal. Embora, na prática clínica atual, raramente se realize biópsia renal em pacientes com SHU, algumas alterações histopatológicas estão associadas com prognóstico desfavorável. Entre essas se destacam: necrose cortical e alteração glomerular em mais de 50% dos glomérulos[11]. Outro ponto importante em relação a alterações histológicas é que a proteinúria persistente se associa a achados histológicos de lesão de hiperperfusão e hiperfiltração[11]. Mesmo pacientes que aparentem ter evoluído com recuperação completa da função renal, com creatinina sérica e sedimento urinário normais e ausência de hipertensão arterial, devem ser acompanhados porque podem evoluir com disfunção renal anos após a doença[7,11]. Esse acompanhamento em intervalos regulares é, particularmente, importante para pacientes que se mantenham com disfunção renal (hipertensão arterial, azotemia, anormalidades urinárias, tais como proteinúria ou micro-hematúria)[7,11]. Os sobreviventes devem ser orientados contra tabagismo e obesidade. Mulheres com proteinúria ou hipertensão arterial devem ser orientadas em relação aos riscos associados à gravidez[7].

CONCLUSÃO

A etiologia da SHU pode ser multifatorial e sua apresentação e evolução clínica imprevisíveis. Há necessidade de alto grau de suspeita para se estabelecer o diagnóstico. Definir a provável classificação (SHU típica associada à *E. coli*, SHU associada a outros agentes, como, por exemplo, pneumococos, ou SHU atípica) é importante por interferir com as condutas terapêuticas. Uma vez estabelecido o diagnóstico, é fundamental perspicácia no manuseio clínico e na indicação, sempre que necessário, da TRS. Nos casos atípicos, deve-se considerar a utilização de plasmaterapia e, de acordo com estudos recentes, a administração de anticorpos monoclonais humanos. Os familiares devem ser esclarecidos em relação aos possíveis riscos durante a fase aguda da doença e também quanto à possibilidade de comprometimento da função renal, a longo prazo. Há necessidade de acompanhamento regular mesmo para aqueles pacientes que aparentem ter evoluído com recuperação completa da função renal, tendo recebido alta com creatinina sérica e sedimento urinário normais e ausência de hipertensão arterial. A disfunção renal pode ser observada mesmo após anos da ocorrência da doença.

REFERÊNCIAS BIBLIOGRÁFICAS

1. Loirat C, Fremeaux-Bacchi V. Atypical hemolytic uremic syndrome. *Orphanet J Rare Dis* 2011; **8**: 6-60.
2. Loirat C, Noris M, Fremeaux-Bacchi V. Complement and the atypical hemolytic uremic syndrome in children. *Pediatr Nephrol* 2008; **23**: 1957-1972.
3. Dotis J, Violaki A, Kotsiou M. Hemolytic uremic syndrome in apediatric intensive care unit: a 5-year experience. *Turk J Pediatr* 2011; **17**: 1777-1779.
4. Davin JC, Strain L, Goodship THJ. Plasma therapy in atypical haemolytic uremic sybdrome: lessons from a family with a factor H mutation. *Pediatr Nephrol* 2008; **23**: 1517-1521.
5. Loirat C, Taylor CM. Hemolytic uremic syndromes. In Avner ED, Harmon WE, Niaudet P (eds). *Pediatric Nephrology*, 5th ed. Williams & Wilkins: Philadelphia, 2004, pp 887-915.
6. Pomajzl RJ. Varman M, Chen AHA. Hemolytic uremic syndrome (HUS) – incidence and etiologies at a regional Children's Hospital in 2001-2006. *Eur J Clin Microbiol Infect Dis* 2009; **28**: 1431-1435.
7. Jonhson S, Taylor CM. Hemolytic uremic syndrome. In Avner ED, Harmon WE, Niaudet P (eds). *Pediatric Nephrology*, 6th ed. Springer-Verlag; Berlin/ Heidelberg, 2009, pp 1155-1180.
8. Matano S, Inamura K, Konishi M et al. Encephalopathy, disseminated intravascular coagulation, and hemolytic uremic syndrome after infection with enterohemorrhagic Escherichia coli O111. *J Infect Chemother* 2012; **18**: 558-564.
9. Tsai HM. The molecular biology of thrombotic microangiopathy. *Kidney Int* 2006; **70**: 16-23.
10. Karpman D, Manea M, Vaziri-Sani F. Platelet activation in hemolytic uremic syndrome. *Semin Thromb Hemost* 2006; **32**: 128-145.
11. Kiessling SG, Bednrard P. Hemolytic-uremic syndrome. In Kiessling SG, Goebel J, Somer MJG (eds). *Pediatric Nephrology in the ICU*. Springer-Verlag: Berlin/Heidelberg, 2009, pp 219-230.
12. Servais A, Fremeaux-Bacchi V, Lequintrec M et al. Primaty glomerulonephritis with isolated C3 deposits: a new entity which shares common genetic risk factors with haemolytic uraemic syndrome. *J Med Genet* 2007; **44**: 193-199.
13. Habib R, Levy M, Gagnadoux M. Prognóstico f the hemolytic uremic syndrome in children. *Adv Nephrol Necker Hosp* 1982; **11**: 99-128.
14. Adragna M, Baletracci A, Chervo LG et al. Acute dialysis-associated peritonitis in children with D+ hemolytic uremic syndrome. *Pediatr Nephrol* 2012; **27**: 637-642.
15. Lacroix J, Hebert PC, Hututchison HA et al. Transfusion strategies for patients in pediatric intensive care units. *N Engl J Med* 2007; **356**: 1609-1619.
16. Bellomo R, Ronco C, Kellum JA et al. Acute renal failure – definition, outcome measures, animal models, fluid therapy and information technology needs: the Second International Consensus Conference of the Acute Dialysis Quality Initiative (ADQI) Group. *Crit Care* 2004; **8**: R204-R212.
17. Akcan-Arikan A, Zappitelli M, Loftis LL et al. Modified RIFLE criteria in critically ill children with acute kidney injury. *Kidney Int* 2007; **71**: 1028-1035.
18. Schwartz GJ, Brion LP, Spitzer A. The use of plasma creatinine concentration for estimating glomerular filtration rate in infants, children, and adolescents. *Pediatr Clin North Am* 1987; **34**: 571-590.
19. Bresolin NL, Bianchini AP, Hass CA. Pediatric acute kidney injury assessed by pRIFLE as a prognostic factor in intensive care unit. *Pediatr Nephrol* 2013; **28**: 485-492.

20. Bagshaw SM, Delaney A, Haase M *et al*. Loop diuretics in the management of acute renal failure: a systematic review and meta-analysis. *Crit Care Ressusc* 2007; **9**: 60-68.
21. Goldstein SL, Currier H, Graf C. Outcome in children receiving continuous venovenous hemofiltration. *Pediatrics* 2001; **107**: 1309-1312.
22. Gillespie RS. Seidel K, Symons JM. Effect of fluid overload a dose of replacement fluid on survival in hemofiltration. *Pediatr Nephrol* 2004; **19**: 1994-1999.
23. Seck SM, Bertrand D, Boucar D. Current indications of plasma exchange in nephrology: a systematic review. *Saudi J Kidney Dis Transpl* 2011; **22**: 219-224.
24. Lappeyraque AL, Wagner E, Phan V *et al*. Efficacy of plasma therapy in atypical hemolytic uemic syndrome with complement factor H mutations. *Pediatr Nephrol* 2008; **23**: 1363-1366.
25. Vilalta R, Lara E, Madrid A *et al*. Long term eculizumab improves clinical outcomes in atypical hemolytic uremic syndrome. *Pediatr Nephrol* 2012; **27**: 2323-2326.
26. Cayci FS, Cakar N, Hancer VS *et al*. Eculizumab therapy in a child with hemolytic uremic syndrome and CFI mutation. *Pediatr Nephrol* 2012; **27**: 2327-2331.
27. Vaisbich MH, Henriques LS, Watanabe A *et al*. Eculizimab for the treatment of atypical hemolytic uremic syndrome – case report and revision of the literature. *J Bras Nefrol* 2013; **35**: 237-241.
28. Siegler R, Oakes R. Hemolytic uremic syndrome; pathogenesis, treatment, and outcome. *Curr Opin Pediatr* 2005; **17**: 200-204.

56

PREVENÇÃO E TRATAMENTO DAS COMPLICAÇÕES RENAIS NO PÓS-OPERATÓRIO DE CIRURGIA CARDÍACA

Igor Denizarde Bacelar Marques
Hugo Abensur

◆

INTRODUÇÃO

Não há dúvidas a respeito da existência de uma interação entre o coração e os rins, o que tem sido denominado de "síndrome cardiorrenal". Essa síndrome é definida como uma desordem fisiopatológica do coração e dos rins na qual uma disfunção aguda ou crônica de um órgão pode causar disfunção aguda ou crônica do outro órgão. A cirurgia cardíaca está inserida nesse contexto, pois ela causa uma perturbação aguda no equilíbrio entre os dois órgãos. Na cirurgia cardíaca ocorrem agressões simultâneas ao coração e rins, criando um círculo vicioso. Para quebrar esse círculo, temos que detectar os fatores de risco pré-operatórios, intraoperatórios e pós-operatórios relacionados ao advento de lesão renal aguda (LRA), para adotar medidas preventivas de renoproteção e ao mesmo tempo de cardioproteção. Portanto, este capítulo tem como objetivo discutir a perturbação da função renal causada no contexto da cirurgia cardíaca e suas consequências no paciente como um todo.

Cirurgias cardíacas com o uso de circulação extracorporal (CEC) são procedimentos comumente realizados em todo o mundo. Uma das complicações mais temidas dessas cirurgias é a LRA, que ocorre em 5-20% dos pacientes[1]. Até mesmo pequenas alterações na creatinina sérica (SCr) que ocorrem no período pós-operatório estão associadas a pior sobrevida. A despeito de avanços nas técnicas de cirurgia cardiovascular, cuidados intensivos e terapia renal substitutiva (TRS), a morbidade e a mortalidade associadas com LRA não se modificaram substancialmente na última década. Esses dados evidenciam a importância da compreensão da fisiopatologia da LRA associada à cirurgia cardíaca, identificação precoce de pacientes em risco de desenvolver LRA para implementar estratégias preventivas e terapêuticas[2].

EPIDEMIOLOGIA

Lesão renal aguda, anteriormente referida como insuficiência renal aguda (IRA) ou simplesmente insuficiência renal, tem incidência variável, dependendo das definições utilizadas, comorbidades dos pacientes e procedimentos cirúrgicos realizados, acometendo cerca de 30% do total de pacientes submetidos à cirurgia cardíaca. LRA dialítica é encontrada em cerca de 1-5% dos pacientes e identificada como um dos mais fortes fatores de risco para a mortalidade, com OR (*odds ratio*) de 7,9 em uma casuística[3]. A mortalidade associada com o desenvolvimento de LRA é tão alta quanto 50-80% em alguns estudos[3], mas, provavelmente, situa-se em torno de 15-30%[4], dependendo do período pós-operatório estudado. Mínimas alterações na SCr estão associadas com diminuição substancial e progressiva na sobrevida intra-hospitalar e a longo prazo. Em uma coorte prospectiva de 4.118 pacientes submetidos à cirurgia cardíaca, cada aumento de 0,1mg/dL da SCr elevou a mortalidade de cerca de 3 para 4,5%, depois para 9, 12 e 16%[5]. Machado *et al* estudaram uma população de 817 pacientes submetidos à revascularização miocárdica com CEC entre 2003 e 2008, em São José do Rio Preto, São Paulo, e encontraram que um aumento da SCr em 0,3mg/dL determinou um crescimento da mortalidade em 30 dias de 1,4 para 12,6%[6]. LRA após cirurgia cardíaca se relaciona com numerosos desfechos negativos, incluindo internações prolongadas em unidades de tratamento intensivo e no hospital. Além disso, pacientes que desenvolvem LRA apresentam altos índices de readmissão hospitalar e pior qualidade de vida[7].

Simultaneamente ao número de procedimentos cirúrgicos realizados, a incidência de LRA após cirurgia cardíaca vem aumentando ao longo do tempo. Isso pode ser explicado, em parte, pela inclusão de pacientes com LRA menos grave a partir de critérios diagnósticos mais sensíveis e pela instituição precoce de TRS. Entretanto, em duas análises retrospectivas, a proporção de pacientes que desenvolveram LRA, dialítica ou não, diminuiu, assim como sua mortalidade, ao longo do tempo[7].

De modo geral, a LRA traz consigo um prognóstico reservado, não apenas pela perda de função renal, mas também por graves complicações associadas, como sepse, hemorragia gastrintestinal e disfunções neurológicas[7].

FATORES DE RISCO

Vários fatores de risco para LRA após cirurgia cardíaca têm sido identificados, principalmente em estudos retrospectivos multicêntricos observacionais. Esses fatores podem ser relacionados ao paciente ou ao procedimento cirúrgico[2] (Quadro 56.1).

Quadro 56.1 – Fatores de risco associados à LRA após cirurgia cardíaca.

Fatores de risco do paciente	Fatores de risco do procedimento
Presença de DRC pré-operatória	Tipo de cirurgia
Idade avançada	Duração da CEC/ clampeamento
Sexo feminino	Fluxo não pulsátil
DPOC	Quantidade e tempo de armazenamento de CGV
Doença vascular periférica	
Disfunção de VE	
Choque cardiogênico	
Cirurgia de emergência	
Uso de contrastes iodados	
IMC	
Predisposição genética	

DRC = doença renal crônica; VE = ventrículo esquerdo; DPOC = doença pulmonar obstrutiva crônica; CEC = circulação extracorpórea; CGV = concentrado de glóbulos vermelhos; IMC = índice de massa corporal.

FATORES DE RISCO RELACIONADOS AO PACIENTE

Disfunção renal no pré-operatório é o mais importante fator preditor de LRA após cirurgia cardíaca. O risco de TRS no pós-operatório aumenta em até 10 vezes caso a filtração glomerular no pré-operatório seja menor que 30mL/min[8]. Outros fatores de risco importantes incluem idade, DPOC (doença pulmonar obstrutiva crônica), *diabetes mellitus* (especialmente insulinodependente), choque cardiogênico e necessidade de cirurgia de emergência. Sexo feminino é um fator de risco independente para desfechos renais após cirurgias cardíacas abertas, particularmente em mulheres mais jovens (idade < 60 anos). A influência da raça é menos bem definida[7].

Além desses fatores de risco já estabelecidos, a pressão de pulso está associada de forma independente com desfechos renais adversos. Pacientes com pressão de pulso > 80mmHg apresentaram probabilidade 3 vezes maior de óbito por eventos renais[9]. Pacientes com obesidade mórbida e desnutrição têm incidência de LRA e mortalidade aumentadas. Cateterismo cardíaco realizado 5 dias antes da cirurgia também é fator de risco significativo para LRA[10].

Aspectos clínicos e marcadores bioquímicos explicam apenas uma parte desse risco individual de LRA. Existe evidência de vários polimorfismos genéticos relacionados ao desenvolvimento de LRA após cirurgia cardíaca[7].

FATORES DE RISCO RELACIONADOS AO PROCEDIMENTO

Além disso, há vários fatores de risco especificamente relacionados ao procedimento, como tipo de cirurgia, uso e duração de CEC e tempo de clampeamento aórtico, presença de fluxo não pulsátil e transfusões sanguíneas (Quadro 56.1). Troca valvar e cirurgia simultânea valvar e de revascularização miocárdica impõem maior risco de LRA do que revascularização ou valvoplastia isoladas. Isso, pelo menos em parte, pode ser explicado pela duração da CEC, na medida em que há evidência de que uma duração mais longa de CEC aumenta a probabilidade de LRA[2,11]. Além disso, a correção da anemia em pacientes submetidos à cirurgia cardíaca com transfusão de hemácias pode estar associada com risco aumentado de LRA. Uma associação independente entre a duração do armazenamento dos concentrados de hemácias, LRA e mortalidade intra-hospitalar foi observada[12].

ESCORES PREDITORES DE LRA

Modelos para predizer o risco de LRA dialítica pontuando os fatores de risco mais importantes, tanto relacionados ao paciente quanto ao procedimento, têm sido desenvolvidos. Pacientes identificados como de alto risco seriam candidatos a estratégias de renoproteção[13].

Thakar *et al* desenvolveram um escore analisando 32.217 pacientes submetidos à cirurgia cardíaca. Uma pontuação é dada baseada em 13 variáveis pré-operatórias e varia de 0 a 17 (Quadro 56.2). No grupo de risco mais baixo (escore 0 a 2), o risco de desenvolver LRA dialítica foi de 0,4%, enquanto no grupo de maior risco (escore 9 a 13) foi de 21,5%[14]. Chertow *et al* investigaram o risco de desenvolver LRA em uma população de 43.642 pacientes submetidos à cirurgia cardíaca e identificaram importantes variáveis clínicas pré-operatórias, como idade, depuração de creatinina, uso de balão intra-aórtico e disfunção de ventrículo esquerdo, capazes de predizer o desenvolvimento de LRA[1].

A maioria desses modelos preditores analisa fatores pré-operatórios envolvidos com o desenvolvimento de LRA

Quadro 56.2 – Escore de LRA da *Cleveland Clinic*.

Fatores de risco	Pontos
Sexo feminino	1
ICC	2
FE < 35%	1
BIA pré-operatório	2
DPOC	1
DM insulinodependente	1
Cirurgia cardíaca prévia	1
Cirurgia de emergência	2
Cirurgia valvar apenas (em relação à RM)	1
RM + cirurgia valvar (em referência à RM)	2
Outras cirurgias cardíacas	2
SCr pré-operatória 1,2-2,1mg/dL	2
SCr > 2,1mg/dL	5

Adaptado de Thakar et al[14].
ICC = insuficiência cardíaca congestiva; FE = fração de ejeção do ventrículo esquerdo; BIA = balão intra-aórtico; DPOC = doença pulmonar obstrutiva crônica; DM = *diabetes mellitus*; RM = revascularização miocárdica; SCr = creatinina sérica; LRA = lesão renal aguda. Escore mínimo 0, máximo 17.

dialítica após cirurgia cardíaca[13]. Em contraste aos modelos anteriores, Palomba *et al*, em um estudo realizado no Hospital das Clínicas da Faculdade de Medicina da Universidade de São Paulo, incorporaram variáveis pré-operatórias, intraoperatórias e pós-operatórias relacionadas ao risco de desenvolver LRA não dialítica após cirurgia cardíaca. Além dos fatores de risco já mencionados, o tempo de CEC maior que 120 minutos e a pressão venosa central pós-operatória maior que 14mmHg foram identificados como importantes fatores de risco para LRA[11].

FISIOPATOLOGIA

Vários mecanismos têm sido implicados na patogênese da LRA associada à cirurgia cardíaca, sendo os principais listados a seguir.

1. Nefrotoxinas.
2. Fatores metabólicos.
3. Isquemia-reperfusão.
4. Ativação neuro-humoral.
5. Inflamação.
6. Estresse oxidativo.

Estas causas principais são tipicamente classificadas de acordo com o período de ocorrência[7] (Quadro 56.3).

PRÉ-OPERATÓRIO

A nefropatia por contraste é causa comum de LRA nefrotóxica. Os mecanismos fisiopatológicos envolvidos nesse tipo de lesão são vários, podendo ocorrer simultaneamente: hipóxia, apoptose, estresse oxidativo, disfunção hemodinâmica, especialmente na medular renal, e toxicidade tubular direta do meio de contraste. O uso de anti-inflamatórios não esteroides (AINE), inibidores da enzima conversora da angiotensina (iECA) e bloqueadores dos receptores AT1 de angiotensina II (BRA) pode comprometer a autorregulação do fluxo sanguíneo renal e causar LRA em pacientes de risco. Antimicrobianos, como aminoglicosídeos e anfotericina B, podem causar nefropatia intersticial e toxicidade tubular direta[2].

Causas de isquemia renal são embolia de artéria renal como complicação da cateterização cardíaca ou êmbolos espontaneamente liberados de uma valva infectada, choque cardiogênico, choque de outras etiologias, como hipovolemia, excesso de anti-hipertensivos, endocardite séptica ou reações alérgicas a medicações pré-operatórias[7].

No período pré-operatório, a ativação neuro-humoral ocorre com maior frequência em pacientes com insuficiência cardíaca congestiva (ICC). O baixo débito cardíaco leva a uma ativação do sistema nervoso simpático, sistema renina-angiotensina-aldosterona e aumento dos níveis séricos de catecolaminas e vasopressina, levando a vasoconstrição, diminuição da filtração glomerular, com aumento da retenção de sódio de água, promovendo isquemia e lesão tubular[7].

Quadro 56.3 – Mecanismos fisiopatológicos envolvidos na LRA após cirurgia cardíaca.

Pré-operatório	Intraoperatório	Pós-operatório
LRA prévia à cirurgia cardíaca	Nefrotoxinas	Nefrotoxinas
Nefrotoxinas	Hemoglobina livre	Mioglobina
Contraste iodado	Aprotinina	AINE
AINE	Aminoglicosídeos	iECA/BRA
iECA/BRA	Isquemia-reperfusão	Isquemia-reperfusão
Isquemia-reperfusão	Hipotensão	Hipovolemia
Choque cardiogênico	Vasopressores	SIRS
Outros tipos de choque	Duração da CEC	CGV
SIRS	Fluxo não pulsátil	Hiperglicemia
Ativação do SNS	Embolismo	
	CGV	
	Inflamação-CEC	

IRA = lesão renal aguda; AINE = anti-inflamatórios não esteroides; iECA = inbidores da enzima conversora de angiotensina; BRA = bloqueadores dos receptores de angiotensina II; SIRS = síndrome da resposta inflamatória sistêmica; SNS = sistema nervoso simpático; CEC = circulação extracorpórea; CGV = concentrado de glóbulos vermelhos.

Mecanismos inflamatórios são relevantes nos pacientes submetidos à cirurgia cardíaca que apresentam doença aterosclerótica e disfunção endotelial, além dos casos com infecção subjacente, por exemplo endocardite[7].

O estresse oxidativo pode lesar as células tubulares renais e ser causado por drogas nefrotóxicas, como aminoglicosídeos e contrastes iodados[7].

INTRAOPERATÓRIO

O período de exposição às drogas anestésicas e à CEC é crítico para o desenvolvimento de LRA. Os principais mecanismos da lesão renal isquêmica estão relacionados à instabilidade hemodinâmica causada por hipotensão ou redução do débito cardíaco durante a indução anestésica, início da ventilação mecânica ou por perdas sanguíneas. Outros mecanismos de lesão isquêmica são a liberação de êmbolos de placas ateroscleróticas da aorta ou de trombos intracardíacos, ou embolia aérea após a punção de grandes vasos para CEC, e potencialmente dissecções de aorta atingindo a emergência das artérias renais[7].

A CEC, por si só, é responsável por importante instabilidade hemodinâmica, especialmente nos períodos de início e desmame, que pode contribuir para lesão renal isquêmica. Estudos recentes em pacientes com função renal normal no pré-operatório de cirurgia cardíaca demonstraram que CEC com baixos fluxos sanguíneos e tempos prolongados com pressão arterial média menor que 60mmHg estão relacionados com o desenvolvimento de LRA no pós-operatório[15]. Não se sabe a repercussão da CEC com parâmetros habituais (fluxos de 1,8-2,4L/min/m² e pressão de perfusão média de 50-70mmHg) sobre pacientes com disfunção renal prévia ou hipertensão preexistente, em que a autorregulação do fluxo sanguíneo renal está prejudicada e variações de pressão arterial dentro da faixa de normalidade podem prejudicar a perfusão renal[2]. O tempo de CEC isoladamente também está relacionado com o desenvolvimento de LRA. Isso pode estar relacionado com a geração de mediadores inflamatórios e de estresse oxidativo devido ao contato dos leucócitos com o corpo estranho das membranas de oxigenação, injúria de isquemia-reperfusão, traumatismo cirúrgico e a liberação de hemoglobina livre. Subsequentemente, desenvolvem-se uma resposta inflamatória sistêmica e disfunção de múltiplos órgãos, entre os quais LRA. Durante a CEC, neutrófilos, plaquetas e células do endotélio vascular são ativados com a indução de moléculas de adesão como CD11b e CD41[7,11].

Ainda no que diz respeito à hipoperfusão renal, a presença de um fluxo não pulsátil, na maioria dos equipamentos de CEC, teoricamente pode contribuir para LRA isquêmica, embora a utilização de equipamentos mais elaborados de CEC, com fluxo pulsátil, não tenha demonstrado vantagem evidente[16].

A hemoglobina livre no soro consome o óxido nítrico derivado do endotélio e após a filtração glomerular libera ferro, que é envolvido na geração de espécies reativas de oxigênio. A hemoglobina livre pode causar obstrução dos túbulos renais com cilindros de hemoglobina, contribuindo para necrose dos túbulos renais[17].

Drogas pró-trombóticas, como a aprotinina, podem ser potenciais nefrotoxinas. Diferentemente dos ácidos aminocaproico e tranexâmico, a aprotinina, após a filtração glomerular, liga-se seletivamente à borda em escova da membrana dos túbulos proximais, inibindo a síntese de prostaglandinas e de renina, e a liberação de bradicinina, causando necrose tubular[18].

A ativação neuro-humoral, representada pelos elevados níveis séricos de catecolaminas e vasopressina, pode contribuir para uma redução do fluxo sanguíneo renal e promover LRA durante a CEC[2].

PÓS-OPERATÓRIO

Além das nefrotoxinas mencionadas anteriormente, a mioglobina liberada durante a lesão muscular do traumatismo operatório pode contribuir para o desenvolvimento de LRA no pós-operatório de cirurgia cardíaca. Fatores metabólicos, como hiperglicemia, também podem contribuir para lesão renal. Instabilidade hemodinâmica de causas cardiogênicas e não cardiogênicas durante a estadia nas unidades de tratamento intensivo pode levar ao surgimento de LRA[7].

DIAGNÓSTICO E CLASSIFICAÇÃO

Conceitos como o RIFLE (*Risk, Injury, Failure, Loss* e *End-Stage*) proposto pelo ADQI (*Acute Dialisys Quality Initiative*) em 2004 e modificados posteriormente pelo AKIN (*Acute Kidney Injury Network*) estão ajudando na padronização da definição e classificação de LRA, e foram já extensivamente validados em várias situações clínicas, incluindo a cirurgia cardíaca[19,20] (Quadros 56.4 e 56.5). Entretanto, esses critérios são baseados na utilização de variações da SCr e débito urinário que ocorrem ao longo de horas a dias para diagnosticar LRA. A SCr é afetada por vários fatores não renais e é considerada um indicador tardio de LRA, na medida em que, tipicamente, aumenta apenas quando o ritmo de filtração glomerular cai mais que 50%. Aumentos substanciais da SCr acontecem apenas após 48-72 horas da lesão renal. O diagnóstico precoce pode contribuir para intervenções oportunas para melhorar os desfechos dos pacientes. Em resposta a esse problema, vários biomarcadores têm sido estudados recentemente como instrumentos de diagnóstico precoce de LRA, alguns séricos (NGAL e cistatina C) e outros urinários (NGAL, IL-18, KIM-1). Muitos destes têm-se mostrado promissores no diagnóstico de LRA, com confirmação posterior por definições padronizadas, em estudos recentes de pacientes submetidos à cirurgia cardíaca, com boa sensibilidade e especificidade, em um intervalo de até 2 horas de CEC[13].

PREVENÇÃO

Em pacientes que serão submetidos à cirurgia cardíaca, identificar aqueles que estão sob maior risco de desenvolver LRA no período pós-operatório é importante.

Quadro 56.4 – Classificação de IRA – RIFLE.

Estágio	Critério de filtração glomerular	Critério DU
Risk (risco)	Aumento da SCr 1,5 vez ou queda do RFG > 25%	DU < 0,5mL/kg/h por 6h
Injury (lesão)	Aumento da SCr 2 vezes ou queda do RFG > 50%	DU < 0,5mL/kg/h por 12h
Failure (falência)	Aumento da SCr 3 vezes ou queda do RFG > 75% ou SCr > 4mg/dL	DU < 0,3mL/kg/h por 24h ou anúria por 12h
Loss (perda)	Perda completa da função renal > 4 semanas	
End-stage kidney disease (doença renal crônica terminal)	TRS por > 3 meses	

Adaptado de Bellomo et al[19].
RFG = ritmo de filtração glomerular; DU = débito urinário; TRS = terapia renal substitutiva; SCr = creatinina sérica.

Quadro 56.5 – Classificação de IRA – AKIN.

Estágios	Critério de filtração glomerular	Critério DU
1	Aumento da SCr 1,5 vez ou > 0,3mg/dL	DU < 0,5mL/kg/h por 6h
2	Aumento da SCr 2 vezes	DU < 0,5mL/kg/h por 12h
3	Aumento da SCr 3 vezes ou SCr > 4mg/dL ou aumento agudo > 0,5mg/dL	DU < 0,3mL/kg/h por 24h ou anúria por 12h

Adaptado de Mehta et al[20]. DU = débito urinário.

Os fatores de risco e escores pré-operatórios que podem ser utilizados para esse propósito foram discutidos anteriormente[2].

Fatores que alteram o fluxo sanguíneo renal levando à disfunção hemodinâmica devem ser identificados e corrigidos. O tratamento da depleção de volume e da insuficiência cardíaca congestiva (ICC) antes da cirurgia tem por objetivo melhorar o débito cardíaco e a perfusão renal. Hidratação perioperatória e monitorização hemodinâmica, com ou sem o uso de inotrópicos, podem ser necessárias. É desconhecido se a otimização intraoperatória do fluxo sanguíneo da CEC, pressão de perfusão e oferta de oxigênio interferem no desenvolvimento subsequente de LRA, embora, conceitualmente, esse possa ser um alvo razoável para ser atingido[2]. Medicações como AINE e outras drogas nefrotóxicas devem ser suspensas. Embora ainda seja um tema discutível, existe evidência que favorece que iECA e BRA devam ser suspensos no perioperatório[21]. Caso exames contrastados sejam estritamente necessários, devem ser utilizados volumes pequenos de meios de contraste iso-osmolares. Em pacientes estáveis com nefropatia por contraste instalada, a cirurgia cardíaca deve ser adiada até a recuperação da função renal[7].

ESTRATÉGIAS FARMACOLÓGICAS

De forma geral, as estratégias farmacológicas para reduzir a incidência de LRA após cirurgia cardíaca podem ser divididas em três grandes grupos: drogas que aumentam o fluxo sanguíneo renal, drogas que induzem natriurese e drogas que bloqueiam a inflamação[22].

Drogas que aumentam o fluxo sanguíneo renal

Fenoldopam, um agonista dos receptores tipo 1 de dopamina de curta ação, tem gerado interesse renovado após estudos realizados por vários grupos terem demonstrado que seu uso durante cirurgia cardíaca pode preservar a função renal. Cogliati *et al* confirmaram esses dados estudando pacientes de alto risco. Esses investigadores relataram redução da incidência de LRA nos pacientes que receberam fenoldopam no intraoperatório de 27 para 12%. Entretanto, esse estudo foi limitado por seu curto tempo de duração e pela omissão de variáveis intraoperatórias potencialmente importantes[23]. Em metanálise realizada por Landoni *et al*, foi demonstrado efeito benéfico do fenoldopam em reduzir a mortalidade e a incidência de LRA em pacientes submetidos a cirurgias de grande porte. No entanto, esse estudo não tinha poder para concluir sobre o ambiente da cirurgia cardíaca[24]. Devido ao potencial em resultados benéficos, mais estudos prospectivos com o fenoldopam são aguardados.

Drogas que induzem natriurese

Estudos prévios em modelos animais sinalizavam para um potencial efeito benéfico da furosemida em reduzir a gravidade da LRA, entretanto, no âmbito clínico não foi observada nenhuma vantagem da furosemida na LRA[13].

Recentemente, interesse sobre o peptídeo natriurético tipo B (BNP) tem surgido devido a resultados positivos em estudos observacionais. Nessa linha de pesquisa, Chen *et al* demonstraram que a infusão de BNP (nesiritide) durante 24 horas após a indução anestésica esteve associada com preservação da função renal[25]. Em outro estudo positivo, os investigadores relataram que a infusão perioperatória de BNP em pacientes com disfunção de ventrículo esquerdo submetidos à cirurgia cardíaca resultou em preservação da função renal, e esse efeito renoprotetor foi mais pronunciado em pacientes com disfunção renal no pré-operatório (SCr prévia > 1,2mg/dL)[26]. Esses estudos mostram uma participação promissora do BNP em atenuar a LRA após cirurgia cardíaca, o que necessita de confirmação posterior.

Drogas que bloqueiam a inflamação

O papel da N-acetilcisteína (NAC) em prevenir LRA em pacientes submetidos à cirurgia cardíaca tem sido objeto de muito debate. Burns et al avaliaram o uso de NAC (2.400mg) no desenvolvimento de LRA no pós-operatório, definida como um aumento na SCr maior que 0,5mg/dL ou 25%. Embora não tenha havido diferença entre NAC e placebo (29,7% vs. 29%), uma análise do subgrupo de pacientes com disfunção renal pré-operatória demonstrou tendência de redução da LRA (25% vs. 37%)[27]. Resultados negativos foram também reportados por Haase et al investigando altas doses de NAC (300mg/kg) em uma população de alto risco[28]. Embora haja um papel emergente da NAC em combater o estresse oxidativo e prevenir a injúria de isquemia-reperfusão induzida pela CEC em modelos animais, seu uso clínico rotineiro não é recomendado.

ESTRATÉGIAS NÃO FARMACOLÓGICAS

Além de otimizar a hemodinâmica e evitar drogas nefrotóxicas, as estratégias não farmacológicas no âmbito da cirurgia cardíaca referem-se ao procedimento de CEC e diálise preemptiva. A cateterização cardíaca realizada no período pré-operatório imediato é um importante fator de risco para LRA, e sempre que possível deve ser evitada[10].

Antes de tudo, dada a associação da CEC com o desenvolvimento de lesão renal, tem sido proposto que a cirurgia cardíaca sem CEC pode reduzir a incidência de LRA. Vários estudos demonstraram redução significativa na incidência de LRA em cirurgias sem CEC[29]. No entanto, os achados na literatura ainda são conflitantes, e estudos com maior poder e mais bem desenhados são aguardados.

Vários pequenos ensaios têm avaliado aspectos diferentes da CEC, como fluxo, pressão de perfusão, fluxo pulsátil vs. não pulsátil, depleção de leucócitos, temperatura e grau de hemodiluição[15]. A maioria dos resultados foi negativa ou inconclusiva, não se podendo tecer recomendações para a prática clínica. A punção da aorta para o início da CEC deve ser guiada por ecocardiografia, pelo risco de embolismo, especialmente em pacientes com aterosclerose avançada[7].

Métodos dialíticos aplicados de forma preemptiva podem impactar na morbidade e mortalidade pós-operatória, especialmente com recentes técnicas de purificação sanguínea extracorporal, que removem mediadores pró-inflamatórios e anti-inflamatórios. Entretanto, faltam evidências para recomendar essas medidas na prática clínica[7].

TRATAMENTO

Após a instalação da LRA, o tratamento é basicamente de suporte, além de evitar novas agressões até a recuperação da função renal. A TRS é indicada na presença de sintomas urêmicos, ou quando a sobrecarga de volume, distúrbios eletrolíticos ou acidose não são tratáveis com medidas clínicas[30]. Em um estudo realizado no Hospital da Beneficência Portuguesa, em São Paulo, Nogueira et al avaliaram 58 pacientes pediátricos que desenvolveram LRA após a realização de cirurgia cardíaca e observaram que a principal indicação de TRS foi a sobrecarga volêmica[31]. Diante do crescente reconhecimento dos efeitos deletérios da sobrecarga hídrica em pacientes críticos com LRA[32], em nossa experiência essa tem sido a principal indicação de TRS no pós-operatório de cirurgia cardíaca também em pacientes adultos.

As recomendações do ADQI deixam claro que o uso rotineiro de diuréticos não é recomendado em outras situações que não seja a de manter um balanço hídrico equilibrado em pacientes oligúricos. Hipovolemia iatrogênica deve ser evitada. Nenhuma intervenção farmacológica para reverter uma LRA já instalada teve resultados positivos.

Vários métodos dialíticos têm sido utilizados sem diferença nos desfechos analisados. No estudo de Nogueira et al, a TRS utilizada em todos os pacientes que necessitaram foi a diálise peritoneal, devido às dificuldades de acesso vascular dessa população específica[31]. Não se pode fazer recomendações específicas a respeito do momento de início e término, ou dose de TRS para LRA após cirurgia cardíaca[33]. Entretanto, deve-se atentar especialmente para o controle volêmico, escolhendo a modalidade de TRS e o tempo de iniciá-la, de forma a não expor os pacientes aos já reconhecidos malefícios do balanço hídrico excessivamente positivo e aos demais desarranjos metabólicos próprios da LRA.

CONCLUSÃO

Cirurgia cardíaca é associada com risco elevado de LRA. Essa lesão aumenta substancialmente a morbidade e a mortalidade. A patogênese da LRA após a cirurgia cardíaca é complexa e envolve mecanismos hemodinâmicos, inflamatórios e outros que interagem na célula. Até o momento, nenhuma intervenção farmacológica demonstrou eficácia comprovada na prevenção da LRA. Terapias como peptídeos natriuréticos, fenoldopam e NAC têm revelado resultados promissores que necessitam de confirmação em estudos adequadamente desenhados para avaliar os desfechos renais. A proposta de cirurgia sem CEC em pacientes sob risco aumentado de desenvolver LRA necessita de confirmação em grandes estudos randomizados para que recomendações para a prática clínica possam ser feitas.

Em última análise, uma abordagem terapêutica de sucesso deve basear-se em estratégias que contemplem esses vários mecanismos de lesão, hemodinâmico, inflamatório e de estresse oxidativo, no momento de lesão celular e em eventos desencadeados, como regeneração tubular. A cirurgia cardíaca com CEC oferece um modelo muito atrativo de estudo desses mecanismos de lesão, já que o insulto tem um momento bem definido e é potencialmente modificável.

REFERÊNCIAS BIBLIOGRÁFICAS

1. Chertow GM, Lazarus JM, Christiansen CL et al. Preoperative renal risk stratification. Circulation 1997; 95: 878-884.
2. Rosner MH, Okusa MD. Acute kidney injury associated with cardiac surgery. Clin J Am Soc Nephrol 2006; 1: 19-32.
3. Chertow GM, Levy EM, Hammermeister KE et al. Independent association between acute renal failure and mortality following cardiac surgery. Am J Med 1998; 104: 343-348.
4. Lassnigg A, Schmid ER, Hiesmayr M et al. Impact of minimal increases in serum creatinine on outcome in patients after cardiothoracic surgery: do we have to revise current definitions of acute renal failure? Crit Care Med 2008; 36: 1129-1137.
5. Lassnigg A, Schmidlin D, Mouhieddine M et al. Minimal changes of serum creatinine predict prognosis in patients after cardiothoracic surgery: a prospective cohort study. J Am Soc Nephrol 2004; 15: 1597-1605.
6. Machado MN, Miranda RC, Takakura IT et al. Acute kidney injury after on-pump coronary artery bypass graft surgery. Arq Bras Cardiol 2009; 93: 247-252.
7. Haase M, Haase-Fielitz A. Kidney failure following cardiovascular surgery. In Jörres A, Ronco C, Kellum J (eds). Management of Acute Kidney Injury Problems. Springer-Verlag Berlin: Heidelberg, 2010, pp 413-428.
8. Mehta RH, Grab JD, O'Brien SM et al. Bedside tool for predicting the risk of postoperative dialysis in patients undergoing cardiac surgery. Circulation 2006; 114: 2208-2216.
9. Aronson S, Fontes ML, Miao Y et al. Risk index for perioperative renal dysfunction/failure: critical dependence on pulse pressure hypertension. Circulation 2007; 115: 733-742.
10. Del Duca D, Iqbal S, Rahme E et al. Renal failure after cardiac surgery: timing of cardiac catheterization and other perioperative risk factors. Ann Thorac Surg 2007; 84: 1264-1271.
11. Palomba H, de Castro I, Neto AL et al. Acute kidney injury prediction following elective cardiac surgery: AKICS Score. Kidney Int 2007; 72: 624-631.
12. Koch CG, Li L, Sessler DI et al. Duration of red-cell storage and complications after cardiac surgery. N Engl J Med 2008; 358: 1229-1239.
13. Harel Z, Chan CT. Predicting and preventing acute kidney injury after cardiac surgery. Curr Opin Nephrol Hypertens 2008; 17: 624-628.
14. Thakar CV, Arrigain S, Worley S et al. A clinical score to predict acute renal failure after cardiac surgery. J Am Soc Nephrol 2005; 16: 162-168.
15. Fischer UM, Weissenberger WK, Warters RD et al. Impact of cardiopulmonary bypass management on postcardiac surgery renal function. Perfusion 2002; 17: 401-406.
16. Alghamdi AA, Latter DA. Pulsatile versus nonpulsatile cardiopulmonary bypass flow: an evidence-based approach. J Card Surg 2006; 21: 347-354.
17. Haase M, Bellomo R, Haase-Fielitz A. Novel biomarkers, oxidative stress, and the role of labile iron toxicity in cardiopulmonary bypass-associated acute kidney injury. J Am Coll Cardiol 2010; 55: 2024-2033.
18. Fergusson DA, Hébert PC, Mazer CD et al. A comparison of aprotinin and lysine analogues in high-risk cardiac surgery. N Engl J Med 2008; 358: 2319-2331.
19. Bellomo R, Ronco C, Kellum JA et al. Acute renal failure – definition, outcome measures, animal models, fluid therapy and information technology needs: the Second International Consensus Conference of the Acute Dialysis Quality Initiative (ADQI) Group. Crit Care 2004; 8: R204-R212.
20. Mehta RL, Kellum JA, Shah SV et al. Acute Kidney Injury Network: report of an initiative to improve outcomes in acute kidney injury. Crit Care 2007; 11: R31.
21. Arora P, Rajagopalam S, Ranjan R et al. Preoperative use of angiotensin-converting enzyme inhibitors/angiotensin receptor blockers is associated with increased risk for acute kidney injury after cardiovascular surgery. Clin J Am Soc Nephrol 2008; 3: 1266-1273.
22. Park M, Coca SG, Nigwekar SU et al. Prevention and treatment of acute kidney injury in patients undergoing cardiac surgery: a systematic review. Am J Nephrol 2010; 31: 408-418.
23. Cogliati AA, Vellutini R, Nardini A et al. Fenoldopam infusion for renal protection in high-risk cardiac surgery patients: a randomized clinical study. J Cardiothorac Vasc Anesth 2007; 21: 847-850.
24. Landoni G, Biondi-Zoccai GG, Tumlin JA et al. Beneficial impact of fenoldopam in critically ill patients with or at risk for acute renal failure: a meta-analysis of randomized clinical trials. Am J Kidney Dis 2007; 49: 56-68.
25. Chen HH, Sundt TM, Cook DJ et al. Low dose nesiritide and the preservation of renal function in patients with renal dysfunction undergoing cardiopulmonary-bypass surgery: a double-blind placebo-controlled pilot study. Circulation 2007; 116: I134-138.
26. Mentzer RM, Oz MC, Sladen RN et al. Effects of perioperative nesiritide in patients with left ventricular dysfunction undergoing cardiac surgery:the NAPA Trial. J Am Coll Cardiol 2007; 49: 716-726.
27. Burns KE, Chu MW, Novick RJ et al. Perioperative N-acetylcysteine to prevent renal dysfunction in high-risk patients undergoing cabg surgery: a randomized controlled trial. JAMA 2005; 294: 342-350.
28. Haase M, Haase-Fielitz A, Bagshaw SM et al. Phase II, randomized, controlled trial of high-dose N-acetylcysteine in high-risk cardiac surgery patients. Crit Care Med 2007; 35: 1324-1331.
29. Hix JK, Thakar CV, Katz EM et al. Effect of off-pump coronary artery bypass graft surgery on postoperative acute kidney injury and mortality. Crit Care Med 2006; 34: 2979-2983.
30. Stafford-Smith M, Shaw A, Swaminathan M. Cardiac surgery and acute kidney injury: emerging concepts. Curr Opin Crit Care 2009; 15: 498-502.
31. Nogueira E, Cabral E, Abensur H et al. Acute renal failure after cardiac surgery in children. J Bras Nefrol 2007; 29: 120-126.
32. Bouchard J, Soroko SB, Chertow GM et al. Fluid accumulation, survival and recovery of kidney function in critically ill patients with acute kidney injury. Kidney Int 2009; 76: 422-427.
33. Tolwani A, Paganini E, Joannidis M et al. Treatment of patients with cardiac surgery associated-acute kidney injury. Int J Artif Organs 2008; 31: 190-196.

57

MÉTODOS DE DEPURAÇÃO RENAL E MANEJO DA INTOXICAÇÃO PELO PARAQUAT

Elisangela Biazoto Massa
Viviane Calice da Silva
Marcos Alexandre Vieira

INTRODUÇÃO

O paraquat (PQ), um herbicida do grupo bipiridilo não seletivo, é largamente utilizado no meio agrícola para o controle de ervas daninhas desde 1962[1,2]. Muitos países restringem seu uso devido ao potencial significativo para intoxicação acidental e intencional[3].

É um produto sintético, sólido, incolor, solúvel em água, não volátil e não inflamável comercializado como composto único ou em mistura com outros princípios ativos em todas as partes do mundo[4]. Existem relatos de intoxicações por via dérmica, subcutânea e ocular; no entanto, as gastrintestinais são as mais graves.

Os primeiros casos fatais ocorreram em 1964, porém só foram relatados em 1966. Ultimamente, têm sido poucos os relatos de casos de ingestão dessa substância, no entanto a mortalidade permanece elevada, sendo superior a 70%. Estima-se que anualmente cerca de 2% da população brasileira seja contaminada por praguicidas. O PQ contribui com 0,34% dos casos, porém ele representa 13% do total de mortes por intoxicação química[2].

Por não haver um antídoto específico, ao longo das últimas décadas muitos métodos para modificar a toxicidade do PQ foram avaliados, incluindo a prevenção de absorção, excreção crescente, uso de terapias imunossupressoras e tratamentos antioxidantes[1,5]. Infelizmente, a grande maioria dos métodos tem-se mostrado ineficaz, sendo o resultado determinado pelo grau de exposição ao produto[5].

RELATO DE CASO

Em 2013, tivemos em nosso serviço um caso de intoxicação por PQ. Paciente J.G.T., 39 anos, sexo masculino, foi admitido em pronto atendimento de uma cidade vizinha em abril de 2013 1 hora após a ingestão proposital de PQ e veio transferido para o hospital terciário da rede pública de Joinville, Santa Catarina, Brasil. Na abordagem inicial, foi submetido à lavagem gástrica e apresentou vômitos em grande quantidade sem sinais de hematêmese ou produtos patológicos.

Deu entrada no hospital acordado, consciente, com queixa de náuseas, sem dor abdominal ou outros sintomas. História prévia de depressão e etilismo sem tentativas de suicídio até o momento. Ao exame físico, em regular estado geral, hidratado, corado, afebril, ausculta cardíaca e pulmonar normais, palpação abdominal sem alterações, ausência de edemas e perfusão periférica adequada. Nos exames complementares, eletrocadiograma com ritmo sinusal, radiografia de tórax sem alterações e endoscopia digestiva alta com pangastrite enantematosa moderada. Exames laboratoriais com hipocalemia leve, sem alterações do hemograma, creatinina, função hepática e da gasometria arterial.

Realizado contato com centro de informações toxicológicas (CIT) que orientou o uso de ciclofosfamida associado à metilprednisolona, suporte clínico e acompanhamento da função renal e hepática. Nesse momento, foram solicitados avaliação e acompanhamento da equipe de nefrologia devido à possibilidade de evolução para lesão renal aguda (LRA). Iniciado corticosteroide imediatamente e prescrita ciclofosfamida, que foi realizada no segundo e terceiro dias de internação hospitalar (DIH), duas doses de 1g/dia. Mantido manejo clínico e tratamento sintomático.

No 2º DIH, o paciente evoluiu com LRA não oligúrica associada à acidose metabólica e necessidade de terapia renal substitutiva. Apresentou também distúrbio de coagulação associado a epistaxe, hematúria e alteração de função hepática. Foi realizada nova endoscopia digestiva alta que manteve os achados iniciais acrescidos de úlceras orais. Manteve-se em ventilação espontânea e consciente até 9º DIH, quando evoluiu para insuficiência respiratória aguda, necessitando de entubação orotraqueal e ventilação mecânica. Conforme orientação do CIT, ventilado com fração inspirada de oxigênio baixa para garantir pO_2 em torno de 60mmHg e saturação de oxigênio até 85%. Foram realizadas inicialmente cinco sessões de hemodiálise intermitente diária e mantidas posteriormente conforme exames laboratoriais e necessidade de ultrafiltração. Evoluiu com piora progressiva da fibrose pulmonar, necessitando de parâmetros ventilatórios elevados e posição prona. Apesar de terem sido realizadas todas as medidas clínicas descritas, foi a óbito no 13º DIH.

MECANISMO DE AÇÃO

Após absorvido, o PQ é distribuído pela corrente sanguínea para todos os órgãos e tecidos do corpo, acumulando-se no fígado, cérebro, rins, músculos e, particularmente, nos pulmões. Os músculos servem como reservatório, permitindo uma liberação lenta da substância[6].

O pico plasmático é atingido de 2 a 4 horas após a ingestão, sendo rapidamente excretado pelos rins, em torno de 80 a 90% nas primeiras 6 horas e 100% em 24 horas[2,3]. No entanto, devido a sua nefrotoxicidade, a excreção pode ser prolongada para até 10 a 20 dias[3].

O metabolismo do PQ realizado pelo citocromo P450 provoca a produção de superóxidos que reagem com os lípides celulares causando lesões (Fig. 57.1). A princípio, ele reage com o fosfato de nicotinamida adenina dinucleotídeo (NADPH) sofrendo redução pela enzima NADPH-citocromo P450 redutase e gerando um radical paraquat. Esse radical, em contato com o meio aeróbio, tem seu elétron transferido ao oxigênio e transforma-se em ânion superóxido. No pulmão, devido ao suprimento de oxigênio, o radical paraquat rapidamente se auto-oxida e gera radicais superóxido, regenerando o paraquat. Quando há NADPH suficiente, repetidos ciclos de redução e reoxidação podem ocorrer[2,3].

A enzima superóxido dismutase (SOD) atua sobre o O_2^- produzindo peróxido de hidrogênio, que será removido pela enzima catalase. Porém, a SOD pode ser suprimida pela grande quantidade de superóxido, o que acarretará uma reação de dismutação não enzimática sobre os ânions superóxido, levando à formação de oxigênio singlete, capaz de atacar os lípides insaturados das membranas celulares, gerando radicais peroxil lipídicos. Esses, por sua vez, reagem com outros ácidos graxos poli-insaturados, fazendo com que, continuamente, ocorra a peroxidação lipídica e o dano celular[2].

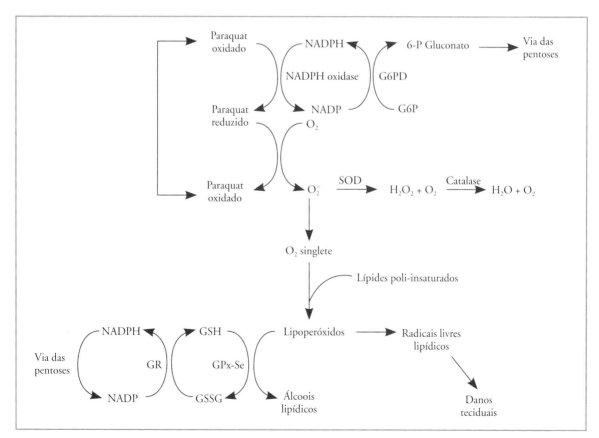

Figura 57.1 – Mecanismo da lesão tecidual causada pelo paraquat[2]. GRx-Se = glutationa peroxidase + selênio; GSH = glutationa reduzida; GSSG = glutationa; G6P = glicose-6-fosfato; G6PD = glicose-6-fosfato desidrogenase; GR = glutationa redutase oxidada; SOD = superóxido dismutase.

TOXICIDADE

Qualquer quantidade ingerida de PQ deve ser considerada grave[3]. No entanto, os efeitos estão diretamente relacionados à dose e à via pela qual o indivíduo foi exposto.

A dose tóxica mínima calculada por via oral em adultos é de 20mg/kg da substância[3]. A dose letal estimada para uma concentração de PQ a 20% é de 10 a 20mL para adulto e 4 a 5mL para criança[7].

A correlação entre a dose e sua toxicidade está apresentada no quadro 57.1.

Quadro 57.1 – Correlação entre dose e toxicidade do paraquat.

Dose	Efeito
Menos que 20mg/kg	Toxicidade leve a moderada do tubo digestório; alteração funcional respiratória e renal; acometimento hepático raramente
Entre 20 e 40mg/kg	Pode ser letal secundário a lesões gastrintestinais ou insuficiência respiratória aguda, que pode progredir para fibrose pulmonar em dias a semanas; insuficiência renal por necrose tubular, falência hepática
Mais que 40mg/kg	Letal em horas ou poucos dias devido ao comprometimento generalizado do organismo.

MANIFESTAÇÕES CLÍNICAS

Os sinais e sintomas clínicos estão relacionados com a via e a dose que o indivíduo foi exposto, podendo ser divididos em efeitos locais e sistêmicos[3].

EFEITOS LOCAIS

A pele funciona como uma barreira protetora contra o PQ, porém seu contato com ela pode produzir hiperemia, ressecamento, descamação, bolhas e úlceras[8]. Nos casos em que a pele se encontra lesionada, essa barreira é perdida e o PQ pode ser absorvido causando sintomas sistêmicos[3].

Em contato com as unhas, pode levar ao seu amolecimento, descoloração assimétrica, alterações do crescimento e deformações[2]. Quando inalado, pode ocasionar sangramento nasal.

Nos casos de comprometimento ocular, o PQ pode produzir inflamação grave na córnea e conjuntiva, evoluindo para necrose conjuntival, ceratite com opacificação da córnea e diminuição da acuidade visual[2,8].

EFEITOS SISTÊMICOS

Logo após ingerido, surgem no tubo gastrintestinal os primeiros sintomas decorrentes de sua ação cáustica, incluindo dor e queimação na boca, faringe, esôfago, estômago e abdome. Náuseas, vômitos e diarreia são frequentes. Lesões ulceradas e necrose tecidual podem surgir desde a boca até o intestino. A perfuração de esôfago e a destruição dos hepatócitos com acometimento hepático podem ocorrer, no entanto são menos comuns e estão relacionados à ingestão de doses mais elevadas da substância[2,3].

O acometimento renal ocorre nas primeiras 48 horas, cursando com rápida elevação das escórias nitrogenadas, oligúria ou anúria e diminuição da eliminação do PQ[3]. A patogênese da lesão renal ainda não está bem esclarecida, mas sabe-se que há lesões nos túbulos contorcidos proximais que levam à LRA. Podem surgir proteinúria, microalbuminúria, glicosúria, aminoacidúria e hematúria[2,3].

As lesões hepáticas e renais, quando tratadas em tempo hábil, podem ser limitadas e reversíveis[3].

Nos pulmões, a intoxicação manifesta-se mais tardiamente, por volta do sétimo dia, porém esse é o órgão-alvo do herbicida. Evidenciam-se tosse, dispneia, taquipneia, diminuição na tolerância ao esforço físico, queda na saturação da hemoglobina, hipoxemia e cianose periférica[2]. Insuficiência respiratória pode desenvolver-se junto com fibrose pulmonar progressiva.

No coração, devido à toxicidade do tecido muscular, podem ocorrer miocardite tóxica, arritmias e choque[9].

Como o PQ atravessa a barreira hematoencefálica, lesões no sistema nervoso central podem ocorrer. São mais comuns na ingestão de doses elevadas e cursam com quadros de ansiedade, convulsões e ataxia[2,3].

As manifestações clínicas decorrentes da intoxicação pelo PQ podem ser divididas em três fases, conforme o quadro 57.2.

Quadro 57.2 – Manifestações clínicas pelo paraquat.

Fases	Órgão	Manifestações clínicas
I	Gastrintestinal	Náuseas, vômitos, diarreia, dores retroesternal e abdominal. Lesões ulceradas e inflamatórias de mucosas
II	Renal	Lesão renal aguda. Alteração nas provas de função hepatocelular
III	Pulmonar	Lesão irreversível dos pneumócitos tipos I e II com fibrose pulmonar progressiva

DIAGNÓSTICO

O diagnóstico da intoxicação pelo PQ é clínico e laboratorial. História de exposição ao herbicida associada a sintomas de náuseas, vômitos, dor abdominal, diarreia, dispneia e alteração do volume urinário devem levantar a suspeita diagnóstica e as medidas de manejo clínico, assim como os métodos diagnósticos laboratoriais devem ser prontamente iniciados.

A identificação da substância por meio de um teste de triagem rápido é importante para a instauração e adequação das medidas clínicas em um primeiro momento; no entanto, sua quantificação torna-se importante durante o período de tratamento e recuperação, visto que o herbicida não sofre biotransformações significativas no organismo[2].

Na literatura existem vários métodos descritos para a determinação do PQ, incluindo métodos colorimétricos, cromatográficos, eletroforéticos e imunológicos.

A cromatografia em camada delgada (CCD) é um método de triagem que pode ser realizado em diversos materiais biológicos. Rápido e de baixo custo, é muito utilizado na prática clínica para o diagnóstico toxicológico[2]. Outros métodos bastante utilizados são os colorimétricos, como, por exemplo, as reações de caracterização. O teste utilizando ditionito de sódio a 1% na urina é capaz de identificar o PQ e predizer lesão de órgãos essenciais[10]. A mudança da coloração da amostra para azul significa presença do herbicida em concentração superior a 0,5mg/L na urina[2] e o teste negativo é um bom indicador de lesão renal, visto que a os rins são responsáveis pela sua excreção[10]. No teste, a intensidade do azul varia de acordo com o grau de intoxicação[2].

Para a quantificação do herbicida, os métodos utilizados são: cromatografia gasosa (CG), cromatografia gás-líquido (CGL), cromatografia líquida de alta eficiência (CLAE), eletroforese capilar (EC) e métodos imunológicos[2].

A CG é aplicada na quantificação do PQ no plasma humano, enquanto a CGL utiliza sangue e urina, sendo necessário o preparo das amostras. A CLAE é a técnica empregada nos métodos mais utilizados pela literatura, fazendo uso de plasma e soro, e a EC pode ser aplicada em soro e urina[2].

Os métodos imunológicos são utilizados tanto para triagem, por meio de imunoensaio enzimático, quanto para quantificação com o radioimunoensaio em soro, plasma, urina e fluido do lavado broncoalveolar ou com o *enzyme linked immunosorbent assay* (ELISA) em plasma ou ainda com os imunoensaios com fluorescência em plasma[2].

Outros exames podem ser empregados durante a condução do caso, servindo para o manejo clínico, avaliação da evolução e diagnóstico precoce de possíveis complicações do quadro.

Nos exames laboratoriais pode ser encontrado aumento das transaminases hepáticas, bilirrubinas e amilase sérica decorrentes das lesões hepáticas, biliares e pancreáticas. Leucocitose com neutrofilia, acidose metabólica, hipocalemia, hiponatremia, aumento da ureia e da creatinina, aumento da creatina cinase (CK e fração CKMB), proteinúria, hematúria e glicosúria também podem ser observados[2,3].

À radiografia de tórax podem ser notados sinais de congestão pulmonar bilateral, hipotransparências coalescentes e, em uma fase mais avançada, fibrose pulmonar.

TRATAMENTO

Até o momento não foi encontrado nenhum antídoto específico que reduza os efeitos tóxicos do PQ[7]. O tratamento tem-se baseado em três pilares: prevenção da absorção, acelerar a excreção e minimizar as lesões celulares.

PREVENÇÃO DA ABSORÇÃO

Prevenção da absorção é prioridade no tratamento, visto que logo após ingerido o herbicida é rapidamente distribuído pelo corpo e iniciam-se as lesões celulares[1,3].

Nos casos de contaminação da pele, toda a roupa suja deve ser retirada e a pele lavada com água e sabão. Se houver comprometimento de mucosas, lavá-las copiosamente com água ou soro fisiológico[3].

A lavagem gástrica está indicada na primeira hora após a ingestão da substância[11]. A indução do vômito não está contraindicada, visto que a toxicidade sistêmica do herbicida é mais relevante do que seus efeitos no tubo gastrintestinal, no entanto seu benefício na retirada do PQ é pequeno[12].

Substâncias adsorventes, como carvão ativado e terras argilosas (terra de Füller), também devem ser administradas na primeira hora[11]. Os laxantes sulfato de magnésio e citrato de magnésio aceleram o trânsito gastrintestinal e reduzem a absorção do PQ[13].

EXCREÇÃO DO PARAQUAT

O PQ é excretado pelos rins, porém sua eliminação pode ser prejudicada pelas lesões celulares que acarretam necrose tubular aguda e consequente insuficiência renal[5].

Algumas medidas são utilizadas na tentativa de acelerar a excreção do herbicida. Entre elas destacamos a diurese forçada e os métodos de depuração como a hemodiálise (HD), a hemoperfusão (HP) e a plasmaférese[2].

A diurese forçada é uma medida simples que pode ser rapidamente iniciada, porém só mostra bons resultados quando a função renal se encontra preservada. Pode ser realizada com furosemida ou manitol[2].

Os métodos de depuração devem ser usados na vigência de falência renal[2] e ser iniciados o mais precocemente possível[1].

A hemodiálise (HD) é um método útil quando a concentração sérica do PQ é elevada e quando iniciada nas primeiras 24 horas[2], preferencialmente de 2 a 4 horas após a ingestão[11]. O PQ não é um tóxico adequadamente dialisável devido ao seu alto peso molecular e por não circular no sangue ligado às proteínas[2]. Contudo, a HD pode reduzir sua concentração sérica, além de corrigir possíveis complicações decorrentes da intoxicação, como a acidose metabólica.

A hemoperfusão (HP) é uma técnica que utiliza um filtro de carbono ou poliestireno, no lugar do habitual filtro da HD, para adsorver o tóxico[2]. É considerada 4 a 6 vezes mais eficaz que a HD[1] e também deve ser iniciada o mais precocemente possível[11]. Sua realização constante e prolongada por tempo superior a 10 horas parece diminuir as reservas teciduais do PQ, assim como os níveis de citocinas inflamatórias e radicais livres, melhorando o estado fisiológico do paciente[1,2]. A HP deverá ser repetida quantas vezes for necessário até que a detecção do PQ na urina fique negativa[1].

A plasmaférese possui a mesma capacidade depurativa da HP, com a vantagem de fornecer antioxidante renovado através do plasma fresco que é infundido[2], porém é pouco utilizada devido a seu alto custo e menor disponibilidade nos diversos serviços quando comparada à HD e à HP.

REDUÇÃO DAS LESÕES CELULARES

Reduzir as lesões celulares e minimizar o efeito do herbicida sobre o organismo é o ponto de maior interesse no tratamento[2]. Assim, várias substâncias têm sido utilizadas na tentativa de reduzir a mortalidade.

A combinação de glicocorticoides, como a metilprednisolona e a dexametasona, com ciclofosfamida tem mostrado bons resultados[11,12]. Os glicocorticoides atuam nas fosfolipases da membrana celular prevenindo a lipoperoxidação e diminuindo a reação inflamatória[2]. A ciclofosfamida tem papel importante na reposta imune celular e humoral, também reduzindo a gravidade da inflamação[14]. Essa terapia combinada tem retardado o processo de fibrose pulmonar, diminuindo a mortalidade[1].

Substâncias antioxidantes competem com os receptores pulmonares do PQ[2] e podem impedir o progresso da fibrose pulmonar[1]. Apresentaram bons resultados em estudos *in vitro* e em animais, porém *in vivo* ainda existem poucos estudos e as doses a serem utilizadas ainda não estão bem estabelecidas[11]. Os principais agentes utilizados incluem vitaminas E e C, n-acetilcisteína, desferroxamina[2], ambroxol, glutationa, entre outros[1].

Outras medidas de suporte clínico devem ser realizadas durante o tratamento. Distúrbios metabólicos e hidroeletrolíticos são comuns e devem ser corrigidos prontamente. Analgesia deverá ser realizada para o controle da dor provocada pelas lesões de pele ou no tubo gastrintestinal. Administração de fluidos para manter o paciente hidratado e débito urinário adequado. Efetuar o suporte de vias aéreas, sendo que em casos de hipoxemia leve a moderada a suplementação de oxigênio deve ser evitada, pois pode potencializar as lesões celulares causadas pelo estresse oxidativo[2].

PROGNÓSTICO

O prognóstico nos casos de intoxicação por PQ é ruim, sendo a mortalidade superior a 70%. Em 40% dos casos de óbito, esse ocorreu mais de uma semana depois da ingestão da substância e, sempre que a lesão pulmonar está instalada, a probabilidade de recuperação é mínima[3].

Em nosso serviço, casos com evolução clássica como o descrito têm ocorrido e mesmo com a realização de todas as medidas clínicas descritas a evolução tem sido desfavorável e a principal causa de óbito é a complicação pulmonar.

CONCLUSÕES

Todos os casos de intoxicação pelo PQ devem ser considerados graves, independente da dose e da forma de exposição. Mesmo os estudos sendo realizados na busca de um antídoto que reduza os danos celulares, até o momento a medida mais eficiente na melhora do prognóstico foi a prevenção na absorção do herbicida.

Os rins são muito eficazes na eliminação do PQ, no entanto estão sujeitos a lesões com comprometimento da sua função. Assim, os métodos de depuração devem ser utilizados sempre que houver declínio da função renal e quanto mais precocemente iniciados melhores são os resultados na redução da mortalidade. A HP é o método de depuração que mostrou mais benefícios no tratamento até o momento e a plasmaférese, quando disponível, é uma excelente alternativa.

Embora décadas tenham se passado desde o relato do primeiro caso de intoxicação e muitos artigos tenham sido publicados, o prognóstico desses pacientes continua sombrio e o tratamento um desafio.

REFERÊNCIAS BIBLIOGRÁFICAS

1. Zhang Q, Wu WZ, Lu YQ et al. Successful treatment of patients with paraquat intoxication: three case reports and review of the literature. *J Zheji Univ Sci B* 2012; **13**: 413-418.
2. Schmitt GC, Paniz C, Grotto D et al. Aspectos gerais e diagnóstico clinicolaboratorial da intoxicação por paraquat. *J Bras Patol Med Lab* 2006; **42**: 235-243.
3. Núcleo de Tecnologia Educacional para a Saúde da Universidade Federal do Rio de Janeiro, 2005. http://ltc.nutes.ufrj.br/toxicologia/mXII.para.htm (acessado em outubro de 2013).
4. Chan BS, Lazzaro VA, Scale IP, Duggin GG. The renal excretory mechanisms and the role of organic cations in modulationg the renal handling of paraquat. *Pharmacol Therap* 1998; **79**: 193-203.
5. Kang MS, Gil HW, Yang JO et al. Comparison between kidney and hemoperfusion for paraquat elimination. *J Korean Med* 2009; **24** Suppl: S156-S160.
6. Xarau SN, Laita AD. Intoxicacion por paraquat: un puzzle al que le falt an piezas. *Med Clin* (Barcelona) 2000; **115**: 546-548.
7. Galler JR. Paraquat e diquat. In Olson KR, Anderson IB, Benowit Z et al (eds). *Manual de Toxicologia Clínica*, 6th ed. AMGH Editora Ltda: Porto Alegre, 2014, pp 344-346.
8. A practical guide to diagnosis, first aid and hospital treatment http://www.syngenta.com/global/corporate/en/pqmedguide/Pages/index.aspx (acessado em novembro de 2013).
9. Tabata N, Morita M, Mimasaka S et al. Paraquat myopathy: reporton two suicide cases. *Forensic Sci Int* 1999; **100**: 117-126.
10. Seok S, Kim YH, Gil HW et al. The time between paraquat ingestion and a negative dithionite urine test in an independent risk factor for death and organ failure in acute paraquat intoxication. *J Korean Med Sci* 2012; **27**: 993-998.
11. Gawarammana IB, Buckley NA. Medical management of paraquat ingestion. *Br J Clin Pharmacol* 2011; **72**: 745-757.
12. Drault JN, Baelen E, Mehdaoui H et al. Intoxicacion grave par le paraquat. Évolution favorable après traitement par acétylcystéine et hémodialyse précoce. *Ann Fr Anesth Reanim* 1999; **18**: 534-537.
13. Serra A, Domingos F, Prata MM. Intoxicação por paraquat. *Acta Med Port* 2003; **16**: 25-32.
14. Afzali S, Gholyaf M. The effectiveness of combined treatment with methylprednisolone and cyclophosphamide in oral paraquat poisoning. *Arch Iran Med* 2008; **11**: 387-391.

SEÇÃO 10

Nefrologia Pediátrica

58

SÍNDROME DAS ELIMINAÇÕES E REFLUXO VESICOURETERAL EM CRIANÇAS

Rejane de Paula Bernardes

HISTÓRICO E CONCEITOS ATUAIS

Hinman e Baumann, em 1973, foram os primeiros a publicar uma série de 14 crianças com refluxo vesicoureteral (RVU) grave e disfunção do trato urinário "não neurogênica", produzindo trabeculação vesical, dilatação do trato urinário superior e obstrução funcional. Esses pacientes foram tratados com reeducação vesical e hipnose. Allen, em 1977, descreveu 21 crianças com a "síndrome de Hinman" e falta de coordenação grave entre a contração do detrusor e o relaxamento do esfíncter externo. Também referiu melhor resultado com treinamento vesical e terapia farmacológica em relação aos casos previamente submetidos a tratamento cirúrgico. Essa condição clínica, na ausência de alteração neurológica ou anatômica, tem sido tradicionalmente descrita como patologia com risco de evolução para doença renal crônica (DRC) em crianças a partir de idade pré-escolar[1].

A disfunção miccional nos primeiros meses de vida e em lactentes foi previamente descrita em 7 crianças que foram acompanhadas até 30 meses de idade. Esses pacientes apresentavam comprometimento renal com uremia e RVU com uretero-hidronefrose e foram tratados com vesicostomia devido à grande dificuldade de esvaziamento e à alta pressão de armazenamento vesical. Hoje sabemos que lactentes ainda em uso de fraldas podem ser portadores de disfunção de trato urinário inferior (DTUI)[1].

A hipótese de que os recém-nascidos realizam a micção por reflexo medular sem controle do sistema nervoso central (SNC) tem sido questionada, pois observam-se sinais de excitação e despertar antecedendo a micção. A maioria dos estudos sobre a função vesical do lactente faz referência ao conhecimento obtido pela realização do "teste de 4 horas de observação miccional", descrito em crianças normais, a partir de 1996. A maturação do SNC e as circunstâncias sociais levam ao desenvolvimento do controle vesical voluntário, em geral a partir de 2 anos, sendo considerado completo quando a criança tem condições de, voluntariamente, iniciar ou interromper a micção a qualquer momento[2].

O controle esfincteriano é um importante marcador de saúde física e desenvolvimento psicossocial de crianças e considerado um marco no desenvolvimento fundamental. Apesar de extensa investigação sobre o tema, não há consenso sobre a melhor estratégia de treinamento de retirada de fraldas, condicionamento pelos pais ou guiado pelos sinais de prontidão da criança[3].

A classificação das DTUI é basicamente relacionada à presença de alteração na fase de enchimento, na fase de esvaziamento vesical ou ambos. A forma mais comum é a hiperatividade do detrusor, ou seja, contrações involuntárias do detrusor na fase de enchimento vesical, associada à disfunção miccional, que consiste na falta de relaxamento adequado do assoalho pélvico durante a micção com transtorno no esvaziamento vesical. Diferente do que se havia postulado anteriormente, a forma mais comum não é a hiperatividade isolada do detrusor, e sim a disfunção miccional associada ou não a hiper ou hipoatividade do detrusor[4]. Nas crianças portadoras de hiperatividade do detrusor, disfunção miccional, constipação e síndrome de eliminação, a falta de esvaziamento de ambos os sistemas, além de alterar o fluxo urinário que se torna obstrutivo, com resíduo pós-miccional, infecção do trato urinário (ITU) recorrente, trabeculação vesical, espessamento do detrusor, deformação da uretra (uretra em pião), dilatação do sistema pielocalicinal e refluxo vesicoureteral, pode levar ao desenvolvimento de cicatrizes renais definitivas.

Os tratos urinário e gastrintestinal inferior são sistemas anatômica e fisiologicamente interdependentes e partilham de recursos em comum, incluindo a origem embriológica, a musculatura de assoalho pélvico e a inervação sacral. Um relaxamento inadequado do assoalho pélvico e as discrepâncias comportamentais, na ausência de doença neurológica ou anatômica, com alteração funcional de esvaziamento em ambos os sistemas, são denominados de síndrome de eliminações ou, pela terminologia da Sociedade Internacional de Incontinência em Crianças (ICCS), *bladder-bowell dysfunction*. Muitos estudos relatam melhora dos sintomas urinários com o manejo adequado da constipação, mas poucos estudos sobre constipação funcional em crianças referem-se à presença de sintomas de DTUI. Um estudo prospectivo recente demonstrou alta prevalência, 54 entre 85 crianças (63,5%) constipadas apresentaram à anamnese algum sintoma de DTUI[5]. A constipação funcional está frequentemente relacionada à defecação dissinérgica, definida como contração paradoxal do esfíncter anal externo durante a defecação.

A identificação e o conhecimento das disfunções miccionais que podem eventualmente resultar em DRC é de grande importância e o tratamento precoce é fundamental. O tratamento histórico e empírico com anticolinérgicos tem sido abandonado devido à exacerbação da constipação que está frequentemente associada e à majoração do resíduo pós-miccional predispondo à ITU recorrente. A conduta na atualidade inclui histórico e exame físico detalhados e, uma vez descartadas eventuais doenças neurológicas ou anatômicas, as medidas educacionais em relação às eliminações já devem ser aplicadas. Investigação mais detalhada deverá categorizar em grupos de terapia individualizada, incluindo o *biofeedback* de assoalho pélvico, em geral, a partir de 4 anos, a neuromodulação transcutânea mais precocemente, profilaxia antibiótica, controle da constipação e condicionamento em crianças com idade de aquisição de continência[1].

EPIDEMIOLOGIA

A disfunção miccional é uma condição clínica comum, com prevalência de 2 a 7%, sendo mais comum em meninas. A DTUI corresponde a quase 40% de consultas com nefropediatras e urologistas, enquanto a disfunção intestinal representa 25 a 30% de consultas com gastroenterologistas, podendo tratar-se do mesmo paciente. Aproximadamente 50% dos pacientes com sintomas urinários também têm critérios para constipação funcional[6].

ITU e incontinência urinária têm sido relatadas em até 30% das crianças em idade escolar com sintomas de defecação dissinérgica, com pico de incidência de 5-12 anos de idade, diminuindo na puberdade[7]. A constipação é condição comum em pediatria, 3% em consultório de pediatria geral e 25% em consultório de gastroenterologia pediátrica[8].

FISIOPATOLOGIA

A etiologia da disfunção miccional em crianças saudáveis e neurologicamente intactas continua em debate. Parece não haver correlação entre a idade ou método de treinamento de retirada de fraldas e a gênese das DTUI, sugerindo que outros fatores físicos ou psicossociais seriam mais importantes[3]. Inicialmente, atribuíam-se os problemas de continência urinária a questões emocionais, psicossociais ou a déficits de maturação, no entanto é provável que a etiologia seja multifatorial, incluindo fatores genéticos ou congênitos[8].

Tem sido postulada uma interação funcional entre função vesical e intestinal e, assim, a alteração em um dos sistemas alteraria o outro. Em crianças com alteração no tubo neural é identificada uma base neurológica comum bem evidente que explica as alterações dos tratos urinário e gastrintestinal inferior, no entanto não há base neurológica reconhecida nas crianças com DTUI. Muitas teorias têm sido propostas para essa associação, uma delas seria a ligação mecânica, a impactação retal comprimindo a bexiga resultando em hiperatividade, disfunção miccional e esvaziamento incompleto. Assim, a resolução da constipação deveria, imediatamente, levar à cura dos sintomas urinários, o que nem sempre acontece.

Outra hipótese seria uma relação neurossensorial, por um desequilíbrio das vias neurológicas supravesicais, explicando o maior tempo de tratamento para restaurar as funções. Também tem sido descrita a associação frequente com depressão, esquizofrenia, transtornos bipolares ou comportamentais. Assim, o SNC seria o local primário da disfunção, resultando em *crosstalk* entre os sistemas gastrintestinal e urinário, na medula lombossacral. Talvez a ressonância magnética funcional possa determinar essa correlação[9].

A retenção de fezes, com ou sem escapes fecais, tem sido mais comumente atribuída ao não relaxamento do assoalho pélvico. Crianças com DTUI realizam repetidas manobras de contenção, na tentativa de evitar os escapes diurnos de urina e assim o tratamento da DTUI melhoraria também o esvaziamento retal[10]. No entanto, as DTUI são mais frequentes em meninas e a constipação funcional é mais frequente no menino, confundindo essa causalidade, levando inclusive a pensar em condições de curso separado[7].

Também há uma teoria de que a contração prolongada do esfíncter anal externo, na presença de grande quantidade de fezes, leva a uma contração inadequada da musculatura do assoalho pélvico e consequente falta de relaxamento do esfíncter uretral externo. A dissinergia entre esfíncter externo e detrusor promoveria uma hiperatividade do detrusor, com incontinência, ITU e com frequência RVU[11].

Apesar de a relação bexiga-intestino não ser ainda tão bem compreendida, há evidências de conexões neurológicas e do papel do assoalho pélvico durante a micção e a defecação. Essa interligação tem importante implicação no tratamento. Por exemplo, o tratamento da constipação pode minimizar os sintomas de hiperatividade do detrusor, no entanto seu tratamento com anticolinérgicos pode agravar a constipação[12].

MANIFESTAÇÕES CLÍNICAS E ACHADOS NA INVESTIGAÇÃO

Dependendo da intensidade e do tipo de disfunção, os sintomas podem variar, mas é importante saber que quanto menos sintomas de incontinência, maior ocorrência de ITU e maior risco para o aparelho urinário superior, pois, em geral, são os que mais realizam manobras de contenção para evitar escapes urinários. Os principais sintomas que levam à consulta são a ITU, a enurese noturna e/ou a incontinência urinária diurna.

À anamnese, em geral esses pacientes apresentam urgência. Manobras de contenção, como saltitar, cruzar as pernas, manipular genitais, sentar sobre o calcâneo, podem provocar eliminação de urina. Postergação com micções espaçadas e escapes urinários são, muitas vezes, pouco percebidos, mas suficientes para manter um eritema vulvar ou vulvovaginites recorrentes nas meninas. Muitas crianças recebem diagnóstico prévio de masturbação infantil. Dores abdominais frequentes e hematúria podem ocorrer e são motivo frequente de extensas investigações prévias em busca de outros transtornos. A constipação, em geral, é mal reconhecida pelos familiares, sendo necessário utilizar a escala de Bristol, que descreve a consistência das fezes, e os critérios ROMA III, que descrevem as dificuldades evacuatórias. Também é frequente o achado de resíduo fecal na roupa ou mesmo escapes fecais. A enurese noturna pode ou não estar presente, mas, quando ocorre, é comum o relato de mais de um episódio na mesma noite, diferente da enurese monossintomática.

Os sintomas diurnos são muitas vezes pouco percebidos pelos familiares e frequentemente considerados distração, preguiça ou mesmo um transtorno de comportamento e por isso é fundamental a realização de anamnese detalhada e, se possível, dirigida à própria criança. No histórico, alguns pacientes iniciam com sintomas predominantes de hiperatividade, com incontinência e quando negligenciados evoluem com disfunção miccional e várias complicações antes de receberem atendimento adequado. Estudos ocidentais mostram que, em países desenvolvidos, apenas 16% das crianças receberam atendimento médico oportuno[13].

O exame físico busca pesquisar presença de algum estigma em coluna lombossacral, podendo sugerir espina bífida oculta ou alterações ortopédicas, necessitando de eventual investigação neurológica. Podem-se observar eritema vulvar patognomônico de escapes urinários em meninas, presença de fecalomas, alterações anatômicas de meato uretral ou resíduo de urina ou fezes na roupa.

O diário miccional com registro de todas as micções, frequência, volume urinário, urgência, escapes e ingestão de líquidos é importante, não só para avaliação, mas também, muitas vezes, essas observações são negligenciadas.

Na avaliação inicial, deve ser solicitado exame de urina, descartando-se eventual proteinúria, hematúria, poliúria ou ITU. A ultrassonografia é indicada para descartar dilatação pielocalicinal, ureteral, espessamento de parede vesical, volume urinário pré e pós-miccional[14].

A fluxometria com eletromiografia (EMG) e a avaliação de resíduo pós-miccional com ultrassonografia ou BladderScan® são exames simples e muitas vezes ricos em informações em relação a qualidade da micção (aspecto da curva e fluxo máximo), relaxamento ou contração do assoalho pélvico e resíduo pós-miccional. São exames que devem ser repetidos para melhor avaliação, pois o resultado também depende do estado de repleção vesical. Devem ser realizados em ambiente tranquilo, com adaptador de assento e apoio nos pés. A curva de micção normal é em forma de sino e nas disfunções pode adquirir aspecto explosivo, achatado, *staccato* ou interrompido.

Havendo dilatação do trato urinário superior e ITU, deve-se indicar a realização de uretrocistografia miccional e estudo urodinâmico, na impossibilidade de fazer-se vídeo-urodinâmica. Os dois procedimentos necessitam de sondagem; portanto, de preferência, realiza-se um exame na sequência do outro, para evitar dupla intervenção. A uretrocistografia miccional, além de descartar RVU, pode evidenciar divertículos, trabeculação e presença de uretra deformada (em forma de pião).

O termo uretra em pião deve-se ao fato de haver dilatação acentuada do segmento muscular da uretra durante a micção, para meninos 50% maior que o diâmetro do bulbo uretral e para meninas qualquer dilatação uretral a pelo menos 1 centímetro proximal do meato uretral externo. A disfunção miccional caracteriza-se por alteração no fluxo decorrente da contração do músculo estriado periuretral durante a micção em crianças neurologicamente normais. Esse comportamento, em pacientes com hiperatividade do detrusor associada, pode ser consequência da compressão excessiva exercida pelo esfíncter uretral e assoalho pélvico (manobras de contenção), para prevenir perdas de urina durante contrações não inibidas do detrusor. Esse diagnóstico só é possível por meio do estudo urodinâmico. A recorrência de alta pressão intravesical transmitida ao segmento posterior da uretra pode resultar em aumento da complacência e em redução do tônus intramural durante a micção. O achado de uretra em pião sempre sugere a presença de disfunção. A maior frequência em meninas seria explicada pela maior competência do esfíncter interno nos meninos na prevenção dos escapes. Estudo recente encontrou, entre 154 pacientes com disfunção miccional, uretra em pião em 60% das meninas e 40% dos meninos[15].

A presença de uretra em pião tem sido relacionada a ITU recorrente, RVU, baixa complacência e obstrução funcional do fluxo urinário. Além disso, pode ser consequência de um defeito na maturação da coordenação detrusor-esfíncter, já que o desenvolvimento dessa doença não depende da duração dos sintomas, podendo ser encontrado no lactente. A maior recorrência de ITU e RVU estaria relacionada à isquemia de mucosa vesical decorrente de alta pressão vesical e também ao fenômeno *milk-back*, que seria a transferência da bactéria do meato uretral para a bexiga[15].

O estudo urodinâmico com EMG é padrão-ouro no diagnóstico das disfunções informando sobre a capacidade cistométrica máxima, complacência, presença ou não de contrações não inibidas do detrusor, pressão intravesical durante o enchimento e pressão de abertura, atividade EMG do assoalho pélvico durante enchimento e esvaziamento. Permite caracterizar uma bexiga de alta pressão que corresponde a importante fator de risco para a lesão de parênquima renal.

Em centro pediátrico, é indispensável a realização de um preparo prévio para esses exames que são considerados invasivos. É preciso explicar todos os detalhes dos exames, com linguagem adequada para cada idade, e treinar a criança para relaxar a musculatura do assoalho pélvico, no momento da passagem da sonda, tornando o exame mais confortável e de mais qualidade.

Tem sido questionada a indicação de uretrocistografia miccional e urodinâmica de rotina pela sua influência no prognóstico final da disfunção; no entanto, esses exames são fundamentais para o diagnóstico de uretra em pião, RVU e hiperatividade do detrusor, que sabemos são considerados fatores de risco para a ocorrência de cicatrizes renais definitivas.

Em lactentes portadores de dilatação de trato urinário e/ou ITU recorrente, antes de indicar os exames invasivos temos o recurso de aplicar o "teste de 4 horas de observação miccional", que permite o diagnóstico precoce das disfunções. Sendo o exame sugestivo de disfunção, a opção mais confortável é a realização da UCM e urodinâmica com sedação. O "teste de 4 horas" consiste no uso de sensor na fralda que anuncia cada micção nesse período de 4 horas, na pesagem da fralda que permite conhecer a capacidade vesical e na avaliação de resíduo pós-miccional com ultrassonografia ou BladderScan®, possibilitando avaliar o esvaziamento vesical.

A prevalência de DTUI entre 203 lactentes menores de 2 anos de idade e portadores de RVU III-IV, investigada pelo "teste de 4 horas", foi encontrada em 20%. Em 2 anos de acompanhamento, a prevalência aumentou para 34%, havendo correlação negativa com a resolução do RVU (33% *vs.* 56% em pacientes sem DTUI) (p < 0,002), além de maior índice de cicatriz renal (p < 0,001). ITU recorrente ocorreu com maior frequência nas crianças com DTUI, 33% *vs.* 20% nas crianças sem DTUI (p < 0,084)[16]. Outro estudo envolvendo 115 lactentes com RVU IV-V demonstrou prevalência de DTUI em 42% com a realização do estudo urodinâmico em vez do "teste de 4 horas". Essa diferença se deve ao fato de incluir os pacientes com hiperatividade do detrusor, cujo diagnóstico só é possível com o estudo urodinâmico[16].

O diagnóstico e o acompanhamento da constipação por ultrassonografia foram motivos de um estudo com 66 pacientes, sendo 31 constipados pelo critério Roma III e 35 controles, e observou-se diferença significativa do diâmetro retal médio 3,02 ± 1,04cm *vs.* 1,98 ± 0,64cm (p > 0,001). Considera-se constipação crônica um diâmetro > 2,44cm[17].

Pacientes com síndrome de eliminações, ITU recorrente e RVU apresentam cicatrizes renais em torno de 30%, detectadas pela cintilografia renal ao DMSA. Essas lesões podem ocasionar hipertensão arterial em torno de 10% dos casos e, quando extensas e bilaterais, levar à DRC. Estudos confirmam que a maior prevalência de cicatrizes ocorre nos pacientes com disfunção miccional, ou seja, fluxo urinário obstrutivo[16].

A obstrução funcional com diagnóstico tardio pode também levar a uma condição de postergação cada vez mais intensa e prolongada, resultando em hipoatividade do detrusor (bexiga descompensada) e chegando a necessitar de cateterismo intermitente em casos extremos.

As crianças portadoras de disfunção têm 2 a 4 vezes mais possibilidade de apresentarem níveis significativos de dificuldades psicológicas, 20 a 30% apresentam problemas comportamentais, comparáveis aos de outros grupos de doenças crônicas em crianças, conforme dados publicados recentemente, especialmente em meninos quando ocorrem enurese noturna, escapes urinários diurnos e obesidade associada[6,18].

TRATAMENTO

O tratamento da síndrome de eliminações, além de multidisciplinar, deve combinar diversas formas de terapia que se individualiza de acordo com a condição clínica de cada paciente.

Para obter sucesso no tratamento, é preciso que o protocolo seja abrangente para haver melhora dos sintomas urinários, intestinais e suas consequências por meio do restabelecimento de um padrão adequado de armazenamento, esvaziamento vesical e intestinal. A ICCS, no seu protocolo de tratamento da disfunção vesical e intestinal, recomenda focar na constipação e incontinência fecal, baseado em estudos que demonstram melhora dos sintomas urinários e eficácia do tratamento com abordagem cognitiva, educativa, comportamental e *biofeedback* de assoalho pélvico[6]. Ainda faltam estudos prospectivos randomizados duplo-cegos para validação das diversas formas de terapias.

A manutenção do resultado é parte importante do tratamento; portanto, em geral, acompanha toda a infância, sendo fatores decisivos motivação, aderência e participação dos familiares.

NÃO FARMACOLÓGICO

Uroterapia

É um termo que se refere à terapia não cirúrgica e não farmacológica que consiste no treinamento cognitivo e consciência muscular, hidratação e oferta de fibras, condicionamento de intervalos de micção, orientação sobre a postura no momento da micção (adaptador de assento e suporte para os pés), incentivo e motivação, incluindo ou não o *biofeedback* e a neuromodulação. Um estudo randomizado demonstrou a eficiência do condicionamento com o uso do relógio de pulso com *timer* programável, que permite definir os intervalos ideais entre as micções até que a criança adquira um hábito normal, além da melhora nos sintomas de incontinência diurna e melhor aderência ao tratamento[19].

Tratamento da constipação

O controle da constipação, em geral, é obtido a longo prazo e deve ser realizado em 4 etapas: educação, desimpactação, prevenção de novo acúmulo e acompanhamento. Com o restabelecimento do trânsito intestinal já se observa considerável melhora dos sintomas urinários.

Biofeedback de assoalho pélvico e anorretal

Apesar de não se saber tudo sobre a causa da disfunção miccional, o papel da hiperatividade do assoalho pélvico na fase miccional está bem estabelecido e torna bem atrativa a terapia por *biofeedback*. Em 1949, Kegel relatou que o reconhecimento e o melhor controle voluntário do assoalho pélvico melhoram a incontinência urinária[20]. Inicialmente indicado em mulheres portadoras de incontinência de estresse, promovendo reforço perineal, a técnica foi posteriormente adaptada para crianças, ensinando-as, ao contrário, a não realizarem manobras de reforço e tomarem consciência da possibilidade de controle voluntário. Por isso é recomendado que a técnica em criança seja aplicada por profissional habilitado em DTUI especificamente para crianças.

O *biofeedback* do assoalho pélvico com registro EMG, através de eletrodos de superfície, é o principal tratamento das disfunções miccionais e hiperatividade do detrusor, pois ensina a criança, por meio de método audiovisual, a contrair a bexiga no momento do enchimento e relaxar adequadamente o assoalho pélvico no momento das eliminações, promovendo desobstrução do fluxo urinário, melhora no esvaziamento vesical, na continência urinária, da uretra em pião, redução de ITU, facilitando a regressão do RVU. A técnica consiste em colocar eletrodos de superfície na musculatura do assoalho pélvico, com exercícios de contração e relaxamento do períneo, registrando-se simultaneamente a atividade EMG e também realizando fluxometria no final de cada sessão para treinar a micção com relaxamento e acompanhar o resultado da terapia.

Essa terapia está limitada às condições de maturidade e cognitivas; podem ser aplicadas, na maioria das vezes, a partir de 4 anos de idade, quando já se tem colaboração da criança. Falha no método relaciona-se principalmente a baixa motivação, falta de condições cognitivas, limitações sociais, geográficas ou relacionadas ao plano de saúde, tornando as sessões muito irregulares, assim como a seleção dos pacientes com diagnóstico mal definido[21]. Nas mãos de profissional habilitado, com paciente e familiares colaborativos, obtém-se excelentes resultados.

Hoje dispomos do *biofeedback* animado com diversas programações infantis (*biogames*), equipamento ideal para manter a atenção da criança durante as sessões. O *biofeedback* animado foi introduzido por McKenna em 1999, demonstrando melhores resultados que a técnica convencional, para melhorar tanto o esvaziamento vesical como o intestinal, com alto grau de adesão (95%), melhora subjetiva dos sintomas em até 90% dos casos e melhora no padrão da fluxometria em 42% dos casos com 6 meses de tratamento. Em diversos estudos, a taxa de resolução do RVU variou de 55 até 89% com um ano de tratamento[22].

O *biofeedback* anorretal tem sido indicado no caso de defecação dissinérgica[8,11] com monitores auditivos e visuais de atividade anorretal para ensinar a criança a controlar a função anorretal. Este estudo recente avaliou o resultado em 36 crianças que inicialmente apresentavam 1,4 (± 0,2) evacuação por semana e 5,5 (± 0,4) escapes fecais por semana, que passaram a 5,8 (± 0,2) evacuações por semana e reduziram os escapes fecais para 0,6 (± 0,3) por semana, após 2 meses de *biofeedback* (p ≤ 0,001). O uso de laxantes reduziu de 4,1 (± 0,3) dias por semana para 0,6 (± 0,3) em 2 meses[11].

Neuromodulação ou eletroestimulação

Em humanos, a estimulação do plexo hipogástrico (simpático) resulta no relaxamento do músculo detrusor inibindo a micção. A estimulação do plexo pélvico (parassimpático) resulta em efeito oposto, ao passo que vias complexas e interações existem entre inervação do assoalho pélvico pelo nervo pudendo e níveis medulares e supramedulares. A estimulação elétrica tem sido extensivamente investigada há mais de um século no tratamento das DTUI.

Na neuroestimulação, os nervos (ou músculos) são diretamente estimulados para obter uma resposta imediata. Na neuromodulação, um estímulo elétrico é exercido para alterar o padrão de transmissão existente. Técnicas de neuroestimulação têm sido usadas em pacientes com lesão neurológica e a neuromodulação tem sido aplicada em pacientes com disfunções não neurogênicas.

Diversas modalidades têm sido estudadas em crianças, principalmente a neuromodulação sacral e tibial posterior em crianças portadoras de DTUI não neurogênicas, e existem evidências preliminares sobre a eficácia da terapia com melhora significativa da incontinência e da urgência. Ainda falta uma padronização dos parâmetros ideais a serem utilizados, como frequência, intensidade, duração do pulso, número de sessões e protocolo de manutenção. A forma transcutânea (estimulação nervosa elétrica transcutânea – TENS), com eletrodos colados em região parassacral ou tibial posterior, é bem tolerada e atualmente pode ser considerada uma opção de tratamento de primeira linha na bexiga hiperativa em crianças. A eletroestimulação de assoalho pélvico, muito utilizada em adultos, não deve ser aplicada em crianças, já que contrai o assoalho pélvico e, na maioria dos casos, pretende-se obter o relaxamento de períneo para melhorar o resíduo pós-miccional e assim evitar as ITU recorrentes[23,24].

O resultado do estudo randomizado, comparando antimuscarínico com neuromodulação tibial posterior (OrBITstudy), demonstrou resultado similar na melhora dos sintomas de hiperatividade do detrusor. O mesmo autor publicou também resultado de estudo com a mesma técnica e grupo controle (SUmiTstudy), e a diferença foi significativa, 54,5% com melhora *versus* 20,9% grupo controle (p < 0,001).

A função e as disfunções vesical e intestinal estão interligadas, e a associação de hiperatividade do detrusor e constipação dificulta o uso de anticolinérgicos que agravam a constipação. Por outro lado, a neuromodulação sacral, além de ativar o cólon descendente, o sigmoide e o reto, inibe o esfíncter anal interno com melhora das funções vesical e intestinal simultaneamente[11,24]. TENS é um método simples, isento de efeitos adversos, cujo índice de recorrência dos sintomas é baixo, entre 10 e 25%[24]. É necessário estabelecer os melhores parâmetros elétricos a serem utilizados, além de a padronização facilitar a comparação entre os estudos.

O mecanismo de ação ainda não está bem claro, e estudos recentes indicam que, além de a terapia envolver a eletroestimulação do nervo sacral, ocorre também neuromodulação pela via aferente somatossensorial da bexiga, projetando-a para o centro pontino da micção[25].

Em pacientes refratários a todos os tratamentos conservadores propostos, tem sido estudada a indicação de neuromodulação por estimulação sacral com aparelho implantado (InterStim®) e, apesar de se tratar de procedimento mais invasivo e algumas complicações cirúrgicas relatadas, tem demonstrado resultado promissor[26].

FARMACOLÓGICO

Os anticolinérgicos são drogas antimuscarínicas que têm a função de relaxar o músculo detrusor permitindo melhorar o armazenamento, reduzindo os sintomas de incontinência. Quando mal indicado, pode causar hipoatividade do detrusor, resíduo pós-miccional com ITU e piora da constipação intestinal. A intolerância relacionada aos efeitos colaterais determina a interrupção do tratamento em torno de 10%. A resposta nem sempre corresponde à esperada e o índice de recaída após a interrupção é relativamente elevado.

Um número significativo de portadores de hiperatividade do detrusor é refratário aos antimuscarínicos, a adesão ao tratamento a longo prazo é ruim, apenas 30% continuam aderentes à medicação em um ano de tratamento e por isso a partir de 1997 a FDA aprovou a indicação de neuromodulação no tratamento da hiperatividade do detrusor[25].

A classe dos alfabloqueadores tem sido indicada em diversas condições para promover melhor esvaziamento vesical. Os receptores alfa-adrenérgicos estão localizados principalmente no colo vesical ou esfíncter interno, com resultado duvidoso, já que nas disfunções é o esfíncter externo de controle voluntário que está mais envolvido com o processo de obstrução funcional. Os efeitos adversos, como hipotensão e tontura, levaram à utilização dos alfabloqueadores seletivos. Pela falta de estudos consistentes, não há evidência sobre a indicação dessa classe de droga na DTUI. A terapia farmacológica para o esvaziamento é um método *off-label*[10].

O uso da toxina butolínica (botox) para o relaxamento vesical ou esfincteriano em casos refratários ainda se encontra em estudo e é mais utilizado, atualmente, nas bexigas neurogênicas[10].

RESULTADOS DO TRATAMENTO

Em nossa experiência[27], entre 402 crianças portadoras de DTUI, com idade média de 7,3 ± 2,8 anos, 73% eram do sexo feminino. Todas realizaram uroterapia com condicionamento e realizaram em média 30 ± 18 sessões de *biofeedback* de assoalho pélvico durante 22 ± 18 meses. Entre 315 crianças, 29% apresentavam RVU; 22%, uretra em pião; e 11%, divertículos e trabeculação vesical. Entre 192 crianças portadoras de RVU ou ITU recorrente, 39% tinham cicatrizes renais na cintilografia ao DMSA. Resultados foram classificados conforme ICCS em bom (100% de melhora), melhora (mais de 50% de melhora) e ruim (nenhuma melhora). Para os principais sintomas, ITU, incontinência diurna, enurese e constipação, o resultado foi bom em 86%, 60%, 60% e 69%, respectivamente. Em relação ao RVU, 12 meses após o início do tratamento o resultado foi bom, com desaparecimento do RVU em 56%, melhoria com redução no grau em 24% e ruim com o mesmo grau de RVU em 20%. Atualmente, associando a estimulação elétrica transcutânea (TENS), observamos resultados promissores na ausência de uso de medicamentos.

CONCLUSÃO

As disfunções vesicais e intestinais são frequentes na infância e são causa de incontinência urinária funcional, ITU, RVU e cicatrizes renais. Apesar de raramente evoluir para DRC estágio 5, as cicatrizes renais podem desencadear hipertensão arterial desde a infância. As disfunções mal resolvidas na infância persistem na vida adulta, com complicações como pielonefrites, especialmente durante a gestação.

O protocolo de tratamento deve ser bastante abrangente, já que existe estreita correlação entre os tratos urinários inferior, superior e gastrintestinal. As propostas terapêuticas não farmacológicas têm passado a ser uma escolha de primeira linha nos últimos anos, com ótimos resultados. Dificuldades de comprovação científica ainda persistem, com desafios e limitações na metodologia dos estudos, como a padronização de protocolos, tanto para diagnóstico como para terapia, homogeneização dos grupos de pacientes e ainda em relação à medição de resultados, que se baseia em sintomas, muitas vezes subjetivos.

O diagnóstico de síndrome de eliminação tem sido cada vez mais precoce, inclusive em lactentes, o que vai modificar o prognóstico desses pacientes, pois o tratamento adequado não só previne o aparecimento de RVU secundário, mas também leva a resolução do RVU, redução de morbidade causada por ITU febril recorrente e prevenção de cicatrizes renais definitivas.

O tratamento não resulta em melhoria imediata, mas é prolongado e requer colaboração da criança e familiares e nem sempre resulta em cura; no entanto, cumpre os objetivos sociais, melhorando a qualidade de vida, previne agressões ao aparelho urinário superior, restabelece um padrão miccional e intestinal o mais próximo possível do normal, além de resgatar a autoestima das crianças que muitas vezes convivem durante anos com situações socialmente inaceitáveis.

REFERÊNCIAS BIBLIOGRÁFICAS

1. Al Mosawi A. Identification of nonneurogenic neurogenic bladder in infants. *J Urol* 2007; **70**: 355-357.
2. Nevéus T, Sillén U. Lower urinary tract function in childhood; normal development and common functional disturbances. *Acta Physiol* 2013; **207**: 85-92.
3. Colaco M, Johnson K, Schneider *et al*. Toilet training method is not related to dysfunctional voiding. *J Clin Pediatr* 2013; **52**: 49-53.
4. Tokgöz H, Ozgur Tan M, Ilker S *et al*. Assessment of urinary symptoms in children with dysfunctional elimination syndrome. *Int Urol Nephrol* 2007; **39**: 425-436.
5. Hadjizadeh N, Motamed F, Abdollahzade S *et al*. Association of voiding dysfunction with functional constipation. *Indian Pediatr* 2009; **46**: 1093-1095.
6. Wolfe-Christensen C, Manolis A, Guy WC *et al*. Bladder and bowel dysfunction: evidence for multidisciplinary care. *J Urol* 2013; **190**: 1864-1868.
7. Bael AM, Benninga MA, Lax H *et al*. Functional urinary and fecal incontinence in neurologically normal children: symptoms of one functional elimination disorder. *BJU Int* 2006; **99**: 407-412.
8. Croffie JM, Ammar MS, Pfefferkorn MD *et al*. Assessment of the effectiveness of biofeedback in children with dyssynergic defecation and recalcitrant constipation/encopresis: does home biofeedback improve long-term outcomes. *Clin Pediatr* 2005; **44**: 63-71.
9. Borch L, Hagstroem S, Bower WF *et al*. Bladder and bowel dysfunction and the resolution of urinary incontinence with successful management of bowel symptoms in children. *Acta Paediatr* 2013; **102**: 215-220.
10. Chase J, Austin P, Piet Hoebeke P *et al*. The management of dysfunctional voiding in children: a report from the Standardisation Committee of the International Children's Continence Society. *J Urol* 2010; **183**: 1296-1302.
11. Burgers RE, Mugie SM, Chase J *et al*. Management of functional constipation in children with lower urinary tract symptoms: report from the Standardization. Committee of the International Children's Continence Society. *J Urol* 2013; **190**: 29-36.
12. Kaplan SA, Dmochowski R, Cash BD *et al*. Systematic review of the relationship between bladder and bowel function: implications for patient management. *Int J Clin Pract* 2013; **67**: 205-216.
13. Ramamurthy HR, Kanitkar M. Non invasive urodynamic assessment in children are they reliable? Validation of non-invasive urodynamics in children with functional voiding disorders. *Indian J Pediatr* 2010; **77**: 1400-1404.
14. Uluocak N, Erdemır F, Parlaktas BS *et al*. Bladder wall thickness in healthy school-aged children. *Urology* 2007; **69**: 763-766.
15. Kutlu O, Koksal IT, Guntekin E, Kukul E. Role of spinning top urethra in dysfunctional voiding. *Scand J Urol Nephrol* 2010; **44**: 32-37.
16. Sillén U, Brandström P, Jodal U *et al*. The Swedish reflux trial in children: V. Bladder dysfunction. *J Urol* 2010; **184**: 298-304.
17. Karaman A, Ramadanb SU, Karaman I *et al*. Diagnosis and follow-up in constipated children: should we use ultrasound? *J Pediatr Surg* 2010; **45**: 1849-1855.
18. Wolfe-Christensen C, Veenstra AL, Kovacevic L *et al*. Psychosocial difficulties in children referred to pediatric urology: a closer look. *Urology* 2012; **80**: 907-912.
19. Hagstroem S, Rittig S, Kamperis K *et al*. Timer watch assisted urotherapy in children: a randomized controlled trial. *J Urol* 2010; **184**: 1482-1488.
20. Kaye JD, Palmer LS. Animated biofeedback yields more rapid results than nonanimated biofeedback in the treatment of dysfunctional voiding in girls. *J Urol* 2008; **180**: 300-305.
21. Drzewiecki BA, Kelly PR, Marinaccio B *et al*. Biofeedback training for lower urinary tract symptoms: factors affecting efficacy. *J Urol* 2009; **182**: 2050-2055.
22. Kajbafzadeh AM, Sharifi-Rad L, Ghahestani SM *et al*. Animated biofeedback: an ideal treatment for children with dysfunctional elimination syndrome. *J Urol* 2011; **186**: 2379-2385.
23. De Gennaro M, Capitanucci ML, Mosiello G *et al*. Current state of nerve stimulation technique for lower urinary tract dysfunction in children. *J Urol* 2011; **185**: 1571-1577.
24. Barroso U Jr, Tourinho R, Lordêlo P *et al*. Electrical stimulation for lower urinary tract dysfunctionin children: a systematic review of the literature. *Neurourol Urodyn* 2011; **30**: 1429-1436.
25. Ngoc-Bich L, Ja-Hong K. Expanding the role of neuromodulação for overactive bladder: new indications and alternatives to delivery. *Curr Bladder Dysfunct Rep* 2011; **6**: 25-30.
26. Roth TJ, Vandersteen DR, Hollatz P *et al*. Sacral neuromodulation for the dysfunctional elimination syndrome: a single center experience with 20 children. *J Urol* 2008; **180**: 306-311.
27. Meneses RP, Braga D, Melamed SC *et al*. Tratamento das disfunções do trato urinário inferior. *J Paran Pediatr* 2010; **11**: 76-81.

Seção 11

Transplante Renal

59
MÉTODOS MOLECULARES NO DIAGNÓSTICO NÃO INVASIVO DA REJEIÇÃO AGUDA DOS TRANSPLANTES RENAIS

Tuany Di Domenico
Gabriel Joelsons
Roberto Ceratti Manfro

INTRODUÇÃO

O transplante renal é atualmente o tratamento de escolha para pacientes com doença renal crônica (DRC) em estágio terminal. Entretanto, os pacientes a ele submetidos permanecem acometidos por episódios de disfunção aguda e crônica dos enxertos, as quais têm diversas etiologias, sendo que os episódios de rejeição aguda (RA) são considerados uma das principais complicações e podem ter impacto na função e na sobrevida dos enxertos[1]. O diagnóstico da rejeição aguda, assim como das outras causas de disfunção, é baseado fundamentalmente nos resultados da análise histológica do tecido renal obtido por biópsia. Entretanto, existem diversos problemas com esse método, por exemplo, sua representatividade e reprodutibilidade. Adicionalmente, a biópsia renal é um método invasivo, caro e associado a complicações que podem ser bastante sérias[2].

Os métodos auxiliares ao diagnóstico da RA são igualmente pouco precisos. As dosagens de creatinina, níveis séricos de fármacos imunossupressores e métodos de imagem padecem de falta de acurácia adequada para o diagnóstico das disfunções de causa parenquimatosa. Isso evidencia a clara necessidade do desenvolvimento de novos métodos diagnósticos, preferencialmente não invasivos, que possam ser utilizados como biomarcadores dos processos inflamatórios, tóxicos e fibróticos que acometem os enxertos renais auxiliando ou até mesmo substituindo o diagnóstico histopatológico.

NOVOS BIOMARCADORES EM TRANSPLANTE RENAL

Um biomarcador é definido como uma substância ou característica usada como indicador de estado biológico normal ou patológico, que pode ser objetivamente medida, e que reflete a ação das intervenções terapêuticas sobre a atividade da doença[3]. Existem diversos tipos de biomarcadores que diferem predominantemente no seu objetivo, podendo ser: a) preditivos, para a identificação do risco de doença; b) de rastreamento: para a identificação de doença subclínica; c) diagnósticos para o reconhecimento de doença; d) de estadiamento: para a categorização da gravidade da doença; e) de prognóstico: utilizado para a predição de curso doença da ou da resposta terapêutica[4].

Na prática dos transplantes renais, biomarcadores são usados corriqueiramente para o acompanhamento da evolução do enxerto. Utilizamos marcadores de função e agressão ao enxerto, como creatinina, proteinúria, métodos de imagem, anticorpos anti-HLA e biópsias protocolares ou de vigilância. Entretanto, esses biomarcadores utilizados na clínica apresentam deficiências, tais como falta de sensibilidade, serem tardios, invasivos e algumas vezes caros.

Adicionalmente, há situações nas quais existe necessidade de maior refinamento diagnóstico como os enxertos sob risco aumentado de rejeições, os estados de imunossupressão excessiva, a ocorrência de fibrose tecidual, propiciar segurança da minimização e conversões da terapia imunossupressora e a identificação do desenvolvimento de tolerância aos aloantígenos. Atualmente, o processo de desenvolvimento e validação de biomarcadores é bastante complexo e visa assegurar que o teste em questão tenha utilidade clínica[5] (Quadro 59.1).

Quadro 59.1 – Etapas de desenvolvimento e validação de biomarcadores.

1. Seleção do biomarcador (ou conjunto de biomarcadores)
2. Coorte de validação
   – Estudo piloto
   – Validação metodológica
   – Validação clínica
3. Coorte de aprendizado
4. Coorte de confirmação
5. Confirmações por outros grupos
6. Ensaios guiados (multicêntricos)
7. Impacto nos resultados clínicos

Neste trabalho revisaremos o estado atual do progresso dos biomarcadores moleculares em desenvolvimento para uso em transplantes de órgãos sólidos, em especial os transplantes renais.

REJEIÇÃO AGUDA DOS ENXERTOS RENAIS

A RA clássica é caracterizada pela rápida diminuição da função do enxerto que é atacado pelo sistema imune do hospedeiro, o qual reconhece e ataca antígenos presentes no órgão do doador (Fig. 59.1). O processo de rejeição inicia-se pelo reconhecimento dos antígenos de histocompatibilidade (aloantígenos) do doador pelos linfócitos T do receptor[6]. O reconhecimento ocorre em órgãos linfoides secundários, onde células apresentadoras de antígeno (monócitos/macrófagos, células dendríticas e células B) estimulam e ativam linfócitos T, que entram em expansão clonal e migram para o enxerto onde irão exercer sua função efetora. No mecanismo de rejeição celular, após a estimulação dos linfócitos, pela interação do TCR (*T cell receptor*) com o complexo principal de histocompatibilidade (CPH) juntamente com moléculas de adesão e coestimulação, os complexos TCR/CD3 e CD4 ou CD8 tornam-se fisicamente associados e ativam várias enzimas intracelulares denominadas tirosina cinases. Essas elevam a concentração de cálcio intracelular e ativam várias proteínas citoplasmáticas regulatórias denominadas fatores de transcrição. Entre esses fatores, destacam-se o fator nuclear-*kappa* B (NF-κB), transportador 1 de cátions orgânicos (Oct-1) e fator nuclear de células T ativadas (NFAT) que se ligam a regiões regulatórias dos genes de várias citocinas, como interleucinas (IL)-2 e IL-4, interferon γ e fator de necrose tumoral alfa (TNF-α). A ativação da imunidade celular seguida de resposta como hipersensibilidade tardia com a ativação de monócitos/macrófagos e linfócitos citotóxicos parece ser o mecanismo final da agressão celular ao enxerto.

Os linfócitos T CD8+, ou citotóxicos, são os principais efetores do reconhecimento e ataque das células-alvo. Os mediadores citolíticos mais bem descritos são a perfo-

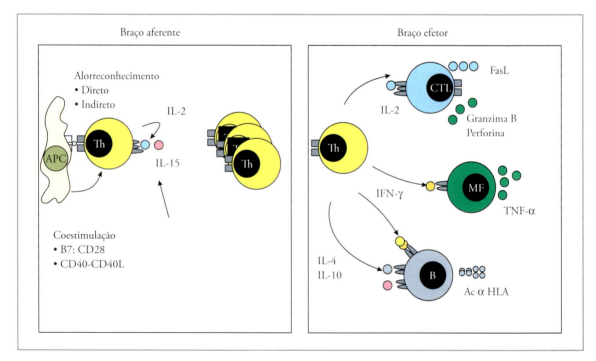

Figura 59.1 – Rejeição aguda. Esquema de reconhecimento aloantigênico, expansão clonal e agressão celular e humoral ao enxerto pela ativação de células B e T e suas principais moléculas efetoras. IL = interleucina; Th = linfócito T auxiliar; IFN-γ = interferon gama; TNF-α = fator de necrose tumoral alfa; AC α HLA = anticorpo anti-HLA.

rina e a granzima, que ficam estocadas no citoplasma desses linfócitos, em grânulos semelhantes aos lisossomos e, quando as células são ativadas, migram para a membrana citoplasmática, fundem-se a ela liberando os grânulos em direção à célula-alvo. Em decorrência do ataque citolítico, a célula-alvo pode morrer por necrose (caracterizada por ruptura da membrana plasmática e destruição das organelas) ou apoptose (caracterizada por condensação da cromatina, fragmentação do DNA e bolhas de membrana com citoplasma condensado). Outra via de ataque citotóxico utilizada pelas células T CD8+ é a indução de morte celular via interação Fas/Fas ligante, que leva à apoptose das células-alvo[7,8]. Outros mecanismos ocorrem na chamada rejeição humoral, ou mediada por anticorpos. De forma resumida, nesse tipo de rejeição ocorre ativação de linfócitos B que se diferenciam em plasmócitos, via estimulação por mediadores solúveis (interleucinas) produzidos por linfócitos T CD4+. Os anticorpos reconhecem sequências específicas de aminoácidos presentes em antígenos HLA expressos na superfície das células endoteliais do enxerto, ativam a cascata do complemento e levam assim a dano da microcirculação do enxerto[9,10].

Mais recentemente, foi demonstrado que a lesão causada pelo processo de isquemia e reperfusão no enxerto renal conduz à ativação do sistema imune, levando a processos capazes de afetar a integridade celular, acreditando ser um dos principais responsáveis pela lesão inicial do enxerto e por mediar, em longo prazo, mudanças estruturais, incluindo a fibrose intersticial[11]. A IL-17 foi originalmente descrita e clonada por Rouvier et al, em 1993, e subsequentemente renomeada para IL-17A[12]. Essa fração é considerada o protótipo da família das IL-17. A identificação dessa nova família de citocinas designou uma nova linhagem celular T CD4 efetora, as Th17. Essas células produzem principalmente a IL-17A e a IL-17F, enquanto as demais células da resposta imune inata produzem os outros membros da família. Essa linhagem parece ter evoluído como um braço do sistema imune adaptativo especializado para uma proteção reforçada contra agentes não cobertos completamente pelas células Th1 ou Th2[13-17].

Caracteristicamente, o diagnóstico de rejeição aguda em enxertos renais é baseado na identificação anatomopatológica de infiltrados de células mononucleares em fragmentos renais obtidos por biópsias de enxertos com disfunção. O diagnóstico é feito por meio da padronização por um consenso internacional de nomenclaturas e critérios específicos para a caracterização histológica de rejeição do órgão, denominado classificação *Banff*[8]. Essa análise histológica é considerada o "padrão-ouro" no diagnóstico de rejeição do enxerto. Porém, uma vez que essa metodologia é baseada na remoção de fragmentos corticais de natureza focal intraenxerto, essa não pode ser considerada uma técnica muito sensível, além de estar associada às complicações como sangramento, fístula arteriovenosa e perda do enxerto; também é um método agressivo e dispendioso.

O diagnóstico histopatológico da rejeição correlaciona-se com a resposta ao seu tratamento e com os desfechos do enxerto. Porém, sua acurácia nunca pôde ser validada devido ao fato de não haver outra metodologia independente à avaliação da existência de rejeição[2,19]. Existem diversos aspectos negativos dessa técnica diagnóstica. Entre eles, destacam-se: a) graduação das lesões feita de maneira arbitrária; b) variação de representatividade entre fragmentos das punções de biópsia renal; c) concordância entre diferentes avaliadores de 10-50% em relação à gradação das lesões e de 45-70% relacionado ao diagnóstico; d) reprodutibilidade intraobservador de aproximadamente 80-85%[20].

A rejeição aguda subclínica (RASC) é diagnosticada por biópsias protocolares em enxertos com função estável. A exemplo do que vem ocorrendo com as rejeições agudas clinicamente manifestas, as RASC vêm apresentando incidência decrescente na medida em que regimes imunossupressores mais potentes são utilizados[21]. Nessa situação, por definição, os enxertos têm função estável e acontecem na presença de infiltrados linfomonocitários característicos de rejeição aguda[22].

O exercício da prática clínica, assim como o que foi aprendido em modelos experimentais, comprova a noção empírica de que as rejeições devem ser diagnosticadas com a maior precocidade possível, a qual tem implicação na reversibilidade do processo de rejeição. No entanto, são comuns situações de curso silencioso, nas quais faltam métodos diagnósticos apropriados e que, portanto, cursam sem diagnóstico, muitas vezes levando a processos irreversíveis. A crescente eficácia das medicações imunossupressoras evidenciou duas condições de importante impacto negativo na sobrevida dos transplantes renais, tais como aumento significativo nos casos de nefropatia pelo poliomavírus[23] e nefrotoxicidade pelos inibidores da calcineurina[24]. Por conseguinte, a comunidade do transplante está atualmente direcionada a desenvolver estratégias seguras, em propiciar baixa incidência de rejeição, de nefrotoxicidade e de infecções virais em um balanço entre a eficácia da imunossupressão e seus efeitos colaterais. Em paralelo, busca-se alcançar a situação ideal, ou seja, o desenvolvimento de tolerância aos antígenos do transplante.

Assim, considerando as limitações do método "padrão-ouro" atual e a necessidade de métodos diagnósticos acurados que propiciem diagnósticos precoces, preconiza-se que os ensaios não invasivos sejam capazes de se tornarem ferramentas para a monitorização frequente e efetiva no período pós-transplante. Idealmente, esses ensaios devem ser capazes de detectar: 1. inflamação subclínica do enxerto; 2. fibrose intersticial e atrofia tubular subclínicas; 3. glomerulopatia do transplante subclínica; e 4. agressão mediada por anticorpos. A base lógica para a detecção desses processos em estágio subclínico serve para a intervenção prévia ao dano causal da perda crônica de função e/ou insuficiência do enxerto[25].

MÉTODOS MOLECULARES NO DIAGNÓSTICO DA REJEIÇÃO AGUDA

O sistema histopatológico de uso corrente, a classificação Banff, possui critérios que se correlacionam com desfechos, porém as decisões são arbitrárias e devem ser revistas por novos métodos de avaliação transcripcional, presentemente denominado transcriptômica, que desta forma representa referencial independente[26]. Estratégias complementares utilizando-se biomarcadores baseados em amplificação de ácidos nucleicos devem possibilitar no futuro o desenvolvimento do manuseio personalizado tanto do ponto de vista diagnóstico como de orientação terapêutica[27].

O aperfeiçoamento do entendimento dos mecanismos da resposta aloimune levou a que fossem testados marcadores moleculares de genes candidatos para a avaliação do transplantado renal. Posteriormente, novos estudos focaram em padrões de expressão em testes não invasivos de fluidos biológicos de acesso facilitado, como urina e sangue periférico[28-31].

As ferramentas diagnósticas não invasivas apresentam diversas vantagens, que incluem principalmente a possibilidade de uso frequente e sequencial, facilitando a avaliação do estado imune do receptor. Assim, os parâmetros moleculares poderão vir a servir para direcionar a minimização da imunossupressão e sua individualização. Abordagens moleculares que incorporem um conjunto de marcadores podem vir a funcionar não apenas como uma metodologia substitutiva para o procedimento invasivo da biópsia tecidual, mas sim poderá fornecer informações preditivas, diagnósticas e prognósticas e prover a compreensão da fisiopatologia das diferentes causas de disfunção do enxerto[32].

Adicionalmente, conforme já demonstradas em estudos clínicos, as avaliações moleculares propiciam a vantagem inequívoca de detectar o processo de agressão em sua fase de montagem, antes que tenha ocorrido deterioração funcional. Da mesma forma, as perturbações moleculares devem também preceder as alterações histológicas[25,32]. Os métodos atualmente empregados na pesquisa em transplantes renais são a reação em cadeia da polimerase em tempo real (RT-PCR), os microarranjos de DNA e, mais recentemente, os microRNAs.

Diversos estudos demonstraram a utilidade da mensuração da expressão gênica de genes relacionados ao ataque citolítico ao enxerto em tecido renal[28], células do sangue periférico[29] e células do sedimento urinário[30,31]. Mais recentemente, alguns estudos utilizando a técnica de microarranjos também foram capazes de predizer episódios de rejeição aguda baseados em padrões de expressão gênica em relação a pacientes normais e com outras causas de disfunção[26,32,33]. Assim, fica claro que até o momento os métodos moleculares foram testados predominantemente para o diagnóstico de RA de transplantes renais.

No quadro 59.2 estão demonstrados os principais estudos envolvendo biomarcadores moleculares não invasivos em pacientes transplantados renais.

REAÇÃO EM CADEIA DA POLIMERASE (PCR) EM TEMPO REAL

A reação em cadeia da polimerase em tempo real (RT-PCR) é uma reação quantitativa altamente sensível e que permite a quantificação de transcritos raros e de pequenas variações na expressão gênica. Ela é baseada na detecção e quantificação de um repórter fluorescente cuja quantidade aumenta de forma diretamente proporcional às quantidades do produto molecular amplificado na reação. Pelo registro da quantidade de fluorescência emitida a cada ciclo, é possível monitorizar a reação da RT-PCR durante sua fase exponencial, quando o aumento significativo dos produtos amplificados se correlaciona com a quantidade inicial do produto (*template*) específico, marcador de um gene em particular, a ser avaliado[44].

A técnica quantitativa eliminou a variabilidade inerente à técnica da PCR convencional, semiquantitativa, e permitiu a quantificação confiável de produtos de PCR na rotina clínica. Atualmente, essa técnica é comumente utilizada para determinar a expressão gênica de mRNAs e seus níveis de expressão. As análises podem ser absolutas, como no número de cópias de mRNA pela comparação com uma curva padrão, ou relativas a um calibrador pelo método $2^{-\Delta\Delta Ct}$ [45]. A PCR convencional não proporciona resultados quantitativos, exceto na modalidade denominada PCR competitiva, trabalhosa, artesanal e de difícil reprodutibilidade[46].

O primeiro estudo a avaliar a expressão gênica em amostras não invasivas, no caso o sangue periférico, foi realizado em 1998. Nele, correlacionou-se a expressão gênica de transcritos de mRNA, pela técnica de PCR competitiva, no tecido e sangue periférico, tendo sido analisadas as expressões dos genes perforina, granzima B e fas-ligante. Foi encontrado que a expressão gênica dessas moléculas, que codificam para o ataque citolítico, nas células mononucleares do sangue periférico se correlaciona com sua expressão intraenxerto. Adicionalmente, encontrou-se elevada acurácia diagnóstica para o evento rejeição aguda pela análise das quantificações desses genes, espacialmente nas análises combinadas[29].

As análises em urina foram inicialmente realizadas por Li *et al*, que avaliaram quantificações mRNA dos genes da perforina e granzima B extraído de células do sedimento urinário, correlacionando-as às quantificações obtidas a partir do tecido de biópsias renais, novamente utilizando a técnica de PCR competitiva. Os autores encontraram que níveis elevados dos transcritos desses genes na urina foram capazes de diferenciar pacientes normais de pacientes com rejeição aguda, propiciando assim esse diagnóstico de forma não invasiva[30]. Posteriormente, Muthukumar *et al*, também avaliando o mRNA extraído de células do sedimento urinário, dessa vez pela técnica de RT-PCR, demonstraram elevada expressão do gene FOXP3 e foram capazes de distinguir pacientes com rejeição aguda de pacientes com doença crônica do enxerto renal e de biópsias normais. Interessantemente, nesse estudo, a análise dos níveis de mRNA de FOXP3 foi capaz de identificar os pacientes em risco de perda de enxerto nos seis meses posteriores ao episódio de rejeição aguda[8].

Renesto *et al* descreveram a utilização de uma molécula especificamente expressa em células Th1 diferenciadas, chamada TIM3, como marcador de rejeição

Quadro 59-2 – Principais estudos envolvendo biomarcadores moleculares não invasivos em pacientes transplantados renais.

Autor (ref)	n	Amostras	Metodologia	Marcadores
Vasconcellos et al[29]	31/25	Tecido e SP	RT-PCR	Perforina, granzima B e FasL
Van Kooten et al[17]	8/6	Tecido	RT-PCR	IL-17
Li et al[30]	24/22	Urina	RT-PCR	Perforina, granzima B
Sarwal et al[34]	67/50	Tecido	Microarranjos	n/a
Flechner et al[32]	44/44	Tecido e SP	Microarranjos	n/a
Aquino-Dias et al[35]	35/35	Tecido	RT-PCR	Perforina, granzima B, FasL
Muthukumar et al[8]	83/83	Urina	RT-PCR	FOXP3, CD25, CD3 e perforina
Renesto et al[31]	72/72	Urina	RT-PCR	TIM3 e IFN-γ
Brouard et al[33]	91/91	SP	Microarranjos	n/a
Bunnag et al[36]	83/83	Tecido	RT-PCR	FOXP3
Aquino-Dias et al[28]	48/35	Tecido, SP e urina	RT-PCR	Perforina, granzima B, FasL, PI9 e FOXP3
Manfro et al[37]	160/115	Tecido, SP e urina	RT-PCR	TIM3
Sui et al[38]	3/3	Tecido	Microarranjos, RT-PCR	20 miRNAs diferentes
Reeve et al[26]	186/143	Tecido	Microarranjos	n/a
Anglicheau et al[39]	33/32	Tecido e SP	Microarranjos, RT-PCR	miR-142-5p, miR-155, miR-223
Newell et al[40]	100/100	SP e urina	Microarranjos, RT-PCR	Granzima B, perforina, PI9, FoxP3, CTLA4, TGF-β, CTGF, IP10, MIG e CXCR3
Viklicky et al[41]	64/64	Tecido	RT-PCR	TGF-β, TNF-α, MCP1, RANTES, FOXP3, granzima B, perforina e HMOX1 e outros
Lorenzen et al[42]	88/81	Urina	RT-PCR	miR-10a, miR-10b, miR-210
Anglicheau et al[43]	114/114	Urina	RT-PCR	Vimentina, HGF, fibronectina, perforina, TGF-β$_1$, TIMP-1, granzima B e outros

SP = sangue periférico; FasL = nome do marcador do gene envolvido; n/a = não aplicável; HGF = fator de crescimento do hepátócito.

aguda a partir do RNA extraído de células do sedimento urinário. Níveis elevados de TIM3 foram encontrados em pacientes com RA, comparados a outras condições clínicas, mais uma vez sugerindo o uso dessa metodologia como uma ferramenta não invasiva promissora para a avaliação das disfunções dos enxertos renais[31]. Essa mesma molécula foi estudada de forma pareada em tecido, células do sedimento urinário e do sangue periférico por Manfro et al, em pacientes com disfunção inicial do enxerto (*delayed graft function* – DGF) e com disfunção aguda de enxertos renais. Nos casos de DGF, a avaliação dos parâmetros diagnósticos para RA apresentou acurácia de 100% nos dois compartimentos periféricos na diferenciação de necrose tubular aguda (NTA). Nos casos de disfunção aguda do enxerto, as acurácias ficaram em torno de 90% na diferenciação entre rejeição aguda, nefrotoxicidade por inibidores de calcineurina, fibrose intersticial e atrofia tubular (FI/AT) e rins normais[37].

Aquino-Dias et al analisaram moléculas de ataque citolítico como a perforina, a granzima B, a fas-ligante e uma serpina proteinase – PI-9, além do gene de células T regulatórias – FOXP3 (*forkhead box 3*). Esse estudo avaliou a utilidade dessa metodologia não invasiva em pacientes acometidos por DGF e disfunção aguda do enxerto. Os resultados evidenciaram expressão aumentada dessas moléculas nos grupos de pacientes com rejeição aguda e no grupo com rejeição aguda superimposta à NTA, diferenciando-as de pacientes com NTA pura, nefrotoxicidade por inibidores da calcineurina, FI/AT e pacientes com biópsias protocolares normais. Como pacientes em DGF não têm atualmente um marcador não invasivo acurado de rejeição aguda, essa abordagem, se adequadamente confirmada em estudos longitudinais, será de grande utilidade clínica[28]. Na figura 59.2 são mostrados o gráfico de ampliação do mRNA e as quantificações para o gene da perforina em vários pacientes arrolados neste último estudo descrito.

Os estudos de marcadores moleculares demonstram que, nas duas condições RA e RASC, ocorre expressão aumentada dos mesmos genes relacionados ao ataque citolítico, sendo que na RA esses mRNAs estão presentes em maior quantidade[35].

Hricik et al analisaram diversos genes envolvidos na agressão do enxerto, porém para desenvolverem um modelo baseado na análise do mRNA e proteínas, foram incluídos os genes da granzima B, CXCL9 e CXCL10. Esse estudo é parte do *Clinical Trials in Organ Transplantational Protocol 01* (CTOT-01), sendo observacional, prospectivo e multicêntrico para a validação da utilidade preditiva e diagnóstica de um painel de biomarcadores não invasivos em receptores de enxertos renais. Os achados desse estudo indicam que, entre os ensaios testados, níveis urinários da quimiocina CXCL9 são significativamente elevados em pacientes com rejeição aguda e que estas elevações na expressão são comumente detectadas até 30 dias antes de a disfunção do enxerto ser clinicamente detectável. Talvez mais importante seja o poder de descartar a rejeição aguda durante episódio de disfunção aguda do enxerto através da ausência de CXCL9 urinário com um valor preditivo negativo maior que 92%. Esses resultados indicam que a proteína urinária CXCL9 é um excelente marcador para a exclusão de rejeição aguda e para estratificação de grupos de pacientes de baixo risco *versus* alto risco de dano insipiente ao enxerto[47].

O estudo multicêntrico *Clinical Trials in Organ Transplantation 04* (CTOT-04), liderado por Suthanthiran *et al*, avaliou mais de 4.000 amostras urinárias de mais de 450 indivíduos entre o terceiro dia e o final do primeiro ano pós-transplante. Nesse estudo foi investigada a capacidade de sete genes em diagnosticar e prognosticar RA em momentos de estabilidade clínica. Os genes foram escolhidos com base na imunobiologia das proteínas por eles codificadas e por dados provenientes de estudos prévios unicêntricos. A quantificação gênica de CD3 e o IP-10, juntamente com o gene de controle 18S rRNA em células urinárias, formaram uma assinatura molecular capaz de diagnosticar e prognosticar a rejeição aguda celular em enxertos renais[48].

Relatos preliminares de dois grandes estudos internacionais, o *Immune Tolerance Network* (ITN) e o *Indices of Tolerance* (IOT), da União Europeia, evidenciaram observações similares em relação à hiperexpressão de genes de células B em pacientes tolerantes[40]. Na mesma direção, a baixa expressão de mRNA do marcador CD20 de células B foi observada em enxertos que perderam função, como consequência de rejeição por células T, ou mediada por anticorpos se comparada com aqueles indivíduos/enxertos que tiveram um curso favorável[4].

Entre os candidatos a potenciais marcadores, estudos recentes têm sugerido a avaliação de um subgrupo de células T regulatórias (Tregs) chamado de FoxP3 em nível proteico e transcricional diretamente do enxerto e sua correlação com outros compartimentos, como sangue periférico e urina. Estudos como o de Bestard *et al*[49] demonstraram que, sob baixas condições inflamatórias, as Tregs parecem ter um impacto favorável, exercendo um papel regulatório nos infiltrados mononucleares intraenxerto. Reciprocamente, quando a rejeição está estabelecendo-se e, por conseguinte um importante processo inflamatório instaura-se no enxerto, esse subgrupo de células T só seria capaz de contrabalançar as funções efetoras destrutivas das células T citotóxicas em vez de desempenhar uma função preventiva ou pró-tolerogênica[36].

Nas rejeições mediadas por anticorpos (RMA), parece haver menos componentes regulatórios (Tregs e células B) do que em rejeições mediadas por células T. Em estudo de Viklicky *et al*, os pacientes que perderam o enxerto após RMA apresentaram baixa expressão de FoxP3, RANTES (*regulated on activation normal T-cell expressed and secreted*), fator de crescimento transformador beta 1 (TGF-β_1) e CD20. Nesse estudo, o melhor preditor de perda de enxerto em 12 meses foi a baixa expressão de TGF-β_1 e CD20[41].

Anglicheau *et al* avaliaram os níveis de mRNA de diversas moléculas na urina de pacientes com diagnóstico histológico de fibrose intersticial. Em um modelo composto pelos níveis de mRNA de quatro genes (vimentina, NKCC2, E-caderina e 18S ribossomal) obteve-se 77% de sensibilidade e 87% de especificidade no diagnóstico de fibrose, reforçando a ideia da utilização dessa técnica para o diagnóstico não invasivo das agressões ao enxerto renal[43].

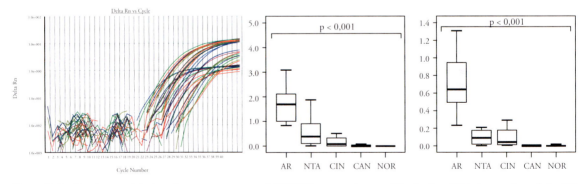

Figura 59.2 – Reação em cadeia da polimerase em tempo real (RT-PCR) mostrando a amplificação do mRNA do gene da perforina (**A**) e as avaliações *box-plot* em células do sangue periférico (**B**) e células do sedimento urinário (**C**). AR = rejeição aguda; NTA = necrose tubular aguda; CIN = nefrotoxicidade por inibidores de calcineurina; CAN = nefropatia crônica do enxerto; NOR = biópsias normais. Modificado de Aquino-Dias *et al*[28].

MICROARRANJOS (*MICROARRAYS*)

A utilização de microarranjos de DNA na busca da identificação de uma "assinatura molecular" para gerar perfis quantitativos de expressão de mRNA, permitindo a mensuração detalhada da expressão gênica em escala global, tem sido amplamente empregada na investigação do complexo processo imunológico que sucede o transplante renal desde 2001[50]. O principal objetivo desses estudos é definir grupos de genes de relevância diagnóstica que possa posteriormente ser utilizado como biomarcador por meio da técnica de PCR quantitativa.

Estudos utilizando essa tecnologia para estabelecer perfis de expressão de mRNA identificaram que a rejeição aguda está associada com importantes perturbações na expressão de múltiplos genes, incluindo aqueles envolvidos no ciclo celular, metabolismo e imunidade[32]. No estudo pioneiro de Sarwal *et al*, demonstrou-se que esses testes moleculares poderiam evidenciar um painel de genes relacionados à resposta imunológica contra o enxerto. Nesse estudo, biópsias de pacientes com rejeição aguda, que eram indistinguíveis por análise histológica convencional, revelaram diferenças na expressão gênica associada com diferenças de componentes imunológico e celular e curso clínico. Também foram encontrados aglomerados de células B em biópsias associadas com rejeição grave de enxerto, o que sugere um papel relevante das células B na rejeição aguda[34].

Flechner *et al* publicaram o primeiro estudo utilizando essa metodologia em RNA obtido de células mononucleares do sangue periférico, as quais foram adquiridas concomitantemente às amostras de biópsia. Seus resultados evidenciaram uma assinatura transcricional capaz de diferenciar RA, disfunção aguda sem rejeição e transplantes com função estável sem histórico de rejeição. Uma peculiaridade desse estudo foi a demonstração de que, mesmo que essa assinatura molecular em sangue periférico tenha sido capaz de distinguir entre RA e pacientes com função estável, os padrões de expressão gênica foram muito diferentes dos padrões expressos no tecido[32].

Brouard *et al* avaliaram a utilização da monitorização molecular como ferramenta não invasiva de tolerância operacional em pacientes transplantados renais. Esse estudo teve como objetivo a identificação de biomarcadores de tolerância operacional em sangue periférico, para utilizá-los para a determinação da frequência desse estado em pacientes com função renal estável na presença de imunossupressores. Em um primeiro momento, foram segregados 49 genes relacionados à tolerância e posteriormente analisados por microarranjos e PCR em tempo real e 33 deles conseguiram diferenciar os fenótipos de tolerância e rejeição crônica com alta especificidade e sensibilidade. A assinatura genética demonstrada sugeriu um padrão de redução de sinalização coestimulatória, quiescência imunológica, apoptose e respostas de células T de memória. Identificou-se no sangue periférico de transplantados renais um grupo de genes associados à tolerância operacional que pode vir a ser útil como ferramenta não invasiva para guiar a administração de medicação imunossupressora[33].

Em estudo avaliando a perda aguda de função renal após o transplante, encontrou-se que a sinalização molecular na perda aguda previamente identificada no período inicial do pós-transplante também estava presente em biópsias tardias relacionadas às refeições celulares, mediadas por anticorpos e glomerulonefrites, mas não na fibrose. Importantemente, encontrou-se que este sinal é preditivo de perda de enxerto em longo prazo[51].

Em estudo de Reeve *et al*, 403 amostras de 315 pacientes foram avaliadas buscando uma ferramenta auxiliar ao diagnóstico histopatológico, principalmente nos casos de rejeição mediada por anticorpos (RMA) com marcação para C4d negativa e rejeição aguda celular (RAC), em que aspectos histológicos dificultam a conformidade no diagnóstico entre diferentes patologistas. Foi postulado pelo autor um sistema integrado de "diagnóstico" que se baseia na interação da análise histológica e molecular para diagnosticar corretamente as agressões ao enxerto renal, principalmente nos casos em que, sabidamente, a avaliação histológica fica prejudicada como, por exemplo, em situações de rejeição *borderline* (situação ambígua), fibrose avançada e infecção pelo poliomavírus (falso-negativos), lesões vasculares isoladas, lesão renal aguda (LRA) e pós-tratamento de rejeição (falso-negativos). Das 74 biópsias diagnosticadas como RAC ou mista por algum dos três patologistas participantes, apenas 12 (16%) tiveram a concordância dos três avaliadores. Nesse estudo, o escore molecular desenvolvido emergiu como teste auxiliar a ser utilizado com a análise histológica para criar um novo sistema diagnóstico capaz de classificar corretamente biópsias com fibrose, identificar quais lesões vasculares isoladas realmente representam RAC e aperfeiçoar a avaliação de biópsias com inflamação devido à LRA ou após o tratamento das rejeições[52].

Em estudo prévio, Reeve *et al* já haviam comparado a abordagem molecular com a histopatológica para o diagnóstico da rejeição aguda de transplantes renais[26]. Esse estudo sugere que a abordagem molecular seja mais fidedigna em representar o estado de agressão imunológica ao enxerto, uma vez que o diagnóstico histopatológico tem bases empíricas e observacionais (tratamento-dependente), sem um *background* explicativo da biologia mecanicista responsável pelo dano acarretado ao enxerto. Os autores afirmam que as discordâncias entre as técnicas são esperadas e que a metodologia molecular é mais poderosa e acurada para a avaliação do estado imune do paciente. A significância desses resultados, no contexto de monitorização de pacientes submetidos a transplante renal, pode explicar a falha de mais de uma década de trabalhos que analisaram, em células do sangue periférico, a ativação de antígenos baseada nos achados em biópsias de enxertos com rejeição e outros modelos imunes. É possível que o perfil de expressão gênica dos linfócitos do sangue periférico represente a adequação da imunossupressão, de tal forma que, em pacientes que venham a rejeitar, reflitam a imunossupressão insuficiente, comparados com pacientes transplantados com função renal estável, sem mecanismos operantes de agressão aloimune[26].

Na metodologia dos microarranjos, o fato de se demonstrar que os transcritos ocorrem de maneira coordenada sugere que um número limitado de transcritos de genes seja necessário para a classificação de rejeição *versus* não rejeição. Por fim, um fato muito importante a ser considerado ao se desenhar uma ferramenta não invasiva para a monitorização do enxerto é a sua aplicabilidade. Atualmente, as análises por microarranjos ainda são muito onerosas, demoradas e sua avaliação estatística costuma ser muito mais complexa e de difícil resolução para utilização na rotina clínica, onde a análise de alguns genes de interesse por PCR em tempo real parece ser uma abordagem mais viável e recomendável[25]. É importante mencionar que a reprodutibilidade de genes diferencialmente expressos pode ser afetada por vários fatores, como a metodologia, as diferenças inerentes entre os indivíduos e populações e a escolha de limiares, faltando ainda uma padronização e reprodutibilidade intra e interlaboratórios[4].

MicroRNAs

Outro importante avanço na biologia celular foi a descoberta dos microRNAs (miRNAs), pequenos fragmentos de RNA não codificantes que, após transcritos, guiam a maquinaria silenciadora do RNA mensageiro alvo, inibindo a tradução ou promovendo sua degradação[53]. Centenas já foram clonados e previstos pela bioinformática. Estima-se que o genoma humano contém em torno de 800-1.000miRNAs[54]. No entanto, persiste uma lacuna no conhecimento dos mecanismos que fazem um miRNA escolher silenciar ou degradar seus alvos, visto que comprovadamente um único miRNA pode inibir vários mRNA e a expressão de um único mRNA pode ser regulada por vários miRNAs distintos que atuam em conjunto[39,53,55]. Os miRNAs regulam seus genes alvos por meio de dois mecanismos: por repressão translacional ou por degradação de RNA mensageiro. Estima-se que pelo menos metade dos mRNAs expressos podem ser regulados por miRNAs[56].

Esses pequenos fragmentos de RNA demonstram ter controle de processos como desenvolvimento, proliferação celular, diferenciação, apoptose, metabolismo e oncogênese. Sua desregulação pode levar à perturbação e à supressão de genes que operam na sinalização de cascatas intracelulares, levando a condições de doença ou de sua progressão[39,53,55]. Foram identificados miRNAs que apresentam impacto significativo na diferenciação de células B e T e no processo celular necessário para a imunidade inata e adaptativa, incluindo inflamação, sinalização via TCR e receptores de células *toll-like* (TLR), produção de citocinas, da função celular das células Treg e apresentação de antígenos[53,57].

Em pacientes transplantados renais, Sui *et al* compararam níveis de expressão de miRNAs em biópsias de pacientes que desenvolveram rejeição aguda. Foram identificados 71miRNAs e, desses, 20miRNAs possuíam expressão diferenciada, sendo que 12 tinham seus níveis diminuídos, e oito, aumentados, quando comparados a pacientes com função renal normal[38]. A seguir, Anglicheau *et al* investigaram a expressão de miRNAs em tecido renal e em células do sangue periférico e encontraram que determinados miRNAs (miR-142-5p, miR-155 e miR-223), que estão hiperexpressos em biópsias com RA, estão também presentes em altos níveis em células mononucleares do sangue periférico em contraponto a miRNAs hipoexpressos (miR-30a-3p, miR-10b ou let-7c)[39].

Os miRNAS são estáveis nos tecidos e, em outros fluidos biológicos, são menos suscetíveis à degradação por RNases endógenas em virtude de seus tamanhos reduzidos e por serem transportados para fora das células em exomas, podem ser encontrados em diversos fluidos biológicos[58]. Portanto, têm-se procurado não só marcadores intraenxertos, mas também sua expressão em células do sangue periférico e urina. Lorenzen *et al* encontraram que o miR-210 quantificado na urina de pacientes transplantados renais está diminuído nos episódios de rejeição aguda e sua análise é capaz de prever o declínio do ritmo de filtração glomerular um ano após o transplante[42].

Micro-RNAs estão envolvidos nos eventos moleculares que levam a rejeição, tolerância e manutenção da homeostase. Além disso, os padrões de expressão de miRNA e seus níveis estão envolvidos na diferenciação e ativação linfocitária. A expressão gênica de alguns miRNAs pode refletir o comportamento fisiológico após um transplante, detectando precocemente alterações que indiquem rejeição ou desvios no comportamento celular[59].

PERSPECTIVAS NO USO DOS TESTES MOLECULARES EM TRANSPLANTE RENAL

Existe a expectativa de que os microarranjos venham a desempenhar papel crucial no transplante de órgãos em assuntos relacionados à identificação de mecanismos moleculares de rejeição aguda, lesão crônica, efeito de toxicidade das drogas imunossupressoras e tolerância. É também esperado que eles ajudem a identificar novos alvos de drogas para um tratamento com imunossupressores pós-transplante mais personalizado. Mais importante, espera-se que os microarranjos ajudem a definir biomarcadores para uso não invasivo e para o diagnóstico clínico de rejeição e de tolerância. Na abordagem clínica, existem duas razões principais para que se utilize um número pequeno de genes para a monitorização clínica por RT-PCR. A primeira é o custo; a RT-PCR é consideravelmente menos onerosa para se testar um número restrito de genes, podendo ser realizada rapidamente e na maior parte dos laboratórios. Os microarranjos, que utilizam tecnologia mais cara, são úteis para testarem-se múltiplos genes, em geral centenas. A segunda diz respeito à análise dos resultados com as duas metodologias. Os resultados produzidos pelos microarranjos são complexos e requerem muito tempo e pessoal altamente treinado para sua análise e interpretação, ao passo que os dados provenientes da RT-PCR são de análise consideravelmente mais simples e rápida. Adicionalmente, a RT-PCR é mais sensível em detectar pequenas mudanças na expressão gênica. A comparação das tecnologias de microarranjos e PCR em tempo real, identificando seus pontos fortes e fracos, foi proposta por Kahtri *et al*[60] e está apresentada no quadro 59.3.

Quadro 59.3 – Características das tecnologias de microarranjos e PCR em tempo real.

Microarranjos	PCR em tempo real
• Custo-efetiva no rastreamento de milhares de genes Muito dispendiosa para rastreamento de apenas dezenas de genes • Tecnologia relativamente nova e requer expertise na análise dos dados • Baixa sensibilidade devido à não detecção de transcritos pouco abundantes na amostra • Baixa especificidade por hibridização cruzada, erros no desenho das sondas. Limitada na detecção de *splice*-alternativos	• Custo-efetiva em testar no máximo algumas dezenas de genes Cara e consome tempo para testar centenas de genes • Análise de dados simplificada e de fácil aplicabilidade na rotina clínica • Alta sensibilidade permite a detecção de transcritos pouco abundantes em uma amostra • Alta especificidade; possibilidade de desenhar *primers* para identificação de transcritos *splice*-variantes

Modificado de Khatri e Sarwal[60].

O potencial impacto clínico das assinaturas de expressão gênica que podem predizer a RA e monitorizar a imunossupressão é evidente, assim como as possíveis contribuições para o entendimento da imunobiologia do transplante de órgãos. Por conseguinte, o objetivo máximo da assinatura de expressão gênica é identificar genes específicos e associá-los a vias de mecanismos celulares mediadores de rejeição, lesão e reparo tecidual, imunossupressão e tolerância. Com o conhecimento dos mecanismos de ação, é possível que se desenvolvam novas drogas e abordagens mais eficazes que permitam a monitorização segura do curso clínico e de eventuais estados de tolerância ao enxerto[55].

O desenvolvimento de técnicas moleculares capazes de fornecer um painel da atividade imunológica responsável pela agressão ao enxerto de forma não invasiva sugere a possibilidade futura da otimização e individualização do tratamento com drogas imunossupressoras. Situações clínicas nas quais a monitorização dos processos nocivos ao enxerto é feita por biópsias, como isquemia, rejeição e fibrose, entre outras, poderão vir a ser diagnosticadas por métodos moleculares não invasivos. No entanto, existem diversas premissas a serem cumpridas para que os testes moleculares possam alcançar a arena clínica. Especificamente os testes deverão: 1. ser avaliados em diferentes coortes de pacientes; 2. ser reproduzidos em séries de pacientes consecutivos com múltiplas doenças para permitir a verdadeira determinação de seus parâmetros diagnósticos; 3. apresentar reprodutibilidade por grupos independentes; 4. ser avaliados longitudinalmente; 5. demonstrar que o teste candidato retorna aos valores basais com terapia efetiva. Além de satisfazer esses critérios básicos, um teste molecular útil também deverá ser capaz de detectar níveis subclínicos de agressão para que a intervenção precoce seja uma opção potencial[25].

REFERÊNCIAS BIBLIOGRÁFICAS

1. Nankivell BJ, Alexander SI. Rejection of the kidney allograft. *N Engl J Med* 2010; 363: 1451-1462.
2. Colvin RB, Cohen AH, Saiontz C et al. Evaluation of pathologic criteria for acute renal allograft rejection: reproducibility, sensitivity, and clinical correlation. *J Am Soc Nephrol* 1997; 8: 1930-1941.
3. Biomarkers and surrogate endpoints: preferred definitions and conceptual framework. *Clin Pharmacol Ther* 2001; 69: 89-95.
4. Bestard O, Cruzado JM, la Franquesa M, Grinyó JM. Biomarkers in renal transplantation. *Curr Opin Organ Transplant* 2010; 15: 467-473.
5. Azuaje F, Devaux Y, Wagner D. Challenges and standards in reporting diagnostic and prognostic biomarker studies. *Clin Transl Sci* 2009; 2: 156-161.
6. Walsh PT, Strom TB, Turka LA. Routes to transplant tolerance versus rejection; the role of cytokines. *Immunity* 2004; 20: 121-131.
7. Muthukumar T, Ding R, Dadhania D et al. Serine proteinase inhibitor-9, an endogenous blocker of granzyme B/perforin lytic pathway, is hyperexpressed during acute rejection of renal allografts. *Transplantation* 2003; 75: 1565-1570.
8. Muthukumar T, Dadhania D, Ding R et al. Messenger RNA for FOXP3 in the urine of renal-allograft recipients. *N Engl J Med* 2005; 353: 2342-2351.
9. Gloor J, Cosio F, Lager DJ, Stegall MD. The spectrum of antibody-mediated renal allograft injury: implications for treatment. *Am J Transplant* 2008; 8: 1367-1373.
10. Bettelli E, Oukka M, Kuchroo VK. T(H)-17 cells in the circle of immunity and autoimmunity. *Nat Immunol* 2007; 8: 345-350.
11. Jang HR, Ko GJ, Wasowska BA, Rabb H. The interaction between ischemia-reperfusion and immune responses in the kidney. *J Mol Med* 2009; 87: 859-864.
12. Rouvier E, Luciani MF, Mattéi MG et al. CTLA-8, cloned from an activated T cell, bearing AU-rich messenger RNA instability sequences, and homologous to a herpesvirus saimiri gene. *J Immunol* 1993; 150: 5445-5456.
13. Weaver CT, Hatton RD, Mangan PR, Harrington LE. IL-17 family cytokines and the expanding diversity of effector T cell lineages. *Annu Rev Immunol* 2007; 25: 821-852.
14. Torchinsky MB, Garaude J, Martin AP, Blander JM. Innate immune recognition of infected apoptotic cells directs T(H)17 cell differentiation. *Nature* 2009; 458: 78-82.
15. Peck A, Mellins ED. Precarious balance: Th17 cells in host defense. *Infect Immun* 2010; 78: 32-38.
16. Caldwell CC, Okaya T, Martignoni A et al. Divergent functions of CD4+ T lymphocytes in acute liver inflammation and injury after ischemia-reperfusion. *Am J Physiol Gastrointest Liver Physiol* 2005; 289: G969-G976.
17. Van Kooten C, Boonstra JG, Paape ME et al. Interleukin-17 activates human renal epithelial cells in vitro and is expressed during renal allograft rejection. *J Am Soc Nephrol* 1998; 9: 1526-1534.
18. Solez K, Colvin RB, Racusen LC et al. Banff 07 classification of renal allograft pathology: updates and future directions. *Am J Transplant* 2008; 8: 753-760.
19. Gaber LW, Moore LW, Alloway RR et al. Correlation between Banff classification, acute renal rejection scores and reversal of rejection. *Kidney Int* 1996; 49: 481-487.

20. Marcussen N, Olsen TS, Benediktsson H et al. Reproducibility of the Banff classification of renal allograft pathology. Inter- and intraobserver variation. *Transplantation* 1995; **60**: 1083-1089.
21. Nankivell BJ, Borrows RJ, Fung CL et al. Natural history, risk factors, and impact of subclinical rejection in kidney transplantation. *Transplantation* 2004; **78**: 242-249.
22. Rush DN, Henry SF, Jeffery JR et al. Histological findings in early routine biopsies of stable renal allograft recipients. *Transplantation* 1994; **57**: 208-211.
23. Hirsch HH, Brennan DC, Drachenberg CB et al. Polyomavirus-associated nephropathy in renal transplantation: interdisciplinary analyses and recommendations. *Transplantatio.* 2005; **79**: 1277-1286.
24. Nankivell BJ, Borrows RJ, Fung CL et al. The natural history of chronic allograft nephropathy. *N Engl J Med* 2003; **349**: 2326-2333.
25. Nickerson P. Post-transplant monitoring of renal allografts: are we there yet? *Curr Opin Immunol* 2009; **21**: 563-568.
26. Reeve J, Einecke G, Mengel M et al. Diagnosing rejection in renal transplants: a comparison of molecular- and histopathology-based approaches. *Am J Transplant* 2009; **9**: 1802-1810.
27. Strom TB. Rejection--more than the eye can see. *N Engl J Med* 2005; **353**: 2394-2396.
28. Aquino-Dias EC, Joelsons G, da Silva DM et al. Non-invasive diagnosis of acute rejection in kidney transplants with delayed graft function. *Kidney Int* 2008; **73**: 877-884.
29. Vasconcellos LM, Schachter AD, Zheng XX et al. Cytotoxic lymphocyte gene expression in peripheral blood leukocytes correlates with rejecting renal allografts. *Transplantation* 1998; **66**: 562-566.
30. Li B, Hartono C, Ding R et al. Noninvasive diagnosis of renal-allograft rejection by measurement of messenger RNA for perforin and granzyme B in urine. *N Engl J Med* 2001; **344**: 947-954.
31. Renesto PG, Ponciano VC, Cenedeze MA et al. High expression of Tim-3 mRNA in urinary cells from kidney transplant recipients with acute rejection. *Am J Transplant* 2007; **7**: 1661-1665.
32. Flechner SM, Kurian SM, Head SR. Kidney transplant rejection and tissue injury by gene profiling of biopsies and peripheral blood lymphocytes. *Am J Transplant* 2004; **4**: 1475-1489.
33. Brouard S, Mansfield E, Braud C et al. Identification of a peripheral blood transcriptional biomarker panel associated with operational renal allograft tolerance. *Proc Natl Acad Sci U S A* 2007; **104**: 15448-15453.
34. Sarwal M, Chua MS, Kambham N et al. Molecular heterogeneity in acute renal allograft rejection identified by DNA microarray profiling. *N Engl J Med* 2003; **349**: 125-138.
35. Aquino-Dias EC, Veronese FJ, Santos Gonçalves LF, Manfro RC. Molecular markers in subclinical acute rejection of renal transplants. *Clin Transplant* 2004; **18**: 281-287.
36. Bunnag S, Allanach K, Jhangri GS et al. FOXP3 expression in human kidney transplant biopsies is associated with rejection and time post transplant but not with favorable outcomes. *Am J Transplant* 2008; **8**: 1423-1433.
37. Manfro RC, Aquino-Dias EC, Joelsons G et al. Noninvasive Tim-3 messenger RNA evaluation in renal transplant recipients with graft dysfunction. *Transplantation* 2008; **86**: 1869-1874.
38. Sui W, Dai Y, Huang Y et al. Microarray analysis of MicroRNA expression in acute rejection after renal transplantation. *Transpl Immunol* 2008; **19**: 81-85.
39. Anglicheau D, Sharma VK, Ding R et al. MicroRNA expression profiles predictive of human renal allograft status. *Proc Natl Acad Sci U S A* 2009; **106**: 5330-5335.
40. Newell KA, Asare A, Kirk AD et al. Identification of a B cell signature associated with renal transplant tolerance in humans. *J Clin Invest* 2010; **120**: 1836-1847.
41. Viklicky O, Hribova P, Volk HD et al. Molecular phenotypes of acute rejection predict kidney graft prognosis. *J Am Soc Nephrol* 2010; **21**: 173-180.
42. Lorenzen JM, Volkmann I, Fiedler J et al. Urinary miR-210 as a mediator of acute T-cell mediated rejection in renal allograft recipients. *Am J Transplant* 2011; **11**: 2221-2227.
43. Anglicheau D, Muthukumar T, Hummel A et al. Discovery and validation of a molecular signature for the noninvasive diagnosis of human renal allograft fibrosis. *Transplantation* 2012; **93**: 1136-1146.
44. Livak KJ, Flood SJ, Marmaro J et al. Oligonucleotides with fluorescent dyes at opposite ends provide a quenched probe system useful for detecting PCR product and nucleic acid hybridization. *PCR Methods Appl* 1995; **4**: 357-362.
45. Livak KJ, Schmittgen TD. Analysis of relative gene expression data using real-time quantitative PCR and the 2(-Delta Delta C(T)) Method. *Methods* 2001; **25**: 402-408.
46. Bustin SA. Absolute quantification of mRNA using real-time reverse transcription polymerase chain reaction assays. *J Mol Endocrinol* 2000; **25**: 169-193.
47. Hricik DE, Nickerson P, Formica RN et al. Multicenter validation of urinary CXCL9 as a risk-stratifying biomarker for kidney transplant injury. *Am J Transplant* 2013; **13**: 2634-2644.
48. Suthanthiran M, Schwartz JE, Ding R et al. Urinary-cell mRNA profile and acute cellular rejection in kidney allografts. *N Engl J Med* 2013; **369**: 20-31.
49. Bestard O, Cruzado JM, Rama I et al. Presence of FoxP3+ regulatory T Cells predicts outcome of subclinical rejection of renal allografts. *J Am Soc Nephrol* 2008; **19**: 2020-2026.
50. Jun AS, Liu SH, Koo EH et al. Microarray analysis of gene expression in human donor corneas. *Arch Ophthalmol* 2001; **119**: 1629-1634.
51. Famulski KS, Reeve J, de Freitas DG et al. Kidney transplants with progressing chronic diseases express high levels of acute kidney injury transcripts. *Am J Transplant* 2013; **13**: 634-644.
52. Reeve J, Sellarés J, Mengel M et al. Molecular diagnosis of T cell-mediated rejection in human kidney transplant biopsies. *Am J Transplant* 2013; **13**: 645-655.
53. Harris A, Krams SM, Martinez OM. MicroRNAs as immune regulators: implications for transplantation. *Am J Transplant* 2010; **10**: 713-719.
54. Bartel DP. MicroRNAs: genomics, biogenesis, mechanism, and function. *Cell* 2004; **116**: 281-297.
55. Hartono C, Muthukumar T, Suthanthiran M. Noninvasive diagnosis of acute rejection of renal allografts. *Curr Opin Organ Transplant* 2010; **15**: 35-41.
56. Bartel DP. MicroRNAs: target recognition and regulatory functions. *Cell* 2009; **136**: 215-233.
57. Sarma NJ, Tiriveedhi V, Ramachandran S et al. Modulation of immune responses following solid organ transplantation by microRNA. *Exp Mol Pathol* 2012; **93**: 378-385.
58. Li JY, Yong TY, Michael MZ, Gleadle JM. Review: The role of microRNAs in kidney disease. *Nephrology* 2010; **15**: 599-608.
59. Shan J, Feng L, Luo L et al. MicroRNAs: potential biomarker in organ transplantation. *Transpl Immunol* 2011; **24**: 210-215.
60. Khatri P, Sarwal MM. Using gene arrays in diagnosis of rejection. *Curr Opin Organ Transplant* 2009; **14**: 34-39.

60

A GRAVIDEZ E O TRANSPLANTE RENAL

Luiz Flávio Couto Giordano
Euler Pace Lasmar

◆

INTRODUÇÃO

Em 1963, Murray *et al*[1] relataram o desfecho favorável da gravidez de Edith Helm, a primeira mulher submetida a um transplante renal. Ela recebeu o enxerto de sua irmã gêmea idêntica em maio de 1956. Com esse acontecimento, a gravidez passou a suscitar incertezas acerca das consequências da gestação sobre a função do enxerto e possíveis complicações materno-fetais. Desde então, mais de 14.000 gravidezes em transplantadas foram registradas em todo o mundo[2]. A gravidez, antes desaconselhada, passou a ser vista como um dos muitos benefícios advindos do transplante de órgãos. Todavia, os riscos obstétricos e neonatais são maiores do que os observados na população geral e, além disso, há que se considerar o potencial teratogênico dos imunossupressores.

ACONSELHAMENTO PRÉ-NATAL E AVALIAÇÃO DE RISCO

Mulheres em terapia renal substitutiva apresentam amenorreia, ciclos anovulatórios e redução da libido[3]. O transplante renal restabelece o eixo hipotalâmico-gonadal alguns meses após a cirurgia, devolvendo a fertilidade[4] e, portanto, a possibilidade de gravidez em mulheres em idade fértil deve ser sempre considerada. Não está claro ainda se a fertilidade é restabelecida completamente após o transplante. Gill *et al*[5] detectaram menores taxas de gravidez em mulheres transplantadas entre 1990 e 2003 comparadas à população geral. O ideal é que esse tema seja debatido com a paciente na avaliação pré-transplante quando ela deve ser aconselhada sobre métodos contraceptivos, o melhor momento para uma eventual gravidez e suas consequências. É importante informá-la que a gestação não será prejudicada pela posição anatômica do enxerto renal e que poderá ter o parto por via vaginal[6,7]. Algumas mulheres, temendo prejuízos ao feto, podem, erroneamente, optar por suspender a medicação imunossupressora. Já na gravidez planejada, caso necessário, deve-se alterar o esquema imunossupressor, reduzindo os riscos de toxicidade fetal.

As mulheres transplantadas renais apresentam risco maior de infecção do trato urinário (ITU) e, portanto, recomenda-se a realização de uroculturas mensais durante o pré-natal. Qualquer ITU, mesmo a bacteriúria assintomática, deverá ser tratada[8].

Especial atenção deverá ser dada ao controle pressórico durante a gravidez pelo fato de contribuir para a piora da função renal, acarretar aumento de complicações obstétricas (pré-eclâmpsia, parto prematuro, restrição de crescimento intrauterino) e aumentar a mortalidade perinatal. A cada 2-4 semanas, a grávida deverá ter sua pressão arterial aferida[8], mas não há um consenso mundial sobre qual o nível de pressão arterial que deve ser almejado[7]. A recomendação do KDIGO é que a pressão arterial deverá ser mantida perto dos níveis normais (130/80mmHg)[9].

Devido à elevada incidência de complicações obstétricas, recomenda-se que a paciente transplantada seja assistida de maneira diferenciada por uma equipe multidisciplinar com experiência em gravidez de alto risco.

Diversas alterações fisiológicas próprias da gravidez alteram os parâmetros normais de creatinina e dificultam o manejo das drogas imunossupressoras utilizadas no transplante. O ritmo de filtração glomerular e o fluxo plasmático renal aumentam de maneira marcante, atingindo níveis 40% a 65% e 50% a 85%, respectivamente, acima dos observados antes da gestação. A creatinina sérica cai cerca de 0,4mg/dL e mantém-se entre 0,4 e 0,8mg/dL durante a gestação[10].

O sistema enzimático CY3PA, responsável pelo metabolismo de drogas imunossupressoras, também se altera, aumentando sua atividade de 25-100%[11]. A hiperêmese gravídica pode afetar a absorção da dose matinal das drogas imunossupressoras, uma vez que é caracteristicamente mais intensa nesse período do dia.

No último trimestre da gravidez ocorre elevação do volume plasmático na grávida e o volume corporal total aumenta cerca de 8 litros em uma gestação normal, acarretando alterações no volume de distribuição dos medicamentos. Alterações do volume corporal, além da redução do hematócrito, dos níveis de albumina e de α_1-glicoproteína, podem levar a aumento da fração livre dos imunossupressores[12]. Os níveis séricos dos imunossupressores devem ser medidos mais frequentemente.

Os hormônios da gravidez são capazes de influenciar o sistema imune causando alterações complexas. Linfócitos T e B, neutrófilos, células dendríticas, células *natural killer* (NK) e monócitos apresentam receptores de hormônios sexuais[13]. Nesse período, há redução da atividade imune adaptativa com diminuição da atividade dos linfócitos T e células NK e concomitante aumento da resposta imune inata, sendo detectado aumento de neutrófilos e de células dendríticas no plasma[14]. Muitas complicações observadas na gravidez como a pré-eclâmpsia e o descolamento prematuro de membranas têm origem na invasão trofoblástica do miométrio e na remodelação das artérias espiraladas, eventos importantes no estabelecimento da circulação materno-fetal. Essa etapa da gestação conta com a participação das células NK da decídua, células dendríticas e linfócitos T[15]. Os imunossupressores, ao interferirem com esse processo, podem predispor a complicações obstétricas e neonatais.

Muitas informações nesta área podem ser obtidas de relatos de casos, publicações científicas com a experiência dos centros transplantadores e de registros nacionais. Os grandes registros nacionais como o *Australia and New Zealand Dialysis and Transplant Registry* (ANZDATA)[16], o *National Transplantation Pregnancy Registry* (NTPR)[17] nos Estados Unidos da América do Norte e o *United Kingdom (UK) Transplant Pregnancy Registry*[18] oferecem muitos dados sobre os desfechos materno-fetais e têm a vantagem de uma grande base demográfica. Existe, entretanto, um número considerável de casos que não são notificados, e todos os registros estão sujeitos a um viés de seleção[19,20].

Nos três registros mencionados, o número de gravidezes que resultaram em nascidos vivos foi semelhante: entre 71 e 79%. Embora sejam números expressivos, várias complicações maternas e fetais foram relatadas. A incidência de pré-eclâmpsia foi elevada (29 a 31%), assim como o parto pré-termo (50 e 54%). Observou-se que fatores pré-natais como hipertensão arterial, nível de creatinina acima de 1,69mg/dL e idade materna mais elevada afetaram negativamente a evolução da gestação.

O número de nascidos vivos foi consideravelmente menor (55,4%) no estudo com dados do *United States Renal Data System* (USRDS), que acompanhou 530 gravidezes em 483 mulheres[5]. Essa diferença pode ser explicada por motivos metodológicos, já que nos grandes registros nacionais a participação é voluntária, sendo também possível que perdas fetais precoces não fossem comunicadas. No estudo do USRDS, que avaliou apenas pacientes com cobertura pelo *Medicare* durante três anos após o transplante renal, as mulheres da raça negra, diabéticas e com menor renda apresentaram risco maior de perda fetal.

Outra fonte valiosa de informação são os estudos coorte com a experiência dos centros transplantadores. Em metanálise[21], incluindo 50 desses estudos, abrangendo países da América do Norte, América do Sul, Europa, Ásia, Oriente Médio e Austrália e que avaliou o desfecho de 4.002 gestações, a incidência de nascidos vivos foi de 73,5%. Esse número é bastante semelhante, portanto, ao encontrado nos grandes registros nacionais. Entre as complicações obstétricas, a pré-eclâmpsia, o diabetes gestacional e o parto pré-termo foram detectados em 27%, 8% e 45,6% das gravidezes, respectivamente. Três fatores maternos foram relacionados a um desfecho desfavorável da gestação: hipertensão arterial, proteinúria e elevação da creatinina. Em 4,2% das transplantadas grávidas, foi feito diagnóstico de rejeição aguda. A perda de enxerto renal no primeiro ano pós-parto foi de 5,8%, alcançando 6,9% com cinco anos de acompanhamento pós-natal.

No Brasil, estudo caso controle e unicêntrico[22] analisou 39 gestações em 37 portadoras de transplante renal entre 1997 e 2003. A ciclosporina foi utilizada em 84,6% das pacientes e em 69,2% dos casos o intervalo entre o transplante renal e a gestação foi maior que dois anos. Em relação às variáveis relacionadas ao transplante, duas (5,1%) pacientes apresentaram rejeição e quatro (10,2%) evoluíram com a perda do enxerto, sendo que, em dois casos, a causa da perda foi rejeição. O grupo transplantado apresentou incidência significativamente maior de pré-eclâmpsia (28,2%) e, em relação aos desfechos perinatais, maior número de partos prematuros (46,1%) e de restrição do crescimento intrauterino (41,1%).

Outra casuística nacional[23] procurou avaliar o impacto da gestação sobre a função renal e analisou, retrospectivamente, sete gestações em seis pacientes transplantadas. Um terço das pacientes apresentou piora da função renal durante a gravidez e duas perderam o enxerto. Em um desses casos, a paciente interrompeu o uso dos imunossupressores sem ordem médica. Em trabalho da Santa Casa de Porto Alegre[24], que avaliou retrospectivamente 44 gravidezes em 41 pacientes, não houve diferenças em relação à sobrevida do paciente ou do enxerto com cinco ou 10 anos em relação ao grupo controle.

A Unidade de Transplante Renal do Hospital Universitário São José em Belo Horizonte tem atualmente 488 pacientes transplantados renais em acompanhamento e conta com o registro de duas gestações, ambas não planejadas. Uma resultou em abortamento espontâneo, no primeiro trimestre, em paciente de 23 anos de idade, que na época do diagnóstico apresentava creatinina de 1,5mg/dL e proteinúria de 1.670mg/dia. A paciente estava em uso de tacrolimus, azatioprina e prednisona como esquema imunossupressor. Outra paciente engravidou com 35 anos de idade, três anos após receber um rim de doador vivo-relacionado, e encontrava-se em uso de ciclosporina, azatioprina e prednisona, esquema mantido durante o restante da gestação, que resultou no nascimento de uma criança saudável. Na época do diagnóstico da gravidez, apresentava creatinina de 0,8mg/dL. Durante a gravidez, seus níveis tensionais ficaram em torno de 145/85mmHg, com o uso de metildopa. A paciente não apresentava proteinúria e os níveis séricos de ciclosporina mantiveram-se estáveis, em torno de 150ng/mL.

RESPOSTA IMUNE NA GRAVIDEZ

A concepção mais atual é que o sistema imune materno desenvolve mecanismos de tolerância ao feto mantendo intacta a capacidade de montar uma resposta imune a infecções. A teoria proposta até então era a dois sistemas circulatórios separados por uma barreira materno-placentária. Na verdade, trata-se de uma interface, com células maternas sendo detectadas na circulação fetal e vice-versa, fenômeno denominado microquimerismo materno-fetal[25].

Cerca de 40% das células presentes na decídua humana no primeiro trimestre consiste de células linfoides, a maioria composta de células NK. As células NK são importantes constituintes da resposta imune inata e apresentam potente atividade citolítica e de secreção de citocinas. Sua atividade, entretanto, pode ser modulada, dependendo do microambiente. Foi demonstrado que células NK da decídua (dNK) secretam citocinas – interleucina-8, fator de crescimento do endotélio vascular (VEGF), *stromal cell derived factor 1* (SDF-1) e *IFN-gamma-indusible protein 10* (IP-10) – importantes na remodelação tecidual, invasão trofoblástica e neoangiogênese, eventos fundamentais para a manutenção da gravidez[26].

O papel desempenhado pelos linfócitos B na gravidez depende, em última análise, se os anticorpos produzidos têm propriedades protetoras ou se estão relacionados a complicações. Foi identificado um tipo de IgG, chamado de anticorpo assimétrico, com baixa capacidade de ativação de complemento, fagocitose e citotoxicidade e que teria ação protetora em relação ao feto. Essa capacidade reduzida de ativar uma resposta imune é garantida pela adição de um oligossacarídeo rico em manose em um dos dois fragmentos Fab do anticorpo[27]. Mulheres com abortamentos recorrentes têm níveis mais baixos de anticorpos assimétricos, comparados com aquelas de evolução normal[28].

Os linfócitos B são capazes de produzir também anticorpos que causam diversas complicações obstétricas, como os anticorpos antifosfolípides. Anticorpos antifosfolípides incluem os anticorpos anticardiolipina, anticoagulante lúpico e antibeta-2 glicoproteína 1. Outro anticorpo relacionado a complicações e encontrado em diversas mulheres com pré-eclâmpsia é o anticorpo contra o receptor tipo 1 da angiotensina II (AT1-AA). Ao se ligar no receptor da angiotensina I, os AT1-AA ativam uma cascata que resulta na produção de fatores angiogênicos (s-Flt-1 e endoglina) importantes na gênese da pré-eclâmpsia[27].

As células T reguladoras (Treg) são importantes na indução da tolerância aos antígenos paternos e fetais. Em alguns casos de abortamento, têm sido detectados níveis baixos de Treg no sangue[29]. A exposição ao líquido seminal parece ser o evento inicial que induz a expansão da população de Treg. Posteriormente, com a produção do hormônio gonadotrófico (hCG), secretado pelo trofoblasto, células Treg são atraídas para a interface materno-fetal, o que garante a sobrevivência do feto dentro do útero materno.

REPERCUSSÃO DA GRAVIDEZ SOBRE O ENXERTO

Com 10 semanas de gestação, o rim transplantado sofre alterações adaptativas que resultam em um incremento do ritmo de filtração glomerular (RFG). A depuração de creatinina eleva-se em média 34% acima dos níveis pré-gravidez, para então retornar ao seu patamar no final do terceiro trimestre[30]. Esse fenômeno é interessante se considerarmos que o enxerto já sofre hipertrofia compensatória após seu implante.

Uma das principais preocupações acerca da gravidez da paciente transplantada renal é com relação a um possível impacto negativo sobre a função e sobrevida do enxerto decorrente da hiperfiltração adicional imposta pela gestação. O registro britânico[18] procurou avaliar essa questão analisando 139 gravidezes em receptoras de rim e comparando-as com controles. A sobrevida do enxerto em dois anos foi praticamente idêntica em ambos os grupos (94% *vs.* 93%). O estudo também procurou avaliar um possível comprometimento da função do enxerto comparando os níveis de creatinina antes e após a gravidez em 109 pacientes transplantadas. Observou-se, no início da gestação, queda da creatinina decorrente de um aumento do RFG, tal como ocorre na gravidez normal. No entanto, o grupo de pacientes com creatinina > 1,69mg/dL antes da gravidez apresentou um nível pós-parto maior que o basal, comparado com o grupo com creatinina ≤ 1,69mg/dL.

No registro do NTPR[17], a perda do enxerto dois anos após o parto foi de 4% em pacientes que utilizaram ciclosporina Neoral® e de 13% no grupo que recebeu tacrolimus. Estudo que procurou avaliar o impacto de gravidezes repetidas em 102 transplantadas renais não detectou prejuízos ao enxerto naquelas pacientes que antes da gestação apresentavam função renal estável[31].

O impacto da gravidez na função do enxerto a longo prazo foi avaliado em estudo caso controle com 81 pacientes de cinco centros transplantadores na Alemanha[32]. A azatioprina foi a base da imunossupressão em 41 pacientes e, no restante, utilizou-se a ciclosporina. A sobrevida do enxerto em dez anos foi de 62,5% no grupo de pacientes que engravidaram e 67% no grupo controle, diferença que não foi significativa. A principal causa de perda do enxerto foi por nefropatia crônica do enxerto e não foi relatada nenhuma perda por rejeição. Outro dado interessante é que não houve diferença em relação à sobrevida do paciente ou do enxerto nas pacientes que engravidaram com intervalo menor que dois anos entre o transplante e a gravidez, comparado com o grupo com uma gestação mais tardia (mais de dois anos).

O melhor momento para uma eventual gestação em transplantados tem sido motivo de debate na literatura médica. No passado, as mulheres eram orientadas a esperar pelo menos dois anos após o transplante, devido ao risco de rejeição. Mas, com isso, algumas mulheres poderiam perder a janela de oportunidade para engravidar. Com a introdução de novos imunossupressores, o risco de rejeição reduziu-se mais e essa restrição passou a ser considerada excessiva. Em 2005, a Sociedade Americana de Transplante publicou consenso[7] recomendando pelo menos um ano de intervalo entre o transplante e a gravidez e concluiu que, se a paciente se apresentar com função renal estável e creatinina < 1,5mg/dL, com baixo risco para infecções oportunistas e sem usar drogas com potencial teratogênico, a gravidez é segura. Normalmente, a proteinúria tem relevância clínica apenas se associada à hipertensão arterial[8].

REJEIÇÃO

A incidência de rejeição nas grávidas transplantadas é semelhante à dos demais pacientes[8] e o diagnóstico diferencial com outras entidades clínicas (nefrotoxicidade ao inibidor de calcineurina, microangiopatia trombótica, pré-eclâmpsia grave, recorrência de glomerulonefrite primária e pielonefrite aguda) é difícil. No registro NTPR[17], a incidência de rejeição variou entre 2 e 4% em grávidas utilizando inibidores de calcineurina. A gravidez leva a uma hiperfiltração renal, o que pode complicar a detecção de rejeição baseando-se tão somente na alteração dos níveis séricos de creatinina[19]. Uma biópsia do enxerto guiada por ultrassonografia deve ser realizada em casos suspeitos de rejeição. O uso de corticosteroides e imunoglobulina (IVIG) são aparentemente seguros no tratamento da rejeição na paciente grávida. Não existem dados ainda sobre a segurança do uso de timoglobulina e rituximab[7].

DESFECHO PERINATAL

Informações sobre os desfechos neonatais em transplantadas renais são escassos. A observação que receptoras de um enxerto renal apresentam maior incidência de parto prematuro comparado com outros órgãos sólidos é um dado interessante[15].

Os registros do ANZDATA mostram mortalidade perinatal de 5,8%, quase seis vezes a da população geral, que foi atribuído principalmente à prematuridade elevada (54%)[33]. Entre 2000 e 2010, nessa amostragem, 46% das crianças tinham baixo peso, definido como < 2.500g, sendo que 8% tinham menos de 1.500g. Em análise multivariada, apenas a idade gestacional foi preditor de baixo peso ao nascer. O NPTR mostra dados semelhantes[17]. Uma explicação plausível para a incidência elevada de partos prematuros é a interrupção cirúrgica da gestação devido à maior incidência de pré-eclâmpsia nessa população.

Uma questão ainda não resolvida é se a exposição intrauterina aos imunossupressores poderia levar a futuras alterações imunológicas. Sabe-se que os inibidores de calcineurina podem interferir com o desenvolvimento dos linfócitos T no timo fetal[19], mas não foram encontradas alterações clínicas significativas no sistema imune de crianças nascidas de mães tratadas com ciclosporina em função de doenças autoimunes[34]. No estudo de di Paolo et al[35] conduzido em seis crianças expostas à ciclosporina e ao corticosteroide durante a gestação, por meio de imunofenotipagem, foram detectadas alterações na população de linfócitos T e B e células NK que persistiram por até um ano após o nascimento. Embora nenhuma criança tenha apresentado sinais ou sintomas clínicos de imunossupressão, os linfócitos T tinham uma expressão reduzida de CD25 e de antígenos HLA-DR. O mecanismo de ação da ciclosporina é primariamente nos linfócitos T, mas observou-se também uma expressão reduzida de linfócito B CD5+. As células CD5+ produzem anticorpos sem a necessidade de estímulo antigênico e provavelmente são uma importante linha de defesa no organismo imunologicamente imaturo.

TOXICIDADE FETAL

Outra preocupação acerca da gravidez em mulheres submetidas a transplante renal é o risco de malformações fetais. O órgão norte-americano *Food and Drug Administration* (FDA) desenvolveu um sistema de classificação que codifica os imunossupressores conforme sua segurança. A maioria dos imunossupressores utilizados no transplante renal é da categoria C, que indica que o risco para fetos humanos não pode ser excluído, mas que os benefícios de seu uso podem superar os riscos. Vários fatores como o momento da exposição, a via de administração e a dose do medicamento interferem na expressão clínica do efeito teratogênico das diversas drogas que são tomadas na gravidez e, como regra geral, deve-se evitar seu uso caso não sejam absolutamente necessárias à paciente.

Em 192 nascimentos analisados no ANZDATA[33], foram registradas anormalidades em cinco (3%). Dados do NPTR[17] sugerem que, em transplantadas renais grávidas, a incidência de malformações é semelhante à da população geral, com exceção da exposição do ácido micofenólico (MPA), que esteve associado a um padrão de malformações estruturais.

Os MPA estão relacionados a abortamento e malformações congênitas como microtia, lábio leporino, unhas hipoplásicas, hérnia diafragmática, malformações cardíacas e encurtamento do quinto artelho[17,36,37]. Muitos centros transplantadores trocam o MPA pela azatioprina antes da concepção, apesar de o FDA classificá-la como categoria D. Dados coletados do NTPR de mães que engravidaram e que tiveram o MPA trocado pela azatioprina mais de seis semanas antes da concepção não mostraram um padrão de malformações[38]. Recomenda-se, portanto, que mulheres utilizem algum tipo de método anticoncepcional durante o uso de MPA e até seis semanas após sua suspensão[37].

O sirolimus e o everolimus são imunossupressores relativamente novos e seu potencial teratogênico em seres humanos não pode ser totalmente afastado. Em sete gravidezes expostas ao sirolimus e registradas no NPTR, quatro resultaram em nascidos vivos, geralmente prematuros[37]. No único caso associado a malformações, o sirolimus foi introduzido ao final da gestação e a mãe fez uso concomitante de micofenolato mofetil (MMF). Em três gestações expostas ao mTOR (*mammalian target of rapamycin*) e com relatos de anormalidades registrados no ANZDATA, duas mulheres usavam MMF[33]. O uso concomitante de outros imunossupressores, aliás, é um fator de confusão que dificulta a interpretação desses dados. Os relatos de casos de exposição ao everolimus durante a gestação são escassos[39,40] e, embora não tenham sido detectadas malformações congênitas, seu risco para o feto humano ainda é desconhecido.

A ciclosporina, por sua natureza lipofílica, atravessa a barreira placentária atingindo a circulação fetal, porém não acarreta um aumento significativo de malformações fetais[41]. Essa droga, entretanto, foi associada de maneira consistente a parto prematuro e baixo peso ao nascer[41,42]. Nulman *et al*[43] compararam crianças expostas à ciclosporina durante a gestação com um grupo controle e não encontraram diferenças significativas no quociente de inteligência (QI), no desempenho verbal e comportamental entre os grupos. Em seres humanos, não há evidências de prejuízo da função renal decorrente de nefrotoxicidade em crianças nascidas de mães que usaram ciclosporina[44]. No entanto, estudo de Tendron-Franzin *et al*[45], em coelhos expostos *in utero* à ciclosporina, mostrou redução de 25% da população de néfrons, desenvolvimento de hipertensão arterial e piora da função renal a partir da 11ª semana de vida. Esse estudo levanta uma questão importante sobre o potencial efeito tóxico dos imunossupressores no feto: a ausência de malformações é suficiente para assegurar que a droga é segura ou seria necessário avaliar também alterações mais sutis em histologia? As crianças expostas aos imunossupressores na gestação poderiam apresentar alterações no seu desenvolvimento perceptíveis apenas na fase adulta?

Sabe-se que o tacrolimus atravessa a barreira placentária e sua concentração no cordão umbilical corresponde a aproximadamente 70% da materna[46]. Há relatos de hipercalemia neonatal transitória[47], porém sem um padrão específico de malformações fetais. A incidência de malformações fetais em pacientes utilizando ciclosporina Neoral® ou tacrolimus foi de 5%, segundo o registro NTPR, muito semelhante ao da população geral[17].

A azatioprina foi associada a malformações fetais em trabalhos com animais de experimentação que receberam doses maiores que as usualmente utilizadas em humanos[48]. Seu risco teratogênico em humanos, entretanto, parece ser baixo[49].

Vários relatos de casos com o uso de corticoide em fase inicial da gestação mostraram incidência aumentada de baixo peso ao nascer e natimortos, porém sem um padrão específico de embriopatia[50]. A extrapolação dos trabalhos em animais experimentais, que avaliam a teratogênese dos corticosteroides, para os seres humanos é difícil devido à considerável variação da suscetibilidade interespécies à droga. A prednisona não é considerada uma droga com risco grande de toxicidade fetal.

AMAMENTAÇÃO

Existem poucos trabalhos acerca dos riscos do aleitamento materno em pacientes transplantadas. A concentração dos imunossupressores no leite materno depende de diversos fatores, como nível sérico materno, gradiente de concentração entre o plasma e o leite, peso molecular e extensão da ligação da droga às proteínas plasmáticas, além das suas propriedades lipofílicas.

A Academia Americana de Pediatria não contraindica o aleitamento materno em mães usando prednisona, mas faz uma advertência sobre possíveis efeitos imunossupressores da ciclosporina sobre a criança. Não há menção sobre a azatioprina e o tacrolimus[51].

Em relação à exposição neonatal ao tacrolimus, sabe-se que sua excreção no leite é pequena e a quantidade absorvida corresponde a aproximadamente 0,23% da dose materna[52]. Estudos que acompanharam o desenvolvimento de crianças que receberam o leite materno de mulheres em uso de tacrolimus não detectaram problemas[17,53]. O aleitamento materno, portanto, é aparentemente seguro e sua interrupção não deve ser desencorajada[7].

DOSAGEM DOS IMUNOSSUPRESSORES NA GRAVIDEZ

Fischer *et al*[32] observaram que, com a gravidez, houve redução da concentração sérica de ciclosporina que atinge seu nadir por volta da 16ª semana gestacional, o que tornou necessário um incremento em sua dosagem para manter os níveis dentro do intervalo terapêutico. Aproximadamente 32 semanas após o parto, as doses de ciclosporina retornaram aos níveis anteriores à gravidez. Não houve registro de rejeição nessa coorte de pacientes, o que sugere que manter a ciclosporina no intervalo terapêutico é importante.

Em relação ao tacrolimus, ainda não está estabelecido qual o intervalo terapêutico ideal durante a gravidez[12]. A absorção por via oral de tacrolimus é influenciada pela atividade da P-glicoproteína (P-gp), um transportador que devolve o tacrolimus da célula intestinal para a luz intestinal. Zheng *et al*[11] mostraram que a atividade do P-gp praticamente dobra durante a gravidez, o que pode afetar o metabolismo do tacrolimus.

O mesmo grupo mostrou redução dos níveis de tacrolimus no sangue total, mas um aumento na área sobre a curva da fração livre de tacrolimus de 2,7 vezes na gravidez, comparado com o período pós-parto. Esse aumento da fração livre do tacrolimus pode ter implicações clínicas, uma vez que se correlaciona melhor com a incidência de rejeição e com seu potencial nefrotóxico[12].

REPRODUÇÃO ASSISTIDA

Em 1995 foi publicado o primeiro caso bem-sucedido de fertilização *in vitro* em receptora de rim transplantado[54]. Existem poucos relatos de gravidez assistida em pacientes transplantadas[55] e, aparentemente, os riscos materno-fetais são semelhantes às outras transplantadas renais. Em síntese, pacientes transplantadas renais podem ser tratadas com sucesso, com fertilização *in vitro*, sem comprometer a função do enxerto.

CONCLUSÃO

Nas últimas décadas, houve um desenvolvimento importante do transplante renal em diversos aspectos e, hoje, trata-se de um procedimento cirúrgico de rotina. Apesar dos desfechos favoráveis, os riscos materno-fetais impostos pela gravidez às transplantadas são maiores que na população geral. A pré-eclâmpsia, a prematuridade e o baixo peso ao nascer são as complicações mais comuns, e há ainda incertezas sobre as consequências a longo prazo sobre o enxerto e a criança.

A gravidez em receptores de órgãos sólidos suscita também questões éticas: seria recomendável expor-se a uma série de possíveis complicações potencialmente graves[56]?

Em 2011, Edith Helm faleceu com 76 anos de causas não relacionadas ao seu transplante e com seu enxerto ainda funcionando[57]. O sucesso do seu transplante e de outros que se seguiram se deve ao pioneirismo de seus médicos e à sua coragem de ousar desafiar os limites do conhecimento científico.

REFERÊNCIAS BIBLIOGRÁFICAS

1. Murray JE, Reid DE, Harrison JH, Merril JP. Successful pregnancies after human renal transplantation. *N Engl J Med* 1963; **269**: 341-343.
2. McKay DB, Josephson MA. Pregnancy in recipients of solid organs – effects on mother and child. *N Engl J Med* 2006; **354**: 1281-1293.
3. Palmer BF. Sexual dysfunction in uremia. *J Am Soc Nephrol* 1999; **10**: 1381-1388.
4. Podymow T, August P, Akbari A. Management of renal disease in pregnancy. *Obstet Gynecol Clin North Am* 2010; **37**: 195-210.
5. Gill JS, Zalunardo N, Rose C et al. The pregnancy rate and live birth rate in kidney transplant recipients. *Am J Transplant* 2009; **9**: 1541-1549.
6. Bramham K, Lightstone L. Pre-pregnancy counseling for women with chronic kidney disease. *J Nephrol* 2012; **25**: 450-459.
7. McKay DB, Josephson MA. Reproduction and transplantation: report on the AST consensus conference on reproductive issues and transplantation. *Am J Transplant* 2005; **5**: 1592-1599.
8. European best practices guidelines for kidney transplantation. Section IV. Long-term management of the transplant recipient. IV.10. Pregnancy in renal transplant recipients. *Nephrol Dial Transplant* 2002; **17** Suppl 4: 50-55.
9. KDIGO Clinical practice guideline for the management of blood pressure in chronic kidney disease. National Kidney Foundation. *Kidney Int* 2012; **2**: 370-371.
10. Maynard SE, Thadhani R. Pregnancy and the kidney. *J Am Soc Nephrol* 2009; **20**: 14-22.
11. Zheng S, Easterling TR, Umans JG et al. Pharmacokinetics of tacrolimus during pregnancy. *Ther Drug Monit* 2012; **34**: 660-670.
12. Herbert MF, Zheng S, Hays K et al. Interpreting tacrolimus concentrations during pregnancy and postpartum. *Transplantation* 2013; **95**: 908-905.
13. Pazos M, Sperling RS, Moran TM, Kraus TA. The influence of pregnancy on systemic immunity. *Immunol Res* 2012; **54**: 254-261.
14. Kraus TA, Engel SM, Sperling RS, Kellerman, L. Characterizing the pregnancy immune phenotype: results of the viral immunity and pregnancy (VIP) study. *J Clin Immunol* 2012; **32**: 300-311.
15. Brosens I, Pijnenborg R, Benagiano G. Risk of obstetrical complications in organ transplant recipient pregnancies. *Transplantation* 2013; **96**: 227-233.
16. Levidiotis V, Chang S, McDonald S. Pregnancy and maternal outcomes among kidney transplant recipients. *J Am Soc Nephrol* 2009; **20**: 2433-2440.
17. Armenti VT, Radomski JS, Moritz MJ et al. Report from the national transplantation pregnancy registry (NTPR): outcomes of pregnancy after transplantation. In Cecka JM, Terasaki PI (eds). *Clinical Transplants 2004*. UCLA, Immunogenetics Center: Los Angeles, CA, 2004.
18. Sibanda N, Briggs JD, Davison JM et al. Pregnancy after organ transplantation: a report from the UK transplant pregnancy registry. *Transplantation* 2007; **83**: 1301-1307.
19. McKay DB, Josephson MA. Pregnancy after kidney transplantation. *Clin J Am Soc Nephrol* 2008; **3** Suppl 2: S117-S125.
20. Armenti VT. Pregnancy after transplantation: milestones and assessment of risks. *Am J Transplant* 2011; **11**: 2388-2404.
21. Deshpande NA, James NT, Kucirka LM et al. Pregnancy outcomes in kidney transplant recipients: a systematic review and meta-analysis. *Am J Transplant* 2011; **11**: 2388-2404.
22. Oliveira LG, Sass N, Camano L, Pestana JOM. Evolução da gravidez e resultados perinatais em transplantadas renais. *Rev Bras Clin Obstet* 2005; **27**: 316-322.
23. Silva CAB, Paschoalin, RP, Neto MM et al. Transplante renal e gestação: uma experiência com seis pacientes. *J Bras Nefrol* 2007; **29**: S2-S87.
24. Keitel E, Bruno RM, Duarte M et al. Pregnancy outcome after renal transplantation. *Transplant Proc* 2004; **36**: 870-871.
25. Zenclussen AC. Adaptive immune responses during pregnancy. *Am J Reprod Immunol* 2013; **69**: 291-303.
26. Vacca P, Mingari MC, Moretta L. Natural killer cells in human pregnancy. *J Reprod Immunol* 2013; **97**: 14-19.
27. Muzzio D, Zenclussen AC, Jensen F. The role of the B cells in pregnancy: the good and the bad. *Am J Reprod Immunol* 2013; **69**: 408-412.
28. Zenclussen AC, Gentile T, Margni R et al. Asymmetric antibodies and pregnancy. *Am J Reprod Immunol* 2001; **45**: 289-284.
29. Sasaki Y, Sakai M, Miyazaki S et al. Decidual and peripheral blood CD4+ CD25+ regulatory T cells in early pregnant subjects and spontaneous abortion cases. *Mol Hum Reprod* 2004; **10**: 347-353.
30. Davison JM. The effect of pregnancy on kidney function in renal allograft recipients. *Kidney Int* 1985; **27**: 74-79.
31. Ehrich JHH, Loirat C, Davison JM et al. Repeated successful pregnancies after kidney transplantation in 102 women (report by the EDTA registry). *Nephrol Dial Transplant* 1996; **11**: 1314-1317.
32. Fischer T, Neumayer HH, Fisher R et al. Effect of pregnancy on long-term renal function in renal transplant recipients treated with cyclosporine and with azathioprine. *Am J Transplant* 2005; **5**: 2732-2739.
33. Wyld ML, Clayton PA, Jesudason S et al. Pregnancy outcomes for kidney transplant recipients. *Am J Transplant* 2013; **13**: 3173-3182.
34. Cimaz R, Meregalli E, Biggioggero M et al. Alterations in the immune system of children from mothers treated with immunosupresive agents during pregnancy. *Toxicol Lett* 2004; **149**: 155-162.
35. Di Paolo S, Scena A, Morrone et al. Immunologic evaluation during the first year of life of infants born to cyclosporine-treated female kidney transplant recipients: analysis of lymphocyte subpopulations and immunoglobulin serum levels. *Transplantation* 2000; **69**: 2049-2054.

36. Kim M, Rostas S, Gabardi S. Mycophenolate fetal toxicity and risk evaluation and mitigation strategies. *Am J Transpl* 2013; **13**: 1383-1389.
37. Sifontis NM, Coscia LA, Constantinescu S *et al*. Pregnancy outcomes in solid organ transplant recipients with exposure to mycophenolate mofetil or sirolimus. *Transplantation* 2006; **82**: 1698-1702.
38. Sinfontis NM, Coscia LA, Lundgren M *et al*. Pregnancy outcomes in solid organ transplant recipients with a switch from mycophenolate acid product to azathioprine prior to conception (abstract 416). *Am J Transplant* 2013; **13** Suppl 5: 161.
39. Carta P, Caroti L, Zanazzi M. Pregnancy in a kidney transplant patient treated with everolimus. *Am J Kidney Dis* 2012; **60**: 327-333.
40. Veroux M, Corona D, Veroux P. Pregnancy under everolimus-based immunosupression. *Transpl Int* 2011; **24**: e115-e117.
41. Paziana K, Del Monico M, Cardonick E *et al*. Ciclosporin use during pregnancy. *Drug Saf* 2013; **36**: 279-294.
42. Oz B, Benjamin H, Einarson T *et al*. Pregnancy outcome after cyclosporine therapy during pregnancy: a meta-analysis. *Transplantation* 2001; **71**: 1051-1055.
43. Nulman I, Sgro M, Barrera M *et al*. Long-term neurodevelopment of children exposed *in utero* to ciclosporin after maternal renal transplant. *Pediatr Drugs* 2010; **12**: 113-122.
44. Lo Giudice P, Dubourg L, Hadj-Aisa A *et al*. Renal function of children exposed to cyclosporine in utero. *Nephrol Dial Transplant* 2000; **15**: 1575-1579.
45. Tendron-Franzin A, Gouyon JB, Guignard JB *et al*. Long terms effects of in utero exposure to cyclosporine A on renal function in the rabbit. *JASN* 2004; **15**: 2687-2693.
46. Zheng S, Easterling TR, Hays K *et al*. Tacrolimus placental transfer at delivery and neonatal exposure through breast milk. *Br J Pharmacol* 2013; **76**: 988-996.
47. Food and Drug Administration. http://www.acessdata.fda.gov (acessado em dezembro de 2013).
48. Hou S. Pregnancy in renal transplant recipients. *Adv Chronic Kidney Dis* 2013; **20**: 253-259.
49. Danesi R, Del Tacca M. Teratogenesis and immunosuppressive treatment. *Transplant Proc* 2004; **36**: 705-707.
50. Lunghi L, Pavan B, Biondi C *et al*. Use of glucocorticoids in pregnancy. *Curr Pharm Des* 2010; **16**: 3616-3367.
51. Transfer of drugs and other chemicals into human milk. *Pediatrics* 2001; **108**: 776-789.
52. Bramham K, Chusney G, Lee J *et al*. Breastfeeding and tacolimus: serial monitoring in breast-fed and bottle-fed infants. *Clin J Am Soc Nephrol* 2013; **4**: 563-567.
53. Gouraud A, Bernard N, Millaret A *et al*. Follow-up of tacrolimus breastfed babies. *Transplantation* 2012; **94**: e38-e39.
54. Lockwood GM, Ledger WL, Barlow DH. Successful pregnancy outcome in renal transplant patient following in-vitro fertilization. *Hum Reprod* 1995; **10**: 1528-1530.
55. Nouri K, Bader Y, Helmy S *et al*. Life birth after in vitro fertilization and single embryo transfer in a kidney transfer recipient: a case report and review of the literature. *J Assist Reprod Genet* 2011; **28**: 351-353.
56. Ross LR. Ethical considerations related to pregnancy in transplant recipients. *N Engl J Med* 2006; **354**: 1313-1316.
57. Murray JE. Edith Helm (April 29, 1935-April 4, 2011): the world´s longest surviving transplant recipient. *Am J Transplant* 2011; **11**: 1545-1546.

61

MICROANGIOPATIA TROMBÓTICA EM RECEPTORES DE TRANSPLANTE RENAL

Gabriel Giollo Rivelli
Luiz Roberto de Sousa Ulisses
André Barros Albuquerque Esteves

◆

INTRODUÇÃO

Microangiopatia trombótica é um termo anatomopatológico que define a lesão da microvasculatura, com etiologia multifatorial. Microangiopatia trombótica pós-transplante (MAT-TX) é uma complicação grave do enxerto renal, com morbidade significativa. Seu tratamento permanece controverso, podendo nem sempre ser efetivo[1-3].

A microangiopatia trombótica pós-transplante (MAT-Tx) é definida pela presença de lesões vasculares em capilares glomerulares, arteríolas e/ou artérias interlobulares, com distribuição irregular no parênquima renal. A lesão tem início com o acúmulo de material amorfo no glomérulo, espessamento de parede e oclusão dos capilares glomerulares. Também ocorre alteração mucoide ou fibrinoide da camada íntima de pequenas artérias, com formação de trombos de fibrina em glomérulos e vasos, e presença de hemácias fragmentadas em parede vascular, glomérulo e interstício[4] (Fig. 61.1). A gravidade das lesões varia desde edema de célula endotelial até a completa necrose cortical. Na fase cicatricial são observadas alterações isquêmicas glomerulares e lesão em "casca de cebola"[1].

De acordo com a apresentação clínica, a MAT-Tx pode ser classificada em sistêmica ou localizada. A forma localizada tem manifestação exclusiva no tecido renal, cursando com disfunção progressiva do enxerto ou retardo de sua função inicial. O diagnóstico é feito por meio da observação das alterações típicas de microangiopatia trombótica à biópsia renal. Já a forma sistêmica caracteriza-se pela presença de sinais e sintomas da síndrome hemolítico-urêmica, com anemia hemolítica microangiopática, plaquetopenia e insuficiência renal[4]. A forma

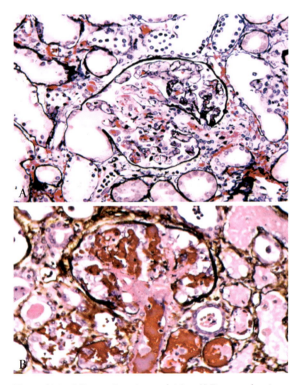

Figura 61.1 – Microangiopatia trombótica. A) Presença de microtrombos em capilar glomerular. B) Presença de trombos em alça capilar glomerular, com necrose de alças capilares e arteríolas.

localizada apresenta melhor prognóstico, para paciente e enxerto, que a forma sistêmica. Pacientes com a forma sistêmica, em geral, necessitam de terapia renal substitutiva (diálise) e evoluem com maior frequência para a perda do enxerto.

A MAT-Tx pode ser classificada em *recorrente* ou *de novo*. A forma *recorrente* ocorre nos casos onde a doença renal primária foi identificada como síndrome hemolítico-urêmica atípica (SHUa), com taxa de recorrência ao redor de 60%. A forma *de novo* tem incidência entre 1 e 14% e ocorre nos pacientes com doença renal primária não SHUa ou de etiologia indeterminada. O diagnóstico diferencial entre as lesões de MAT-Tx *de novo* (forma sistêmica ou localizada), SHUa recorrente e rejeição aguda mediada por anticorpos pode ser difícil, do ponto de vista histológico. Entretanto, a presença de depósitos da fração 4 do complemento (C4d) em capilares peritubulares e de anticorpos circulantes anti-HLA específicos contra o doador favorece o diagnóstico de rejeição aguda[1,3].

MICROANGIOPATIA TROMBÓTICA DE NOVO (MAT-Tx)

A incidência de MAT-Tx *de novo* varia de 4 a 15% na literatura, de acordo com o protocolo de imunossupressão utilizado e com a definição, se sistêmica ou localizada. Geralmente ocorre nas primeiras semanas pós-transplante, com sobrevida média de enxerto de 50% em três anos[1,5].

FATORES DE RISCO

A MAT-Tx *de novo* tem etiologia multifatorial. Os fatores de risco podem ser relacionados a doador, medicação imunossupressora, episódios de rejeição, infecções virais ou doenças sistêmicas, que atuam como "gatilhos" para a lesão endotelial (Quadro 61.1). Além disso, alguns pacientes podem apresentar polimorfismo nos genes reguladores do complemento, que atuaria como risco adicional[3,6].

Entre os fatores relacionados ao doador, consideramos rins provenientes de doadores de critérios expandidos doadores após parada cardíaca e aqueles com tempo de isquemia fria prolongada suscetíveis à lesão de microangiopatia trombótica. A lesão de isquemia/reperfusão

Quadro 61.1 – Fatores de risco para microangiopatia trombótica pós-transplante renal (MAT-Tx).

Medicamentos	Imunossupressores: ciclosporina, tacrolimus, sirolimus, OKT3
	Clopidogrel
	Ticlopidina
	Antiviral: valganciclovir
Imunológico	Rejeição aguda mediada por anticorpos
Infecções	HIV, hepatite C, citomegalovírus, poliomavírus
	Parvovírus B19, H1N1, influenza
Sistêmicas	Hipertensão arterial maligna
	Lúpus eritematoso sistêmico, esclerodermia
	Síndrome do anticorpo antifosfolípide
	Neoplasias, síndrome HELLP

exacerbada ou prolongada levaria à agressão do endotélio, tornando esses rins mais suscetíveis ao desenvolvimento de microtrombos[7].

Outras situações também podem atuar como estímulo para a lesão de endotélio após o transplante. Nesse panorama, destacam-se os imunossupressores, principalmente os inibidores de calcineurina. A lesão de MAT-Tx foi descrita inicialmente em pacientes transplantados de órgãos sólidos (não renais) ou de medula óssea, que desenvolviam lesão renal aguda com presença de microtrombos à biópsia renal[8,9]. Em 1986, Wolfe[10] et al descreveram o primeiro caso de microangiopatia trombótica *de novo* em receptor de transplante renal, com reversão após a interrupção do uso de ciclosporina[10]. Sommer *et al*[11], em 1986, descreveram 9 casos de arteriolopatia renal com ciclosporina, caracterizada por hiperplasia da camada íntima vascular e trombose ocasional de arteríolas. Alguns casos apresentavam associação com plaquetopenia e anemia hemolítica, e a apresentação clínica foi de disfunção renal aguda, precoce após o transplante renal. A suspensão da ciclosporina isoladamente não foi suficiente para a normalização da função renal. Entretanto, nos casos tratados com interrupção da droga e terapia combinada com estreptoquinase e heparina, ocorreu recuperação do quadro clínico[11].

Os estudos iniciais sugeriam que a ciclosporina apresentava associação mais clara com MAT-Tx[12], porém estudos recentes demonstram que o tacrolimus também atua como gatilho para a lesão, com incidência semelhante[13-16]. Outros imunossupressores, como os inibidores da mTOR (*mammalian target of rapamycin*), inicialmente considerados terapia de resgate de MAT-Tx, também foram envolvidos em sua patogênese[17,18].

Outras drogas que compõem o arsenal terapêutico do transplante renal, devido às suas múltiplas comorbidades, também podem desencadear MAT-Tx. Os principais agentes são o clopidogrel, a ticlopidina e os antivirais, como o valganciclovir[19,20].

Infecções virais também têm sido implicadas como "gatilho" para MAT-Tx, incluindo HIV, hepatite C, citomegalovírus (CMV), poliomavírus (BKV), parvovírus B19, vírus H1N1 e influenza A[21,22].

Com menor frequência, a microangiopatia trombótica pode ser associada às doenças sistêmicas, com destaque para hipertensão arterial na forma maligna e lúpus eritematoso sistêmico. Outras doenças associadas incluem síndrome do anticorpo antifosfolípide, neoplasias, esclerodermia e síndrome HELLP em gestantes, além do uso de anticoncepcionais orais[20,23].

Um diagnóstico diferencial importante a ser considerado é a rejeição aguda mediada por anticorpos, especialmente em pacientes previamente sensibilizados contra antígenos HLA[24,25].

FISIOPATOLOGIA

No transplante renal, diversos fatores atuam de forma sinérgica, levando à lesão da célula endotelial. Os principais fatores são lesão de isquemia/reperfusão, uso de imunossupressores, infecções virais e rejeição mediada por anticorpos. Além disso, a doença renal primária também pode contribuir para a lesão endotelial, como nos casos de lúpus ou de síndrome do anticorpo antifosfolípide.

A magnitude da lesão de isquemia/reperfusão está diretamente relacionada ao tempo prolongado de isquemia fria e ao uso crescente de doadores com critérios expandidos. A isquemia prolongada atua como fator pró-apoptótico da célula endotelial, que adquire atividade pró-coagulante. Durante a reperfusão, o contato entre as substâncias pró-apoptóticas e a célula endotelial é restabelecido, levando à ativação plaquetária intravascular, com formação de microtrombos[7]. Essa lesão pode ser potencializada ou agravada por fatores exógenos, como toxinas; medicamentos imunossupressores, como os inibidores de calcineurina (ICN); inibidores da mTOR (mTORi) ou por vírus com tropismo para endotélio, como o citomegalovírus (CMV)[21], favorecendo o desenvolvimento de microangiopatia trombótica.

O mecanismo de lesão endotelial dos inibidores de calcineurina baseia-se no aumento da produção de mediadores de vasoconstrição, como a endotelina 1 e a angiotensina II, além da diminuição da síntese de substâncias vasodilatadoras, como prostaciclinas, prostaglandina E_2 e óxido nítrico. Além disso, os ICN promovem um estado de hipercoagulabilidade, pelo aumento da agregação plaquetária e do tromboxane A_2, além de ativação dos fatores ativadores do plasminogênio[26]. Nos primeiros relatos de MAT-Tx, os inibidores da mTOR (mTORi) foram considerados medicamentos potenciais de resgate. Entretanto, estudos posteriores demonstraram que esse grupo de drogas pode induzir a morte de células progenitoras do endotélio, além de inibir a secreção local de VEGF (*vascular endothelial growth factor*)[18]. Desse modo, os inibidores da mTOR reduzem a capacidade de reparo da célula endotelial diante de uma lesão. Assim, o mTORi não inicia, mas perpetua a lesão da microangiopatia trombótica, de tal forma que a associação entre ICN e mTORi pode levar a efeitos sinérgicos pró-necróticos e pró-apoptóticos das células endoteliais.

A incidência de microangiopatia trombótica em transplantados utilizando a associação mTORi e ICN varia de 1,5 a 40% na literatura, dependendo do inibidor de calcineurina utilizado com maior incidência com ciclosporina, da dose de sirolimus e da classificação de MAT-Tx em forma localizada ou sistêmica[18]. A associação com mTORi confere um risco 16 vezes maior para MAT-Tx que o regime imunossupressor-padrão, com ICN e micofenolato[17].

A modulação da imunossupressão diante dos episódios de MAT-Tx pode desencadear outras duas situações envolvidas na gênese da microangiopatia: as infecções virais e os episódios de rejeição aguda.

Entre as infecções virais relacionadas à MAT-Tx destacam-se o citomegalovírus (CMV), o poliomavírus, o parvovírus B19 e o HIV. O CMV é um beta herpes-vírus humano com latência em células endoteliais. A replicação viral leva à disfunção endotelial crônica, com aumento da expressão de moléculas de adesão, interferindo no metabolismo do fator de von Willebrand, favorecendo a agregação plaquetária e a formação de microtrombos[21]. Também ocorre ativação da resposta imune específica, citotóxica, direcionada contra o endotélio[27,28].

Por outro lado, a redução da imunossupressão pode tornar o enxerto renal susceptível à ação de anticorpos anti-HLA circulantes, tornando necessário o diagnóstico diferencial com rejeição aguda mediada por anticorpos. Altos títulos de anticorpos anti-HLA específicos contra o doador (DSA ou *donor specific antibodies*) interagem com a célula endotelial, levando à ativação do sistema complemento, formação do complexo de ataque à membrana e morte da célula endotelial, tanto por necrose como por apoptose. Essa lesão endotelial expõe a matriz, com ativação de cascata de coagulação e agregação plaquetária, levando à expressão histológica de mesangiólise, formação de trombos em microvasculatura e obstrução luminal, compatíveis com MAT-Tx. O diagnóstico diferencial é feito pela presença de depósitos de C4d em capilares peritubulares e pela identificação dos anticorpos circulantes anti-HLA[24,25].

Finalmente, deve-se atentar para a possibilidade de infecção por *Escherichia coli,* sorotipo O104:H4, entre os pacientes que apresentam diarreia como pródromo da MAT-Tx. Ainda que seja uma possibilidade rara, a síndrome hemolítico-urêmica pode ser a causa de MAT-Tx *de novo*.

DIAGNÓSTICO

A apresentação clínica da MAT-Tx é variável. Na forma sistêmica, a insuficiência renal é acompanhada de trombocitopenia e anemia hemolítica microangiopática, caracterizada pela presença de esquizócitos em sangue periférico, níveis elevados de desidrogenase láctica (LDH) e consumo de haptoglobina. Geralmente ocorre na primeira semana pós-transplante (Quadro 61.2).

Said *et al*[15], avaliando de forma retrospectiva os casos de microangiopatia trombótica, induzida por inibidor de calcineurina, observaram que os sintomas sistêmicos mais frequentes foram: aumento de LDH (83%), plaquetopenia (75%), anemia com aumento da contagem de reticulócitos (66,6%) e consumo de haptoglobina (50%). Outros marcadores de anemia hemolítica, como aumento de bilirrubina e presença de hemácias fragmentadas em sangue periférico, foram raros, ocorrendo em

Quadro 61.2 – Apresentação clínica da microangiopatia trombótica pós-transplante renal – forma sistêmica.

Lesão renal aguda
Anemia hemolítica
Hemácias fragmentadas em sangue periférico (esquizócitos)
Aumento de reticulócitos
Consumo de haptoglobina
Plaquetopenia
Aumento de LDH
Aumento de bilirrubinas

menos de 25% dos casos. A apresentação clínica, entretanto, não teve correlação com a gravidade do quadro histológico[15].

A forma localizada limita-se ao acometimento renal, e o diagnóstico é realizado apenas pelo achado histológico de microtrombos no fragmento de biópsia renal, indicada por disfunção do enxerto, geralmente no primeiro mês após o transplante[4].

TRATAMENTO

Não existe protocolo ou recomendação-padrão para o tratamento da MAT-Tx.

A primeira abordagem nos casos de MAT-Tx *de novo*, sem fator desencadeante definido, compreende a interrupção ou redução das doses de imunossupressores, inibidores de calcineurina ou inibidores da mTOR. Esses grupos de drogas representam a causa mais comum de MAT-Tx, e a simples redução de sua exposição pode levar à resolução do quadro agudo.

Interrupção do inibidor de calcineurina

A abordagem terapêutica mais utilizada de interrupção isolada do inibidor de calcineurina, apesar de associada com recuperação da microangiopatia, não previne a perda do enxerto. Outros riscos incluem o aumento do risco de rejeição aguda e a recorrência da MAT-Tx com a reintrodução da droga. Assim, diversas terapêuticas associadas têm sido sugeridas, incluindo conversão de imunossupressão para esquemas sem ICN, utilização de plasma fresco congelado e plasmaférese[3,15,29].

Conversão para inibidores da mTOR

O uso de inibidores de mTOR foi proposto inicialmente como uma alternativa para reduzir o risco de nefrotoxicidade dos ICN, incluindo a microangiopatia trombótica. Entretanto, relatos de MAT-Tx *de novo* com mTORi isolado ou associado com ICN tornaram essa prática pouco adequada[3,18,30].

Reposição de plasma fresco congelado

Said *et al* utilizaram terapia com plasma fresco congelado, em média de 15 unidades por paciente, associado com a suspensão do inibidor de calcineurina, em uma série de 12 pacientes com MAT-Tx induzida por ICN, obtendo recuperação da função renal. Nessa série, os autores sugerem que a plasmaférese seja utilizada apenas nos casos onde houver rejeição mediada por anticorpos associada[15].

Plasmaférese

Pode ser considerada alternativa para aqueles pacientes que apresentam progressão da doença, apesar da retirada das drogas imunossupressoras. A plasmaférese deve ser realizada a cada 48 horas, com troca de 1,5 volume por sessão, utilizando plasma fresco congelado como fluido de substituição. A associação da plasmaférese com a interrupção do inibidor de calcineurina obteve taxas de recuperação de até 80%[31]. A terapia deve ser mantida até a obtenção de níveis normais de hemoglobina, plaquetas e LDH. O benefício da plasmaférese resulta da remoção dos fatores de agregação plaquetária, como o tromboxano A_2, com a reposição simultânea dos fatores deficientes, como as prostaciclinas (PGI_2). Plasmaférese combinada ao uso de belatacept foi considerada por alguns grupos, com interrupção do inibidor de calcineurina e recuperação da função renal[32].

Imunossupressão de manutenção após a resolução da MAT-Tx

Após a resolução do quadro agudo de MAT-Tx, os inibidores de calcineurina podem ser reintroduzidos de forma segura, com baixas taxas de recorrência. A utilização de inibidores da mTOR também pode ser avaliada, entretanto, nesses casos, a contagem de plaquetas deve ser rigorosamente monitorizada. Esquemas livres de ICN e mTORi podem ser viáveis, entretanto, o risco aumentado de rejeição aguda e crônica deve ser cautelosamente avaliado nesses pacientes. Uma alternativa seria a utilização de belatacept em substituição aos ICN. Relatos de casos isolados mostram que a suspensão do ICN, associado à plasmaférese e ao início de belatacept em pacientes com MAT-Tx, foi segura[32,33].

RECORRÊNCIA – SÍNDROME HEMOLÍTICO-URÊMICA ATÍPICA APÓS O TRANSPLANTE RENAL

A síndrome hemolítico-urêmica atípica (SHUa) pós-transplante tem incidência de 4 a 60%. O tempo para recidiva varia de semanas a anos, porém a maior parte dos casos é diagnosticada no primeiro mês pós-transplante. A ocorrência de infecções virais ou bacterianas, com ativação do sistema complemento, aumenta o risco para recidiva[1].

A SHUa é causada por uma deficiência genética dos inibidores do sistema complemento, levando à sua ativação constante e desorganizada. Essa deficiência se explica, na maioria dos casos (60 a 70%), por mutações nos fatores regulatórios do complemento ou pela presença de anticorpos contra o fator H. São descritas várias mutações no fator H do complemento (CFH), fator I do complemento (CFI) e proteína cofator de membrana (MCP). Mutações menos frequentes ocorrem nos genes reguladores do fator B do complemento (CHB), da fração 3 (C3) e da trombomodulina (THBD). A identificação dessas mutações é importante na análise do risco de recorrência de SHUa no transplante renal[34]. A mutação diagnosticada com maior frequência é a ausência do fator H do complemento (CFH), enquanto aquela que apresenta maior associação com recidiva é a mutação do fator B (CFB). Além de mutações, o polimorfismo dos genes associados à proteína ligante do C4b (C4b-BP), à proteína relacionada ao CHF (CHF-R1) e ao MCP podem cursar com recidiva de SHUa[3,34].

A SHUa manifesta-se clinicamente com anemia hemolítica, plaquetopenia e lesão de órgãos de forma isolada (renal) ou sistêmica, acometendo principalmente sistema nervoso central e trato gastrintestinal. O pródromo da diarreia era utilizado para diferenciá-la da SHU típica, porém cerca de 30% dos casos de SHUa se manifestam com diarreia. O diagnóstico diferencial com

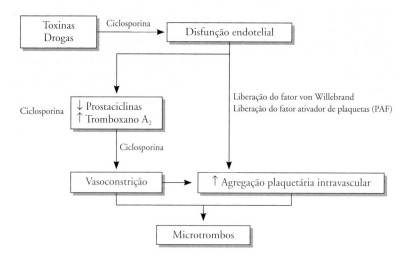

Figura 61.2 – Mecanismos envolvidos na patogênese da MAT-Tx.

púrpura trombocitopênica trombótica (PTT) também é dificultado pela alta frequência de acometimento do sistema nervoso central na SHUa, em até 50% dos casos. O diagnóstico diferencial, nesses casos, baseia-se na detecção da toxina entérica, para os casos de SHU típica, ou na atividade da ADAMS13 que se encontra extremamente reduzida na PTT[1,34].

Nos casos de diagnóstico de SHUa como doença renal primária, a investigação pré-transplante inclui a pesquisa de mutações (CFH, CFI, MCP, C3, CFB e THBD), para avaliação de risco de recidiva. Entretanto, em cerca de 30% dos casos a mutação não é identificada. Nos casos de alto risco de recidiva, o transplante renal com doador vivo é contraindicado. A investigação de mutações no potencial doador também deve ser realizada, uma vez que doadores com mutações correm o risco de desenvolver SHUa após a nefrectomia.

A terapêutica da recidiva de SHUa no transplante considera a plasmaférese a principal opção. Nesses casos, pode ser realizada antes do transplante, de forma profilática, sendo descontinuada no pós-operatório, de acordo com a evolução do quadro clínico. Esquemas imunossupressores que evitem ou utilizem baixas doses de inibidores de calcineurina também demonstraram ser benéficos. Nos casos refratários, a utilização de eculizumab tem sido sugerida[35]. Eculizumab é um anticorpo monoclonal recombinante anti-C5, que atua inibindo a cascata de complemento e a formação do complexo de ataque à membrana. Alguns estudos sugerem que a utilização de Eculizumab por tempo prolongado é efetiva e segura no tratamento da recidiva da SHUa pós-transplante[36].

EXPERIÊNCIA DO SERVIÇO DE TRANSPLANTE RENAL DA UNIVERSIDADE ESTADUAL DE CAMPINAS – UNICAMP

A incidência de microangiopatia trombótica em enxertos renais (MAT-Tx) em nossa série, entre 1984 e 2010, foi de 1,03% (17 casos em 1.647 transplantes). Desse total, 12 apresentaram-se na forma sistêmica (70,5%) e cinco na forma localizada (29,5%). Não houve diferença em relação a raça, sexo, idade ou tipo de doador, vivo ou falecido, quando comparados os grupos com as formas sistêmica ou localizada.

A apresentação clínica da **forma sistêmica** incluiu, preferencialmente, anemia (100%), plaquetopenia (91,6%), aumento de LDH (90,9%), aumento de reticulócitos (41,6%) e consumo de haptoglobina (40%).

A associação do inibidor de calcineurina, na forma sistêmica, foi mais frequente com ciclosporina (52,9%), comparado ao tacrolimus (40,1%). Em um caso, de receptor de transplante com doador vivo HLA idêntico, não houve associação com ICN. No grupo de pacientes com **MAT-Tx localizada**, 80% utilizavam tacrolimus.

Não houve diferença na distribuição de MAT-Tx entre homens e mulheres, independente da forma de apresentação de doença. A média de idade no diagnóstico foi de 32,1 anos, e o tempo médio pós-transplante para o diagnóstico foi de 93 dias para a forma localizada e 250 dias para a forma sistêmica.

Houve necessidade de suporte dialítico em 90% dos casos de MAT-Tx sistêmica, comparado a 60% dos casos do grupo MAT-Tx localizada. A abordagem terapêutica mais frequente foi a redução ou interrupção do inibidor de calcineurina, associado ao aumento das doses de corticoide. Nenhum caso foi tratado com plasmaférese, e infusão de plasma fresco congelado foi indicada apenas nos casos em que havia comprometimento hematológico grave. Perda de enxerto ocorreu em 6 casos, com maior prevalência no grupo com MAT-Tx sistêmica.

Nesta série, MAT-Tx *de novo*, na apresentação sistêmica, foi associada ao uso de ciclosporina, com alta incidência de lesão renal aguda, com necessidade de diálise e maior risco de perda de enxerto. A forma localizada foi associada ao uso de tacrolimus, cursando com melhor sobrevida de enxerto. Associação com rejeição aguda ocorreu em 4 casos, com distribuição semelhante entre os grupos sistêmico e localizado.

Essa casuística é semelhante à de outro grupo de transplante renal, do Hospital de Clínicas da USP[37], com incidência de 1,1%. A maioria dos casos dessa série foi de MAT-Tx sistêmica, tratados com interrupção do ICN, associado à infusão de plasma fresco congelado. Contrastando com nosso grupo, 35% dos casos receberam plasma fresco ou plasmaférese, porém com elevada perda de enxerto em 4 anos, comparado à população global de transplantes (43% versus 85,6%).

Esses relatos demonstram que, apesar de rara, a MAT-Tx representa um importante fator de risco para a perda do enxerto renal.

Agradecimentos

Às Profs. Dras. Marilda Mazzali e Maria Almerinda Vieira Fernandes Ribeiro Alves, da Disciplina de Nefrologia da FCM Unicamp, pela revisão e sugestões ao texto.

REFERÊNCIAS BIBLIOGRÁFICAS

1. Noris M, Remuzzi G. Thrombotic microangiopathy after kidney transplantation. *Am J Transplant* 2010; **10**: 1517-1523.
2. Schwarz A, Haller H, Schmitt R et al. Biopsy diagnosed renal disease in patients after transplantation of organs and tissues. *Am J Transplant* 2010; **10**: 2017-2025.
3. Ponticelli C, Banfi G. Thrombotic microangiopathy after kidney transplantation. *Transplant Int* 2006; **19**: 789-794.
4. Schwimmer J, Nadasdy TA, Spitalnik PF et al. De novo thrombotic microangiopathy in renal transplant recipientes: a comparison of hemolytic uremic syndrome with localized renal thrombotic microangiopathy. *Am J Kidney Dis* 2003; **41**: 471-479.
5. Nishi H, Hanafusa N, Kondo Y et al. Clinica outcome of thrombotic microangiopathy after living donor liver transplantation treated with plasma exchange therapy. *Clin J Am Soc Nephrol* 2006; **1**: 811-819.
6. Le Quintrec M, Lionet A, Kamar N et al. Complement mutation associated de novo thrombotic microangiopathy following kidney transplantation. *Am J Transplant* 2008; **8**: 1694-1701.
7. Cailhier JF, Nolin L, Hebert MJ. Thrombotic microangiopathy following renal ischemia and revascularization: apoptosis of endotelial cells in action. *Nephrol Dial Transplant* 2001; **16**: 1725-1726.
8. Leithner C, Sinzinger H, Pohanka E et al. Ocurrence of hemolytic uremic syndrome under cyclosporine treatment: accident or possible side effect mediated by a lack of prostacyclin stimulating plasma factor? *Transplant Proc* 1983; **4**: 2787-2789.
9. Bonser RS, Adu D, Franklin I, Mc Master P. Cyclosporine induced haemolytic uremic syndrome in liver allograft recipiente. *Lancet* 1984; **2**: 1337.
10. Wolfe JA, McCann RL, Sanfilipo F. Cyclosporine associated microangiopathy in renal transplantation: a severe but potentially reversible form of early graft injury. *Transplantation* 1986; **41**: 541-544.
11. Sommer BG, Henry ML, Ferguson RM. Obliterative renal arteriolopathy following cyclosporine therapy. *Transplant Proceed* 1986; **18**: 1285-1286.
12. Van Buren D, Van Buren CT, Flechner SM et al. De novo hemolytic uremic syndrome in renal transplant recipients immunosuppressed with cyclosporine. *Surgery* 1985; **98**: 54-62.
13. Grupp C, Schmidt F, Braun F et al. Haemolytic uremic syndrome (HUS) during treatment with cyclosporine A after renal transplantation-is tacrolimus the answer? *Nephrol Dial Transplant* 1998; **13**: 1629-1631.
14. Brown Z, Neidl GH. FK 506 and hemolytic uremic syndrome. *Lancet* 1990; **335**: 412.
15. Said T, Al-Otaibi T, Al-Wahaib S et al. Posttransplantation calcineurina inhibitor induced hemolytic uremic syndrome: single center experience. *Transplant Proc* 2010; **42**: 814-816.
16. Devadoss CW, Vijaya VM, Venkataramana SR. Tacrolimus associated localized thrombotic microangiopathy developing in early stage after renal transplantation. *J Clin Diagn Res* 2012; **6**: 1786-1788.
17. Langer RM, Van Buren CT, Katz SM, Kahan BD. De novo hemolytic uremic syndrome after kidney transplantation in patients treated with cyclosporine A-sirolimus combination. *Transplant Proc* 2001; **33**: 3236-3237.
18. Sartelet H, Toupance O, Lorenzato M et al. Sirolimus induced thrombotic microangiopathy is associated with decreased expression of vascular endothelial growth fator in kidneys. *Am J Transplant* 2005; **5**: 2241-2247.
19. Evens AM, Kwaan HC, Kaufman DB et al. TTP/HUS occurring in a simultaneous pancreas/kidney transplant recipient after clopidogrel treatment: evidence of a non immunological etiology. *Transplantation* 2002; **74**: 885-887.
20. Pisoni R, Ruggenenti P, Remuzzi G. Drug induced thrombotic microangiopathy: incidence, prevention and management. *Drug Saf* 2001; **24**: 491-501.
21. Waiser J, Budde K, Rudolph B et al. De novo hemolytic uremic syndrome post renal transplant after cytomegalovirus infection. *Am J Kidney Dis* 1999; **34**: 556-560.
22. Baid S, Pascual M, Willians WW Jr et al. Renal thrombotic microangiopathy associated with anticardiolipin antibodies in hepatitis C positive renal allograft recipients. *J Am Soc Nephrol* 1999; **10**: 146-153.
23. Ruggenenti P. Post transplant hemolytic uremic syndrome. *Kidney Int* 2002; **62**: 1093-1104.
24. Drachemberg CB, Papadimitriou JC. Endothelial injury in renal antibody mediated allograft rejection. A schematic view based on pathogenesis. *Transplantation* 2013; **95**: 1073-1083.
25. Zhang X, Reed EF. Effect of antibodies on endothelium. *Am J Transplant* 2009; **9**: 2459-2465.
26. Chiurchiu C, Ruggenenti P, Remuzzi P. Thrombotic microangiopathy in renal transplantation. *Ann Transplant* 2002; **7**: 28-33.
27. Takatsuka H, Wakae T, Mori A et al. Endothelial damage caused by cytomegalovirus and human herpesvirus 6. *Bone Marrow Transplant* 2003; **31**: 475-479.
28. Rane S, Nada R, Minz M et al. Spectrum of cytomegalovirus induced renal pathology in renal allograft recipients. *Transplant Proc* 2012; **44**: 713-716.
29. Mazzali M, Dias EP, Ribeiro Alves MA et al. Nonrecurrent hemolytic uremic syndrome (HUS de novo) as cause of acute renal failure after renal transplantation. *Ren Fail* 1997; **19**: 271-277.
30. Eremina V, Jefferson JA, Kowaleska J et al. VEGF inhibition and renal thrombotic microangiopathy. *N Engl J Med* 2008; **358**: 1129-1136.
31. Karthikeyan V, Parasuraman R, Shah V et al. Outcome of plasma exchange therapy in thrombotic microangiopathy after renal transplantation. *Am J Transplant* 2003; **3**: 1289-1294.
32. Ashman N, Chapagain A, Dobbie H et al. Belatacept as maintenance immunosuppression for postrenal transplant de novo drug induced thrombotic microangiopathy. *Am J Transplant* 2009; **9**: 424-427.
33. Koppula S, Yost SE, Sussman A et al. Successful conversion to belatacept after thrombotic microangiopathy in kidney transplant patients. *Clin Transplant* 2013; **27**: 591-597.
34. Zuber J, Le Quintrec M, Sberro-Soussan R et al. New insights into postrenal transplant hemolytic uremic syndrome. *Nat Rev Nephrol* 2011; **7**: 23-35.
35. Salvadori M, Bertoni E. Update on hemolytic uremic syndrome: diagnostic and therapeutic recomendations. *World J Nephrol* 2013; **2**: 56-76.
36. Zuber J, Le Quintrec M, Krid S et al. Eculizumab for atypical hemolytic uremic syndrome recurrence in renal transplantation. *Am J Transplant* 2012; **12**: 3337-3354.
37. Caires RA, Marques ID, Repizo LP et al. De novo thrombotic microangiopathy after kidney transplantation: clinical features, treatment, and long term patient and graft survival. *Transplant Proc* 2012; **44**: 2388-2390.

62

PROTEINÚRIA PÓS-TRANSPLANTE RENAL: AVALIAÇÃO, DIAGNÓSTICO E TRATAMENTO

Luciane Mônica Deboni
Viviane Calice da Silva
Elisangela Biazoto Massa

◆

INTRODUÇÃO

A proteinúria é o principal marcador de doença renal, tanto em rins nativos como em rins transplantados. Sua presença é definida como fator de risco independente associado ao aumento do risco de insuficiência renal, eventos cardiovasculares e mortalidade[1]. O *guideline* do NKF-KDOQI (*National Kidney Foundation-Kidney Disease Outcomes Quality Initiative*) definiu proteinúria como indicador de dano glomerular[2] e como critério para doença renal crônica[3]. Embora seja um marcador não específico, sua magnitude está associada com risco, havendo correlação entre os valores de proteinúria e risco para desenvolvimento dos eventos clínicos desfavoráveis. A interpretação clínica dos valores de proteinúria é diferente para rins nativos e rins transplantados. Embora haja consenso de que níveis acima de 150mg/24 horas sejam considerados patológicos para rins nativos, em rins transplantados os valores de ponto de corte não são bem definidos, podendo ser considerados alterados valores acima de 300mg/24 horas, havendo centros que consideram anormais somente valores acima de 500mg/24 horas. Devido à falta de definição específica dos valores de proteinúria e microalbuminúria no transplante renal e como valores elevados de proteinúria estão relacionados com menores taxas de sobrevida do enxerto e do paciente, o KDIGO sugere usar os mesmos valores estabelecidos para a população geral (Quadro 62.1)[4].

PREVALÊNCIA

A prevalência da proteinúria pós-transplante varia entre 7,5 e 45%, conforme o ponto de corte adotado para definição e momento pós-transplante em que é mensurada[5]. Estudos que utilizam pontos de corte próximos

Quadro 62.1 – Alvos para proteinúria e albuminúria.

Parâmetro	Albumina		Proteína total	
	Urina de 24 horas (mg/dia)	A/Cr (mg/g)	Urina de 24 horas (mg/dia)	P/Cr (mg/g)
Normal	< 30	< 17 (homem) < 25 (mulher)	> 300	< 200
Microalbuminúria	30-300	17-250 (homem) 25-355 (mulher)	NA	NA
Albuminúria	> 300	> 250 (homem) > 355 (mulher)	NA	NA
Proteinúria	NA	NA	> 300	> 200

NA = não aplicável; P/Cr = relação proteína/creatinina; A/Cr = relação albumina/creatinina.
Adaptado de KDIGO[3].

aos valores de referência para rins nativos reportam prevalência entre 31 e 41%. Obviamente, estudos que utilizam pontos de cortes mais elevados, com 2 a 3g/24 horas, mostram taxas de prevalência de proteinúria inferiores[6]. Embora as taxas de prevalência reportadas sejam variáveis, mesmo valores baixos de proteinúria estão associados à menor sobrevida do enxerto, mostrando a importância de sua determinação no período pós-transplante. A figura 62.1 mostra a prevalência de proteinúria, um ano após o transplante renal, em receptores de rins de doadores vivos e falecidos, nas diferentes faixas de proteinúria, não havendo diferença em relação ao tipo de doador[7]. Nesse estudo, a maioria dos pacientes apresentava baixos níveis de proteinúria, sendo que 30% apresentaram proteinúria entre 150 e 500mg/24 horas. Proteinúrias acima de 1,5g/24 horas foram observadas em 6,5% dos pacientes.

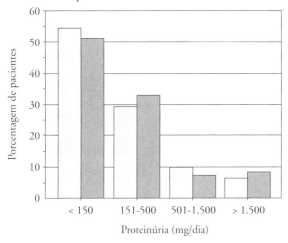

Figura 62.1 – Prevalência de proteinúria em receptores de rins de doadores vivos (barras cinza claro, n = 1.043) e de doadores falecidos (barras cinza escuro, n = 193) um ano após o transplante renal[7].

AVALIAÇÃO

Proteinúria e albuminúria podem ser quantificadas por meio da coleta de urina de 24 horas ou da relação proteína/creatinina (P/Cr) e albumina/creatinina (A/Cr) em amostra de urina[8]. A acurácia da relação P/Cr tem sido estudada na população transplantada[9] com alta correlação (r = 0,93; p < 0,001) entre relação P/Cr e coleta de 24 horas. No entanto, a sensibilidade da relação P/Cr para detectar valores baixos de proteinúria é limitada (73%) para valores abaixo de 150mg, mas elevada (93%) para faixas nefróticas[10]. Estudos mais recentes mostram taxa de discordância que varia entre 12 e 21% e de acurácia aproximada de 50%, sendo similar para amostras de A/Cr e P/Cr[11]. Devido à inconveniência da coleta de urina de 24 horas e potenciais erros, o KDIGO 2009 sugere que a relação P/Cr seja usada como *screening* para o diagnóstico[4]. No entanto, a proteinúria de 24 horas deve ser usada para quantificar os valores e ser realizada antes da indicação da biópsia renal.

CAUSAS

A presença de proteinúria no período pós-transplante pode estar relacionada a várias causas (Quadro 62.2)[12]. Pacientes com valores elevados de proteinúria (> 1.500mg/24 horas) frequentemente apresentam doença glomerular no enxerto[13]. Entretanto, pode ser difícil determinar a causa da proteinúria, especialmente com valores mais baixos.

Quadro 62.2 – Causas de proteinúria pós-transplante[14].

1. Proteinúria residual dos rins nativos
2. Doença glomerular do enxerto
    a) Recorrência de doença glomerular
    b) Doença glomerular *de novo* (outras doenças glomerulares)
    c) Glomerulopatia do transplante
3. Fibrose intersticial e atrofia tubular (nefropatia crônica do enxerto)
4. Importante discrepância funcional entre doador e receptor

PROTEINÚRIA RESIDUAL DOS RINS NATIVOS

A presença de proteinúria residual, proveniente dos rins nativos, pode dificultar a interpretação da proteinúria detectada após o transplante renal. Isso é especialmente importante em pacientes que realizam transplante renal preemptivo, portanto, com função renal residual significativa. A quantificação da proteinúria e a do volume residual no pré-transplante são exames importantes que fazem parte da avaliação do receptor e fundamentais para a interpretação adequada dos resultados pós-transplante. Estudos auxiliam na intepretação dos resultados de proteinúria pós-transplante e ressaltam três pontos importantes[15].

1. As proteinúrias nefróticas diminuem abruptamente nas primeiras semanas após o transplante renal[15], provavelmente devido à redução no fluxo sanguíneo dos rins nativos após o transplante, com enxerto apresentando função renal satisfatória. Nos pacientes com disfunção do enxerto, o fluxo sanguíneo nos rins nativos pode ser mantido, e assim perpetuar a proteinúria residual. Nos pacientes com função renal adequada do enxerto, proteinúrias acima de 3.000mg/24 horas três semanas após o transplante não devem ser atribuídas aos rins nativos e indicam presença de doença glomerular no enxerto, provavelmente recidiva de doença glomerular.
2. Proteinúrias acima de 1.500mg/24 horas após um ano de transplante ou aumento de mais de 500mg/24 horas a partir da terceira semana até um ano após o transplante também indicam desordem do enxerto.
3. Rins nativos podem manter baixos níveis de proteinúria (até 500mg/24 horas) por longos períodos, até um ano após o transplante, embora seja esperado redução progressiva a longo prazo.

DOENÇA GLOMERULAR NO ENXERTO

A lesão glomerular detectada à biópsia renal pode ser dividida em três grupos: recidiva de doença prévia, doença glomerular *de novo* (nova glomerulopatia) e doença glomerular pós-transplante. O estudo de biópsias protocolares em pacientes com proteinúria um ano após o transplante[15] mostrou que somente 9% deles apresentavam doença glomerular. No entanto, 80% dos pacientes com proteinúria acima de 1.500mg/24 horas apresentavam evidência de alguma forma de doença glomerular. A tabela 62.1 resume a prevalência e o impacto na sobrevida do enxerto das doenças glomerulares recorrentes após o transplante.

Recorrência da glomerulonefrite

Na maioria dos estudos, a recorrência é diagnosticada a partir da presença de proteinúria, indicando biópsia renal. A glomerulosclerose segmentar e focal (GESF) recidiva em aproximadamente 30% dos casos, e alguns subgrupos de pacientes apresentam risco mais elevado (pacientes com diagnóstico antes dos 18 anos, pacientes com perda rápida da função renal em menos de 3 anos e aqueles com história de recorrência de GESF em transplante prévio). Aproximadamente 50% dos pacientes com recidiva de GESF após o transplante renal evoluem com perda do enxerto. A nefropatia por IgA pode recidivar em 50% dos pacientes após o transplante, apresenta alterações histológicas moderadas, caracterizadas por depósitos mesangiais de IgA detectados na imunofluorescência e mínima proliferação de células mesangiais. Raramente causa perda do enxerto renal, embora possa estar associada a elevadas taxas de proteinúria. A glomerulonefrite mesangiocapilar (ou membranoproliferativa – GNMP) é de grande interesse atualmente, pela possibilidade de diferenciação entre os subtipos da doença que apresentam diferentes taxas de recorrência e impacto na sobrevida do enxerto. Pacientes com GNMP tipo II têm 80% de taxa de recorrência, com 30% de perda do enxerto renal.

Glomerulonefrite *de novo*

O diagnóstico diferencial entre recidiva de doença glomerular e glomerulonefrite *de novo* é um grande desafio. Primeiro porque 80% dos pacientes com doença renal crônica não possuem diagnóstico da doença de base, mesmo em hospitais terciários vinculados a centros de ensino[15]. Em cerca de 50% dos pacientes o diagnóstico da doença renal é feito já com doença em fase terminal (estágio 5), onde a ultrassonografia mostra rins contraídos e hiperecogênicos, nos quais, na maioria dos centros, a biópsia renal não é realizada. Além disso, a interpretação histológica da biópsia renal varia em diferentes centros, e nem todos os centros realizam de rotina um painel completo de imunofluorescência (IgA, IgG, IgM, C3, C4, C1q, cadeias leves), e a microscopia eletrônica de rotina é restrita a poucos centros no mundo todo. As dificuldades inerentes da interpretação da biópsia renal tornam-se ainda mais desafiadoras pelo estágio avançado das lesões glomerulares, que muitas vezes impossibilitam um diagnóstico preciso. Esses fatores comprometem a qualidade do resultado da biópsia renal, mesmo quando é realizada. Outro fator que dificulta essa diferenciação entre recidiva e doença *de novo* é a falta de uniformidade na avaliação do enxerto pós-transplante e as indicações de biópsia. Existe grande variabilidade nas indicações de biópsia renal na avaliação da disfunção do enxerto, proteinúria ou hematúria. Muitas vezes, a perda lenta da função renal pode não ser adequadamente avaliada por meio de biópsia renal, assumindo-se o diagnóstico de nefropatia crônica do enxerto. Nem todos os centros realizam de rotina imunofluorescência, C4D e SV40 em todas as biópsias. A interpretação dos achados histológicos da doença glomerular pós-transplante renal é dificultada por alterações como a toxicidade pelos inibidores da calcineurina, que podem apresentar lesões glomerulares semelhantes à GESF, com atrofia tubular e fibrose intersticial inespecífica.

Tabela 62.1 – Risco de recorrência de doença glomerular após o transplante renal[12].

Tipo histológico	Risco de recorrência (% de pacientes)	Perda do enxerto por recorrência (%)
GESF	30	50
Nefropatia membranosa	40	11
Nefropatia por IgA	15-50	5
GNMP I	30-50	17
GNMP II	80	30
SHU/PTT	50-75	nd
Oxalose	80-100	nd
LES	3-10	nd
Nefropatia diabética	80-100	nd

GESF = glomerulosclerose segmentar e focal; GNMP = glomerulonefrite membranoproliferativa; SHU = síndrome hemolítico-urêmica; PTT = púrpura trombocitopênica trombótica; LES = lúpus eritematoso sistêmico; nd = não determinado.

Glomerulopatia do transplante

A glomerulopatia do transplante é caracterizada por alterações morfológicas específicas que levam à proteinúria e à perda progressiva da função renal. Histologicamente, caracteriza-se pela duplicação da membrana basal dos capilares glomerulares e sua patogênese não é bem definida, mas fatores celulares e humorais certamente estão envolvidos. A glomerulopatia do transplante é aceita como principal manifestação da rejeição crônica mediada por anticorpos, principalmente por anticorpos anti-HLA classe II. No entanto, estudos recentes sugerem que, pelo menos em alguns pacientes, outros fatores como hepatite C, autoimunidade e microangiopatia trombótica podem estar envolvidos na glomerulopatia do transplante[16]. Estudos de biópsias protocolares e monitorização de anticorpos mostram que a glomerulopatia do transplante pode ocorrer até nos primeiros meses após o transplante e que as manifestações clínicas são perda gradual da função renal, hipertensão e proteinúria, sendo que o grau de proteinúria é um fator prognóstico importante nesses pacientes[17].

Nesses estudos, a proteinúria é um marcador precoce do dano aos capilares glomerulares causado pelos anticorpos anti-HLA, surgindo antes das alterações histológicas. Quando a proteinúria está presente em pacientes com anticorpos anti-HLA, define um subgrupo de pacientes com alta incidência de glomerulite e alto risco de desenvolver glomerulopatia do transplante no futuro. Estudos com microscopia eletrônica mostram que o dano na célula endotelial do capilar glomerular precede as alterações histológicas[18].

PROTEINÚRIA E DANO TUBULOINTERSTICIAL

Estudos de biópsia em pacientes com proteinúria mostram que existe um subgrupo de pacientes com fibrose intersticial e atrofia tubular (IF/TA) sem a presença de lesão glomerular, não caracterizando a glomerulopatia do transplante. Esses pacientes geralmente apresentam baixos níveis de albuminúria, sugerindo que nesse grupo a proteinúria pode ser resultado do dano tubular, causada pelo comprometimento da reabsorção tubular. Embora não seja clara a origem da proteinúria nesses pacientes com IF/TA, sem lesão glomerular, a sobrevida do enxerto também é menor[13].

USO DE INIBIDORES mTOR

O uso de inibidores da mTOR (*mammalian target for rapamycin*) tem sido associado à proteinúria pós-transplante em vários estudos[19]. Inicialmente, essa associação foi demonstrada em estudos de conversão tardia para mTOR na tentativa de preservar a função renal em pacientes em uso de inibidores de calcineurina (ICN). Por essa razão, foi sugerido que a proteinúria associada à mTOR era o resultado da suspensão do efeito hemodinâmico dos ICN. No entanto, estudo recente usando indução com timoglobulina e mTOR em esquema *de novo* (logo após o transplante), comparando com grupo controle com ciclosporina, mostrou maior incidência de proteinúria no grupo com mTOR, mas não houve diferença na sobrevida do enxerto, até o tempo de seguimento para análise do estudo que foi de 1 ano[20]. É bem estabelecida a associação entre o uso de inibidores mTOR e o aumento/desenvolvimento de proteinúria, no entanto, permanece indefinida a relevância desse fator a longo prazo. Por outro lado, existem dados muito consistentes na literatura mostrando a proteinúria como fator independente associado à menor sobrevida do enxerto[13]. Atualmente, há evidências de que os inibidores mTOR possuem efeito direto na filtração das proteínas no glomérulo, especialmente nos podócitos. Estudo recente mostrou que o sirolimus afeta o VEGF (fator de crescimento do endotélio vascular), o qual é essencial para a sobrevida da célula endotelial, diferenciação da célula epitelial e adesão. No entanto, não existem evidências claras que indiquem que o uso de mTOR seja deletério ao enxerto em pacientes que mantêm proteinúria baixa e estável (< 500mg/24 horas) a longo prazo. Portanto, o uso de mTOR deve ser considerado a causa potencialmente reversível de proteinúria após o transplante renal.

PROTEINÚRIA RELACIONADA A FATORES DO DOADOR E RECEPTOR

A maioria dos pacientes com proteinúria após um ano de transplante possui uma causa definida, sendo as mais comuns: doença glomerular, uso de mTOR e anticorpos anti-HLA. No entanto, 49% dos pacientes com proteinúria não apresentam nenhum desses fatores[7]. Outros fatores foram estudados como relacionados ao aumento da prevalência e intensidade da proteinúria (Quadro 62.3)[13].

A proteinúria é mais comum e intensa em rins de doadores muito pequenos e com menor função glomerular (sexo feminino, idade avançada, função renal diminuída) e em receptores muito grandes, com IMC (índice de massa corporal) elevado. Esses dados sugerem que a diferença do tamanho/função entre doador e receptor são condições parciais para o desenvolvimento de proteinúria. Fisiologicamente, é possível que a diferença de tamanho cause hiperfiltração glomerular, o que pode resultar em proteinúria e perda da função glomerular (Fig. 62.3).

Quadro 62.3 – Fatores relacionados com a prevalência e intensidade da proteinúria um ano após o transplante.

1. Proteinúria residual dos rins nativos
2. Doença glomerular no enxerto
3. Anticorpos anti-HLA
4. Uso de inibidores mTOR

5. Fatores relacionados ao doador
   Idade avançada
   Sexo feminino
   Função renal reduzida antes da doação

6. Fatores relacionados ao receptor
   Sexo masculino
   Alto índice de massa corporal

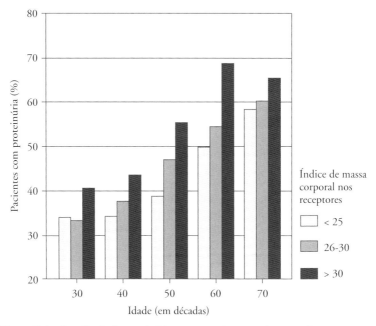

Figura 62.3 – Prevalência de proteinúria um ano após o transplante renal em receptores de transplante com doadores vivos de acordo com idade e a massa corporal[12].

PROGNÓSTICO

Níveis crescentes de proteinúria estão associados à menor sobrevida do enxerto a longo prazo, eventos cardiovasculares e óbito (Fig. 62.4)[5]. Análise multivariada mostrou que mesmo valores modestos de proteinúria três meses após estão associados à menor sobrevida do enxerto e paciente[21]. O ritmo de filtração glomerular em cinco anos estava inversamente associado com níveis crescentes de proteinúria. Pacientes com proteinúria nefrótica apresentam 19 vezes mais risco de perda do enxerto, sendo que, em 46 meses pós-transplante, 41,2% desses pacientes haviam perdido o enxerto, comparado com 3,9% de perdas nos pacientes sem proteinúria.

Em estudo com 82 pacientes com rejeição aguda tardia e graus variados de proteinúria, a análise multivariada mostrou que, com o aumento da relação proteína/creatinina > 200mg/g, o uso de sirolimus um mês após a rejeição e o retransplante estavam significativamente associados com a perda do enxerto censurada para óbito e óbito do paciente (risco 3,8 e 4,4, respectivamente)[22]. A associação entre AMR (rejeição aguda mediada por anticorpos) e DSA (anticorpo doador específico) está bem estabelecida. A relação entre DAS, proteinúria e sobrevida foi explorada em estudo com 475 pacientes (Fig. 62.5). O ritmo de filtração glomerular e a sobrevida do enxerto foram menores nos pacientes com DSA, sendo que a sobrevida do enxerto em três anos nesse

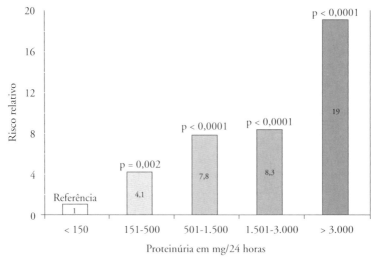

Figura 62.4 – Relação entre diferentes níveis de proteinúria após o transplante e risco de perda do enxerto[5].

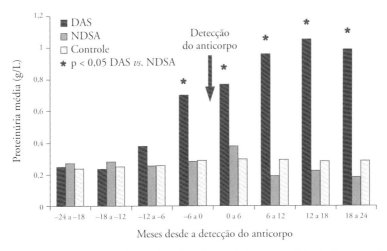

Figura 62.5 – Comparação de 2.084 medidas de proteinúria, no período de 48 meses pós-transplante, próximo à detecção de DSA (n =3 8) e NDSA (n = 34), comparada com 4.622 análises do grupo controle (n = 205) durante o período semelhante que nunca desenvolveram anticorpos. DSA = anticorpo doador específico; NDSA= anticorpo não doador específico[23].

grupo foi de 69% e no grupo sem DSA de 91%. Pacientes com DSA apresentavam significativamente níveis maiores de proteinúria do que aqueles sem DSA. A proteinúria surgiu antes da detecção dos anticorpos doador específico. Pacientes com anticorpos anti-HLA (não doador específico) mantiveram níveis estáveis de proteinúria, semelhantes aos pacientes sem anticorpos anti-HLA[23].

Embora a proteinúria seja um fator de risco forte, independente e sensível para desfechos desfavoráveis, outras variáveis também estão associadas. Vários estudos fazem análise multivariada e buscam criar instrumentos para calcular o risco de perda do enxerto a longo prazo utilizando variáveis coletadas rotineiramente[24].

MANEJO

Não existe base de evidência para o manejo da proteinúria na população transplantada, sendo comum a falta da determinação da proteinúria no seguimento do transplante. O *guideline* KDIGO sugere a monitorização da proteinúria como rotina no acompanhamento do pós-transplante[4]. A coleta de amostra de urina para determinar a relação proteína/creatinina ou albumina/creatinina pode ser usada como *screening*. Qualquer resultado positivo deve ser confirmado com coleta de 24 horas. O KDIGO recomenda realização de biópsia para os casos de proteinúria não explicada acima de 3g/24 horas, enquanto outros autores sugerem menor ponto de corte (1,5g/24 horas). Com a biópsia é possível definir alguns diagnósticos e informações importantes para o prognóstico da sobrevida do enxerto.

Em nosso serviço, utilizamos basicamente a proteinúria de 24 horas para a avaliação da presença de proteinúria. Considerando variáveis do doador e receptor, utilizamos a seguinte abordagem:

- Avaliar proteinúria em 30, 90, 120, 180 dias e anualmente em todos os pacientes.
- Se proteinúria, analisar as variáveis conforme quadro 62.4.
- Se proteinúria em ascensão, reavaliar o perfil imunológico por meio do PRA (painel de reatividade de anticorpos) e Cross (se transplante intervivos) e sempre considerar doença de base para pensar em sua recidiva ou glomerulopatia *de novo*.
- Se proteinúria em ascensão, concomitantemente à avaliação do perfil imunológico, programar biópsia renal mesmo que função renal estável.
- Conforme o resultado da biópsia, avaliar a necessidade de modificação do esquema imunossupressor ou a associação de outras medicações.
- Uso de antiproteinúricos e demais medicamentos para o manejo da proteinúria pós-transplante sempre levando em consideração os riscos e os benefícios.

Quadro 62.4 – Fatores clínicos na avaliação da proteinúria pós-transplante.

1. Qual a doença de base dos rins nativos? Qual o potencial de recorrência?
2. O paciente apresentava proteinúria pré-transplante?
3. Existe uma discrepância de tamanho (sexo) entre doador e receptor?
4. A proteinúria surgiu precocemente (dias/semanas) ou tardiamente (meses/anos) após o transplante?
5. O paciente apresentou episódio prévio de rejeição?
6. O paciente possui anticorpos anti-HLA?
7. A função renal permanece estável ou está deteriorando?
8. Imunossupressores como mTOR foram introduzidos antes do início da proteinúria?
9. O paciente é portador do vírus da hepatite C?
10. Existe suspeita de doença citomegálica ou do vírus BK?

- Indicação de biópsia renal para todos os pacientes com proteinúria acima de 1g/24 horas sem causa aparente.
- Lembrar das causas secundárias a doenças sistêmicas como a hipertensão arterial e o *diabetes mellitus* que podem ser responsáveis pelo surgimento da proteinúria no rim transplantado.

Uma vez detectada a presença de proteinúria, é importante definir sua etiologia, considerando vários fatores, como proposto no quadro 62.4[25,26].

TRATAMENTO

Na população não transplantada, várias terapias foram testadas em estudos randomizados mostrando eficácia na redução da proteinúria e desfechos clínicos importantes, como aumento da creatinina/desenvolvimento de doença renal crônica terminal. Na população transplantada, as mesmas estratégias são propostas. Três aspectos são importantes no manejo da proteinúria: tratamento específico para a causa da proteinúria, redução da proteinúria com tratamento não específico e intervenção no risco cardiovascular.

TRATAMENTO ESPECÍFICO

Em geral, o tratamento da doença glomerular (recidiva ou *de novo*) segue os mesmos regimes propostos para a doença em rins nativos, mas alguns fatores devem ser considerados na população transplantada. O uso de imunossupressores de base pode modificar o comportamento da doença de base e a ação de outras drogas. A ciclofosfamida pode ser utilizada, mas nunca em associação com micofenolato ou azatioprina, pelo risco de leucopenia grave. Os transplantados portadores de doenças glomerulares geralmente apresentaram doenças de base com comportamento agressivo no rim nativo e, portanto, a recidiva da doença nesses pacientes pode ser especialmente destrutiva, o que não é aplicável a todos os tipos de doença glomerular. Por exemplo, a recidiva de nefropatia por IgA é geralmente menos agressiva. A doença glomerular pode ser diagnosticada nos seus estágios iniciais, se a proteinúria for monitorizada periodicamente, e o tratamento específico pode ser instituído precocemente, como nos casos de recidiva de GESF e GNMP, onde a plasmaférese pode ser efetiva em alguns casos. Nos pacientes em uso de inibidores da mTOR, a monitorização regular da proteinúria é fundamental no seguimento, devendo ser considerada a suspensão da droga nos casos com aumento muito significativo e refratário a medidas adotadas para a redução da proteinúria[12].

TRATAMENTO NÃO ESPECÍFICO

A restrição proteica na dieta reduz as taxas de proteinúria, mas deve ser utilizada com muita cautela, sendo que muitos centros não a utilizam, devido à preocupação com o estado nutricional desses pacientes. Outras intervenções são importantes: 1. controle da pressão arterial (com alvo de pressão sistólica abaixo de 130mmHg); 2. uso de inibidores da enzima conversora da angiotensina (iECA) e bloqueadores dos receptores da angiotensina (BRA) na dose máxima tolerada, mesmo em pacientes sem hipertensão arterial sistêmica; 3. controle do perfil lipídico, preferencialmente com estatinas; 4. controle do índice de massa corporal; 5. suspender tabagismo, se presente.

É importante salientar que essas medidas podem reduzir a taxa de proteinúria, mas, em geral, não evitam a progressão da doença. O uso de BRA/iECA não possui base de evidência que mostre impacto positivo na sobrevida do enxerto e paciente, e seu uso em pacientes transplantados deve ser considerado com muita cautela, pois podem ter impacto negativo na função renal nessa população. Uma revisão sistemática[27] com 21 estudos clínicos randomizados analisando o uso de BRA e/ou iECA, incluindo 1.549 pacientes, mostrou que essas drogas reduzem a proteinúria, mas também causam aumento do potássio e redução do hematócrito. Um estudo prospectivo e randomizado, controlado, multicêntrico, para avaliar o impacto de um BRA (candesartana ou similar) na sobrevida do enxerto, mortalidade por causas cardiovasculares e mortalidade em geral, incluiu 502 pacientes transplantados. Esse estudo foi interrompido porque ocorreram menos eventos adversos em ambos os grupos do que o esperado, mas os pacientes que receberam candesartana apresentaram melhor controle da pressão arterial e menor proteinúria do que o grupo controle[28]. Estudo recente, prospectivo, randomizado, unicentro, conduzido para avaliar o impacto do uso de iECA na taxa de eventos cardiovasculares em pacientes transplantados renais, com seguimento a longo prazo (10 anos), mostrou menor taxa de eventos cardiovasculares ($p < 0,005$), menor proteinúria, sem haver diferença no ritmo de filtração glomerular e creatinina sérica[29]. No entanto, estudo observacional obtido de grande base de dados, com 17.209 pacientes receptores de primeiro transplante renal, em que um terço desses estava recebendo iECA ou BRA, não mostrou diferença na taxa de eventos cardiovasculares, sobrevidas do enxerto e paciente, quando comparado com o restante de pacientes sem essa classe de anti-hipertensivos. Esses dados robustos sugerem que não existem evidências que suportem a indicação de BRA/iECA com objetivo único de melhorar a taxa de sobrevida e eventos cardiovasculares nos pacientes transplantados[30].

Em nosso serviço, a revisão dos valores de proteinúria de 24 horas nos pacientes transplantados entre janeiro de 2011 e dezembro de 2012, com seguimento mínimo de um ano, mostrou grande variação, de acordo com o ponto de corte, para definir proteinúria como patológica, considerando a primeira proteinúria coletada. Utilizando a orientação do KDIGO, definidos valores acima de 150mg/24 horas como alterados, a prevalência de proteinúria foi de 38%. Quando consideramos pontos de corte mais elevados, como 300 e 500mg/24 horas, a prevalência observada foi de 23% e 16%, respectivamente. Para valores mais altos de proteinúria, acima de 1g/24 horas, a prevalência foi de 8%, e para proteinúria acima de 3g/24 horas, a prevalência observada foi de 1,7% (4/219). A média do tempo pós-transplante em que a primeira proteinúria foi coletada foi de 4 ($\pm$ 3 semanas). A média dos valores de creatinina para proteinúrias até 500mg/24 horas foi de 1,5mg/dL (± 0,95), não havendo diferenças significativas quando analisadas nas faixas de até 150, 300 e 500mg/24 horas. Nos pacientes com proteinúrias acima de 1g/24 horas, a média da creatinina foi de 1,91mg/dL (± 1,1), não havendo diferença estatisticamente significativa em relação às outras faixas de proteinúria. Houve diferença significativa dos valores de creatinina quando comparamos pacientes com proteinúria > 1g/24 horas e pacientes sem proteinúria (< 150mg/24 horas) (p < 0,05). Nos pacientes com proteinúria acima de 1g/24 horas (4/219), a biópsia renal mostrou recidiva de doença de base em um paciente (GESF) e alterações citotóxicas e IF/TA nos outros três casos.

CONCEITOS BÁSICOS

1. Proteinúria pós-transplante é comum e pode ser devido a múltiplas causas.
2. Proteinúrias mesmo em valores baixos (< 500mg/24 horas) é um indicador sensível da redução da sobrevida do enxerto e do paciente, devido ao aumento do risco de eventos cardiovasculares.
3. A redução da sobrevida do enxerto provavelmente é causada pelo mesmo problema que está associado à proteinúria, sendo importante investigar sua causa.
4. O tratamento inclui três pontos: tratar a causa (se possível), medidas não específicas e redução do risco cardiovascular[12].

CONCLUSÃO

Proteinúria é um fator de risco que influencia não somente a evolução da doença renal crônica, mas também está associado a maior risco de eventos cardiovasculares e sobrevida do paciente. Nos pacientes transplantados renais, a proteinúria deve ser monitorizada periódica e precocemente após o transplante, sendo importante definir sua etiologia, o que inclui, na maioria dos casos, a realização da biópsia renal. O uso de BRA ou iECA ajuda no controle da pressão arterial e na redução dos valores de proteinúria, mas ainda não está demonstrado, com dados consistentes, que essa ação resulta em efeito positivo na sobrevida do enxerto e do paciente, sendo necessários novos ensaios clínicos com número adequado de pacientes e tempo de seguimento suficiente para demonstrar o impacto dessas drogas nesses desfechos. Enquanto estes dados não estão disponíveis na literatura, é recomendável que a proteinúria seja tratada agressivamente para sua redução, sendo importante combinar diferentes abordagens, além dos BRA/iECA, medidas como controle e redução de peso (quando indicado), suspensão do tabagismo, controle do perfil lipídico e controle da pressão arterial[31].

Agradecimentos
À Karjan Helena Mazzoleni.

REFERÊNCIAS BIBLIOGRÁFICAS

1. Hemmelgarn BR, Manns BJ, Lloyd A et al. Relation between kidney function, proteinuria, and adverse outcomes. *JAMA* 2010; **303**: 423-429.
2. Vassalotti JA, Stevens LA, Wevey AS. Testing for chronic kidney disease: a position statement from the National Kidney Foundation. *Am J Kidney Dis* 2007; **50**: 169-180.
3. Tonelli M, Muntner P, Lloyd A et al. Using proteinuria and estimated glomerular filtration rate to classify risk on patients with chronic kidney disease. *Ann Intern Med* 2011; **154**: 12-21.
4. KDIGO clinical practice guideline for the care of kidney transplant recipients. *Am J Transplant* 2009; **9** Suppl 3: S1-S157.
5. Shamseddin MK, Knol GA. Posttransplant proteinuria: an approach to diagnosis and management. *Clin J Am Soc Nephrol* 2011; **6**: 1786-1793.
6. Yakupoglu U, Baranowska-Daca E, Rosen D et al. Post-transplant nephrotic syndrome: a comprehensive clinicopathologic study. *Kidney Int* 2004; **65**: 2360-2370.
7. Knoll GA. Proteinuria in kidney transplant recipients: prevalence, prognosis, and evidence-based management. *Am J Kidney Dis* 2009; **54**: 1131-1144.
8. National Kidney Foundation: K/DOQI clinical practice guidelines for chronic kidney disease: Evaluation, classification, and stratification. Kidney Disease Outcome Quality Initiative. *Am J Kidney Dis* 2003; **39**: S1-S266.
9. Steinhauslin F, Wauters JP. Quantitation of proteinuria in kidney transplant patients: accuracy of the urinary protein/creatinine ratio. *Clin Nephrol* 1995; **43**: 110-115.
10. Rodrigo E, Piñera C, Ruiz JC et al. Quantitation of 24-hour urine protein excretion in kidney transplant patients by the use of protein to creatinine ratio. *Transplant Proc* 2003; **35**: 702.
11. Akbari A, White CA, Shahbazi N et al. Spot urine protein measurements: are these accurate in kidney transplant recipients? *Transplantation* 2012; **94**: 389-395.
12. Suárez Fernández ML, Cosio F. Causes and consequences of proteinria following a kidney transplantation. *Rev Nefrol* 2011; **31**: 404-414.
13. Amer H, Fidler ME, Myslak M et al. Proteinuria after kidney transplantation, relationship to allograft histology and survival. *Am J Transplant* 2007; **7**: 2748-2756.
14. Myslak M, Amer H, Morales P et al. Interpreting post-transplant proteinuria in patients with proteinuria pre-transplant. *Am J Transplant* 2006; **6**: 1660-1665.
15. Basu G, Mohapatra A, Jacob C et al. Post-transplant glomerulonephritis. *Nephrol Rev* 2012; **4**: 1.
16. Husain S, Sis B. Advances in the understanding of transplant glomerulopathy. *Am J Kidney Dis* 2013; **62**: 352-363.
17. El-Zoghby ZM, Stegall MD, Lager DJ et al. Identifying specific causes of kidney allograftloss. *Am J Transplant* 2009; **9**: 527-535.
18. Wavamunno MD, O'Connell PJ, Vitalone M et al. Transplant glomerulopathy: ultrastructural abnormalities occur early in longitudinal analysis of protocol biopsies. *Am J Transplant* 2007; **7**: 2757-2768.
19. Dichmann F, Andrea SA, Oppenheimer F et al. mTOR inhibitor-associated proteinuria in kidney transplant recipientes. *Transplant Rev* 2012; **26**: 27-29.
20. Büchler M, Caillaro S, Barbier S et al. SPIESSER Group. Sirolimus versus cyclosporine in kidney recipients receiving thymoglobulin, mycophenolate mofetil and a 6 month course of steroids. *Am J Transplant* 2007; **7**: 2522-2531.
21. Hernández D, Pérez G, Marrero D et al. Early association of low-grade albuminuria and allograft dysfunction predicts renal transplant outcomes. *Transplantation* 2012; **93**: 297-303.
22. Djamali A, Samaniego M, Toragalba J et al. Increase in proteinuria > 200 mg/g after late rejection is associated with poor graft survival. *Nephrol Dial Transplant* 2010; **25**: 1300-1306.
23. Fotheringham J, Angel C, Goodwin J et al. Natural history of proteinuria in renal transplant recipients developing de novo human leukocyte antigen antibodies. *Transplantation* 2011; **91**: 991-996.

24. Shabir S, Halimi JM, Cherukuri A et al. Predicting 5-year risk of kidney transplant failure: a prediction instrument using data available at 1 year posttransplantation. *Am J Kidney Dis* 2014; **63**: 643-651.
25. Legendre C, Canaud G, Martinez F. Factors influencing long-term outcome after kidney transplantation. *Transplant Int* 2014; **27**: 19-27.
26. Ruiz JC, Sánchez-Fauctuoso A, Zárraga S et al. Management of proteinuria in clinical practice after kidney transplant. *Transplant Rev* 2012; **26**: 36-43.
27. Hiremath S, Fergusson D, Doucette S et al. Renin angiotensin system blockade in kidney transplantation: a systematic review of the evidence. *Am J Transplant* 2007; 7: 2350-2360.
28. Philipp T, Martínez F, Geiger H et al. Candesartan improves blood pressure control and reduces proteinuria in renal transplant recipients: Results from SECRET. *Nephrol Dial Transplant* 2010; **25**: 967-976.
29. Paoletti E, Bellino D, Marsano L et al. Effects of ACE inhibitors on long-term outcome of renal transplant recipients: a randomized controlled trial. *Transplantation* 2013; **95**: 889-895.
30. Opelz G, Zeier M, Laux G et al. No improvement of patient or graft survival in transplant recipients treated with angiotensin-converting enzyme inhibitors or angiotensin II type 1 receptor blockers: a collaborative transplant study report. *J Am Soc Nephrol* 2006; **17**: 3257-3262.
31. Cravedi P, Perico N, Remuzzi G. Non-immune interventions to protect kidney allografts in the long term. *Kidney Int Suppl* 2010; **119**: S71-S75.

63

ENXERTECTOMIA RENAL APÓS A PERDA FUNCIONAL: PRÓS E CONTRAS

Adriano Soares Alves
Maria Inês Gomes de Oliveira
Teresa Cristina Alves Ferreira

◆

INTRODUÇÃO

No cenário do transplante renal (TR), o foco permanece voltado para a redução da incidência de rejeição aguda e de outras complicações pós-transplante e a melhora dos resultados de longo prazo. Dados da *United States Renal Data System* (USRDS)[1] apontam que, apesar de a incidência de rejeição aguda durante o primeiro ano pós-TR ter declinado em mais de 50%, ela se manteve estável nos últimos cinco anos. Nos Estados Unidos, em 2010, para os pacientes que receberam transplante de doadores vivos, a probabilidade de perda funcional do enxerto dentro do primeiro ano do transplante foi de 3%, enquanto com doadores falecidos foi de 9%. Dados americanos sugerem que a probabilidade de falência do enxerto (retorno para diálise ou morte com enxerto funcionante) em 1, 5 e 10 anos é de 8,5%, 29% e 54%, respectivamente, para doadores falecidos, e 3,2%, 15,4% e 32%, respectivamente, para doadores vivos[1].

O Censo da Sociedade Brasileira de Nefrologia (SBN) estima um número total de 97.586 pacientes em diálise no Brasil em 2012[2], sendo as duas principais causas de ingresso na terapia dialítica a hipertensão arterial sistêmica (HAS) e o *diabetes mellitus* (DM). Ressalta também que, em 3,6% do total, a causa foi a perda funcional de TR prévio. Assim, a perda funcional de enxerto renal é, hoje, uma das cinco principais causas de ingresso em diálise[3].

A população de pacientes com aloenxerto renal sem função representa um desafio médico, porquanto não haja, até o presente, uma uniformidade de recomendações para seu manejo clínico. Quando se trata de período perioperatório pós-TR, admite-se que as indicações de enxertectomia são claramente estabelecidas, a exemplo da rejeição hiperaguda, rejeição aguda intratável e trombose arterial ou venosa do enxerto. Em todas essas situações, há sempre risco iminente de ruptura do enxerto e hemorragia[4]. As falências de enxerto no curto prazo pós-TR tendem a resultar, com maior frequência, em nefrectomia. Dados da *National Health Service Blood and Transplant (UK)* mostram que 41% dos aloenxertos que falham nos três primeiros meses pós-transplante são removidos, enquanto 23% entre 3 e 12 meses, 9% entre 12 e 24 meses e apenas 4% após dois anos[5].

Em todo o mundo, tem sido usual a manutenção *in situ* do enxerto renal após a perda de sua função, embora, atualmente, já haja alguma evidência de que sua não remoção em pacientes transplantados que retornam para hemodiálise pode correlacionar-se a um estado inflamatório crônico caracterizado, principalmente, por anemia, hipoalbuminemia, elevação da proteína C-reativa (PCR) e da ferritina séricas, que leva ao aumento da morbimortalidade[6,7]. Tal inflamação crônica pode desempenhar papel fundamental no aumento de mortalidade desses pacientes após retorno para diálise[8].

A permanência do enxerto não funcionante implica a manutenção rotineira de baixas doses de imunossupressores para reduzir o risco de rejeição. Entretanto, essa conduta pode retardar a necessidade de enxertectomia e está associada a um risco aumentado de mortalidade tanto por infecção como por doenças cardiovasculares[8].

Em tese, os argumentos que sustentam a manutenção do enxerto *in situ* referem-se à preservação de função residual do enxerto e menor necessidade de reposição de eritropoietina[9]. Para Szabó et al[10], o risco de complicações relacionadas à manutenção do enxerto pode ser mais elevado em pacientes cuja sobrevida do enxerto tenha sido mais curta, especialmente por um período menor que 1 ano, aqueles com anticorpos citotóxicos anterior ao primeiro transplante, aqueles com antecedente de rejeição ou em que a rejeição tenha sido a causa da perda funcional do enxerto e aqueles com incompatibilidade HLA (*human leukocyte antigen*).

A taxa de enxertectomia pós-perda funcional de TR, à exceção de uma indicação precisa, varia em torno de 0,5 a 43%, a depender da política adotada pelo centro de transplante[9]. No Serviço de TR do Hospital Universitário da Universidade Federal do Maranhão – HU-UFMA, adotamos a conduta de nefrectomia de enxertos cuja presença no receptor eleve o risco de morbidade e mortalidade, como a presença e/ou risco de sangramento, infecção ou doença neoplásica. Em uma série de 411 transplantes realizados, de março de 2000 a dezembro de 2013, nossa taxa de perda funcional, excluindo-se as perdas por óbito com enxerto funcionante, foi de 15%, sendo as principais causas nefropatia crônica do enxerto (NCE – 38%), rejeição intratável (20%), infecção (17%) e microangiopatia (10%). A taxa de enxertectomia após retorno do paciente para diálise foi de 43% das perdas e, dessas, 23% foram devidas a complicações infecciosas, 23% por complicações imunológicas, 23% devido à microangiopatia, 15% causadas por trombose arterial e apenas 8% devido à NCE.

Dada a não disponibilidade, até o momento, de recomendações baseadas em evidências, nem tampouco de consenso acerca do tema, a conduta diante dos enxertos após sua perda funcional difere entre os serviços. Este capítulo discorrerá sobre os argumentos a favor e os aspectos negativos associados à enxertectomia renal após a perda funcional.

ASPECTOS RELACIONADOS À ENXERTECTOMIA

INFLAMAÇÃO DESENCADEADA PELO ENXERTO

Sabe-se que há redução na sobrevida de pacientes que retornam para o tratamento dialítico após a perda funcional do enxerto. O aumento na ordem de 3 vezes da mortalidade desses indivíduos (quando comparada à taxa anterior à falência do enxerto) era tradicionalmente creditado a eventos de natureza infecciosa e cardiovascular. Entretanto, nas últimas décadas, estudos na área de imunopatologia têm apontado a participação do componente inflamatório nesse processo[4].

Ainda que funcionalmente excluso, o enxerto atua como fonte contínua de estímulo imunológico e, por conseguinte, inflamação. A síndrome de intolerância ao enxerto (SIE) – caracterizada por febre, mal-estar e dor em topografia do órgão transplantado – representa um dos extremos e, além de trazer desconforto para o paciente, está associada a marcadores de mau prognóstico em hemodiálise. O tratamento para essa síndrome costuma ser realizado com imunossupressão, porquanto alivia a sintomatologia clínica a curto prazo; esse tratamento para a SIE, além de suscetível a falhas levando à enxertectomia na grande maioria dos casos, não se tem mostrado eficaz para reduzir inflamação crônica nem mortalidade[8].

De maneira silenciosa, em contrapartida, tal estado de imunorreatividade pode manifestar-se na forma de anemia de difícil controle, resistência a agentes estimuladores de eritropoiese (AEE), hipoalbuminemia ou elevação de provas de atividade inflamatória como velocidade de hemossedimentação, proteína C-reativa ou ferritina. Um exemplo é a melhora da responsividade aos AEE no tratamento da anemia em pacientes submetidos à nefrectomia de enxertos após retorno para diálise, com estabilização nos níveis de hemoglobina. Segundo de Francisco et al[11], vários estudos sugerem que a baixa responsividade aos AEE em portadores de doença renal crônica (DRC) deve-se à imunoativação aumentada que pode suprimir a produção de células precursoras eritroides; para esses autores, as citocinas inflamatórias podem afetar o desenvolvimento da anemia por meio de vários mecanismos, como supressão da eritropoiese da medula óssea, supressão da produção de eritropoietina, modulação do metabolismo do ferro e sangramento intestinal. Como já bem definido na literatura, a variabilidade da hemoglobina, com níveis sempre abaixo do recomendado, contribui para o aumento da morbidade e mortalidade de pacientes renais crônicos[12].

Em estudo prospectivo em um único centro, López-Gómez et al[6] detectaram melhora significativa na responsividade à AEE, resolução da hipoalbuminemia e melhora nos marcadores inflamatórios de um grupo de 29 pacientes submetidos à enxertectomia. Observaram, ainda, resultados opostos entre os 14 pacientes que permaneceram com enxerto após o retorno para a diálise. Apesar das limitações do estudo, os autores concluíram que a enxertectomia deveria ser considerada opção terapêutica, especialmente em pacientes sintomáticos, porquanto esteja associada à melhora dos marcadores de inflamação crônica e melhores resultados clínicos em diálise[6]. Os achados desse estudo são compatíveis com uma série de 345 pacientes com perda de função de enxerto renal no *Vanderbilt University Medical Center* avaliados retrospectivamente. Esse estudo evidenciou que em 79% dos pacientes houve necessidade de enxertectomia na maioria devido à sintomatologia clínica[7]. Um ponto comum nos dois estudos citados, como também no estudo húngaro de Szabó et al[10], é que a avaliação histológica dos enxertos nefrectomizados evidenciou, na vasta maioria, sinais de inflamação crônica significativos[6,7,10].

Uma das intervenções para reduzir o estado persistente de inflamação seria a nefrectomia de enxertos renais não funcionantes[6,7,10,11], uma vez que a presença desse enxerto representa, *per se*, um estímulo inflamatório crônico que pode impactar negativamente no *status* nutricional e, mais tardiamente, no aumento do risco cardiovascular do paciente[13].

USO CRÔNICO DE IMUNOSSUPRESSORES

A não ressecção do enxerto renal após sua falência implica sua monitorização contínua para um pronto diagnóstico de eventual episódio de rejeição aguda que poderia evoluir rapidamente para complicações graves, inclusive ruptura espontânea e hemorragia, que levaria a uma nefrectomia de emergência. A manutenção do enxerto *in situ* requer uso contínuo de imunossupressão, com todo o impacto negativo sobre o já elevado risco cardiovascular e de infecção que esses pacientes apresentam. Ayus et al[4] sugerem que a prática de manter imunossupressão em baixas doses contribui para o excesso de mortalidade devido ao aumento dos riscos cardiovasculares e de complicações infecciosas. Embora permita prolongar alguma função renal residual do enxerto, a imunossupressão está, sabidamente, associada ao surgimento e/ou aumento de riscos cardiovasculares, incluindo intolerância à glicose ou DM, HAS e dislipidemia, associados, em parte, aos inibidores de calcineurina (ICN), corticosteroides e inibidores da *mammalian target of rapamycin* (mTOR)[14].

Não existe consenso quanto ao manejo ótimo da imunossupressão nessa situação e a decisão de continuar com baixas doses ou suspender os imunossupressores há que ser individualizada, considerando que ambas as opções apresentam prós e contras[15].

Um ponto favorável é a redução do risco de SIE que comumente ocorre dentro do primeiro ano de retorno para diálise e que pode-se verificar em 30-50% dos pacientes, a despeito de diferentes protocolos de retirada da imunossupressão. Outro aspecto positivo da manutenção de imunossupressão é a preservação, pelo menos em parte, da função residual do enxerto renal, que pode favorecer o balanço hídrico do paciente em diálise. Um estudo do início da década passada evidenciou um benefício da função residual na sobrevida do paciente com base em um modelo analítico para a tomada de decisão, concluindo que a perda dessa função impacta, negativamente, na sobrevida dos pacientes que retornam para diálise peritoneal após a perda do transplante[16]. Os autores recomendam a interrupção da imunossupressão quando o débito urinário cair abaixo de 100mL/dia. A própria imunossupressão contínua e as variações interdialíticas da pressão arterial e de volemia do paciente terminam por acelerar a perda da função residual do enxerto[7].

Além dessas duas vantagens, a manutenção da imunossupressão também pode desempenhar papel importante na imunossensibilização do paciente após perda de um transplante. O suposto benefício da imunossupressão contínua para a prevenção de episódios de rejeição aguda não é efetivo, como também não há consenso sobre a efetividade de baixas doses de imunossupressores na supressão de formação de anticorpos antidoador específico (DSA) e de % PRA (*panel reactive antibodies*)[17].

Prevenção de sintomatologia ligada à insuficiência adrenal e prevenção de reativação de doenças sistêmicas como (lúpus eritematoso sistêmico) LES e vasculites são outros pontos considerados favoráveis à manutenção de imunossupressão após perda funcional de um enxerto renal. Por outro lado, complicações metabólicas, inclusive do metabolismo ósseo, além de risco aumentado de complicações infecciosas, cardiovasculares e neoplásicas constituem fatores limitantes à imunossupressão contínua[15].

Smak et al[18], em um estudo multicêntrico envolvendo 197 pacientes com falência de seus transplantes renais, encontraram incidência aumentada de doenças cardiovasculares e infecciosas associadas à manutenção de baixas doses de imunossupressores; para eles, tal terapia não implicou menos episódios de rejeição aguda e deveria ser abandonada tão logo o paciente retornasse para a diálise.

Um resumo dos pontos favoráveis e desfavoráveis à manutenção da imunossupressão encontra-se no quadro 63.1.

Assim como falta consenso quanto à conduta diante dos enxertos renais em estado de falência, não existe uma recomendação universal sobre o esquema imunossupressor a ser utilizado nessa situação. Vários autores[10,13,15,17] preconizam a redução da imunossupressão no retorno do paciente para diálise, seguindo uma sequência de primeiramente retirar o antiproliferativo (azatioprina, ácido micofenólico, rapamicinas); em seguida, reduzir ou retirar o inibidor de calcineurina em 1 a 3 semanas se a perda tenha ocorrido gradual e progressivamente, e de 4 a 8 semanas caso a perda tenha sido resultado de algum processo imunológico; em seguida, redução lenta da dose do corticosteroide com sua possível retirada.

No Serviço de TR do HU-UFMA são rotinas a descontinuação do inibidor de calcineurina e do agente

Quadro 63.1 – Pontos favoráveis e desfavoráveis à manutenção da imunossupressão.

Pontos desfavoráveis à IS	Pontos favoráveis à IS
Complicações metabólicas (DM, dislipidemias, HAS)	Preservação da função renal residual
Complicações cardiovasculares	↓ Incidência de SIE
Infecção	Minimização da alossensibilização
Malignidade	Prevenção de insuficiência adrenal
Impacto no metabolismo ósseo	↓ Reativação de doenças sistêmicas (ex.: LES, vasculites)
	↓ Custos

IS = imunossupressão; DM = *diabetes mellitus*; HAS = hipertensão arterial sistêmica; SIE = síndrome de intolerância ao enxerto; LES = lúpus eritematoso sistêmico. Adaptado de Pham e Pham[15].

antiproliferativo, ou inibidor de mTOR, e a manutenção apenas da prednisona em dose baixa quando do retorno do paciente para diálise; quando é possível manter uma função residual do enxerto, sem sintomatologia urêmica associada, com volume urinário adequado, o paciente é mantido em tratamento clínico-conservador com o antiproliferativo e o corticoide, até necessidade de terapia dialítica (Fig. 63.1). Uma vez em diálise, o paciente deve ser monitorizado quanto a possibilidade de rejeição aguda, infecção e neoplasia, bem como às possíveis complicações metabólicas associadas ao uso crônico do corticoide.

MORBIDADE E MORTALIDADE DA ENXERTECTOMIA

Outro tópico de interesse na falência do enxerto renal é se esse deve ou não ser retirado, o que também enseja discussões e controvérsias, não existindo, até o momento, consenso sobre a melhor forma de manejo clínico nessa situação. Entretanto, já se encontra bem estabelecido que nem todos os enxertos não funcionantes precisam de nefrectomia[7-9,19,20].

Um ponto contra a nefrectomia está relacionado à mortalidade associada ao procedimento, que em algumas séries avaliadas por Ayus e Achinger em um editorial[20] mostrou-se elevada, variando de 0 a 39% (Fig. 63.2); na sua revisão, esses autores observaram que taxas elevadas de mortalidade associada à enxertectomia renal foram relatadas em poucas séries históricas e ressaltaram que os estudos mais recentes reportam taxas de mortalidade bruta de zero[20].

Johnston et al[32] avaliaram, retrospectivamente, uma série de 19.107 transplantes renais que evoluíram com perda funcional de 1995 a 2003 nos Estados Unidos e constataram que, desses, 3.707 perderam seus transplantes a curto prazo (< 12 meses) e 15.400 após 12 meses do transplante. No primeiro grupo, 56% dos pacientes foram submetidos à enxertectomia, ao passo que apenas 27% no segundo grupo foram submetidos a esse procedimento. Óbito foi infrequente durante a hospitalização para a cirurgia, porém cerca de 5% de todos os pacientes nefrotomizados morreram durante os 90 dias após a hospitalização; as complicações foram mais frequentes em pacientes com perda precoce do TR, e as mais prevalentes foram sepse pós-enxertectomia e insuficiência cardíaca congestiva.

Em um estudo retrospectivo anterior, Mazzucchi et al[33] avaliaram 70 nefrectomias consecutivas de enxertos renais realizadas entre maio de 1994 e abril de 2002 e consideraram nefrectomia precoce aquela ocorrida nos primeiros 2 meses após TR (23 procedimentos) e tardia quando a cirurgia ocorria após 2 meses do TR (47 procedimentos). Nessa série, as complicações cirúrgicas foram comparadas de acordo com a técnica empregada para

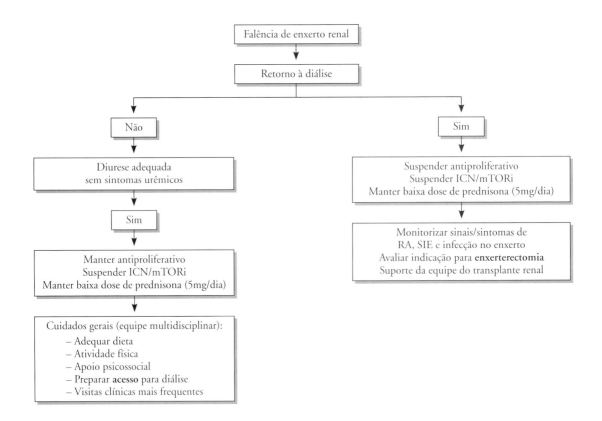

Figura 63.1 – Fluxograma de abordagem à falência de enxerto renal – HU-UFMA. IS = imunossupressão; ICN = inibidor da calcineurina; mTORi = inibidor da mTOR; RA = rejeição aguda; SIE = síndrome da intolerância ao enxerto.

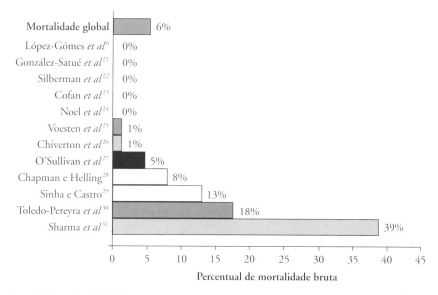

Figura 63.2 – Mortalidade da enxertectomia por série de casos. Adaptado de Ayus e Achinger[20].

a ressecção do enxerto e não mostraram diferença significativa se era intracapsular ou extracapsular. No entanto, a técnica intracapsular apresentou mais sangramentos e maior necessidade de transfusão sanguínea; quase 50% requereram transfusão no período perioperatório. As taxas de complicações cirúrgicas foram mais altas nas nefrectomias tardias e tiveram sua incidência aumentada por fatores como tratamento ou profilaxia de rejeição aguda com metilprednisolona e globulinas[33]. Smak et al[18] compararam a mortalidade e morbidade devido à infecção entre pacientes submetidos à enxertectomia e com enxerto não funcionante in situ e constataram, nesse último grupo, que as complicações infecciosas foram mais graves com ameaça à vida. Mazzucchi et al[33] encontraram 15% de complicações cirúrgicas maiores, sendo infecção a mais frequente. López-Gómez[6] et al encontraram um percentual de 48% de ocorrência de complicações infecciosas, das quais infecção de sítio cirúrgico foi a mais comum (59%), seguida de infecção hospitalar de vias aéreas (26%).

A morbimortalidade associada à enxertectomia deve estar correlacionada às suas indicações, ao momento de sua realização, ao padrão de prática do centro transplantador e às condições do paciente[20].

INDICAÇÕES PARA ENXERTECTOMIA

Até o momento não existem *guidelines* internacionais para indicações de nefrectomia de enxertos renais não funcionantes nem para adultos nem para crianças[34]. As indicações para enxertectomia variam de acordo com o curso de tempo pós-TR; indicações urgentes e não urgentes podem ocorrer precoce ou mais tardiamente após a perda funcional do enxerto.

É consenso o entendimento de que em casos de rejeição hiperaguda, tromboses vasculares e outras complicações cirúrgicas intratáveis o retardo na enxertectomia expõe o paciente a sérias complicações futuras[17].

Um enxerto renal não funcionante mantido *in situ* pode induzir uma resposta inflamatória crônica com suas implicações negativas de resistência à eritropoietina, hipoalbuminemia e infecção[6,7,10,19], como já comentado anteriormente.

Os benefícios potenciais da nefrectomia do enxerto não funcionante incluem, fundamentalmente, a remoção de fatores deletérios ao paciente, tais como uma fonte de inflamação, a necessidade de imunossupressão contínua e a presença de antígenos que elevarão o PRA ao longo do tempo colocando em risco os resultados de um futuro retransplante. Por outro lado, os riscos da enxertectomia incluem os próprios riscos cirúrgicos *per se*, a perda da função renal residual e a perda dos efeitos imunossupressivos potenciais do próprio aloenxerto[35].

Para a maioria dos centros transplantadores, a política consiste na enxertectomia quando há sintomas relacionados ao enxerto, como hematúria, infecções recorrentes, dor local, febre, efeitos colaterais dos imunossupressores, SIE ou, ainda, se há necessidade de "espaço" para um transplante subsequente[9,36,37]. Há quem postule a necessidade de enxertectomia em casos de perda funcional secundária à nefropatia por poliomavírus com vista à redução da carga viral anterior a um retransplante[38].

As indicações mais frequentes de enxertectomia renal podem ser vistas no quadro 63.2.

ENXERTECTOMIA RENAL, ALOSSENSIBILIZAÇÃO E RETRANSPLANTE

Alossensibilização após perda funcional de TR constitui-se em item de preocupação de toda a comunidade transplantadora e pode obstacularizar um retransplante ou impactar negativamente nos seus resultados. Cerca de 85% dos pacientes em diálise após perda funcional de enxerto não receberão um outro TR e deve ser uma prioridade clínica minimizar eventos que sensibilizem ainda mais esses pacientes para facilitar um novo TR[35].

Quadro 63.2 – Indicações mais comuns para enxertectomia renal.

Tipo da indicação	Motivo
Causa da falência	Trombose venosa Trombose arterial Rejeição aguda intratável Sepse
Complicações associadas ao enxerto	Não função primária Sangramento pós-biópsia Ruptura do enxerto Ruptura de pseudoaneurisma Neoplasias malignas
Após falência do enxerto	Dor devido à rejeição incontrolável Anemia resistente ao tratamento Infecção recorrente do trato urinário Hematúria persistente Sepse
Miscelânea	Recorrência de doença primária Nefropatia associada ao poliomavírus

Adaptado de Akoh[8].

Tem sido enfatizado que um enxerto não funcionante constitui uma fonte contínua de estimulação antigênica para anticorpos anti-HLA, reduzindo assim a possibilidade de o paciente exibir um *crossmatch* negativo em um TR subsequente[7].

A produção de DSA tem sido associada com a falência do TR, porém, na maioria dos casos, ele permanece indetectável antes da enxertectomia, sugerindo que o enxerto funciona como uma "esponja", adsorvendo parte dos anticorpos anti-HLA e regulando a resposta imune ao MHC (*major histocompatibility complex*) do doador, via ativação de células T regulatórias[39].

Estudos têm demonstrado que a presença do enxerto não funcionante está associada a %PRA mais baixo, ao passo que após enxertectomia ocorre elevação nos títulos de anticorpos anti-HLA, o que pode ser prejudicial a um TR subsequente[36]. Sener et al[37] estimaram, em 132 pacientes, o impacto da enxertectomia (68% – grupo I) e do desmame da imunossupressão (32% – grupo II) no %PRA em vários tempos após a perda funcional do TR. Pacientes nefrectomizados após perda funcional precoce do enxerto (< 6 meses) exibiram um declínio progressivo, estatisticamente significativo (p = 0,02) no %PRA de 46% na falência do enxerto até 27%, no último *follow-up* (47 meses). Por outro lado, pacientes com perda funcional precoce do enxerto e em desmame da imunossupressão (grupo II) apresentaram elevação progressiva do %PRA. Em ambos os grupos, para perdas tardias (> 6 meses) o %PRA manteve-se elevado até o último *follow-up*. Esse estudo foi o primeiro a confirmar o impacto do tempo da perda funcional do enxerto e subsequente enxertectomia na alossensibilização do paciente a longo prazo, ressaltando que a nefrectomia do enxerto pode limitá-la em pacientes com falência precoce do TR, mas não nas tardias[37].

Recentemente, Knight et al avaliaram o efeito da enxertectomia no %PRA e nos títulos de DSA em pacientes com falência de enxerto renal. Esses autores mostraram que %PRA se eleva após a nefrectomia do enxerto, em ambas HLA classes I e II, e esse aumento se correlaciona com o incremento nos títulos de DSA para ambas HLA classes I e II[40]. Johnston et al mostraram que enxertectomia indicada por uma resposta imune ao enxerto não funcionante confere ao paciente risco imunológico mais elevado para a perda funcional de um segundo TR[32]. Knight et al[40] confirmaram esse achado por meio de análise multivariada que demonstrou que episódios de rejeição aguda anterior à nefrectomia do enxerto resultaram em mudanças no %PRA classe I após a cirurgia, possivelmente pela perda do efeito "esponja" do enxerto, com grande liberação de anticorpos na circulação. Em outras palavras, a remoção da fonte antigênica não implica um recrudescimento da sensibilização do paciente.

Ahmad et al[9] avaliaram 89 pacientes que receberam um TR subsequente à perda funcional do TR primário. Desses, 68 foram submetidos à nefrectomia do transplante antes do retransplante renal (grupo I) e 21 mantiveram seus aloenxertos não funcionantes *in situ* (grupo II); a constatação foi de que não houve diferença estatística quanto ao %PRA no momento do retransplante. Porém, na análise multivariada, o nível de PRA mostrou influência estatisticamente significativa na sobrevida do enxerto e do paciente, independentemente se ele tinha ou não enxertectomia prévia. Para Lair et al[41], tanto em um modelo experimental como em uma observação de grande coorte de pacientes transplantados renais, o aumento dos títulos de anticorpos anti-HLA após enxertectomia de um TR prévio não impactou negativamente na sobrevida do novo TR.

Lucarelli et al[42] compararam, retrospectivamente, 140 pacientes submetidos a retransplante renal na sua instituição, através de dois grupos – com enxertectomia prévia (n = 28) e sem a nefrectomia do enxerto (n = 112). Como em outros trabalhos[9,39,41,43], os autores concluíram que não houve vantagens na realização de enxertectomia anterior ao retransplante e, ainda, que esse procedimento não influiu significativamente na sobrevida do enxerto subsequente.

Em uma análise retrospectiva, Yagmurdur et al[43] avaliaram 53 retransplantes, 21 com enxertectomia prévia ao retransplante e 32 sem nefrectomia do enxerto, para identificar o efeito deste procedimento nos resultados de longo prazo do retransplante em termos de função e sobrevida do enxerto subsequente. Esses autores concluíram que a enxertectomia antes do retransplante renal não afeta a função do aloenxerto subsequente, nem altera significativamente o impacto global da rejeição aguda na sobrevida de longo prazo desse enxerto; além disso, eles também mostraram que uma duração mais longa de hemodiálise no intervalo entre os transplantes pode reduzir a probabilidade de sobrevida do novo enxerto[43]. Goldfarb-Rumyantzev et al[44] chegaram à constatação semelhante, em estudo retrospectivo, para avaliar os efeitos do retransplante preemptivo na sobrevida tanto do enxerto como do paciente. Em que pese algumas limitações do estudo, seus resultados sugerem que o retransplante preemptivo se associa a um risco aumentado de falência do enxerto. Por outro lado, um tempo maior de diálise anterior ao retransplante está relacionado a resultados negativos na sobrevida do enxerto e do receptor na maioria dos subgrupos de pacientes avaliados. Apesar da preocupação com a alossensibilização, um intervalo de tempo entre a enxertectomia e o retransplante pode possibilitar ao paciente um arrefecimento dos efeitos da imunossupressão e do estado inflamatório crônico[44].

INCERTEZAS QUANTO À EMBOLIZAÇÃO RENAL

Atualmente, enxertectomia tem sido reservada, em geral, para os casos de perda precoce de TR e para aquelas perdas tardias acompanhadas de sintomatologia associada ao enxerto não funcionante. Todavia, a cirurgia não é isenta de riscos, como já visto anteriormente. A insegurança pela morbidade e mortalidade associadas à nefrectomia convencional motivou a busca por alternativas mais seguras como a embolização percutânea do enxerto, que já vem sendo utilizada por alguns grupos, com resultados promissores[45]. Embolização percutânea do enxerto está associada à menor morbimortalidade quando comparada à enxertectomia, à menor permanência hospitalar e seus resultados de curto e médio prazos são equiparáveis à cirurgia[46].

Entretanto, a técnica apresenta taxa considerável de insucesso. Além disso, os estudos que a validaram utilizaram desfechos/parâmetros de êxito questionáveis (ex.: melhora sintomática) e não analisaram, de forma consistente, a repercussão sobre os marcadores de atividade inflamatória ou sobre a incidência da SIE[45].

Cofan et al[47] demonstraram a eficácia da embolização e a sua associação à curta permanência hospitalar (6 vs. 14 dias) e à menor incidência de complicações quando comparada à cirurgia. Eles mostraram, também, que a principal causa de falha do procedimento é a presença de circulação perirrenal devido à necrose isquêmica incompleta. González-Satué et al apresentaram uma série de 33 embolizações sem complicações[46]. Morales et al[19] publicaram uma casuística de 6 embolizações, das quais uma necessitou de uma segunda intervenção devido à recorrência dos sintomas e à presença de vascularização colateral do enxerto, observada à ultrassonografia com *Doppler*. Nessa série, a complicação mais frequente foi uma síndrome pós-embolização que consiste em febre com duração entre 24 e 48 horas. Houve apenas uma complicação mais séria: um caso de migração da mola/dispositivo para a artéria femoral sem comprometimento do fluxo arterial para o membro inferior. Um paciente que apresentava infecção urinária de repetição evoluiu com pielonefrite enfisematosa e houve necessidade de enxertectomia.

Se as experiências evidenciarem que a embolização percutânea do enxerto não funcionante não conferir risco maior a uma eventual enxertectomia subsequente, então esse procedimento poderá ser uma alternativa atraente no manejo de enxertos sintomáticos com a vantagem de reduzir a necessidade de enxertectomia[8].

EVENTOS ADVERSOS INCOMUNS

Menos comumente, a ocorrência de neoplasia no enxerto com rejeição por período prolongado tem sido relatada.

Ainda que rara, a ruptura do enxerto é uma complicação grave e potencialmente fatal e pode estar associada a rejeição aguda, trombose de veia renal ou necrose tubular grave na ausência de rejeição. Normalmente, a nefrectomia é o tratamento indicado.

REFERÊNCIAS BIBLIOGRÁFICAS

1. U.S. Renal Data System, USRDS 2013 Annual Data Report: Atlas of Chronic Kidney Disease and End-Stage Renal Disease in the United States, National Institutes of Health, National Institute of Diabetes and Digestive and Kidney Diseases, Bethesda, MD, 2013.
2. Censo de Diálise 2012 – Dados Gerais. Disponível em www.sbn.org.br
3. Perl J, Hasan O, Bargman JM et al. Impact of dialysis modality on survival after kidney transplant failure. *Clin J Am Soc Nephrol* 2011; **6**: 582-590.
4. Ayus JC, Achinger SG, Lee S et al. Transplant nephrectomy improves survival following a failed renal allograft. *J Am Soc Nephrol* 2010; **21**: 374-380.
5. Bond M, Pitt M, Akoh J et al. The effectiveness and cost-effectiveness of methods of storing donated kidneys from deceased donors: a systematic review and economic model. *Health Technol Assess* 2009; **13**: 1-156.
6. López-Gómez JM, Pérez-Flores I, Jofré R et al. Presence of a failed kidney transplant in patients who are on hemodialysis is associated with chronic inflammatory state and erythropoietin resistance. *J Am Soc Nephrol* 2004; **15**: 2494-2501.
7. Langone AJ, Peale C. The management of the failed renal allograft: an enigma with potential consequences. *Semin Dial* 2005; **18**: 185-187.
8. Akoh JA. Transplant nephrectomy. *World J Transplant* 2011; **1**: 4-12.
9. Ahmad N, Ahmed K, Mamode N. Does nephrectomy of failed allograft influence graft survival after re-transplantation? *Nephrol Dial Transplant* 2009; **24**: 639-642.
10. Szabó RP, Klenk N, Balla J et al. Prognosis of dialysed patients after kidney transplant failure. *Kidney Blood Press Res* 2013; **37**: 151-157.
11. de Francisco ALM, Stenvinkel P, Vaulont S. Inflammation and its impact on anaemia in chronic kidney disease. *NDT Plus* 2009; **2**(Suppl 1): i18-i26.
12. Gilbertson DT, Ebben JP, Foley RN et al. Hemoglobin level variability: associations with mortality. *Clin J Am Soc Nephrol* 2008; **3**: 133-138.
13. Messa P, Ponticelli C, Berardinelli L. Coming back to dialysis after kidney transplant failure. *Nephrol Dial Transplant* 2008; **23**: 2738-2742.
14. Pham PT, Pham PM, Pham SV et al. New onset diabetes after transplantation (NODAT): an overview. *Diabetes Metab Syndr Obes Target Ther* 2011; **4**: 175-186.
15. Pham PT, Pham PC. Immunosuppressive management of dialysis patients with recently failed transplants. *Semin Dial* 2011; **24**: 307-313.
16. Jassal SV, Lok CE, Walele A, Bargman JM. Continued transplant immunosuppression may prolong survival after return to peritoneal dialysis: results of a decision analysis. *Am J Kidney Dis* 2002; **40**: 178-183.
17. Marcén R, Teruel JL. Patient outcomes after kidney allograft loss. *Transplant Rev* 2008; **22**: 62-72.
18. Smak GPJ, Sietse R, van Saase JL et al. Immunosuppression should be stopped in patients with renal allograft failure. *Clin Transplant* 2001; **15**: 397-401.

19. Morales A, Gavela E, Kanter J *et al*. Treatment of renal transplant failure. *Transplant Proc* 2008; **40**: 2909-2911.
20. Ayus JC, Achinger SG. At the peril of dialysis patients: ignoring the failed transplant. *Semin Dial* 2005; **18**: 180-184.
21. González-Satué C, Riera L, Franco E *et al*. Percutaneous embolization of non-functioning renal graft as therapeutic alternative to surgical transplantation. *Acta Urol Esp* 2000; **4**: 319-324.
22. Silberman H, Fitzgibbons T, Butler J, Berne T. Renal allografts retained in situ alter failure. *Arch Surg* 1980; **115**: 42-43.
23. Cofan F, Vilardell J, Gutierrez R *et al*. Efficacy of renal vascular embolization versus surgical nephrectomy in the treatment of non-functioning renal allografts. *Transplant Proc* 1999; **31**: 2244-2245.
24. Noel C, Hazzan M, Boukelmoune M *et al*. Indication for allograft nephrectomy after irreversible rejection: is there an ideal delay? *Transplant Proc* 1997; **29**: 145-146.
25. Voesten H, Slooff M, Hooykaas J *et al*. Safe removal of failed transplanted kidneys. *Br J Surg* 1982; **69**: 480-481.
26. Chiverton S, Murie J, Allen R, Morís P. Renal transplant nephrectomy. *Surg Gynecol Obstet* 1987; **164**: 324-328.
27. O'Sullivan D, Murphy D, McLean P, Donovan M. Transplant nephrectomy over 20 years: factors involved in associated morbidity and mortality. *Am J Urol* 1996; **151**: 855-858.
28. Chapman T, Helling T. Identification of factors responsible for wound infection following allograft nephrectomy. *Am Surg* 1995; **51**: 446-448.
29. Sinha S, Castro J. Allograft nephrectomy. *Br J Urol* 1976; **48**: 413-417.
30. Toledo-Pereyra L, Gordon C, Kaufman R *et al*. Role of immediate versus delayed nephrectomy for failed renal transplants. *Am Surg* 1987; **53**: 534-536.
31. Sharma D, Pandey A, Nath V, Gopalakrishnan G. Allograft nephrectomy – a 16-year experience. *Br J Urol* 1989; **64**: 122-124.
32. Johnston O, Rose C, Landsberg D *et al*. Nephrectomy after transplant failure: current practice and outcomes. *Am J Transplant* 2007; **7**: 1961-1967.
33. Mazzucchi E, Nahas WC, Antonopoulos IM *et al*. Surgical complications of graft nephrectomy in the modern transplant era. *J Urol* 2003; **170**: 734-737.
34. Minson S, Muñoz M, Vergara I *et al*. Nephrectomy for the failed renal allograft in children: predictors and outcomes. *Pediatr Nephrol* 2013; **28**: 1299-1305.
35. Fuquay R & Teitelbaum I. Care of the patient after renal allograft failure: managing the present and planning for the future. *Am J Nephrol* 2012; **36**: 348-354.
36. Schleicher C, Wolters H, Kebschull L *et al*. Impact of failed allograft nephrectomy on initial function and graft survival after kidney retransplantation. *Transpl Int* 2011; **24**: 284-291.
37. Sener A, Khakhar AK, Nguan CY *et al*. Early but not late allograft nephrectomy reduces allosensitization after transplant failure. *Can Urol Assoc J* 2011; **5**: E142-E147.
38. Mindlova M, Boucek P, Saudek F *et al*. Kidney retransplantation following graft loss to polyoma virus-associated nephropathy: an effective treatment option in simultaneous pancreas and kidney transplant recipients. *Transpl Int* 2008; **21**: 353-356.
39. Surga N, Viart L, Wetzstein M *et al*. Impact of renal graft nephrectomy on second kidney transplant survival. *Int Urol Nephrol* 2013; **45**: 87-92.
40. Knight MG, Tiong HY, Li J *et al*. Transplant nephrectomy after allograft failure is associated with allosensitization. *Urology* 2011; **78**: 314-318.
41. Lair D, Coupel S, Giral M *et al*. The effect of a first kidney transplant on a subsequent transplant outcome: an experimental and clinical study. *Kidney Int* 2005; **67**: 2368-2375.
42. Lucarelli G, Vavallo A, Bettocchi C *et al*. Impact of transplant nephrectomy on retransplantation: a single-center retrospective study. *World J Urol* 2013; **31**: 959-963.
43. Yagmurdur MC, Emirolu R, Ayvaz I *et al*. The effect of graft nephrectomy on long-term graft function and survival in kidney retransplantation. *Transplant Proc* 2005; **37**: 2957-2961.
44. Goldfarb-Rumyantzev AS, Hurdle JF, Baird B *et al*. The role of pre-emptive re-transplant in graft and recipient outcome. *Nephrol Dial Transplant* 2006; **21**: 1355-1364.
45. Pérez-Martinez J, Gallego E, Juliá E *et al*. Embolización del injerto renal no funcionante: eficacia y control del estado inflamatorio crónico. *Nefrología* 2005; **25**: 422-427.
46. González-Satué C, Riera L, Franco E *et al*. Percutaneous embolization of the failed renal allograft in patients with graft intolerance syndrome. *BJU Int* 2000; **86**: 610-612.
47. Cofan F, Real MI, Vilardell J *et al*. Percutaneus renal artery embolization of non- functioning renal allograft with clinical intolerance. *Transpl Int* 2002; **15**: 149-155.

Seção 12

Diálise Peritoneal

64

GESTAÇÃO E DIÁLISE PERITONEAL

Juliana Maria Gera Abrão
Tricya Nunes Vieira da Silva Bueloni
Daniel Marchi

◆

INTRODUÇÃO

Existe redução da fertilidade em pacientes com doença renal crônica (DRC), especialmente quando em terapia dialítica. Dados da literatura mostram taxas de incidência de gravidez nesta população que variam de menos de 1% a aproximadamente 7%, números bastante inferiores quando comparados aos da população geral[1-6]. Entretanto, é difícil estimar a real frequência de gestação nessas mulheres e tais dados não são precisos, uma vez que são retrospectivos e, em geral, não ajustados para variáveis importantes como uso de contraceptivos, atividade sexual e periodicidade do ciclo menstrual.

As razões que determinam a redução da fertilidade nestas mulheres não estão completamente claras. Sabe-se que, com o declínio da função renal, ocorrem alterações endócrinas e metabólicas, levando à ocorrência de ciclos anovulatórios e determinando ambiente intrauterino inóspito, que dificulta o processo de implantação embrionária[7-13]. Além disso, o uso de medicações, anemia, depressão, entre outros fatores, contribuem para a redução da libido e disfunção sexual nessas pacientes[14,15].

A taxa de nascidos vivos, filhos de mulheres em terapia dialítica, aumentou desde os anos 1980, quando era apenas cerca de 20%. Hoje, publicações apontam taxas que alcançam 50 a 100%, resultado decorrente provavelmente da experiência adquirida no manejo dessas pacientes, em especial o conceito de necessidade de aumento de dose semanal de diálise, dos avanços nas técnicas de diálise e das melhorias nos cuidados obstétricos e neonatais[16,17].

Entretanto, outros indicadores maternos e fetais devem ser avaliados neste cenário. O abortamento espontâneo entre as gestações que atingem o segundo trimestre permanece comum (taxa de 22%) e mais de 80% dos recém-nascidos são prematuros, com idade gestacional média de 32 semanas, baixo peso, determinando complicações neonatais e, consequentemente, desfechos neonatais ruins. Entre os fatores causais do parto prematuro (tanto espontâneo quanto decorrente de complicações obstétricas ou relacionadas à doença renal), são descritas complicações hipertensivas relacionadas a gestação, sofrimento fetal e restrição de crescimento intrauterino, poli-hidrâmnio, entre outros[18,19]. A mortalidade materna é baixa, semelhante àquela descrita para mulheres em diálise não grávidas da mesma faixa etária, e a hipertensão é a complicação materna mais frequente nessa população de pacientes (até 80%)[2,3,12,19,20].

O primeiro caso relatado de gestação com sucesso em portadora de doença renal crônica (DRC) em terapia dialítica foi descrito em 1971 por Confortini et al e esta paciente era tratada por hemodiálise[21]. No início dos anos 1980, foi descrita pela primeira vez uma gestação bem-sucedida em paciente em diálise peritoneal ambulatorial contínua[22]. Desde então, muitos relatos de casos e estudos foram publicados na literatura reportando gravidez bem-sucedida entre pacientes em hemodiálise e, em menor número, entre pacientes em diálise peritoneal.

Poucos dados epidemiológicos avaliaram separadamente pacientes em diálise peritoneal e os resultados existentes sugerem uma taxa de concepção 2 a 3 vezes menor entre pacientes tratadas por este método[3,23]. Entretanto, se há realmente diferença na frequência de concepção determinada pela modalidade dialítica, não está claro se isso é determinado por diferenças hormonais ou relacionado ao método em si. É possível que peritonites recorrentes predisponham a obstrução tubária, que a solução de dextrose hipertônica utilizada na diálise peritoneal cause danos aos óvulos, assim como o volume de líquido no espaço intraperitoneal prejudique o transporte do óvulo até a tuba uterina[24].

Dados recentes, por sua vez, têm evidenciado aumento no número de casos de gestações entre mulheres com doença renal crônica dialítica em relação há duas décadas, talvez por conta das melhorias conquistadas no tratamento dialítico e no manejo da anemia, com consequente redução de ciclos anovulatórios nestas mulheres e possibilidade de gravidez[18,23,25].

Assim, esta é uma realidade que pode tornar-se cada vez mais próxima. O desafio, então, passa a ser a complicada tarefa de manter a gestação dessas pacientes, que estão sob alto risco de eventos adversos em todo o período da gravidez, e evitar desfechos catastróficos tanto para o feto quanto para a mãe.

A seguir, relataremos a experiência vivenciada com o caso de uma paciente gestante seguida em nosso serviço, tratada por diálise peritoneal, e comentaremos os desafios e as possíveis complicações encontradas nessa situação de gravidez em diálise peritoneal.

RELATO DE EXPERIÊNCIA

Paciente de 22 anos de idade, com diagnóstico de DRC de causa indeterminada, em diálise peritoneal desde junho de 2011, automatizada, modo diálise peritoneal intermitente noturna (NIPD). Como comorbidade, portadora de hipotireoidismo em tratamento. Durante o seguimento, a paciente encontrava-se clínica e laboratorialmente adequada. Em uso de eritropoietina humana 4.000UI por semana, hidróxido de ferro 100mg a cada 15 dias, sevelamer após as refeições, calcitriol 0,5µg em dias alternados, ácido fólico 5mg ao dia e levotiroxina 75µg ao dia. Os exames e os dados da diálise encontram-se descritos na tabela 64.1.

Apresentara um episódio de peritonite em dezembro de 2011 e, em início de julho de 2012, procurou o serviço com queixa de dor abdominal e náuseas, tendo sido diagnosticada peritonite (líquido turvo e, à análise, 3.200 leucócitos/mm³, sendo 86% polimorfonucleares). Isolado *Staphylococcus* coagulase-negativa em cultura, foi tratada com cefazolina.

Em final de agosto de 2012, após episódio de peritonite repetida (novamente líquido turvo e, à análise, 2.800 leucócitos/mm³, sendo 74% polimorfonucleares, com *Staphylococcus* coagulase-negativa identificado em cultura), foi trocado cateter de diálise, com boa evolução. Na ocasião, permaneceu cerca de 15 dias em tratamento conservador após implante do novo cateter, conduta possível devido à presença de função renal residual. Na consulta de rotina seguinte, em meados de setembro, relatou que, devido a dores em baixo-ventre, havia procurado ginecologista e, em ultrassonografia (US) transvaginal, fora diagnosticada gestação de aproximadamente 8 semanas. Além de todas as questões que vieram à tona imediatamente, isso indica que a concepção provavelmente havia acontecido no período em que estava em tratamento para peritonite e, mais, que o procedimento de troca do cateter fora realizado com a paciente já gestante.

A partir de então, foi iniciado seguimento conjunto entre equipe de nefrologia e obstetra. Passou a ser avaliada ambulatorialmente no mínimo a cada 3 semanas. De imediato, foi suspenso sevelamer e recebeu novas orientações nutricionais, uma vez que tinha diagnóstico prévio de desnutrição moderada. Inicialmente, mantida prescrição de diálise peritoneal e orientada quanto às possíveis complicações e riscos materno-fetais, bem como da necessidade de maior comprometimento com o tratamento, já que havia histórico de períodos de má aderência. Foi temporariamente desativada na lista de transplante renal com doador falecido.

Submetida à primeira US obstétrica com 14 semanas de gestação, a qual não mostrou nenhuma alteração. Com cerca de 19 semanas, foi submetida à avaliação de adequação e tipo de transporte peritoneal. A membrana peritoneal permaneceu com característica de baixo transporte e o Kt/V semanal foi de 4,63 (sendo Kt/V peritoneal 1,83 e Kt/V renal 2,8). Como tais resultados se mantiveram semelhantes aos de antes da gravidez e a paciente tolerando bem a diálise, não foi alterada prescrição dialítica neste momento.

Com 22 semanas, queixava-se de pirose durante sessão de diálise, bem como sensação de plenitude abdominal. Ao exame clínico, apresentava hérnia umbilical de cerca de 2cm de diâmetro, sem sinais de complicações. Diante disso, foi optado por alterar prescrição de diálise, sendo reduzido volume de infusão e aumentado tempo e número de ciclos (Tabela 64.1). Orientados sinais de alerta sobre possíveis complicações da hérnia umbilical e aventada a necessidade de mudança de método a depender da evolução clínica.

Duas semanas depois, a paciente relatava melhora dos sintomas, porém apresentava queixa de dor durante a drenagem, solucionada com adição de *last bag* de 200mL ao fim da sessão. US morfológica mostrava desenvolvimento normal do feto e confirmou idade gestacional de aproximadamente 24 semanas.

Com 30 semanas, por indicação do obstetra, recebeu corticosteroide para prevenção de complicações respiratórias do feto caso evoluísse para parto prematuro. Uma semana após, iniciou queixa de pirose e náuseas. Não havia nenhuma alteração relatada ao exame físico relativo à hérnia umbilical. Porém, a pressão arterial (PA) estava relativamente mais elevada, ainda menor que 140/90mmHg, e a proteinúria de 24 horas que se mantinha menor que 1g era de 1,6g. Não apresentava edema ao exame físico. A paciente recebeu orientação para aferição da PA diariamente, uma vez que havia risco de evolução com complicação hipertensiva relacionada à gestação e também foi optado por alterar novamente a prescrição de diálise, com redução do volume de infusão e aumento do tempo de terapia.

Na consulta seguinte (33 semanas de gestação), a paciente relatou melhora das queixas, mantinha PA normal, mas proteinúria de 24 horas de 2g. Atingidas 35 semanas, nova US obstétrica evidenciou sinais de restrição de crescimento intrauterino e foi indicada resolução da gestação, por parto cesárea. A criança nasceu com 1,9kg e 48cm e recebeu alta com 10 dias de vida.

Tabela 64.1 – Evolução dos exames e alterações na prescrição de diálise.

Data	Julho/12	Setembro/12	Outubro/12	Novembro/12	Dezembro/12	Dezembro/12	Janeiro/13	Janeiro/13	Fevereiro/13	Fevereiro/13
Tempo de gestação		8 semanas	14 semanas	19 semanas	22 semanas	24 semanas	27 semanas	29 semanas	31 semanas	33 semanas
Exames laboratoriais										
Cr (mg/dL)	4,5	4,0	4,0	4,1	4,4	4,6	3,9	4,6	4,6	4,6
Ur (mg/dL)	55	100	59	60	64	69	62	70	52	73
Hb (g/dL)	10,8	10,8	10,4	10,1	11,2	11,8	12,5	12,1	12,7	11,8
Ferritina (ng/mL)	257	651	–	535	351	–	–	183	–	–
Plaquetas (mm^3)	186.000	237.000	200.000	205.000	178.000	155.000	170.000	169.000	189.000	154.000
K (mEq/L)	4,1	4,3	3,9	4,3	4,0	4,2	4,3	4,1	4,6	4,8
Ácido úrico (mg/dL)	–	6,5	6,3	6,3	6,5	6,3	4,7	6,1	6,4	6,6
AST (U/L)	14,8	–	21	18	16	9	17	14	14	16
Bic (mmol/L)	24,9	–	23	–	22	22,9	–	24,3	–	–
Albumina (g/dL)	3,7	3,6	2,7	2,4	2,3	–	–	2,2	2,3	2,1
Ca (mg/dL)	8,6	8,5	9,0	8,9	9,7	9,8	9,4	9,8	9,6	9,8
P (mg/dL)	4,2	5,5	4,5	4,5	4,9	5,3	4,9	5,0	4,2	4,6
PTH (pg/mL)	562	667	–	551	523	–	402	–	–	–
TSH (µUI/mL)	5,4	–	0,87	–	–	–	–	0,6	3,5	–
Clcr (mL/min/1,73m^2)	12,5	15,2	13,6	12,1	10,2	–	12,1	8,7	10,2	8,9
PTU (g/24h)	–	0,8	0,8	0,9	0,8	0,8	–	1,0	1,6	2,0
Prescrição de diálise					Alteração	Alteração			Alteração	
Modalidade	NIPD				NIPD	DPAC (last bag 200mL)			DPAC (last bag 300mL)	
Tempo (h)	9				11	11			12	
Ciclos (n)	4				5	5			6	
Volume infundido (mL)	1.900				1.500	1.500			1.200	
Volume total (mL)	7.600				7.500	7.700			7.500	
Concentração Ca (mEq/L)	3,5				3,5	3,5			3,5	
Concentração glicose (%)	1,5				1,5	1,5			1,5	

Cr = creatinina; Ur = ureia; Hb = hemoglobina; K = potássio; AST = aspartato aminotransferase; Bic = bicarbonato; Ca = cálcio; P = fósforo; PTH = hormônio da paratireoide; TSH = hormônio estimulante da tireoide; Clcr = *clearance* da creatinina; PTU = propiltiouracil; NIPD = diálise peritoneal intermitente noturna; DPAC = diálise peritoneal ambulatorial contínua.

Devido à manipulação abdominal, com abertura da membrana peritoneal relatada pelo obstetra, a paciente foi mantida em tratamento conservador nos 10 dias seguintes, quando reiniciou a terapia, com a mesma prescrição de antes da gestação, apenas com volume de infusão menor que foi aumentado progressivamente. Após 2 meses, foi reativada em lista de transplante.

Durante a gravidez, a paciente apresentou ganho de 8,2kg e houve manutenção do débito urinário (cerca de 1.500 a 2.000mL por dia) e do volume de ultrafiltração (aproximadamente 500mL por dia). Houve variação no *clearance* de creatinina medido através da urina de 24 horas, conforme dados descritos na tabela 64.1. O TSH manteve-se dentro dos valores de referência para normalidade, sem necessidade de alteração da dose de levotiroxina. A paciente fez uso de calcitriol 1µg ao dia e PTH variou de 400 a 550pg/mL. A partir de 22 semanas, foi necessário aumentar progressivamente a dose de eritropoietina, de 4.000 para 12.000UI por semana e, com 27 semanas, a administração de hidróxido de ferro passou de quinzenal para semanal.

Cerca de 1 mês depois, procurou o serviço com queixa de aumento de volume da hérnia umbilical e importante dor local durante a terapia. Ao exame, hérnia tensa, não redutível. Com diagnóstico de hérnia encarcerada, foi submetida à cirurgia de herniorrafia, sem intercorrências. Dessa vez, permaneceu mais 5 dias em tratamento conservador e, depois, a paciente manteve-se bem e adequada em terapia.

DIAGNÓSTICO DE GESTAÇÃO

Este é o primeiro desafio. Em geral, o diagnóstico de gestação é realizado tardiamente entre pacientes em diálise peritoneal, com relatos de idade gestacional média de 16 semanas. Primeiro, devido a irregularidades no ciclo menstrual dessas mulheres, a ausência de menstruação não necessariamente significa sinal de gravidez. Segundo, sintomas de náuseas e vômitos, dor pélvica e cansaço, frequentes em início de gestação, não são incomuns entre essas pacientes. Terceiro, porque o aumento do tamanho uterino não é facilmente identificado. Assim, é necessário um alto índice de suspeita para a realização deste diagnóstico precocemente, de modo a garantir o manejo adequado e a segurança materno-fetal[26].

Além disso, o teste de gravidez por dosagem sérica de β-hCG (subunidade beta da gonadotrofina coriônica humana) não é confiável no início da gestação, uma vez que ele pode estar anormalmente elevado (falso-positivo) nas pacientes dialíticas. O que ocorre é que a pequena quantidade de β-hCG produzida pelas células somáticas de mulheres não grávidas é excretada lentamente, levando a níveis séricos dentro da faixa considerada positiva para a gravidez. Desse modo, o que confirma o diagnóstico de gravidez no primeiro trimestre é o aumento de duas vezes no valor do β-hCG quantitativo em 48 horas e o exame de US. Testes urinários são considerados inadequados, mesmo em pacientes com diurese[27,28].

Ainda considerando o diagnóstico, devido ao elevado risco de prematuridade, é fundamental a estimativa adequada da idade gestacional determinada por meio do exame de US, já que níveis de β-hCG são mais elevados do que os esperados para a idade gestacional nessas pacientes[27].

MÉTODO DE DIÁLISE

Até o momento, não existem estudos randomizados e prospectivos comparando hemodiálise *versus* diálise peritoneal que possam definir a superioridade de um método sobre o outro em relação à sobrevida fetal ou idade gestacional atingida até o parto. Estudos recentes reportam elevadas taxas de sucesso alcançadas com pacientes em hemodiálise, porém são em número bem menor os estudos que relatam gestação em diálise peritoneal. Alguns autores sugerem que é possível manter uma paciente em diálise peritoneal caso ela engravide, mas alertam para o fato de ser mais difícil atingir maior dose de diálise do que quando em hemodiálise, especialmente em pacientes sem função renal residual[18,19,28].

Por outro lado, a diálise peritoneal é apontada como sendo capaz de proporcionar algumas vantagens. É método teoricamente mais contínuo, resultando em menores variações de solutos e fluidos durante o período de terapia e, consequentemente, com menor probabilidade de alterações hemodinâmicas que possam afetar a circulação uteroplacentária e não requer anticoagulação para sua execução[17,29].

ADEQUAÇÃO

Existem evidências crescentes demonstradas em estudos com pacientes gestantes em hemodiálise de que a probabilidade de sucesso, considerando a sobrevida fetal e a prevenção de prematuridade, é maior com o aumento de intensidade da diálise. Os benefícios descritos incluem manutenção de ambiente urêmico o menos tóxico possível, maior facilidade no controle da PA e adequação da volemia e prevenção de grandes variações eletrolíticas e acidobásicas[3,30].

Para diálise peritoneal, as implicações disso não são claras, porém parece razoável tentar aumentar a dose de diálise também para essas pacientes[24]. Os estudos que mencionam dose de diálise durante a gestação são poucos e antigos e mostram variação no volume diário de dialisato de 7.500 a 12.000mL[19]. Okundaye e Hou, em trabalho de 1996, com pacientes em diálise peritoneal ambulatorial contínua sugeriram Kt/V alvo de 2,2 a 2,4[31].

A maior parte dos dados da literatura preconiza valores de BUN (nitrogênio ureico sanguíneo) pré-diálise menores que 50mg/dL (equivalente à ureia de 107mg/dL) como indicativo de diálise adequada durante a gravidez. Tais níveis têm sido diretamente associados a maior peso ao nascimento e redução das taxas de complicações obstétricas, particularmente poli-hidrâmnio, ruptura prematura de membrana e parto prematuro[1,26,30,32,33].

No caso de pacientes em diálise peritoneal, atingir tais valores pode ser difícil, principalmente no final da gestação, devido ao aumento do volume abdominal e frequente queixa de dor. Assim, para manter o método e garantir sua tolerância torna-se necessário reduzir o volume de infusão e aumentar a frequência de ciclos e, para isso, combinar trocas diurnas ao uso de diálise automatizada noturna parece ser efetivo[27,28]. A modalidade de diálise peritoneal conhecida por tidal também já foi descrita como alternativa bem-sucedida[34].

Importante fator para atingir adequação nessas pacientes é a presença de função renal residual, considerada por alguns autores contribuinte para desfechos bem-sucedidos. Além da menor dificuldade para adequação de solutos e volêmica, há hipótese de que ela também determine alguma função endócrina favorável[26,27,35].

COMPLICAÇÕES RELACIONADAS AO MÉTODO

Assim como são descritas possíveis vantagens, alguns problemas são unicamente relacionados ao método de diálise peritoneal e incluem complicações mecânicas e infecciosas.

Além da complicação mecânica descrita acima referente ao aumento do volume abdominal que impõe necessidade de alterar a prescrição de diálise principalmente no fim da gestação, pode ocorrer também deslocamento de posição do cateter acarretando seu mau funcionamento e dificuldade de drenagem. E, em raros casos descritos, devido ao deslocamento do cateter, pode haver traumatismo com laceração de vasos uterinos, que cursa com hemoperitônio, e até mesmo ruptura da parede uterina e da membrana, determinando parto prematuro, situação grave, de elevado risco materno e fetal[30,36].

Apesar de ser complicação relacionada ao método, não existe relato de aumento da incidência de peritonite durante o período de gestação. O que é descrito é que, assim como outras infecções, a peritonite pode levar a parto prematuro e deve ser tratada rápida e adequadamente[19,24,37].

CUIDADOS DURANTE A GRAVIDEZ EM DIÁLISE

Para uma gestação bem-sucedida em paciente dialítica é preciso realizar avaliações frequentes e ter atenção ao controle da PA, à anemia, aos estados volêmico e nutricional.

HIPERTENSÃO ARTERIAL

O principal risco materno nessas pacientes está associado à hipertensão arterial grave que deve ser tratada adequadamente. Para isso, o primeiro passo, assim como em pacientes não grávidas, é manter o estado de normovolemia, um desafio nessa situação, uma vez que a monitorização do ganho de peso e a adequação do peso seco são difíceis. No primeiro trimestre, o ganho de peso é pequeno, cerca de 0,9 a 2,3kg, enquanto no segundo e terceiro trimestres se recomenda ganho de 0,3 a 0,5kg por semana, considerando orientação e acompanhamento nutricional periódicos. O segundo passo, caso a PA se mantenha acima de 140/90mmHg, é o uso de drogas anti-hipertensivas. Entre elas, a metildopa consiste na primeira opção, seguida de labetalol e bloqueadores de canais de cálcio, seguros para uso durante a gravidez. Hidralazina pode ser usada como associação e iECA (inibidores da enzima conversora de angiotensina) e BRA (bloqueadores do receptor de angiotensina) são contraindicados por terem sido associados a ocorrência de displasia renal, anúria neonatal, defeitos de ossificação craniana e óbito por hipoplasia pulmonar[24,28,38].

Outro desafio encontrado no caso dessas pacientes é o diagnóstico de pré-eclâmpsia. Cerca de 42 a 80% das grávidas em diálise apresentam algum grau de hipertensão antes da gestação, definida como PA igual ou maior que 140/90mmHg, e sabe-se que mulheres hipertensas apresentam risco aumentado de desenvolver pré-eclâmpsia sobreposta à hipertensão crônica (incidência descrita de 15 a 25% contra 2 a 5% em mulheres normotensas). Teoricamente, esse diagnóstico é feito quando, após a 20ª semana, proteinúria (maior 0,3g/24 horas) *de novo* se desenvolve ou quando ocorre piora da hipertensão[39]. Entre pacientes dialíticas, tal diagnóstico é muito difícil, devendo ser considerados indícios a piora da hipertensão e/ou aumento da proteinúria (no caso de pacientes com função renal residual), bem como os sinais da síndrome HELLP (hemólise, aumento das enzimas hepáticas, plaquetopenia)[38]. Outros achados sugestivos incluem alterações de fluxo sanguíneo placentário à US com Doppler e evidência de restrição de crescimento intrauterino[36].

ANEMIA

Pacientes dialíticas que engravidam frequentemente apresentam piora da anemia e as razões para isso não são completamente conhecidas. Como a anemia nessa situação está associada a desfechos ruins, é recomendado seu tratamento para manter níveis de hemoglobina (Hb) acima de 10-11g/dL e índice de saturação de transferrina acima de 30%. Para tal, estão indicados uso de eritropoietina e ferro por via intradovenosa. Alguns autores descrevem necessidade de aumento de 50 a 100% na dose de eritropoietina para atingir Hb-alvo[19,28,40].

DISTÚRBIOS NOS METABOLISMOS ÓSSEO E MINERAL

Para que ocorra calcificação adequada óssea do feto é necessária a ingestão diária de 1.500 a 2.000mg de cálcio (Ca), o que pode ser facilmente atingido com o uso de banho de Ca a 2,5mEq/L associado a quelantes à base de cálcio. Os níveis de Ca devem ser monitorizados periodicamente e deve ser evitada hipercalcemia, já que está relacionada a hipocalcemia e hiperfosfatemia neonatal e alterações no esqueleto fetal. Deve-se também ter atenção aos riscos maternos associados à hipofosfatemia (arritmias, rabdomiólise, hemólise, entre outros) que pode ocorrer em decorrência da intensidade de diálise prescrita[19,24].

Pouco se sabe sobre os efeitos do hiperparatireoidismo secundário para o feto. Se indicado, o uso de 1,25-di-hidroxivitamina D deve ser mantido, sendo que sua prescrição deve ser monitorizada por meio de avaliação dos níveis de cálcio, fósforo, PTH e vitamina D maternos, uma vez que a placenta é capaz de converter uma parte da 25-hidroxivitamina D em 1,25-di-hidroxivitamina D[19,40].

DIETA

Tais pacientes necessitam de acompanhamento cuidadoso da dieta durante a gestação. As principais recomendações incluem aumento na ingestão de calorias para 30 a 35kcal/kg/dia e na ingestão de proteínas para 1,8g/kg no caso de pacientes em diálise peritoneal.

É recomendado o uso de ácido fólico o mais precocemente possível, para garantir o desenvolvimento neural adequado e também aumentar a suplementação de minerais e outras vitaminas dialisáveis (vitamina C, tiamina, riboflavina, vitamina B$_6$, niacina)[19,36,40].

ACOMPANHAMENTO OBSTÉTRICO E PARTO

Recomenda-se o seguimento conjunto da equipe de nefrologia com o obstetra durante o pré-natal com a realização de todos os procedimentos indicados e com atenção especial às possíveis complicações relacionadas acima. Pacientes sob risco elevado de parto prematuro podem receber corticosteroide, visando promover a maturação pulmonar do feto[19,40].

O parto cesárea é a via mais frequente de parto nessas pacientes, geralmente devido a complicações obstétricas envolvidas como ruptura prematura de membrana, poli-hidrâmnio, pré-eclâmpsia. A via de parto deve ser uma indicação obstétrica e não relacionada à doença renal em si[24].

No caso de pacientes em diálise peritoneal, o líquido peritoneal deve ser drenado antes do parto e, se indicado o parto cesárea, este pode ser realizado extraperitonealmente. Assim, a diálise é reiniciada cerca de 24 horas após a cirurgia, com pequenos volumes de infusão[28].

CONSIDERAÇÕES FINAIS

A maioria das gestações entre mulheres em terapia dialítica não são planejadas e, na verdade, são inesperadas. Porém, em virtude do crescente número de casos, é preciso estar atento a essa possibilidade e considerar o aconselhamento contraceptivo para aquelas mulheres em idade reprodutiva.

Por outro lado, uma vez que acontece a gravidez, é preciso que a paciente seja submetida à vigilância cuidadosa por parte de equipe multidisciplinar, incluindo médico nefrologista e obstetra, equipe de enfermagem, nutricionista e psicólogo. Durante todo o período, o acompanhamento deverá visar à prevenção de complicações e à proteção materna e fetal.

A adequação dialítica é de fundamental importância para melhores desfechos e a diálise peritoneal oferece terapia satisfatória para pacientes que engravidam enquanto submetidas a esse tratamento, em especial se ainda apresentarem função renal residual, considerado fator prognóstico favorável.

Agradecimentos

Ao Dr Rodrigo Hagemman, médico nefrologista da equipe, pela parceria no acompanhamento da paciente.

À Dra Daniela Ponce, médica nefrologista que foi uma das responsáveis pela implantação do Serviço de Diálise Peritoneal do Hospital Estadual Bauru (HEB).

Às enfermeiras Júlia Figueiredo Canavesi, responsável pelo Serviço de Diálise Peritoneal, e Aniela Nascimento Pivotto, enfermeira responsável técnica pelo Centro de Terapia Renal Substitutiva do HEB e à auxiliar de enfermagem Elza Leite de Lima Costa, pelos cuidados prestados à paciente.

À nutricionista Mariana Rambeli Bibian, pelo apoio fundamental durante todo o acompanhamento da paciente.

REFERÊNCIAS BIBLIOGRÁFICAS

1. Bagon JA, Vernaeve H, De Muylder X et al. Pregnancy and dialysis. *Am J Kidney Dis* 1998; **31**: 756-765.
2. Toma H, Tanabe K, Tokumoto T et al. Pregnancy in women receiving renal dialysis or transplantation in Japan: a nationwide survey. *Nephrol Dial Transplant* 1999; **14**: 1511-1516.
3. Okundaye I, Abrinko P, Hou S. Registry of pregnancy in dialysis patients. *Am J Kidney Dis* 1998; **31**: 766-773.
4. Hou SH. Frequency and outcome of pregnancy in women on dialysis. *Am J Kidney Dis* 1994; **23**: 60-63.
5. Malik GH, Al-Harbi A, Al-Mohaya S et al. Pregnancy in patients on dialysis–experience at a referral center. *J Assoc Physicians India* 2005; **53**: 937-941.
6. Bahloul H, Kammoun K, Kharrat M et al. Pregnancy in chronic hemodialysis women: outcome of multicentric study. *Saudi J Kidney Dis Transpl* 2003; **14**: 530-531.
7. Mantouvalos H, Metallinos C, Makrygiannakis A, Gouskos A. Sex hormones in women on hemodialysis. *Int J Gynaecol Obstet* 1984; **22**: 367-370.
8. Lim VS, Henriquez C, Sievertsen G, Frohman LA. Ovarian function in chronic renal failure: evidence suggesting hypothalamic anovulation. *Ann Intern Med* 1980; **93**: 21-27.
9. Gomez F, de la Cueva R, Wauters JP, Lemarchand-Beraud T. Endocrine abnormalities in patients undergoing long-term hemodialysis. The role of prolactin. *Am J Med* 1980; **68**: 522-530.
10. Hou SH, Grossman S, Molitch ME. Hyperprolactinemia in patients with renal insufficiency and chronic renal failure requiring hemodialysis or chronic ambulatory peritoneal dialysis. *Am J Kidney Dis* 1985; **6**: 245-249.
11. Ginsberg E, Owen WF Jr. Reproductive endocrinology and pregnancy in women on hemodialysis. *Semin Dialysis* 1993; **6**: 105-116.
12. Chao A-S, Huang J-Y, Lien R et al. Pregnancy in women who undergo long-term hemodialysis. *Am J Obstet Gynecol* 2002; **187**: 152-156.
13. Schmidt RJ, Holley JL. Fertility and contraception in end-stage renal disease. *Adv Ren Replace Ther* 1998; **5**: 38-44.
14. Bailie GR, Elder SJ, Mason NA et al. Sexual dysfunction in dialysis patients treated with antihypertensive or antidepressant medications: results from the DOPPS. *Nephrol Dial Transplant* 2007; **22**: 1163-1170.
15. Steele TE, Wuerth D, Finkelstein S et al. Sexual experience of the chronic peritoneal dialysis patient. *J Am Soc Nephrol* 1996; **7**: 1165-1168.

16. Hou S. Pregnancy in chronic renal insufficiency and end-stage renal disease. *Am J Kidney Dis* 1999; **33**: 235-252.
17. Chou CY, Ting IW, Lin TH, Lee CN. Pregnancy in patients on chronic dialysis: a single center experience and combined analysis of reported results. *Eur J Obstet Gynecol Reprod Biol* 2008; **36**: 165-170.
18. Watnick S. Pregnancy and crontaceptive counseling of women with chronic kidney disease and kidney transplants. *Adv Chronic Kidney Dis* 2007; **14**: 126-131.
19. Reddy SS, Holley JL. Management of the pregnant chronic dialysis patient. *Adv Chronic Kidney Dis* 2007; **14**: 146-155.
20. Hou S. Pregnancy in dialysis patients: where do we go from here? *Semin Dial* 2003; **16**: 376-378.
21. Confortini P, Galanti G, Ancona G et al. Full term pregnancy and successful delivery in a patient on chronic hemodialysis. *Proc Eur Dial Transplant Assoc* 1971; **8**: 74-80.
22. Kioko EM, Shaw KM, Clarke AD, Warren DJ. Successful pregnancy in a diabetic patient treated with continuous ambulatory peritoneal dialysis. *Diabetes Care* 1983; **6**: 298-300.
23. Shahir AK, Briggs N, Katsoulis J, Levidiotis V. An observational outcomes study from 1966-2008, examining pregnancy and neonatal outcomes from dialyzed women using data from the ANZDATA Registry. *Nephrology* 2013; **18**: 276-284.
24. Hou S. Conception and pregnancy in peritoneal dialysis patients. *Perit Dial Int* 2001; **21**: S290-S294.
25. Luders C, Castro MC, Titan SM et al. Obstetric outcome in pregnant women on long-term dialysis: a case series. *Am J Kidney Dis* 2010; **56**: 77-85.
26. Hou CH, Lee CN, Hung KY et al. An unexpected pregnancy causes poor drainage in automated peritoneal dialysis. *Nephrol Dial Transplant* 1996; **11**: 2335-2337.
27. Smith WT, Darbari S, Kwan MO et al. Pregnancy in peritoneal dialysis: a case report and review of adequacy and outcomes. *Int Urol Nephrol* 2005; **37**: 145-151.
28. Hou S, Grossman S. Obstetric and gynecologic issues. In Daugirdas JT, Blake PG, Ing TS (eds). *Handbook of Dialysis*, 4th ed. Lippincott Williams & Wilkins: Philadelphia, 2007, pp 672-684.
29. Jefferys A, Wyburn K, Chow J et al. Peritoneal dialysis in pregnancy: a case series. *Nephrology* 2008; **13**: 380-383.
30. Holley JL, Reddy SS. Pregnancy in dialysis patients: a review of outcomes, complications, and management. *Semin Dial* 2003; **16**: 384-387.
31. Okundaye I, Hou S. Management of pregnancy in women undergoing continuous ambulatory peritoneal dialysis. *Adv Perit Dialysis* 1996; **12**: 151-154.
32. Giatras I, Levy DP, Malone FD et al. Pregnancy during dialysis: case report and management guidelines. *Nephrol Dial Transplant* 1998; **13**: 3266-3272.
33. Dixon JC, Kinney GA, Block C et al. Chronic kidney disease and dialysis management in a pregnant woman. *Dial Transplant* 2006; **35**: 372-375.
34. Chang H, Miller MA, Bruns FJ. Tidal peritoneal dialysis during pregnancy improves clearance and abdominal symptoms. *Perit Dial Int* 2002; **22**: 272-274.
35. Hou S, Firanek C. Management of the pregnant dialysis patient. *Adv Renal Replacement Ther* 1998; **5**: 24-30.
36. Hladunewich M, Hercz AE, Keunen J et al. Pregnancy in end stage renal disease. *Semin Dial* 2011; **24**: 634-639.
37. Bolignano D, Coppolino G, Crascì E et al. Pregnancy in uremic patients: an eventful journey. *J Obstet Gynaecol Res* 2008; **34**: 137-143.
38. Podymow T, August P. Hypertension in pregnancy. *Adv Chronic Kidney Dis* 2007; **14**: 178-190.
39. Vellanki K. Pregnancy in chronic kidney disease. *Adv Chronic Kidney Dis* 2013; **20**: 223-228.
40. Abu-Zaid A, Nazer A, Alomar O, Al-Badawi IA. Successful pregnancy in a 31-year-old peritoneal dialysis patient with bilateral nephrectomy. *Case Rep Obstet Gynecol* 2013; **2013**: 1-5.

65

FALÊNCIA DE ULTRAFILTRAÇÃO EM DIÁLISE PERITONEAL

Miguel Ernandes Neto
Hugo Abensur

INTRODUÇÃO

Os principais obstáculos para o sucesso da diálise peritoneal em longo prazo são os episódios de peritonites e alterações funcionais da membrana peritoneal decorrentes da falta de biocompatibilidade das soluções de diálise e dos episódios de peritonites. Tais alterações da membrana, que acometem aproximadamente 50% dos pacientes em diálise peritoneal, incluem fibrose progressiva, angiogênese e degeneração vascular associada ao aumento do transporte de solutos e perda da ultrafiltração. Em pequena porcentagem dos casos, uma resposta fibrogênica catastrófica que ocorre primariamente no peritônio visceral, designada como esclerose peritoneal encapsulante, está associada com alta taxa de mortalidade[1]. A capacidade de ultrafiltração (UF) pela membrana peritoneal é o principal preditor de desfechos e mortalidade em pacientes que realizam diálise peritoneal[1-3].

TRANSPORTE DE ÁGUA ATRAVÉS DA MEMBRANA PERITONEAL

Na diálise peritoneal, a ultrafiltração ocorre principalmente por osmose, como consequência do gradiente osmótico formado entre o compartimento sanguíneo e o intraperitoneal contendo solução de diálise hiperosmolar infundida através do cateter de Tenckhoff[4].

A permeabilidade da membrana peritoneal é determinada pelas resistências geradas pela parede capilar, pelo interstício e mesotélio, sendo a parede capilar a barreira mais importante ao transporte. O transporte de solutos e de água ocorre por três diferentes tipos de poros localizados no endotélio capilar[4]. O modelo dos três poros foi um importante avanço na compreensão do transporte peritoneal, sendo este modelo matemático validado posteriormente com a descoberta das aquaporinas por Peter Agre[5-7].

Os grandes poros, provavelmente um processo de transporte por pinocitose de um lado da membrana para o outro lado desta, são responsáveis pelo transporte de macromoléculas, como albumina. Eles representam menos de 1% dos poros.

Os poros pequenos, raio de 4nm, representam as fendas endoteliais intercelulares e são responsáveis por 90% da área total dos poros, sendo a eles atribuídos o papel principal no transporte difusivo e convectivo de solutos com baixo peso molecular (por exemplo, creatinina, ureia, eletrólitos, β_2-microglobulina etc.) e mais de 50% da ultrafiltração induzida por glicose, assim como absorção de glicose e lactato ocorrem por difusão retrógrada através desses poros. Os poros pequenos são praticamente impermeáveis a macromoléculas, como proteínas[4].

Os poros ultrapequenos são poros na própria membrana celular, com raio de 0,5nm, que permitem apenas a passagem de água. Eles correspondem às aquaporinas-1 (AQP-1), localizadas nas células endoteliais e mesoteliais da parede peritoneal. Esses poros representam apenas 1-2% do total, mas são responsáveis por até 40% do ultrafiltrado. Como o filtrado formado por esses poros não contém solutos, a concentração de solutos no ultrafiltrado é menor que a do plasma, um fenômeno conhecido como *sieving*[4].

A elevada concentração de glicose na solução de diálise é a força motriz geradora da ultrafiltração na diálise peritoneal. A ultrafiltração é máxima logo após a infusão da solução de diálise na cavidade peritoneal. À medida que a glicose é absorvida, o ritmo de ultrafiltração declina.

Enquanto a ultrafiltração está sendo processada, uma quantidade de fluido está sendo absorvida em ritmo constante da cavidade peritoneal pelo sistema linfático. Durante a absorção linfática da cavidade peritoneal ocorre, por convecção, arraste de solutos contidos na solução de diálise. A absorção linfática ocorre em sentido oposto ao da ultrafiltração e o volume ultrafiltrado resultante será a diferença entre o volume total ultrafiltrado e o volume absorvido pelos vasos linfáticos que drenam a cavidade peritoneal[8,9].

ALTERAÇÕES HISTOPATOLÓGICAS DA MEMBRANA PERITONEAL

Embora os estudos de correlação morfofuncional sejam escassos, a biópsia peritoneal pode ser útil no entendimento da fisiopatologia da membrana peritoneal, permitindo que encontremos os substratos anatômicos das alterações funcionais[10].

As alterações acontecem em diferentes níveis:

Mesotélio – desprendimento e perda da superfície mesotelial, sendo esta lesão potencialmente reversível. A seguir, pode ocorrer transição epiteliomesenquimal (transformação da célula mesotelial em célula fibroblástica), que constitui a lesão inicial do processo de fibrose.

Membrana basal – reduplicação e espessamento da membrana basal submesotelial e subendotelial.

Submesotélio – fibrose submesotelial, secundária a aumento desproporcional da matriz extracelular e de fibroblastos. A fibrose peritoneal acontece com o tempo, e sua patogenia envolve múltiplos mediadores como fator de crescimento transformador β (TGF-β), fator de crescimento do endotélio vascular (VEGF), fator de crescimento do fibroblasto (FGF) e fator de crescimento do tecido conjuntivo (CTGF). Os dois tipos de fibrose peritoneal são a esclerose peritoneal simples, que constitui a evolução da membrana exposta por longo tempo às soluções biocompatíveis de diálise peritoneal, e a esclerose encapsulante, que constitui fibrose intensa envolvendo alças intestinais.

Sistema vascular – vasculopatia hialinizante, devido à reduplicação da membrana basal subendotelial, e neoangiogênese, devido à produção de VEGF, que leva a aumento da superfície de troca do peritônio, com mais rápida absorção do agente osmótico e dissipação precoce do gradiente osmolar[1,10,11].

SOBRECARGA HÍDRICA EM DIÁLISE PERITONEAL

A hipervolemia crônica pode resultar em hipertrofia do ventrículo esquerdo, podendo ser fator contribuinte para doença cardiovascular nos pacientes em diálise peritoneal (DP) com morbidade e mortalidade associadas. Além disso, a sobrecarga hídrica com disfunção da membrana peritoneal é frequente de insucesso da técnica[12]. A sobrecarga hídrica, muitas vezes, resulta da combinação de prescrição inadequada, baixa adesão ao tratamento, perda da função renal residual, complicações mecânicas e disfunção da membrana peritoneal, sendo que as causas reversíveis devem ser investigadas[12,13].

O estudo EAPOS, prospectivo e multicêntrico, avaliou 177 pacientes anúricos em diálise peritoneal automatizada (DPA) durante 2 anos. Foi demonstrado que os pacientes com idade maior que 65 anos, desnutridos, diabéticos e aqueles que tinham UF < 750mL/24h apresentavam pior prognóstico. Permeabilidade da membrana e depuração peritoneal de creatinina não foram preditores de sobrevida neste estudo[2].

Foi recomendado que, na ausência de complicações mecânicas ou falência de ultrafiltração, o tratamento da hipervolemia na diálise peritoneal seja baseado na restrição da ingestão de sódio (< 1,5g/dia), altas doses de diuréticos nos pacientes com função renal residual (furosemida 250mg/dia), uso não sustentado de soluções de glicose a 4,25%, quando houver necessidade de usá-la, e uso de solução de icodextrina nos períodos de longa permanência (maior que 8 horas)[14-16].

DIAGNÓSTICO E MANEJO DA FALÊNCIA DE ULTRAFILTRAÇÃO

Falência de ultrafiltração (FUF) é definida como a sobrecarga hídrica associada com volume de ultrafiltração menor que 400mL no teste de equilíbrio peritoneal (PET) modificado pelo uso de solução a 4,25%. A FUF não pode ser diagnosticada quando o volume drenado exceder 400mL ou se não houver evidências de sobrecarga hídrica. A FUF só pode ser diagnosticada após descartar disfunção mecânica de cateter[12].

TIPOS DE FUF

Uma vez estabelecido o diagnóstico de FUF, podemos classificá-la de acordo com o tipo de transporte de soluto.

FUF tipo I – Transportador rápido

É a forma mais comum de FUF e ocorre após 3 anos ou mais de DP. Acredita-se que aconteça por aumento da área de superfície peritoneal efetiva consequente ao aumento na vascularização da membrana. As causas dessa alteração histológica podem incluir exposição cumulativa da membrana a altas cargas de glicose e a outros elementos bioincompatíveis das soluções de DP (pH baixo, lactato, produtos tóxicos da degradação da glicose), episódios repetidos de peritonite e inflamação sistêmica.

A FUF tipo I também pode ser vista de forma transitória durante episódios de peritonite ou inflamação sistêmica, que levam à inflamação aguda da membrana, aumentando a velocidade de transporte de solutos[12].

Soluções de icodextrina estão sendo usadas para o manejo dos pacientes com FUF tipo I, com boa resposta terapêutica e menor necessidade de mudança para hemodiálise[17]. A icodextrina é uma mistura de frações de polímeros de glicose de alto peso molecular produzidas pela hidrólise de amido de milho. Embora seus efeitos no aumento da ultrafiltração em pacientes em diálise peritoneal sejam estabelecidos, ainda se desconhecem seus efeitos sobre a função da célula mesotelial e ações inflamatórias no peritônio[18,19].

FUF tipo II – Transportador lento

A FUF com redução de velocidade de transporte para solutos é vista em situação de redução de superfície funcional do peritônio, causada por aderências ou fibrose pós-peritonite grave ou outra complicação intra-abdominal. A manutenção do paciente com esse tipo de FUF em diálise peritoneal é muito difícil, necessitando de mudança de método para hemodiálise[12].

A esclerose peritoneal encapsulante (EPS), também chamada de peritonite encapsulante ou peritonite encapsulante esclerosante ou *cocoon abdominal*, é uma condição clínica caracterizada pela fibrose do peritônio visceral, frequentemente associada à formação de ascite, que pode levar à obstrução intestinal. Essa enfermidade pode ser de origem idiopática ou secundária à diálise peritoneal, e o tempo de exposição à terapia é um importante fator de risco[20].

A falência de ultrafiltração é marca da fibrose peritoneal e EPS. Inicialmente, pode ser causada pelo aumento do transporte de solutos (FUF tipo I). Quando há fibrose grave, especialmente se houver EPS, há redução da permeabilidade de solutos, caracterizando FUF tipo II[20].

FUF tipo III – Transportador médio rápido e lento

Nesta situação, devemos descartar complicações mecânicas relacionadas ao cateter, como migração ou obstrução e extravasamento de solução de diálise para fora da cavidade peritoneal[12].

Chamamos de FUF tipo III quando a causa é atribuída a uma absorção linfática aumentada de líquido peritoneal. A absorção linfática pode ser quantificada medindo-se a taxa de desaparecimento de dextrano-70 da cavidade peritoneal, procedimento raramente utilizado na prática clínica, tornando FUF tipo III um diagnóstico de exclusão[12].

Outra situação possível de FUF com transportador médio é a deficiência de aquaporinas. Esse diagnóstico pode ser realizado medindo-se a concentração de sódio no dialisato após 30-60min de permanência de 2 litros de solução de dextrose a 4,25% e a 1,5%. Se a diferença entre o sódio na solução de diálise com 4,25% e 1,5% for menor que 5mmol/L, sugere uma deficiência de aquaporinas. Isso ocorre porque, quando os níveis de glicose na solução de diálise são muito altos, a ultrafiltração por osmose ocorre através das aquaporinas, que deixam a água passar livremente, levando a uma redução inicial de sódio da solução de diálise. Quando se usa solução hipertônica (4,25%) ocorre maior diluição de sódio quando as aquaporinas estão íntegras[12].

CONSIDERAÇÕES FINAIS

Em termos práticos, diante de um paciente em programa de diálise peritoneal com sinais clínicos de hiper-hidratação (edema, hipertensão), deve-se, inicialmente, avaliar com que velocidade este acúmulo ocorreu. Se foi súbito, pode-se pensar em migração do cateter e um exame radiológico do abdome irá mostrar o mau posicionamento do cateter de Tenckhoff, e esta complicação poderá ser tratada com agentes laxativos para aumentar o peristaltismo das alças intestinais e recolocar o cateter na pequena bacia. Se a resposta não for satisfatória com o laxante, a alternativa é a reposição laparoscópica do cateter.

Vazamentos de solução de diálise para a parede abdominal ou região genital também estão associados com o aparecimento de edema súbito, e o diagnóstico é feito por meio de exame físico ou infusão de 2 litros de solução de diálise com 100mL de contraste com permanência de 2 horas, seguida de radiografia simples de abdome ou tomografia abdominal. O vazamento é tratado com drenagem da cavidade peritoneal e cavidade seca durante 3 dias, com reinício da diálise peritoneal com 2/3 do volume de infusão habitual.

Outra causa de edema em diálise peritoneal é a perda súbita da função renal residual com o emprego de agentes nefrotóxicos. O paciente mantém seu nível de ingestão de líquidos, porém com menor diurese.

Quando o estado de hiper-hidratação ocorre de maneira insidiosa, a possibilidade de lesão da membrana peritoneal impõe-se. O estado de transportador rápido é a causa mais comum de FUF em diálise peritoneal. O diagnóstico é feito quando o paciente apresenta UF menor que 400mL após 4 horas de permanência de solução de diálise a 4,25% e um padrão de transportador rápido no teste de equilíbrio peritoneal. Nesses casos, devem-se evitar ciclos longos (diálise peritoneal ambulatorial contínua), usar diálise peritoneal automática e utilizar solução de icodextrina nos ciclos longos. Outras causas menos comuns de hiper-hidratação em DP são: excesso de absorção linfática da cavidade peritoneal, lesão das aquaporinas, que pode ser diagnosticada com a dosagem do sódio na solução de diálise (a 4,25%) após 1 hora de permanência na cavidade peritoneal, e perda de superfície peritoneal com prejuízo do transporte de soluto e água (FUF tipo II), quando o paciente deverá ser transferido para hemodiálise.

Por fim, é importante lembrar que o estado de hiper-hidratação deve ser avaliado em todas as consultas, com monitorização do peso do paciente, pressão arterial, pesquisa de edema em membros inferiores, ausculta pulmonar e, na dúvida, radiografia de tórax e bioimpedância. Pois, hiper-hidratação em DP está associada com maior morbimortalidade.

REFERÊNCIAS BIBLIOGRÁFICAS

1. Devuyst O, Margetts PJ, Topley N. The Pathophysiology of the peritoneal membrane. *J Am Soc Nephrol* 2010; **21**: 1077-1085.
2. Brown EA, Davies SJ, Rutherford P *et al*. (On behalf of the EAPOS group). Survival of functionally anuric patients on automated peritoneal dialysis: the european APD outcome study. *J Am Soc Nephrol* 2003; **14**: 2948-2957.

3. Brimble KS, Walker M, Margetts PJ et al. Meta-analysis: peritoneal membrane transport, mortality and technique failure in peritoneal dialysis. *J Am Soc Nephrol* 2006; **17**: 2591-2598.
4. Bansal S, Teitelbaum I. Causas, diagnóstico e tratamento da falência da membrana peritoneal. In Henrich WL (ed). *Princípios e Prática de Diálise*, 4ª ed. Dilivros: Rio de Janeiro: 2011, pp 285-308.
5. Waniewski J, Debowska M, Lindholm B. How accurate is the description of transport kinetics in peritoneal dialysis according to different versions of the three-pore model? *Perit Dial Int* 2008; **28**: 53-60.
6. Bernardo AP, Bajo MA, Santos O et al. Two-in-one protocol: simultaneous small-pore and ultrasmall-pore peritoneal transport quantification. *Perit Dial Int* 2012; **37**: 537-544.
7. Parikova A, Smit W, Zweers MM et al. Free water transport, small pore transport and the osmotic pressure grandient. *Nephrol Dial Transplant* 2008; **23**: 2350-2355.
8. Abensur H, Romao Junior JE, Prado EB et al. Use of dextran 70 to estimate peritoneal lymphatic absorption rate in CAPD. *Adv Perit Dial* 1992; **8**:3-6.
9. Krediet RT, Coester AM, Parikova A et al. New insights into the phsyiology of peritoneal fluid transport. *Perit Dial Int* 2008; **28**(Suppl 3): 144-149.
10. Del Peso G, Jiménez-Heffernan JA, Bajo MA et al. Correlación anátomo-funcional de la membrana peritoneal. *Nefrología* 2008; **28**(Suppl 6): 11-16.
11. De Vriese AS, Mortier S, Lameire NH. Neoangiogenesis in the peritoneal membrane: does it play a role in ultrafiltration failure? *Nephrol Dial Transplant* 2001; **16**: 2143-2145.
12. Boudville N, Blake P. Volemia e sobrecarga hídrica na diálise peritoneal. In Daugirdas JT (ed). *Manual de Diálise*, 4ª ed. Guanabara Koogan: Rio de Janeiro; 2008, pp 376-382.
13. Mujais S, Nolph K, Gokal R et al. Evaluation and management of ultrafiltration problems in peritoneal dialysis. *Perit Dial Int* 2000; **20**(Suppl 4): S5-S21.
14. Blake PG, Bargman JM, Brimble KS et al. Clinical practice guidelines and recommendations on peritoneal dialysis adequacy 2011 (Canadian Society of Nephrology Guidelines/Recommendations). *Perit Dial Int* 2011; **31**:218-239.
15. Lo WK, Bargman JM, Burkart J et al. Guideline on targets for solute and fluid removal in adult patients on chronic peritoneal dialysis (ISPD Guidelines/Recommendations). *Perit Dial Int* 2006; **26**: 520-522.
16. Kendrick J, Teitelbaum I. Strategies for improving long-term survival in peritoneal dialysis patients. *Clin J Am SocNephrol* 2010; **5**: 1123-1131.
17. Krediet R, Mujais S. Use of icodextrin in high transport ultrafiltration failure. *Kidney Int* 2002; **81**: 553-561.
18. Chan TM, Yung S. Studying the effects of new peritoneal dialysis solutions on the peritoneum. *Perit Dial Int* 2007; **27**(Suppl 2): 87-93.
19. Araújo Teixeira MR, Pecoits-Filho RF, Romao Junior JE et al. The relationship between ultrafiltrate volume with icodextrin and peritoneal transport pattern according to the peritoneal equilibration test. *Perit Dial Int* 2002; **22**: 229-233.
20. Chin AI, Yeun JY. Encapsulating peritoneal sclerosis: an unpredictable and devastating complication of peritoneal dialysis. *Am J Kidney Dis* 2006; **47**: 697-712.

66
MARCADORES INFLAMATÓRIOS E METABÓLICOS E O RISCO CARDIOVASCULAR DE PACIENTES EM DIÁLISE PERITONEAL

Gabriel de Almeida Ferreira
Eduardo de Paiva Luciano
Gilson Fernandes Ruivo

◆

INTRODUÇÃO

A doença renal crônica (DRC) é caracterizada por uma perda progressiva e irreversível da função renal, associada à redução do ritmo de filtração glomerular[1]. As causas mais comuns de DRC são: *diabetes mellitus* (DM), hipertensão arterial sistêmica (HAS) e glomerulonefrites. Os sinais e sintomas da doença são observados no decorrer da evolução da doença, com maior gravidade e complexidade de acordo com o estágio da doença, sendo que podem acometer diversos aparelhos e sistemas corporais. O tratamento da DRC envolve medidas dietéticas, farmacológicas, sendo que na fase final, quando se constata a falência renal, poderá ser necessária a terapia renal substitutiva, onde se incluem a hemodiálise (HD) e a diálise peritoneal (DP). A DRC tem sido considerada de grande importância na saúde pública do Brasil, pois o número de casos diagnosticados está aumentando a cada dia, com o número de pacientes em diálise no mundo aumentando gradativamente em proporção maior do que o crescimento populacional[2].

No Brasil, em 2000, 42.659 pacientes estavam em tratamento dialítico, progredindo para 91.314 em 2011. Neste mesmo ano, 90,6% realizou tratamento de HD, e 9,4%, DP, sendo a diálise peritoneal automatizada (DPA) a modalidade mais prevalente de DP (5,2% de todos os tratamentos dialíticos), geralmente sendo a DP indicada para pacientes idosos e com comorbidades[2-4].

Pacientes no estágio final da DRC podem apresentar complicações como doenças inflamatórias crônicas, uma vez que pode-se observar defeito funcional do sistema imune, além de alterações inflamatórias e imunes associadas aos procedimentos dialíticos.

MÉTODOS DIALÍTICOS

A escolha do método dialítico deve ser feita pelo paciente, após ponderar as explicações e recomendações do médico nefrologista[5]. Contudo, sabe-se que existem algumas diferenças entre os dois métodos. Um estudo utilizou os dados do Sistema Único de Saúde de pacientes incidentes na Base Nacional em Terapias Renais Substitutivas entre 2002 e 2003 e os acompanharam até o fim de 2004, mostrando que 43% dos pacientes em DP foram a óbito, contra 33% nos pacientes em HD, com um tempo menor de sobrevida em todos os anos do segmento para a DP, talvez devido ao perfil dos pacientes em cada modalidade[2].

Sabe-se que nos dois primeiros anos de tratamento dialítico há maior sobrevida na modalidade de DP, provavelmente por essa manter melhor a capacidade renal residual. Contudo, essa vantagem perde-se a longo prazo, com a HD superando a sobrevida em comparação à peritoneal, provavelmente por perda da qualidade da DP por fibrose da membrana peritoneal e diminuição da sua qualidade de ultrafiltração. Apesar de não haver critérios de indicação para a DP, existem contraindicações, como pacientes com diversas cirurgias e adesões abdominais, colostomia, hérnias não tratadas, doença inflamatória ou isquêmica intestinal, obesidade mórbida, doença pulmonar, além de histórico de não adesão ao tratamento[6]. Outra razão para a escolha de DP seria após a exaustão dos acessos vasculares na HD, porém mostrando resultados reservados[7]. A DP possui algumas vantagens, como maior autonomia e satisfação do paciente, porém também possui desvantagens, como alto índice de falha de técnica (infecção e falência da membrana peritoneal), ganho de peso e *burnout* do paciente e seu cuidador[5].

FISIOPATOLOGIA DA LESÃO PERITONEAL

Cronicamente, a membrana peritoneal sofre os efeitos da solução de glicose utilizada na DP, resultando em fibrose, neoangiogênese e aumento da permeabilidade da membrana, determinando uma falha na ultrafiltração da DP. A solução de glicose aumenta a produção de mediadores pró-inflamatórios, eleva a síntese de material extracelular e altera a expressão de junções intracelulares, acarretando uma transformação do epitélio em mesotélio. Além disso, a glicose em excesso é convertida em sorbitol que se acumula no interior das células, contribuindo para a disfunção celular. A glicose também estimula a proliferação de fibroblastos com aumento da produção de matriz extracelular, como pró-colágeno III, mostrando a importância da glicose na gênese da fibrose peritoneal. Todos esses fatores associados contribuem para a disfuncionalidade da membrana peritoneal, refletindo em deterioração da DP, com consequente aumento na morbimortalidade e da síndrome metabólica (SM). O excesso de glicose causa diversos outros danos, como aumento da produção de leptina pelos adipócitos, diminuição da defesa intraperitoneal por distúrbio nos leucócitos, entre outros. Além dos efeitos da glicose, existem ainda os dados causados pela hiperosmolaridade e pelos produtos da degradação da glicose (acetaldeído e formaldeído) que causam um estado inflamatório e também inibição da cicatrização peritoneal[8].

SÍNDROME METABÓLICA NOS PACIENTES EM DIÁLISE PERITONEAL

O uso de glicose nas soluções de DP correlaciona-se com outras alterações patológicas nesses pacientes, como pior controle glicêmico, aumento da resistência à insulina e predisposição ao DM.

O DM é, atualmente, a doença mais associada com a DRC em muitos países, ficando em segundo lugar no Brasil, correspondendo a 25% dos casos[3,9]. Sabe-se também que o controle rigoroso da glicemia é essencial para prevenir as complicações micro e macrovasculares do DM[10]; contudo, o uso de glicose para a ultrafiltração na substância dialítica da DP representa um risco para o controle glicêmico[8].

O DM faz parte da patogenia da SM, que consiste em um conjunto de alterações metabólicas e hemodinâmicas, incluindo obesidade abdominal, hipertensão arterial, resistência à insulina e dislipidemia. Todos esses fatores, individualmente ou combinados, aumentam o risco para o desenvolvimento ou progressão de DM, doenças cardiovasculares (DCV), DRC e mortalidade por eventos cardíacos[11].

Nos pacientes com DRC, essa relação é ainda mais complicada. Diversos fatores da SM já estão presentes nos pacientes com DRC, uma vez que esses são fatores de risco ou consequências da própria DRC, como, por exemplo, a uremia em si pode causar intolerância à glicose, dislipidemia e resistência à insulina[11]. Quando comparados com a HD, os pacientes em DP possuem maior risco para desenvolver SM pela presença de hiperglicemia, dislipidemia e ganho de peso consequente dessa terapia, podendo ter uma prevalência 50% maior nos pacientes em DP, quando comparados com pacientes em HD e estágios finais da DRC[11,12].

Um estudo recente comparando HD com DP mostrou que vários fatores clínicos e laboratoriais possuíam pior resultado nos pacientes em DP, incluindo marcadores inflamatórios e metabólicos (fibrinogênio, glicemia de jejum, HbA1c e HOMA-IR), resultado que mostra um sinergismo na piora do controle do DM e no aumento do risco de eventos cardiovasculares[9,13].

Outro estudou apontou que em pacientes não diabéticos a presença de SM se correlacionou com maior taxa de eventos cardiovasculares, principalmente quanto aos níveis de triglicérides. Outra observação interessante do mesmo estudo foi o aumento da prevalência de SM nos pacientes após 49 meses de seguimento[14].

Já um estudo recente demonstrou que a SM está correlacionada com a área de gordura visceral (avaliada por tomografia computadorizada) e com níveis aumentados de proteína C-reativa (PCR), contudo não prediz sobrevivência em pacientes não diabéticos em DP[15].

MARCADORES INFLAMATÓRIOS NOS PACIENTES COM DRC

O processo inflamatório envolve uma reação complexa de eventos onde diversos mediadores da cascata de inflamação podem estar envolvidos, com diferentes respostas celulares. As citocinas são mediadores da resposta imunológica e de reações inflamatórias e podem ser liberadas como resposta a diferentes antígenos agressores, como lipopolissacarídeos e de origem bacteriana. A inflamação pode ser mensurada pela presença de um ou mais marcadores envolvidos nesse processo, onde se incluem PCR, inteleucinas, em especial a interleucina-6, consideradas marcadores plasmáticos mais específicos do processo inflamatório[16].

Um outro aspecto relevante é que os portadores de DRC podem apresentar alterações na função imunitária, decorrentes de fenômenos, como as toxinas urêmicas, ou mesmo associadas à biocompatibilidade de membranas utilizadas na terapia substitutiva[17].

Um outro aspecto importante é que a interleucina-6 possui importante atuação sobre o metabolismo de lípides e de carboidratos, além de estar relacionada ao aumento do risco cardiovascular, uma vez que se relacionou a maior risco de doenças coronarianas em indivíduos com a função renal normal, sendo que também participa da síntese de proteínas da fase aguda, como a PCR. Tem sido observado que a concentração de PCR tende a se elevar durante o aparecimento de um processo inflamatório. A PCR e o sistema complemento estão localizados em tecidos com inflamação, incluindo vasos ateroscleróticos, e no infarto do miocárdio, sugerindo o mecanismo de aterogênese desses mediadores inflamatórios[18,19].

Também já foi relatado que pacientes com DRC em terapia renal substitutiva definitiva em HD apresentam níveis séricos elevados de PCR, interleucina-6 e TNF-α[17,19,20].

Outros marcadores de atividade inflamatória e também associados a risco cardiovascular têm sido utilizados, como níveis séricos de ácido úrico, albumina e fibrinogênio.

DOENÇA CARDIOVASCULAR EM PACIENTES EM DIÁLISE PERITONEAL

Na avaliação da diálise peritoneal em pacientes com DRC é de grande importância a determinação de exames laboratoriais que se caracterizam como marcadores de doença, seja do ponto de vista inflamatório (ácido úrico, fibrinogênio, PCR e albumina), seja metabólico (glicemia, HbA1c, colesterol total e frações e triglicérides).

Os eventos cardiovasculares são a principal causa de morte em pacientes com DRC em estágio final e também naqueles em DP. A hipertensão é um fator de risco importante para a mortalidade, principalmente nos pacientes em DP, em que existe hipervolemia e, muitas vezes, perda da capacidade de ultrafiltração da membrana peritoneal, por mecanismos já explicados. A inflamação também ocupa um espaço importante, já que a inflamação exacerba a aterogênese pelo estímulo local de produtos oxidativos, produtos avançados de glicólise, alterando o ambiente vascular. Essas alterações promovem elevação na produção de moléculas pró-aterogênicas, fatores de crescimento e aumento da citocinas. Esses fatores inflamatórios aumentam os níveis de PCR, fibrinogênio e inibem a produção hepática de albumina. Tanto os níveis de PCR quanto de albumina se correlacionam com o risco cardiovascular de pacientes em DP. Um estudo demonstrou que, mesmo em não diabéticos, o nível de albumina é maior em pacientes em HD[13].

AVALIAÇÃO DOS PACIENTES EM DIÁLISE PERITONEAL

Para avaliar a DP existem alguns critérios a serem analisados. Primeiramente, existe a função renal residual (FRR) que está correlacionada a uma melhor sobrevida[21,22]. Também é possível avaliar as características da membrana peritoneal quanto à sua capacidade de transporte de solutos e de ultrafiltração através do PET (*peritoneal equilibration tests*), que divide os pacientes em alto, alto-médio, médio-baixo e baixo transportador e é feito basicamente analisando a concentração de creatinina sérica e na solução peritoneal após 4 horas de diálise[23]. Alguns estudos correlacionam os altos transportadores com piores prognósticos, especialmente no primeiro ano de tratamento[21]. Por fim, é possível calcular o índice Kt/V_{ureia} que mostra o *clearance* total de pequenas moléculas e é baseado na correlação entre a ureia coletada na urina de 24 horas e na solução dialítica também de 24 horas, sendo que esse índice é importante para a adequação da diálise e pode estar relacionado a fatores metabólicos e inflamatórios[24].

A presença desses marcadores citados pode promover complicações que envolvem desde a qualidade, até o resultado do tratamento dialítico e a evolução clínica desses pacientes. Uma vez que a presença de marcadores inflamatórios e metabólicos pode interferir no padrão e na evolução da DP, a detecção precoce e sua correção podem possibilitar melhor qualidade do tratamento de DP e redução de complicações associadas.

EXPERIÊNCIA DO SERVIÇO

No Serviço de Diálise do Hospital Regional do Vale do Paraíba, localizado em Taubaté – SP, foram avaliados transversalmente 33 pacientes em tratamento de DP durante 2012. Os pacientes apresentavam média de idade de 66,3 ± 15,2 anos, sendo 64% da raça branca, 12% eram tabagistas e 40% portadores de DM. Desses, 31 realizaram o PET e Kt/V, encontrando-se uma média de Kt/V total de 2,4 ± 0,9, além de outros exames laboratoriais como fibrinogênio de 539,2 ± 135,8mg/dL, colesterol de 177,9 ± 34,7mg/dL, HDL-colesterol de 36,5 ± 6,3mg/dL, LDL-colesterol de 104,0 ± 28,0mg/dL, PCR de 20,0 ± 33,7mg/L, triglicérides de 190,5 ± 99,5mg/dL e HOMA de 5,8 ± 5,8. Esses pacientes também foram avaliados pelo escore de Framingham para o risco cardiovascular.

Calculou-se o escore de Framingham e correlacionou-se com as outras informações já citadas. Verificou-se que a média desse escore foi de 10,6 ± 3,9, sendo no sexo feminino 13,5 ± 3,3, contra 8,9 ± 3,3 no sexo masculino, além de possuir, na população geral, correlação positiva com o Kt/V e negativa com o potássio.

Quando foram correlacionados os marcadores inflamatórios e metabólicos com o Kt/V, encontrou-se correlação positiva significativa ($p < 0,05$) com cálcio, insulina, HOMA e negativa com creatinina ($p < 0,05$).

Já correlacionando os marcadores inflamatórios e metabólicos entre si, encontrou-se que o HOMA possuiu correlação positiva com triglicérides ($p = 0,029$). Estratificando-se quanto à presença de DM, encontrou-se que pacientes com DM apresentaram correlação positiva ($p < 0,05$) entre fibrinogênio e triglicérides e também entre fibrinogênio e cálcio. Nos pacientes não DM, observou-se correlação positiva ($p < 0,05$) entre HOMA e triglicérides, Kt/V e cálcio e insulina e triglicérides e negativa ($p < 0,05$) entre fibrinogênio e Kt/V.

Os resultados encontrados na análise foram sugestivos de que os pacientes apresentaram alterações importantes quanto ao perfil metabólico (dislipidemia e resistência à insulina) e às alterações inflamatórias (fibrinogênio e PCR elevados). Pelos achados das correlações, sugeriu-se também que os marcadores metabólicos, como o índice de HOMA e insulina, podem influenciar a qualidade da DP. Já o fibrinogênio, como marcador inflamatório, pode promover impacto sobre o Kt/V em não diabéticos, de acordo com os dados encontrados. Contudo, vale observar que foi uma análise transversal que apenas levantou hipóteses, sendo que estudos com melhor delineamento devem ser feitos para a comprovação dos achados.

Esses resultados mostraram que alguns fatores metabólicos e de qualidade de DP estão correlacionados com o risco cardiovascular, apesar de o escore de Framingham não ser a melhor ferramenta para tal análise. Existe na literatura uma controvérsia quanto ao uso do escore de Framingham para a determinação do risco cardiovascular em pacientes com DRC, já que nessa população existem diversos outros fatores que o influenciam, como anemia, aterogênese, estresse oxidativo e uremia, além do chamado fenômeno epidemiológico reverso, que mostra que níveis baixos de pressão arterial, colesterol, triglicérides e índice de massa corporal estão relacionados com o aumento da morbimortalidade cardiovascular nesses pacientes[25]. Contudo, alguns estudos mostraram um grau de validação no uso desse escore, além de não existir atualmente outro que o substitui[26,27].

CONSIDERAÇÕES FINAIS

Os pacientes com DRC, especialmente aqueles que estão em terapia renal substitutiva através da DP, possuem diversas alterações metabólicas que podem gerar consequências no controle glicêmico e no desenvolvimento de SM. Além disso, apresentam níveis elevados de marcadores inflamatórios que, em associação às alterações metabólicas, podem influenciar o risco cardiovascular. Assim, a avaliação criteriosa desses pacientes deve ser considerada, avaliando sua função renal, marcadores inflamatórios e metabólicos e instituindo uma terapia precoce para evitar tais consequências.

REFERÊNCIAS BIBLIOGRÁFICAS

1. Romão JE Jr. Doença renal crônica: definição, epidemiologia e classificação. *J Bras Nefrol* 2004; **26**: 1-3.
2. Szuster DAC, Caiaffa WT, Andrade EIG *et al.* Sobrevida de pacientes em diálise no SUS no Brasil. *Cad Saude Publica* 2012; **28**: 415-424.
3. Sesso RCC, Lopes AA, Thomé FS *et al.* Relatório do Censo Brasileiro de Diálise de 2010. *J Bras Nefrol* 2011; **33**: 442-447.
4. Sesso RCC, Lopes AA, Thomé FS *et al.* Diálise crônica no Brasil – relatório do Censo Brasileiro de Diálise, 2011. *J Bras Nefrol* 2012; **34**: 272-277.
5. Sinnakirouchenan R, Holley JL. Peritoneal dialysis versus hemodialysis: risks, benefits, and access issues. *Adv Chronic Kidney Dis* 2011; **18**: 428-432.
6. Li PK, Chow KM. Peritoneal dialysis patient selection: characteristics for success. *Adv Chronic Kidney Dis* 2009; **16**: 160-168.
7. Rocha PN, Sallenave M, Casqueiro V *et al.* Motivo de "escolha" de diálise peritoneal: exaustão de acesso vascular para hemodiálise? *J Bras Nefrol* 2010; **32**: 23-28.
8. Sitter T, Sauter M. Impact of glucose in peritoneal dialysis: saint or sinner? *Perit Dial Int* 2005; **25**: 415-425.
9. Fortes PC, Mendes JG, Sesiuk K *et al.* Glycemic and lipidic profile in diabetic patients undergoing dialysis. *Arq Bras Endocrinol Metabol* 2010; **54**: 793-800.
10. The ADVANCE Collaborative Group. Intensive blood glucose control and vascular outcomes in patients with type 2 diabetes. *N Engl J Med* 2008; **358**: 2560-2572.
11. Park SH, Lindholm B. Definition of metabolic syndrome in peritoneal dialysis. *Perit Dial Int* 2009; **29** Suppl 2: S137-S144.
12. Johnson DW, Armstrong K, Campbell SB *et al.* Metabolic syndrome in severe chronic kidney disease: prevalence, predictors, prognostic significance and effects of risk factor modification. *Nephrology (Carlton)* 2007; **12**: 391-398.
13. Moraes TP, Fortes PCN, Ribeiro SC *et al.* Comparative analysis of lipid and glucose metabolism biomarkers in non-diabetic hemodialysis and peritoneal dialysis patients. *J Bras Nefrol* 2011; **33**: 173-179.
14. Liao C-T, Kao T-W, Chou Y-H *et al.* Associations of metabolic syndrome and its components with cardiovascular outcomes among non-diabetic patients undergoing maintenance peritoneal dialysis. *Nephrol Dial Transplant* 2011; **26**: 4047-4054.
15. Huang JW, Yang CY, Wu HY *et al.* Metabolic syndrome and abdominal fat are associated with inflammation, but not with clinical outcomes, in peritoneal dialysis patients. *Cardiovasc Diabetol* 2013; **12**: 86, in press.
16. Kovesdy CP, Kalantar-Zadeh K. Novel targets and new potential: developments in the treatment of inflammation in chronic kidney disease. *Expert Opin Investig Drugs* 2008; **17**: 451-467.
17. Rysz J, Banach M, Cialkowska-Rysz A *et al.* Blood serum levels of IL-2, IL-6, IL-8, TNF-alpha and IL-1beta in patients on maintenance hemodialysis. *Cell Mol Immunol* 2006; **3**: 151-154.
18. Borazan A, Ustun H, Ustundag Y *et al.* The effects of peritoneal dialysis and hemodialysis on serum tumor necrosis factor-alpha, interleukin-6, interleukin-10 and C-reactive-protein levels. *Mediators Inflamm* 2004; **13**: 201-204.
19. Amore A, Coppo R. Immunological basis of inflammation in dialysis. *Nephrol Dial Transplant* 2002; **17** Suppl 8: 16-24.
20. Pecoits-Filho R, Barany P, Lindholm B *et al.* Interleukin-6 is an independent predictor of mortality in patients starting dialysis treatment. *Nephrol Dial Transplant* 2002; **17**: 1684-1688.
21. Chung SH, Heimbürger O, Stenvinkel P *et al.* Association between residual renal function, inflammation and patient survival in new peritoneal dialysis patients. *Nephrol Dial Transplant* 2003; **18**: 590-597.
22. Diaz-Buxo JA, Lowrie EG, Lew NL *et al.* Associates of mortality among peritoneal dialysis patients with special reference to peritoneal transport rates and solute clearance. *Am J Kidney Dis* 1999; **33**: 523-534.
23. La Milia V. Peritoneal transport testing. *J Nephrol* 2010; **23**: 633-647.
24. National Kidney Foundation. KDOQI Clinical Practice Guidelines and Clinical Practice Recommendations for 2006 Updates: Hemodialysis Adequacy, Peritoneal Dialysis Adequacy and Vascular Access. *Am J Kidney Dis* 2006; **48**: S1-S322.
25. Kopple JD. The phenomenon of altered risk factor patterns or reverse epidemiology in persons with advanced chronic kidney failure. *Am J Clin Nutr* 2005; **81**: 1257-1266.
26. Huang JC, Chen SC, Su HM *et al.* Performance of the Framingham risk score in patients receiving hemodialysis. *Nephrology (Carlton)* 2013; **18**: 510-515.
27. Weiner DE, Tighiouart H, Elsayed EF *et al.* The Framingham predictive instrument in chronic kidney disease. *J Am Coll Cardiol* 2007; **50**: 217-224.

67

REAVALIAÇÃO DO PERITÔNIO E ADEQUAÇÃO DA PRESCRIÇÃO DE DIÁLISE PERITONEAL PÓS-PERITONITE

Viviane Calice da Silva
Elisangela Biazoto Massa
Marcos Alexandre Vieira

◆

INTRODUÇÃO

A doença renal crônica terminal tem como principal manifestação clinicolaboratorial a elevação progressiva das escórias nitrogenadas e o aparecimento de sintomas urêmicos, tais como náuseas, fraqueza, mal-estar, entre outros. Com a queda do ritmo de filtração glomerular geralmente abaixo de 15-10mL/min/1,73m², o paciente recebe a indicação para o início da terapia renal substitutiva (TRS): hemodiálise (HD), diálise peritoneal (DP) ou transplante renal. O método de TRS é escolhido conforme condições clínicas do paciente, sua opção e critério de urgência para a implementação do tratamento[1].

A DP possui suas indicações e peculiaridades correspondendo a cerca de 10% dos pacientes em TRS no Brasil e em todo o mundo[2,3]. Tem como benefício a possibilidade de trazer para dentro do domicílio do paciente as condições necessárias para sua terapia, mantendo sua autonomia quanto às atividades diárias e tratamento. Entretanto, uma das principais complicações que levam à falha terapêutica nessa modalidade é a ocorrência de peritonite[1,2].

Muitos são os fatores de riscos relacionados ao desenvolvimento da peritonite descritos em diferentes estudos. Tais fatores podem estar relacionados a características da própria terapia e do paciente, como características na composição das bolsas de diálise peritoneal, tipo de cateter implantado, modalidade de DP escolhida, obesidade, má nutrição, episódios prévios de peritonite, comorbidades, entre outros[4,5]. Apesar de as taxas de peritonite terem decaído nos últimos anos devido à melhoria do treinamento e dispositivos com menor risco de contaminação utilizados na terapia, ela ainda possui importante impacto na evolução do paciente. Estudos evidenciam mortalidade de até 30% dos casos relacionada à infecção, atingindo cerca de 20% dos pacientes[5-7]. Dessa forma, a ocorrência da peritonite na DP impacta significativamente na morbimortalidade desses pacientes, devendo ser exaustivamente prevenida.

MEMBRANA PERITONEAL – ALTERAÇÕES FUNCIONAIS E ESTRUTURAIS SECUNDÁRIAS À TERAPIA E À PERITONITE

O peritônio é a membrana biológica utilizada como filtro na DP e consiste em uma fina camada monocelular endotelial sobre o tecido conjuntivo. Vem despertando interesse desde os meados de 1978 pelo fato de não apresentar alteração de suas funções no ambiente urêmico, ou seja, em pacientes com doença renal crônica[8-11].

Dobbie, em 1989, possibilitou melhor compreensão das alterações sofridas por esse órgão durante a DP por meio da análise de biópsias de peritônio de pacientes submetidos a esse tratamento[9].

Alterações na membrana basal do mesotélio e nos vasos intestinais dos pacientes em DP são significativas e bem estabelecidas, tais como duplicação da camada basal mesotelial e de pequenos vasos do estroma peritoneal, muitas vezes em conjunto com evidência de sua degeneração, características idênticas à microangiopatia diabética[9-12].

Outras alterações, como a hipocelularidade do estroma submesotelial associada à hialinização do colágeno, são encontradas nessas biópsias e podem ser responsáveis pelo desenvolvimento de fibroses importantes intraperitoneais, resultando na perda da capacidade de filtração da membrana, atingindo até mesmo a mobilidade intestinal, como, por exemplo, na peritonite esclerosante[9-11].

A ausência de infiltrado inflamatório nos tecidos estudados pode indicar a supressão da resposta celular local e um fator protetor contra a inflamação crônica do peritônio[9].

Tais alterações não são encontradas em pacientes normais e urêmicos fora da DP, sendo os principais fatores relacionados a esse processo o uso de soluções de diálise bioincompatíveis e episódios de peritonite graves e repetidos[13].

Betjes et al evidenciaram, em seu estudo, aumento no *turnover* das células mesoteliais, especialmente durante o episódio de peritonite, podendo ser encontradas células modificadas e células gigantes, bem como alterações no número de células. Tais modificações novamente se mostraram dependentes das concentrações de glicose no banho de diálise, bem como do tempo de permanência do líquido na cavidade abdominal, posição do paciente durante a terapia, entre outras condições; entretanto, não se mostrou relação entre o número de células mesoteliais e a duração do tratamento, função peritoneal ou qualquer complicação clínica[12].

Portanto, as modificações sofridas pela membrana peritoneal são relacionadas aos episódios de infecção, à modificação da permeabilidade do capilar peritoneal ao banho de diálise, à formação de áreas de fibrose secundárias ao uso de soluções de diálise bioincompatíveis e à alteração da função do mesotélio e suas células.

CONSEQUÊNCIAS DA MODIFICAÇÃO DO PERITÔNIO NA QUALIDADE DA TERAPIA DIALÍTICA

Após o episódio de peritonite, a qualidade da DP pode ser afetada, bem como a sobrevida da membrana peritoneal, resultando em falha terapêutica, elevação de escórias nitrogenadas, retenção hídrica, hipervolemia, congestão pulmonar, hipertrofia ventricular, entre outros, os quais elevam a morbimortalidade do paciente[13-17].

A falha de ultrafiltração definida como drenagem de menos de 400mL após 4 horas de tempo de permanência com bolsa de 4,25% de dextrose pode ocorrer em até cerca de 30 a 50% dos pacientes com longo tempo de tratamento nessa modalidade[17]. Apresenta-se como uma das principais consequências da peritonite e de transferência dos pacientes para a HD.

As alterações morfológicas ocorridas ao longo da terapia e associadas aos episódios de peritonite levam a uma modificação no perfil do transporte peritoneal. Esse transporte é analisado nas unidades de DP por meio da realização do teste de equilíbrio peritoneal (PET) que consiste na variação de ureia e creatinina no dialisato e no sangue do paciente, da glicose no banho de diálise ao longo do tempo e das trocas ocorridas por difusão, convecção e ultrafiltração[18]. Seu resultado auxilia na detecção da velocidade em que o paciente equilibra os gradientes entre plasma e dialisato guiando a prescrição da terapia.

O PET permite definir os pacientes em 4 subgrupos: baixo, médio-baixo, médio-alto e alto transportador[18]. De acordo com o tipo de transporte, o paciente é mantido em diálise peritoneal automática (DPA) ou em diálise peritoneal ambulatorial contínua (DPAC) e a prescrição é ajustada visando atingir um Kt/V ideal.

Por meio do conceito de Kt/V de ureia, onde a constante "K" corresponde à depuração do dialisador em mL/min; "t", ao tempo da sessão de HD em minutos; e "V", ao volume de distribuição da ureia em mililitros, foi possível estabelecer a qualidade da depuração na HD e, a partir dessa, estimar o valor correspondente para a DP, levando em consideração na DP o Kt/V peritoneal e renal associados[19].

O Kt/V alvo encontra-se na faixa de 1,6 e 2,1, segundo estudos ADEMEX e CANUSA, respectivamente[20,21]. Em nosso serviço, utilizamos a recomendação do DOQI de um Kt/V semanal de 1,7 para DPAC[22].

Portanto, após infecção, os pacientes podem apresentar modificações no perfil de transporte da membrana peritoneal. O ajuste da prescrição de DP previne a elevação das escórias, hipervolemia secundária à falha da ultrafiltração e suas consequências clínicas.

MEDIDAS PARA MINIMIZAR OS EFEITOS DA PERITONITE SOBRE O PERITÔNIO E SOBRE A TERAPIA

Para minimizar os efeitos deletérios da peritonite, algumas medidas devem ser instituídas o mais rapidamente possível. Após a avaliação clínica do paciente com peritonite, deve ser procedida a avaliação laboratorial do líquido peritoneal com a análise da citologia diferencial e cultura com antibiograma sob técnica específica para identificação do germe e antibioticoterapia guiada[2].

Além disso, a avaliação da história infecciosa do paciente quanto a eventos anteriores de peritonite deve ser realizada para se evidenciar a possibilidade de infecções refratárias, recorrentes, recidivadas e/ou repetidas (Quadro 67.1). Tal procedimento auxiliará na definição do tratamento antimicrobiano e na decisão de retirada ou não do cateter de DP[2].

As indicações para a retirada do cateter secundárias à infecção estão citadas no quadro 67.2.

O programa de diálise deve manter-se vigilante quanto aos resultados das culturas e questionar o laboratório de apoio quanto à sensibilidade e à resistência dos antimicrobianos testados baseados nos níveis da concentração inibitória mínima[2].

Antibiótico guiado por cultura e controle citológico de líquido peritoneal a cada 48-72 horas devem ser rotina dos serviços para avaliação adequada da resposta terapêutica, bem como o diagnóstico de peritonite refratária e a necessidade de retirada do cateter peritoneal.

Quadro 67.1 – Terminologia da peritonite

Recorrente	Um episódio em até 4 semanas do término da terapia causado por organismos diferentes
Recidiva	Um episódio em até 4 semanas do término da terapia causado pelo mesmo organismo ou com cultura anterior negativa
Repetida	Um episódio após 4 semanas do término da terapia causado pelo mesmo organismo
Refratária	Falência em clarear o efluente depois de 5 dias com tratamento apropriado
Relacionada ao cateter	Peritonite que ocorre simultânea à infecção de local de saída pelo mesmo organismo, ou se 1 dos sítios tem cultura negativa

Adaptado do Guideline Manejo da peritonite ISPD – 2010[2].

Quadro 67.2 – Indicações para a remoção do cateter em pacientes com infecção relacionada à diálise peritoneal.

- Peritonite refratária
- Recidiva
- Infecção refratária do sítio de saída e túnel
- Peritonite fúngica
- Considerar:
  1. Peritonite repetida
  2. Peritonite por micobactéria
  3. Múltiplos organismos entéricos

Adaptado do Guideline Manejo da peritonite ISPD – 2010[2].

O ajuste da prescrição da diálise após reavaliação do perfil da membrana peritoneal é uma medida que auxilia na adequação da diálise e previne a ocorrência de sobrecarga volêmica decorrente da falha na ultrafiltração.

Entre outras medidas importantes para o manejo do paciente em DP em termos de adequação e que interferem para sua melhor evolução nos episódios de peritonite é a preservação da função renal residual (FRR)[2,23].

Os inibidores da enzima conversora de angiotensina (iECA) ou os bloqueadores de receptores AT1 de angiotensina (BRA) já estão bem descritos como drogas utilizadas para a manutenção da FRR desses pacientes[23]. Além disso, é necessário evitar o uso de drogas nefrotóxicas, realização de exames contrastados desnecessários, ajustar medicamentos em suas doses adequadas, entre outros.

A minimização no uso de soluções hipertônicas de dextrose é outra medida que pode ser instituída para a redução dos efeitos deletérios de altas concentrações de glicose em contato com o peritônio, assim como o uso de soluções com melhor biocompatibilidade, como a icodextrina, nos pacientes que necessitem de otimização da ultrafiltração após peritonite[23,24].

A prevenção de novos episódios de peritonite também é um ponto importante. A revisão da técnica tanto na DPAC quanto na DPA, juntamente com os familiares e pacientes, auxilia na identificação de possíveis fatores que possam levar à contaminação do paciente e propiciar novas infecções.

EXPERIÊNCIA DO SERVIÇO

Em nosso serviço, acompanhamos em torno de 50 pacientes em DP, sendo 90% em DPA.

Durante as consultas mensais, são exaustivamente abordados os temas que podem interferir na evolução do paciente na terapia, tais como hábito intestinal, controle de ultrafiltração, técnica correta para realizar a terapia, problemas técnicos como entrega de material, máquinas não funcionantes, aspectos nutricionais, entre outros.

Na mesma oportunidade, os pacientes são avaliados quanto aos resultados de exames laboratoriais, sendo, nesse momento, tomadas as condutas necessárias para a melhor evolução do paciente na terapia.

Além dessa rotina, todos os pacientes realizam o teste do equilíbrio peritoneal após 30 dias do início da terapia e, posteriormente, a cada 6 meses para a avaliação do perfil de transporte da membrana peritoneal, bem como avaliação do Kt/V renal e peritoneal. A técnica utilizada para a realização do PET é a FAST PET. Em nosso grupo, 65% dos pacientes possuem, com PET alto e médio-alto, transportador, e cerca de 75% encontram-se com Kt/V acima de 1,7, sendo que a maioria desses pacientes apresenta função renal residual.

A vigilância infecciosa faz parte do nosso dia a dia, sendo coletados *swab* para cultura e antibiograma de qualquer suspeita de infecção do local de saída do cateter e túnel.

A mediana da taxa de peritonite nos últimos 3 anos é de 0,36 episódio/paciente/ano e de suspeita de infecção de local de saída de cateter em torno de 0,6 episódio/paciente/ano. *Pseudomonas aeruginosa* e *Staphylococcus aureus* foram os germes mais prevalentes em *swabs* de local de saída coletados, sendo 50% e 34%, respectivamente, dos 54,6% resultados positivos.

Uma das maiores dificuldades que encontramos é relacionada às culturas de líquido peritoneal, sendo essas positivas em apenas 18% dos casos, mesmo quando o paciente apresenta citológico alterado e quadro clínico de peritonite.

A despeito do resultado das culturas, esses pacientes são tratados pelo tempo mínimo de 14-21 dias e recebem os cuidados orientados pela *International Society of Peritoneal Dialysis* (ISPD) referentes ao controle de celularidade no líquido peritoneal e modificação do tratamento conforme resultados, incluindo a retirada do cateter de Tenchkoff quando indicada.

Na avaliação inicial de um paciente que chega com suspeita de peritonite, é realizado o exame físico, infundido 1 bolsa de 2L de 2,5% de dextrose para a realização do citológico e cultura do líquido.

Amostras de sangue são coletadas concomitantemente para a avaliação de leucograma, hemocultura e marcadores inflamatórios: proteína C-reativa e lactato. Se confirmada a peritonite, o tratamento antimicrobiano é prontamente iniciado com cobertura para gram-positivos e gram-negativos, até a saída do resultado das culturas onde o antibiótico é direcionado, conforme antibiograma.

Como a maioria de nossos pacientes faz DPA sem dia úmido (DPIN – diálise peritoneal intermitente noturna), a administração dos antibióticos é realizada por via intravenosa. Outra alternativa é a conversão do método para a diálise peritoneal manual com infusão de antibiótico intraperitoneal quando o perfil de transporte do paciente permite.

Cerca de 30-60 dias após o término do tratamento e a peritonite resolvida, o paciente realiza um novo PET para ajuste da prescrição de DP conforme o tipo de transporte resultante do processo infeccioso sofrido.

De acordo com o resultado do PET, o paciente pode ter sua prescrição e modalidade modificadas, como, por exemplo, de DPIN para DPA com demora longa (DPCC), DPA com demora diária pela manhã ou DPA com demora diária à noite, bem como para a modalidade DPAC. O aumento do volume de infusão, a modificação do número de ciclos e a otimização da ultrafiltração são utilizados para manter o paciente clinicamente estável e dentro de um Kt/V de 1,7.

O uso de bolsas com icodextrina pode ser uma alternativa para pacientes com perfil de membrana alto transportador e com necessidade de otimização da ultrafiltração. Entretanto, esta não é uma realidade do nosso serviço, visto que a maioria dos pacientes é proveniente do Sistema Único da Saúde (SUS) que oferta somente o tratamento com soluções com dextrose.

Caso haja detecção de falhas de ultrafiltração que não estejam relacionadas, como constipação, o paciente é encaminhado para realizar exame de imagem para verificar o posicionamento do cateter de DP.

Existindo suspeita de bridas ou aderências, o paciente é encaminhado para avaliação por videolaparoscopia com o cirurgião do serviço e essas são desfeitas, podendo o cateter ser fixado na pelve para minimizar o risco de migração.

Durante o tempo de internação hospitala, o paciente e seus familiares passam por um re-treinamento realizado juntamente com a enfermeira do serviço, na tentativa de detectar falhas no processo que possam ter sido a causa do desenvolvimento da peritonite. O objetivo é minimizar ao máximo o risco de novos episódios e dos efeitos sobre o peritônio secundário a essa infecção.

Aqueles pacientes que possuem função renal residual, quando possível, recebem a prescrição de iECA ou BRA para auxiliar na sua manutenção.

CONCLUSÃO

Portanto, o manejo dos pacientes após episódios de peritonite deve visar às ações para promover-lhes a preservação da função renal residual, quando existir, um Kt/V peritoneal adequado, medidas para otimizar a ultrafiltração, preservação da membrana peritoneal e processos educativos na tentativa de evitar novos episódios de infecção. Antibioticoterapia adequada guiada por cultura, retirada precoce do cateter quando indicado e uso de soluções biocompatíveis são medidas que podem refletir na minimização do dano à membrana peritoneal e manutenção da sua funcionalidade a longo prazo e na evolução clínica favorável do paciente com redução da morbimortalidade dessa doença.

Agradecimentos

A Claudete Gasparim e toda a equipe da diálise peritoneal.

REFERÊNCIAS BIBLIOGRÁFICAS

1. Pecoits-Filho R, Moraes TP. Diálise peritoneal. In Riella MC (eds). *Princípios de Nefrologia e Distúrbios Hidroeletrolíticos*, 5ª ed. Guanabara Koogan: Rio de Janeiro, 2010, pp 1032-1046.
2. Li PK, Szeto CC, Piraino B et al. Peritoneal dialysis-related infections – recommendations: 2010 update. *Perit Dial Int* 2010; **30**: 393-423.
3. Moraes TP, Pecoits-Filho R, Ribeiro SC et al. Peritoneal dialysis in Brazil: twenty-five years of experience in a single center. *Perit Dial Int* 2009; **29**: 492-498.
4. Martin L, Caramori JCT, Fernandes N et al. Geographic and educational factors and risk of the first peritonitis episode in Brazilian Peritoneal Dialysis Study (BRAZPD) patients. *Clin J Am Nephrol* 2011; **6**: 1944-1951.
5. Wiggins KJ, Johnson DW, Craig JC, Strippoli GFM. Treatment of peritoneal dialysis associated peritonitis: a systematic review of randomized controlled trials. *Am J Kidney Dis* 2007; **50**: 967-988.
6. Davenport A. Peritonitis remains the major clinical complication of peritoneal dialysis: The London UK, Peritonitis Audit 2002-2003. *Perit Dial Int* 2009; **29**: 297-302.
7. Boudville N, Kemp A, Clayton P et al. Recent peritonitis associates with mortality among patients treated with peritoneal dialysis. *J Am Soc Nephrol* 2012; **23**: 1398-1405.
8. Dobbie JW. Durability of the peritoneal membrane. *Perit Dial Int* 1995; **15**(7 Suppl): S87-S91.
9. Dobbie JW. Monitoring peritoneal histopathology in peritoneal dialysis: the role of a biopsy registry. *Nephrol Dial Transplant* 1989; **18**: 319-335.
10. Dobbie JW. Morphology of the peritoneum in CAPD. *Blood Purif* 1989; **7**: 74-85.
11. Dobbie JW, Zaki MA. The ultrastructure of the parietal peritoneum in normal and uremic man in CAPD. In Maher JF, Winchester JF (eds). *Frontiers in Peritoneal Dialysis*. Field, Rich and Associates: New York, 1986, pp 3-10.
12. Betjes MG, Bos HJ, Krediet RT, Arisz L. The mesothelial cells in CAPD effluente and their relation to peritonitis incidence. *Perit Dial Int* 1991; **11**: 22-26.
13. Yamamoto T, Izumotani T, Otoshi T, Kim M. Morphological studies of mesothelial cells in CAPD effluent and their clinical significance. *Am J Kidney Dis* 1998; **32**: 946-952.
14. Kawaguchi Y, Hasegawa T, Nakayama M et al. Issues affecting the longevity of the continuous peritoneal dialysis therapy. *Kidney Int Suppl* 1997; **62**: S105-S107.
15. Heimbürger O, Waniewski J, Werynski A et al. Peritoneal transport in CAPD patients with permanent loss of ultrafiltration capacity. *Kidney Int* 1990; **38**: 495-506.
16. Mujais S, Nolph K, Gokal R et al. Evaluation and management of ultrafiltration problems in peritoneal dialysis. *Perit Dial Int* 2000; **20**: S5-S21.
17. Aguirre AR, Abensur H. Protective measures against ultrafiltration failure in peritoneal dialysis patients. *Clinics* (São Paulo) 2011; **66**: 2151-2157.
18. Daurgidas JT, Blake P. Fisiologia da diálise peritoneal. In Daurgidas JT, Blake P, Ing TS et al (eds). *Manual de Diálise*, 4ª ed. Guanabara Koogan: Rio de Janeiro, 2008, pp 298-311.
19. Oliveira RB, Abensur H. Adequação em diálise peritoneal automatizada. In Cruz J, Mazzarolo-Cruz HM Kirsztajn GM et al (eds). *Atualidades em Nefrologia 12*. Sarvier São Paulo, 2012, pp 479-482.

20. Paniagua R, Amato D, Vonesh E et al. Effects of increased peritoneal clearances on mortality rates in peritoneal dialysis: ADEMEX, a prospective, randomized, controlled trial. *J Am Soc Nephrol* 2002; **13**: 1307-1320.
21. Adequacy of dialysis and nutrition in a continuous peritoneal dialysis: association with clinical outcomes. Canada – USA (CANUSA) Peritoneal Dialysis Study Group. *J Am Soc Nephrol* 1996; 7: 198-207.
22. Clinical practice guidelines for peritoneal dialysis adequacy. *Am J Kidney Dis* 2006; **48** Suppl 1: S91-S158.
23. Vieira Neto OM, Abensur H. *Diálise Peritoneal: Manual Prático: Uso Diário Ambulatorial e Hospitalar*. Livraria Balieiro: São Paulo, 2013, pp 8-12, 54-61.
24. Moraes TP, Silva DR, Pecoits-Filho R. Estratégias para a redução da carga de glicose em diálise peritoneal. In Cruz J, Mazzarolo-Cruz HM, Kirsztajn GM et al (eds). *Atualidades em Nefrologia 12*. Sarvier: São Paulo, 2012, pp 532-536.

68

MANEJO DOS DISTÚRBIOS DO METABOLISMO MINERAL EM DIÁLISE PERITONEAL

Rafael Weissheimer
Roberto Pecoits-Filho
Thyago P. de Moraes

◆

INTRODUÇÃO

A diálise peritoneal (DP) é atualmente a modalidade de terapia renal substitutiva de mais de 200.000 pacientes no mundo[1]. É uma modalidade efetiva e com resultados clínicos semelhantes à hemodiálise (HD)[2]. Entretanto, assim como na HD, a mortalidade desses pacientes permanece extremamente elevada, principalmente como consequência de eventos cardiovasculares. Diversos são os fatores de risco que contribuem para a mortalidade desses indivíduos: tradicionais, como tabagismo, hipertensão, diabetes e obesidade; associados à doença renal crônica (DRC), como uremia, anemia, resistência insulínica, sobrecarga de volume, inflamação; e distúrbios mineral e ósseos da doença renal crônica DRC (DMO-DRC). Além disso, o início da terapia dialítica insere novos fatores de risco nesse contexto e que são próprios de cada modalidade dialítica[3].

Os DMO-DRC são complicações graves da DRC que se associam ao aumento da calcificação cardiovascular, disfunção endotelial, alterações miocárdicas e mortalidade[4]. São definidos por uma desordem sistêmica que se manifesta através de anormalidades do cálcio, fósforo, vitamina D, seus metabólitos e o hormônio da paratireoide (PTH) associado com alterações no remodelamento, mineralização e volume ósseo, assim como calcificações vasculares e de outros tecidos. A osteodistrofia renal é definida pelas alterações morfológicas ósseas secundárias à DRC. É caracterizada especificamente pelos distúrbios de remodelação óssea, consequência do desacoplamento do processo fisiológico contínuo da reabsorção e formação do tecido ósseo. A biópsia óssea é o padrão-ouro para o diagnóstico, e a taxa de formação óssea permite classificá-la em doença de baixo e alto remodelamento. A doença de alto remodelamento é representada pela osteíte fibrosa decorrente do hiperparatireoidismo secundário e pela doença mista. A doença de baixo remodelamento compreende osteomalacia e doença adinâmica.

Embora a prevalência dos DMO-DRC seja extremamente elevada nos pacientes em DP, o padrão de apresentação clínica e as alterações bioquímicas costumam ser diferentes dos observados na HD[5,6], assim como existem abordagens terapêuticas específicas da DP. Desse modo, o objetivo deste capítulo será rever e atualizar o leitor sobre os DMO-DRC em DP, incluindo, mas não se limitando, sua prevalência, fisiopatologia, impacto na morbimortalidade e abordagem clínica. Os conceitos dos DMO-DRC são baseados nas últimas diretrizes do KDIGO[7].

PREVALÊNCIA DOS DMO-DRC EM DIÁLISE PERITONEAL

Diversas particularidades entre as modalidades de diálise afetam o metabolismo mineral e podem justificar parte das diferenças observadas entre a DP e a HD, entre elas: a) na DP é comum a perda de moléculas médias e grandes pelo dialisato, incluindo a 25-hidroxivitamina D_3; b) a remoção de fosfato é maior na DP; c) a concentração de cálcio na solução-padrão de DP geralmente causa balanço positivo desse íon; e d) a hipocalcemia transitória que pode ocorrer de 2 a 3 vezes por semana na HD não existe na DP. Desse modo, uma das características da DP é a alta prevalência de doença adinâmica encontrada em estudos de biópsia óssea, muito maior do que a observada na HD, e chega a atingir 60% em alguns estudos com descrições de biópsias ósseas[6]. A figura 68.1 apresenta uma distribuição dos espectros da doença óssea na DP e na HD.

A prevalência de hiperfosfatemia na DP é de aproximadamente 30%, enquanto a hipofosfatemia é menos comum, atingindo 15% no Brasil[8,9]. Em relação ao cálcio, a hipocalcemia é um achado pouco frequente (10 a 15%), enquanto a hipercalcemia costuma ser mais comum que a hiperfosfatemia, atingindo quase metade dos pacientes de acordo com a primeira descrição do BRAZPD[9]. Entretanto, devido aos valores séricos da albumina serem frequentemente menores nos pacientes em DP em consequência da perda diária de proteína que ocorre pelo dialisato, os valores de cálcio total em DP devem ser sempre interpretados com cautela e ajustados quando necessário.

IMPACTO NA MORBIDADE E MORTALIDADE

Os DMO-DRC também se associam a uma elevada morbimortalidade na DP[7]. Individualmente, a hiperfosfatemia é um fator de risco independente tanto para mortalidade geral quanto por causas cardiovasculares nos pacientes em diálise[10,11]. O risco de mortalidade por todas as causas é 60% maior nos pacientes com níveis séricos acima do recomendado pelas diretrizes do KDIGO e se, concomitantemente, o produto cálcio-fósforo estiver elevado, esse risco aumenta em outros 50%[12]. O impacto na mortalidade independe do tipo de apresentação da doença óssea. No caso da doença óssea adinâmica, 90% dos pacientes com diagnóstico confirmado por biópsia óssea apresentam evidência de calcificação vascular à radiografia plana[13]. A hipercalcemia está igualmente associada à maior mortalidade de pacientes em DP[14].

FISIOPATOLOGIA E MANEJO DOS DISTÚRBIOS DO CÁLCIO

A absorção intestinal de cálcio pode variar consideravelmente de paciente para paciente e na DP é normalmente menor que a observada na população geral (3 a 30%)[15]. O cálcio atinge a cavidade peritoneal de maneira muito mais eficiente que o fósforo e seu transporte pode ocorrer tanto por difusão quanto por convecção[16]. Esses processos dependem do nível sérico de cálcio e da concentração de cálcio e glicose no dialisato (quanto maior a concentração de glicose mais cálcio é removido)[17]. A perda proteica que ocorre diariamente pelo dialisato torna ainda mais complexa a análise do balanço de cálcio em DP e faz com que as correções para níveis de albumina sejam frequentemente necessárias ou que o cálcio ionizado seja dosado no lugar do cálcio total.

A concentração de cálcio presente nas soluções de DP é geralmente a 2,5mEq/L (1,25mmol/L) ou 3,5mEq/L (1,75mmol/L). O cálcio atravessa a membrana peritoneal por um transporte passivo dependente de difusão e convecção. Desse modo, o fluxo de cálcio depende do cálcio sérico do paciente, do cálcio e da glicose do dialisato e da ultrafiltração. Os pacientes que utilizam soluções na concentração a 3,5mEq/L sempre farão um balanço positivo de cálcio[17]. Ao contrário, a solução a 2,5mEq/L geralmente se associa a um balanço negativo de cálcio. Entretanto, o uso concomitante de quelantes de fósforo à base de cálcio, principalmente quando há administração concomitante de calcitriol, facilmente reverte o balanço negativo que pode ser obtido com essas soluções de cálcio a 2,5mEq/L.

HIPERCALCEMIA

O manejo da hipercalcemia envolve medidas gerais e comuns a todos os pacientes em diálise e também a menor oferta de cálcio pelo dialisato. São medidas mais eficientes para o manejo da hipercalcemia: a) redução ou substituição do uso de quelantes à base de cálcio; b) redução ou suspensão do calcitriol caso o paciente esteja usando a medicação; e c) substituição da solução de cálcio a 3,5mEq/L para a solução a 2,5mEq/L. Embora a concentração de glicose influencie na remoção de cálcio, não é recomendável aumentar a concentração de glicose somente visando à maior excreção de cálcio,

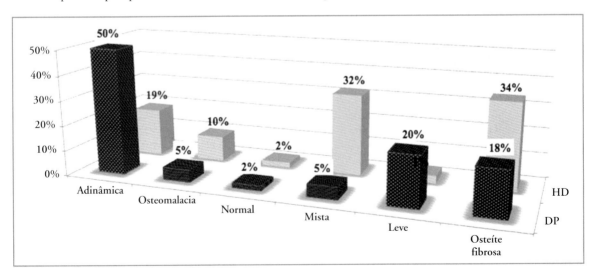

Figura 68.1 – Prevalência das lesões ósseas conforme a modalidade de diálise.

devido aos potenciais impactos negativos, tanto na membrana peritoneal, quanto no metabolismo de lipíídes e carboidratos.

HIPOCALCEMIA

A hipocalcemia é menos frequente e geralmente observada nos pacientes que apresentam desnutrição moderada ou avançada. O tratamento da hipocalcemia envolve: a) reposição de cálcio por suplementação oral, que deve ser administrada de preferência longe das refeições, mas com muita atenção, para evitar aumento abrupto do cálcio; b) os calcimiméticos, se estiverem sendo utilizados, devem ser reduzidos ou suspensos até que os níveis séricos de cálcio retornem a valores aceitáveis; c) por fim utilizar as soluções de DP com cálcio a 3,5mEq/L.

FISIOPATOLOGIA E MANEJO DOS DISTÚRBIOS DO FÓSFORO

Os poucos estudos disponíveis sobre a fisiologia normal do fósforo na DP mostram que a absorção estimada de fosfato pelo trato gastrintestinal é de aproximadamente 50 a 60%, enquanto seu *clearance* é maior nos pacientes em DP ambulatorial contínua (DPAC) do que em DP automatizada (DPA), reflexo do maior tamanho da molécula de fósforo[18,19]. A função renal residual é fundamental no metabolismo do fósforo, sendo responsável por até 60% do *clearance* de um paciente incidente em DP[20]. Em relação à remoção pela diálise, enquanto os solutos pequenos atingem o equilíbrio em média após 3 horas, o fósforo continua sendo removido por até 8 horas, e essa remoção ocorre principalmente por difusão, embora uma parcela menor seja removida por convecção[21]. A remoção de fósforo também é dependente do perfil de membrana do paciente[22].

HIPERFOSFATEMIA

Diferentemente do metabolismo do cálcio, o balanço de fósforo nos pacientes em DP é quase sempre positivo. O manejo clínico da hiperfosfatemia envolve basicamente três princípios: a) restrição dietética de fósforo – difícil de ser obtida e cada caso deve ser avaliado individualmente. A complexidade de definir uma abordagem dietética ideal pode ser exemplificada por estudos que, embora mostrem que a má aderência à restrição dietética de fósforo seja comum, indicam, porém, que, quando o paciente adere à dieta de restrição proteica para redução da carga de fósforo, o risco de desnutrição proteica aumenta consideravelmente[23]. A recomendação do Comitê da Sociedade Brasileira de Nefrologia (SBN) é que a ingestão dietética não ultrapasse 700mg/dia[24]; b) administração de quelantes de fósforo. As opções de quelantes na DP são as mesmas para os pacientes em outras terapias renais substitutivas e incluem carbonato e acetato de cálcio, carbonato e cloridrato de sevelamer e carbonato de lantânio. São raros os trabalhos envolvendo quelantes em pacientes em DP e geralmente dados provenientes da HD são extrapolados para a DP; c) remoção do fósforo tanto pela diálise quanto pela função renal residual. Em relação à remoção pela diálise, é fundamental que o paciente tenha a cavidade úmida durante o dia na DPA ou durante a noite na DPAC –- por ser uma molécula de tamanho médio, permanências curtas são ineficientes para remover quantidades adequadas de fósforo. Medidas para preservar a função renal residual são importantes por diversas razões, entre elas a remoção do fósforo. Essas medidas incluem restrição dietética de sódio, evitar o uso de drogas nefrotóxicas e exames contrastados, uso de inibidores da enzima conversora de angiotensina ou bloqueadores do receptor de angiotensina e otimização da dose de diurético[25].

HIPOFOSFATEMIA

Hipofosfatemia em DP está associada à desnutrição grave, e a abordagem terapêutica é nutricional. Não existe nenhuma abordagem específica da DP para corrigir ou reduzir a hipofosfatemia quando essa está presente.

FISIOPATOLOGIA E MANEJO DOS DISTÚRBIOS DA VITAMINA D

A deficiência de vitamina D, comum nos pacientes com DRC não dialítica, é ainda mais prevalente nos pacientes em diálise e pode atingir mais de 90% na DP, devido à perda diária para o dialisato[26]. A suplementação de vitamina D melhora a força muscular e a capacidade funcional. Embora não existam recomendações específicas, sugerimos dosar os níveis séricos de 25-vitamina D pelo menos duas vezes ao ano. A reposição, quando necessária, pode ser realizada tanto com ergocalciferol quanto com colecalciferol e depende do nível sérico encontrado[24]. Os níveis séricos devem ser acompanhados a cada dois meses durante o tratamento.

DOENÇA ÓSSEA ADINÂMICA

A prevalência elevada de doença óssea adinâmica (DOA) tem sido consistentemente descrita nos pacientes em DP[6,27]. Os fatores de risco para a DOA em DP incluem idade avançada, supressão excessiva do PTH por vitamina D, diabetes e sobrecarga de cálcio, seja ela por via oral por meio da administração de sais de cálcio ou ainda pela exposição a altas concentrações do íon no dialisato. Entretanto, o diagnóstico de DOA só pode ser confirmado por biópsia óssea. A avaliação concomitante dos níveis de fosfatase alcalina ajuda no diagnóstico e níveis elevados –- na ausência de doenças de outros órgãos que justifiquem seu aumento –- afastam o diagnóstico de DOA.

A DOA associa-se, significativamente, com calcificação vascular e aumento de morbimortalidade: nove em cada dez pacientes com diagnóstico de DOA por biópsia apresentam evidência de calcificação vascular à radiografia plana contra 35% dos pacientes sem DOA[13].

Os pacientes com DOA devem restringir a ingestão/exposição de cálcio tanto por via oral quanto pelo dialisato. No Brasil, existem somente duas concentrações de cálcio disponíveis nas soluções de DP: 2,5 e 3,5mEq/L.

Esta, que fornece um balanço positivo de cálcio, é a mais prescrita no País, segundo dados ainda não publicados do BRAZPD II. O tratamento da DOA envolve: a) restrição dietética de cálcio tanto por meio da dieta quando pela redução, ou de preferência, substituição dos quelantes de fósforo à base de cálcio por aqueles sem cálcio, como o cloridrato ou carbonato de sevelamer e o carbonato de lantânio; b) se houver intoxicação por alumínio, utilizar tratamento com desferoxamina; c) reduzir ou suspender a administração de calcitriol; d) utilizar solução de DP com cálcio a 2,5mEq/L. A solução a 2,5mEq/L proporciona um balanço negativo de cálcio pela diálise e é efetiva em aumentar os valores de PTHi de volta à faixa preconizada[28] e também em melhorar o remodelamento ósseo[29]. Contudo, ainda que um balanço negativo seja obtido exclusivamente pela diálise, o balanço total pode ainda ser positivo se houver administração de quelantes de fósforo à base de cálcio e principalmente se junto houver administração de calcitriol, como mencionado anteriormente. O níveis de PTHi e de fosfatase alcalina devem ser seguidos de perto nas alterações de concentração de cálcio no dialisato para evitar a passagem de DOA para as alterações de alto remodelamento.

DOENÇA ÓSSEA DE ALTO REMODELAMENTO

A apresentação clássica da doença de alto remodelamento ósseo (alto *turnover*) caracteriza-se por altos níveis plasmáticos de PTH com elevada formação e reabsorção óssea. Aumento dos valores séricos de fosfatase alcalina, cálcio e fósforo é comum. Entretanto, são raros os estudos específicos em pacientes de DP, e na ausência de diretrizes específicas para esses doentes as recomendações na DP são as mesmas preconizadas pelo KDIGO[7]. Atualmente, recomenda-se que os níveis séricos de fosfatase alcalina, cálcio e fósforo sejam avaliados mensalmente, enquanto o PTHi pode ser mensurado a cada três meses. Entretanto, esses períodos podem e devem ser ajustados quando necessário.

O manejo clínico da doença de alto *turnover* envolve, além do controle de cálcio e fósforo com as alternativas já descritas acima, o uso de medicamentos para suprimir a produção/secreção de PTHi por meio da administração de calcitriol ou de calcimiméticos (especialmente quando o uso de calcitriol tem restrições, como hipercalcemia e hiperfosfatemia). A solução de DP deve, preferencialmente, ser a 3,5mEq/L. Entretanto, para evitar sobrecarga de cálcio ao paciente em DP, uma possibilidade é utilizar parte da sua prescrição com soluções com cálcio a 2,5mEq/L e parte a 3,5mEq/L, monitorizando de perto os níveis de PTHi. A maneira mais simples de realizar essa abordagem na prática clínica sem que o paciente precise se preocupar em observar a concentração de cálcio é associar de maneira fixa a contração de glicose com a de cálcio: por exemplo, em um paciente em DPA que utiliza 6 litros de glicose a 1,5% e 6 litros a 2,5%, todas as soluções a 1,5% de glicose seriam de cálcio baixo, e todas a 2,5% com cálcio a 3,5mEq/L.

CONCLUSÃO

Os distúrbios ósseo minerais são comuns em DP e, diferente da HD, com predomínio da DOA. A principal particularidade no manejo clínico do paciente em DP envolve usar as diferentes concentrações de cálcio do dialisato conforme a necessidade de cada paciente.

REFERÊNCIAS BIBLIOGRÁFICAS

1. Jain AK, Blake P, Cordy P et al. Global trends in rates of peritoneal dialysis. *J Am Soc Nephrol* 2012; **23**: 533-544.
2. Mehrotra R, Chiu YW, Kalantar-Zadeh K et al. Similar outcomes with hemodialysis and peritoneal dialysis in patients with end stage renal disease. *Arch Intern Med* 2011; **171**: 110-118.
3. de Moraes TP, Pecoits-Filho R. Metabolic impact of peritoneal dialysis. *Contrib Nephrol* 2009; **163**: 117-123.
4. Block GA, Klassen PS, Lazarus JM et al. Mineral metabolism, mortality, and morbidity in maintenance hemodialysis. *J Am Soc Nephrol* 2004; **15**: 2208-2218.
5. Anwar N, Hutchison AJ, Gokal R. Comparison of renal osteodystrophy in patients undergoing continuous ambulatory peritoneal dialysis and hemodialysis. *Perit Dial Int* 1993; **13** Suppl 2: S451-S453.
6. Sherrard DJ, Hercz G, Pei Y et al. The spectrum of bone disease in end stage renal failure an evolving disorder. *Kidney Int* 1993; **43**: 436-442.
7. KDIGO clinical practice guideline for the diagnosis, evaluation, prevention, and treatment of Chronic Kidney Disease Mineral and Bone Disorder (CKD-MBD). *Kidney Int Suppl* 2009; **113**: S1-S130.
8. Dong J, Wang H, Wang M. Low prevalence of hyperphosphatemia independent of residual renal function in peritoneal dialysis patients. *J Renal Nutr* 2007; **108**: 389-396.
9. Fernandes N, Bastos MG, Cassi HV et al. The Brazilian Peritoneal Dialysis Multicenter Study (BRAZPD): Characterization of the cohort. *Kidney Int Suppl* 2008; **108**: S145-S151.
10. Block GA, Hulbert-Shearon TE, Levin NW et al. Association of serum phosphorus and calcium x phosphate product with mortality risk in chronic hemodialysis patients: a national study. *Am J Kidney Dis* 1998; **31**: 607-617.
11. Ansell D. Serum phosphate and outcomes in peritoneal dialysis patients. *Nephrol Dial Transplant* 2007; **22**: 667-668.
12. Noordzij M, Korevaar JC, Boeschoten EW et al. The Kidney Disease Outcomes Quality Initiative (K/DOQI) Guideline for Bone Metabolism and Disease in CKD: association with mortality in dialysis patients. *Am J Kidney Dis* 2005; **46**: 925-932.
13. Hutchison AJ, Whitehouse RW, Boulton HF et al. Correlation of bone histology with parathyroid hormone, vitamin D3, and radiology in end stage renal disease. *Kidney Int* 1993; **44**: 1071-1077.
14. Wagner M, Ansell D, Kent DM et al. Predicting mortality in incident dialysis patients: an analysis of the United Kingdom Renal Registry. *Am J Kidney Dis* 2011; **57**: 894-902.
15. Hutchison AJ, Boulton HF, Herman K et al. Use of oral stable strontium to provide an index of intestinal calcium absorption in chronic ambulatory peritoneal dialysis patients. *Miner Electrolyte Metab* 1992; **18**: 160-165.
16. Simonsen O, Venturoli D, Wieslander A et al. Mass transfer of calcium across the peritoneum at three different peritoneal dialysis fluid calcium and glucose concentrations. *Kidney Int* 2003; **64**: 208-215.
17. Bender FH, Bernardini J, Piraino B. Calcium mass transfer with dialysate containing 1.25 and 1.75 mmol/L calcium in peritoneal dialysis patients. *Am J Kidney Dis* 1992; **20**: 367-371.
18. Bammens B, Evenepoel P, Verbeke K et al. Time profiles of peritoneal and renal clearances of different uremic solutes in incident peritoneal dialysis patients. *Am J Kidney Dis* 2005; **46**: 512-519.
19. Badve S, McCormick B. Phosphate balance in peritoneal dialysis. *Perit Dial Int* 2008; **28**: 26-32.

20. Wang AY, Woo J, Sea MM et al. Hyperphosphatemia in chinese peritoneal dialysis patients with and without residual kidney function: what are the implications? *Am J Kidney Dis* 2004; **43**: 712-720.
21. Graff J, Fugleberg S, Brahm J et al. The transport of phosphate between the plasma and dialysate compartments in peritoneal dialysis is influenced by an electric potential difference. *Clin Physiol* 1996; **16**: 291-300.
22. Juergensen P, Eras J, McClure B et al. The impact of various cycling regimens on phosphorus removal in chronic peritoneal dialysis patients. *Int J Artif Organs* 2005; **28**: 1219-1223.
23. Rufino M, de Bonis E, Martin M et al. Is it possible to control hyperphosphataemia with diet, without inducing protein malnutrition? *Nephrol Dial Transplant* 1998; **13** Suppl 3: 65-67.
24. de Carvalho AB. Foreword Brazilian clinical practice guidelines for mineral and bone disorders in chronic renal disease. *J Bras Nefrol* 2011; **33**: 191.
25. Blake PG, Bargman JM, Brimble KS et al. Clinical practice guidelines and recommendations on peritoneal dialysis adequacy 2011. *Perit Dial Int* 2011; **31**: 218-239.
26. Sahin G, Kirli I, Sirmagul B et al. Loss via peritoneal fluid as a factor for low 25(OH)D3 level in peritoneal dialysis patients. *Int Urol Nephrol* 2009; **41**: 989-996.
27. Carmen Sanchez M, Auxiliadora Bajo M, Selgas R et al. Parathormone secretion in peritoneal dialysis patients with adynamic bone disease. *Am J Kidney Dis* 2000; **36**: 953-961.
28. Moraes TP, Bucharles SG, Ribeiro SC et al. Low-calcium peritoneal dialysis solution is effective in bringing PTH levels to the range recommended by current guidelines in patients with PTH levels < 150 pg/dL. *J Bras Nefrol* 2010; **32**: 275-280.
29. Haris A, Sherrard DJ, Hercz G. Reversal of adynamic bone disease by lowering of dialysate calcium. *Kidney Int* 2006; **70**: 931-937.

Seção 13

Hemodiálise

69

NOVAS MODALIDADES EM HEMODIÁLISE: NOMENCLATURA E AVANÇOS DO ASPECTO RELAÇÃO TEMPO-FREQUÊNCIA

Marcel Rodrigues Gurgel Praxedes
Rosilene Motta Elias

HISTÓRICO DA RELAÇÃO TEMPO-FREQUÊNCIA EM HEMODIÁLISE

Nas décadas de 1960 e 1970, época em que a hemodiálise se consolidou como terapia renal substitutiva a longo prazo, o tempo de tratamento semanal era um grande peso para o paciente, uma vez que capilares de baixa área de superfície e baixa eficiência exigiam elevado tempo de tratamento semanal, além do intervalo nas trocas dos pacientes para preparação do dialisato. Com o passar dos anos, a terapia em torno de 4 horas 3 vezes/semana tornou-se a mais aceitável, em razão de viabilidade, logística, custos e resultados clínicos.

A figura 69.1 ilustra a evolução histórica na prescrição de diálise, desde quando não se tinha nenhum consenso sobre o tema, passando pela descoberta da ureia, que figurou como o ponto central e alvo terapêutico de tratamento dialítico até a era Kt/V e estudos clínicos multicêntricos. Com o advento do Kt/V, parecia que toda polêmica tinha sido resolvida em como se prescrever uma diálise, até a frustração com base do estudo HEMO. A partir desse ponto, viu-se que a variável "t" na equação do Kt/V podia ter um impacto maior em sobrevida, sendo a relação tempo-frequência mais ativamente estudada. Detalhes dessa evolução histórica no pensamento da nefrologia mundial está detalhada na figura 69.1.

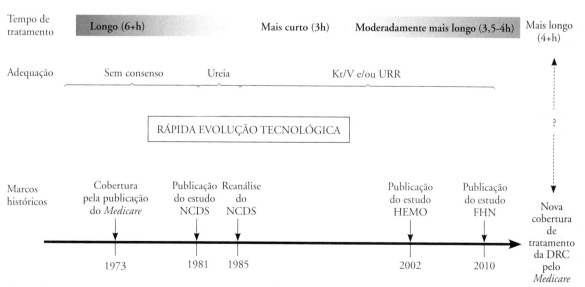

Figura 69.1 – Linha do tempo da hemodiálise mostrando a evolução temporal da duração da sessão, do parâmetro de adequação e estudos clínicos[1].

A publicação do *National Cooperative Dialysis Study* (NCDS), o primeiro grande estudo sobre adequação, avaliou que a dose de diálise baseada no valor de ureia pré-diálise, independentemente do tempo de sessão (2,5-3,5h *versus* 4,5-5h), era o determinante da morbidade do paciente[2]. A partir das primeiras publicações de Gotch[3] sobre a cinética da ureia, iniciou-se a era em que o índice de adequação em diálise se baseava no paradigma do *clearance* de pequenos solutos, através do cálculo do Kt/V.

Paralelamente, a tecnologia incorporada às maquinas de diálise permitia atingir valores progressivamente maiores de Kt/V sem necessidade de prolongar a sessão. Então, o *National Institute of Health* (NIH), em 2002, divulga o estudo HEMO[3], desenhado para testar a hipótese se o aumento da dose de diálise traria algum benefício clínico. Foram comparadas duas doses de spKt/V (1,71 *versus* 1,32), sem impacto na sobrevida ou redução de morbidade. Logo, foram feitos esforços para assegurar valores não inferiores a 1,2 de spKt/V e o Kt/V continua sendo usado pelo mundo como índice de adequação de diálise.

No entanto, apesar de se conseguir atingir os níveis preconizados de Kt/V e da melhora na assistência global do paciente com doença renal crônica, a mortalidade persiste inaceitavelmente elevada. Na era pós-HEMO, o conceito histórico de adequação foi contestado e os estudos observacionais mostravam redução significativa de mortalidade com tempo de tratamento semanal maior, mesmo quando ajustado para valores de Kt/V, sugerindo, portanto, uma influência independente da otimização da cinética de ureia. O mesmo Kt/V, à custa de aumento do "K" *clearance* de ureia conseguido com a sofisticação das membranas dialisadoras em detrimento do tempo de sessão, não impacta na morbimortalidade do paciente[5]. Houve, portanto, um ressurgimento no interesse do fator tempo na prescrição do paciente em hemodiálise e a preocupação com outros índices de adequação.

Buscando responder à influência da relação tempo e frequência na dose de diálise, o NIH cria o *Frequent Hemodialysis Network Group* (FHN), que realizou estudos prospectivos randomizados com a finalidade de avaliar desfechos clínicos nos novos métodos em hemodiálise[6].

Este capítulo objetiva discutir os achados desses estudos, das vantagens e desvantagens potenciais obtidas de toda a observação clínica nas últimas três décadas e descrever a terminologia adotada para esses métodos.

TERMINOLOGIA

Não existe terminologia universalmente aceita para os regimes alternativos de hemodiálise, porém Perl e Chan[7] sugerem uma nomenclatura baseada na combinação das variáveis exemplificadas na figura 69.2:

Assim, temos:

Hemodiálise convencional – método de hemodiálise intermitente realizado em um centro, com duração de até 4 horas, 3 vezes/semana;

Hemodiálise intensiva – descreve coletivamente todos os métodos que oferecem maior duração e/ou frequência quando comparados à hemodiálise convencional.

A) Quotidiana – refere-se à hemodiálise realizada em 5-7 sessões semanais:
  • Longa noturna.
  • Curta diária.

B) Intermitente longa – refere-se à hemodiálise realizada 3 vezes/semana com duração maior que 4 horas:
  • Noturna intermitente.
  • Diurna intermitente.

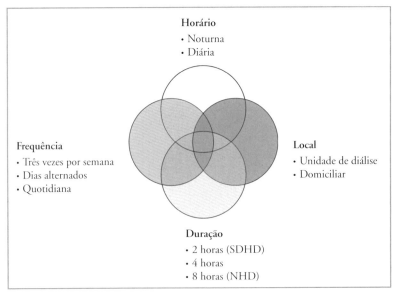

Figura 69.2 – Variáveis passíveis de individualização no tratamento dialítico: tempo, frequência, localização e duração. Existe, ainda, a possibilidade de se incorporar *clearance* convectivo ao tratamento – hemodiafiltração[7].

BENEFÍCIOS CLÍNICOS DA HEMODIÁLISE INTENSIVA

A análise dos dados do *Dialysis Outcomes and Practice Pattern* (DOPPS) mostra aumento progressivo no Kt/V nas últimas duas décadas e uma porcentagem menor de pacientes com Kt/V abaixo das metas preconizadas pelos *guidelines*. Esse aumento de dose, entretanto, não refletiu em benefícios na morbidade dos pacientes, que ainda apresentam taxas elevadas de complicações da falência renal, como eventos cardiovasculares, distúrbios do metabolismo mineral e ósseo, desnutrição e baixa sobrevida[8]. Portanto, o modelo de adequação centrado na ureia mostrou sua limitação em avaliar dimensões fundamentais dessa população de pacientes, como o descontrole do volume extracelular e a remoção de fósforo, entre outras moléculas com cinética mais complexa. A seguir, mostraremos a partir de dados observacionais como a hemodiálise intensiva pode melhorar a adequação, quando considerados outros aspectos clínicos que não apenas o *clearance* de ureia.

ASPECTOS CARDIOVASCULARES

A diálise intensiva é realizada com um tempo de tratamento semanal maior, portanto trabalha com taxas de ultrafiltração menores, poupando o paciente de episódios de hipotensão (que dificulta a obtenção do peso seco), além de poder levar cronicamente à hipervolemia. Com o volume extracelular mais controlado ao longo do tempo, os pacientes em diálise intensiva apresentam melhor controle pressórico, uso de um número menor de medicamentos anti-hipertensivos, redução no índice de massa do ventrículo esquerdo e melhora na fração de ejeção. O controle pressórico dá-se pela normalização do volume extracelular, por diminuição da resistência vascular sistêmica e de catecolaminas[9,10]. Apresentam ainda diminuição da atividade simpática[11], melhora na variabilidade de frequência cardíaca[12] e da função endotelial[13].

ASPECTOS DO DISTÚRBIO MINERAL E ÓSSEO DA DOENÇA RENAL CRÔNICA

A remoção do fósforo na hemodiálise é tempo-dependente. Dessa maneira, na hemodiálise longa noturna, a remoção de fósforo é bastante eficaz e o paciente controla a fosfatemia, faz dieta sem restrição, descontinua o uso de quelantes e vários casos podem requerer, inclusive, suplementação de fósforo no banho[14]. Há risco de balanço negativo de cálcio, pelo pouco uso dos quelantes com cálcio e maior ultrafiltração, logo a prescrição de cálcio no dialisato deve ser individualizada[15]. Na hemodiálise curta diária, quando comparada à convencional, ocorre maior remoção de fósforo, porém o paciente tem maior ingestão desse elemento em decorrência da melhora do apetite nesse método. Portanto, a fosfatemia comumente não se altera; a depender do aumento da ingestão e do tempo da sessão, que varia entre 1,5 e 3 horas, pode haver necessidade de aumento do quelante[16].

ASPECTOS NUTRICIONAIS E INFLAMAÇÃO

Quando pacientes são convertidos para curta diária ou longa noturna, a partir da hemodiálise convencional, há melhora no apetite, ganho de peso e aumento de massa muscular como resultado da liberdade dietética e melhor controle do ambiente urêmico[17]. Um estudo demonstrou melhora na proteína C-reativa e interleucina-6[18].

ERITROPOIESE E ANEMIA

Os dados observacionais ainda são controversos, mas parece existir uma diminuição na resistência a eritropoietina e consequente redução de sua dose.

TRANSTORNOS DO SONO

A conversão de pacientes em hemodiálise convencional para hemodiálise longa noturna melhora a síndrome da apneia obstrutiva do sono (AOS)[19].

Estudo realizado em nosso Serviço (Hospital das Clínicas da Faculdade de Medicina da Universidade de São Paulo) mostrou que 13 de 30 pacientes (43%) em hemodiálise tinham AOS. Esses pacientes eram em sua maioria homens, com maior circunferência de pescoço e com maior índice de massa de ventrículo esquerdo. Além disso, esses pacientes usavam maior número de comprimidos anti-hipertensivos para manter o mesmo controle pressórico. Infelizmente, pelo desenho do estudo não se conseguiu demonstrar a diferença da prevalência de AOS entre pacientes em hemodiálise curta diária e hemodiálise convencional. Porém, a dose de diálise medida como sdKt/V foi menor nos pacientes com AOS. Isso indica que oferecer menor dose de diálise possa influenciar na patogênese de AOS nessa população, não se sabendo, no entanto, se a dose estaria refletindo maior poder difusivo ou melhor controle de hipervolemia, ou ambos[20].

MORTALIDADE

Dados de Charra *et al*[21] mostram incríveis 75% de sobrevida em 10 anos, em série de 445 pacientes em regime de diálise intensiva noturna intermitente. No regime de diálise intensiva longa noturna, estudo canadense[22] mostra sobrevida comparável a transplante renal com doador falecido, com 14,7% de mortalidade em 12,4 anos de seguimento. O grupo *Frequent Hemodialysis Network* (FHN) mostra redução de mortalidade em desfecho composto com hemodiálise curta diária quando comparada com esquema convencional. Em 26 pacientes acompanhados em nosso Serviço durante 33,6 meses, em regime de hemodiálise curta diária, houve sobrevida de 100%, de 0,27 internação/paciente/ano e 1,24 dia de internação/paciente/ano[23].

Um resumo dos benefícios clínicos, assim como a disponibilidade de dados que comprovem esses benefícios em hemodiálise noturna e hemodiálise curta diária, está demonstrado no quadro 69.1.

Quadro 69.1 – Benefícios clínicos mostrados a partir de estudos observacionais, quando métodos de hemodiálise noturna e curta diária são comparados[7].

	Hemodiálise longa noturna	Hemodiálise curta diária
Controle da pressão arterial	+++ (↓ resistência periférica total)	++ (↓ volume fluido extracelular)
Hipertrofia ventricular esquerda	+++ (↓ pós-carga)	++ (↓ pré-carga)
Função sistólica do VE	+++	Sem demonstração
Complacência arterial	+++	Sem demonstração
Apneia do sono	Correção	Sem demonstração
Anormalidade do sistema nervoso autônomo cardíaco	Restauração	Sem demonstração
Controle do fósforo	+++	Depende da duração
Anemia	++ (↓ eritropoietina resistente)	+ (↓ eritropoietina resistente)
Desnutrição	++	++
Inflamação	↓ Proteína C-reativa, interleucina-6	↓ Proteína C-reativa
Cognição	+	Sem demonstração
Fertilidade	++	Sem demonstração
Qualidade de vida	++	++

ENSAIOS CLÍNICOS RANDOMIZADOS COMPARANDO MÉTODOS DE HEMODIÁLISE: CONVENCIONAL *VERSUS* INTENSIVA

O *Frequent Hemodialysis Network Group* conduziu dois ensaios clínicos randomizados, multicêntricos, para comparar a hemodiálise convencional com dois métodos intensivos de hemodiálise: curta diária e longa noturna. O grupo desenhou dois estudos para confrontar hemodiálise convencional e:

1. Curta diária 6 vezes/semana, duração 1,5-2,75h, eKt/V > 0,9 por sessão.
2. Longa noturna 5-6 vezes/semana, duração > 6h, stdKt/V > 4 por semana.

Duzentos e cinquenta pacientes em cada braço foram calculados como tamanho de amostra para ter poder estatístico de mostrar os desfechos primários compostos: morte e redução de índice de massa de ventrículo esquerdo (VE) ou morte e autoavaliação da qualidade de vida por meio do escore RAND-36. Foram avaliados ainda 9 desfechos secundários:

– Cardiovascular: índice de massa de VE.
– Saúde mental: escore de depressão de BEK.
– Saúde física: RAND-36.
– Função cognitiva: *trail making test B score*.
– Nutricional: albumina.
– Distúrbio do metabolismo mineral: fósforo.
– Anemia: dose do agente estimulante de eritropoiese.
– Pressão arterial: pressão sistólica e número de medicamentos anti-hipertensivos.
– Morbiletalidade: morte ou hospitalização não relacionada a acesso.

O estudo que comparou hemodiálise convencional e o braço de curta diária realizada[24] em centros de diálise mostrou que esse método de diálise intensiva reduziu morte ou diminuição de massa do ventrículo esquerdo e óbito ou melhora na qualidade de vida. Dos desfechos secundários avaliados, houve melhora no controle de fósforo e da pressão arterial sistólica. Como resultado do dobro de sessões semanais, houve, no grupo da hemodiálise intensiva, mais complicação no acesso vascular.

O estudo que comparou a hemodiálise convencional com o braço hemodiálise longa noturna[25] enfrentou dificuldades no recrutamento e randomização de pacientes e, portanto, não teve amostra suficiente para demonstrar seus desfechos primários. Mesmo nesse contexto, foi possível demonstrar a melhora no controle do fósforo e da pressão arterial.

É importante salientar aqui que, apesar de não se ter atingido significância estatística, o índice de massa de VE caiu em média 10,9g (intervalo de confiança −23,7 a 1,8g). A partir dos estudos observacionais, vimos que uma redução de 10g na massa do VE se associou com diminuição de 50% de mortalidade. Ou seja, apesar de não termos um $p < 0,05$, isso provavelmente ocorreu em consequência do número de pacientes menor que o necessário, mas a evidência, para nós clínicos, foi demonstrada. Ainda reforçando essa ideia, sabemos que no braço de diálise curta diária a redução média de massa de VE foi de 12,3g, com intervalo de confiança entre –174,5 e 61,9g. Ou seja, maior intervalo de confiança, com redução de massa não tão superior àquela observada no braço de hemodiálise noturna.

Ainda no braço de hemodiálise noturna, os pacientes randomizados para terapia convencional realizaram em sua maioria tratamento domiciliar, o que gerou melhora no RAND-36 equivalente para ambos os grupos, sugerindo que a melhora na qualidade de vida se deveu ao ambiente domiciliar na realização da hemodiálise, não se relacionando com a hemodiálise intensiva.

CONCLUSÃO

Diante do exposto, podemos concluir que os métodos intensivos de hemodiálise têm-se mostrado como alternativa superior à hemodiálise convencional, trazendo, através de suas baixas taxas de ultrafiltração e maior dose de diálise, benefícios clínicos e melhor perfil de morbimortalidade. Os benefícios vão, entretanto, além disso, uma vez que esses métodos, quando realizados em domicílio, podem levar à maior satisfação pessoal desse paciente, com possibilidade de uma agenda de tratamento variável, que pode adaptar-se ao seu dia a dia.

Os resultados em conjunto de estudos randomizados e observacionais apontam para uma redução de massa de VE, sabidamente um marcador de mortalidade na população dialítica. Ainda, benefícios relacionados ao metabolismo mineral e ósseo que permitem, inclusive, uma dieta sem restrições de fósforo seriam algo considerado difícil de se atingir com métodos de diálise convencional.

Este capítulo se propôs a esclarecer e tornar a nomenclatura desses novos métodos mais clara, de maneira que se possa comparar dados e opiniões de forma coerente. Quando a nomenclatura se torna vasta, o que pode parecer para muitos uma falta de concisão no que se poderia chamar de melhor método de diálise, representa, na verdade, uma vasta opção de tratamentos e indica, com isso, que a prescrição de diálise deve ser individualizada não somente no que se refere a dialisato, fluxo de sangue e fluxo de banho, mas agora também em tempo e frequência. Qual é o melhor método? Talvez a pergunta correta deveria ser: "Qual o melhor método para o meu paciente"?

REFERÊNCIAS BIBLIOGRÁFICAS

1. Lacson E Jr, Brunneli SM. Hemodialysis treatment time: a fresh perspective. *Clin J Am Soc Nephrol* 2011; **6**: 2522-2530.
2. Lowrie EG, Laird NM, Parker TF *et al*. Effect of the hemodialysis prescription of patient morbidity: report from the National Cooperative Dialysis Study. *N Engl J Med* 1981; **305**: 1176-1181.
3. Gotch F, Sargent J. A mechanistic analysis of the National Cooperative Dialysis Study (NCOS). *Kidney Int* 1985; **28**: 526-534.
4. Eknoyan G, Beck GJ, Cheung AK *et al*. Effect of dialysis dose and membrane flux in maintenance hemodialysis. *N Engl J Med* 2002; **347**: 2010-2019.
5. Chazot C, Jean G. The advantages and challenges of increasing the duration and frequency of maintenance dialysis sessions. *Nat Clin Pract Nephrol* 2009; **5**: 34-44.
6. Suri RS, Garg AX, Chertow GM *et al*. Frequent Hemodialysis Network (FHN) randomized trials: study design. *Kidney Int* 2007; **71**: 349-359.
7. Perl J, Chan CT. Home hemodialysis, daily hemodialysis and nocturnal hemodialysis: core curriculum 2009. *Am J Kidney Dis* 2009; **54**: 1171-1184.
8. Port FK, Pisoni RL, Bommer J *et al*. Improving outcomes for dialysis patients in the international Dialysis Outcomes and Practice Patterns Study. *Clin J Am Soc Nephrol* 2006 **1**: 246-255.
9. Chan CT, Harvey PJ, Picton P. Short-term blood pressure, noradrenergic, and vascular effects of nocturnal home hemodialysis. *Hypertension* 2003; **42**: 925-931.
10. Fagugli RM, Pasini P, Pasticci F *et al*. Effects of short daily hemodialysis and extended standard hemodialysis on blood pressure and cardiac hypertrophy: a comparative study. *J Nephrol* 2006; **19**: 77-83.
11. Zilch O, Vos PF, Oey PL *et al*. Sympathetic hyperactivity in haemodialysis patients is reduced by short daily haemodialysis. *J Hypertens* 2007; **25**: 1285-1289.
12. Chan CT, Hanly P, Gabor J *et al*. Impact of nocturnal hemodialysis on the variability of heart rate and duration of hypoxemia during sleep. *Kidney Int* 2004; **65**: 661-665.
13. Chan CT, Harvey PJ, Picton P *et al*. Short-term blood pressure, noradrenergic, and vascular effects of nocturnal home hemodialysis. *Hypertension* 2003; **42**: 925-931.
14. Mucsi I, Hercz G, Uldall R *et al*. Control of serum phosphate without any phosphate binders in patients treated with nocturnal hemodialysis. *Kidney Int* 1998; **53**: 1399-1404.
15. Al-Hejaili F, Kortas C, Leitch R *et al*. Nocturnal but no short hours quotidian hemodialysis requires an elevated dialysate calcium concentration. *J Am Soc Nephrol* 2003; **14**: 2322-2328.
16. Gotch FA, Panilio F, Sergeyeva O *et al*. A kinetic model of inorganic phosphorus mass balance in hemodialysis therapy. *Blood Purif* 2003; **21**: 51-57.
17. Spanner E, Suri R, Heidenheim AP *et al*. The impact of quotidian hemodialysis on nutrition. *Am J Kidney Dis* 2003; **42**: 30-35.
18. Yuen D, Richardson RM, Fenton SS *et al*. Quotidian nocturnal hemodialysis improves cytokine profile and enhances erythropoietin responsiveness. *ASAIO J* 2005; **51**: 236-241.
19. Hanly PJ, Pierratos A. Improvement of sleep apnea in patients with chronic renal failure who undergo nocturnal hemodialysis. *N Engl J Med* 2001; **344**: 102-107.
20. Elias RM, Castro MC, Queiroz EL *et al*. Obstructive sleep apnea in patients on conventional and short daily hemodialysis. *Am J Nephrol* 2009; **29**: 493-500.
21. Charra B, Calemard E, Ruffet M *et al*. Survival as an index of adequacy of dialysis. *Kidney Int* 1992; **41**: 1286-1291.
22. Pauly RP, Gill JS, Rose CL *et al*. Survival among nocturnal home haemodialysis patients compared to kidney transplant recipients. *Nephrol Dial Transplant* 2009; **24**: 2915-2919.
23. Castro MC, Luders C, Elias RM *et al*. High-efficiency short daily haemodialysis-morbity and mortality rate in a long term study. *Nephrol Dial Transplant* 2006; **21**: 2232-2238.
24. FHN Trial Group, Chertow GM, Levin NW *et al*. In-center hemodialysis six times per week versus three times per week. *N Engl J Med* 2010; **363**: 2287-2300.
25. Rocco MV, Lockridge RS, Beck GJ *et al*. The effects of frequent nocturnal home hemodialysis: the Frequent Hemodialysis Network Nocturnal Trial. *Kidney Int* 2011; **80**: 1080-1091.

70
ABORDAGEM DE MEDIDAS PROFILÁTICAS DE INFECÇÕES RELACIONADAS AO CATETER VENOSO CENTRAL PARA HEMODIÁLISE

Tricya Nunes Vieira da Silva Bueloni
Marcela Lara Mendes
Daniela Ponce

INFECÇÕES RELACIONADAS AO ACESSO VASCULAR NOS PACIENTES EM HEMODIÁLISE

A doença renal crônica (DRC) consiste em sério problema de saúde pública mundial, com perspectiva de aumento substancial no número de pacientes tratados com diálise e transplante renal. Nos Estados Unidos (EUA), no final de 2010 aproximadamente 600.000 pessoas necessitavam de terapia renal substitutiva (TRS), com projeção de aumento do número de pacientes para mais de 750.000 em 2020[1], enquanto no Brasil, de acordo com o censo realizado anualmente pela Sociedade Brasileira de Nefrologia (SBN), em 2004 o número estimado de pacientes em diálise era de 59.153 e em 2012 aumentou para 97.586, ou seja, 503 pacientes por milhão de população[2].

A hemodiálise (HD) é a modalidade de terapia dialítica mais amplamente utilizada em todo o mundo. No Brasil, a proporção de pacientes em HD, de acordo com o censo da SBN de 2012, é de 91,6% vs. 8,4% em diálise peritoneal (DP)[2]. Para que haja a viabilização desse processo, há necessidade de um acesso vascular, com a obtenção de uma veia central através de um cateter ou a confecção de um acesso periférico que constitui a fístula arteriovenosa (FAV).

As infecções continuam sendo importantes causas de morbidade e mortalidade nos pacientes em HD, mesmo diante de todos os avanços obtidos com cuidados preventivos e novas drogas antimicrobianas. Conforme registros do *United States Renal Data System* (USRD), infecção é a segunda maior causa de morte em pacientes em diálise, só perdendo para doenças cardiovasculares[3,4]. Nos EUA, a taxa total de óbito entre os pacientes com DRC em diálise é de 176/1.000 pacientes/ano e a infecção de corrente sanguínea (ICS) contribui para valores próximos a 26/1.000 pacientes/ano[3-5]. Entre os óbitos relacionados à infecção, 75% dos casos são por sepse[4].

Os pacientes com DRC dialítica apresentam diversos fatores que contribuem para a maior incidência de infecções, como a redução na imunidade por disfunção neutrofílica causada por sobrecarga de ferro, hiperparatireoidismo, uremia, desnutrição e presença de *diabetes mellitus*, assim como o risco de contaminação dos equipamentos de HD, da água, dos dialisadores e das soluções de diálise e, principalmente, o uso de cateteres venosos centrais (CVC)[4].

O acesso vascular representa o principal fator de risco para bacteriemia, hospitalização e mortalidade nos pacientes em HD, sendo o CVC o mais associado às ICS, elevando as taxas de morbimortalidade, bem como o custo do tratamento hemodialítico[4-7].

Por esses motivos, a NKF-KDOQI (*The National Kidney Foundation-Kidney Disease Outcomes Qualitiy Initiative-Clinical Pratice Gulidelines*) desencoraja o uso de cateter como acesso para HD, sugerindo que apenas 10% dos pacientes devam utilizar essa via como acesso[7]. Porém, a partir da década de 1980, o uso do cateter como acesso permanente passou a ser introduzido e, consequentemente, o número de pacientes prevalentes em HD com CVC apresentou aumento progressivo. Atualmente, mais de 80% dos pacientes incidentes em diálise utilizam CVC como acesso para HD[8,9] e, segundo dados da *National Kidney Foundation*, entre 1998 e 2002, houve aumento do número de pacientes prevalentes dialisando por cateteres de 19% para 27%[7].

No Brasil, os dados do *Censo* 2012 da SBN apontam uma prevalência de 14,5% no uso de CVC[2]. A taxa brasileira é relativamente baixa e próxima do recomendado pelo KDOQI, porém questiona-se a possibilidade de essa taxa estar subestimada pelo número relativamente pequeno de unidades de TRS que respondem anualmente ao censo (55% das unidades em 2011)[10]. No Brasil, há predomínio do uso de cateteres venosos não tunelizados, em virtude do menor custo e maior facilidade técnica de inserção pelo nefrologista. Os cateteres não tunelizados, ou seja, de curta permanência, deveriam ser utilizados por no máximo sete dias, de acordo com o KDOQI, para pacientes internados e com quadro de lesão renal aguda. Nos casos crônicos, os cateteres deveriam ser transicionados para cateteres de longa permanência tunelizados, pois, embora apresentem maiores taxas de infecção e disfunção em relação aos acessos nativos, essas são menores do que as taxas associadas ao uso de cateteres provisórios[7].

São relacionadas ao CVC as ICS, a infecção de orifício de saída (IOS) e a infecção de túnel subcutâneo (IT).

A definição de ICS pelo *Center for Disease Control* (CDC) é a presença de bacteriemia em pacientes com cateter intravascular com no mínimo uma hemocultura positiva obtida de veia periférica, na presença de manifestações clínicas de infecção (febre, calafrios, hipotensão), sem outro foco infeccioso definido e associado à presença de um dos seguintes critérios:

- cultura semiquantitativa (> 15UFC) ou quantitativa do segmento distal do cateter (> 10^3UFC) com o isolamento do mesmo agente no cateter e sangue periférico;
- culturas quantitativas simultâneas com taxa ≥ 5:1 (CVC *vs.* sangue periférico);
- período diferencial de positividade da cultura central e periférica maior que 2 horas no tempo de crescimento[8].

Entretanto, em artigos de revisão recentemente publicados, a necessidade de aquisição de hemoculturas periféricas tem sido questionada, visto a dificuldade de punção periférica nos pacientes em HD, a fragilidade dos vasos sanguíneos nesses pacientes, a doença vascular periférica e o interesse em preservação de veias para confecção de FAV[9].

Dessa forma, critérios mais simplificados, principalmente com intuito de vigilância epidemiológica, têm sido propostos para definir ICS, como a presença de hemoculturas positivas obtidas do cateter e das linhas de sangue conectadas ao CVC, utilizando para o diagnóstico tempo diferencial de positividade[9,11].

O critério de diagnóstico clínico de ICS já foi proposto previamente pelo CDC e no Manual de Orientações e Critérios Diagnósticos do Sistema de Vigilância Epidemiológica das infecções hospitalares do Estado de São Paulo, ou seja, a presença de sinais e sintomas infecciosos como febre, tremores, oligúria e hipotensão sem outro sítio de infecção aparente, na presença de CVC, de hemocultura negativa ou não realizada e da instituição de terapia antimicrobiana adequada para sepse[8,12]. Entretanto, em 2008 foram publicados pelo NHSN *(National Healthcare Safety Network)* critérios de vigilância para tipos específicos de infecções relacionadas ao paciente crítico, sendo excluído o critério de sepse clínica para adultos, mantido apenas para crianças menores de 1 ano[13]. Em outubro de 2013, a Secretaria de Estado de Saúde de São Paulo lançou o Manual de Vigilância Epidemiológica em Serviços de Diálise, considerando o critério de bacteriemia relacionada ao cateter venoso a presença de hemocultura positiva (colhida de veia periférica ou das linhas de hemodiálise ou do cateter) associada a sintomas clínicos de infecção sem outro sítio infeccioso provável[14].

A presença de critérios clínicos no diagnóstico das ICS, mesmo que controversa, permanece como realidade em diversos centros de hemodiálise, principalmente pela evolução desfavorável das ICS relacionadas a cateter nessa população, com elevada morbimortalidade e pela dificuldade de coleta de culturas, entre outros fatores.

A IOS é definida pela presença de secreção purulenta ou eritema, endurução e irritação de pelo menos 2cm ao redor do orifício de saída do cateter, podendo estar associada a outros sinais e sintomas de infecção como febre[4,11]. A IT é diagnosticada na presença dos sinais descritos acima, acometendo tanto o orifício de saída como o túnel do cateter tunelizado[11]. Se há presença de secreção, culturas são recomendadas para o auxílio de tratamento antimicrobiano e diagnóstico do agente etiológico[11].

Diversos trabalhos mostram que as taxas de ICS nos pacientes em HD são maiores nos pacientes com CVC, aumentando linearmente com o maior tempo de uso do cateter. A densidade de incidência de ICS relacionada ao CVC varia de 0,6-6,5 casos por 1.000 cateteres/dia[9]. Diversos estudos multicêntricos e randomizados têm mostrado que a taxa de ICS associada a uso de cateteres é muito superior à taxa de ICS com o uso de FAV e que diversas complicações graves, como endocardite bacteriana, abscesso epidural, artrite e êmbolos sépticos, são mais frequentes em ICS associadas ao CVC[4]. O risco de sepse com CVC é 2 a 5 vezes mais elevado do que com enxertos e FAVs e, consequentemente, o uso de CVC está associado à elevação de custos em 25%, sendo grande parte desse valor gasto para tratamento das ICS[9].

A taxa de mortalidade está, independentemente, aumentada nos pacientes com CVC, chegando, de acordo com dados do *Dialysis Outcomes and Pratice Patterns Study* (DOPPS), a ser 1,62 vez maior nos primeiros 120 dias de uso, 1,42 entre 120 dias e 1 ano e 1,49 após o primeiro ano de diálise, quando comparada com pacientes em uso de FAV[15]. As taxas de mortalidade por infecção no primeiro ano de HD hoje são 2,4 vezes maiores do que em 1981, fator amplamente atribuído ao uso de CVC[9].

Além das complicações inerentes ao processo infeccioso, após um episódio de sepse, o número de eventos adversos cardiovasculares, incluindo infarto agudo do miocárdio, insuficiência cardíaca congestiva, doença vascular periférica e acidentes vasculares cerebrais, aumenta para mais do que o dobro, com consequente elevação da morbidade e hospitalização dos pacientes em HD, além de maiores custos e pior sobrevida[5,9].

Após 24 horas da inserção, 100% dos cateteres já estão colonizados[16]. Diversos micro-organismos podem aderir e colonizar a superfície das CVC, colocando os pacientes em risco de infecção local e sistêmica. A formação de biofilme na superfície interna dos cateteres é iniciada pela presença de uma bainha de fibrina que recobre a superfície interna do cateter associada à adesão de micro-organismos, com produção de matriz de exopolissarcarídeos e promoção de uma rápida multiplicação das bactérias. A presença do biofilme contribui para a resistência ao uso de antibióticos sistêmicos e necessidade de concentrações elevadas de antimicrobianos na tentativa de eliminar essas bactérias[9,16-19].

Há duas vias principais de ascensão de micro-organismos até à corrente sanguínea e consequente bacteriemia relacionada ao cateter: vias intraluminal e extraluminal. A via extraluminal ocorre pelo contato entre os organismos da pele e a superfície externa do cateter, no momento de inserção do CVC e antes que ocorra o processo de cicatrização completa do orifício de entrada e endotelização do túnel subcutâneo. A via intraluminal envolve a transferência de micro-organismos através do lúmen do cateter pelo contato manual ou da pele com as pontas do CVC, sendo essa via a porta de entrada principal de agentes causadores de infecção por toda a permanência do cateter no paciente[9,17,19].

Mediante a importância da elevada prevalência atual do uso de CVC na população em HD, de sua relação direta com as ICS e do seu impacto negativo na morbidade e mortalidade dos pacientes, diversas medidas profiláticas têm sido estudadas e colocadas em prática com a finalidade de diminuir as taxas de infecção relacionadas ao uso de CVC[17]. Dessa forma, um número crescente de estudos clínicos, revisões sistemáticas e metanálises foram realizados para analisar quais dessas medidas são realmente efetivas, bem como sua aplicabilidade clínica e seus eventos adversos a longo prazo.

MEDIDAS PROFILÁTICAS NO CONTROLE DAS INFECÇÕES RELACIONADAS AO ACESSO VASCULAR PARA HEMODIÁLISE

A principal medida preventiva apontada como efetiva é a educação e o treinamento de medidas universais de higiene e precaução da equipe de profissionais diretamente relacionados ao implante e manuseio diário do CVC[17]. A elaboração e o seguimento de um protocolo específico de condutas de acordo com as normas publicadas em 2002 pelo CDC reduziu a incidência de ICS relacionada a cateter de 6,7 para 1,6 episódio por 1.000 cateteres/dia[19].

Entre as práticas gerais de cuidados, destaca-se a lavagem das mãos com sabão convencional ou fricção das mãos com álcool antes e após a palpação da inserção do cateter e a realização de curativo no CVC[17,19].

O uso de materiais como luvas estéreis, gorro, máscara, avental e campos estéreis é preconizado e conhecido como precauções máximas de barreira estéril[17]. Essas medidas foram comparadas com o uso apenas de luvas estéreis e campo, em um estudo randomizado, sendo detectados menores episódios de colonização e de ICS relacionadas a cateter quando precauções máximas de barreira estéril foram utilizadas (RR = 0,32, IC95% 0,10-0,96, p = 0,04 e RR = 0,16, IC95% 0,02-1,30, p = 0,06, respectivamente)[17].

Entre outras medidas, encontram-se a escolha da solução de limpeza ou antissepsia do orifício de saída e dos materiais para curativo local, a impregnação dos cateteres com antimicrobianos, o material do qual o cateter é feito, a aplicação de pomadas antimicrobianas no orifício do cateter e o uso de compostos químicos intraluminais conhecidos como selo ou *lock*-terapia[17,19].

Quanto à escolha do antisséptico para limpeza do orifício de saída e da pele antes da inserção do CVC, a solução mais eficaz é a clorexidina alcoólica > 0,5% quando comparada ao iodopovedine a 10% e álcool a 70%. Entretanto, essas soluções constituem alternativas nos casos de contraindicação ao uso de clorexidina[9,17].

Metanálise com 4.143 cateteres (1.493 CVC, sendo 53 de HD) sugeriu redução no risco de infecções relacionadas a cateter em 49% com o uso de soluções contendo clorexidina, comparado ao uso de iodopovedine (IC95% 0,28-0,88). A redução de risco absoluto foi de 7,1% para colonização e 1,1% para ICS, sendo que o teste de heterogeneidade para efeito de tratamento foi significante para colonização (p < 0,001), mas não para ICS relacionada a cateter (p = 0,2)[20]. Evidências disponíveis apontam que o uso de clorexidina poderia resultar em um decréscimo de 1,6% na incidência de ICS relacionada a cateter, 0,23% de redução nos óbitos e uma economia de US$ 113 por cateter utilizado[17].

Estudos recentes mostram que a incidência de infecções associadas ao CVC para HD não difere com o uso de curativos transparentes, semipermeáveis ou padrão com gaze. O CDC recomenda o uso de esponja impregnada por clorexidina em cateteres não tunelizados de pacientes acima de 2 meses de vida e apenas nos serviços em que as taxas de infecção relacionada ao cateter não são reduzidas com a educação e o treinamento apropriados da equipe de saúde[17]. Quanto aos cateteres tunelizados, não há recomendação específica sobre o uso nem evidência de prevenção de infecção, sendo esse assunto ainda controverso[19].

O material de que é feito o cateter influencia na aderência de bactérias à superfície e consequente formação de biofilme. Cateteres de politetrafluoroetileno (teflon) e de poliuretano têm sido associados com menores complicações infecciosas[17]. A grande maioria dos cateteres para HD é de silicone ou poliuretano, entretanto, a diferença na suscetibilidade do material na formação de biofilme, após o implante do cateter, ainda não foi estudada[19].

O uso de cateteres impregnados por substâncias com ação antimicrobiana em unidades de terapia intensiva esteve associado com redução da taxa de colonização e do número de ICS relacionadas a cateter, podendo ser uma opção para pacientes em HD com risco elevado de ICS[19-22]. Porém, há poucos trabalhos sobre a impregnação dos cateteres tunelizados para hemodiálise como medida profilática de infecções e eles apresentam resultados discordantes, não sendo consenso seu uso nessa população[19].

A aplicação de pomadas antimicrobianas no orifício de saída do cateter tem mostrado redução de 75-93% no risco de ICS, sendo as principais substâncias estudadas o iodopovedine, a mupirocina, a pomada tripla de polisporina (gramicidina-bacitracina-polimixina B) e o mel medicinal[9]. Em 2002, Johnson et al[23] publicaram um trabalho randomizado com 50 pacientes, comparando o uso de mupirocina na inserção do cateter ao não uso de pomadas, no controle de infecções relacionadas a cateter naqueles em HD com cateteres tunelizados. Houve redução da incidência de infecção relacionada a cateter tanto de IOS (6,6 episódios/1.000 cateteres-dia vs. 0 no grupo mupirocina, p < 0,05) como de ICS (35 versus 7% no grupo mupirocina, p < 0,01), bem como aumento na média de tempo livre de infecção de 55 para 108 dias (log-rank 8,7, p < 0,01), sendo essa melhora explicada pela redução nas infecções por Staphylococcus (log rank 10,7, p = 0,001)[23].

Revisão sistemática recente realizada pela Cochrane também apresentou redução do risco de bacteriemia relacionada a cateter com o uso de mupirocina no orifício do cateter (RR 0,17, IC95% 0,07-0,43), com efeito significante nas infecções causadas por S. aureus[24]. Porém, nessa revisão, apenas a pomada tripla de polisporina mostrou redução significativa na mortalidade por todas as causas (RR 0,22, IC95% 0,07-0,74), mas sem efeito na mortalidade por infecção[24].

A prevalência de portadores nasais de S. aureus em HD é de 35-62%, fator que pode predispor a bacteriemias por S. aureus[4]. A descolonização nasal com mupirocina nesses pacientes tem mostrado redução nas taxas de bacteriemia por S. aureus em 78%[9].

O surgimento de resistência bacteriana com o uso de agentes antimicrobianos tópicos tem sido uma preocupação constante, entretanto, até o momento, não foi evidenciado aumento de resistência bacteriana com o uso de antimicrobianos tópicos nos pacientes em HD[19]. Nos trabalhos com pacientes em DP em uso prolongado de mupirocina no orifício do cateter (4-7 anos de seguimento), a presença de cepas de S. aureus resistentes a mupirocina tem variado de 3 a 16%[9]. Em estudo realizado por Annigeri et al[25] com pacientes em DP, utilizando mupirocina profilática no orifício do cateter, a emergência de cepas de S. aureus com alta resistência à mupirocina (MuRSA) ocorreu após quatro anos de seguimento e esteve ausente em análise realizada nessa mesma população, com um ano de seguimento. A prevalência de S. aureus foi de 17% (26 pacientes), sendo 4 pacientes portadores de MuRSA (3% do total de pacientes e 15% dos portadores de S. aureus). Os autores apontam os benefícios da mupirocina profilática nas complicações infecciosas e preconizam a manutenção da sua utilização, mas reforçam a necessidade de vigilância no surgimento de cepas MuRSA nos centros que utilizam mupirocina profilática nos pacientes em DP[25].

A utilização de compostos químicos e antibióticos, conhecida como *lock*-terapia ou terapia selada e fechada, tem sido proposta para o preenchimento de cateter na tentativa de prevenção das infecções relacionadas aos cateteres e redução dos altos índices de morbimortalidade[9,17].

ESTUDOS CLÍNICOS E REVISÕES SISTEMÁTICAS EM *LOCK*-TERAPIA PROFILÁTICA

Embora existam vários trabalhos na literatura que avaliaram o uso de antibióticos em *lock*-terapia como prevenção de ICS, a maioria deles apresenta número pequeno de pacientes, muitos são retrospectivos, outros prospectivos com pouco tempo de seguimento, além de incluírem simultaneamente pacientes com cateteres de curta e longa permanência e uso concomitante de diversas soluções à base de antibióticos ou não.

Kim et al, em estudo prospectivo randomizado com 120 pacientes incidentes em HD utilizando CVC de curta permanência como acesso dialítico, mostraram que o uso em *lock* de gentamicina 5mg/mL associada à cefazolina 10mg/mL e heparina 1.000UI/mL reduziu a taxa de ICS associada ao CVC quando comparada ao uso de heparina apenas. Nesse estudo, a taxa de infecção no grupo com antibiótico em terapia selada e fechada foi de 0,44 por 1.000 cateteres/dia, vs. 3,12 no grupo controle[26].

Em 2007, estudo prospectivo e randomizado com 63 pacientes em HD seguidos por 12 meses, em uso de cateteres tunelizados (total de 81), avaliou os efeitos da *lock*-terapia com vancomicina (25mg/mL) associada à gentamicina (40mg/mL) e heparina (5.000UI/mL) no grupo I (33 pacientes/37 cateteres), vs. o uso de heparina somente (5.000UI/mL) no grupo II (30 pacientes/40 cateteres). Cinquenta e sete casos de infecção relacionada a cateter foram encontrados durante o seguimento, com 8,95 episódios de infecções por 1.000 sessões de diálise (SD). No grupo I, a taxa de bacteriemia foi significativamente menor quando comparada ao grupo II (0,65 evento/1.000 SD vs. 4,88 eventos/1.000 SD, p < 0,001). A taxa de IOS foi semelhante em ambos os grupos (3,24/1.000 SD grupo I e 3,96/1.000 SD grupo II, p > 0,05). O nível de vancomicina e gentamicina séricas foi indetectável em 90,1% e 93,94% dos casos, respectivamente. Os autores concluem que, apesar do número reduzido de pacientes, este foi o primeiro trabalho que avaliou a associação de vancomicina e gentamicina para *lock*-terapia em cateteres tunelizados, com resultados efetivos na prevenção de eventos infecciosos relacionados ao uso de CVC[27].

A avaliação de *lock* profilática com cefotaxima em cateteres tunelizados para HD foi publicada recentemente em trabalho randomizado, duplo-cego, com 30 pacientes, com seguimento de três meses. O uso profilático de *lock*-terapia com cefotaxima (10mg/mL) e heparina (5.000UI/mL) foi comparado ao uso isolado de heparina (5.000UI/mL). Não houve IOS em ambos os grupos e a taxa de ICS relacionada a cateter no grupo controle foi significativamente maior (6,84/1.000 cateteres-dia) e ausente no grupo com cefotaxima. A sobrevida livre de infecção em 180 dias foi de 100% no grupo intervenção e 56% no grupo controle (p < 0,001). Apesar do curto seguimento e amostra reduzida, houve efeito positivo com o uso de cefotaxima para *lock* profilática, sendo essa medicação de amplo espectro para cobertura de gram-positivos e gram-negativos, sem efeitos colaterais quando comparada ao uso de gentamicina. Mais estudos, com maior número de pacientes e tempo de seguimento, são necessários para avaliar a eficácia da cefotaxima na prevenção de infecções relacionadas a cateter[28].

As Unidades de Diálise do Hospital das Clínicas da Faculdade de Medicina de Botucatu – SP (HC-FMB) e do Hospital Estadual de Bauru (HEB) são centros de TRS com grande número de pacientes (mais de 170 pacientes em HD em cada unidade), onde o uso de CVC, assim como a atual realidade de outros serviços, acaba sendo feito não somente como acesso vascular temporário, mas também como acessos de longa permanência, principalmente em decorrência do número crescente de idosos e diabéticos em diálise. Em ambos os centros, a prevalência de pacientes dialisados através de CVC está em torno de 35% e o implante de cateteres tunelizados é realizado pela equipe de nefrologia desde 2008. Dessa forma, em decorrência da elevada prevalência do uso de cateteres tunelizados em nossos centros e da associação entre infecção, mortalidade e uso de CVC, realizamos revisão de literatura abordando medidas profiláticas de infecções relacionadas a cateter e estudo clínico prospectivo e comparativo sobre a utilização de antibiótico em *lock* em pacientes em HD com cateteres tunelizados, ambos recentemente publicados[29,30].

Tratou-se de estudo prospectivo, quase-experimental, realizado em dois centros, com duração de 25 meses (janeiro de 2010 a março de 2012), que teve como objetivo principal avaliar a eficácia do uso de antibioticoterapia em *lock* (gentamicina e cefazolina) na redução de ICS relacionada a cateteres tunelizados em pacientes em HD. Os pacientes foram divididos em dois grupos, de acordo com o tipo de tratamento em *lock* prescrito: grupo controle (GC = 126 pacientes: heparina 5.000UI/mL) e grupo intervenção (GI = 107 pacientes: cefazolina 10mg/mL + gentamicina 5mg/mL + heparina 5.000UI/mL). Os dois grupos não diferiram em relação às características clínicas dos pacientes, sítio de implante do cateter ou tempo prévio em HD até o implante (Tabela 70.1). A densidade de incidência de ICS foi menor no grupo com *lock*-antibioticoterapia (0,57/1,74 evento por 1.000 cateteres/dia, p = 0,0005). Os grupos foram semelhantes em relação à IOS (3,5 = 3,15 eventos por 1.000 cateteres/dia, p = 0,76) (Tabela 70.2). Houve diferença entre os grupos no tempo livre de ICS e no número de dias com cateter, sendo maiores no grupo intervenção (*log-rank* = 17,62, p < 0,0001) e 203 (111,5-326) *vs.* 171 dias (79-256), p = 0,0005, respectivamente (Fig. 70.1). Os grupos foram semelhantes quanto à emergência de cepas bacterianas resistentes.

O número de culturas negativas foi significativo em nosso trabalho, com predomínio nas IOS no GC (GC = 51,3% *vs.* GI = 25,7% p < 0,0001) e nas ICS no GI (GC = 57,8 vs. GI = 90%, p = 0,01). Esse fato acaba dificultando a identificação dos agentes etiológicos das infecções, assim como a avaliação da emergência de cepas resistentes aos antimicrobianos utilizados na *lock*-terapia. Questionamos se o uso de *lock* com consequente extravasamento para a corrente sanguínea não poderia ser responsável pela elevada prevalência de culturas negativas no GI, uma vez que a presença de concentrações séricas desses antimicrobianos poderia inibir o crescimento bacteriano. Porém, não foram realizadas dosagens séricas de gentamicina e cefazolina, o que poderia esclarecer esse fato.

Em nosso estudo, diferente do relatado na literatura[26-28], o número de complicações mecânicas foi maior no GI. Entretanto, essa avaliação foi realizada apenas pela análise das causas de retirada do CVC, não sendo avaliada a presença de trombose do CVC tratada com sucesso ao usar trombolíticos.

Nosso estudo apresenta limitações. Primeiramente, não foi randomizado por dificuldades assistenciais encontradas nos dois centros. Não foram realizadas dosagens séricas de gentamicina e cefazolina durante o uso no GI e, embora não tenham sido detectadas reações adversas como a ototoxicidade pelos aminoglicosídeos ou neurotoxicidade pela cefalosporina, não foi possível identificar se houve exposição sistêmica a essas drogas.

Neste estudo, também foi utilizado o critério clínico para o diagnóstico de ICS, diferentemente dos estudos prévios que adotaram, em sua grande maioria, os critérios diagnósticos de ICS preconizados pelo CDC[17], os quais associam a presença de critérios clínicos e microbiológicos e excluem os pacientes com culturas negativas.

Apesar dessas limitações, este estudo prospectivo e comparativo, realizado em dois centros, com esquema de *lock*-terapia de baixo custo e com ampla cobertura antimicrobiana (gram-positivos e negativos) em cateteres tunelizados, mostrou redução significativa nas ICS relacionadas ao cateter sem surgimento significativo de cepas resistentes à gentamicina e à meticilina, sendo uma opção na prevenção da ICS relacionada ao cateter tunelizado em pacientes em HD[30].

Labriola *et al*[31] publicaram metanálise em 2007, incluindo oito estudos randomizados que comparam o uso de substâncias antimicrobianas em *lock*-terapia profilática *versus* heparina em pacientes em HD, totalizando 829 pacientes, 882 cateteres e 90.191 cateteres/dia. Destes estudos 4 eram somente com cateteres tunelizados, 1 apenas com cateter não tunelizado e 3 com ambos os tipos de cateter. O uso de soluções para *lock*-terapia levou a uma redução significativa no risco de bacteriemia relacionada a cateter, com risco relativo de 0,32 (IC95% 0,10-0,42). A análise de subgrupos estratificada para presença de diabetes, duração do seguimento, marcado-

Tabela 70.1 – Características clínicas dos 233 pacientes com cateteres permanentes para hemodiálise de acordo com o tratamento recebido.

Características	Controle n = 126	Intervenção n = 107	p
Demográficas			
Sexo masculino (%)	54,8	52,3	0,64
Idade (anos)*	56,6 (± 14,6)	56,4 (± 14,4)	0,69
Causa da DRCt (%)			
Diabetes	42,1	39,2	0,51
Hipertensão	22,3	17,7	0,47
Glomerulopatias	11,9	14,1	0,41
Indeterminada	8,9	14,9	0,23
Outras	14,8	14,1	0,61
Comorbidades (%)			
Diabetes mellitus	48,1	35,5	0,37
DCV	38,9	35,5	0,59
Sítio de implante (%)			
Jugular	86,71	81,58	0,30
Subclávia	0,58	0	0,31
Femoral	12,72	17,76	9,28
Outro	0	0,66	0,59
Dialíticas			
Tempo de diálise (dias)**	122 (43,5-497)	138,5 (36-722)	0,71

Adaptado de Silva et al[30].
*Valores são média.
**Valores em mediana e intervalo interquartílico.
DRCt = doença renal crônica terminal; DCV = doença cardiovascular.

Tabela 70.2 – Prevalência de IOS e ICS relacionada aos cateteres de longa permanência para diálise de acordo com o tratamento recebido.

	Controle n = 173	Intervenção n = 152	p
IOS (n, %)	115 (66,5)	109 (71,7)	0,35
ICS (n, %)	57 (32,4)	20 (13,1)	< 0,0001
IOS/1.000 cateteres/dia	3,5	3,15	0,76
ICS/1.000 cateteres/dia	1,74	0,57	0,0005
Média de tempo livre de infecção (dias)*	49 (16-175)	114,5 (35,5-206)	0,0017
Média do tempo livre de IOS (dias)*	71 (21-187)	118 (37-219,5)	0,0145
Média do tempo livre de ICS (dias)*	126 (41-228)	193,5 (100-300,5)	0,0005
Tempo com cateter (dias)*	171 (79-256)	203 (111,5-326)	0,015

Adaptado de Silva et al[30].
*Valores em mediana e intervalo interquartílico.
IOS = infecção de orifício de saída; ICS = infecção de corrente sanguínea.

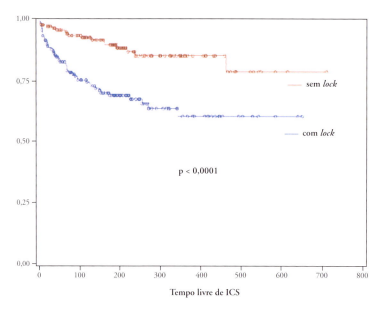

Figura 70.1 – Curva de sobrevivência cumulativa do cateter livre de ICS. Adaptado de Silva et al[30].

res bioquímicos, proporção de cateteres tunelizados, uso de mupirocina intranasal e citrato como solução intraluminal não mostrou diferença significativa, exceto pela elevada eficácia no uso de soluções para *lock* contendo gentamicina (p = 0,003). Os autores concluíram que, apesar da redução significativa no risco de infecção com o uso de *lock*-terapia, a incidência de bacteriemia nos grupos com *lock* foi similar à publicada em trabalhos de unidades com baixa incidência de infecção relacionada a cateter, onde presumidamente medidas estritas de higiene são aplicadas. Além disso, o curto tempo de seguimento não possibilitou, nesta metanálise, a avaliação de eventos adversos ou resistência bacteriana com o uso prolongado da *lock*-terapia.

Em 2008, Jaffer et al[32] publicaram metanálise com sete trabalhos, envolvendo 624 pacientes, 819 cateteres (448 tunelizados e 371 não tunelizados), na tentativa de determinar a eficácia do uso da antibioticoterapia em *lock* na redução das taxas de infecção relacionada a cateter em pacientes em HD. A taxa de infecção foi significativamente menor no grupo em que foram administradas medicações em *lock* quando comparada ao grupo que recebeu heparina apenas, com risco 7,72 vezes menor de ICS no grupo com *lock* (IC95% 5,1-10,3). De maneira também favorável, houve ausência de maiores complicações mecânicas, como a oclusão do cateter nos pacientes que receberam a *lock*-terapia. Nessa metanálise, diversas medicações com diferentes concentrações foram utilizadas, entre elas gentamicina, minociclina, citrato, taurolidina, cefotaxima e cefazolina. A maior limitação dos trabalhos desta metanálise é o curto período de seguimento dos pacientes, não sendo possível a avaliação de consequentes eventos adversos a longo prazo, como a indução de resistência bacteriana e os efeitos tóxicos pela concentração sistêmica dessas medicações[32].

Também em 2008, Yahav et al[33] apresentaram revisão sistemática e metanálise com 16 estudos randomizados que avaliaram o uso de substâncias com e sem antibióticos para *lock*-terapia profilática na redução de infecções relacionadas a cateter em paciente em HD. Essa metanálise avaliou de maneira separada a redução do risco de infecção associado ao uso de antibióticos em *lock*, analisando 11 trabalhos e detectando redução significativa nas taxas de ICS quando comparado ao uso de heparina, tanto por paciente (RR 0,44; IC95% 0,38-0,5), como por cateter/dia (RR 0,37; IC95% 0,3-0,47). As taxas de remoção de cateter foram significativamente menores no grupo intervenção tanto por paciente (RR 0,35; IC95% 0,23-0,55), como por cateter/dia (RR 0,34, IC95% 0,21-0,55). Foram relatados surgimento de cepas resistentes em 5 estudos, incluindo 316 pacientes pertencentes ao grupo intervenção e 211 ao grupo controle, e apenas um caso de *S. aureus* resistente à gentamicina após 16 meses em um paciente recebendo gentamicina e citrato. Apesar do número menor de IOS no grupo intervenção, esse valor não foi estatisticamente significativo. A avaliação do grupo de pacientes com o uso de soluções sem antibiótico, mas com efeito antimicrobiano em *lock*, também revelou redução nas taxas de ICS relacionada a cateter por paciente (RR 0,46; IC95% 0,29-0,71) e por cateter/dia (RR 0,48; IC95% 0,3-0,76). Apenas 2 trabalhos relataram elevada frequência de eventos adversos, sendo em um trabalho observado sangramento no grupo controle com heparina e em outro estudo relatada a alta taxa de descontinuidade do tratamento com o uso de citrato comparado à heparina, sem mencionar a causa específica. Dessa forma, os autores concluem que todos os resultados apontam redução significativa do risco de infecção relacionada a cateter com o uso de *lock*-terapia, sendo 4 o número de pacientes tratados necessário para prevenir 1 evento de ICS (IC95% 4-5), com duração média de tratamento de 3 semanas (intervalo 1-15 semanas). Os autores referem que os dados não dão suporte ao papel das soluções em *lock* para pacientes com infecções recorrentes relacionadas a cateter, pois os efeitos da *lock*-terapia foram vistos principalmente para o primeiro episódio de ICS. Também alertam para a necessidade de avaliação adequada da resistência bacteriana com o uso mais prolongado de soluções antibióticas para *lock*-terapia. Finalizam afirmando que a redução do número de cateteres como acesso para HD deve ser sempre um objetivo; porém, para pacientes nos quais não há alternativa de acesso vascular, o uso de *lock*-terapia profilática, em conjunto com outras medidas de prevenção e controle de infecção, deve ser considerado[33].

Em 2010, Snaterse et al[34] publicaram revisão sistemática para sumarizar as evidências da efetividade do uso de antibióticos como *lock*-terapia na prevenção de ICS relacionadas a cateter. A revisão sistemática englobou pacientes oncológicos, recém-nascidos de alto risco para ICS e dialíticos, com evidências maiores da efetividade do uso de *lock*-terapia nos nove estudos realizados nos pacientes em diálise com cateteres tunelizados. A taxa de ICS relacionada a cateter foi de 3/1.000 cateteres/dia, com necessidade de tratar 3 pacientes para prevenir 1 episódio de ICS relacionada a cateter. Os autores concluíram, ao final da revisão, que, para determinar a eficácia do uso rotineiro de antibióticos em *lock*-terapia profilática, outros fatores deveriam ser considerados: risco de efeitos colaterais com o uso dos antimicrobianos, principalmente a indução de resistência bacteriana, além da custo-efetividade dessa prática. Finalizam propondo que estudos comparativos entre soluções com e sem antibióticos em *lock* devem ser realizados, já que soluções antimicrobianas sem antibióticos não induzem resistência bacteriana e podem ter menor custo comparativo.

Landry et al[35] publicaram, em 2010, estudo retrospectivo da avaliação de 1.863 pacientes submetidos a um protocolo de *lock*-terapia com gentamicina (concentração 4mg/mL) e heparina (5.000UI/mL). Apesar da redução significativa da taxa de infecção relacionada a cateter de 17/1.000 cateteres/dia para 0,83/1.000 cateteres/dia no primeiro ano, o surgimento de cepas de *Staphylococcus* coagulase-negativa resistentes à gentamicina levou à descontinuidade do uso do protocolo. A emergência de infecções por agentes resistentes à gentamicina foi observada 6 meses após o início do protocolo. Resistência à gentamicina foi observada em 26% de 80 bacteriemias relacionadas a cateter e em 6,5% dos 46 pacientes com bacteriemia usando FAV, mas que haviam sido expostos previamente ao uso de cateteres e ao protocolo nos últimos 12 meses (p = 0,021). Complicações graves como choque séptico, endocardite, infecções endovasculares, maior tempo de hospitalização e retirada de cateter também se associaram às ICS causadas por agentes resistentes à gentamicina[35].

Em 2012, Moran et al[36], em estudo randomizado, prospectivo e multicêntrico, composto de 303 pacientes seguidos por 5 anos, analisaram a redução do risco de infecção relacionada a cateter com o uso de gentamicina 320mcg/mL + citrato de sódio a 4% *versus* heparina 1.000UI/mL. Observa-se que a concentração de gentamicina utilizada (320mcg/mL) foi bem inferior à dose usada em trabalhos publicados previamente. A taxa de ICS relacionada a cateter foi de 0,28 episódio/1.000 cateteres/dia no grupo tratamento e 0,91 episódio/1.000 cateteres/dia no grupo controle (p = 0,004) e o tempo para o desenvolvimento do primeiro episódio de bacteriemia foi significativamente retardado (p = 0,005). Os pacientes de ambos os grupos (controle e tratamento) usavam pomada tripla (bacitracina, polimixina B e mupirocina) de antibiótico no orifício de saída do cateter, fator que pode justificar taxas baixas de infecção mesmo no grupo controle. Os grupos foram semelhantes quanto à presença de IOS e ao uso de agentes trombolíticos. Todas as hemoculturas dos centros participantes do estudo foram monitorizadas durante a realização do trabalho e não houve emergência de resistência à gentamicina. Dessa forma, os autores concluem que o uso de gentamicina na concentração de 320mcg/mL associada a 4% de citrato de sódio é eficaz e seguro na redução das taxas de bacteriemia nos pacientes com cateteres tunelizados em HD, sem aparente surgimento de resistência à gentamicina[36].

O quadro 70.1 resume as principais características dos diferentes e recentes estudos sobre uso de *lock*-antibioticoterapia profilática em cateteres tunelizados para HD.

Dessa forma, embora recentes metanálises tenham mostrado resultados favoráveis ao uso de *lock*-terapia na redução das taxas de infecção relacionada a cateter, o NKF-KDOQI, publicado em 2006, ainda não preconiza o uso rotineiro de *lock*-terapia para profilaxia de ICS em pacientes em HD[7] e o CDC de 2011 sugere que o uso de antimicrobianos para *lock*-terapia profilática deve ser reservado para pacientes com cateteres de longa permanência com antecedentes de múltiplas ICS relacionadas a cateter e a despeito da otimização máxima à adesão de técnicas assépticas.

Além disso, a possibilidade do surgimento de cepas resistentes aos antibióticos usados na *lock*-terapia para cateteres em pacientes em HD vem tornando-se uma preocupação crescente, sendo necessária a realização de mais estudos que avaliem o desenvolvimento de resistência bacteriana com o uso intraluminal de antimicrobianos a longo prazo.

Quadro 70.1 – Principais características dos diferentes e recentes estudos sobre uso de *lock*-antibioticoterapia profilática em CVC para hemodiálise.

Estudo	Ano	Pacientes	Grupos	Resultados	Eventos adversos
Kim et al[26] Prospectivo, randomizado	2006	N = 120 CVCNT	GC: heparina 1.000UI/mL GT: cefazolina 10mg/mL + gentamicina 5mg/mL + heparina 1.000UI/mL	Taxa ICS GC: 3,12/1.000 CD GT: 0,44/1.000 CD (p = 0,031)	Ausência de ototoxicidade Sem disfunção relatada Sem MRSA
Al-Hwiesh et al[27] Prospectivo, randomizado	2007	N = 63 81 CVCT	GC: heparina 5.000UI/mL GT: vancomicina 25mg/mL + gentamicina 40mg/mL + heparina 5.000UI/mL	Taxa ICS GC: 4,88/1.000 SD GT: 0,65/1.000 SD (p < 0,001) Taxa IOS GC: 3,96/1.000 SD GT: 3,24/1.000 SD (p > 0,05)	Sem efeitos adversos relatados 7% MRSA (total)
Landry et al[35] Retrospectivo	2010	N = 1.410 CVCT	Todos os pacientes: gentamicina 4mg/mL + heparina 5.000UI/mL	Taxa ICS Inicial = 17/1.000 CD 4 anos de seguimento = 1,2/1.000 CD	Resistência à gentamicina em 26% das BRC Suspensão *lock* após 4 anos
Mortazavi et al[28] Prospectivo, randomizado, duplo-cego	2011	N = 30 CVCT	GC: heparina 5.000UI/mL GT: cefotaxima 10mg/mL + heparina 5.000UI/mL	Taxa ICS GC: 6,84/1.000 CD GT: 0 (p < 0,001)	NR
Moran et al[36] Prospectivo, randomizado, multicêntrico	2012	N = 303 CVCT	GC: heparina 1.000UI/mL GT: gentamicina 320µg/mL + citrato de sódio a 4%	Taxa ICS GC: 0,91/1.000 CD GT: 0,28/1.000 CD (p = 0,004) Taxa IOS GC: 0,27/1.000 CD GT: 0,20/1.000 CD (p = 0,06)	Sem diferença no uso de tPA Ausência de resistência à gentamicina
Silva et al[30]	2012	N = 233 325 CVCT	GC: heparina 5.000UI/mL GT: cefazolina 10mg/mL + gentamicina 5mg/mL + heparina 50.00UI/mL	Taxa ICS GC: 1,74/1.000 CD GI: 0,57/1.000 CD (p = 0,0005) Taxa IOS GC: 3,5/1.000 CD GI: 3,15/1.000 CD (p = 0,76)	% MRSA sem diferença Maior complicação mecânica GI

Estudo	Ano	Pacientes	Grupos	Resultados	Eventos adversos
Labriola et al[31]	2007	8 estudos N = 829 501 CVCT 381 CVCNT	GC: heparina GT { 3 trials-ATB + heparina 2 trials-ATB + citrato 2 trials-citrato sem ATB 1 trial-ATB + EDTA	SL vs. heparina RR 0,32 (IC95% 0,1-0,42)	Tonturas Parestesias Gosto metálico > sangramento Heparina vs. citrato
Jaffer et al[32] Metanálise	2008	7 estudos N = 624 448 CVCT 371 CVCNT	GC: heparina GT { 3 trials-ATB + heparina 2 trials-ATB + citrato 2 trials-citrato sem ATB	SL vs. heparina 7,72 menos risco (IC95% 5,1-10,3)	Tonturas > sangramento heparina vs. citrato
Yáhav et al[33] Metanálise, revisão sistemática	2008	16 estudos N = 924 (lock com ATB) N = 661 (lock sem ATB)	GC: heparina GT (ATB) { 6 trials-ATB + heparina 1 trial-ATB 1 trial-ATB + EDTA 3 trials-ATB + citrato GT { 4 trials-citrato (sem ATB) 1 trial-citrato + taurolidina	SL ATB vs. heparina RR 0,44 (IC95% 0,38-0,5) SL sem ATB vs. heparina Rash + tonturas < trombose GT Grupo sem ATB RR 0,46 (IC95% 0,29-0,71)	Grupo ATB Emergência de cepas resistentes (5 trials) > sangramento GC (2 trials) Interrupção do tratamento com citrato causa NR (1trial) Sem diferença quanto à trombose
Snaterse et al[34] Revisão sistemática	2010	16 estudos 9 estudos em HD: 7 estudos-CVCT, 1 estudo-CVCNT, 1 estudo com ambos 6 estudos em oncologia 1 estudo com recém-nascido de alto risco	GC: heparina GT(HD) { 5 trials-ATB + heparina 3 trials-ATB + citrato 1 trial-ATB + EDTA	ATB vs. heparina NR 3 pacientes tratados para prevenção de 1 episódio BRC	

Adaptado de Silva et al[29].
CVC = cateter venoso central; CVCT = cateter venoso central tunelizado; CVCNT = cateter venoso central não tunelizado; GC = grupo controle; GT = grupo tratamento; ICS = infecção de corrente sanguínea relacionada a cateter; IOS = infecção de orifício de saída; CD = cateter/dia; SD = sessão de diálise = MARSA = S. aureus meticilinorresistente; NR = não relatado; ATB = antibiótico; SL = soluções em lock-terapia.

REFERÊNCIAS BIBLIOGRÁFICAS

1. Camins BC. Prevention and treatment of hemodialysis-related bloodstream infections. *Semin Dial* 2013; **26**: 476-481.
2. Censo Brasileiro de diálise # # 2012. http://www.sbn.org/pdf/socios2012.pdf (acessado em novembro 2013).
3. Cheung AK, Sarnak MJ, Yan G et al. Cardiac diseases in maintenance hemodialysis patients: results of the HEMO Study. *Kidney Int* 2004; **65**: 2380-2389.
4. Katneni R, Hedayati SS. Central venous catheter-related bacteremia in chronic hemodialysis patients: epidemiology and evidence-based management. *Nat Clin Pract Nephrol* 2007; **3**: 256-266.
5. Jaber BL. Bacterial infections in hemodialysis patients: pathogenesis and prevention. *Kidney Int* 2005; **67**: 2508-2519.
6. Liangos O, Gul A, Madias NE, Jaber BL. Long-term management of the tunneled venous catheter. *Semin Dial* 2006; **19**: 158-164.
7. Clinical Practice Guidelines for vascular access: Update 2006. *Am J Kidney Dis* 2006; **48** Suppl 1: S176-S247.
8. O'Grady NP, Alexander M, Dellinger EP et al. Guidelines for the prevention of intravascular catheter – related infections. *MMWR Recomm Rep* 2002; **51**: 1-29.
9. Lok CE, Mokrzycki MH. Prevention and management of catheter-related infection in hemodialysis patients. *Kidney Int* 2011; **79**: 587-598.
10. Sesso RC, Lopes AA, Thomé FS et al. Diálise crônica no Brasil – Relatório do Censo Brasileiro de Diálise, 2011. *J Bras Nefrol* 2012; **34**: 272-277.
11. Mermel LA, Allon M, Bouza E et al. Clinical practice guidelines for the diagnosis and management of intravascular catheter-related infection: 2009 Update by the Infectious Diseases Society of America. *Clin Infect Dis* 2009; **49**: 1-45.
12. Secretaria de Estado da Saúde de São Paulo/Coordenadoria de Controle de Doenças – CCD/ Centro de Vigilância Epidemiológica "Prof. Alexandre Vranjac"/Divisão de Infecção Hospitalar. Manual de Orientações e Critérios Diagnósticos. Sistema de Vigilância Epidemiológica das Infecções Hospitalares do Estado de São Paulo. 2011, pp 1-52.
13. Horan TC, Andrus M, Dudeck MA. CDC/NHSN surveillance definition of health care-associated infection and criteria for specific types of infections in the acute care setting. *Am J Infect Control* 2008; **36**: 309-332.
14. Secretaria de Estado da Saúde de São Paulo/Coordenadoria de Controle de Doenças – CCD/Centro de Vigilância Epidemiológica "Prof. Alexandre Vranjac"/Divisão de Infecção Hospitalar. Vigilância Epidemiológica em Serviços de Diálise. Sistema de Vigilância Epidemiológica das Infecções Hospitalares do Estado de São Paulo. 2013, pp 1-14.
15. Bradburg BD, Fissell RB, Albert JM et al. Predictors of early mortality among incidents US hemodialysis patients in the Dialysis Outcomes and Practice Patterns Study (DOPPS). *Clin J Am Soc Nephrol* 2007; **2**: 89-99.
16. Elias RM. Tratamento da infecção de cateter de hemodiálise. In Cruz J, Cruz HMM, Kirsztajn GM, Barros RT (eds). *Atualidades em Nefrologia 10*. Sarvier: São Paulo, 2008, pp 361-366.
17. O'Grady NP, Alexander M, Burns LA et al. Guidelines for the prevention of intravascular catheter-related infections. *Clin Infect Dis* 2011; **52**: e162-e193.
18. Al-Solaiman Y, Estrada E, Allon M. The spectrum of infecions in catheter dependent hemodialysis patients. *Clin J Am Soc Nephrol* 2011; **6**: 2247-2252.
19. Betjes MGH. Prevention of catheter-related bloodstream infection in patients on hemodialysis. *Nat Rev Nephrol* 2011; **7**: 257-265.
20. Chaiyakunapruk N, Veenstra DL, Lipsky BA, Saint S. Chlorhexidine compared with povidine-iodine solution for vascular catheter-site care: a meta-analysis. *Ann Intern Med* 2002; **136**: 792-801.
21. Gilbert RE, Harden M. Effectiveness of impregnated central venous catheters for catheter related blood stream infection: a systematic review. *Curr Opin Infect Dis* 2008; **21**: 235-245.
22. Veenstra DL, Saint S, Saha S et al. Efficacy of antiseptic-impregnated central venous catheters in preventing catheter-related bloodstream infections. A meta-analysis. *JAMA* 1999; **281**: 261-267.
23. Johnson DW, MacGinley R, Kay TD et al. A randomized controlled trial of topical exit site mupirocin application in patients with tunneled cuffed haemodialysis catheters. *Nephrol Dial Transplant* 2002; **17**:1802-1807.
24. McCann M, Moore ZE. Interventions for preventing infectious complications in haemodialysis patients with central venous catheters. *Cochrane Database Syst Rev* 2010; **1**: CD 006894.
25. Annigeri R, Conly J, Vas S et al. Emergence of mupirocin-resistant Staphylococcus aureus in chronic peritoneal dialysis patients using mupirocinn prophylaxis to prevent exit-site infection. *Perit Dial Int* 2001; **21**: 554-559.
26. Kim SH, Song KI, Chang JW et al. Prevention of uncuffed hemodialysis catheter-related bacteremia using an antibiotic lock technique: A prospective, randomized clinical trial. *Kidney Int* 2006; **69**: 161-164.
27. Al-Hwiesh AK, Abdul-Rahman IS. Successful prevention of tunneled, central catheter infection by antibiotic lock therapy using vancomycin and gentamycin. *Saudi J Kidney Dis Transpl* 2007; **18**: 239-247.
28. Mortazavi M, Alsaeidi S, Sobhani R et al. Successful prevention of tunneled, central catheter infection by antibiotic lock therapy using cefotaxime. *J Res Med Sci* 2011; **16**: 303-309.
29. Silva TN, Marchi D, Mendes ML et al. Approach to prophylactic mensures for central venous cateter-related infections in hemodialysis: a critical review. *Hemodial Int* 2014; **18**: 15-23
30. Silva TNV, Mendes ML, Abrao JM et al. Successful prevention of tunneled central catheter infection by antibiotic lock therapy using cefazolin and gentamicin. *Int Urol Nephrol* 2012; **45**: 1405-1413.
31. Labriola L, Crott R, Jadoul M. Preventing haemodialysis catheter-related bacteraemia with antimicrobial lock solutions: a meta-analysis of prospective randomized trials. *Nephrol Dial Transplant* 2008; **23**: 166-167.
32. Jaffer Y, Selby NM, Taal MW et al. A meta-analysis of hemodialysis catheter locking solutions in the prevention of catheter-related infection. *Am J Kidney Dis* 2208; **51**: 233-241.
33. Yahav D, Rozen-Zvi B, Gaffer-Gvili A et al. Antimicrobial lock solutions for the prevention of infections associated with intravascular catheters in patients undergoing hemodialysis: systematic review and meta-analysis of randomized, controlled trials. *Clin Infect Dis* 2008; **47**: 83-93.
34. Snaterse M, Ruger W, Scholte Op Reimer WJ, Lucas C. Antibiotic-based catheter lock solutions for prevention of catheter-related bloodstream infection: a systematic review of randomized controlled trials. *J Hosp Infect* 2011; **75**: 1-11.
35. Landry DL, Braden GL, Gobeille SL et al. Emergence of gentamicin-resistant bacteremia in hemodialysis patients receiving gentamicin lock catheter prophylaxis. *Clin J Am Soc Nephrol* 2010; **5**: 1799-1804.
36. Moran J, Sun S, Khababa I et al. A randomize trial comparing gentamicin/citrate and heparin locks for central venous catheters in maintenance hemodialysis patients. *Am J Kidney Dis* 2012; **59**: 102-107.

71

PAPEL DA HEMODIÁLISE PROLONGADA NO TRATAMENTO DE PACIENTES COM LESÃO RENAL AGUDA

Bianca Ballarin Albino
André Luís Balbi
Daniela Ponce

LESÃO RENAL AGUDA E SUPORTE DIALÍTICO

INTRODUÇÃO

A lesão renal aguda (LRA) é uma desordem complexa caracterizada pela redução abrupta da função renal, geralmente seguida de acúmulo de produtos nitrogenados, desequilíbrio eletrolítico e sobrecarga hídrica[1]. Sua incidência em pacientes hospitalizados varia entre 5 e 7%, sendo maior em pacientes internados em unidades de terapia intensiva (UTI) (30%). Apesar dos avanços tecnológicos ocorridos nas últimas décadas, o prognóstico da LRA continua grave, com mortalidade elevada, em torno de 50%, e quando há necessidade de suporte dialítico a mortalidade aumenta ainda mais, podendo chegar a 80%[2,3].

Em pacientes críticos, a principal etiologia da LRA é a sepse[4] e, consequentemente, a instabilidade hemodinâmica, sendo que há necessidade de diálise em torno de 50% deles[5]. Ao indicar diálise como suporte renal agudo para esses pacientes, espera-se que a terapia corrija as anormalidades bioquímicas, restaure o equilíbrio hidroeletrolítico e preserve os órgãos e não piore a instabilidade hemodinâmica, permitindo a recuperação da função renal. Questiona-se, atualmente, se existe tratamento dialítico para LRA capaz de atingir todos os objetivos mencionados acima.

A diálise peritoneal (DP) e a hemodiálise (HD) são opções de suporte renal agudo, as quais podem ser classificadas, de acordo com a duração e fluxos de sangue e dialisato, em intermitente convencional (HDI) e contínua (HDC)[6,7]. Até o momento, não há consenso na literatura sobre qual é o melhor método de diálise para pacientes com LRA, sendo a escolha do método realizada pelo nefrologista, de acordo com sua experiência e condição clínica do paciente no momento da indicação[8].

Historicamente, a DP foi um método muito utilizado no tratamento de pacientes com LRA, porém vem sendo progressivamente menos indicada e substituída pelas terapias venovenosas contínuas. Apesar do declínio na sua utilização, a DP, por sua natureza contínua e por ser tecnicamente de fácil execução, não deve ser descartada como alternativa terapêutica potencialmente válida em grupos selecionados de pacientes com LRA, principalmente nos países em desenvolvimento[5,9-11]. Poucas são as contraindicações à DP, entre elas, a não integridade da membrana peritoneal, como nas cirurgias abdominais recentes, e de modo relativo a presença de íleo adinâmico e de fibrose ou aderências peritoneais[12]. Como limitações nos pacientes com LRA, a DP apresenta menor efetividade que a HD no tratamento de edema agudo de pulmão, envenenamento ou intoxicação por drogas e pode não ser o tratamento dialítico de escolha para pacientes com LRA em ventilação mecânica com taxa de FiO_2 elevada (acima de 70%) ou com catabolismo intenso, pois dificilmente fornecerá dose adequada de diálise, sendo a HDI ou HDC a primeira opção nesses pacientes[8,13]. Portanto, a DP é opção para um grupo selecionado de pacientes e estudos recentes sugerem que, quando indicada, deve ser realizada de maneira contínua, com grandes volumes de dialisato e por meio de cateter flexível e cicladora, com resultados de sobrevida semelhantes à de pacientes tratados com HDI.

A HDI caracteriza-se por fluxos sanguíneos e de dialisato altos, entre 300-400mL/min e 500mL/min, respectivamente, duração de 3 a 5 horas e custo acessível por utilizar máquinas e filtros semelhantes aos usados na diálise crônica[7,14]. A HDI está indicada em pacientes com LRA que se apresentem hemodinamicamente estáveis e pode ser feita em dias alternados ou diariamente, de acordo com as condições clínicas e laboratoriais dos pacientes, a fim de manter o balanço hídrico e controlar a geração de ureia. A necessidade de retirada de grandes volumes em curto espaço de tempo (3 a 5 horas) pode causar episódios de hipotensão arterial. A utilização de banho de diálise com bicarbonato no lugar de acetato, máquinas com ultrafiltração controlada, temperatura do dialisato entre 35 e 35,5°C e banho com conteúdo variável de sódio (135-150mEq/L) oferecem segurança adicional, mas não evitam totalmente os episódios de hipotensão[15].

Portanto, alguns autores têm sugerido que os pacientes críticos com LRA, por serem hemodinamicamente instáveis, em uso de drogas vasoativas (DVA), e hipercatabólicos, devem ser tratados por métodos contínuos[16].

A HDC é definida como um tratamento longo e contínuo, com duração de 24 horas (podendo atingir até 48-72 horas), e que utiliza fluxos de sangue e do dialisato menores que o convencional, entre 100-150mL/min e 1.000-1.500mL/hora, respectivamente[17]. Trata-se de método eficiente por proporcionar controles metabólico e volêmico adequados sem prejudicar a estabilidade hemodinâmica do paciente. Porém, apresenta algumas desvantagens como o custo elevado, tanto em relação ao material utilizado como aos recursos humanos, a necessidade de anticoagulação contínua e a utilização de máquina específica para essa terapia[18,19]. Considerando essas dificuldades, buscou-se um método intermediário que proporcionasse estabilidade hemodinâmica e controle metabólico adequado do paciente, com custo acessível e menor duração, surgindo a hemodiálise prolongada (HDP).

HEMODIÁLISE PROLONGADA

A partir de 1988, surge então a hemodiálise prolongada (HDP), inicialmente descrita como método semicontínuo, desenvolvida como opção para o tratamento de pacientes críticos com LRA, com vantagens das terapias intermitentes e contínuas, como utilização de equipamentos inicialmente desenvolvidos para o suporte dialítico de pacientes crônicos e a manutenção da estabilidade hemodinâmica, respectivamente[19]. Também chamada de diálise sustentada de baixa eficiência (SLED – *sustained low efficiency dialysis*), diálise sustentada de baixa eficiência diária (SLEDD – *sustained low efficiency daily dialysis*) e diálise estendida diária (EDD – *extended daily dialysis*).

Dessa forma, a HDP consiste em método híbrido e, por possuir características da HDI e HDC, proporciona controles volêmico e metabólico adequados ao paciente crítico com custo inferior ao da HDC[19,20].

A HDP é realizada com menores fluxos de sangue e do dialisato, quando comparada com a HDI, entre 70-250mL/min e 70-300mL/min, respectivamente[15]. O tempo de terapia varia entre 6 e 18 horas e a frequência é, em média, seis vezes por semana, de acordo com condição clínica do paciente e a experiência do serviço[16,21]. Em geral, para pacientes que estejam recebendo noradrenalina em dose até 0,5µg/kg/min, pode-se prescrever sessão de HDP com duração mínima de 6 horas, levando em consideração a necessidade de ultrafiltração (UF) e tentando não ultrapassar a taxa de UF máxima de 500mL/hora. Para pacientes em uso de noradrenalina em dose maior ou igual a 0,5µg/kg/min, a sessão deve ter maior duração, isto é, 8 a 18 horas, a depender da necessidade de UF[16]. Os dialisadores e o dialisato são semelhantes aos utilizados em tratamento crônico, e a anticoagulação pode ser realizada com heparina fracionada, *flush* de soro fisiológico e citrato[18]. É considerada um método tão eficiente quanto a contínua e a intermitente convencional com relação aos controles metabólico e volêmico e apresenta vantagens quando comparada à HDC, como custo inferior, menor necessidade de anticoagulação e otimização do tempo, com a possibilidade de o paciente ser submetido a exames e procedimentos realizados externamente da UTI. O quadro 71.1 apresenta as características da HDP comparadas com outros métodos.

Quadro 71.1 – Comparação dos métodos dialíticos.

Características	HDI	HDC	HDP
Tempo	3-5h	24h	6-18h
Fluxo sanguíneo (mL/min)	250-350	100-150	70-250
Fluxo dialisato (mL/min)	500-800	1000-1500*	70-300
Anticoagulação	Intermitente	Contínua	Intermitente
Indicação	Pacientes estáveis hemodinamicamente	Pacientes instáveis hemodinamicamente	Pacientes instáveis hemodinamicamente
Custo operacional	Baixo	Alto	Baixo

* Parâmetro apresentado em mL/h.
HDI = hemodiálise intermitente; HDC = hemodiálise contínua; HDP = hemodiálise prolongada.

EXPERIÊNCIAS CLÍNICAS

Com o desenvolvimento da HDP, estudos foram realizados relatando o emprego do método em pacientes críticos com LRA e comparando-o com outras terapias renais substitutivas. Entretanto, os estudos existentes ainda são escassos e envolvem número pequeno de pacientes.

Marshall et al[22] analisaram 145 sessões de HDP em 37 pacientes tratados com máquinas convencionais modelo Fresenius-2008H com fluxos sanguíneo e do dialisato de 200 e 100mL/min, respectivamente. Esses pacientes haviam sido tratados previamente com HDI e não foi obtido sucesso com o método devido ao não controle metabólico observado em 2 pacientes e à instabilidade hemodinâmica presente em 35 indivíduos. Com o emprego da HDP, foram obtidos estabilidade hemodinâmica em 134 sessões e controle metabólico adequado, e a taxa de mortalidade foi de 62%, semelhante à estimada pelo escore *Acute Physiology and Chronic Health Disease Classification System II* (APACHE 2).

Kumar et al[23], em estudo prospectivo, avaliaram 42 pacientes críticos com LRA, sendo 17 tratados por HDC, e 25, por HDP. A média de tratamento foi de 19,5 horas para HDC *versus* 7,5 horas para HDP. Não houve diferença em relação à pressão arterial média (PAM) entre os grupos, e a média de UF também foi semelhante (HDC = 3.000mL/dia *vs.* HDP = 3.028mL/dia, p = 0,51). A necessidade de anticoagulação foi significativamente menor no grupo tratado por HDP ao comparar com HDC (HDC = 21.100U/dia *vs.* HDP = 4.000U/dia, p < 0,001).

Em estudo randomizado e controlado, Kielstein et al[24] avaliaram 33 pacientes críticos, em ventilação mecânica, com LRA oligúrica, submetidos a sessões de HDC e HDP, com duração de 24 e 12 horas, respectivamente. Não foi observada diferença em relação à PAM, frequência e débito cardíaco e uso de catecolaminas. A taxa de remoção da ureia também foi semelhante entre os grupos (HDP = 53% *vs.* HDC = 52%, p > 0,05).

Marshall et al[25] atualizaram estudos prévios e, em 2004, descreveram experiência com 56 sessões de HDP em 24 pacientes críticos com LRA. As sessões foram realizadas com fluxo de dialisato de 200mL/min e sanguíneo entre 250 e 350mL/min, de acordo com o acesso vascular. O tempo de duração foi de 8 horas, a frequência foi diária ou em dias alternados e utilizou-se heparina não fracionada para anticoagulação. Como resultados, nenhum paciente apresentou hipotensão intradialítica; os pacientes apresentaram controles volêmico e metabólico adequados e a taxa de mortalidade foi de 46%.

Berbece et al[18] descreveram estudo observacional prospectivo, no qual relataram experiência e introdução da HDP em instituição de Toronto. Foram analisados e comparados 23 pacientes submetidos a 165 sessões de HDP com 11 pacientes tratados por HDC em 209 dias. A HDP foi realizada 8 horas/dia, 6 vezes por semana. O grupo tratado por HDP recebeu maior dose de diálise e apresentou menor número de complicações hemorrágicas, além de ter apresentado menor custo quando comparado com HDC.

Schwenger et al[26], em estudo randomizado, avaliaram, entre abril de 2006 e janeiro de 2009, 232 pacientes com LRA, submetidos a tratamentos de HDC e HDP. Foram realizadas 877 sessões de HDC de 24 horas em 117 pacientes e 817 sessões de HDP de 12 horas em 115 pacientes. Os grupos não apresentaram diferença significativa em relação à estabilidade hemodinâmica e à taxa de mortalidade. O grupo tratado por HDP permaneceu menos dias em ventilação mecânica e em UTI, apresentou menor necessidade de transfusão sanguínea e menor custo relacionado ao tratamento, quando comparado com HDC.

O grupo da LRA da Disciplina de Nefrologia do Hospital das Clínicas da Faculdade de Medicina de Botucatu – SP (HC-FMB) realizou dois estudos recentes relatando sua experiência com a utilização da HDP. Em estudo prospectivo observacional, Ponce et al[21] descreveram a experiência com 231 pacientes críticos com LRA, que estavam em uso de droga vasoativa (DVA) com doses entre 0,3 e 1,0µg/kg/min e que foram submetidos a um total de 1.367 sessões de HDP. Foram utilizados fluxos sanguíneo e do dialisato de 200 e 300mL/min, respectivamente, e as sessões foram realizadas durante 6-8 horas, 6 vezes por semana. O Kt/V semanal obtido foi de 5,94 ± 0,7 e a taxa de ultrafiltração foi em média de 2.500mL por tratamento. A HDP proporcionou controles metabólico e volêmico adequados ao paciente, sendo idade, sepse de foco abdominal e débito urinário identificados como fatores de risco para mortalidade. Albino et al[27] realizaram estudo prospectivo do tipo ensaio clínico com 75 pacientes críticos com LRA submetidos a 195 sessões de HDP durante 18 meses consecutivos para avaliar e comparar as intercorrências dialíticas ocorridas durante diferentes durações de HDP (6 *vs.* 10h). Foram incluídos pacientes com LRA associada à sepse em uso de DVA com dose entre 0,3 e 0,7µg/kg/min. Ao comparar grupos de pacientes submetidos a sessões de 6 e 10 horas de HDP, observaram que não houve diferença entre os grupos em relação à frequência de intercorrências dialíticas (hipotensão, coagulação de sistema, hipocalemia e hipofosfatemia).

Até o momento, as experiências relatadas com o emprego da HDP mostram que se trata de um método adequado para pacientes críticos com LRA. A duração e a frequência das sessões variam entre os autores e, quando comparada com HDC, a HDP apresenta resultados semelhantes e satisfatórios, porém intercorrências dialíticas podem ocorrer durante as sessões.

INTERCORRÊNCIAS DIALÍTICAS

A complicação intradialítica mais frequente em pacientes críticos com LRA é a hipotensão arterial, que pode ocorrer em mais de 20% dos doentes[15]. É definida pela pressão arterial sistólica abaixo de 90mmHg, ou pela queda súbita em 20mmHg, acompanhada de sintomas clínicos[28].

As causas da hipotensão intradialítica podem estar relacionadas tanto ao paciente como ao tratamento dialítico. Comorbidades como sepse, doenças cardiovasculares e presença de hipovolemia podem contribuir para a queda da pressão arterial que ocorre durante a sessão de HD. Além disso, o próprio tratamento hemodialítico, por remover líquido por meio da UF, pode causar hipotensão arterial[29]. Também são fatores contributivos para a hipotensão arterial a remoção excessiva e rápida de fluidos, a diminuição da osmolalidade sérica, a baixa concentração de sódio e a alta temperatura do dialisato[18,30].

A instabilidade hemodinâmica pode acarretar a interrupção do tratamento hemodialítico se, dessa maneira, o paciente não receber a dose de diálise prescrita, prejudicando assim seu controle metabólico e acidobásico. Além disso, a queda da pressão arterial tem como consequência a dificuldade de retirada de volume do paciente, o que pode ocasionar hipervolemia cumulativa, prolongar o tempo do paciente crítico em ventilação mecânica e aumentar a probabilidade de adquirir pneumonia associada à ventilação mecânica e evoluir para óbito. Outra complicação da hipotensão arterial é a hipoperfusão renal, que ocasiona a lesão isquêmica aos rins, retardando, dessa maneira, a recuperação de sua função[30].

A princípio, a terapia dialítica indicada para pacientes graves e instáveis com LRA, para evitar hipotensão arterial intradialítica, era a HDC. Com o desenvolvimento da HDP, surge uma nova opção de tratamento para esses pacientes. Estudos foram realizados e avaliaram a eficiência desse método em relação à estabilidade hemodinâmica.

Ao analisar 24 pacientes críticos com LRA, tratados por meio de 56 sessões de HDP, entre junho de 2002 e abril de 2003, Marshall et al[25] não observaram episódios de hipotensão arterial intradialítica. A PAM inicial foi de 87,1 ± 13,7mmHg, e ao final, de 85,9 ± 14mmHg, e o uso de inotrópicos pré-tratamento não mudou ao final da sessão, exceto em quatro tratamentos.

Fieghen et al[14] avaliaram 77 pacientes críticos com LRA tratados por HDC, HDP e HDI, totalizando 223 sessões. Pacientes estáveis foram tratados por HDI, e os instáveis, por HDC e HDP. Instabilidade hemodinâmica foi definida como redução igual ou superior a 20% na PAM. Ao comparar pacientes instáveis, queda da pressão arterial ocorreu em 22 (56,4%) pacientes tratados por HDP vs. 43 (50%) tratados por HDC (p = 0,51). Os autores concluíram que a HDP é um método seguro e que proporciona controle hemodinâmico semelhante à HDC.

Em nosso centro, Ponce et al[21] avaliaram 1.367 sessões de HDP em 231 pacientes e observaram queda da pressão arterial em 49,6% das sessões. Hipotensão arterial intradialítica foi resolvida com medidas como infusão de solução salina e descontinuação da ultrafiltração. Duzentas e cinquenta e uma sessões (18,8%) necessitaram de aumento de DVA e, além disso, a terapia foi suspensa em casos de taquicardia ventricular ou aumento de noradrenalina acima de 1µg/kg/min em 19 ocasiões (1,4%). Ao avaliar 195 sessões de HDP em 75 pacientes, Albino et al[27] observaram que a hipotensão arterial foi a principal intercorrência dialítica, presente em 82,6% dos pacientes e em 58,9% das sessões. Ao comparar os grupos tratados durante 6 e 10 horas em relação à queda da PA, não houve diferença significativa quando analisados por pacientes e por sessões (81,5% vs. 83,7%, p = 0,8 e 63% vs. 55,8%, p = 0,21; respectivamente).

Portanto, há controvérsias entre os estudos. Alguns relatam baixa prevalência de instabilidade hemodinâmica, enquanto outros descrevem que a hipotensão arterial ocorre em até 50% das sessões. Medidas para minimizar a hipotensão arterial devem ser realizadas, como o aumento da concentração de sódio, a diminuição da temperatura do dialisato e a utilização de taxas de ultrafiltração menores. O aumento do tempo da terapia de 6 para 10 ou 12 horas pode ser uma alternativa, e para pacientes muito instáveis a HDC pode ser a principal opção, porém são necessários mais estudos nessa área[15,18,22,25].

Outra importante complicação intradialítica é a coagulação do sistema, caracterizada pela coloração de sangue extremamente escura, sombras ou estrias negras no capilar, com alteração nas pressões venosa e transmembrana. Essa intercorrência implica a interrupção do tratamento e a perda sanguínea do paciente, o que pode contribuir para a instabilidade hemodinâmica[31].

A anticoagulação é utilizada para evitar tais complicações e pode ser realizada por meio do uso de agentes antitrombóticos, como heparina não fracionada ou o citrato. O emprego destas substâncias, porém, é restrito, devido à gravidade dos pacientes em questão e dos riscos oferecidos, relacionados à hemorragia[15]. Davenport[4] relata que, em pacientes sépticos com LRA, o número de plaquetas, leucócitos e a cascata de coagulação estão aumentados. Então, outra alternativa bastante utilizada para evitar coagulação de sistema durante o tratamento é o uso de *flushes* salinos de 30 em 30 minutos[18,23].

Kumar et al[23] compararam os métodos HDC e HDP em 42 pacientes em relação à coagulação do sistema. Como medidas para prevenir essa complicação, foram usados heparina (1.000UI em *bolus* inicial seguida de 500UI/h) ou *flushes* de solução salina. A heparina não foi utilizada em 117 sessões de HDP (31,9%) e em apenas 3 sessões de HDC (2,7%). Os autores observaram, no grupo de pacientes tratados por HDP, necessidade de anticoagulação significativamente menor (p < 0,001). Houve coagulação do sistema em 22,9% das sessões de HDP vs. 27,4% sessões de HDC.

Em estudo observacional prospectivo, Berbece et al[18] avaliaram pacientes críticos com LRA tratados por HDC e HDP. A anticoagulação foi realizada com o uso de heparina em 35% das sessões de HDP, e em 65% utilizaram-se *flushes* salinos. Coagulação do sistema ocorreu em 18% das sessões realizadas com heparina e em 29% das realizadas com solução salina. Nenhum paciente apresentou perda sanguínea. O estudo concluiu que a HDP pode ser realizada sem o uso de anticoagulantes.

Considerando nossos estudos, Ponce et al[21], ao descreverem 1.367 sessões de HDP, observaram episódios de coagulação do sistema em 12,8% das sessões. Anticoagulação foi realizada com heparina não fracionada (*bolus* de 1.000UI seguido de 500UI/h) e, quando contraindicada, foi utilizada solução salina (*flushes* de 100mL a cada 30min). Albino et al[27] observaram que coagulação de sistema esteve presente em 25,3% dos pacientes tratados por HDP e em 14,9% das sessões. Não houve diferença entre os grupos tratados durante 6 e 10 horas quanto à prevalência de coagulação de sistema, sendo esta avaliada por paciente (23,6 vs. 27%, p = 0,73) ou por sessão (11 vs. 18,9%, p = 0,72).

Concluindo, estudos indicam que a coagulação de sistema ocorre em 12 a 30% das sessões de HDP e que se trata de método seguro, pois permite ser realizado sem o uso de anticoagulantes, evitando assim riscos ao paciente[25,26]. Os estudos envolvendo a anticoagulação regional na HDP são escassos, provavelmente por implicar aumento dos custos.

Intercorrências pós-dialíticas são menos frequentes, sendo a hipocalemia e a hipofosfatemia as mais citadas[15,22,23]. São definidas por níveis séricos de potássio e fósforo abaixo de 3,5mEq/L e 3,5mg/dL, respectivamente. Tais complicações, na HDP, podem estar associadas à remoção de pequenos solutos por longo período, considerando que as sessões variam entre 6 e 18 horas[16].

Marshall et al[22] avaliaram 37 pacientes tratados por 145 sessões de HDP e encontraram hipocalemia, após 12 horas de HDP, em 7 (4,8%) episódios, com necessidade de suplementação média de 41,4 ± 14,6 (20-60) mEq/L. Hipofosfatemia ocorreu em 18 (12,4%) episódios, e a suplementação de 21,3 ± 7,5 (10-40)mmol/L foi realizada nesses casos.

Em estudo prospectivo, Kumar et al[23] utilizaram suplementação de fósforo 3 a 4 dias após o início da HDP como medida para a prevenção do desenvolvimento de hipofosfatemia.

Em nosso estudo[27], hipocalemia e hipofosfatemia foram complicações menos frequentes e ocorreram em 10,6% e 20% dos pacientes, respectivamente. Ao comparar os grupos tratados durante 6 e 10 horas, não observamos diferença significativa (hipocalemia: 13,1% vs. 8,1%, p = 0,71 e hipofosfatemia: 18,4% vs. 21,6%, p = 0,72).

Dessa forma, o controle diário de parâmetros laboratoriais de pacientes críticos com LRA submetidos à HDP deve ser realizado para avaliação do equilíbrio hidroeletrolítico e adequação da prescrição de diálise, evitando assim o desenvolvimento das complicações citadas acima. Quando a hipocalemia e a hipofosfatemia estiverem presentes, deverá ser realizada suplementação, de acordo com a indicação do nefrologista, para evitar a evolução para distúrbios eletrolíticos mais graves.

CONTROLES METABÓLICO E VOLÊMICO

Existem diferenças na depuração de pequenos solutos entre as modalidades de terapia dialítica, sendo a eficiência (*clearance* instantâneo) maior na HDI, seguida das terapias prolongadas, e menor na HDC, já que os fluxos de sangue e de dialisato prescritos são decrescentes nessa sequência. Todavia, o rebote de ureia pós-diálise (saída dos tecidos para o sangue) também decresce nesse sentido, o que resulta em controle metabólico semelhante[18].

Na literatura, a dose de diálise indicada para pacientes com LRA é controversa. Alguns estudos relataram que o Kt/V semanal de pacientes tratados por HDP deveria ser entre 5,8 e 8,4[21,32,33]. No entanto, ensaios realizados recentemente não identificaram associação entre dose de diálise e sobrevida e concluíram que o Kt/V semanal de 3,6 é suficiente[33-36]. O volume de ultrafiltração é prescrito de acordo com a necessidade de cada paciente, porém para pacientes instáveis são indicadas taxas que não ultrapassem 500mL/h[21].

Em relação a nossa experiência, Ponce et al[21] avaliaram 1.367 sessões de HDP e obtiveram UF média de 2.450 ± 586mL, Kt/V por sessão em torno de 1,0 e semanal de 5,94 ± 0,7. Ao avaliar 195 sessões de HDP, Albino et al[27] obtiveram taxa de redução de ureia (URR) constante em torno de 0,6 nos pacientes tratados durante 6 e 10 horas de HDP, o que confere Kt/V próximo de 1,0 por sessão e 6,0 semanal, enquanto as taxas de UF real se mantiveram em torno de 2.000mL, sem exceder 500mL/h por tratamento. Não houve diferença entre os grupos em relação aos controles metabólico e volêmico.

Dados semelhantes foram encontrados por Marshall et al[22,25], que observaram Kt/V médio de 1,43 ± 0,28 e UF de 1,9 ± 1,5 l (0,0-6,0) ao avaliar 56 sessões de HDP.

Berbece et al[18] descreveram estudo comparativo entre HDC realizada durante 209 dias e HDP, total de 165 sessões, e observaram Kt/V semanal de 7,1 ± 2,1 para HDC vs. 8,4 ± 1,8 para HDP, p < 0,001. O tempo médio de depuração da creatinina sérica também foi menor nos pacientes tratados por HDP.

Ao comparar grupos de pacientes com LRA submetidos a sessões de HDC e HDP, Kumar et al[23] não encontraram diferença significativa em relação ao volume de UF atingido (HDC = 3.028mL/dia (1.785-4.707) vs. HDP = 3.000mL/dia (1.763-4.445), p = 0,51). Fieghen et al[14] realizaram 39 sessões de HDP em 13 pacientes e obtiveram média de UF de 1.915 ± 1.302mL por sessão.

De acordo com dados encontrados na literatura, a HDP fornece controles metabólico e volêmico adequados aos pacientes, semelhante ao proposto por outros métodos. Devido à sua baixa eficiência, a remoção de solutos é lenta e evita, assim, desequilíbrio eletrolítico. O Kt/V atingido é em média 1,0 por sessão, e o volume de UF, entre 2.000 e 3.000mL por sessão, que pode ser o suficiente para adequar a maioria dos pacientes agudos.

DESFECHOS CLÍNICOS

Existem dois desfechos bastante estudados em pacientes críticos com LRA: mortalidade e recuperação da função renal. Esses pacientes são considerados graves, com índices prognósticos desfavoráveis e mortalidade elevada.

Schwenger et al[26] avaliaram 232 pacientes submetidos a sessões de HDC e HDP. Ao comparar a mortalidade após 90 dias entre os grupos, não encontraram diferença significativa, sendo a taxa de mortalidade dos pacientes tratados por HDC de 55,6% e dos pacientes dialisados por HDP de 49,6% (p = 0,43).

O estudo HANDOUT[37] comparou pacientes submetidos a diferentes doses de HDP em relação à sobrevida e à taxa de recuperação renal. A HDP padrão foi realizada mantendo alvo de ureia sérica entre 120 e 150mg/dL, enquanto a HDP intensiva manteve ureia sérica abaixo de 90mg/dL. Não houve diferença entre os grupos em relação à mortalidade após 14 dias (70,4% vs. 70,7%), mortalidade após 28 dias (55,6% vs. 61,3%) ou recuperação da função renal entre os sobreviventes após 28 dias (60,0% vs. 63,0%).

Palevsky et al[34], em ensaio recente, analisaram 1.124 pacientes críticos com LRA, os quais foram divididos em dois grupos: o primeiro tratado de maneira intensiva (6 vezes/semana ou 35mL/kg/h) e o segundo com tratamento menos intensivo (3 vezes/semana ou 20mL/kg/h). Em ambos os grupos, os estáveis hemodinamicamente foram tratados por HDI e os instáveis realizaram HDP ou HDC. Ao analisar a mortalidade após 60 dias, não houve diferença entre os grupos tratados de maneira intensiva e menos intensiva (53,6% vs. 51,5%, p = 0,47). A taxa de recuperação da função renal total após 28 dias, entre os sobreviventes, também foi semelhante entre os grupos (intensivo: 15,4% vs. menos intensivo: 18,4%, p = 0,24).

Ao descrever nossa experiência com pacientes críticos tratados por HDP, observamos prognóstico desfavorável. Ponce et al[21] observaram recuperação da função renal e taxa de mortalidade de 20% e 72,5%, respectivamente. Após dividirem os pacientes em sobreviventes e não sobreviventes, parâmetros como idade, sepse de foco abdominal, balanço hídrico e baixo débito urinário foram identificados como fatores de risco para mortalidade. Albino et al[27] observaram resultados semelhantes: o óbito foi o principal desfecho, presente em 78,3% dos pacientes, e a recuperação da função renal ocorreu em 13,5% da população geral estudada. Os grupos tratados durante 6 e 10 horas foram semelhantes em relação aos desfechos clínicos. A mortalidade encontrada em nossos estudos foi superior à relatada por estudos prévios, porém semelhante à mortalidade observada em pacientes críticos com LRA em países em desenvovimento[38-40].

A mortalidade de pacientes críticos com LRA tratados com HDP permanece elevada, porém não difere da encontrada em pacientes submetidos a outros métodos de suporte renal agudo. A princípio, doses de diálise mais intensas não se relacionam com a melhor sobrevida. A recuperação da função renal também é semelhante entre os métodos e não se beneficia de doses elevadas de diálise, porém pode estar relacionada inversamente com mortalidade.

O quadro 71.2 resume os principais estudos sobre HDP na LRA.

CONCLUSÃO

A HDP é considerada modalidade efetiva e segura de suporte renal agudo para pacientes críticos. Estudos indicam que o método é eficaz e proporciona controles metabólico e volêmico adequados, além de oferecer vantagens em relação à HDC, como menor necessidade de anticoagulação e otimização do tempo. O custo acessível da HDP torna-a opção de tratamento em países em desenvolvimento. Sua principal intercorrência dialítica é a hipotensão arterial, que pode estar relacionada às comorbidades dos pacientes e ao próprio tratamento dia-

Quadro 71.2 – Principais estudos sobre HDP na LRA.

Autores	Ano	Tipo de estudo	Pacientes (n)	Grupos	Resultados
Marshall et al[22]	2001	Prospectivo	37	HDP	Estabilidade hemodinâmica Mortalidade = 62%
Kumar et al[23]	2000	Prospectivo	42	HDC vs. HDP	HDP: menor necessidade de anticoagulação
Kielstein et al[24]	2004	Randomizado controlado	33	HDC vs. HDP	Controle metabólico e estabilidade hemodinâmica semelhantes
Marshall et al[25]	2006	Prospectivo	24	HDP	Não houve hipotensão Mortalidade = 46%
Berbece et al[18]	2006	Observacional prospectivo	23	HDC vs. HDP	HDP: maior dose de HD, menores complicações e custos
Schwenger et al[26]	2012	Randomizado	232	HDC vs. HDP	Menor necessidade de transfusão sanguínea e custo
Ponce et al[21]	2013	Observacional prospectivo	200	HDP	Controles metabólico e volêmico adequados Hipotensão em 49,6% das sessões Mortalidade = 72,5%
Albino et al[27]	2013	Ensaio clínico prospectivo randomizado	75	HDP: 6 vs. 10h	Não houve diferença significativa entre os grupos tratados durante 6 e 10h em relação à intercorrência dialítica
Fieghen et al[14]	2010	Coorte	77	HDC vs. HDP vs. HDI	HDP: método seguro e estabilidade hemodinâmica semelhante à HDC
HANDOUT[37]	2009	Prospectivo randomizado	156	HDP padrão vs. HDP intensiva	Semelhantes em relação à mortalidade e à recuperação da função renal após 28 dias

HDP = hemodiálise prolongada; HDC = hemodiálise contínua; HDI = hemodiálise intermitente.

lítico. As taxas de mortalidade, embora elevadas, e de recuperação da função renal são semelhantes às de pacientes submetidos a outros métodos de suporte renal.

Até o momento, os estudos sobre HDP são escassos e a maioria abrange pequeno número de pacientes. Dessa maneira, são necessários mais estudos que avaliem o papel da HDP no tratamento da LRA, explorando a influência de diferentes durações de HDP na prevalência das complicações dialíticas, na mortalidade e recuperação da função renal desses pacientes.

REFERÊNCIAS BIBLIOGRÁFICAS

1. Mehta RL, Kellum JA, Shah SV et al. Acute Kidney Injury Network: report of an initiative to improve outcomes in acute kidney injury. Crit Care 2007; 11: R31.
2. Ikizler TA, Himmelfarb J. Acute kidney injury: changing lexicography, definitions, and epidemiology. Kidney Int 2007; 71: 971-976.
3. Ricci Z, Ronco C. Dose and efficiency of renal replacement therapy: continuous renal replacement therapy versus intermittent hemodialysis versus slow extended daily dialysis. Crit Care Med 2008; 36: 229-237.
4. Davenport A. Dialytic treatment for septic patients with acute kidney injury. Kidney Blood Press Res 2011; 34: 218-224.
5. Uchino S, Kellum JA, Bellomo R et al. Acute renal failure in critically ill patients: a multinacional multicenter study. JAMA 2005; 294: 813-818.
6. Pannu N, Klarenbach S, Wiebe N et al. Renal replacement therapy in patients with acute renal failure: a systematic review. JAMA 2008; 299: 793-805.
7. Kielstein JT, Schiffer M, Hafer C. Back to the future: extended dialysis for treatment of acute kidney injury in the intensive care unit. J Nephrol 2010; 23: 494-501.
8. Gabriel DP, Caramori JT, Martim LC et al. High volume peritoneal dialysis vs daily hemodialysis: a randomized, controlled trial in patients with acute kidney injury. Kidney Int Suppl 2008; 108: 87-93.
9. Passadakis PS, Oreopoulos GD. Peritoneal dialysis in patients with acute renal failure. Adv Perit Dial 2007; 23: 277-282.
10. Ponce D, Caramori JT, Barretti P, Balbi AL. Peritoneal dialysis in acute kidney injury: Brazilian experience. Perit Dial Int 2012; 32: 242-246.
11. Ponce D, Balbi AL. Peritoneal dialysis for acute kidney injury: a viable alternative. Perit Dial Int 2011; 31: 387-389.
12. Ponce D, Berbel MN, Almeida CT et al. High volume peritoneal dialysis in acute kidney injury: indications and limitations. Clin J Am Soc Nephrol 2012; 7: 887-894.
13. Gabriel DP, Nascimento GV, Caramori JT et al. High volume peritoneal dialysis for acute renal failure. Perit Dial Int 2007; 27: 277-282.
14. Fieghen HE, Friedrich JO, Burns KE et al. The hemodynamic and feasibility of sustained low efficiency dialysis in the management of critically ill patients with acute kidney injury. BMC Nephrol 2010; 11: 32.
15. Shingarev R, Wille K, Tolwani A. Management of complications in renal replacement therapy. Semin Dial 2011; 24: 164-168.
16. Yu L, Santos BCF, Burdmann EA et al. Diretrizes da Insuficiência Renal Aguda. In Sociedade Brasileira de Nefrologia; 2007; 1-24. www.sbn.org.br/pdf/diretrizes/Diretrizes_Insuficiencia_Renal_Aguda.pdf.
17. Marshall MR, Golper TA. Low-efficiency acute renal replacement therapy: role in acute kidney injury. Semin Dial 2011; 24: 142-148.
18. Berbece AN, Richardson RM. Sustained low-efficiency dialysis in the ICU: cost, anticoagulation, and solute removal. Kidney Int 2006; 70: 963-968.
19. Fliser D, Kielstein JT. Technology insight: treatment of renal failure in the intensive care unit with extended dialysis. Nat Clin Pract Nephrol 2006; 2: 32-39.
20. Kihara M, Ikeda Y, Shibata K et al. Slow hemodialysis performed during the day in managing renal failure in critically ill patients. Nephron 1994; 67: 36-41.
21. Ponce D, Abrao JM, Albino BB, Balbi AL. Extended daily dialysis in acute kidney injury patients: metabolic and fluid control and risk factors for death. Plos One 2013; 8: e81697.
22. Marshall MR, Golper TA, Shaver MJ et al. Sustained low-efficiency dialysis for critically ill patients requiring renal replacement therapy. Kidney Int 200l; 60: 777-785.
23. Kumar VA, Craig M, Depner TA, Yeun JY. Extended daily dialysis: A new approach to renal replacement for acute renal failure in the intensive care unit. Am J Kidney Dis 2000; 36: 294-300.
24. Kielstein JT, Kretschmer U, Ernst T et al. Efficacy and cardiovascular tolerability of extended dialysis in critically ill patients: a randomized controlled study. Am J Kidney Dis 2004; 43: 342-349.
25. Marshall MR, Ma T, Galler D et al. Sustained low-efficiency daily diafiltration (SLEDD-f) for critically ill patients requiring renal replacement therapy: towards and adequate therapy. Nephrol Dial Transplant 2004; 19: 877-884.
26. Schwenger V, Weigand MA, Hoffmann O et al. Sustained low efficiency dialysis using a single-pass batch system in acute kidney injury – a randomized interventional trial: the REnal Replacement Therapy Study in Intensive Care Unit PatiEnts. Crit Care 2012; 16: R140.
27. Albino BB, Balbi AL, Abrao JG, Ponce D. Avaliação das intercorrências dialíticas de pacientes com lesão renal aguda submetidos a diferentes durações de hemodiálise prolongada. Dissertação de Mestrado. Botucatu/FMB, 2014.
28. Sulowicz W, Radziszewski A. Pathogenesis and treatment of dialysis hypotension. Kidney Int 2006; 70: S36-S39.
29. Sherman RA, Daugirdas JT, Ing TS. Complications during hemodialysis. In Daugirdas JT, Blake PG, Ing TS (eds). Handbook of Dialysis, 4th ed. Lippincott Williams & Wilkins: Philadelphia, 2007, pp 158-164.
30. Doshi M, Murray PT. Approach to intradialytic hypotension in intensive care unit patients with acute renal failure. Artif Organs 2003; 27: 772-780.
31. Davenport A, Lai KN, Hertel J, Caruana RJ. Anticoagulation. In Daugirdas JT, Blake PG, Ing TS (eds). Handbook of Dialysis, 4th ed. Lippincott Williams & Wilkins: Philadelphia, 2007, pp 190-203.
32. Marshall MR, Golper TA, Shaver MJ et al. Urea kinetics during sustained low efficiency dialysis in critically ill patients requiring renal replacement therapy. Am J Kidney Dis 2002; 39: 556-570.
33. Schiffl H, Lang S, Fischer R. Daily hemodialysis and the outcome of acute renal failure. N Engl J Med 2002; 346: 305-310.
34. Palevsky PM, Zhang JH, O'Connor TZ et al. VA/NIH Acute Renal Failure Trial Network. Intensity of renal support in critically ill patients with acute kidney injury. N Engl J Med 2008; 359: 7-20.
35. Bellomo R, Cass A, Cole L et al. RENAL Replacement Therapy Study Investigators. Intensity of continuous renal-replacement therapy in critically ill patients. N Engl J Med 2009; 361: 1627-1638.
36. Ponce D, Brito GA, Abrao JG, Balbi AL. Different prescribed doses of high-volume peritoneal dialysis and outcome of patients with acute kidney injury. Adv Perit Dial 2011; 27: 118-124.
37. Faulhaber-Walter R, Hafer C, Jahr N et al. The Hannover Dialysis Outcome study: comparison of standard versus intensified extended dialysis for treatment of patients with acute kidney injury in the intensive care unit. Nephrol Dial Transplant 2009; 24: 2179-2186.
38. George J, Varma S, Kumar S et al. Comparing continuous venovenous hemodiafiltration and peritoneal dialisys in critically ill patients with acute kidney injury: a pilot study. Perit Dial Int 2011; 31: 422-429.
39. Costa e Silva VT, Liano F, Muriel A et al. Nephrology referral and outcomes in critically ill acute kidney injury patients. Plos One 2013; 8: e70482.
40. Lima EQ, Dirce MT, Castro I, Yu L. Mortality risk factors and validation of severity scoring systems in critically ill patients with acute renal failure. Ren Fail 2005; 27: 547-556.

72

HEMODIAFILTRAÇÃO *ON-LINE* DIÁRIA – APRIMORANDO A TERAPIA CONVECTIVA

Thiago Fernandes Diaz
Elzo Ribeiro Jr
Carmen Tzanno-Martins

◆

INTRODUÇÃO

A hemodiafiltração (HDF) é a técnica renal substitutiva que combina métodos difusivos e convectivos, visando aumentar a depuração de moléculas com maior peso molecular, introduzida pela primeira vez por Henderson em 1967. Com essa terapia, conseguimos fornecer ao paciente os benefícios já estudados e comprovados da hemodiálise de alto fluxo (hf-HD) com seu *clearance* difusional, além de acrescentar um poderoso *clearance* convectivo ao método, que é possibilitado pelos elevados volumes de ultrafiltrado produzidos em cada sessão, proporcionando uma espécie de "arraste" mecânico de moléculas através dos poros do dialisador, levando à depuração chamada convectiva. Como sabemos, esse desbalanço hídrico causado pela elevada ultrafiltração só pode ser aceito se conseguirmos repor durante a terapia o volume plasmático eliminado, o que é chamado de volume de substituição[1-3].

Na última década, o desenvolvimento de sofisticados sistemas de tratamento de água e ultrafiltros eficientes e biocompatíveis permitiu a produção, em tempo real (*on-line*), de fluidos de substituição ultrapuros a custos mais acessíveis, sendo assim iniciado um novo tempo para a terapia renal substitutiva (TRS) com o desenvolvimento da hemodiafiltração *on-line* convencional (ol-HDF)[3,4].

Já em relação à frequência da TRS, muito se tem estudado sobre os potenciais benefícios que cercam a realização de sessões de diálise mais frequentes, sendo as modalidades mais prescritas e conhecidas em nosso meio a hemodiálise curta diária ambulatorial (HDD) e a hemodiálise diária noturna (HDDn), esta última podendo ser realizada em domicílio ou em clínicas e/ou hospitais capacitados[1,2].

Neste capítulo vamos discorrer a respeito de uma modalidade emergente de terapia dialítica, que tem como conceito somar os benefícios já estudados (e em constante estudo) da ol-HDF com a maior frequência de sessões semanais, sendo chamada de hemodiafiltração *on-line* curta diária (ol-HDFD). O objetivo deste capítulo não é apenas discorrer a respeito dos estudos clínicos já realizados com pacientes em programa de ol-HDFD, mesmo porque ainda não existem muitos estudos de relevância no assunto, mas apresentar essa modalidade como uma nova opção terapêutica para o leitor, dando atenção a aspectos práticos desta nova modalidade e de sua prescrição, além de intercambiar dados concretos já estudados em relação à ol-HDF e HDD e tentar inseri-los no contexto da ol-HDFD. Vale ressaltar que essa é uma modalidade nova e promissora que vem sendo cada vez mais estudada e discutida em congressos nefrológicos em todo o mundo.

HEMODIAFILTRAÇÃO *ON-LINE* DIÁRIA – ASPECTOS TEÓRICOS

Antes de falarmos sobre os aspectos práticos da hemodiafiltração *on-line* curta diária (ol-HDFD), vamos rever os principais conceitos teóricos que cercam essa terapia para facilitar sua compreensão posteriormente.

Como já citado na introdução deste capítulo, a HDF agrega a depuração convectiva à difusional, tendo como objetivo principal aumentar a depuração de toxinas urêmicas (solutos) de maior peso molecular. Por esse método, o ultrafiltrado é removido por uma diferença de gradiente de pressão e uma solução de reposição é infundida a um mesmo volume menos a remoção do volume necessário para se atingir o peso seco do paciente. A taxa de transporte convectivo de determinado soluto durante a diálise depende do seu coeficiente de *sieving* para aquela determinada membrana e da taxa de ultrafiltração que, por sua vez, depende da pressão transmembrana (PTM). O coeficiente de *sienving* é a razão da concentração do soluto no ultrafiltrado sobre a concentração plasmática. Varia de 0 (nenhuma remoção) a 1 (completa remoção). Utilizando membranas de alto fluxo, o coeficiente de *sieving* para moléculas pequenas como ureia é 1, enquanto para moléculas maiores como beta-2 microglobulina é de 0,6, sendo que em algumas membranas mais modernas pode chegar a 1. Para se criar esse mecanismo de depuração, é necessário, portanto, um maquinário moderno que comporte ambas as técnicas, com duas linhas e duas bombas com roletes acoplados, além de dois ultrafiltros para a produção de dialisato e solução de reposição com padrão de qualidade ultrapura; na primeira linha circula o sangue que entrará em contato com a membrana do dialisador e que, juntamente com o dialisato e o volume de ultrafiltrado, será manipulado para compor o *clearance* difusivo e convectivo do método; a segunda linha é por onde circula a solução de reposição que será acrescentada diretamente ao sangue do paciente, substituindo o volume de plasma que é perdido como consequência do processo de ultrafiltração necessário para o *clearance* convectivo. A técnica de produção *on-line*, chamada inicialmente de esterilização a frio, permite a produção de um volume de substituição puro ilimitado a um custo muito próximo do que se gasta com a produção do dialisato. O primeiro passo é a filtragem da água que vem da osmose para, juntamente com os concentrados básico e ácido, produzir o dialisato. Um segundo passo filtra o dialisato produzido que, ao passar pelo filtro capilar, será utilizado como o elemento difusivo da HDF. Finalmente, uma terceira filtragem com a utilização de outro microfiltro completa a criação da solução de reposição ultrapura que será diretamente infundida ao sistema extracorporal sanguíneo do paciente. A pureza alcançada com essa técnica foi repetidamente confirmada. Na maioria dos sistemas, a solução de reposição é subtraída do volume total produzido de dialisato. Quando se aumenta muito a produção de solução de reposição (aumento da capacidade convectiva), reduz-se a produção do dialisato e, consequentemente, a capacidade difusiva. O que se deve buscar é um equilíbrio entre difusão e convecção para se alcançar os melhores resultado com esses dois métodos de depuração[3-5].

Dependendo do local de infusão do fluido de substituição, podemos classificar a ol-HDF e o ol-HDFD em pós-diluicional (infusão após o hemofiltro), pré-diluicional (infusão antes do hemofiltro) e mista (infusão do fluido de substituição em dois locais, pré e pós-hemofiltro) – sabe-se que na infusão pós-diluicional não há influência no *clearance* difusivo, já que a solução de reposição entra no sistema sem passar pelo hemofiltro, não alterando, portanto, o gradiente de concentração dos solutos entre sangue e dialisato. Aqui, o volume de ultrafiltrado é limitado pela subsequente hemoconcentração que ocorre durante esse processo. Como resultado, é necessário alto fluxo de sangue com fração de filtração limitada a 50% para se evitar a coagulação do filtro capilar e consequente falência de ultrafiltração. Em relação à reposição pré-diluicional, a principal desvantagem é a relativa redução da depuração tanto de moléculas pequenas como de moléculas grandes devido à redução do gradiente de concentração dos solutos entre sangue e dialisato. Nesse método, o volume de ultrafiltrado e a solução de reposição podem ser tão altos quanto 400mL/min ou 60 a 100 litros por sessão. O método pré-diluicional apenas oferece maior *clearance* convectivo se o volume de ultrafiltrado for maior que 200mL/min. Alguns autores recomendam a infusão do fluido de reposição de forma mista, com a proporção sendo regulada automaticamente pela máquina de acordo com a pressão transmembrana (TPM)[5-7].

Já em relação ao volume de fluido de reposição por sessão de ol-HDF, podemos classificar como clássica ou convencional quando esse volume de troca não ultrapassar 15 litros por sessão de HDF (classicamente entre 9 e 12 litros por sessão) ou 60mL/min; classificamos como ol-HDF de alto fluxo quando atingimos um volume de substituição maior que 15 litros por sessão (esse valor refere-se à ol-HDF ou ol-HDFD pós-diluicional) ou 120mL/min. Em relação à hemodiafiltração *on-line* diária (ol-HDFD), ainda não há consenso para manter essa classificação (clássica ou alto fluxo) com base no volume de substituição; a literatura existente mantém essa mesma nomenclatura tanto na ol-HFD quanto na ol-HDFD, mas estudos ainda são necessários para validar essa definição na prática dessa nova terapia[3-5].

ASPECTOS PRÁTICOS E PARTICULARIDADES DA HEMODIAFILTRAÇÃO *ON-LINE* DIÁRIA

Muito do que vamos falar com relação aos aspectos práticos da prescrição da ol-HDFD é uma extrapolação de estudos realizados com hemodiafiltração *on-line* convencional (ol-HDF) e hemodiálise curta diária de alto fluxo (hf-HDD), somando-se assim os benefícios da modalidade convectiva com a elevada frequência semanal das sessões, o que tem-se demonstrado positivo em diversos aspectos[8].

Antes de falarmos sobre a prescrição da ol-HDFD, discutiremos sobre alguns itens de importância vital para que essa terapia seja uma realidade nas clínicas e hospitais de todo o mundo. Um desses fatores de extrema importância para o sucesso e segurança dos pacientes recebendo ol-HDF e ol-HDFD é o tratamento da água; como já dito anteriormente, durante o processo convectivo há perda enorme de líquido plasmático inerente ao método, que deve ser reposto na mesma intensidade, diretamente no plasma do paciente com o chamado fluido de reposição, formado após a mistura da água ultrapura, com os concentrados ácido e básicos. O conceito de água ultrapura ou solução estéril não pirogênica refere-se à água tratada com dupla passagem pelo sistema de osmose reversa, produzindo uma solução com resistividade > 0,1mOsm/cm (preferencialmente > 0,5mOsm/cm) e com uma concentração extremamente baixa de bactérias e endotoxinas. Os padrões adotados pela Farmacopeia Europeia em relação às bactérias e às endotoxinas são: < 100 unidades formadoras de colônias (UFCs) e < 0,25 unidade de endotoxinas/mL (UE/mL), respectivamente. Subsequentes definições adotaram < 0,1UFC e < 0,03EU/mL para que a água seja considerada ultrapura; deve-se estar atento também aos concentrados básicos e ácidos que, ao se misturar com a água ultrapura, formam o dialisato; como o concentrado básico é composto por bicarbonato, esse se torna altamente suscetível à proliferação bacteriana. Isso em geral não ocorre com o concentrado ácido, uma vez que a concentração elevada de sal impede o crescimento bacteriano. Vale ressaltar que esse controle microbiológico é ainda mais importante no contexto da ol-HDFD, pois os pacientes recebendo essa terapia encontram-se mais expostos a eventuais fatores pirogênicos, uma vez que realizam mais sessões por semana (5 a 6 sessões semanais), se comparado à ol-HDF convencional (3 sessões por semana). Ainda em relação aos processos de controle de infecções, é fundamental que as máquinas que realizam ol-HDF e ol-HDFD sejam submetidas a um processo de desinfecção química e térmica, prevenindo a formação de biofilme no circuito hidráulico do aparelho; esse processo consome em torno de 45 a 60 minutos, o que deve ser levado em consideração no planejamento das clínicas e unidades de diálise que queiram implantar a ol-HDFD; em nossa unidade conseguimos implementar essa modalidade dialítica com 5 turnos diários, sendo o primeiro com início às 6:00 horas e o último com início às 18:00 horas, deixando 1 hora de intervalo entre os turnos para esse processo de desinfecção[1,7].

Como pode-se notar a partir do exposto anteriormente, as máquinas com tecnologia para a realização de ol-HDF e ol-HDFD necessitam de um sofisticado e seguro sistema de controle de ultrafiltração, devido aos elevados volumes de líquido removidos e repostos durante a sessão; mais uma vez, a terapia mais frequente com maior utilização do maquinário impõe a necessidade de manutenções preventivas frequentes[7].

Outro item que deve ser lembrado são os hemofiltros, que nas técnicas de ol-HDF e ol-HDFD devem ser necessariamente de alta eficiência (KoA > 600mL/min) e alto fluxo (Kuf > 20mL/h/mmHg); como nas técnicas convectivas, os hemofiltros não são reutilizados (maior risco infeccioso e possível redução da eficiência do método), a ol-HDFD impõe mais um custo que deve ser analisado e considerado pelas clínicas e centros dialisadores: o descarte semanal de 5 a 6 hemofiltros (comparado com 3 descartes semanais nas técnicas convectivas intermitentes). O mesmo ocorre com as linhas do circuito extracorpóreo que também são descartadas após cada sessão[6,7,9].

O acesso vascular é, como em todas as outras técnicas hemodialíticas, essencial para a qualidade da terapia fornecida. Para a realização de ol-HDF e ol-HDFD é necessário um acesso capaz de fornecer um fluxo sanguíneo entre 300 e 350mL/min (na prática, se conseguirmos obter um fluxo maior que 350mL/min teremos uma ol-HDFD mais efetiva); elevados fluxos de sangue favorecem a ultrafiltração que é essencial aos métodos convectivos, além de reduzir a pressão transmembrana (TPM) durante as sessões[1,2,10].

Devido à maior manipulação do acesso, seja ele fístula arteriovenosa autóloga (FAV), enxerto de politetrafluoretileno (PTFE) ou cateteres de curta e longa permanência, há maior risco de complicações infecciosas e não infecciosas, muitas vezes com necessidade de internação para a introdução de antibioticoterapia parenteral, troca de cateter e até mesmo para a realização de procedimentos endovasculares (trombectomia); os últimos estudos relacionando terapias dialíticas frequentes e complicações de acesso confirmam a incidência de um número maior de complicações quando comparados às diálises convencionais, porém sem aumento estatisticamente significante de perdas do acesso[1,2,5].

Fica claro que, para obtermos os benefícios em potencial da ol-HDFD, necessitamos de uma equipe de enfermagem treinada e capacitada para lidar com todos os itens relacionados a essa terapia, em especial com a manipulação do acesso vascular. Programas de educação continuada e implementação de fluxogramas para a redução de complicações são de extrema importância, lembrando novamente que esses profissionais estarão em contato com o paciente e com seu acesso durante praticamente todos os dias da semana, fazendo parte integral da qualidade do procedimento fornecido[1,2].

A prescrição do fluxo de dialisato é semelhante à da diálise convencional, variando entre 500 e 800mL/min. Em relação ao tempo da sessão de ol-HDFD, podemos variar entre 1 e meia a 3 horas, sendo que a maioria dos pacientes atinge os alvos desejados com 2 horas de terapia por sessão[11].

Como discutido no início deste capítulo, o volume da solução de substituição também é relevante na prescrição da terapia convectiva diária, sendo que, apesar de não haver consenso em relação ao melhor volume de reposição na ol-HDFD, os poucos estudos clínicos no assunto utilizam doses elevadas, em geral acima de 15 litros por sessão, sendo classificadas como hemodiafiltração *on-line* diária de alto fluxo – classificação também extrapolada de dados com hemodiafiltração convencional (3 vezes por semana)[10,11].

Além desses aspectos práticos, temos também os alvos de adequação a serem atingidos, os clínicos e os laboratoriais. Clinicamente, esperamos que o paciente se apresente reabilitado do ponto de vista físico e psicológico para as atividades diárias, o que inclui também a aceitação do novo método, já que muitas vezes é difícil para ele aceitar a terapia que demande uma frequência maior de sessões por semana, mesmo que essas tenham menor duração, como ocorre na ol-HDFD. Por outro lado, o bem-estar físico, experimentado pela maioria desses pacientes que iniciam no método, é fator de relevância para a aceitação e serve como estímulo para a mudança proposta[12,13].

A dose-alvo de diálise na ol-HDFD ainda não está bem determinada; por falta de dados clínicos consistentes, a recomendação é a obtenção de *standard* Kt/V (stdKt/V) > 2,0 (*National Kidney Foundation Guidelines*, 2006). Vale ressaltar que é possível que o valor-alvo para o Kt/V seja diferente em hemodiálise, hemodiafiltração e em modalidades mais frequentes. Os demais alvos a serem atingidos em relação a controle da anemia, metabolismo do cálcio e do fósforo, controle da acidose, hipertensão e tantas outras variáveis permanecem com as metas de controle semelhantes às preconizadas para todos os pacientes em terapia renal substitutiva, independente do método prescrito[14,15].

Exemplificando tudo que foi exposto anteriormente sobre os aspectos práticos da ol-HDFD, segue a prescrição de rotina utilizada em nosso grupo:

- ol-HDFD com 5 sessões semanais.
- Tempo de cada sessão: 2 horas.
- Hemofiltro com membrana sintética de alto fluxo e alta eficiência, com superfície de área > 1,8m².
- Solução de diálise (dialisato) ultrapura.
- Fluxo sanguíneo (FS) entre 350 e 400mL/min (dependendo da qualidade do acesso vascular, o alvo é manter em 400mL/min).
- Fluxo de dialisato 800mL/min.
- Volume de substituição de 12 litros por sessão de 2 horas (100mL/min), prescrito em infusão pós-dilucional.
- Anticoagulação com heparina não fracionada, entre 2.500 e 5.000UI por sessão, dependendo do índice de massa corporal e possíveis comorbidades do paciente; geralmente é infundida em forma de *bolus* inicial de metade da dose, com infusão contínua restante até os últimos 15 a 30 minutos de sessão.
- Sódio basal padrão em 138mEq/L, podendo ser ajustado conforme o perfil hemodinâmico do paciente durante as sessões.
- Ultrafiltração máxima de até 1.000mL/hora – vale ressaltar que os pacientes da nossa unidade de diálise em ol-HDFD têm um ganho de líquido interdialítico menor do que os pacientes em terapia convencional.

ANÁLISE DA LITERATURA – O QUE HÁ DE CONCRETO EM RELAÇÃO À OL-HDFD?

Poucos são os dados da literatura nefrológica que dão embasamento científico para a prescrição da hemodiafiltração *on-line* curta diária (ol-HDFD), sendo os dados mais utilizados extraídos e extrapolados de estudos com pacientes em programa de hemodiafiltração *on-line* (ol-HDF) e hemodiálise curta diária (HDD).

Em linhas gerais, o que todo nefrologista busca com a otimização das terapias dialíticas, sejam as modalidades difusivas, sejam as convectivas ou mistas, nada mais é do que reduzir a morbidade e mortalidade do paciente e melhorar sua qualidade de vida; como precisamos de indicadores concretos para documentar os potenciais benefícios de cada terapia, acabamos nos apegando a certas metas objetivas a serem atingidas:

- Aumento da depuração de moléculas médias.
- Prevenção de amiloidose secundária à diálise.
- Redução do ganho de líquido interdialítico e ajuste do peso seco.
- Controle adequado da anemia.
- Controle adequado do metabolismo mineral ósseo e prevenção de calcificações vasculares.
- Melhora do *status* nutricional.
- Prevenir complicações nos períodos inter e peridialíticos relacionadas à modalidade escolhida (como, por exemplo, hospitalizações, estabilidade hemodinâmica, náuseas, vômitos).
- Reduzir complicações relacionadas ao acesso vascular.
- Redução de fadiga e melhora do bem-estar geral.

Atingidas essas metas, temos o que chamamos de terapia ótima ou adequada ao paciente em TRS. Portanto, os estudos que embasam para a prescrição de cada modalidade dialítica passam, necessariamente, pela análise desses dados clínicos e/ou laboratoriais[16-18].

Como foi dito anteriormente, não são numerosos ainda hoje estudos clínicos que relacionam a ol-HDFD com algum dos desfechos citados no início deste tópico; um dos primeiros estudos que comparam dados clínicos e laboratoriais em relação à mudança de ol-HDF (com elevado volume de substituição) para a ol-HDFD (também com altos volumes de substituição, > 15L por sessão) data de 2003, demonstrando alguns benefícios interessantes[8]:

- Boa tolerância e aceitação do novo método.
- Redução de fadiga pós-diálise.
- Adequação de indicadores como stdKt/V e taxa de redução de ureia (URR).
- Aumento na depuração de moléculas médias e grandes (como a beta-2 microglobulina).
- Redução do uso de quelantes de fosfato.
- Melhora do estado nutricional.
- Melhor controle de pressão arterial, com redução do uso de hipotensores.
- Redução dos níveis de ácido úrico.
- Redução nos níveis de ferritina, o que pode significar uma demonstração indireta da redução do estado de inflamação sistêmica.
- Tendência à redução da hipertrofia de ventrículo esquerdo.

Outro estudo que trás dados animadores a respeito dessa nova modalidade avalia a curva de crescimento e estado nutricional em crianças com doença renal crônica que migraram para o programa de ol-HDFD com altos volumes de substituição (> 15L por sessão); os resultados demonstraram aumento na velocidade de crescimento, muito provavelmente associado à melhora do estado nutricional, redução da inflamação sistêmica (avaliada pela redução nos níveis de proteína C-reativa – PCR) e provável aumento da sensibilidade à terapia com o hormônio de crescimento (rhGH)[19].

Muitos outros dados são extrapolações de estudos clínicos envolvendo pacientes realizando ol-HFD e

HDD. A tendência é que em futuros ensaios clínicos possamos observar a soma dos benefícios da terapia que fornece um poderoso *clearance* convectivo com os excelentes resultados e desfechos observados nas terapias dialíticas mais frequentes.

Entre esses benefícios esperados na ol-HDFD que já são vistos e comprovados cientificamente tanto na HDD quanto na ol-HDF, podemos citar o melhor perfil hemodinâmico dos pacientes, assim como a redução do uso de hipotensores em ambas as modalidades de TRS; redução da hipertrofia ventricular; melhora da qualidade de vida, avaliada com questionários específicos; redução de amiloidose secundária à diálise, avaliada indiretamente pela redução no número de cirurgias de túnel do carpo realizadas nesses pacientes; melhor controle nutricional, incluindo dieta menos restrita em produtos derivados de proteínas, devido a um melhor controle do fósforo; melhor controle da anemia e redução da dose de eritropoietina. Todas essas variáveis objetivam a redução da mortalidade nos pacientes recebendo essa modalidade emergente de TRS[20-22].

CONCLUSÃO

A hemodiafiltração *on-line* diária (ol-HDFD) é uma modalidade de terapia renal substitutiva promissora, com benefícios teóricos e outros já comprovados em relação às modalidades mais praticadas nos centros especializados em todo o mundo. Vimos neste capítulo que somar o *clearance* difusional e convectivo com frequência maior de sessões tem-se mostrado bastante promissor e entusiasmante no que se refere ao controle das principais queixas e complicações que envolvem o paciente com doença renal crônica em terapia dialítica. Em países em desenvolvimento, como o Brasil, infelizmente a implementação dessa técnica ainda encontra a barreira financeira como o principal entrave para sua difusão. Ainda são necessários estudos clínicos de relevância para comprovar cientificamente os benefícios que vêm sendo observados na prática clínica dessa emergente modalidade dialítica.

REFERÊNCIAS BIBLIOGRÁFICAS

1. Henderson LW. Biophysics of UF and hemofiltration. In Maher JF (ed). *Replacement of Renal Function by Dialysis. A Textbook of Dialysis*, 3rd ed. Kluwer Academic: Dordrech, 1989, pp 300-326.
2. Floege J, Johnson RJ, Feehally J (eds). *Comprehensive Clinical Nephrology*, 4th ed. Elsevier Saunders: St Louis, Missouri, 2010, pp 1057-1059.
3. Locatelli F, Manzoni C, Viganò SM et al. Hemodiafiltration – state of the art. In Kawanishi H, Yamashita AC (eds). *Hemodiafiltration – A New Era*. Karger: Basel, Switzerland, 2011, pp 5-18.
4. Ronco C. Hemodiafiltration: evolution of a techique towards Better dialysis care. In Kawanishi H, Yamashita AC (eds). *Hemodiafiltration – A New Era*. Karger: Basel, Switzerland, 2011, pp 19-27.
5. Canaud B, Chenine L, Renaud S, Leray H. Optimal therapeutic conditions for online hemodiafiltration. In Kawanishi H, Yamashita AC (eds). *Hemodiafiltration – A New Era*. Karger: Basel, Switzerland, 2011, pp 28-38.
6. Castro MCM. Transporte de solutos em diálise extracorporal: difusão *versus* convecção. In Cruz J, Cruz HMM, Kirsztajn BM, Barros RT (eds). *Atualidades em Nefrologia 12*. Sarvier: São Paulo, 2012, pp 490-494.
7. Castro MCM. Requisitos técnicos para implantação de um programa ambulatorial de hemofiltração e hemodiafiltração. In Cruz J, Cruz HMM, Kirsztajn GM, Barros RT (eds). *Atualidades em Nefrologia 12*. Sarvier: São Paulo, 2012, pp 495-499.
8. Maduell F, Navarro V, Torregrosa E et al. Change from three times a week on-line hemodiafiltration to short daily on-line hemodiafiltration. *Kidney Int* 2003; **4**: 305-313.
9. Ronco C, Ballestri M, Cappeli G. Dialysis membranes in convective treatments. *Nephrol Dial Transplant* 2000; **15** Suppl 2: 31-36.
10. Bowry SK, Canaud B. Achieving high convective volumes in on-line hemodiafiltration. *Blood Purif* 2013; **35** Suppl 1: 23-28.
11. Kimata N. Patient selection and prescription of on-line HDF in Japan. *Purif* 2013; **35** Suppl 1: 77-80.
12. Kawanishi HH. What can we expect from on-line hemodiafiltration? *Purif* 2013; **35** Suppl 1: 1-5.
13. Unruh ML, Larive B, Chertow GM et al. Effects of 6-times-weekly versus 3-times-weekly hemodialisys on depressive symptoms and self-reported mental health: Frequent Hemodialysis Network (FHN) trial. *Am J Kidney Dis* 2013; **61**: 748-758.
14. http://www.kidney.org/professionals/KDOQI/guidelines.
15. http://kdigo.org/home/guidelines/ckd-evaluation-management.
16. Vilar E, Fry AC, Wellsted D et al. Long-term outcomes in online hemodiafiltration and high-flux hemodialysis: a comparative analysis. *Clin J Am Soc Nephrol* 2009; **4**: 1944-1953.
17. Grooteman MPC, van den Dorpel MA, Bots ML et al. Effects of online hemodiafiltration on all-cause mortality and cardiovascular outcomes. *J Am Soc Nephrol* 2012; **23**: 1087-1096.
18. Canaud B, Bragg-Gresham JL, Marshall MR et al. Mortality risk for patients receiving hemodiafiltration versus hemodialysis: European results from the DOPPS. *Kidney Int* 2006; **69**: 2087-2093.
19. Fischbach M, Terzic J, Menouer S et al. Daily online haemodiafiltration promotes catch-up growth in children on chronic dialysis. *Nephrol Dial Transplant* 2010; **25**: 867-873.
20. Mostovaya IM, Blankestijn PJ. What have we learned from CONTRAST? *Blood Purif* 2013; **35** Suppl 1: 39-44.
21. Panichi V, Rizza GM et al. Chronic inflammation and mortality in haemodialysis: effects of diferente renal replacement therapies. Results from the RISCAVID study. *Nephrol Dial Transplant* 2008; **23**: 2337-2343.
22. Chan CT, Chertow GM, Daurgidas JT et al. Effects of daily hemodialysis on heart rate variability: results from the frequente hemodialysis network (FHN) trial. *Nephrol Dial Transplant* 2014; **29**: 168-172.

73

ESCORE DE CÁLCIO NA ESTRATIFICAÇÃO DE RISCO CARDIOVASCULAR DE PACIENTES EM HEMODIÁLISE ANALISADOS PELO FRAMINGHAM

Luiz Antonio Miorin
Ronaldo Fernandes Rosa
Mônica La Rocca Vieira

A doença cardiovascular é a mais importante causa de morte dos renais crônicos submetidos a tratamento dialítico[1]. Mesmo nas fases iniciais da doença renal crônica, existe uma relação direta entre mortalidade cardiovascular e função renal[2]. A presença de proteinúria ou de microalbuminúria são fatores de risco bem definidos, pois há estudos que sugerem que a microalbuminúria seria fator de risco maior do que a queda da filtração glomerular *per se*, pois mantém uma relação direta com a mortalidade, o que nem sempre ocorre quando consideramos as variações da filtração glomerular estimada por fórmulas, nas quais, em idades mais avançadas, pode ocorrer um viés quanto à real filtração glomerular[3]. Existe uma proporção importante desses pacientes que vão a óbito antes do início da diálise[2], pois outros fatores como anemia, hiper-homocisteinemia, hipervolemia e calcificação vascular representam riscos adicionais que se mantêm e aumentam com o tempo em diálise.

O escore de Framingham, desde 1998, é um importante instrumento de avaliação de risco cardiovascular que considera idade, perfil lipídico, pressão arterial, diabetes e tabagismo para graduar o risco de doença coronariana do indivíduo na próxima década de vida[4]. Embora consagrado como preditor de risco coronariano, esse instrumento tem poder discutível em pacientes renais crônicos[5], o que também ocorre em pacientes em diálise, pois a própria condição do tratamento os predispõe às infecções, à manutenção de níveis elevados de homocisteína, ao estado inflamatório crônico, à sobrecarga de volume, à anemia e ao hiperparatiroidismo que vão acelerando as alterações vasculares. A doença renal crônica, por si só, já é fator de risco independente para todas as causas de morte e para a doença cardiovascular[6]. Um dado interessante, por exemplo, é o que notamos em relação ao perfil lipídico que muitas vezes está controlado nesses pacientes, já que eles são submetidos a tratamentos de hiperfosfastemia com sevelamer, o que diminui os valores de colesterol, reduzindo o escore de Framingham e subestimando o risco coronariano desses pacientes[7]. A simplicidade do escore de Framingham como estratificador de risco para as populações em geral confere a ele papel muito importante, que, aliado a outros parâmetros particulares da população dialítica, pode acrescentar informações bastante úteis. Em nossos pacientes, por exemplo, encontramos uma correlação positiva entre o escore de Framingham e o hormônio da paratireoide, proteína C-reativa, fosfatase alcalina e o produto cálcio-fósforo, como mostra o quadro 73.1.

Quadro 73.1 – Correlação entre o escore de Framingham e os parâmetros: PTH, PCR, CaxP e FA.

Parâmetro	r	p
PTH	0,290	< 0,001
PCR	0,192	< 0,001
CaxP	0,049	0,049
FA	0,206	< 0,001

PTH = hormônio da paratireoide; PCR = proteína C-reativa; CaxP = produto cálcio e fósforo; FA = fosfatase alcalina. (Fonte: Unidade Renal da Santa Casa de Misericórdia de São Paulo.)

Outra característica da população renal crônica dialítica é que esses indivíduos apresentam envelhecimento mais rápido do seu sistema vascular e maior aterosclerose e calcificação, como já foi demonstrado comparativamente com indivíduos sem doença renal dialítica da mesma idade[8]. A calcificação vascular da túnica média do vaso sanguíneo ou a calcificação da placa aterosclerótica tem relação com a mortalidade cardiovascular[9]. O ambiente metabólico do renal crônico predispõe a maior risco de calcificações vasculares do que aquele da população geral, com, inclusive, transformações das células musculares dos vasos em células com características de condrócitos ou similares a osteoblastos com capacidade de calcificação tecidual a partir de colágeno e de outras proteínas da sua parede[10]. Inclusive, as células musculares em cultura têm capacidade de produzir fatores relacionados à calcificação, como osteopontina, fosfatase alcalina, sialoproteína e colágeno do tipo I. Essa condição, aliada ao ambiente rico em fósforo, predispõe a calcificações vasculares, portanto, além do cálcio, o fósforo é importante fator predisponente[11].

Clinicamente, a calcificação pode ser detectada por radiografias, tomografias, além de outros métodos não invasivos, porém, a tomografia de exposição rápida com cortes axiais sincronizados com o eletrocardiograma, sem o uso de contraste, tem a capacidade de detectar calcificações aórticas e de coronárias com precisão e menos interferências, que podem ser reproduzidas e quantificadas a qualquer momento. A partir do resultado, o grau de calcificação medido por escore adequado relaciona-se com o risco coronariano, e o paciente é exposto a pequena quantidade de radiação. O escore de cálcio pode ser leve, moderado ou grave, sendo que nessa condição, em que seu valor é maior que 400 unidades Agatston, a probabilidade ou o risco de evento é 10 vezes maior[12] (Quadro 73.2).

Recentemente, indivíduos assintomáticos tiveram seus fatores de risco definidos como fumo, dislipidemia, diabetes, hipertensão e história familiar, relacionados com o escore de calcificação, após seguimento de 5,6 anos, objetivando a mortalidade por todas as causas. Mesmo para os indivíduos sem os fatores mencionados, o risco de mortalidade esteve entre 3 e 13 vezes aumentado, dependendo do seu escore de calcificação. O menor risco ficou para os indivíduos sem escore de calcificação e também sem os fatores de risco acima. Esse importante estudo eleva o papel da calcificação vascular, que, mesmo em indivíduos sem outros fatores, pode ter um significado clínico relevante[13]. Também em indivíduos assintomáticos, a capacidade de vasodilatação miocárdica foi inversamente relacionada com a calcificação coronariana, a partir de medidas de fluxo sanguíneo quantificado por ressonância magnética e hiperemia induzida por adenosina, o que para os autores poderia significar maior aterosclerose subclínica[14]. Nos renais crônicos, em programa de hemodiálise, é muito comum a presença de estenoses coronarianas assintomáticas mais prevalentes nas unidades de tratamento em que tivermos mais idosos e mais diabéticos. Em 1984, Rostand et al descreveram que 10% dos pacientes tratados por hemodiálise, assintomáticos para doença coronariana, apresentavam estenose maior que 50%[15], porém nenhum paciente desse estudo era diabético e a idade média foi de 48 anos. Outros autores têm encontrado maior prevalência incluindo diabéticos, em proporções que chegam a 53%[16,17]. Esses estudos sugerem que os indivíduos precisam ser estratificados com base em índice que detecte aterosclerose subclínica, o que é de muita importância em condições de aparente baixo risco para eventos cardíacos detectados pelo escore de Framingham[18].

A figura 73.1 ilustra um exemplo de paciente de 48 anos de idade, escore de Framingham com 6% de risco coronariano em 10 anos, com escore de cálcio igual a 245,17 unidades Agatston, o que o coloca em situação de moderado risco para a idade e sexo, pela ateromatose coronariana, fato que na discussão do risco foi considerado indicativo da necessidade de estudo angiográfico. Outro exemplo importante pode ser observado na figura 73.2, em que o paciente diabético, de 52 anos de idade, iniciou o tratamento dialítico há menos de um ano, com escore de Framingham de 14% (risco moderado), cujo escore de cálcio foi de 518,66, considerado grave, com acentuada aterosclerose coronariana, sem

Quadro 73.2 – Escore de calcificação coronariana e risco relativo de evento isquêmico cardíaco[12].

Escore de cálcio (Agatston)	Classificação	Risco relativo
1-100	Leve	2,1
101-400	Moderada	5,4
> 400	Grave	10,0

Fonte: Unidade Renal da Santa Casa de Misericórdia de São Paulo[1].

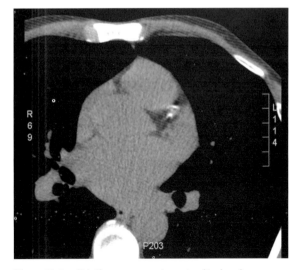

Figura 73.1 – Calcificação coronariana visualizada pela tomografia rápida sem contraste em paciente de 48 anos de idade, sem sintomatologia clínica. (Fonte: Unidade Renal da Santa Casa de Misericórdia de São Paulo.)

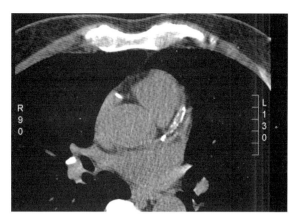

Figura 73.2 – Calcificação coronariana visualizada pela tomografia rápida sem contraste em paciente de 53 anos de idade, diabético, sem sintomatologia clínica. (Fonte: Unidade Renal da Santa Casa de Misericórdia de São Paulo.)

sintomatologia cardíaca isquêmica, e o cateterismo revelou graves lesões triarteriais, que vão ser mantidas com tratamento conservador.

A avaliação por meio do escore de cálcio pode estimar mais acuradamente os pacientes em tratamento dialítico, e é claro que cada caso deve ser individualizado e considerado com mais parâmetros do que aqueles contidos no escore de Framingham. Recentemente, 1.507 pacientes sem antecedentes de diabetes, infarto do miocárdio prévio ou uso de estatinas tiveram seu escore de Framingham comparados a estudo de angiografia por tomografia computadorizada. De 1.173 casos com baixo ou médio risco coronariano, a tomografia revelou, respectivamente, em 47,6% e 72,7% a presença de placa aterosclerótica, confirmando que dados clínicos isolados podem não ser tão precisos, já que não podem levar em conta fatores genéticos e ambientais[19]. Temos que considerar que o uso de contraste pode diminuir a depuração residual do nosso paciente em diálise, fato que nos leva a preferir o escore de calcificação à angiotomografia como rotina. Por outro lado, em indivíduos com sintomatologia clínica, a ausência de calcificação em tomografias não afasta a necessidade de avaliação mais agressiva, pois 4,3% podem apresentar obstrução, mesmo com escores com valor zero[20].

Temos avaliado rotineiramente os pacientes da nossa unidade de diálise quanto ao escore de Framingham e levado em conta o escore de Agatston de calcificação em tomografia rápida acoplada ao eletrocardiograma, sem contraste, para a estratificação de risco adicional. Temos notado que isso eleva o poder decisório em relação a intervenções, principalmente nos pacientes candidatos a transplante renal. As intervenções cirúrgicas ou por cateterismo coronariano têm melhorado o prognóstico dos pacientes em hemodiálise. Embora haja controvérsias, algumas observações são favoráveis, com dados de maior sobrevida nos casos que foram submetidos a tratamentos mais agressivos, após evento agudo[21]. Para outros autores, em pacientes dependentes ou não de diálise, a intervenção foi melhor do que o tratamento conservador. Em estudo envolvendo 259 pacientes em hemodiálise, sendo 122 sem lesões importantes, os demais foram tratados conservadoramente (n = 49) ou por intervenção percutânea (n = 88). A sobrevida em 5 anos foi maior no grupo submetido à intervenção percutânea[22]. Esses dados mostram a importância de se valorizar outros parâmetros além daqueles contidos no escore de Framingham, que devem fazer parte de todos os pacientes de risco coronariano, como são os pacientes em tratamento dialítico. Nos pacientes estudados rotineiramente para escore de cálcio na unidade de diálise da Santa Casa de São Paulo, encontramos correlação com o tempo de tratamento com r = 0,477 (p < 0,001) e uma relação muito tênue, r = 0,02 (p < 0,007), com o escore de Framingham (Fig. 73.3).

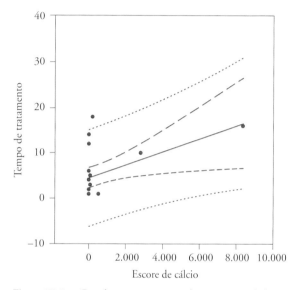

Figura 73.3 – Correlação entre tempo de tratamento dialítico (anos) e escore de cálcio. r = 0,477; p < 0,001. (Fonte: Unidade Renal da Santa Casa de Misericórdia de São Paulo.)

Como o escore de cálcio tem relação com a aterosclerose e esta é progressivamente maior com a idade, fato mais contundente nos pacientes renais crônicos, tem sentido utilizarmos esse parâmetro para melhor estratificarmos nossos pacientes que, pelas próprias condições, podem estar assintomáticos. Desse modo, o escore de cálcio se apresenta como exame complementar da avaliação de risco cardiovascular nos renais crônicos dialíticos.

Agradecimentos

Às enfermeiras Patrícia de Oliveira Castro e Maria Helena Caetano Franco, e ao Professor Pedro Jabur, pelo apoio nos levantamentos de dados dos pacientes da Unidade de Diálise.

REFERÊNCIAS BIBLIOGRÁFICAS

1. Deo R, Fyr CL, Fried LF *et al.* Health ABC Study. Kidney disfunction and fatal cardiovascular disease an association independent of atherosclerotic events: results from the health, Aging, and Body Composition study. *Am Heart J* 2007; **155**: 62-68.

2. Go AS, Chertow, GM, Fan D et al. Chronic kidney disease and the risks of death, cardiovascular events and hospitalization. *N Engl J Med* 2004; **351**: 1296-1305.
3. Nitsch D, Grams M, Sang Y et al. Associations of estimated glomerular filtration rate and albuminuria with mortality and renal failure by sex: a meta-analysis. *BMJ* 2013; **346**: f324.
4. Wilson PW, D'Agostinho RB, Levy D et al. Prediction of coronary heart disease using risk factor categories. *Circulation* 1998; **97**: 1837-1847.
5. Weiner DE, Tiguiouart H, Elsayed EF et al. The Framingham predictive instrument in chronic kidney disease. *J Am Coll Cardiol* 2007; **50**: 217-224.
6. Weiner DE, Tiguiouart H, Amin MG et al. Chronic kidney disease as a risk factor for cardiovascular disease and all-cause mortality: a pooled analysis of community-based studies. *J Am Soc Nephrol* 2004; **15**: 1307-1315.
7. Yamada K, Fujimoto S, Pipilic C et al. Effect of sevelamer on dyslipidemia and chronic inflammation in maintenance hemodialysis patients. *Ren Fail* 2005; **27**: 361-365.
8. Ibels LS, Alfrey AC, Huffer WE et al. Arterial calcification and pathology in uremic patients undergoing dialysis. *Am J Med* 1979; **66**: 790-796.
9. Schermund A, Mohlenkamp S, Erbel R. Coronary artery calcium and its relantionship to coronary artery disease. *Cardiol Clin* 2003; **21**: 521-534.
10. Moe SM, Chen NX. Pathophysiology of vascular calcification in chronic kidney disease. *Circ Res* 2004; **95**: 560-567.
11. O'Neill WC. The fallacy of the calcium-phosphorus product. *Kidney Int* 2007; **72**: 792-796.
12. He ZX, Hedrick TD, Pratt CM et al. Coronary artery calcification by electron bean computed tomography predicts silent myocardial ischemia. *Circulation* 2000; **101**: 244-251.
13. Nasir K, Rubin J, Blaha MJ et al. Interplay of coronary artery calcification and tradicional risk factors for the predictionof all-cause mortality in asymptomatic individuals. *Circ Cardiovasc Imaging* 2012; **5**: 467-473.
14. Wang J, Jerosh-Herold M, Jacobs DR Jr et al. Coronary artery calcification and myocardial perfusion in asymptomatic adults: The MESA (Multi-Ethinic Study Atherosclerosis). *J Am Coll Cardiol* 2006; **48**: 1018-1023.
15. Rostand SG, Kirk KA, Rutsky EA. Dialysis associated ischemic heart disease: insights from coronary angiography. *Kidney Int* 1984; **25**: 653-659.
16. Ohtake T, Kobayashi S, Moriya H et al. High prevalence of occult coronary stenosis in patients with chronic kidney disease at the initiation of renal replacement therapy. *J Am Soc Nephrol* 2005; **16**: 1141-1148.
17. Charytan D, Kuntz RE, Mauri L et al. Distribuition of coronary artery disease and relation to mortality in asymptomatic hemodialysis patients. *Am J Kidney Dis* 2007; **49**: 409-416.
18. Michos ED, Vasamreddy CR, Becker DM et al. Woman with a low Framingham risk score and a family history of premature coronary heart disease have a high prevalence of subclinical coronary atherosclerosis. *Am Heart J* 2005; **150**: 1276-1281.
19. Pen A, Yam Y, Chen L et al. Discordance between Framingham Risk Score and atherosclerotic plaque burden. *Eur Heart J* 2013; **34**: 1075-1082.
20. Kim YJ, Hur J, Lee JH et al. Meaning of zero coronary calcification score in symptomatic patients referred for coronary computed tomographic angiography. *Eur Heart J Cardiovasc Imaging* 2012; **13**: 776-785.
21. Chertow GM, Normand SL, Silva LR et al. Survival after acute myocardial infarction in patients with end stage renal disease: results from the cooperative cardiovascular project. *Am J Kidney Dis* 2000; **35**: 1044-1051.
22. Yasuda K, Kasuga H, Aoyama T et al. Comparison of percutaneous coronary intervention with medication in the treatment of coronary artery disease in hemodialysis patients. *J Am Soc Nephrol* 2006; **17**: 2322-2332.

74
NÍVEIS SÉRICOS DE ENZIMAS HEPÁTICAS EM PACIENTES COM DOENÇA RENAL CRÔNICA EM HEMODIÁLISE

Luís Sette
Edmundo Pessoa de Almeida Lopes
Camila Barbosa Lyra de Oliveira

INTRODUÇÃO

As enzimas hepáticas alanina aminotransferase (ALT), aspartato aminotransferase (AST) e gamaglutamiltransferase (GGT) constituem marcadores de agressão ao hepatócito[1]. Encontram-se elevadas em diversas enfermidades, como nas hepatites crônicas virais[2], doença hepática gordurosa não alcoólica[3], hepatite autoimune[4], hemocromatose[5], doença hepática alcoólica[6], e auxiliam tanto no diagnóstico como no seguimento e na resposta ao tratamento por refletirem atividade inflamatória no parênquima hepático[7-9].

No entanto, pacientes com doença renal crônica (DRC) em hemodiálise (HD) apresentam menores níveis séricos das enzimas hepáticas do que aqueles com função renal normal[10-13]. Esse perfil pode comprometer o diagnóstico, o manejo clínico e o tratamento desses pacientes.

ENZIMAS HEPÁTICAS EM PACIENTES COM DRC EM HEMODIÁLISE

AMINOTRANSFERASES

Estudos da década de 1970 revelaram que os níveis séricos de AST e ALT se apresentavam diminuídos em pacientes com DRC em HD. Levantou-se a possibilidade que essa redução poderia ser ocasionada por alguns fatores, como: retirada das aminotransferases durante a sessão de HD; por elevados níveis de lactato sérico que, durante as dosagens bioquímicas, consumiria rapidamente o NADPH (*nicotinamida adenina dinucleotide phosphate-oxidase*) e resultaria em baixos níveis das aminotransferases; pela presença de fatores urêmicos, que inibiriam a atividade dessas enzimas; e, finalmente, pela deficiência de piridoxina, cofator para a síntese das aminotransferases[14,15].

Avaliando a possibilidade do déficit de piridoxina, já na década de 1980, Jung *et al* realizaram a dosagem de aminotransferases em pacientes com DRC em HD e não observaram diferenças entre os valores antes e após adição de piridoxal-5'-fosfato (PLP), forma ativa da piridoxina, na reação para dosagem das enzimas hepáticas[12]. Do mesmo modo, Gressner *et al* avaliaram 26 pacientes em HD e não encontraram nenhuma relação entre as flutuações dos níveis plasmáticos de PLP e os níveis séricos de ALT ou AST[13].

Posteriormente, já na década de 1990, Ono *et al* realizaram estudo prospectivo em que administraram piridoxina (30mg/dia) a 52 pacientes com DRC em HD durante cinco semanas. Antes da suplementação, 17 pacientes (33%) apresentavam níveis plasmáticos de PLP deficientes (grupo 1) e o restante (35 pacientes) apresentava valores de PLP normais (grupo 2). Houve correlação positiva entre os níveis primários de PLP e os de AST e ALT ($p < 0,01$). As médias dos níveis séricos de AST (9,2 *vs*. 13,4U/L) e ALT (8,6 *vs*. 11,4U/L) foram significativamente menores no grupo 1 do que no grupo 2, respectivamente. Esses pesquisadores concluíram que os baixos níveis de AST e ALT em pacientes sob HD eram, em parte, devido à deficiência de piridoxina que serve como coenzima na síntese das aminotransferases[14].

Yasuda *et al*[16], após a mistura de soro de pacientes com DRC em HD que continham baixos níveis de aminotransferases com o soro de indivíduos saudáveis, não observaram nenhum fator inibitório da atividade das aminotransferases séricas, como aventado previamente por Crawford et al[15]. Do mesmo modo, não encontraram deficiência sérica de piridoxina em um grupo de 305 pacientes com DRC em HD, quando comparado a 556 indivíduos sadios. Naqueles em HD, as médias dos níveis séricos de AST e ALT foram de 9,2UI/L e 7,4UI/L, respectivamente, e nos sadios de 22,7UI/L e 18,0 UI/L, respectivamente (p < 0,001). Nesse estudo, as aminotransferases foram coletadas antes e após o procedimento e apresentaram aumento de 15 a 35% após a sessão de HD, aventando a hipótese de hemoconcentração para a elevação das aminotransferases encontradas após o procedimento dialítico[16].

De fato, Lopes et al descreveram associação entre a perda de peso (ultrafiltração) durante a HD e o aumento dos níveis séricos de ALT em 146 pacientes. A perda de peso média desses pacientes foi de 5,3% e a média de ALT antes e após a hemodiálise foi de 18,8UI/L e 23,9UI/L, respectivamente, denotando aumento significativo de 28,1%. A perda de peso foi inversamente correlacionada com o aumento do nível de ALT (p < 0,001)[17]. Posteriormente, essa hipótese também foi confirmada por Liberato et al, que encontraram menores níveis séricos antes da HD quando comparados após o procedimento dialítico, não apenas de ALT, mas também de AST[10].

Mais recentemente, Sombolos et al avaliaram 53 pacientes com DRC em HD, dividindo-os em três grupos: HD, ultrafiltração isolada e HD euvolêmica (sem retirada de fluidos) e verificaram os efeitos da hemodiluição nos níveis séricos das aminotransferases. De fato, em pacientes que realizaram HD euvolêmica não houve diferenças entre os níveis de ALT e AST antes e após o procedimento. Quando realizada a ultrafiltração isolada ou HD, no entanto, houve elevação dos níveis de aminotransferases quando comparados valores antes e após o procedimento[18]. Os autores concluíram que a elevação dos níveis séricos de aminotransferases após a HD deve ocorrer devido, sobretudo, à hemoconcentração induzida pela ultrafiltração e que esse aumento não poderia ser atribuído à remoção de inibidores da atividade enzimática das aminotransferases, conforme previamente aventado[11,15].

Huang et al avaliaram os níveis séricos de homocisteína em 145 pacientes em HD. Todos os pacientes apresentavam níveis elevados de homocisteína inversamente relacionados aos níveis de AST (p < 0,001). Assim, os níveis séricos reduzidos de AST poderiam refletir a atividade metabólica elevada da homocisteína[19].

Adicionalmente, alguns autores levantaram a possibilidade de que os níveis séricos das aminotransferases não estariam relacionados com a terapia dialítica empregada, mas à própria DRC. Hung et al avaliaram 90 pacientes em diálise peritoneal (DP) e 526 adultos saudáveis e encontraram concentração média de ALT de 15U/L em pacientes em DP, em oposição a 22U/L no grupo controle (p < 0,0001)[20]. Esses dados suportam o fato de que os pacientes com DRC têm níveis mais baixos de ALT, independentemente do método dialítico.

Dessa forma, alguns pesquisadores questionaram se as aminotransferases poderiam estar diminuídas já em estágios precoces da DRC, ou seja, ainda durante o tratamento conservador. De fato, Fabrizi et al avaliaram 407 pacientes com DRC antes do início de diálise, 431 controles saudáveis e 171 pacientes em diálise e observaram que os pacientes com DRC em tratamento conservador apresentavam níveis séricos de AST diminuídos em relação aos controles saudáveis. Da mesma maneira, os pacientes em diálise apresentavam níveis séricos de aminotransferases menores do que aqueles com DRC em tratamento conservador (p = 0,04)[21].

Em nosso meio, investigou-se a correlação entre os níveis séricos de creatinina e o ritmo de filtração glomerular (RFG) com os níveis séricos de aminotransferases. Verificou-se que ocorre redução das aminotransferases à medida que há declínio do RFG e elevação da creatinina.

Verifica-se, portanto, que os pacientes com DRC apresentam níveis séricos reduzidos das aminotransferases e que essa diminuição parece ocorrer antes do início da terapia dialítica.

GAMAGLUTAMILTRANSFERASE

Entre 1975 e 2013, foram publicados apenas três artigos sobre os níveis séricos de GGT em paciente com DRC em HD. Em 1975, Fine et al avaliaram os níveis séricos de GGT em 32 pacientes com DRC em HD e encontraram níveis aumentados em 37% dos casos[22].

No entanto, outros autores, em estudos mais recentes, demonstraram que pacientes com DRC em HD apresentam níveis séricos de GGT semelhantes aos dos pacientes com função renal normal[23,24]. De fato, Fabrizi et al, avaliando os níveis séricos de GGT em 573 pacientes em diálise e em 343 indivíduos saudáveis, não observaram diferença entre os grupos (p = 0,08)[24].

Em contraste, à luz da hipótese da hemodiluição, Liberato et al avaliaram 40 pacientes com DRC em HD e realizaram a dosagem sérica de GGT imediatamente antes e após o procedimento dialítico. Não foi evidenciada elevação significativa dos níveis séricos de GGT após o procedimento (p = 0,68), mesmo havendo hemoconcentração (hematócrito antes da HD 36,7% e após HD 41,3%; p < 0,001)[10].

ENZIMAS HEPÁTICAS EM PACIENTES COM HEPATITES VIRAIS EM HEMODIÁLISE

AMINOTRANSFERASES

Como esperado, pacientes com DRC em HD infectados pelo vírus da hepatite C (HCV) apresentam maiores níveis séricos de aminotransferases em relação àqueles em HD não infectados[25-29], assim como aqueles infectados pelos HCV ou vírus da hepatite B (HBC) em HD apresentam níveis séricos de aminotransferases menores do que aqueles infectados sem DRC[30-33]. Os menores níveis de aminotransferases dificultam a avaliação e manejo clínico desses pacientes[34].

De fato, Cotler *et al* avaliaram dados laboratoriais e histológicos de 92 pacientes infectados pelo HCV e encontraram que os níveis de ALT no soro foram significativamente menores nos pacientes com DRC candidatos a transplante renal quando comparados àqueles com função renal normal (p < 0,001)[35].

A menor elevação dos níveis séricos de aminotransferases em pacientes com DRC em HD com hepatites virais pode ser decorrente, além dos fatores relacionados à própria DRC discutidos anteriormente, de alguns outros fatores (Fig. 74.1).

Uma das possibilidades seria a diminuição da viremia decorrente do método dialítico. Tseng *et al* avaliaram 30 pacientes infectados com o HBV e coletaram HBV-DNA imediatamente antes e após o procedimento dialítico. Os níveis médios de HBV-DNA, antes (3,823 ± 1,130 $\log^{10}$ cópias/mL) foram maiores do que depois (3,686 ± 1,114 $\log^{10}$ cópias/mL) da HD (p = 0,004)[36].

Do mesmo modo, Badalamenti *et al* avaliaram a viremia em 11 pacientes com DRC em HD com infecção pelo HCV. As dosagens foram realizadas antes, imediatamente depois, 24 e 48 horas após o término da sessão de HD. Os títulos de HCV-RNA diminuíram em todos os pacientes após a diálise (variação de 3 a 95%, p = 0,001) e em seguida aumentaram progressivamente e retornaram aos níveis basais em 48 horas (antes da HD 824; imediatamente após 633; 24 horas após 758; e 48 horas após 776 cópias/mL × 10^3). Houve diminuição da carga viral imediatamente após a HD quando comparados aos níveis antes do procedimento (p = 0,005)[37].

Adicionalmente, Kaiser *et al* avaliaram a viremia e a sorologia de pacientes infectados pelo HCV durante 20 sessões de HD e demonstraram que tanto os títulos de anti-HCV quanto de HCV-RNA diminuem durante o procedimento dialítico. Houve redução de 77% dos títulos de anti-HCV, de maneira linear, durante a sessão de HD e de 73% do HCV-RNA ao término da HD. Contudo, a redução da viremia foi observada apenas nas últimas 2 horas de diálise. Os autores sugeriram que os níveis séricos de HCV-RNA e de anti-HCV seriam regulados ou removidos de maneira independente durante a diálise e que a HD poderia ser uma terapia benéfica quando associada à terapia antiviral[38].

Em contrapartida, avaliando 66 pacientes infectados pelo HCV em HD e 264 também infectados com função renal normal, Azevedo *et al* não demonstraram diferenças entre as viremias dos dois grupos 5,3 × 10^5UI/mL no grupo em HD e 6,6 × 10^5UI/mL no grupo com função renal normal (p = 0,23)[39].

Outro fator implicado na redução dos níveis séricos das aminotransferases seria a maior produção do fator de crescimento de hepatócitos (HGF) induzido pela HD[40]. O HGF estimula a mitogênese do hepatócito, acelera a regeneração hepática e protege o fígado contra toxinas[41-43]. De fato, Rampino *et al* avaliaram 10 pacientes em HD com HCV e dosaram o HGF antes, durante, imediatamente depois e 24 horas após o término do procedimento dialítico e compararam com pacientes infectados pelo HCV que não estavam em HD. Os níveis séricos de HGF foram similares antes do procedimento, quando comparados com os controles, no entanto, após o procedimento dialítico os níveis séricos de HGF aumentaram significativamente (5,51 e 2,67ng/mL após 15 e 240 minutos, respectivamente, p < 0,001) quando comparados aos pacientes não dialíticos. Interessante foi que mesmo após 24 horas do procedimento os níveis séricos de HGF continuavam elevados em relação aos pacientes que não estavam em HD (0,41ng/mL, p < 0,05)[44].

De modo semelhante, Badalamenti *et al* avaliaram os níveis séricos de interferon alfa (INF-α), citocina com ação imunomoduladora e antiviral, em 11 pacientes com DRC em HD infectados pelo HCV. As dosagens foram realizadas antes, imediatamente depois, 24 horas e 48 horas após o término da sessão de HD. Houve elevação significativa dos níveis séricos de INF-α em 10 dos 11 pacientes e os valores de INF-α retornaram aos níveis basais após 48 horas[37]. Esse comportamento sugere que a sessão de HD induz a produção de INF-α, que deve reduzir a viremia do HCV e, consequentemente, os níveis séricos de transaminases.

Maia *et al* avaliaram a ativação linfocitária (porcentagem de linfócitos CD69+) de pacientes infectados pelo HCV em HD e demonstraram relação negativa entre os níveis de ALT (corrigidos para 60% do limite superior de normalidade – LSN) e a ativação linfocitária naqueles que apresentavam HCV (p = 0,05). Esses autores sugeriram que a ativação linfocitária seria fator protetor contra o HCV e, portanto, contra a agressão hepática[27].

Dessa forma, o aumento dos níveis séricos de INF-α, de HGF e a ativação linfocitária decorrentes da sessão de HD podem justificar como os pacientes com DRC em HD infectados pelo HCV apresentam curso mais indolente da doença hepática e lesões histológicas menos graves quando comparados aos não dialíticos[32,45-47].

Em virtude da evolução com menor atividade, os níveis séricos de ALT não apresentam acurácia no diagnóstico da infecção crônica pelo HCV[48]. Na prática, Saab *et al* demonstraram, após avaliação de 2.440 pacientes com DRC em HD, que os níveis séricos de ALT, que apresentaram elevação recente, não evidenciaram sensibilidade (21%) nem bom valor preditivo positivo (16%) para diagnosticar infecção crônica pelo HCV[48].

Em contrapartida, Lemos *et al* avaliaram 1.041 pacientes com DRC em tratamento conservador e demonstraram que aqueles infectados pelo HCV apresentavam níveis séricos de ALT aumentados, quando comparados aos HCV negativos, e que a acurácia da ALT em detectar os pacientes infectados foi de 92%[49].

Vários autores têm buscado novos pontos de corte para melhorar a sensibilidade e a especificidade e estabelecer de forma mais fidedigna os níveis séricos de ALT que estariam relacionados com a atividade histológica e virológica[50-53]. Para tanto, vêm-se testando reduções do LSN da ALT para melhorar sua acurácia no diagnóstico das agressões ao hepatócito.

Nosso grupo, após avaliar 202 pacientes com DRC em HD, sendo 15 (7,4%) com anti-HCV positivo, determinou que o ponto de corte para ALT se situou em 60% do LSN, com sensibilidade de 67% e especificidade de 75% na identificação do anti-HCV[52]. Redução semelhante foi constatada em estudo posterior que avaliou 217 pacientes em HD, desses 18 (8,3%) apresentavam o anti-HCV positivo, 17 (7,8%) dos quais também eram HCV-RNA positivo. O valor de corte de ALT para distinguir o anti-HCV positivo de pacientes negativos foi de 50% do LSN (sensibilidade = 67%; especificidade = 83%). De acordo com o HCV-RNA, o valor de corte para ALT foi 45% do LSN, com sensibilidade de 71% e especificidade de 80%[51]. Os autores concluíram, portanto, que a redução do LSN da ALT aumentaria a acurácia para o diagnóstico da infecção crônica pelo HCV.

Estudo realizado em Taiwan, por Guh et al, com 217 pacientes em HD e 804 controles, revelou que os níveis séricos de aminotransferases foram incapazes de detectar pacientes com HBsAg, no entanto, o melhor ponto de corte para detectar a presença de anti-HCV foi 18UI (40% do LSN) para AST (sensibilidade 73,8% e especificidade de 55,4%) e 16UI (40% do LSN) para ALT (sensibilidade 61,2% e especificidade de 73%). Os limites superiores de referência utilizados nesse estudo foram 46UI para ALT e 40UI para AST, ou seja, 45% do LSN para AST e 34% do LSN para ALT[50].

Avaliando 22 pacientes com anti-HCV negativo e a pesquisa do HCV-RNA por PCR positiva, em pacientes com DRC em HD, Caramelo et al observaram que os níveis séricos de ALT, AST e GGT poderiam ser úteis no diagnóstico da infecção pelo HCV, em locais onde a pesquisa do HCV-RNA não esteja disponível. Esses autores encontraram HCV-RNA positivo em 28,2% dos pacientes com anti-HCV negativo pesquisados por ELISA de segunda geração. Dentro do grupo com anti-HCV negativo, os valores médios de AST e ALT foram maiores (p < 0,001 e p < 0,001 respectivamente) nos casos com HCV-RNA positivos do que nos negativos[54]. Vale ressaltar, entretanto, que esse estudo foi publicado há alguns anos e que atualmente a possibilidade de anti-HCV falso-negativo é remota.

Em contrapartida, outros autores, investigando a correlação entre as aminotransferases e viremia, demonstraram associação entre o HCV-RNA e os níveis séricos de AST e ALT[25,31,53,55]. Avaliando pacientes com anti-HCV positivo, Fabrizi et al demonstraram que aqueles com HCV-RNA positivo apresentaram níveis séricos de AST (p < 0,001) e ALT (p < 0,0001) superiores aos dos pacientes negativos[25]. Da mesma forma, Espinosa et al demonstraram que os níveis séricos de ALT podem ser preditores de viremia em pacientes com DRC em HD com anti-HCV positivo. Nesse estudo, níveis séricos de ALT acima de 27UI apresentaram 50% de sensibilidade e 100% de especificidade na detecção de viremia[55]. De fato, quando utilizado esse mesmo valor de ALT, Milotic et al encontraram diferenças (p < 0,05) entre pacientes com HCV-RNA positivo (40%) e negativo (9,6%). No entanto, 60% dos pacientes com HCV-RNA positivo ainda apresentavam níveis séricos de ALT abaixo de 27UI[53].

Em adição, Fabrizi et al observaram que os pacientes infectados pelo HBV e com HBV-DNA positivo apresentaram níveis séricos de aminotransferase mais elevados do que os HBV-DNA negativos: AST 23UI/L vs. 14UI/L (p < 0,001); e ALT 25UI/L vs. 14UI/L (p < 0,001)[33].

Diferentemente, Li et al avaliaram 32 pacientes com DRC em HD e anti-HCV positivo. Desses, 12 pacientes (37,5%) apresentavam HCV-RNA positivo, e 20 (62,5%), HCV-RNA negativo. A média de ALT dos pacientes com HVC-RNA positivo foi de 15,4UI/L, e dos pacientes com HCV-RNA negativo, de 14,8UI/L (p = 0,793). Ou seja, não houve diferenças entre os níveis séricos de ALT em pacientes com DRC em HD em relação à viremia[47]. Possivelmente, nesse estudo, o número de pacientes em cada subgrupo tenha sido insuficiente para revelar diferenças.

Como nos pacientes com função renal preservada, as aminotransferases isoladamente não apresentam relação com a histologia hepática em pacientes infectados pelo HCV em HD[56,57]. No entanto, o grau de fibrose hepática pode ser avaliado pela razão entre os níveis séricos de AST e o número de plaquetas (APRI). De fato, Schiavon et al avaliaram 203 pacientes com hepatite C e DRC em HD e encontraram fibrose hepática mais avançada (F2, F3 ou F4) pela classificação METAVIR em 24% deles. A área sobre a curva ROC para a APRI foi de 0,81. O escore APRI < 0,40 identificou com precisão os pacientes sem ou com fibrose hepática leve (F0 ou F1). Esses autores concluíram que, se a indicação da biópsia hepática fosse restrita à pontuação do APRI, cerca de metade das biópsias hepáticas nesses pacientes poderia ter sido evitada[58]. Esses resultados também foram corroborados em estudo com 279 pacientes realizado por Liu et al, em que o APRI poderia diagnosticar a fibrose corretamente em cerca de 60% dos pacientes[59].

GAMAGLUTAMILTRANSFERASE

Em pacientes com DRC em HD, a GGT pode ser marcador útil e de baixo custo no diagnóstico de infecção pelo HCV[60]. De fato, Fabrizi et al encontraram associação, por meio de análise multivariada, entre os níveis séricos de GGT e as hepatites pelo HBV e HCV. Após análise da curva ROC, esses autores determinaram que o melhor ponto de corte para a detecção de HBsAg e anti-HCV seria 23UI/L (sensibilidade de 62% e especificidade de 62%) e 18UI/L (sensibilidade de 61% e especificidade de 50%), respectivamente. Os autores também sugeriram que os níveis de GGT deveriam ser dosados mensalmente nos pacientes em HD, tal como se faz com a dosagem da ALT[24]. Souza et al também encontraram níveis séricos elevados de GGT em pacientes em HD com infecção pelo HCV em relação àqueles com anti-HCV negativo, 49,8UI/L e 94,8UI/L, respectivamente (p < 0,05), sugerindo sua utilidade como marcador indireto na detecção de doença hepática nesses pacientes[61]. Todavia, mais estudos para melhor avaliação dos níveis séricos de GGT em pacientes com DRC em HD são necessários.

CONCLUSÃO

Os pacientes com DRC em HD apresentam níveis séricos reduzidos de aminotransferases. As razões que levam à redução dos níveis séricos permanecem incertas, no entanto, a queda parece iniciar ainda no período pré-dialítico e deve-se, em parte, a hemodiluição encontrada nos pacientes antes da terapia dialítica, menores níveis séricos de piridoxina, ou níveis mais elevados de homocisteína (Fig. 74.1).

Pacientes com DRC em HD e infectados pelo HBV ou HCV também apresentam níveis séricos de aminotransferases diminuídos em relação àqueles sem DRC. Essa redução se deve, em parte, à diminuição da viremia ocasionada pelo método dialítico, à produção de HGF ou de INF-α endógeno ou à ativação linfocitária que diminuiriam a ação viral sobre o tecido hepático (Fig. 74.1). A redução do LSN da ALT para níveis em torno de 60% dos níveis atuais poderia melhor reconhecer aqueles pacientes com hepatites virais.

As aminotransferases também podem ser úteis com marcadores indiretos de viremia naqueles com infecção crônica pelo HCV com DRC em HD.

Apesar de existirem poucos estudos sobre os níveis séricos de GGT em pacientes com DRC em HD, aparentemente, os níveis séricos de GGT naqueles com DRC em HD são semelhantes aos de pacientes com função renal preservada. No entanto, os níveis séricos de GGT podem elevar-se devido ao aumento do estresse oxidativo induzido pela DRC ou ao uso de medicamentos. Portanto, mais estudos são necessários para melhor avaliar os níveis séricos de GGT em pacientes com DRC em HD.

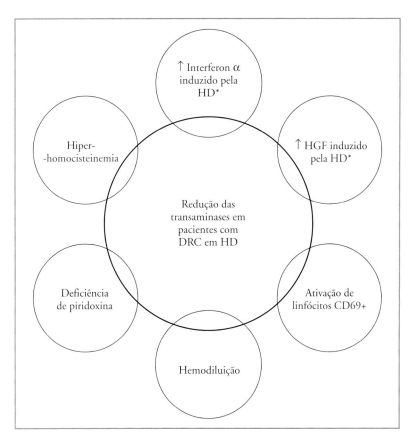

Figura 74.1 – Fatores envolvidos na redução das transaminases em pacientes com doença renal crônica em hemodiálise. *Pacientes infectados pelo vírus da hepatite. DRC = doença renal crônica; HD = hemodiálise; HGF = fator de crescimento de hepatócitos.

REFERÊNCIAS BIBLIOGRÁFICAS

1. Pratt DS, Kaplan MM. Evaluation of abnormal liver-enzyme results in asymptomatic patients. *N Engl J Med* 2000; 342: 1266-1271.
2. Katkov WN. Elevated serum alanine aminotransferase levels in blood donors: the contribution of hepatitis C virus. *Ann Intern Med* 1991; 115: 882-884.
3. Schindhelm RK, Diamant M, Dekker JM et al. Alanine aminotransferase as a marker of non-alcoholic fatty liver disease in relation to type 2 diabetes mellitus and cardiovascular disease. *Diabetes Metab Res Rev* 2006; 22: 437-443.
4. Alvarez F, Berg PA, Bianchi FB et al. International Autoimmune Hepatitis Group Report: review of criteria for diagnosis of autoimmune hepatitis. *J Hepatol* 1999; 31: 929-938.
5. Allen KJ, Gurrin LC, Constantine CC et al. Iron-overload-related disease in HFE hereditary hemochromatosis. *N Engl J Med* 2008; 358: 221-230.
6. Sorbi D, Boynton J, Lindor KD. The ratio of aspartate aminotransferase to alanine aminotransferase: potential value in differentiating nonalcoholic steatohepatitis from alcoholic liver disease. *Am J Gastroenterol* 1999; 94: 1018-1022.
7. Kim YJ, Jang BK, Kim ES et al. Rapid normalization of alanine aminotransferase predicts viral response during combined peginterferon and ribavirin treatment in chronic hepatitis C patients. *Korean J Hepatol* 2012; 18: 41-47.
8. Whitfield JB. Gamma glutamyl transferase. *Crit Rev Clin Lab Sci* 2001; 38: 263-355.
9. Villela-Nogueira CA, Perez RM, de Segadas Soares JA, Coelho HSM. Gamma-glutamyl transferase (GGT) as an independent predictive factor of sustained virologic response in patients with hepatitis C treated with interferon-alpha and ribavirin. *J Clin Gastroenterol* 2005; 39: 728-730.
10. Liberato I, Lopes E, Cavalcante M et al. Liver enzymes in patients with chronic kidney disease undergoing peritoneal dialysis and hemodialysis. *Clinics* 2012; 67: 131-134.
11. Wolf PL, Williams D, Coplon N, Coulson AS. Low aspartate transaminase activity in serum of patients undergoing chronic hemodialysis. *Clin Chem* 1972; 18: 567-568.
12. Jung K, Mildner D, Jacob B et al. On the pyridoxal-5'-phosphate stimulation of aspartate aminotransferase and alanine aminotransferase in serum and erythrocytes of patients undergoing chronic haemodialysis and with kidney transplants. *Clin Chim Acta* 1981; 115: 105-110.
13. Gressner AM, Sittel D. Plasma pyridoxal 5'-phosphate concentrations in relation to apo-aminotransferase levels in normal, uraemic, and post-myocardial infarct sera. *J Clin Chem Clin Biochem* 1985; 23: 631-636.
14. Ono K, Ono T, Matsumata T. The pathogenesis of decreased aspartate aminotransferase and alanine aminotransferase activity in the plasma of hemodialysis patients: the role of vitamin B6 deficiency. *Clin Nephrol* 1995; 43: 405-408.
15. Crawford DR, Reyna RS, Weiner MW. Effects of in vivo and in vitro dialysis on plasma transaminase activity. *Nephron* 1978; 22: 418-422.
16. Yasuda K, Okuda K, Endo N et al. Hypoaminotransferasemia in patients undergoing long-term hemodialysis: clinical and biochemical appraisal. *Gastroenterology* 1995; 109: 1295-1300.
17. Lopes EP, Sette LHBC, Sette JBC et al. Serum alanine aminotransferase levels, hematocrit rate and body weight correlations before and after hemodialysis session. *Clinics* 2009; 64: 941-945.
18. Sombolos KI, Fragidis SK, Bamichas GI et al. Dogma disputed: postdialysis increase of aminotransferase values cannot be attributed to an inhibitor removal by hemodialysis. *ASAIO J* 2012; 58: 612-615.
19. Huang J, Yen C, Pai M et al. Association between serum aspartate transaminase and homocysteine levels in hemodialysis patients. *Am J Kidney Dis* 2002; 40: 1195-1201.
20. Hung KY, Lee KC, Yen CJ et al. Revised cutoff values of serum aminotransferase in detecting viral hepatitis among CAPD patients: experience from Taiwan, an endemic area for hepatitis B. *Nephrol Dial Transplant* 1997; 12: 180-183.
21. Fabrizi F, Lunghi G, Finazzi S et al. Decreased serum aminotransferase activity in patients with chronic renal failure: impact on the detection of viral hepatitis. *Am J Kidney Dis* 2001; 38: 1009-1015.
22. Fine A, McIntosh WB. Elevation of serum gamma-glutamyl transpeptidase in end-stage chronic renal failure. *Scott Med J* 1975; 20: 113-115.
23. Pierides AM, Skillen AW. Serum gamma-glutamyl transferase activity in chronic renal failure during regular hemodialysis and after successful renal transplantation. *Clin Chim Acta* 1977; 77: 83-89.
24. Fabrizi F, De Vecchi AF, Qureshi AR et al. Gamma glutamyltranspeptidase activity and viral hepatitis in dialysis population. *Int J Artif Organs* 2007; 30: 6-15.
25. Fabrizi F, Lunghi G, Andrulli S et al. Influence of hepatitis C virus (HCV) viraemia upon serum aminotransferase activity in chronic dialysis patients. *Nephrol Dial Transplant* 1997; 12: 1394-1398.
26. Furusyo N, Hayashi J, Kanamoto-Tanaka Y et al. Liver damage in hemodialysis patients with hepatitis C virus viremia: a prospective 10-year study. *Dig Dis Sci* 2000; 45: 2221-2228.
27. Maia LPV, Martins-Filho OA, Teixeira-Carvalho A et al. Hepatitis C virus screening and clinical monitoring of biomarkers in patients undergoing hemodialysis. *J Med Virol* 2009; 81: 1220-1231.
28. Mondelli MU, Smedile V, Piazza V et al. Abnormal alanine aminotransferase activity reflects exposure to hepatitis C virus in haemodialysis patients. *Nephrol Dial Transplant* 1991; 6: 480-483.
29. Alfurayh O, Sobh M, Buali A et al. Hepatitis C virus infection in chronic haemodialysis patients, a clinicopathologic study. *Nephrol Dial Transplant* 1992; 7: 327-332.
30. Yuki N, Ishida H, Inoue T et al. Reappraisal of biochemical hepatitis C activity in hemodialysis patients. *J Clin Gastroenterol* 2000; 30: 187-194.
31. Olut a I, Ozsakarya F, Dilek M. Seroprevalence of hepatitis C virus infection and evaluation of serum aminotransferase levels among haemodialysis patients in Izmir, Turkey. *J Int Med Res* 2005; 33: 641-646.
32. Hu K-Q, Lee SM, Hu SX et al. Clinical presentation of chronic hepatitis C in patients with end-stage renal disease and on hemodialysis versus those with normal renal function. *Am J Gastroenterol* 2005; 100: 2010-2018.
33. Fabrizi F, Mangano S, Alongi G et al. Influence of hepatitis B virus viremia upon serum aminotransferase activity in dialysis population. *Int J Artif Organs* 2003; 26: 1048-1055.
34. Dzekova-Vidimliski P, Severova-Andreevska G, Trajceska L et al. Aminotransferase activity as a poor predictor of liver disease progression in dialysis patients with chronic hepatitis C. *Bratisl Lek Listy* 2011; 112: 568-571.
35. Cotler SJ, Diaz G, Gundlapalli S et al. Characteristics of hepatitis C in renal transplant candidates. *J Clin Gastroenterol* 2002; 35: 191-195.
36. Tseng G-Y, Lin H-J, Fang C-T et al. Hemodialysis reduces the viral load in uremic patients with chronic hepatitis B infection. *Ren Fail* 2008; 30: 1000-1005.
37. Badalamenti S, Catania A, Lunghi G et al. Changes in viremia and circulating interferon-α during hemodialysis in hepatitis C virus-positive patients: only coincidental phenomena? *Am J Kidney Dis* 2003; 42: 143-150.
38. Kaiser T, Damerow HC, Tenckhoff S et al. Kinetics of hepatitis C viral RNA and HCV-antigen during dialysis sessions: evidence for differential viral load reduction on dialysis. *J Med Virol* 2008; 80: 1195-1201.
39. Azevedo HA, Villela-Nogueira CA, Perez RM et al. Similar HCV viral load levels and genotype distribution among end-stage renal disease patients on hemodialysis and HCV-infected patients with normal renal function. *J Nephrol* 2007; 20: 609-616.
40. Rampino T, Libetta C, Mazzone A et al. Hepatocyte growth factor protects the liver against hepatitis C virus in patients on regular hemodialysis. *J Chemother* 1998; 10: 164-166.
41. Shiota G, Wang TC, Nakamura T, Schmidt EV. Hepatocyte growth factor in transgenic mice: effects on hepatocyte growth, liver regeneration and gene expression. *Hepatology* 1994; 19: 962-972.

42. Okano J, Shiota G, Kawasaki H. Protective action of hepatocyte growth factor for acute liver injury caused by D-galactosamine in transgenic mice. *Hepatology* 1997; **26**: 1241-1249.
43. Ishiki Y, Ohnishi H, Muto Y et al. Direct evidence that hepatocyte growth factor is a hepatotrophic factor for liver regeneration and has a potent antihepatitis effect in vivo. *Hepatology* 1992; **16**: 1227-1235.
44. Rampino T, Arbustini E, Gregorini M et al. Hemodialysis prevents liver disease caused by hepatitis C virus: role of hepatocyte growth factor. *Kidney Int* 1999; **56**: 2286-2891.
45. Trevizoli JE, de Paula Menezes R, Ribeiro Velasco LF et al. Hepatitis C is less aggressive in hemodialysis patients than in nonuremic patients. *Clin J Am Soc Nephrol* 2008; **3**: 1385-1390.
46. Sezer S, Ozdemir BH, Arat Z et al. Spectrum of liver damage and correlation with clinical and laboratory parameters in HCV infected hemodialysis patients. *Ren Fail* 2001; **23**: 807-818.
47. Li H, Wang S-X. Hepatitis C viral infection in a Chinese hemodialysis unit. *Chin Med J* (Engl) 2010; **123**: 3574-3577.
48. Saab S, Martin P, Brezina M et al. Serum alanine aminotransferase in hepatitis c screening of patients on hemodialysis. *Am J Kidney Dis* 2001; **37**: 308-315.
49. Lemos LB, Perez RM, Lemos MM et al. Hepatitis C among predialysis patients: prevalence and characteristics in a large cohort of patients. *Nephron Clin Pract* 2008; **108**: c135-c140.
50. Guh JY, Lai YH, Yang CY et al. Impact of decreased serum transaminase levels on the evaluation of viral hepatitis in hemodialysis patients. *Nephron* 1995; **69**: 459-465.
51. Lopes EP, Gouveia EC, Albuquerque AC et al. Determination of the cut-off value of serum alanine aminotransferase in patients undergoing hemodialysis, to identify biochemical activity in patients with hepatitis C viremia. *J Clin Virol* 2006; **35**: 298-302.
52. Gouveia EC, Lopes EPA, Moura I et al. Identification of the cutoff value for serum alanine aminotransferase in hepatitis C screening of patients with chronic renal failure on hemodialysis. *Rev Soc Bras Med Trop* 2004; **37**: 18-21.
53. Milotic I, Pavic I, Maleta I et al. Modified range of alanine aminotransferase is insufficient for screening of hepatitis C virus infection in hemodialysis patients. *Scand J Urol Nephrol* 2002; **36**: 447-449.
54. Caramelo C, Bartolomé J, Albalate M et al. Undiagnosed hepatitis C virus infection in hemodialysis patients: value of HCV RNA and liver enzyme levels. *Kidney Int* 1996; **50**: 2027-2031.
55. Espinosa M, Martin-Malo A, Alvarez de Lara MA et al. High ALT levels predict viremia in anti-HCV-positive HD patients if a modified normal range of ALT is applied. *Clin Nephrol* 2000; **54**: 151-156.
56. Al-Wakeel J, Malik GH, Al-Mohaya S et al. Liver disease in dialysis patients with antibodies to hepatitis C virus. *Nephrol Dial Transplant* 1996; **11**: 2265-2268.
57. Boyaciolu S, Gür G, Yilmaz U et al. Investigation of possible clinical and laboratory predictors of liver fibrosis in hemodialysis patients infected with hepatitis C virus. *Transplant Proc* 2004; **36**: 50-52.
58. Schiavon LL, Schiavon JLN, Filho RJC et al. Simple blood tests as noninvasive markers of liver fibrosis in hemodialysis patients with chronic hepatitis C virus infection. *Hepatology* 2007; **46**: 307-314.
59. Liu C-H, Liang C-C, Liu C-J et al. The ratio of aminotransferase to platelets is a useful index for predicting hepatic fibrosis in hemodialysis patients with chronic hepatitis C. *Kidney Int* 2010; **78**: 103-109.
60. Poux JM, Cadranel JF, Fievet P et al. Measurement of gamma glutamyl transpeptidase activity: a useful and low-cost tool for the detection of HCV infection in haemodialysed patients. *Nephrol Dial Transplant* 1998; **13**: 1324.
61. Souza JF, Longui CA, Miorin LA, Sens YA. Gamma-glutamyl-transferase activity in chronic dialysis patients and renal transplant recipients with hepatitis C virus infection. *Transplant Proc* 2008; **40**: 1319-1323.

ÍNDICE REMISSIVO

A

Acantócito 380
Acetaldeído 475
Acetilcisteína 400
Aciclovir 340
Ácido
  acetilneuroamínico 386
  ascórbico 114
  benzoico 284
  chiquímico 284
  desoxirribonucleico 186
  fólico 462
  linoleico 107
  linolênico 107
  micofenólico 215, 432
  nicotínico 129
  octadecenoico 165
  oleico 163
  periódico de Schiff (PAS) 158
  pirazioico 113
  retinoico 240
  valproico 242, 244
Acidose
  láctica 65
  metabólica 62, 129
  tubular renal 323
Ácido
  tiobarbitúrico 130
  úrico 66, 67, 112-123, 212, 331
    e doença renal crônica 122, 123, 135
    e hipertensão arterial 120, 121
    e nefrolitíase 131-133
    e o rim 126-137
    e risco cardiovascular 119, 120
    e transplante renal 119, 135-137
    metabolismo do 126-129
    na síndrome metabólica e no diabetes 121
Ácidos
  graxos de cadeia curta 105-109, 178, 263
  graxos livres 162-166
  graxos não esterificados 162-165
  graxos ômega-3 103
  graxos, transporte 170
  nucleicos 117
  orgânicos 128
Achillea millefolium 286
Acinetobacter baumanii 376
Acinetobacter spp. 374
ACTH (hormônio estimulador da corticotrofina) 142, 217, 343
Actina 150-152, 196, 212, 218, 224, 225, 253
Actinobacteria 175
Adefovir 340
Adenosina 56, 127
Adipocina 8
Adipócito 62, 66, 170
Adipogênese 170
Adiponectina 151, 152
ADQI (*Acute Dialysis Quality Initiative*) 334, 359, 399, 400
ADP (adenosina difosfato) 112, 129
Adriamicina (DOX) 225, 294, 295

Agentes estimuladores da eritropoiese (AEE) 452
Agentes hipouricêmicos 133
Agregação plaquetária intravascular 440
Agatston 48, 518, 519
Aids 333-341
AINEs (anti-inflamatórios não esteroides) 116, 117, 340, 350, 397, 399
AKI (*Acute Kidney Injury*) 310
AKIN (*Acute Kidney Injury Network*) 302, 310, 311, 316, 359, 360, 363, 398, 399
Alanina aminotransferase (ALT) 521-525
Alantoína 114, 127
Alça ascendente espessa de Henle 148, 183, 193, 285, 287, 322
Alcaçuz 261
Aldosterona 192, 259, 260, 262, 267, 268, 285, 352
Alfabloqueadores 284
ALKS (*Activin-Like Kinase Type 1*) 367
Allium sativum 284
Alopurinol 62, 115, 127, 129-131, 133, 137
Alpinia nutans 284
Alvo terapêutico 31-36
Amastigota 348
Amicacina 377
Amilorida 352
Amitriptilina 327
Amônia 132

Amônio 132
AMPA (automedida da pressão arterial) 261
AMPc (adenosina monofosfato cíclico) 42, 113, 127, 129, 142, 145, 292
Ampicilina 304
AMR (rejeição aguda mediada por anticorpos) 446, 447
Anafilaxia 299, 304
ANCA (anticorpos anticitoplasma de neutrófilos) 101
Anemia falciforme 128, 231, 381
  ferropriva 22
  hemolítica 132, 438
  hemolítica microangiopática (AHMA) 387, 388
Anexina 49, 149
Anfetamina 261
Anfotericina B 340, 344, 346, 348, 397
Angiotensina I 260
Angiotensina II 86, 99, 151, 160, 192, 193, 260, 268
Anidrase carbônica 183
Anlodipina 115
Anorexígenos 259
Antagonista do receptor AT1 da angiotensina II 193
Antagonistas dos canais de cálcio 262, 266-268, 272
Anticorpo doador específico (DAS) 446, 447
Anticorpos antifosfolípides 431, 437
Anticorpos anti-HLA 419, 445, 456
Antígeno de Thomsen-Friedenreich 386
Antígeno HLA 211, 437
Anti-hipertensivos, características importantes 284
Antipodocina 256
Antracilina 232
Anvisa 203
Aparelho de Golgi 181
Apneia obstrutiva do sono (AOS) 262, 264, 270, 271, 491
Apolipoproteína E 50
Apoptose 51, 87-90, 108, 109, 166, 188, 224
Aprotinina 397
Aquagliceroporina 89
Aquaporina 148-150, 183, 351, 468, 470
Aquaresis 146
Aquaréticos/vaptans 140-146
Arabinoxilano-oligossacarídeo 178
ARF (*Acute Renal Failure*) 310
Arginase 96
Arginina vasopressina 142, 145
Argonauta-2 187

Argossomos 181
Arsênico 84, 90
Arteriopatia hialina 242, 243
Artrite idiopática juvenil 323
Aspartato aminotransferase (AST) 521, 522, 524
Aspecto em anel 248
Aspirina 114
AST-120 (Kremezin) 34, 42, 177
Ataque oxidante 164
Aterosclerose 32, 51, 63, 120, 122
Atorvastatina 114, 215
ATP (adenosina trifosfato) 112, 121, 127, 129, 292, 347
Atrofia tubular 235
AVC (acidente vascular cerebral) 120
AVP (arginina-vasopressina) 142, 145, 351, 352
Azatioprina 236, 432

B
Bacillus pasteurii 178, 179
Bacillus polimyxa 374
Bactérias filamentosas 176
Bacteroides distasonis 176
Bacteroides fragilis 176
Bacteroidetes 175
Barorreceptores 270
BAT (estimulador de barorreceptores) 270
Benzobromarona 114, 115
Betabloqueador 267, 268, 284
β_2-microglobulina 32, 468
β-hCG (subunidade β de gonadotrofina coriônica humana) 454
Bifidibacterium breve 176
Bifosfonato 231, 232, 244
Bladder-lowell dysfunction 410
Bombax ceiba 286
Bothrops jararaca 306
Bothrops moojeni 300
Bothrops sp. 298-304
BRA (bloqueador do receptor da angiotensina) 29, 58, 64, 65, 215, 240, 262-264, 266-268, 272, 284, 312, 314, 340, 360, 397, 399, 448, 449, 465, 478, 479
Bradicinina 152, 262, 268
Bromodeoxiuridina 148

C
Caderina 152, 366
Cádmio 85-88
Calazar 343-348

Calcidiol 213
Calcificação coronariana 518, 519
Calcificação vascular 13-19, 49, 51, 189
Calcimimético 16, 17
Cálcio 87, 88
Cálcio/calmodulina 87
Cálcio citosólico 87
Calcitonina 114
Calcitriol 35, 46, 168, 172, 213, 482
Calcium-sensing receptor 13-19
Cálculo coraliforme 325
Calpaína-caspase, via da 87
Campanha Previna-se 3-6
Campylobacter jejuni 242, 244
Camundongo
  EAE 177
  GDNF 158
  knock-out 50, 106
  SBF 177
  TLR2 nocaute 176
  transgênico 149, 224
Canakinumabe 117
Candida albicans 176
Candidatus arthomitus 176
CAPD, ver DPAC (diálise peritoneal ambulatorial contínua)
CAPES (Coordenadoria de Aperfeiçoamento de Pessoal de Nível Superior) 11, 75
Cápsula de Bowman 149, 153, 158, 222, 230, 242
Carbamazepina 261
Carbidopa 24
Carbonato de apatita 325
Carragenina 292
Caspase dependente, via 88
Catalase 353
Catecolamina 267
Cateter de Tenckhoff 470
Cateter venoso central em hemodiálise 494-503
  estudos clínicos e *lock*-terapia 497-503
  infecções relacionadas ao acesso vascular 494-496
  medidas profiláticas 497-497
C5 392, 440
Cecropia glazioui 285
Cefalozina 498, 500, 502
Cefotaxima 500
Ceftriaxona 304
Célula
  β do pâncreas 62
  B 106, 178, 211, 215, 298, 424
  β 149, 169, 182
  em transição 222

Hiperuricosúria 132, 324, 328, 331, 381
Hipervitaminose D 323
Hipocalcemia 323, 483
Hipocitratúria 324, 331
Hipocomplementemia 247
Hipofosfatemia 483
Hiponatremia 140, 141
Hipoparatireoidismo 323
Hiposmolaridade 140
Hipostenúria 92, 94
Hipotireoidismo 67, 462
Hipouricemia 113-114, 129-130, 132
  tubular renal hereditária 130
Hipoxantina 127, 131
Hipoxantina-guanina-fosforribosiltransferase 127
Histona 107
HIV 62, 184, 213, 225, 230-237, 242-244, 249, 381, 437
HIV e rim 333-341
HIVAN (*HIV associated nephropathy*) 225, 333, 337, 339, 340
HLA (antígeno leucocitário humano) 135
Homocisteinemia 525
Homocistinúria 385
HOMA (*homeostatic model assessment*) 172, 473-475
Hormônio
  antidiurético (HAD) 142, 214, 285, 344
  da paratireoide (ver PTH) 13, 15, 17, 23, 32-35, 42-44, 46, 47, 49, 50, 168, 169, 171, 173, 213, 354, 463, 466, 481, 483, 484, 517
  do crescimento 515
  estimulador da tireoide 62, 67
  gonadotrófico 431
Hypnale hypnale 299, 303

I

ICAM (molécula de adesão intercelular) 106, 292
ICC (insuficiência cardíaca congestiva) 140, 141, 144-146, 397, 399
IDL-colesterol 65
iECA (inibidor da enzima conversora da angiotensina) 29, 58, 64, 65, 141, 193, 215, 240, 244, 262-264, 266-268, 272, 284, 312-314, 336, 340, 350, 360, 397, 399, 448, 449, 465, 478, 479
IgA 103, 104, 122, 176, 178, 231, 233, 241, 248, 249, 256, 336, 337, 381, 444, 448

IgG 96, 101, 233, 248, 249, 251, 252, 336, 431, 444
IgM 219, 224, 233, 244, 248, 249, 251, 252, 336, 444
IMC (índice de massa corporal) 27, 28, 35, 121, 169, 171, 266, 276, 312, 313, 396, 445
Immunopaning 150
Imperata exaltata 284
Índice glicêmico 275, 276, 277
Indinavir 340
Indoxilsulfato 24, 39, 40, 41, 176
Infecção
  de corrente sanguínea (ICS) 494-501
  de orifício de saída (IOS) 495, 498, 499, 502, 503
  de túnel subcutâneo (IT) 495
  do trato urinário (ITU) 324-326, 409-414, 429
  êntero-hemorrágica (ECEH) 285, 386, 388, 392
Influenza A 437
Inibidor
  da calcineurina 239-241, 243, 244, 385, 423, 438-441, 445, 453, 454
  da metaloproteinase tecidual (TIMP-1) 34, 41
  da vasopeptidase 268, 272
  direto da renina 264, 268, 284
  seletivo da aldosterona 268
Inosina monofosfato 127
Insulina 63, 65, 151, 170-173, 176
Integrina 182, 225, 240, 366
Interferon-alfa (INF-α) 523, 525
Interferon-gama (IFN-γ) 97, 98, 106, 107, 244, 420, 422 (Gama)
Interleucina-
  1β (IL-1β) 97, 98, 106, 108, 117, 293
  2 (IL-2) 107, 421
  4 (IL-4) 96, 97, 420, 421
  6 (IL-6) 96, 108, 491
  8 (IL-8) 98, 386
  10 (IL-10) 97, 176, 226, 420
  12 (IL-12) 97, 106
  13 (IL-13) 97
  17 (IL-17) 177, 421
  18 (IL-18) 227, 398
  I 23 (IL-23) 97
Intrauterine restriction growth (IURG) 159
Irbesartana 268
IRI (isquemia e reperfusão renal) 98, 148, 153, 183
Isolectina 150
Isoprostane 163
Isostenúria 92, 94
Isquemia renal e hipertensão 264

Isquemia/reperfusão 105, 106, 148, 183, 188
IVAS (infecção de vias aéreas superiores) 213

J

Jogo de dados 156

K

KDIGO 33, 50, 171, 213, 217, 314, 334, 359, 420, 442, 443, 447, 448, 481-484, 494, 495, 501
KIM-1 (*Kidney Injury Molecule-1*) 108, 149, 398
Klebsiella pneumoniae 93
Klebsiella sp. 325
Klebsiella terrigena 177, 178
Klotho 14, 35, 169
  e resistência à insulina 169
Kremezin (AST-120) 34, 42
Kt/V 462, 464, 474, 477-479, 489, 490, 509, 515

L

Label retaining cells 148
Lachesis sp. 298, 300, 301
Lactobacillaceae 178
Lactobacillus acidophilus 176, 177
Laminina 150, 212
LDH, ver DHL
LDL-colesterol 50, 65, 66, 170, 172, 275, 276, 278, 279
Lebenin® 179
LECO (litotripsia extracorpórea) 328
Leishmania sp. 97
Leishmania chagasi 343, 348
Leishmania donovani 347
Leishmaniose 242, 244
Leishmaniose visceral (calazar) 343-348
  envolvimento renal 343, 344
  fisiopatologia 344
  histopatologia 344-347
  tratamento e evolução 347, 348
Leptina 35, 107, 168, 169, 171, 475
Leptospirose, modelo de lipotoxicidade 165
Lesão
  isquemia-reperfusão 148, 153
  podocitária 337
  renal aguda 133, 141, 164, 183, 188, 205, 213, 233, 234, 319-317, 343, 345, 354, 359, 360, 362, 363, 375, 390-392, 395-401, 425, 438
  e ácidos graxos 105-109
  e hemodiálise prolongada 505-511

535

por paraquat 402-406
por picadas de cobra 298-307
por sulfeto de hidrogênio 291-296
Lesões histológicas mínimas (síndrome nefrótica) 211, 212, 217-219
Lesões ósseas em doença renal crônica 482
Leucemia 115, 129, 294
  monoblástica aguda 242
Leucotrieno B4 96,
Levamisole 215, 218, 219
Levodopa 129
Linear tracing 153
Linfoangioleiomiomatose 234, 235
Linfócito B 96, 240, 250, 421, 430, 432
Linfócito T 96, 106, 176, 250, 341, 430-432
Linfoma 115, 129
Lípide 162, 232
Lipidômica e doenças renais 101-104
Lipidrafts 224
Lipoapoptose 163
Lipoperóxido 403
Lipoproteína 65
Lipossacarídeo 98, 292
Lipotoxicidade em doenças renais 162-166
Lise tumoral 132
Lisossomos 295
Lítio 261
  nefrotoxicidade 350-355
Livedo reticular 371
Lixivaptan 143
Lock-terapia 496-498, 500-503
Losartana 114, 132, 194-196, 215, 268
Lúpus e doença dos podócitos 251-254
  e glomerulonefrite membranoproliferativa 249
  eritematoso sistêmico 233-235, 242, 244, 385, 437, 444, 453
Lutzomyia donovani 347

M

Macrófagos
  associados a tumor (TAM) 96
    nas doenças renais 96-100
  tipo M1 96-98
  tipo M2 96-99
Magnésio 85
MammaPrint 104
Manganês 86
MAPA (monitorização ambulatorial da pressão arterial) 259-262, 266, 272
MAPKs (*mitogen-derivated protein kinase*) 294, 295
Marcador biológico 31-36

MARS (*molecular adsorbent recirculating system*) 362
Masson, coloração de 248
Matriz extracelular 189
Mattrigel® 152
Maytenus ilicifolia 283
MCP-1 (proteína 1 quimioatrativa de monócito) 42, 98, 136
MDRD (*Modification of Diet in Renal Disease*) 28, 263, 311-315, 362
Mechanostat 170
Medicare 489
Megalina 183
MELD (*Model for End-Stage Liver Disease*) 311-313, 315, 362
Membrana basal glomerular (MBG) 158, 159, 211, 212, 221-224, 248, 252, 255
Meperidina 327
Mercaptopiruvato 291
Mercúrio 85, 86
Mesênquima metanefro 149
Metabolismo mineral em diálise peritoneal 481-484
Metabolômica 102
Metais pesados e nefrotoxicidade 85-90
Metaloproteinase 268, 288, 388
Metalotioneína 86
METAVIR, classificação 524
Metilprednisolona 214
Métodos moleculares no diagnóstico de rejeição aguda 419-427
  microarrays 425, 426
  métodos moleculares 422
  novos biomarcadores 419-420
  reação em cadeia da polimerase 422-425
  rejeição aguda 420-422
  testes moleculares em transplante renal 426, 427
Metolazona 194
Metformina 63
MHC (*major histocompatibility complex*)
Micofenolato mofetil 214, 215, 218, 219, 232, 236, 433, 438, 453
Microangiopatia diabética 476
Microangiopatia trombótica (MAT) 334, 337, 338, 368, 387, 436, 441, 452
  diagnóstico 438, 439
  fisiopatologia 437, 438
  recorrência após transplante renal 439, 440
  tratamento 439
Microbiótica
  e o rim 175-179
  e o sistema imune 173-177
Microcistos e lítio 353

MicroRNA 181-184, 186, 190, 422-426
Micrurus 298, 301
Midodrine 361
Mieloma múltiplo 115, 242
Mieloperoxidase 292
Minociclina 500
Minoxidil 267
Miofibroblasto 183
Miosina 218
Moléculas de histocompatibilidade 231
Molibdênio 85
Monoblasto 96
Monocyte-colony stimulating factor 96
Morfina 327
Morganella morganii 304
Mreg (macrófagos reguladores) 96, 97
MRPA (monitorização residencial da pressão arterial) 261, 266
mTOR (*mammalian target of rapamycin*) 98, 224, 243, 244, 433, 437-439, 445, 447, 454
Mupirocina 497, 501, 502

N

NADPH (*nicotinamide adenine dinucleotide phosphate-oxidase*) 403, 521
Na^+-K^+-ATPase 86, 87, 163, 165, 351, 352
Necrose tubular aguda 213, 244, 292, 293, 299, 335, 338, 339, 361, 362, 372, 423, 424
Nefrina 212, 224, 230, 239, 253, 256
Nefrite
  lúpica 251, 252, 256, 336
  tubulointersticial (NIA) 335, 339, 350, 352
Nefroangiosclerose 372
Nefrocalcinose 323, 325
Nefropatia
  diabética 63, 256, 444
  gotosa 122
  hiperuricêmica familial juvenil 117, 128, 129, 137
  obstrutiva 296
  por ácido úrico 111, 133
  por IgA 122, 231, 241, 256, 336, 337, 381, 444, 448
Nefrosclerose hipertensiva 193
Nefrotoxicidade por lítio 350-355
  acidose tubular renal 352
  aspectos farmacológicos 350-351
  diabetes mellitus induzido por lítio 352
  doença renal crônica por lítio 353
  hipercalcemia 354

hiperparatireoidismo 354
  patogênese 353
  tratamento 353
Neisseria meningitidis 392
Neprilisina 268, 272
Nestina 150, 152
Neuraminidase 386
NF-κB 89, 107-109, 136, 294, 420
NGAL (*Neutrophil Gelatinase-Associated Lipocalin*) 362, 363, 398
NHIV (nefropatia por HIV) 242, 243
Niacina 466
Níquel 8
Nitroprussiato de sódio 368
NOD, receptores tipo 176
Noradrenalina 361
NOS (óxido nítrico sintetase) 223
Nucleosidase 117
Número de néfrons na vida adulta 156-160
Nutcracker (síndrome de encarceramento da veia renal esquerda) 381

O

Obesidade 66, 162
  central 156
  e doença renal crônica 27-30
  e esqueleto 170
  e síndrome metabólica 7-19, 325
Obstrução unilateral do ureter (OUU) 98
Ocilceramida 386
Octreotide 361
Oligonucleotídeos 186
Ômega-3 103
Omics 101, 102, 104
ONA (Organização Nacional de Acreditação) 203
Onopordum acanthium L. 285
Opuntia ficus indica 287
Osmorreceptores 142
Osteíte fibrosa 213, 481
Osteoblastos 169, 170
Osteocalcina 169, 170, 172, 173
Osteoclastos 169, 242
Osteodistrofia renal 171-173
Osteomalacia 339, 482
Osteomielite e glomerulonefrite membranoproliferativa 250
Osteoporose 140, 170
Osteoprotegerina 169
Osterix 13
Oxalose 444
Óxido nítrico 51, 56, 63, 89, 130, 131, 136, 358, 368

Óxido nítrico sintetase (NOS) 49, 97, 130
Oxilipina 103
Oxipurinol 118

P

PAF (fator de agregação plaquetária) 386, 440
Palicourea coriacea 286
Pamidronato 233
PAMS, coloração 248
Pancreatite 141
Papaver somniferum 283
Paracresilsulfato 34-35
Paraplast 156
Paraquat, intoxicação por 402-406
  diagnóstico 404, 405
  manifestações clínicas 404
  mecanismo de ação 404
  prognóstico 406
  relato de caso 402, 403
  toxicidade 404
  tratamento 405, 406
Parasito K-39 343
Parvovírus 225, 231, 236, 242-244, 437, 438
PAS (ácido periódico de Schiff) 158, 248
PCR (proteína C-reativa) 29, 62, 171, 212, 372, 451, 473-475, 478, 491, 492, 515, 517
PCR (reação em cadeia da polimerase) 243, 422-425, 427, 524
P-cresilsulfato 177-179
PDDS (*Pulmonary Drug Delivery System*) 377
PECAN-1 (*Platelet Endothelial Cell Adhesion Molecule*-1) 151
Penicilamina 331
Pentamidina 340
Perforina 420-423
Peri-hilar (GESF) 223
Peptídeo natriurético tipo B (BNP) 399, 400
Pernas inquietas 20-26
Peritônio, reavaliação pós-peritonite 476-479
  consequências 477
  experiência do serviço 478, 479
  medidas para minimizar os efeitos da peritonite 477, 478
  membrana peritoneal alterações à terapia e à peritonite 476
Peritonite
  bacteriana espontânea 213
  terminologia 478
Peroxinitrito 131

Peroxissoma 163, 170
PET (*peritoneal equilibration tests*) 474
Phalaris canariensis 284
pH urinário em doença renal crônica 92-94
Phyllantus niruri 283
PlGF (*placental growth factor*) 366-369
Piper amalago 286
Pirazinamida 115, 129
Piridoxal-5-fosfato (PLP) 521
Piridoxina 521, 525
Pirimidina 284
Pirofosfato de cálcio 13
P. jiroveci 338
Placas
  de Petri 150
  de Randall 322
Plantas medicinais na hipertensão arterial 282-287
Plaquetopenia 438
Plasmaférese 223, 240, 392, 439, 440
Plasmaterapia 391
Podacina 183,
Podagra 116
Podocalixina 185, 230, 243, 255
Podocina 212, 239
Podócito 211, 221, 222, 230, 239, 243
Podocitopatia lúpica 242, 251-254
Podocitúria, pesquisa da 255-256
Polimixina B 374-376
Polimixina E 374
Polimixinas, nefrotoxicidade 374-377
  ação antimicrobiana 374
  ajuste da dose 376
  mecanismo de ação 374
  nefrotoxicidade da droga 374-376
  opções terapêuticas 376, 377
Poliomavírus 244, 421, 437, 438
Pomada
  de bacitracina, polimixina B, mupirocina 50
  de gramicidina, bacitracina, polimixina B 497
Porcos, restrição de crescimento intrauterino 159
Pós-operatório de cirurgia cardíaca 395-401
Postulados de Koch 32, 120, 121
PRA (*Panel Reactive Antibodies*) 447, 453, 456
Pramipexole 24
Prednisona 232, 236, 237, 252
Pré-eclâmpsia 256, 365-369, 429, 431, 466
  aplicação clínica 368, 369
  definição 365

epidemiologia 366
fatores angiogênicos 367, 368
fisiopatologia 366, 367
pressorreceptores 270
Pré-natal 429
Pressão transmembrana (PTM) 513
Probenecida 132
Produro cálcio *vs.* fósforo 517
Progesterona 63, 268
Programa HiperDia 274-276
Prometazina 306
Propargilgicina 292, 294-296
Propiltiuracil 463
Proposta de Crosby 201
Prostaglandina 183, 196, 439
   B2 151
   E_2 (PGE_2) 63, 96, 97
   F2α (PGF2α) 151
Proteassoma 183
Proteína
   cinase C 86
   epitelial glomerular 256
   G 87, 107
   proibitina 108
Proteinúria e transplante renal
   442-449
   avaliação 443
   causas 443, 444
   glomerulonefrite do transplante 445
   manejo 447, 448
   prevalência 442, 443
   prognóstico 446, 447
   recorrência da glomerulonefrite 444
   tratamento 448, 449
Proteinúria residual 443, 444
Proteobacteria 175
Proteoglicanos 211
Proteus sp. 93, 325
Providencia sp. 93, 304, 325
PSA (antígeno específico da próstata) 62
P-selectina 106
Pseudo-hiperaldosteronismo do tipo II 192
Pseudomonas aeruginosa 325, 374, 376, 377, 478
PTH (ver hormônio da paratireoide) 13, 15, 17, 23, 32, 34, 35, 42-44, 46, 47, 49, 50, 213, 344, 354, 463, 466, 481, 483, 484, 517
Purina nucleosídeo fosforilase 127
Púrpura trombocitopênica trombótica (PTT) 388, 440, 444

Q

Quilomícrons 65
Quimiocina 97, 99, 108, 293

R

Rabdomiólise 129, 303
Ramipril 268
RANTES (*regulated on activation normal T-cell expressed and secreted*) 425
Raquitismo hipofosfatêmico hereditário 323
Rasburicase 118, 130, 133
Ratas grávidas normais 368
Ratos
   Dahl 56
   espontaneamente hipertensos 158
   obesos e diabéticos 163
   Sprague-Dawley 285
   Wistar-Kioto 158, 293, 300
RCUI (restrição de crescimento intrauterino) 366, 367
RDA (*recommended dietary allowance*) 330
Reação
   anafilática 306
   em cadeia da polimerase (RT-PCR) 422-424, 427
Reagente de Laweson 293
Receptor
   AT1 da angiotensina II 151, 160
   c-kit (CD117) 148-253
   das cininas 226
   do tipo 2 da angiotensina II 151
Receptores
   de imunidade inata 106
   de M-CSF 96, 99
   ETA-ET, B 151
   tipo NOD 176
Refluxo vesicoureteral em crianças (síndrome das eliminações) 409-415
Registro Paulista de Glomerulopatias 246
Rejeição
   aguda 419, 420-422, 427
   aguda subclínica (RASC) 421
   celular aguda 425
Relação cintura-quadril 276, 277
Relcovaptan 145
Renina 160, 260, 267
Reos (estimulação dos corpos carotídeos) 270-271
Resistência à insulina 8, 32, 33, 34, 63, 65, 66, 115, 132, 169, 170
Resistência à insulina e klotho 169
Retículo endoplasmático 87
Restrição de crescimento intrauterino (RCUI) 366, 367
RFG (ritmo de filtração glomerular) 28, 47, 48, 67, 126, 127, 143, 192-196, 202, 213, 256, 328, 347, 358, 361, 380, 431, 432

Riboflavina 466
Ribose-5-fosfato 113, 126, 127
Rifampicina 261
RIFLE (*Risk, Injury, Failure, Loss, end-Stage Renal Disease*) 302, 310, 316, 334, 338, 344, 359, 390, 398, 399
Rim esponja 323
Ringer-lactato 218, 304
Risco cardiovascular em diálise peritoneal 472-475
Risco coronariano em hemodiálise 518
Rituximabe 214, 240
RNA 112, 126, 127, 181-184, 187-190, 221, 341
ROMA III, critérios 411
ROS (espécies reativas de oxigênio) 90, 97, 98
Rupinirole 4 24

S

Salix alba 283
Sarcoidose 115
Satavaptan 143
Saturação da transferrina 465
Schistosoma mansoni 213
Secreção inapropriada do hormônio antidiurético (SIHAD) 140, 141, 143, 146, 336, 344
Secreted frizzled-related protein 170
Sepse 105, 106, 292
Serina 291
Serratia liquefaciens 93
Serratia marcescens 93
Sevelamer 50, 51
sFlt (*soluble fms-like tyrosine kinase 1*) 367-369
SHU (síndrome hemolítico-urêmica) 137, 385-393, 439, 440, 444
Sialoproteína 518
Sieving 468
Similax canariensis 286
Sinaptopodina 230
Síndrome
   antifosfolípide 385
   da angústia respiratória aguda (SARA) 163
   das eliminações 409-415
      epidemiologia 410
      fisiopatologia 410
      histórico 409, 410
      manifestações clínicas 311, 412
      tratamento 412-414
   das pernas inquietas 20-26
   de Alport 380, 381
   de Bartter 323, 324
   de Cushing 145, 264

de Denys-Drash 212, 224
de DiGeorge 187
de encarceramento da veia renal esquerda (*nutcracker*) 381
de Fanconi 114, 130, 339
de Frasier 212
de Gitelman 192
de Gordon 192
de intolerância ao enxerto (SIE) 452, 454, 455
de lise tumoral 117, 118
de Pearson 212
de Raynaud 145
de resistência à insulina 65
de Stevens-Johnson 135
de Williams 323, 324
do anticorpo antifosfolípide 437
HELLP (ver HELLP) 385, 437, 465
hemofagocítica 242, 244
hemolítico-urêmica (SHU) 137, 385-393, 439, 440, 444
  anemia 389, 390
  apresentação clínica 387
  aspectos histológicos 389
  complicações 392
  diagnóstico 387, 388
  epidemiologia 385, 386
  lesão renal aguda 390-392
  patogenia 386, 387
  prevenção 392
  prognóstico evolutivo 393
  tratamento 389, 390-392
hepatorrenal 357-363
  diagnóstico 357, 358-360
  fisiopatologia 357, 358
  transplante hepático 362, 363
  tratamento 360-362
Kelley-Seegmiller 115, 129, 132
Lesch-Nyham 113, 129, 132
lúpus-like 336
nail patella 212
metabólica 7-19, 115, 118, 121, 137, 170-172
  em diálise peritoneal 473, 475
  e obesidade 325
nefrótica
  congênita tipo finlandês (CNF) 224
  em crianças 211-215
  idiopática e lúpus 251
  resistente autossômica recessiva 224
Sinvastatina 236
SIRI (síndrome inflamatória da reconstituição imune) 336, 337
Sirolimus 385, 433, 446
Sistema
  de qualidade em Nefrologia 201-203
  imune 175-177
  nervoso central 264, 269, 271, 358, 387, 409
  renina-angiotensina-aldosterona (SRAA) 29, 44, 122, 123, 134, 136, 140, 192, 358, 392
  Único da Saúde (SUS) 27, 274, 283, 287
Sítio II *Sudlow* 34
SLED (*Sustained Low Efficiency Dialysis*) 506
SLEDD (*Sustained Low Efficiency Daily Dialysis*) 506
Slow-cycling cells 148
Sódio
  e doença renal crônica 54, 58
  e estresse oxidativo 58
  e hipertrofia ventricular esquerda 57, 58
  e hipervolemia 58
Solanum xanthocarpum 286
Soro
  antibotrópico 304, 305
  antibotrópico crotálico 304, 305
  antibotrópico laquético 304, 305
  fetal bovino 150
SOST (esclerostina) 170-173
SPF-1 (*stromal cell derived factor-1*) 431
Sporlac® 178, 179
Sporosarcina pasteurii 178, 179
SRAA .(sistema renina-angiotensina-aldosterona) 29, 44, 192, 260, 262-264, 266, 268, 272
SRH (spontaneously hypertensive rats) 158
Staphylococcus aureus 176, 325, 478
Staphylococcus aureus resistente à mupirocina 497, 503
Staphylococcus coagulase-negativa 501
Staphylococcus spp. 176
Stem-cells 170
STEPanize 157, 158
Streptococcus 304
  bovis 176
  pneumoniae 386, 392
Sulfadiazina 325, 338, 340
Sulfemeglobina 292
Sulfeto de hidrogênio e lesão renal aguda 291-296
suPAR 223, 226, 240
Superóxido dismutase (SOD) 58, 368, 403

T

Tacrolimus 115, 214, 215, 240, 261, 433, 440
Tálio 89
Tansulosina 327
Taraxacum officinale 287
Taurolidina 500, 503
Taxa de redução de ureia (URR) 509, 515
TCR (*T cell receptor*) 420
Técnica de *piggybak* 311
Tenofovir 339, 340
Tephrosia purpurea 286
Terapia
  citotóxica 129
  convectiva e hemodiafiltração *on-line* 512-516
  renal substitutiva (TRS) 223, 236, 309, 311, 314, 315, 389-391, 393, 395, 396, 400, 476, 512, 515, 516
Terlipressina 361
Terra de Fuller 405
Teste
  de equilíbrio peritoneal (PET) 369, 474, 477
  de Fisher 346, 355
  MammaPrint 104
  t de Student 278, 346, 355
Testosterona 65
Tetraspaninas 181, 182
TGF-β 34, 41, 57, 62, 63, 177, 188, 189, 222, 225, 295, 367, 423, 425, 469
T *helper* 176
Tiamina 466
Tiazídico 115, 183, 192-196, 266
Ticlopidina 437
Tight junctions 177, 178
TIMP-1 (inibidor da metaloproteinase tecidual) 34, 41
TIM3 (molécula especificamente expressa em células Th1) 423
Tiocisteína 291
Tip lesion 223
TIPS (*shunt* portossistêmico intra-hepático transjugular) 361
Tirosina 39, 284
TNF-α 62, 106, 108, 226, 240, 253, 293, 423, 425, 474
Toll-like receptors (TLR) 96, 97, 176, 250, 253
Tolvaptan (Samsca®) 143-146
Toxina *shiga* 385
Toxinas urêmicas 31-36, 39-44
Trade off 168
Trail making test B score 492
Transferrina 182
Transplante
  hepático 362, 363
  e lesão renal aguda 309-317
  renal 223, 226, 231, 476
  e glomerulopatia colapsante 242-245
  e glomerulosclerose segmentar e focal 239-241

e gravidez 429-434
e proteinúria 447-449
e rejeição aguda 419-427
Transportador
de ácidos orgânicos 128
de glicose 128, 129
de metal divalente I 86
Tratamento
da doença renal crônica 61-68
da hipertensão arterial com fitoterápicos 284, 285
da hipertensão arterial não farmacológico 265, 266
medicamentoso 266-271
da síndrome nefrótica 213-215
Triacilglicerol 162
Triglicérides 10, 65, 66, 156, 162-164, 172, 212, 279
Trilho de bonde (*tram track*) 248
Trilogia
de Juran 201
de qualidade 202
Trióxido de arsênico 89
Triptofano 284
Trissomia do 21 115
Tromboxano A 439
Tropaeolum majus 286
TSH (hormônio tireoestimulante) 62, 67, 172, 213
Tuberculose pulmonar 231, 242, 244
Tubulina 86, 151, 152, 218
Túbulo
contorneado distal 192, 193, 285
contorneado proximal 285
Tumor de Wilms 224, 230, 256

U

UBS (Unidades Básicas de Saúde) 276
Ultrafiltração e diálise peritoneal 468-470
alterações histopatológicas da membrana peritoneal 469
diagnóstico e manejo da falência da ultrafiltração 469, 470
sobrecarga hídrica 469
transporte de água através da membrana peritoneal 468, 469
Ultrassonografia transvaginal 462
1,25-hidroxilase 168
1,25-di-hidroxivitamina D 213
1,25(OH)-vitamina D 168, 171, 172
UNOS (*United Network for Organ Sharing*) 362
URAT-1 (transportador de ácido úrico) 112, 127-129, 132
Uricólise intestinal 127
Urina de 24 horas, coleta 55
Urografia excretora 326, 457
Urolitíase em crianças e adolescentes 321-331
alterações metabólicas 323-325
aspectos clínicos 325, 326
diagnóstico 326, 328
hábitos dietéticos 325, 330
patogênese 322, 323
URR (taxa de redução de ureia) 509, 515
USRDS (*United States Renal Data System*) 430, 451
UTI 377

V

Valganciclovir 437
Valsartana 268
Vanádio 85
Vancomicina 502
Vaptans/aquareticos 140-146
Vasa recta 106
Vascular calcification 13-19
VCAM (molécula de adesão celular vascular) 106

VEGF (fator de crescimento do endotélio vascular) 98, 222, 253, 255, 285, 366-368, 431, 438, 445, 469
Ventilação mecânica (PAV) 376, 377
Verbascum nigrum 286
Verrucomicrobia 175
Vesículas extracelulares e doenças renais 181-184
VHS (velocidade de hemossedimentação) 62
Vimentina 149, 150, 218, 294, 295, 423
Vincristina na síndrome nefrótica 217-220
25-hidroxivitamina D 213
Viscum angulastum 286
Vitamina
B 89
B$_6$ (piridoxina) 331, 466
C 114, 331, 466
D 17, 42, 65, 159, 160, 168, 170, 213, 324, 325, 466, 483
VLDL-colesterol 65, 164
Volume trabecular ósseo 171

W

Western blot 336
Wistar-Kyoto, ratos 158
World Kidney Day 3-6

X

Xantina 113, 114, 127, 131, 133
Xantina oxidase 127, 131
Xantinúria hereditária 130

Z

Zinco 85, 86, 88, 291
Zolendronato 242
Zonula ocludens (ZO-1) 150